A LA MÊME LIBRAIRIE

Récentes publications

— **Juin** 1881 —

Leçons sur la pathologie et la thérapeutique des maladies de la peau, par M. Kaposi, professeur à l'Université de Vienne; traduites et annotées par MM. les docteurs Ernest Besnier et A. Doyon et précédées d'une Introduction par les traducteurs. 2 volumes grand in-8° avec 64 figures dans le texte.. 25 fr.

Traité des maladies de l'oreille, par M. Victor Urbantschitsch, professeur à l'Université de Vienne, traduit et annoté par M. le docteur Calmettes. 1 volume grand in-8° avec 75 figures dans le texte et 8 planches hors texte........................ 15 fr.

Leçons sur les maladies des enfants, par M. Charles West, membre du Collège royal des médecins de Londres; traduites d'après la 10e édition anglaise, et annotées par M. Archambault, médecin de l'Hôpital des Enfants-Malades. 2e édition française remaniée et augmentée. 1 vol. in-8° de 840 pages.. 12 fr.

Traité des maladies des voies urinaires, par MM. Voillemier et Le Dentu. Deuxième partie: *Maladies de la Prostate et de la Vessie*, par MM. Voillemier et Le Dentu. 1 vol. grand in-8° avec 120 figures dans le texte.. 16 fr.

La première partie : *Maladies de l'Urèthre*, par M. Voillemier, forme 1 vol. gr. in-8°, prix.. 12 fr. 50

Chaque volume est vendu séparément.

Précis de manuel opératoire, par M. L.-H. Farabeuf, professeur agrégé à la Faculté de médecine de Paris.

I. *Ligature des artères*. Deuxième édition, entièrement revue. 1 vol. in-18 avec 43 figures dans le texte.. 4 fr.

II. *Amputations des membres*. 1 vol. in-18 avec 402 figures dans le texte...... 10 fr.

Les deux volumes réunis en un seul.. 12 fr.

Traité d'hygiène, par M. A. Proust, agrégé de la Faculté de médecine, médecin de l'Hôpital Lariboisière, membre de l'Académie de médecine. Deuxième édition, considérablement augmentée. 1 vol. gr. in-8° avec 3 cartes et 16 figures............ 18 fr.

Ouvrage couronné par l'Institut et l'Académie de médecine.

Manuel de pathologie interne, par le docteur Dieulafoy, professeur agrégé à la Faculté de médecine de Paris, médecin des hôpitaux. Deux volumes de 500 pages in-18 diamant, cartonné à l'anglaise. Prix de chaque volume.. 6 fr.

Tome premier, appareil respiratoire, appareil circulatoire et système nerveux.

Tome deuxième, système digestif et ses annexes, appareil urinaire, appareil locomoteur, fièvres et maladies générales (*sous presse*).

Précis de zoologie médicale, par M. Carlet, professeur à la Faculté des sciences de Grenoble, 1 vol. In-18 diamant avec 207 figures dans le texte. Cartonné à l'anglaise. 7 fr.

Les bandages et les appareils a fractures. Manuel de déligation chirurgicale, contenant la description d'un certain nombre de bandages nouveaux par M. I.-E. Guillemin, médecin principal de l'armée. Deuxième édition, revue et augmentée d'un chapitre sur les appareils à fractures appropriés à la chirurgie du champ de bataille, 1 vol. in-18 diamant, avec 158 figures dans le texte. Cartonné à l'anglaise.................. 6 fr.

Leçons sur les matières premières organiques, — origine, provenance, caractères, compositions, sortes commerciales, altérations naturelles, falsifications, moyens de les reconnaitre, usages, — par M. Pennetier, directeur du Muséum d'histoire naturelle. 1 vol. in-8° avec 344 figures dans le texte.. 18 fr.

Les colonies animales et la formation des organismes, par M. Edmond Perrier, professeur administrateur au Muséum d'histoire naturelle. 1 fort vol. grand in-8° avec 2 planches et 159 figures dans le texte.. 18 fr.

PARIS. — IMPRIMERIE ÉMILE MARTINET, RUE MIGNON, 2

TRAITÉ

DES

MALADIES DES VOIES URINAIRES

II

Le Traité des maladies des voies urinaires se compose de deux volumes dont chacun est vendu séparément :

I. *Maladies de l'urèthre*, par M. Voillemier. 1 vol. gr. in-8°. 12 fr. 50

II. *Maladies de la prostate et de la vessie*, par MM. Voillemier et Le Dentu. 1 vol. gr. in-8°. 16 fr.

PARIS. — IMPRIMERIE ÉMILE MARTINET, RUE MIGNON, 2.

TRAITÉ

DES

MALADIES DES VOIES URINAIRES

PAR

L. VOILLEMIER ET A. LE DENTU

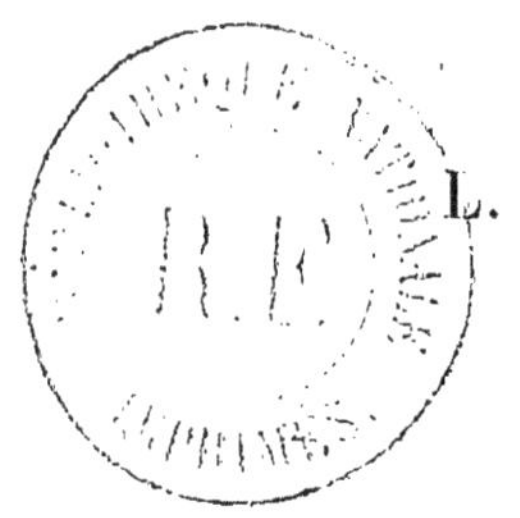

II

MALADIES DE LA PROSTATE ET DE LA VESSIE

PAR

L. VOILLEMIER
Chirurgien honoraire de l'Hôtel-Dieu
Membre de l'Académie de médecine, Professeur agrégé à la Faculté de médecine

ET

A. LE DENTU
Chirurgien de l'hôpital Saint-Louis
Professeur agrégé à la Faculté de médecine

AVEC 120 FIGURES DANS LE TEXTE

PARIS
G. MASSON, ÉDITEUR
LIBRAIRE DE L'ACADÉMIE DE MÉDECINE
120, Boulevard Saint-Germain, en face de l'École de médecine
M D CCC LXXXI

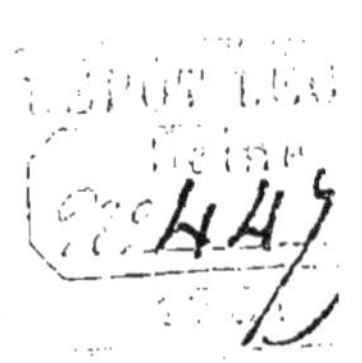

PRÉFACE

Le *Traité des maladies des voies urinaires* de M. Voillemier devait se composer de deux volumes. Le premier, consacré aux affections de l'urèthre, avait obtenu un grand et légitime succès ; le second était malheureusement bien loin d'être terminé, lorsque la mort surprit l'auteur au milieu de ses travaux.

C'est en qualité d'ancien élève de M. Voillemier que j'ai été chargé d'utiliser les matériaux déjà réunis et d'achever l'œuvre si tristement interrompue. Qu'il me soit permis tout d'abord de rendre un hommage public aux grandes qualités d'un maître aimé et estimé. Je ne pouvais rester insensible à l'honneur de devenir son collaborateur et son continuateur.

Ce second volume, dont les mérites du premier faisaient vivement désirer la publication, devait comprendre les affections de la prostate et de la vessie. Malheureusement, M. Voillemier n'avait pas laissé de plan arrêté. Quelques chapitres manuscrits, dont aucun ne pouvait être considéré comme ayant sa forme définitive, un certain nombre de planches reproduisant plusieurs des nombreuses pièces léguées par M. Voillemier au musée Dupuytren, quelques observations intéressantes, quelques notes bibliographiques, tels étaient les seuls documents dont il fût possible de tirer parti. Les prostatites n'avaient été qu'ébauchées ; en revanche, l'hypertrophie de la prostate, désignée sous le titre de tumeurs bénignes de la prostate, était décrite d'une manière à peu près complète. Des chapitres consacrés au spasme du col de la vessie, aux corps étrangers, pouvaient être livrés à la publicité sans avoir subi de modifications importantes. L'historique et la description des anciennes tailles chez l'homme et chez la femme révélaient une fois de plus l'esprit critique et la sûreté de jugement bien connus de l'auteur. L'article LITHOTRITIE du *Dictionnaire encyclopédique des sciences médicales* pouvait être reproduit en grande partie, sauf quelques remaniements et additions nécessités par les progrès récents de la chirurgie urinaire.

Il restait beaucoup à faire pour remplir le cadre des maladies de la prostate et de la vessie. De plus, la tâche était rendue particulièrement délicate par la difficulté qu'éprouve toujours le continuateur d'une œuvre à s'imprégner en quelque sorte de l'esprit de cette œuvre, à renouer des traditions interrompues, à fondre, autant que possible, sa personnalité dans celle de l'auteur, et cette difficulté est d'autant plus grande que le groupement des idées, que le style, que la manière, en un mot, de celui dont on prend en mains la succession, révèle une originalité plus accusée dans le fond et dans la forme.

Tel était le cas pour mon regretté maître, M. Voillemier. Nature fine et spirituelle, ennemi de la banalité, ainsi que l'a judicieusement fait remarquer mon excellent collègue M. Horteloup, dans un éloge lu récemment devant la Société de chirurgie, esprit juste aidé d'un grand sens critique, sans doute aussi précis dans la conception des idées qu'il était concis dans leur expression, M. Voillemier imprimait à toutes ses productions un cachet de personnalité très accentué.

Malgré le danger qu'il pouvait y avoir à affronter la comparaison avec le maître qui avait donné dans ses écrits antérieurs et dans le premier volume de l'ouvrage la mesure de son expérience et de son talent d'exposition, j'acceptai avec empressement le rôle qui m'était offert et je me mis résolûment au travail avec le ferme désir de terminer dans un aussi bref délai que possible la tâche dont je m'étais chargé.

J'ai partagé en trois groupes les nombreuses questions traitées dans ce volume. Le premier comprend tout ce qui est relatif aux affections de la prostate. Des chapitres spéciaux sont consacrés aux lésions traumatiques, aux inflammations aiguës et chroniques et aux abcès qui en sont la conséquence, aux tumeurs bénignes, aux kystes, à la tuberculose, au cancer, aux concrétions, aux ulcérations, cavernes et fistules, ainsi qu'à l'atrophie de la prostate. J'y ai joint, sous forme d'appendice, une étude sommaire des lésions connues des vésicules séminales.

La deuxième partie, la plus importante des trois, renferme toutes les questions afférentes aux maladies de la vessie. Ici l'abondance des matières m'a déterminé à créer un certain nombre de groupes dans lesquels j'ai réuni les sujets ayant entre eux un lien réel, au point de vue de l'étiologie et de l'anatomie pathologique. Il m'a semblé que cette manière de procéder aurait pour avantage d'introduire dans ma classification un peu plus de méthode qu'il n'y en a ordinairement dans les traités des affections des voies urinaires.

C'est ainsi que, dans le premier groupe, on trouvera décrites successivement les contusions, les blessures et les ruptures traumatiques, les inflammations aiguës et chroniques de la vessie, auxquelles j'ai consacré de longs chapitres; les suppurations vésicales et périvésicales constituent le second.

Dans le troisième figurent les altérations matérielles en corrélation avec les difficultés de la miction : l'atrophie, l'hypertrophie, les cellules et poches vésicales. Il est suivi d'un quatrième où, sous le titre général de processus destructifs, j'ai réuni la gangrène, l'ulcération, les ruptures spontanées et leurs conséquences directes.

Les sujets constituant le cinquième groupe appartiennent à un ordre d'idées tout différent. On y trouvera les troubles de la sensibilité et de la motilité : irritabilité vésicale, névralgie, spasme. Il m'a paru logique de placer à la suite de ces questions celle des valvules du col, tenant compte ainsi de la filiation qui unit cette lésion matérielle au trouble fonctionnel représenté par la contracture ou spasme. L'étude des phénomènes d'excitation est suivie dans ce groupe de celle des troubles inverses : atonie, paralysie, incontinence d'urine essentielle.

Les varices, les kystes, le trichiasis, les tumeurs érectiles, les myomes, forment ensuite une agglomération complexe de faits curieux et rares. Après leur étude, vient, dans le même groupe, celle des végétations, des polypes et des fongus.

Les productions malignes, tuberculose et cancer, trouvent place dans le suivant. Si j'ai cru pouvoir rapprocher, dans le huitième, les calculs et les corps étrangers proprement dits, je reconnais sans peine que ce rapprochement est très attaquable. On ne peut le défendre qu'en se plaçant sur le terrain de la thérapeutique, parce que, dans les deux cas, il s'agit de débarrasser la vessie d'un corps qui n'a avec elle aucune connexion anatomique, et dont elle ne peut supporter la présence dans sa cavité, sans qu'il en résulte des troubles identiques, que ce corps soit venu du dehors ou qu'il se soit formé dans l'économie. J'ai porté le plus grand soin à la description de tous les phénomènes cliniques déterminés par les pierres vésicales, et je me suis attaché à discuter aussi complètement que le comportent les documents dont on dispose actuellement, les indications générales ou spéciales des méthodes opératoires. La litholapaxie, ou lithotritie rapide, a trouvé place dans cet exposé.

L'étude des vices de conformation de la prostate et de la vessie clôt la liste des questions qui constituent la deuxième partie.

Qu'on ne s'étonne pas de n'y rencontrer ni les cystocèles ni les fistules vésico-vaginales. J'ai écarté à dessein ces deux sujets, comme se rattachant bien plus à l'étude des hernies et des affections du vagin. Le second surtout, trop important pour pouvoir être traité brièvement, ne devait pas, selon moi, figurer dans mon cadre déjà bien vaste.

J'aurais pu, à la rigueur, m'arrêter là, en me fondant sur ce que l'ouvrage devait conserver jusqu'à la fin son caractère purement descriptif. Cependant, il m'a semblé qu'il était impossible d'en exclure certaines questions importantes, d'un ordre plus général, se rattachant par un lien commun aux sujets traités antérieurement. Sans me croire obligé de faire une large part à la pathologie générale et à la séméiotique, je ne pouvais laisser entièrement dans l'ombre certaines complications avec lesquelles le praticien se trouve aux prises à chaque instant et dont il ne peut se dispenser de connaître la nature et le traitement. J'ai été amené ainsi à rapprocher dans une troisième partie quatre chapitres, dont l'importance clinique ne sera contestée par personne, bien que l'un d'eux, consacré aux paraplégies urinaires, vise des faits rares, presque exceptionnels. Les trois premiers de ces chapitres sont intitulés : hématurie, complications rénales, paraplégies urinaires. Le quatrième et dernier est plus complexe. Il embrasse la description de plusieurs sortes d'accidents qu'on s'est habitué à étudier ensemble, bien qu'ils ne soient pas engendrés par une cause unique. Le titre de ce chapitre (accidents fébriles, septicémie urinaire, urémie) se ressent de cette complexité. Il implique la diversité des influences étiologiques sous des apparences parfois trompeuses d'unité.

On verra que, tout en empruntant à la littérature médicale étrangère les faits et les notions qui m'ont paru dignes d'être portés à la connaissance du lecteur français, j'ai évité avec soin les accumulations excessives d'indications bibliographiques. Quant aux oublis et aux négligences involontaires, on voudra bien me les pardonner, si l'on songe au nombre vraiment prodigieux de documents relatifs aux maladies des voies urinaires qui ont été publiés jusqu'à nos jours.

Après cet exposé succinct de mon plan et les considérations dont je l'ai accompagné, il ne me reste plus qu'à recommander à la bienveillance du public médical ce deuxième volume, qui formera avec son aîné un traité complet où les travailleurs trouveront, je l'espère, les éléments d'une solide instruction spéciale.

AUGUSTE LE DENTU.

Mai 1881.

TRAITÉ

DES

MALADIES DES VOIES URINAIRES

MALADIES DE LA PROSTATE ET DE LA VESSIE

I

MALADIES DE LA PROSTATE

Aux maladies de l'urèthre font naturellement suite celles de la prostate. On peut dire avec raison que, des diverses branches de la pathologie urinaire, c'est celle qui a mis le plus de temps à se développer. La longue période antérieure à J. L. Petit ne nous offre, en effet, qu'un chaos de notions incomplètes ou erronées. Les recherches du grand chirurgien furent le point de départ de travaux importants qui servirent de prélude aux nombreuses productions auxquelles le dix-neuvième siècle a donné le jour. Ce n'est pas sans un légitime orgueil que l'on constate la part extrêmement considérable qui revient à la chirurgie française dans ce remarquable mouvement scientifique. Si les pays étrangers peuvent revendiquer les noms de Morgagni, de Brodie, d'Everard Home, de Sœmmering, nous voyons briller au premier rang ceux de J. L. Petit, de Desault, de Chopart, de Boyer, d'Amussat, de Bégin, de Verdier, de Vidal, de Civiale, de Velpeau, de Leroy d'Étiolles, de Mercier et d'un certain nombre d'autres chirurgiens ou auteurs dont le rôle, bien qu'encore très utile, a été un peu plus effacé. Nous ne parlons pas des contemporains; il est vrai que, héritiers des connaissances très étendues accumulées pendant la période de progrès rapides ouverte à la fin du dix-huitième siècle, ils ont trouvé le terrain en grande partie déblayé ; aussi leur influence dans le développement des questions que nous aurons à traiter ne peut pas toujours entrer en comparaison avec celle de leurs devanciers. Néanmoins il serait injuste de dire que le mouvement si brillamment inauguré s'est arrêté, et c'est dans l'étude des détails que nous constaterons l'utilité des travaux les plus modernes. Ajoutons que l'histologie a été d'un puissant secours, en éclaircissant beaucoup de points douteux et en élevant l'anatomie pathologique des maladies de la prostate à la hauteur de leur connaissance clinique.

CHAPITRE PREMIER

LÉSIONS TRAUMATIQUES

Contusions. — La profondeur à laquelle est située la prostate, la ceinture osseuse qui la garantit en avant et sur les côtés, la mettent à l'abri des contusions violentes qui atteignent fréquemment la région périnéale. Il suffit, pour en être bien convaincu, de parcourir les relations d'autopsies où il est question de ruptures de l'urèthre et de déchirures multiples des tissus voisins. Au milieu de désordres considérables, la prostate reste intacte le plus souvent, alors même que l'aponévrose moyenne est en lambeaux et que le canal a été entièrement détaché de l'extrémité antérieure de la glande (Chopart, *Traité des maladies des voies urinaires*, t. II, 1792, p. 466-467).

L'efficacité des moyens de protection qui entourent cet organe ressort nettement des recherches et des expériences toutes récentes de M. Terrillon (*Des ruptures de l'urèthre*, thèse d'agrégation, Paris, 1878). Que la lésion du canal résulte d'une chute à califourchon sur un corps résistant ou de l'action contondante d'un objet quelconque venu à la rencontre du périnée, elle a toujours lieu en avant de la prostate, et c'est en vain que nous avons recherché dans les observations contenues dans ce travail quelques mots relatifs à une contusion de la prostate produite par la même cause et accompagnant des désordres graves des autres parties du plancher pelvien.

Si une lésion de ce genre est impossible ou à peu près impossible en pareille circonstance, à plus forte raison le sera-t-elle lorsque le choc est peu intense et ne détermine aucune déchirure. Aussi comprend-on que Velpeau n'ait eu connaissance d'aucun exemple authentique de contusion pure et simple de la prostate. Il a vu une fois le tissu de la glande criblé de petits grumeaux sanguins ; mais, comme il le fait remarquer lui-même, les tissus voisins étaient le siège de déchirures étendues.

A peine peut-on rattacher à la contusion la compression soutenue qui résulte de l'application longtemps prolongée du périnée sur un corps dur, ou les ébranlements multiples qu'occasionne l'équitation. La contusion proprement dite agit en une fois et d'une façon brusque, et son mécanisme s'écarte beaucoup de celui de la compression et de l'ébranlement répété.

D'ailleurs, dans ces deux cas, comme dans celui d'un choc qui aurait exercé son action immédiatement en avant de l'anus, si le sujet éprouvait quelque gêne dans la miction, si des menaces de rétention d'urine indiquaient un spasme commençant du sphincter vésical, si une sensation de pesanteur du côté de l'anus se joignait à ces symptômes, on ferait bien de se méfier de la réaction inflammatoire locale, et de recourir sans retard à un traitement émollient et antiphlogistique (émissions sanguines locales, bains de siège, repos, etc.).

Plaies. — La description de Vidal (de Cassis) a servi de point de départ à toutes celles qui l'ont suivie (*Annales de la chir. franç. et étrangère*, t. II, p. 31). L'article de Velpeau l'a complétée ; quelques faits nouveaux sont venus simplement se joindre à ceux qui y sont mentionnés.

Sous le nom de plaies, les auteurs ont rapproché divers traumatismes qui n'ont pas toujours entre eux beaucoup de rapports. Entre les sections réglées de la taille et une fausse route, il y a certes bien des différences. Entre ces deux sortes de lésions et les plaies proprement dites ou purement accidentelles, il y en a encore assez pour que nous croyions nécessaire de renvoyer au chapitre où il sera traité de la taille tout ce qui s'y rapporte, de même que les fausses routes ont trouvé leur place dans le premier volume de cet ouvrage, immédiatement avant les lésions traumatiques de l'urèthre (voy. t. I, p. 456).

Les plaies de la prostate peuvent être produites par des instruments piquants, tranchants et contondants ; elles reconnaissent aussi pour cause l'action des projectiles de guerre. On les a encore divisées en plaies de dehors en dedans et de dedans en dehors, et en outre, on a cru devoir établir une distinction entre les premières, suivant que l'instrument ou le projectile pénètre par le périnée ou par l'hypogastre. La prostate étant profondément cachée derrière le pubis, c'est surtout de bas en haut qu'elle est accessible aux corps vulnérants.

La pointe d'une épée, le trocart dans les ponctions recto-vésicales et hypogastriques, sont les instruments qui ont le plus souvent blessé la prostate par piqûre. Velpeau a cité un exemple intéressant de blessure mixte produite par un tranchet de cordonnier. Les corps étrangers fragiles introduits dans le rectum peuvent, pendant les tentatives d'extraction qui en amènent la fragmentation, agir sur la prostate par section nette ou par déchirure, après avoir dilacéré la paroi antérieure du rectum.

Une autre catégorie de plaies accompagnées de contusion s'observe chez les individus qui tombent d'une certaine hauteur sur un corps pointu et de quelque volume : tel est le cas de blessure par un échalas, que rapporte Velpeau (*loc. cit.*, p. 134). Une branche d'arbre a agi de même dans le fait dû à Dugas (*Des inflammations de la prostate*, thèse inaugurale, Montpellier, 1832).

On peut rapprocher de cette variété de plaies contuses celles qui résultent de l'action d'un fragment osseux dans les fractures du bassin. Bien que plus rares que les déchirures de la portion membraneuse de l'urèthre, celles de la portion prostatique ont été observées un certain nombre de fois. Velpeau en cite un exemple auquel l'infiltration urineuse qui s'ensuivit confère un intérêt spécial. Cet accident est, du reste, d'autant plus à redouter que l'intégrité des téguments oppose un obstacle absolu au libre écoulement de l'urine vers l'extérieur.

Les blessures du col de la vessie par projectiles de guerre étant les moins fréquentes de toutes celles qui peuvent atteindre cet organe, il n'est pas étonnant que la prostate ne fournisse aux statistiques qu'un faible contingent de faits. Cependant, plus d'une fois elle a été lésée par un projectile, soit du côté du périnée, soit du côté du pubis et après fracture de l'arcade osseuse. M. Ricord a pratiqué par le périnée l'extraction d'une balle qui, après avoir traversé la fesse et l'os iliaque, était allée se loger très probablement dans l'épaisseur de la prostate où le doigt introduit dans le rectum la sentait nettement (Bédard, *Gazette des hôpitaux*, 1872, n° 14).

Bien d'autres faits analogues ont pu passer inaperçus ; il n'en saurait être autrement, vu l'extrême variété des blessures de guerre et la force de pénétration qui permet aujourd'hui à une balle de traverser un os spongieux sans être arrêtée par la résistance de son tissu.

Nous ne dirons rien des plaies faites de dedans en dehors ; car, indépendamment des fausses routes qui sont les principales, il n'y a guère à citer que les éraillures dues aux fragments de calculs, et les diverses opérations, d'ailleurs peu pratiquées, qui portent sur le col de la vessie et sur la portion prostatique du canal.

Lorsque la prostate est blessée, le signe qui le premier attire l'attention, est l'uréthrorrhagie. Si la plaie traverse de part en part la région périnéale, l'urine s'écoule à l'extérieur pendant la miction. Ces deux signes, pour acquérir une certaine valeur, ont besoin d'être corroborés par l'exploration de la plaie au moyen de diverses manœuvres capables d'en faire connaître la direction exacte.

L'uréthrorrhagie peut atteindre à des proportions alarmantes, lorsque c'est la partie postérieure de la glande qui est intéressée, ou que la plaie est assez large pour en dépasser les limites dans le sens transversal. Alors un écoulement de sang abondant se fait aussi bien par l'orifice cutané que par l'urèthre. Si le col de la vessie est sectionné, le sang reflue vers cet organe et s'y accumule comme dans le cas d'hémorrhagie vésicale ordinaire, jusqu'au moment où l'évacuation répétée de l'urine et la dissociation des caillots en font disparaître les dernières traces.

Dans le cas de plaie très étroite de la prostate, on a vu les malades uriner par le canal, sans qu'il s'échappât une goutte d'urine par d'autre voie que l'urèthre. L'élasticité normale du tissu prostatique rend la chose vraisemblable ; mais généralement, dès que la miction commence, l'orifice externe de la plaie livre passage à une quantité d'urine proportionnée aux dimensions du trajet en largeur. Si le col de la vessie est intéressé en même temps que la prostate, il y a incontinence d'urine continuelle, tandis que les solutions de continuité de la glande seule ne donnent lieu à l'écoulement de ce liquide qu'au moment des premières contractions vésicales, avant qu'il ait franchi la portion membraneuse du canal.

Lorsque la plaie, au lieu d'être droite et régulière, est tortueuse et déchiquetée, l'écoulement de l'urine se fait mal et le blessé se trouve exposé à tous les dangers de l'infiltration urineuse. A plus forte raison ce danger existe-t-il lorsque la plaie, produite par un corps étranger du rectum ou par un fragment osseux, n'a pas d'orifice cutané.

On a dit et répété que les plaies de la prostate pouvaient donner lieu à un écoulement de sperme et de liquide prostatique. Si l'on ne perd pas de vue que le sperme ne s'échappe des vésicules séminales qu'au moment de l'éjaculation, et que, d'autre part, la sécrétion des glandules prostatiques, éveillée par les désirs vénériens, est tout à fait insignifiante en dehors de cette circonstance, on sera très porté à penser que les écoulements spéciaux consécutifs à des plaies du périnée devraient bien plutôt être interprétés dans le sens d'une blessure des vésicules séminales ou de l'utricule prostatique. Néanmoins cette particularité indiquera toujours une blessure très voisine de la prostate ou empiétant sur sa partie postérieure.

L'exploration directe sera parfois le seul moyen d'arriver au diagnostic. En cas de plaie assez large pour donner accès au doigt, on s'assurera de sa direction, et l'on saura facilement si le fond du trajet aboutit un peu en avant du col de la vessie et à plus d'un centimètre en arrière du bulbe de l'urèthre. L'uréthrorrhagie et l'écoulement de l'urine par l'orifice extérieur apprendront, par leur existence ou leur absence, si la plaie a atteint le canal de l'urèthre ou si ce dernier est intact. L'introduction d'une sonde métallique dans le canal et d'une sonde cannelée ou d'un stylet par la plaie fournira à cet égard une certitude presque absolue, sauf le cas de déchirure limitée et anfractueuse.

Les mêmes signes permettront de reconnaître les plaies prostatiques par blessures de l'hypogastre et de la région pubienne. Lorsque la cause vulnérante aura agi d'abord sur le rectum (ponctions, corps étrangers, projectiles), le toucher rectal sera souvent d'une grande utilité.

Il existe un certain désaccord parmi les auteurs sur la gravité des plaies de la prostate. Velpeau est relativement optimiste; cependant, s'il pense que celles qui ne dépassent pas les limites de la glande guérissent le plus souvent sans entraves, il reconnaît qu'elles exposent à la complication qui s'observe parfois, bien que très rarement, à la suite de la taille : nous voulons parler des fistules urinaires. En revanche, les déchirures étendues, irrégulières, accompagnées de l'ouverture des gros vaisseaux veineux qui forment un lacis serré autour de la glande occasionnent souvent la cystite, l'infiltration urineuse, le phlegmon diffus du petit bassin et la pyohémie, sans compter que, dans ce cas, les fistules sont bien plus à redouter, surtout lorsque le rectum a été intéressé en même temps que la prostate.

Les plaies très élevées, dépassant le niveau de l'aponévrose périnéale supérieure, dirigeront l'urine du côté du fascia sous-péritonéal; celles qui resteront dans les limites des plans cellulo-fibreux supérieur et moyen, seront suivies, dans ces cas compliqués, de suppurations urineuses et gangréneuses des muscles ischio-coxygiens et releveurs de l'anus, et envahiront aisément les fosses ischio-rectales.

Un autre danger des plaies de la prostate résiderait dans la blessure des canaux éjaculateurs suivie de leur oblitération et de l'atrophie du testicule correspondant. Lapeyronie et Demarquay disent avoir observé chacun un fait de ce genre. Nous ne parlons pas ici de la possibilité de cet accident dans la taille, ne voulant pas empiéter sur le chapitre qui sera consacré plus tard à l'étude de cette opération.

Quant aux plaies uréthrales de la prostate, dues à un cathétérisme difficile ou maladroit, à la présence et au passage d'un calcul irrégulier, ou à telle autre des causes énumérées plus haut, elles guérissent généralement sans peine, à condition d'être superficielles; elles ne peuvent réellement avoir de gravité qu'aux yeux de ceux qui dans la pathogénie de la fièvre uréthrale accordent la première place à la résorption urineuse.

Le traitement des blessures de la prostate varie nécessairement suivant leur gravité. Une excoriation superficielle guérit d'elle-même et ne nécessite aucune intervention, à moins qu'elle ne provoque un certain degré d'inflammation. Dans ce cas, c'est cette dernière qu'il faudra combattre par les moyens ordinaires qui seront indiqués plus bas.

Les plaies dont nous avons surtout à nous occuper, sont celles qui atteignent la prostate dans ses parties périphériques et celles qui la sectionnent jusqu'à l'urèthre inclusivement. Le chirurgien doit alors poursuivre un double but, à savoir : prévenir l'infiltration urineuse et empêcher l'établissement d'une fistule. Lorsque l'urèthre n'est pas ouvert, son rôle se borne à combattre l'hémorrhagie et ensuite à faciliter par les moyens communs à toutes les plaies le bourgeonnement et la formation de la cicatrice. L'hémostase sera obtenue par les réfrigérants, par les styptiques et par une douce compression. Ici, comme dans toute autre circonstance, il faudra éviter autant que possible l'emploi des caustiques chimiques et du fer rouge. Si l'on était obligé d'y avoir recours, cela devrait être avec tous les ménagements nécessités par le voisinage de la vessie, du rectum et de l'urèthre.

Les plaies pénétrantes par instruments piquants ou par des lames étroites marchent naturellement vers la guérison. Néanmoins il sera prudent, lorsqu'elles laisseront passer une certaine quantité d'urine à chaque miction, de sonder le blessé deux ou trois fois par jour avec une sonde métallique, ou, mieux encore, avec une sonde de caoutchouc soutenue par un mandrin. Il est de toute nécessité, lorsque la plaie est périnéale, de suivre autant que possible la paroi supérieure du canal avec le bec de la sonde ; aussi la sonde à béquille, dont le bout se relève tout naturellement, sera-t-elle parfois la meilleure dans ces cas.

Les plaies plus compliquées exigeront de toute nécessité le cathétérisme répété ou l'emploi de la sonde à demeure. Cette dernière sera imposée parfois par l'étendue et l'irrégularité de la blessure, ainsi que par un commencement d'infiltration urineuse. Malheureusement la présence constante d'un corps étranger dans le canal est parfois si mal tolérée, qu'alors les avantages de cette pratique n'en compenseraient plus les inconvénients. Que faire en pareil cas ? Il nous semble qu'en présence d'une situation aussi embarrassante, si la plaie était irrégulière, si surtout les téguments n'avaient pas été lésés (circonstance qui s'observe lorsque c'est un fragment osseux qui a dilacéré la prostate), la conduite du chirurgien devrait s'inspirer de l'opération de la taille. La meilleure manière de prévenir l'infiltration d'urine serait d'inciser largement, comme dans le premier temps de cette opération, toutes les couches intermédiaires entre la peau et le canal, et de régulariser la partie profonde de la blessure par des débridements convenables. La formation d'une fistule étant un fait exceptionnel à la suite de l'opération de la taille, ne serait guère plus à redouter ici ; alors même qu'elle aurait lieu, pourrait-elle entrer en parallèle avec les dangers que l'on aurait conjurés en ouvrant à l'urine une large voie vers l'extérieur ?

Si la plaie était simple et que la sonde à demeure fût mal supportée, le mieux serait d'abandonner la cicatrisation aux efforts de la nature. Cependant cette dernière n'accomplit parfois qu'une partie de son œuvre réparatrice. Il ne serait pas impossible, à en croire Velpeau, que dans certains cas la solution de continuité de la prostate restât béante vers l'urèthre, malgré la fermeture de la plaie extérieure : d'où une stagnation de l'urine, qui pourrait devenir préjudiciable à la longue. Il faudrait y regarder à deux fois avant de rouvrir tout le trajet à partir des téguments, afin de faciliter la guérison de la partie profonde, conseil donné par Velpeau et que personne, que je sache, n'a eu l'occasion jusqu'ici de mettre en pratique.

Si la blessure atteignait en même temps le col de la vessie, comme l'incontinence d'urine est la règle, on ferait bien de placer à demeure une sonde en siphon qui évacuerait l'urine au fur et à mesure qu'elle descendrait dans le réservoir urinaire (Velpeau).

Le traitement des plaies irrégulières comporte en outre l'emploi des injections détersives et stimulantes. Toute solution de continuité simultanée du rectum rend nécessaires les purgatifs et les lavements.

En résumé, une plaie pénétrante simple de la prostate peut être abandonnée à elle-même si elle ne laisse passer qu'une quantité insignifiante d'urine. Toutes les plaies plus compliquées nécessiteront le cathétérisme répété ou la sonde à demeure, la préférence devant être donnée en général au premier. Des débridements superficiels seront indiqués en cas de blessure profonde ou anfractueuse. L'infiltration d'urine donne à ces débridements un caractère de nécessité absolue.

CHAPITRE II

INFLAMMATION — ABCÈS

Prostatite aiguë.

L'inflammation aiguë de la prostate est rare chez les enfants et les vieillards ; elle est au contraire assez fréquente chez les adultes. Elle se développe sous l'influence de causes indirectes et directes.

Parmi les premières, il faut citer d'abord les refroidissements subits et les excès de toute sorte. Les excès alcooliques sont compris dans ces derniers ; mais nous pensons qu'ils agissent en mettant la prostate, comme les autres organes, dans un état favorable au développement d'une phlegmasie aiguë, plutôt que par les modifications qu'ils amènent dans la composition chimique de l'urine.

Les causes qui exercent une influence directe sur l'appareil génito-urinaire et sur le canal sont de beaucoup les plus nombreuses. Comme les précédentes, elles seront d'autant plus à craindre que le sujet aura été atteint d'une ou plusieurs blennorrhagies. Nous citerons d'abord les excès vénériens, la masturbation, les contusions du périnée, les plaies de la prostate, les affections occupant des organes voisins, telles que les hémorrhoïdes simples ou compliquées d'accidents, les fissures et les fistules à l'anus. Mais la part la plus large dans l'étiologie revient aux retrécissements de l'urèthre, à la blennorrhagie, aux calculs vésicaux ou prostatiques, et à l'emploi des divers moyens thérapeutiques usités dans le traitement des affections du canal ou de la vessie, par exemple les injections irritantes et caustiques, les cautérisations au nitrate d'argent solide, le cathétérisme répété, les bougies et les sondes laissées à demeure, les incisions uréthrales et la lithotritie.

Une mention est due aux altérations organiques de la prostate, à la présence d'un néoplasme cancéreux ou tuberculeux dans son épaisseur ou dans son voisinage.

Il est indispensable d'insister un peu sur le mode d'action des principales d'entre ces causes. Les excès vénériens et la masturbation agissent par la congestion permanente qu'ils entretiennent dans le système génito-urinaire. Nous avons suffisamment indiqué plus haut comment les contusions et les plaies prostatiques pouvaient engendrer l'inflammation. Nous ajouterons seulement que l'équitation n'est pas considérée par M. H. Thompson comme une cause fréquente de prostatite. Cet auteur base son opinion sur un relevé dont un grand nombre de cavaliers ont fourni les éléments.

Les affections des organes voisins retentissent d'autant plus facilement sur la prostate qu'elles se compliquent elles-mêmes d'inflammation et de suppuration.

Lorsque le calibre de l'urèthre est assez rétréci pour rendre la miction difficile, l'urine vient battre avec force contre le rétrécissement, et cette violence souvent répétée est assez puissante pour distendre le canal au point de lui donner la forme d'un entonnoir dont la base répond au col de la vessie. Déjà cette distension ne peut avoir lieu sans irriter dans une certaine mesure la muqueuse. De plus, il reste toujours dans le canal après la miction une petite quantité d'urine, et comme ses parois ont perdu une partie de leur ressort, l'urine ainsi retenue finit par enflammer la muqueuse derrière le rétrécissement. Or, cette inflammation limitée et peu intense, qui se traduit souvent par un léger écoulement confondu avec un reste de chaudepisse, peut affecter une forme plus aiguë, s'étendre aux conduits prostatiques et à la prostate elle-même.

Nous avons observé plusieurs cas de prostatite qui n'avaient d'autre cause appréciable que celle dont je viens de parler. Il est donc important d'interroger les malades avec grand soin, pour ne pas s'exposer à attribuer au rétrécissement seul la difficulté de miction que déterminerait de son côté le gonflement inflammatoire de la prostate.

La blennorrhagie agit d'une manière analogue. Si elle occasionne assez rarement une prostatite, c'est que dans la grande majorité des cas elle est bornée à la portion antérieure du canal; si elle cause plus souvent une épididymite, lorsqu'elle franchit le collet du bulbe, c'est sans doute parce que les canaux éjaculateurs sont plus développés que les canaux prostatiques et plus disposés aux inflammations. Mais il n'en est pas moins vrai que ceux-ci peuvent aussi être atteints. Un grand nombre de cas de ce genre ont été observés, et nous en avons rencontré plusieurs pour notre part. La conséquence à tirer de ces faits est assez importante; c'est que, dans les blennorrhagies à forme très aiguë, on doit faire tous ses efforts pour limiter l'inflammation; que pour prévenir une prostatite, aussi bien qu'une orchite ou une cystite du col, il ne faut pas hésiter à employer un traitement antiphlogistique énergique et surtout des émissions sanguines locales. Nous insistons d'autant plus sur ce point que beaucoup de praticiens ont l'habitude de traiter les blennorrhagies dès leur début par le copahu ou le cubèbe. Ils abrègent souvent avec ce moyen la durée de la maladie; mais, lorsqu'ils ne réussissent pas à la guérir dans les délais normaux, ils ne font qu'accroître singulièrement l'inflammation, et c'est à ce point que bien des auteurs ont rangé l'usage exagéré ou intempestif des balsamiques parmi les causes de la prostatite.

Un cathétérisme malheureux, qui aurait déchiré la muqueuse et intéressé la prostate, devrait, suivant toute probabilité, déterminer l'inflammation de cet organe. Cependant cet accident est rare. Sans doute, il se développe un certain degré d'inflammation, suite nécessaire de toute déchirure des tissus; mais cette inflammation ne s'étend pas aux parties profondes, et généralement la petite plaie est cicatrisée au bout d'un temps très court.

Les sondes placées à demeure dans la vessie sont une cause fréquente de prostatite. Elles peuvent rester en place pendant des mois sans amener aucun accident; mais elles finissent ordinairement par irriter la muqueuse de l'urèthre, ainsi que les orifices des conduits prostatiques, et par enflammer le corps même de l'organe.

Cette fâcheuse terminaison est tout particulièrement favorisée par l'état morbide qui a exigé l'emploi des sondes à demeure. Le cathétérisme répété et la dilatation temporaire exposent moins à cet accident; néanmoins, lorsque les forts numéros sont introduits avec quelque peine, la phlegmasie prostatique succède assez souvent au froissement de la portion profonde de l'urèthre. Une remarque analogue peut être faite à l'égard des instruments lithotriteurs, lorsque le canal n'a pas été suffisamment préparé à leur introduction.

L'action des injections caustiques et forcées dans l'urèthre, déjà bien connue, a reçu une nouvelle confirmation d'un fait dont M. Guyon a été témoin. La prostatite aiguë qui s'ensuivit donna lieu à un abcès, et le malade succomba.

Il est digne de remarque que la prostatite ne s'observe guère pas souvent après l'uréthrotomie interne. Dans le cas de cancer, de tubercules de la prostate ou des organes voisins, elle s'explique aisément par l'irritation que ces néoplasmes développent dans la glande ou dans les tissus qui l'entourent.

Anatomie pathologique. — Velpeau admet que l'inflammation peut avoir pour siège primitif le tissu sécréteur et les canaux excréteurs, les filaments qui forment la trame de la glande, la face interne de la capsule fibreuse, enfin l'intervalle des lames aponévrotiques qui entourent ou avoisinent soit le bas-fond et le col de la vessie, soit la portion membraneuse de l'urèthre. Dans les trois derniers cas, l'inflammation n'atteindrait que secondairement les granulations glandulaires constituant le parenchyme de la prostate. Il est évident que, un organe étant donné, l'inflammation peut débuter par chacun de ses éléments constitutifs; mais les distinctions purement anatomiques sont trop arbitraires, lorsqu'on porte aussi loin l'analyse. Nous croyons qu'au point de vue pratique il sera plus profitable de n'admettre que deux formes de prostatite : l'une, plus ou moins limitée, affectant le tissu glanduleux, l'autre intéressant la trame fibro-celluleuse qui enveloppe la glande et pénètre dans son épaisseur, et englobant dans un même foyer inflammatoire les éléments glanduleux, leurs moyens d'union, en un mot toute la masse des tissus renfermés dans la loge musculo-aponévrotique de la prostate.

Nous aurons ainsi distingué une prostatite glanduleuse, qui peut devenir phlegmoneuse secondairement, et une prostatite phlegmoneuse d'emblée. La première nous paraît suffisamment démontrée par les autopsies où l'on a trouvé un certain nombre de petits foyers parsemant les deux lobes. Lallemand, Thompson ont rencontré ce genre de lésions. Velpeau pense qu'alors l'inflammation se développe par continuité de tissus, et qu'elle n'est dans cette forme que la propagation d'une phlegmasie du col vésical ou de l'urèthre, de même qu'on voit certaines parotidites consécutives à des affections de la bouche.

Quant à la forme phlegmoneuse, son anatomie pathologique est encore bien incomplète, car on n'a guère décrit jusqu'ici que les lésions de la prostatite suppurée. La question du point de départ réel de la phlegmasie ne pourrait être tranchée que par des autopsies d'individus morts d'une autre maladie, très peu de temps après le début de la phlegmasie prostatique. C'est ce qui a eu lieu dans le cas suivant, où les lésions de la période inflammatoire se sont montrées sous une forme intéressante :

Un homme atteint de blennorrhagie et de prostatite succomba à une pneumonie double. La muqueuse de l'urèthre était enflammée dans toute son étendue, mais surtout dans sa moitié postérieure. Les lobes latéraux formaient deux tumeurs allongées, très proéminentes vers le canal, un peu irrégulières, mamelonnées et recouvertes d'une muqueuse fortement injectée. Celle du côté gauche avait 45 millimètres de long et 23 millimètres de large dans son milieu. Elle présentait une douzaine de bosselures, dont quelques-unes très-petites, assez régulièrement arrondies ou ovalaires, de volume variable, dont la plus forte mesurait 8 millimètres de diamètre. Celle du côté droit, plus irrégulière, avait 54 millimètres de long et 22 millimètres dans sa plus grande largeur. Ses bosselures, difficiles à compter, étaient à peu près en même nombre que celles de l'autre lobe, mais les principales occupaient la partie antérieure de l'organe. Les deux lobes faisaient du côté de la vessie une saillie d'un centimètre au moins.

A partir du verumontanum jusqu'au col de la vessie, l'urèthre était dévié ; à gauche, cette déviation était produite par les deux petits lobes prostatiques notés par Morgagni et très bien décrits par Jarjavay, qui siégent en arrière sur le col vésical. (Jarjavay, *Recherches anatomiques sur l'urèthre de l'homme*, 1856, p. 118 et suiv.). Arrondis, saillants, ces deux lobes avaient chacun un centimètre de diamètre et formaient deux petites tumeurs indépendantes l'une de l'autre, ainsi que du lobe droit de la prostate, mais déjetées vers ce dernier et accolées à son extrémité postérieure. La muqueuse qui les recouvrait était tiraillée et présentait des plis antéro-postérieurs légèrement obliques de dehors en dedans.

La membrane muqueuse de la vessie était légèrement injectée près du col. En arrière, du côté du rectum, la prostate formait deux tumeurs allongées, du volume d'une noix, dont l'une, celle de droite, était un peu plus volumineuse que l'autre.

Très probablement, ici la phlegmasie avait commencé par les lobules, mais la tuméfaction générale de l'organe et son changement de forme indiquaient aussi qu'elle avait déjà franchi les limites du tissu glandulaire (1).

Thompson a eu, lui aussi, la bonne fortune de faire l'autopsie d'un sujet mort pendant le cours d'une prostatite aiguë. La tuméfaction, accompagnée d'une augmentation notable de consistance, pouvait bien avoir doublé ou quadruplé le volume ordinaire de l'organe. Congestion générale plus accusée dans les plexus périphériques, aspect rougeâtre du parenchyme, muqueuse uréthrale un peu plus colorée que d'habitude, telles sont les principales particularités relevées par le chirurgien anglais. Un mélange de sérosité trouble, de lymphe, de sang, de liquide prostatique et de pus en très petite quantité, s'échappait de la surface de section de la glande par la pression des doigts. A une période plus avancée, on peut toujours, d'après M. Thompson, voir un grand nombre de culs-de-sac glandulaires remplis d'un liquide purulent collecté en petits foyers semblables à ceux dont Velpeau a trouvé une fois la prostate littéralement criblée.

La suppuration devient-elle plus franche, les dimensions des foyers augmentent; quelques-uns sont manifestement formés par le fusionnement de plusieurs culs-de-sac dont les parois ont été détruites. Moins il y en a, plus, en général, ils sont considérables. Le pus qu'ils renferment est visqueux, collant, peu diffluent, et souvent mélangé à du sang. La muqueuse se congestionne de plus en plus, s'épaissit, se couvre d'une fausse membrane, se détruit même en certains points par ulcération ou par sphacèle.

Enfin, dans des cas plus aigus et plus graves, la suppuration peut envahir toute la prostate, détruire tout le tissu glandulaire, convertir en un foyer unique la loge musculo-aponévrotique, en dépasser les limites et envahir de proche en proche les plans celluleux qui

(1) Ce cas intéressant a été observé par M. Voillemier à l'hôpital Lariboisière.

aboutissent à cette loge. Nous nous bornerons pour le moment à cette simple mention des diverses directions vers lesquelles peut tendre le développement de la suppuration; nous reviendrons plus tard sur ce point important à propos de la marche de la maladie.

Tant que le pus est renfermé dans la prostate ou dans la loge prostato-uréthrale, il n'est pas douteux qu'il provienne de la glande elle-même ou du tissu conjonctif qui entre dans sa composition; mais lorsqu'on rencontre un vaste foyer au-dessous du plan aponévrotique inférieur, quoique la prostate ait été de son côté envahie par la suppuration, on peut se demander si la phlegmasie n'a pas eu son point de départ en dehors de l'organe, et si l'on n'a pas affaire à un de ces abcès qu'on a appelés périprostatiques, lesquels parfois s'expliquent bien par l'extension de la suppuration au delà de la loge glandulaire, mais qui, dans d'autres cas, représenteraient le foyer primitif de l'inflammation. A propos d'un fait où pourtant deux perforations avaient conduit le pus jusque sur les côtés du verumontanum, M. Thompson se demande, sans arriver à une solution, laquelle de ces formes il avait sous les yeux (*loc. cit.*, p. 347). Cette question sera reprise plus tard à propos du diagnostic.

Les dimensions de l'orifice de communication de l'abcès avec l'urèthre sont généralement proportionnées à celles du foyer. Si celui-ci n'a pas dépassé les limites d'une glandule, c'est le canal excréteur qui déverse le pus dans l'urèthre. Au contraire, dans le cas de prostatite phlegmoneuse, l'ouverture, petite tout d'abord, s'agrandit considérablement. Thompson a vu une fois le canal disséqué dans une certaine étendue par la suppuration.

Signes et marche. — Quand un malade a été soumis à l'influence d'une des causes que nous avons mentionnées plus haut, s'il a une blennorrhagie, s'il porte une sonde à demeure, il est prudent de le surveiller avec soin. Dès qu'il éprouve de l'embarras au périnée, une pesanteur du côté du rectum, il faut pratiquer le toucher rectal. Alors même que les deux lobes de la prostate sont égaux en volume, si le doigt, en pressant les parties, détermine une douleur assez vive, dans quelque point que ce soit, c'est qu'il y a un commencement de prostatite. Si pendant les jours suivants le malade a éprouvé plus de gêne et une sensation de douleur profonde, une nouvelle exploration par le rectum fera peut-être reconnaître qu'un des lobes de la glande est plus douloureux, plus tuméfié que l'autre. Alors le diagnostic n'est plus douteux : la prostatite est confirmée, mais on peut dire que très probablement l'inflammation n'a envahi qu'un certain nombre de granulations et qu'il s'agit d'une prostatite glanduleuse.

La maladie peut tout à coup changer d'allures, si l'inflammation s'étend au tissu conjonctif; cette complication, rare surtout quand on a employé dès le début un traitement convenable, donne naissance à une prostatite phlegmoneuse.

Beaucoup plus souvent cette dernière se montre d'emblée. Le malade est pris d'un frisson plus ou moins fort, auquel succède bientôt une violente réaction fébrile; sa peau est brûlante et couverte de sueur; il a de la céphalalgie et une soif vive; son pouls est plein et dur; il présente en un mot l'ensemble des symptômes qui annoncent une phlegmasie aiguë. Bientôt il se plaint d'une grande gêne au périnée, de pesanteur sur le rectum, d'un besoin d'aller à la garde-robe qu'il ne peut ou qu'il n'ose satisfaire. Il urine très souvent, toujours en petite quantité et avec douleur; et plus tard la miction devient tout à fait impossible. La rétention d'urine, qui s'explique souvent par l'obstruction du canal, est due aussi parfois à un spasme réflexe du sphincter vésical.

L'index porté dans le rectum y rencontre une tumeur volumineuse, assez régulièrement arrondie, et dont il est difficile d'atteindre la limite supérieure. Une pression, même légère, détermine sur tous les points de cette tumeur une douleur intense.

On a conseillé comme moyen de diagnostic l'introduction dans l'urèthre d'une sonde qui se trouverait arrêtée dans la région membraneuse par la saillie que forme la prostate, ou du moins y serait fortement serrée. Mais n'a-t-on pas déjà dans les signes que nous venons d'indiquer des moyens suffisants de reconnaître la nature de la maladie? Le cathétérisme pratiqué dans ces circonstances n'est pas seulement une exploration inutile; il offrirait de réels dangers, car on déterminerait des douleurs très vives et l'on risquerait de déchirer des tissus que l'inflammation a privés de leur élasticité et de leur résistance habituelles.

Ces remarques ne s'appliquent naturellement qu'au cathétérisme purement explorateur. Lorsque la rétention d'urine est complète, qu'elle se prolonge de quelques heures et augmente les angoisses du malade, on est bien obligé de vider la vessie; on verra plus loin quelles sont les précautions à prendre en pareil cas.

Comme autre signe de la prostatite aiguë, nous signalerons les érections douloureuses suivies d'un suintement visqueux par le méat, particularité dont parle Verdier et que, pour notre compte, nous n'avons pas eu l'occasion de constater.

Dans la prostatite glanduleuse la terminaison par résolution est la règle. C'est le contraire dans la prostatite phlegmoneuse ; la suppuration en est la solution ordinaire.

Cependant, même dans cette dernière, la résolution n'est pas impossible. Ainsi chez un malade que cite Vidal, il y eut pendant toute la durée de la prostatite un écoulement blennorrhagique qui augmenta lorsque la phlegmasie glandulaire commença à s'amender. Peut-être est-ce à cette circonstance qu'il faut attribuer, en même temps qu'au traitement, cette heureuse terminaison. Dans les cas de ce genre il se passerait donc quelque chose d'analogue à ce qui s'observe dans le cours d'une épididymite blennorrhagique.

Lorsque la prostatite glanduleuse est suivie de la formation d'un abcès, celui-ci est presque toujours limité à quelques lobules ; il se développe sans être accompagné de symptômes généraux, et c'est à peine si la formation du pus est annoncée par un léger frisson qui passe souvent inaperçu. On ne constate sa présence que s'il occupe la partie la plus déclive de la glande. Le doigt porté dans le rectum découvre sur le lobe gonflé de la prostate un point plus douloureux et moins résistant que les autres; si au contraire l'abcès, plus rapproché de l'urèthre, tend à s'y faire jour, on ne peut que soupçonner sa présence. Il finit par s'ouvrir au moment où l'on s'y attendait le moins, et le chirurgien n'en est averti que par un écoulement de pus, mêlé d'un peu de sang, qui se fait par le canal.

L'abcès peut également s'ouvrir dans le rectum, mais cette terminaison est beaucoup plus rare.

Si plusieurs lobules se sont enflammés à la fois, il peut arriver que des foyers multiples déversent leur contenu dans le canal par des orifices distincts.

Dans la prostatite phlegmoneuse, la formation du pus est accompagnée de petits frissons répétés, qu'il ne faut pas confondre avec le frisson initial de l'inflammation. Le malade est abattu et pâle ; sa langue est sèche, son appétit nul; il n'a pas de sommeil; ce n'est plus une simple pesanteur qu'il éprouve au périnée et du côté de l'anus; il sent dans ces régions des battements profonds.

Généralement précoce dans sa formation, le pus dépasse dans beaucoup de cas les limites de l'organe malade et de sa loge fibro-musculaire. De là des suppurations périprostatiques et parfois aussi des migrations tout à fait extraordinaires vers des régions très éloignées du foyer primitif de l'inflammation. Le plus ordinairement, c'est dans l'urèthre que s'ouvre le foyer ; très souvent c'est du côté du rectum qu'il se développe le plus, et le pus, après avoir perforé le plan fibreux postérieur de la loge prostatique et la paroi antérieure du rectum, s'échappe au dehors par l'anus. Si le tissu conjonctif prérectal s'indure de bonne heure et oppose à l'extension du foyer une barrière solide, le trajet qui réunit la prostate au rectum est rectiligne et affecte les dispositions d'une fistule complète. Si, au contraire, ce tissu cellulaire participe à l'inflammation dans une large étendue, il s'y forme un nouveau foyer d'où le pus peut se porter dans différentes directions. On le voit alors gagner, soit les fosses ischio-rectales, soit le périnée. Il se peut encore qu'il envahisse le tissu cellulaire sous-péritonéal, en suivant les faces postérieures et latérales de la vessie, ou encore le scrotum et le fourreau de la verge.

Jusqu'ici rien de très surprenant, étant données les connexions anatomiques de la prostate ; mais voici quelques cas où l'extension de la suppuration a dépassé tout ce que l'on pouvait prévoir. Indépendamment du cas déjà ancien de Pigeaux, qui vit une collection purulente ayant son point de départ dans la prostate, parvenir jusqu'à l'aine en suivant le canal déférent (*Bulletins de la Société anatomique*, 1830, 1re série, t. V, p. 188) deux faits curieux, dus à M. Guyon et rapportés par M. Picard (*Maladies de la prostate*, Paris, 1877, p. 93), méritent une mention spéciale. Dans l'un, la suppuration atteignit les fausses côtes ; dans l'autre, elle s'étendit vers la cuisse gauche où se forma un foyer qui laissa échapper après l'incision un litre et demi de pus. Ces deux malades succombèrent.

L'ouverture dans la vessie, que nous n'avons pas encore signalée, a lieu surtout lorsque la phlegmasie occupe la partie postérieure des lobes prostatiques. Velpeau avait dit que l'inflammation pouvait arriver au point d'amener une gangrène de la glande. Béraud explique cette terminaison par la disposition anatomique des parties : « Il se passe là, dit-il, les mêmes phénomènes que dans les phlegmons sous-aponévrotiques ; il y a étranglement. » (Béraud, *Thèse*, 1857, p. 25). Nous n'avons jamais observé cette terminaison, et ce que l'on sait de la structure anatomique de la région pelvienne est peu fait pour l'expliquer. La loge fibreuse de la prostate est loin de présenter une résistance considérable, et j'en trouve la preuve dans la facilité avec laquelle la glande se laisse distendre. Qui n'a pas vu la prostate enflammée prendre en quelques jours le volume d'un œuf? Ajoutez à cela qu'elle peut se développer du côté de l'urèthre et s'étendre vers la cavité vésicale. Les véritables conditions d'un étranglement assez grand pour amener une gangrène n'existent pas ici.

Béraud ajoute : « Il faut reconnaître aussi que dans les observations où ce mode de terminaison s'est montré, il y avait une cause qui venait encore s'ajouter aux précédentes ; je veux parler de la présence de calculs engagés dans le tissu de la prostate elle-même. » (*Loc. cit.*) Nous aurions grand'peine à admettre cette atténuation de la première opinion de l'auteur. Plus d'une fois nous avons eu l'occasion d'examiner des prostates détruites par des calculs volumineux, et nous n'avons point trouvé de gangrène. Cette complication n'a lieu que dans les cas où l'urine s'est infiltrée dans le tissu même de la glande, soit par une ouverture existant dans l'urèthre, soit, ce qui est plus fréquent, par une communication directe avec la vessie. La seule observation que cite Béraud en est la preuve ; car on trouva dans la vessie une matière noire dont la source était, dit-il, dans la prostate convertie en un foyer gangréneux, au sein duquel existaient plusieurs calculs. Il y avait donc une communication entre ce foyer et la vessie.

Néanmoins, comme la gangrène n'implique pas nécessairement un étranglement par des plans résistants, il n'est pas absolument invraisemblable qu'elle puisse se produire dans des conditions analogues à celles qui l'engendrent ailleurs, telles que l'état cachectique, la débilité sénile, etc.

D'après Bégin, l'inflammation, si elle n'est pas enrayée, ne tarde pas à se propager au col de la vessie, et, de proche en proche, à la membrane interne de ce viscère : de là l'urine fréquemment expulsée, chargée de mucosités abondantes, quelquefois mêlée de sang, plus ou moins rouge et briquetée. Alors les accidents les plus formidables peuvent se développer, surtout si la rétention d'urine s'ajoute à la maladie principale, ainsi qu'on en possède un grand nombre d'exemples. La fièvre, l'agitation, le délire se manifestent rapidement, et la mort même peut avoir lieu à l'époque de la plus grande intensité de l'inflammation (*Dict. de méd. et de chir. prat.*, vol. XIII, p. 598).

Cependant Bégin n'apporte aucun exemple à l'appui de cette assertion. Sans doute, quand il s'agit d'une prostatite aiguë phlegmoneuse, qui peut être sous la dépendance d'une cause générale grave, quand il existe une collection purulente qui peut déterminer une cystite et se répandre au loin dans le bassin, on a lieu de tout craindre, même la mort ; mais il faut des circonstances toutes particulières et rares pour amener ce triste résultat, il faut surtout qu'on ait fait peu de chose pour le prévenir.

M. le docteur Laforgue rapporte, dans les *Archives générales de médecine* (1842, 3e série, t. XV, p. 78), une observation de ce genre fort curieuse dont nous croyons utile de donner un court résumé :

Un jeune homme âgé de vingt-quatre ans, d'une bonne constitution, n'ayant jamais eu d'affection des voies urinaires, éprouva à la suite d'un excès de boisson de la difficulté à uriner. Les accidents augmentant, il entre après dix-sept jours à l'Hôtel-Dieu de Toulouse. On applique vingt sangsues au périnée. On pratique le cathétérisme qui rencontre un obstacle au niveau de la prostate.

Deuxième jour. — Nouveau cathétérisme, frictions mercurielles sur l'hypogastre.

Troisième jour. — Vingt sangsues au périnée, cathétérisme ; frictions mercurielles.

Quatrième et cinquième jour. — Même traitement.

Sixième jour. — Un peu d'urine s'écoule spontanément avec douleur.

Septième jour. — Cathétérisme, urines foncées, état général grave.

Huitième jour. — Frissons, un peu d'urine rendue spontanément, sueurs abondantes.

Neuvième jour. — Fièvre continue, soif vive : un gramme de sulfate de quinine.

Dixième jour. — Frisson très fort, fièvre continue, etc. : 15 centigrammes de sulfate de quinine toutes les trois heures ; douleurs dans les muscles ; la poitrine se prend.

Onzième jour. — Suspension du sulfate de quinine, liniment opiacé sur les membres.

Douzième jour. — Délire dans la nuit, état très grave : saignée de 350 grammes.

Treizième jour. — Depuis trois jours il n'y a pas eu de paroxysme. Les urines coulent naturellement ; la poitrine est fortement prise, *la maladie locale a disparu. Les organes génitaux, qui étaient le siège de l'affection, paraissent être rentrés dans l'état normal.* — On donne l'émétique à haute dose, 30 centigrammes dans une potion. Délire, mort.

Nécropsie. — *Organes urinaires.* — La vessie contient une petite quantité d'urine trouble..... Dans toute la portion prostatique du canal la muqueuse est mobile et ramollie. Elle est percée de plusieurs ouvertures sur les parties latérales du verumontanum. Ces ouvertures sont petites, allongées, au nombre de cinq ; la plus grande peut avoir 8 millimètres de longueur ; elles communiquent avec l'intérieur de la prostate..... Au-dessous d'elles existe un vaste foyer purulent qui occupe l'intérieur de la glande et qui se prolonge en arrière : cet abcès forme un clapier limité en avant par la paroi inférieure de la vessie, en arrière par le rectum et en haut par le péritoine. Le liquide renfermé dans ces poches est purulent, grisâtre, fétide. C'est un mélange de pus et d'urine contenant des débris de tissus gangrenés. Il existe en même temps une pleurésie, deux abcès métastatiques au sommet du poumon droit et plusieurs autres à la surface du poumon gauche et à son sommet.

Dans ce cas, la mort a été la suite de la prostatite, mais qu'avait-on fait pour la prévenir ? Un moment il y a plus de facilité dans la miction, parce que le pus fusant dans le bassin rend la saillie prostatique moins volumineuse, et l'on s'imagine que tout est fini de ce côté. On n'avait pas même pratiqué le toucher rectal !

Lorsque la prostatite se termine par résolution, l'organe revient peu à peu à ses dimensions normales et reprend son fonctionnement régulier. S'est-il formé des abcès dans un ou plusieurs lobules, la guérison suit généralement de près l'ouverture des petits foyers dans l'urèthre. La déplétion des grands foyers, soit dans l'urèthre, soit dans le rectum, est également signalée par un soulagement immédiat. Bien qu'un peu plus longue que dans le cas précédent, la cicatrisation complète est la terminaison ordinaire de ces suppurations.

Il y a pourtant des cas où les choses prennent un cours moins favorable. Lorsque l'abcès s'est ouvert dans le rectum et qu'un second orifice en fait communiquer le foyer avec le canal de l'urèthre, il peut en résulter une fistule urinaire complète. Une collection qui aurait trouvé une issue du côté de la fosse ischio-rectale pourrait également donner naissance à la même complication. En pareille circonstance on voit quelquefois le trajet s'oblitérer peu à peu et la guérison survenir à la longue. C'est ainsi que Verdier vit guérir un sujet atteint de fistule uréthro-rectale (Verdier, *loc. cit.*, p. 14). En revanche, la fistule reste parfois à l'état d'infirmité permanente à laquelle il faut porter remède par un traitement spécial. Si c'est le foyer de l'abcès qui persiste en entier, qu'il y ait ou qu'il n'y ait point de fistule aboutissant aux téguments ou au rectum, c'est à une caverne prostatique que l'on a affaire. Nous reviendrons plus tard sur ces faits.

Lallemand a signalé une conséquence singulière des abcès prostatiques compliqués de fistules. Ce chirurgien constata chez un sujet, qui depuis trois mois rendait de l'urine par le rectum, que la prostate était réduite à deux mamelons inégaux du volume de deux gros pois. C'est par le toucher rectal qu'il reconnut cette atrophie très prononcée de la glande (Verdier, *loc. cit.*, p. 18). Enfin, comme terminaison peut-être assez fréquente de la prostatite aiguë suppurée ou non suppurée, signalons la persistance de l'inflammation à l'état chronique.

Diagnostic différentiel. — Nous ne parlerons pas de la confusion qui pourrait être faite entre une prostatite et un calcul de la vessie, bien que plusieurs auteurs aient insisté sur ce point. Les moyens d'exploration de la vessie sont si simples et si sûrs, qu'une erreur de ce genre est presque impossible.

Une inflammation des glandes de Méry ne serait pas aussi aisée à reconnaître. Peu éloignées de la pointe de la prostate, elles s'en rapprochent encore davantage quand elles sont enflammées. Ordinairement, lorsqu'elles deviennent le siège d'un abcès, le pus s'écoule assez facilement par leurs canaux excréteurs; mais si la poche purulente ne se vide pas par cette voie, elle forme une tumeur qu'on pourrait à la rigueur prendre pour une collection prostatique se portant vers le périnée. Cependant, avec le doigt introduit profondément dans le rectum, on reconnaît que la prostate n'est ni tuméfiée ni douloureuse; au besoin le cathétérisme permettrait encore mieux de constater l'état d'intégrité de l'organe.

Enfin lorsque l'inflammation des glandes de Méry se termine par suppuration, l'abcès pointe très rapidement vers le périnée : c'est ce que nous avons observé trois fois chez le même sujet. Chaque blennorrhagie était pour lui l'occasion d'une complication de ce genre dès les premiers jours de l'écoulement. Une fois la fluctuation bien constatée, l'incision des téguments donnait issue à une certaine quantité de pus fétide non mélangé d'urine. A aucun moment le foyer ne se laissait traverser par une quantité même peu considérable de ce liquide ; ce qui prouvait bien qu'il n'y avait pas du côté de l'urèthre un orifice par où le pus aurait pu s'échapper, ainsi qu'il arrive dans le cas d'abcès de la prostate. Il s'agissait bien d'une suppuration développée en avant de la glande, et en arrière du bulbe de l'urèthre, ayant eu son point de départ dans une glande de Méry, mais ayant donné lieu à une suppuration rapide du tissu conjonctif situé autour d'elle (1).

De même qu'autour des glandes de Méry ou de Cowper il se développe ce qu'on pourrait appeler une péri-cowpérite, de même des abcès volumineux peuvent prendre naissance, soit d'emblée, soit secondairement, ainsi que nous l'avons indiqué plus haut, dans les tissus qui enveloppent la prostate. De là une difficulté de diagnostic qui n'a pas échappé aux chirurgiens modernes. L'étude de ces abcès périprostatiques ébauchée par Philips, a été tracée surtout par Demarquay (*Union médicale*, 1862, p. 598). Le sujet ne valait peut-être pas l'importance qu'on lui a donnée; car le plus souvent l'abcès périprostatique n'est que l'extension au tissu conjonctif voisin de la suppuration née dans la prostate, mais sortie de ses limites, de même que dans les inflammations suppurées des glandes lymphatiques il se développe un abcès autour de ces dernières, alors que le pus a franchi les limites que lui opposait leur paroi celluleuse. L'abcès périprostatique est donc à la prostatite suppurée ce que l'adéno-phlegmon est à l'adénite, à cette différence près que, suivant les assertions de Demarquay, la suppuration pourrait se développer d'emblée dans le tissu conjonctif périprostatique, tout en étant la conséquence d'une prostatite. S'il en était ainsi, l'inflammation se propagerait de l'organe aux tissus qui l'entourent, et dans ceux-ci seulement elle prendrait le caractère suppuratif.

A défaut d'une autopsie suffisamment démonstrative, nous pensons qu'on peut élever des doutes sur la réalité de cet enchaînement de circonstances. Si Demarquay admet que l'abcès périprostatique est toujours précédé d'une prostatite suppurée ou non suppurée, il est permis de se demander jusqu'à quel point cette distinction repose sur des bases suffisamment solides. Aussi, au point de vue du diagnostic, la seule question qu'on puisse se poser est celle de savoir si la fluctuation sentie par le rectum est due à un abcès intra ou extra-prostatique. Lorsque le pus est en dehors de la prostate, on le sent plus près du doigt, le foyer occupe une plus large surface; on ne distingue pas, à côté d'un point fluctuant, une tumeur dure, plane ou un peu convexe, qui serait constituée

(1) Observation de M. Le Dentu.

par la portion enflammée mais non suppurée de l'organe. Enfin, si l'on avait pratiqué plusieurs fois le toucher rectal pendant le cours de la maladie, on s'apercevrait que tout d'un coup la tuméfaction a pris un énorme développement et s'est rapprochée de la paroi rectale.

En dehors de ces particularités, nous ne croyons pas qu'on puisse faire un diagnostic raisonné; car les signes de la prostatite aiguë, qui remplissent toute la première période de la maladie, représentent en même temps le prélude de la complication.

Nous n'avons rien dit jusqu'ici du diagnostic de la prostatite aiguë avec la cystite du col vésical. En réalité, la méprise est généralement facile à éviter. Du côté de la cystite, les envies d'uriner fréquentes que ne soulage pas la miction, la douleur qui suit chaque fois l'évacuation de l'urine, les douleurs hypogastriques, la facilité du cathétérisme; du côté de la prostatite, le frisson intense du début, la fièvre ardente, la sensation de pesanteur et les battements profonds au périnée et dans le rectum, la douleur par la pression en avant de l'anus, la difficulté du cathétérisme, tels sont les traits principaux de chacune de ces maladies, qui permettent ordinairement de les reconnaître sans peine; nous ajouterons que le toucher rectal fournit des renseignements positifs dans la prostatite, négatifs dans la cystite.

Pronostic. — Relativement au pronostic de la prostatite, nous n'avons que peu de chose à ajouter à tout ce qui a été dit antérieurement. Elle ne compromet la vie que dans de rares circonstances. Dans sa forme phlegmoneuse, elle représente, en somme, une affection sérieuse, dont la durée peut être de plusieurs semaines, et qui porte une grave atteinte à l'économie par les vives souffrances qu'elle cause. Enfin, même dans la forme glanduleuse, ou encore lorsque l'inflammation, de nature phlegmoneuse, se termine par résolution, elle laisse souvent après elle une irritation sourde qui se localise soit dans le corps même de la prostate, soit sur la muqueuse uréthrale, soit encore sur le col vésical.

Traitement. — Au début d'une prostatite, il est possible de prévoir, d'après l'intensité des symptômes, si la phlegmasie sera glanduleuse ou phlegmoneuse, mais on n'en est jamais certain. Dans le doute, et surtout quand le malade est jeune et vigoureux, il convient de recourir aux antiphlogistiques avec énergie.

On prescrira le repos au lit, un régime doux, des tisanes

émollientes prises en abondance; la prostate n'étant pas encore très douloureuse, on en profitera pour vider le rectum au moyen d'un lavement, quinze ou vingt sangsues seront appliquées au périnée et, après leur chute, on favorisera l'écoulement du sang par un bain de siège tiède et l'emploi de cataplasmes de farine de graine de lin.

Si l'inflammation augmente, il est nécessaire de recourir de nouveau à une ou plusieurs applications de sangsues. Bégin, afin d'obtenir une action plus directe, recommande de les faire sur la face postérieure de la prostate. « Il convient, dit-il, d'introduire dans l'anus un spéculum d'un pouce à un pouce et demi de diamètre, et offrant dans toute sa longueur une échancrure large de huit à dix lignes, fermée par une plaque à coulisse. Lorsque l'instrument est entré dans l'intestin, son échancrure correspondant à la prostate, on retire la plaque, et les sangsues peuvent être facilement portées sur la portion de la membrane muqueuse qu'elle a laissée à découvert. Après la chute des annélides, le doigt porté dans le spéculum refoule aisément les tissus qui tendent à s'y engager par son échancrure et l'instrument est retiré sans le moindre effort. » (Bégin, *Dict. de méd. et de chir. prat.*, vol. XIII, p. 599.) Nous n'aurions probablement pas parlé de cet instrument sans l'autorité du nom de son inventeur et si quelques chirurgiens n'avaient pas conseillé d'en faire usage. Nous nous en sommes servi sur deux malades, dont la prostate n'était cependant pas très sensible au toucher, et nous avons pu nous assurer qu'il avait de grands inconvénients. Comme il faut nécessairement qu'il pénètre jusqu'à la base de la prostate et qu'il reste en place jusqu'à la chute des sangsues, son introduction est toujours extrêmement douloureuse et les malades en supportent très difficilement la présence. De plus, l'échancrure du spéculum est trop étroite pour permettre de poser aisément les sangsues et surtout d'en appliquer un nombre convenable. Ainsi chez chacun des deux malades dont nous venons de parler, nous n'avons pu en mettre que quatre et avec grand'peine.

Si les émissions sanguines sont jugées indispensables, il vaut mieux recourir à de nouvelles applications de sangsues sur le périnée ou à une saignée abondante. Nous savons que, depuis la réaction qui s'est opérée contre le système de Broussais, on a presque renoncé à ce dernier moyen; mais, après l'avoir souvent employé, nous pouvons assurer qu'il est de la plus grande utilité;

les grands bains, les bains de siège, les cataplasmes au périnée, satisferont d'une autre façon à la même indication.

Il est rare, surtout dans la prostatite phlegmoneuse, que la maladie continue sa marche sans qu'il y ait bientôt d'autres indications à remplir.

Ordinairement le malade est constipé, soit qu'il ne puisse aller à la selle, soit qu'il redoute les douleurs qui accompagneraient la défécation. Cependant la présence de matières accumulées dans le rectum exerce une pression douloureuse sur le col de la vessie qui participe presque toujours à l'inflammation de la prostate, et gêne mécaniquement l'émission déjà très difficile des urines. Il n'y a pas à songer aux lavements qui seraient très douloureux; car bien des malades ne supportent pas même l'introduction d'une canule dans l'anus. Les purgatifs doux sont préférables, et parmi eux nous conseillerons l'huile de ricin comme le moyen le plus sûr.

La nécessité de calmer les douleurs parfois extrêmement vives de la prostatite s'impose comme une des exigences les plus impérieuses du traitement. Beaucoup d'auteurs recommandent en première ligne les suppositoires contenant de l'extrait thébaïque, du chlorhydrate de morphine ou de l'extrait de belladone; mais leur emploi, rendu toujours un peu difficile par la grande sensibilité de la région, peut être absolument contre-indiqué par la même raison dans certains cas. Alors il faut recourir à l'usage interne du chloral, à la dose de 2 à 5 grammes pour vingt-quatre heures, et des diverses préparations de belladone, médicaments qui n'ont pas l'inconvénient de constiper, comme l'opium et ses dérivés. Il y a pourtant des circonstances où les injections sous-cutanées de chlorhydrate de morphine devront avoir la préférence sur tous les autres moyens, à cause de la sûreté et de la rapidité de leur action. Des pommades calmantes contenant de l'extrait de ciguë, de jusquiame, de belladone, du chloroforme, pourront en même temps être appliquées sur le périnée.

Un autre accident plus grave et si fréquent qu'il est pour ainsi dire une conséquence obligée de la prostatite arrivée à un certain degré, est la rétention d'urine. Celle-ci n'a même pas besoin d'être complète pour qu'on soit forcé de recourir au cathétérisme le plus tôt possible; il suffit d'une dysurie qui ne laisse s'écouler l'urine que goutte à goutte. « Quelque pressant que soit le besoin d'uriner, dit J. L. Petit, il faut commencer par faire une grande saignée au malade; on la réitère même une demi-heure après, et quelques moments ensuite, on essaye la sonde qui, pour l'ordinaire, passe avec facilité. » (*Œuv. posth.*, vol. III, p. 29.) Lallemand fait la même recommandation. Cependant nous ne pouvons partager l'opinion de ces deux grands chirurgiens. D'abord nous devons supposer qu'on a déjà pratiqué les émissions sanguines que réclamait l'inflammation; ensuite nous avons vu si souvent les accidents inflammatoires s'apaiser d'eux-mêmes, à partir du moment où l'on avait vidé la vessie, que nous regardons, dans ces circonstances, la saignée comme inutile.

On commencera par se servir d'une sonde de gomme ayant 3 millimètres environ de diamètre et terminée par une petite olive, assez molle pour se plier aux flexuosités du canal, car celui-ci n'est pas rétréci, les parois sont seulement pressées l'une contre l'autre par la partie tuméfiée. Dans le cas où elle aurait besoin d'être un peu plus résistante, il conviendrait d'introduire dans sa cavité non un mandrin ordinaire, mais une tige de plomb mince et très flexible. Son calibre, quoique très petit, suffirait à l'écoulement des urines, qui sont troubles mais peu épaisses. Cette sonde, une fois arrivée dans la vessie, pourrait être laissée à demeure, si elle ne déterminait pas trop de douleurs, et ce ne serait pas un médiocre avantage.

Si le chirurgien a échoué dans cette première tentative, il doit employer une sonde de métal, sans toutefois se dissimuler les nouvelles difficultés du cathétérisme. J.-L. Petit s'en rendait parfaitement compte : « La prostate, dit-il, est le plus ordinaire obstacle que puisse rencontrer la sonde en arrivant au col de la vessie; c'est pour cela que, pour faire entrer la sonde, il faut baisser son bout externe pour faire glisser l'autre bout sur la prostate qui la dirige sous l'os pubis. Tous ceux qui se mêlent de sonder ne pensent pas de même : plusieurs s'imaginent que le bout de la sonde heurte contre un pli; d'autres croient heurter contre une excroissance ou carnosité, ou contre le verumontanum; et ceux qui accusent la prostate craignent de la blesser, ce qui arriverait effectivement s'ils ne baissaient le bout externe pour déterminer le bout interne du côté de l'arcade de l'os pubis, faisant passer avec douceur le dos de la sonde sur la prostate. *Ce mouvement de la sonde est ce qu'il y a d'essentiel dans l'art de sonder.* » (*Loc. cit.*, vol. III, p. 26.) Il est impossible de mieux indiquer le changement de direction de l'urèthre dont la partie profonde se trouve portée en haut et en avant par suite du gonflement de la prostate.

Nous ajouterons que, si bien qu'on se rende compte des modifications apportées dans la direction de l'urèthre par l'augmentation de volume de la prostate, il faut encore pratiquer le cathétérisme avec beaucoup de prudence. La sonde étant préalablement bien huilée, on l'introduit avec lenteur, de façon à ne pas éveiller une révolte du canal dont la muqueuse enflammée est très irritable ; pour la même raison on ne doit pas allonger fortement la verge, comme on a coutume de le faire dans le cathétérisme ordinaire. Tout en poussant la sonde, on lui commande et on lui obéit à la fois, afin qu'elle évite pour ainsi dire d'elle-même les obstacles qu'elle rencontre ; mais dès qu'elle est parvenue sous le pubis, il devient important de favoriser sa marche dans la courbure exagérée de l'urèthre, en abaissant graduellement son pavillon. Quelquefois la sonde, sur le point d'entrer dans la vessie, rencontre un obstacle inattendu. C'est que le col vésical irrité par le bec de l'instrument s'est contracté avec force. Il suffit d'attendre quelques secondes pour que cette contraction cesse d'elle-même et permette à la sonde d'arriver dans la vessie.

Quand l'urine est assez altérée pour qu'on juge utile de faire une injection, il faut se servir d'une décoction émolliente tiède, et n'injecter qu'un demi-verre ou un verre en deux fois ; car il y aurait inconvénient à distendre un peu trop une vessie enflammée, et il suffit d'une petite quantité de liquide pour en laver les parois.

On ne peut songer à laisser une sonde métallique à demeure. Le cathétérisme devra donc être renouvelé plusieurs fois. L'étude qu'on aura faite de la disposition du canal et le soulagement produit par la première opération rendront les suivantes plus faciles pour le chirurgien et moins pénibles pour le malade.

Lorsque l'état général annonce qu'une nouvelle phase commence et que la suppuration s'établit, le chirurgien doit redoubler d'attention pour découvrir le point où le pus se forme, et déterminer la direction à donner à la sonde, afin de lui donner issue le plus tôt possible. Nous avons déjà dit que les abcès de la prostate, et particulièrement ceux qui ont pour siège les lobules de la glande, avaient une très grande tendance à se porter du côté du canal. Ils s'ouvrent presque toujours spontanément, avant que le chirurgien songe à intervenir. Si la collection purulente était assez considérable pour qu'à l'aide d'une sonde placée dans l'urèthre et du doigt introduit dans le rectum on ait pu constater qu'il existe de la fluctuation et que le pus est très rapproché du canal, tandis qu'il est séparé de l'intestin par une couche épaisse de tissus, on pourrait essayer d'ouvrir l'abcès au moyen d'une manœuvre assez simple. Tandis qu'avec le doigt qui est dans le rectum, on pousse la prostate d'arrière en avant, de manière à la faire saillir du côté de l'urèthre, on pratique le cathétérisme avec l'autre main. La sonde ne tarde pas à être arrêtée par la saillie que fait la prostate, et il suffit de la presser contre l'obstacle pour qu'elle pénètre dans l'abcès.

Nous recommandons cette manœuvre très simple, parce que dans deux cas où nous examinions les malades dans le seul but de nous assurer s'il y avait de la fluctuation, nous ouvrîmes l'abcès sans chercher à le faire. Plus tard nous avons pratiqué cette opération dans quatre cas avec plein succès. Mais nous ne pensons pas qu'il soit jamais besoin de se servir de la sonde conique, comme Velpeau l'a conseillé. S'il était nécessaire d'employer un instrument aussi puissant, et au risque de faire une fausse route, c'est qu'on aurait à traverser une assez grande épaisseur de tissus, et alors il serait préférable d'attendre.

Que l'abcès se soit ouvert spontanément ou avec l'intervention de l'art, la première pensée qui se présente à l'esprit, c'est qu'au moment de la miction l'urine pourra pénétrer dans la poche purulente, s'infiltrer dans les tissus et causer des désordres sérieux. On se demande s'il ne conviendrait pas de mettre une sonde à demeure dans la vessie, ou de pratiquer le cathétérisme chaque fois que le malade aurait besoin d'uriner. Mais une sonde qui remplirait en partie l'urèthre s'opposerait à l'écoulement facile du pus, et sa présence dans une vessie dont le col aurait souvent participé à l'inflammation de la prostate, ne serait pas sans inconvénients. D'un autre côté, en répétant fréquemment le cathétérisme, on, s'exposerait à pénétrer dans l'abcès et à agrandir l'ouverture qui le fait communiquer avec le canal. Aussi nous ne conseillerons aucun de ces deux moyens. Chez tous les malades que nous avons observés, l'urine n'entrait pas dans la cavité de l'abcès, ou, du moins, rien n'indiquait qu'elle y pénétrât pendant les premiers jours. Le pus sortait de l'urèthre comme dans une blennorrhagie. Plus tard, l'écoulement s'arrêtait par intervalles, sans doute quand l'ouverture de l'abcès se fermait; puis il réaparaissait de moins en moins abondant, pour cesser complètement de couler au bout d'un mois environ.

Quand l'abcès occupe la base de la prostate et proémine dans la vessie, il est difficile de porter le doigt assez haut pour constater de la fluctuation, si la tumeur n'est pas très volumineuse. Des circonstances toutes particulières peuvent seules permettre au chirurgien d'intervenir. C'est ce qui est arrivé dans un cas célèbre rapporté par J. L. Petit : « J'introduisis, dit-il, un doigt dans l'anus et je touchai la prostate, ou, pour mieux dire, une tumeur plus grosse que le poing, qui n'était pas dure, et dans laquelle je sentis une espèce de fluctuation que j'aurais pu croire être la fluctuation de l'urine, si ce qui se trouvait entre le fluide et mon doigt eût été plus épais. Il y avait plus de trois jours que le malade n'avait rendu d'urine. Je le sondai sans lui causer de douleur; je lui tirai beaucoup d'urine assez puante et boueuse, et, quand je crus avoir tout tiré, je tournai ma sonde à droite et à gauche, comme on fait lorsqu'on cherche une pierre : en faisant ces mouvements, je sentis quelque résistance que je crus être la tumeur que formait la prostate; et, en effet, appuyant un peu, ce qui résistait obéit et dans l'instant la vessie qui était vide d'urine me fournit, par la sonde, environ une chopine de pus très fluide et extrêmement fétide. C'était l'abcès de la prostate qui était crevé. » (*Loc. cit.*, p. 31.)

Plus d'un cas de ce genre a été relaté. Mais en lisant avec soin les observations, on voit que le chirurgien explorait la vessie sans avoir d'intention bien arrêtée, que sentant une tumeur, il exerça sur elle une pression très modérée, et que, s'il ouvrit l'abcès, c'est que celui-ci était tout près de s'ouvrir spontanément.

Quoique la cavité de l'abcès communique directement avec la vessie, l'urine y entre rarement en quantité suffisante pour produire des accidents. Pourtant il est facile de comprendre qu'il pourrait en être autrement, si la poche purulente était considérable et si l'on permettait à la vessie de se distendre outre mesure. Mais, une fois que l'abcès est ouvert, il n'y a guère à craindre une rétention d'urine. Pour plus de précaution, nous croyons qu'il est utile de mettre une sonde à demeure dans la vessie ou de répéter assez souvent le cathétérisme.

Cette pratique est avantageuse à un autre point de vue. Le malade urine librement, mais ses urines d'abord claires deviennent bourbeuses à la fin de la miction et quelquefois entièrement purulentes. C'est que le pus s'est déposé dans la vessie comme dans un vase; la portion la plus épaisse reste adhérente au bas-fond de la vessie, et malgré des efforts prolongés et douloureux, le malade ne parvient pas à s'en débarrasser entièrement. Il faut lui venir en aide en injectant dans la vessie des liquides qui délogent le pus et l'entraînent au dehors. Ces injections doivent être répétées plusieurs fois par jour; le malade peut les faire lui-même s'il a une sonde à demeure. On se servira tout d'abord de liquides émollients, et, après quelques jours, d'eau de goudron.

J. L. Petit a suivi cette pratique chez les deux malades dont il donne les observations. Il regardait ces injections comme nécessaires pour guérir l'*ulcère* de la prostate (*loc. cit.*, p. 34); nous dirons plutôt, pour laver la vessie et prévenir l'inflammation de la muqueuse vésicale, pour favoriser le retrait des parois de la poche purulente et la guérison qui s'opère spontanément.

Lorsque le pus se dirige en arrière, du côté du rectum, le chirurgien doit intervenir promptement, et il le peut avec beaucoup plus de sécurité que pour les abcès qui se portent vers l'urèthre ou la vessie. En surveillant avec soin l'état des parties, il finira par constater qu'il existe sur la face postérieure de la prostate un point plus mou, plus douloureux que les autres, et une résistance qui ne lui laissera aucun doute sur l'existence d'une collection purulente. A la rigueur il pourrait attendre que l'abcès s'ouvrît de lui même, s'il était petit et accompagné d'accidents généraux et locaux peu intenses; mais il fera mieux de l'inciser.

Le malade étant couché sur le dos, en travers de son lit, l'opérateur se place debout entre ses jambes. Il introduit dans le rectum l'index de la main gauche tournée en supination et le porte jusque sur le point fluctuant. Avec la main droite il fait glisser sur la face palmaire du doigt, et jusqu'à son extrémité, un bistouri à gaîne. Alors, découvrant la lame dont le dos s'appuie sur le doigt placé dans le rectum, il l'enfonce dans l'abcès, et, la retirant ensuite à lui, il fait une incision d'environ 2 centimètres. Nous préférons cette manœuvre très simple à celle qui consiste à se servir du spéculum de Bégin, dont l'introduction est douloureuse et qui ne permet pas de choisir avec autant de précision le point sur lequel on doit enfoncer le bistouri.

Dans l'opération la mieux pratiquée, il peut arriver que le bistouri divise quelques veines hémorrhoïdales. Alors il s'écoule une assez grande quantité de sang. Ordinairement cette légère hémorrhagie s'arrête d'elle-même. Cependant nous l'avons vue reparaître à plusieurs reprises chez deux malades au moment des selles. Nous nous sommes bornés à favoriser avec des lavements la sortie des matières, et l'écoulement de sang ne reparut plus. Il est bon de savoir que quelquefois l'hémorrhagie peut prendre des proportions inquiétantes. L'un de nous s'est vu dans la nécessité de faire un jour le tamponnement du rectum à un malade à qui l'on avait ouvert un abcès de la prostate saillant dans le rectum. M. Picard rapporte (*loc. cit.*, p. 138) que pareil accident est arrivé à M. Guyon et que ce chirurgien a obtenu l'hémostase par le même moyen.

L'hémorrhagie, dans ces deux cas, était probablement d'origine artérielle; toutefois il est bien certain qu'une veine hémorrhoïdaire peut donner issue à une quantité fort considérable de sang. Il sera toujours prudent, avant de faire l'incision, d'explorer avec soin la paroi antérieure du rectum et de s'assurer que dans la voie où devra s'engager le bistouri, il n'existe ni veine volumineuse, ni artère assez grosse pour qu'on en sente les battements.

Nous avons vu que dans les abcès ouverts du côté des voies urinaires, on observait très rarement les accidents qu'on pouvait attendre de la présence de l'urine. Dans ceux qui communiquent avec le rectum, le contact des matières fécales n'est pas plus à craindre. Généralement la guérison a lieu d'elle-même au bout de quelques semaines; Velpeau cite des cas où elle se fit attendre un peu plus longtemps. Supposant le cas où la poche ne reviendrait qu'incomplètement sur elle-même et où il s'établirait une fistule rectale borgne interne, il dit qu'il faudrait opérer comme dans une fistule à l'anus. Pour éviter ce résultat, nous croyons qu'il convient de nourrir le malade de façon qu'il n'ait pas de selles liquides.

Velpeau, et quelques chirurgiens après lui, ont dit que le pus pouvait se diriger du côté du périnée, mais ils n'en ont point rapporté d'observation indiscutable. Il est évident que, dans ces cas, il faudrait ouvrir l'abcès en faisant sur le périnée une incision, comme dans le premier temps d'une taille latéralisée. Nous n'avons pas vu de faits de ce genre. Nous serions même portés à croire, en songeant à la facilité qu'ont les abcès de la prostate à s'ouvrir dans les cavités que nous avons indiquées, en tenant compte des plans aponévrotiques et de l'épaisseur des tissus qui les séparent du périnée, que dans les cas où l'on a trouvé une collection purulente dans cette région, il s'agissait d'un abcès développé en dehors de la prostate.

D'autre part, si l'on pratiquait une incision dans cette région, avant d'avoir senti la fluctuation, on s'exposerait beaucoup à manquer le foyer. Nous ne sommes donc pas partisans de l'ouverture très précoce par le bistouri. Thompson, qui lui aussi préconise l'incision par le périnée et la fait sur la ligne médiane à 18 millimètres en avant de l'anus, s'arrête devant les cas douteux et attend que la suppuration ait pris une direction bien accusée vers tel ou tel point. C'est la conduite la plus sage et la plus capable de procurer de faciles succès.

Prostatite chronique.

Bien que nous soyons loin de l'époque où l'existence même de la prostatite chronique pouvait être contestée, nous ne craignons pas d'avancer tout d'abord que, dans l'état actuel de la science, il est extrêmement difficile de faire de cette maladie un exposé précis et complet. Cela ne tient pas seulement à ce que la confusion qui régnait jadis entre elle et l'engorgement sénile de la prostate est à peine dissipée ; cela dépend encore de la rareté des autopsies, où l'on a été à même de constater les lésions de cette phlegmasie chronique et de la difficulté qu'il y a à rattacher à des altérations matérielles peu connues ou supposées des symptômes que l'on pourrait parfois tout aussi bien attribuer à d'autres affections des organes génitaux et urinaires.

Pour se convaincre du désaccord des auteurs, il suffit de parcourir successivement les descriptions relativement anciennes ou tout à fait modernes. Depuis Verdier jusqu'à Civiale, depuis Velpeau jusqu'à Thompson, que d'écarts dans les opinions, que de divergences dans les exposés cliniques ! C'est au point qu'à la suite de ces lectures variées on aurait la plus grande peine à se faire une idée précise de la maladie, si l'on n'avait pas eu soi-même l'occasion de l'étudier sous ses différents aspects. Aussi, sans faire fi des opinions exprimées par nos devanciers, nous laisserons-nous guider surtout par notre expérience personnelle et par les faits qui se sont présentés à notre observation.

Anatomie pathologique. — Les notions que nous possédons sur l'anatomie pathologique de la prostatite chronique se réduisent à fort peu de chose. Verdier, à qui l'on doit les premières recherches un peu sérieuses sur ce sujet, dit que les prostates qui ont été longtemps le siège d'une irritation chronique ont, en général, un volume exagéré et adhérent aux tissus environnants par une cellulosité plus dense que de coutume. Un plus ou moins grand nombre de leurs cryptes sont plus épais, plus volumineux et d'un tissu plus dur que dans l'état normal. La muqueuse des glandules est pâle ou livide, épaissie, fongueuse; leur orifice extérieur est dilaté, et leur cavité pleine d'un liquide visqueux et gluant, dont on peut suivre les filaments jusque dans la vessie, où il s'est rendu par une marche rétrograde. Le tissu cellulaire a une densité, une cohésion plus considérables (Verdier, *Observations et réflexions sur les maladies de la prostate.* Thèse de doctorat, Paris, 1838, p. 135).

Ce passage a été reproduit en entier par Béraud à vingt ans de distance (thèse d'agrégation, Paris, 1857, p. 29).

Les douze observations sur lesquelles est basée la description de Verdier sont malheureusement bien loin d'avoir la valeur qu'il leur accorde. Dans les quatre premières, il s'agissait de prostatites aiguës avec abcès; dans l'un de ces cas seulement il y eut autopsie. Les malades des sept observations suivantes guérirent. Dans l'histoire du douzième, qui succomba à des altérations multiples, il est dit que la prostate présentait trois fois son volume ordinaire et avait acquis la consistance d'un tissu charnu et cartilagineux; il n'est pas question des canaux prostatiques.

L'insuffisance de pareils documents nous amène à penser que l'auteur s'est inspiré de l'examen de prostates de vieillards atteints d'engorgement. D'ailleurs, à cette époque, l'altération sénile de cet organe était si mal connue, on était encore tellement disposé à la considérer comme la conséquence ordinaire d'un état phlegmasique antérieur, que toutes les descriptions anciennes peuvent être légitimement suspectées; et comme beaucoup de descriptions modernes ne sont que la répétition de celle de Verdier, on est en droit de dire que l'anatomie pathologique de la prostatite chronique est encore très incomplète.

Néanmoins, il est juste de reconnaître que les détails descriptifs que nous devons à Verdier concordent assez bien avec les notions anatomo-pathologiques qu'on peut emprunter à certains auteurs modernes et avec celles que nous ont fournies nos propres observations.

Sur plusieurs sujets, de l'âge de vingt à trente ans, chez lesquels nous avions constaté avant la mort que la prostate était plus grosse qu'à l'état normal, sans cependant s'être indurée, nous avons trouvé à l'autopsie les modifications suivantes :

L'urèthre, qui était libre, et dans lequel la prostate ne faisait aucune saillie appréciable, contenait une assez grande quantité d'un liquide présentant tous les caractères objectifs et microscopiques du liquide prostatique, tels que les a indiqués M. Robin. Les orifices des canaux excréteurs des glandules étaient manifestement élargis. La face interne de leur paroi, examinée à la loupe, était dépolie et inégale. La paroi elle-même était épaissie, et cet épaississement semblait tenir à l'état de la muqueuse. Les culs-de-sac avaient subi un certain degré de dilatation. Toute la glande était gorgée de liquide; mais la friabilité de son tissu était ce qui frappait le plus.

Ces caractères ne sont-ils pas ceux de l'inflammation chronique, dans quelque tissu qu'elle se présente? Malheureusement il nous a été impossible de savoir si ces individus avaient eu de leur vivant une prostatorrhée, et nous le regrettons d'autant plus vivement que ce symptôme est celui sur lequel se sont élevées et s'élèvent encore les plus vives contestations.

Tout récemment, le hasard nous a fourni l'occasion d'étudier les lésions de la prostatite chronique à un degré plus avancé. Un homme encore très jeune, âgé de trente-deux ans, avait été porté à l'hôpital Saint-Louis, au mois d'avril de cette année (1879), pour être soigné d'une infiltration urineuse grave datant de quelques jours. Il était déjà dans un état de coma profond et prononçait seulement de temps à autre des paroles incohérentes. Malgré les larges débridements que nous pratiquâmes sans retard sur le pénis et sur les côtés du bas-ventre, la mort survint trois jours après l'entrée du malade.

L'autopsie nous montra :

1° Un rétrécissement de l'urèthre au niveau du collet du bulbe, qui n'admettait qu'avec peine l'extrémité renflée d'un stylet de trousse ordinaire;

2° Une vaste ulcération du canal en arrière du rétrécissement, qui avait détruit la muqueuse dans toute son épaisseur, occupant la portion membraneuse entière et la moitié antérieure de la portion prostatique;

3° Dans la moitié postérieure de cette dernière, des orifices multiples, allongés dans le sens antéro-postérieur, qui n'étaient autres que ceux des canaux prostatiques, et par lesquels s'échappait en abondance un liquide visqueux, brunâtre ou muco-purulent, suivant les points ;

4° Une vessie considérablement amplifiée et hypertrophiée, épaisse d'un centimètre, remarquable par le développement de ses faisceaux musculaires, qui circonscrivaient de nombreuses lacunes;

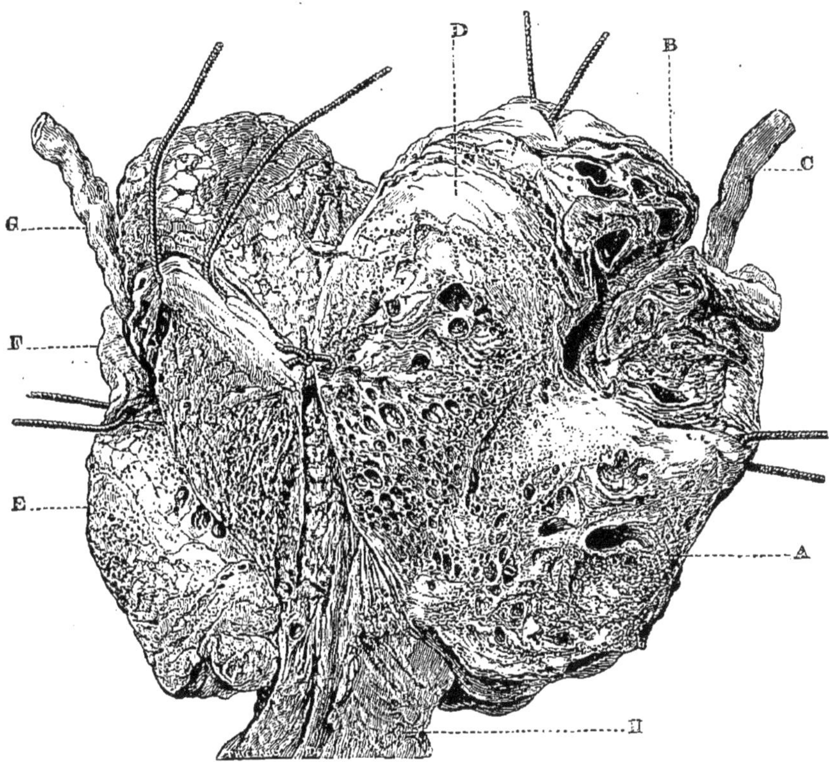

Fig. 1. — Lésions de la prostatite chronique arrivée à un degré avancé. Les deux lobes de la prostate ont été fendus du côté de leur face postérieure. Les moitiés internes de chaque lobe sont rabattues vers la ligne médiane et maintenues dans cette position par un fil.

A. Lacunes du lobe droit, tapissées d'une sorte de fausse membrane d'aspect ardoisé. Le reste du lobe est criblé de cavités plus petites d'où s'échappait, au moment de l'incision, un liquide muco-purulent.

B. Vésicule séminale droite, creusée de grandes lacunes, adhérente à la prostate par sa partie antérieure, présentant les lésions de l'inflammation chronique.

C. Canal déférent droit.

D. Partie postérieure du lobe droit de la prostate, remarquable par sa consistance scléreuse et sa teinte ardoisée très prononcée.

E. Lobe gauche de la prostate, présentant des lésions analogues, mais moins accusées.

F. Vésicule séminale gauche, indépendante de la prostate et non enflammée comme l'autre.

G. Canal déférent gauche.

H. Portion membraneuse de l'urèthre vue par sa face inférieure.

(Pièce provenant d'un malade du service de M. Le Dentu à l'hôpital Saint-Louis.)

5° Dans les deux reins, de la néphrite interstitielle, et dans l'un d'eux, des abcès en train de subir la transformation kystique.

Les lésions les plus intéressantes se trouvaient dans la prostate. Elles nous ont paru dignes d'être représentées dans la figure ci-jointe (voy. fig. 1).

Dans son ensemble, la prostate était un peu augmentée de volume, mais l'augmentation portait surtout sur le lobe droit. Dans les deux lobes, le tissu normal était remplacé par un tissu aréolaire présentant par places des lacunes assez grandes pour contenir un grain de chènevis et même un gros pois. Ces lacunes, irrégulières et formées manifestement par la fusion de plusieurs petites cavités moins spacieuses, étaient remplies, comme toutes les aréoles de la glande, d'un liquide visqueux de la couleur du gros miel ; quelques-unes laissaient échapper du muco-pus.

A la coupe, le lobe gauche avait une coloration rose grisâtre teintée de gris par places ; les trabécules circonscrivant les aréoles se laissaient déchirer facilement.

Le lobe droit, représenté dans la figure ci-contre, offrait toutes ces lésions à leur maximum. On y voyait à l'état frais :

1° Une infiltration générale par le liquide visqueux déjà mentionné, mélangé de pus dans quelques points.

2° Après le nettoyage à l'eau et le grattage superficiel, une séparation très nette en deux parties, dont l'une, d'aspect gris rosé, occupait les deux tiers postérieurs du lobe, tandis que l'autre, d'une couleur ardoisée comparable à celle des cavernes tuberculeuses du poumon, en occupait le tiers antérieur. Ces deux parties distinctes étaient séparées l'une de l'autre par une zone fibreuse de 2 millimètres environ, qui empêchait toute communication entre les lacunes de l'une et de l'autre.

3° Dans les deux tiers postérieurs de la glande, une trame formée de trabécules anastomosées dans tous les sens et circonscrivant des aréoles de dimensions variables, depuis celles d'un grain de millet jusqu'à celles d'un grain de chènevis.

4° Dans le tiers antérieur, trois ou quatre petites cavernes communiquant les unes avec les autres, dont la principale aurait pu loger un pois, pleines de muco-pus et tapissées à leur face interne par une sorte de fausse membrane grisâtre.

Dans aucun point le tissu glandulaire ne se présentait avec ses caractères normaux ; la glande avait subi une profonde désorganisation, par suite de laquelle elle se trouvait presque réduite à sa trame fibro-musculaire.

Des altérations semblables se voyaient dans la vésicule séminale du même côté. Tandis que celle du côté gauche avait gardé son indépendance à l'égard du lobe correspondant de la prostate, celle de droite était tellement confondue avec la partie postérieure du lobe droit que nous n'avons pu l'en séparer par la dissection.

L'examen microscopique a montré qu'il n'y avait point de productions tuberculeuses même dans les parties de la glande creusées en cavernules.

Parmi les modernes, Thompson est celui qui aborde le plus magistralement la question. Comme caractères anatomiques, il indique l'augmentation de volume ou un certain degré d'atrophie de la glande (tout en reconnaissant que l'inflammation chronique peut n'amener aucune modification dans les dimensions de l'organe), la teinte plus foncée et un peu sanguinolente à la surface des coupes, une diminution notable de la consistance, une friabilité évidente du tissu, en même temps qu'une certaine spongiosité. Il ajoute que la glande est gorgée d'un liquide trouble, parfois rosé, que la pression des doigts chasse aisément des culs-de-sac glandulaires et des canaux excréteurs. Comme ses prédécesseurs, il signale l'élargissement de ces derniers, l'épaississement de la muqueuse, qu'il a trouvée modifiée dans sa coloration, violacée ou ardoisée, et recouverte par places d'exsudats pseudo-membraneux organisés ou en voie d'organisation. De plus, il a rencontré dans l'épaisseur de la glande de petits abcès au nombre d'un ou deux, ayant les dimensions d'un grain de sagou perlé ou d'un pois. Dans d'autres circonstances, l'utricule prostatique était remplie de pus; enfin il a vu des abcès relativement considérables en communication avec le canal et auxquels convenait bien la dénomination d'abcès chroniques. Il peut même se faire que la suppuration envahisse le tissu conjonctif périprostatique, exactement comme dans le cas d'abcès aigu.

On rencontre, en effet, chez certains sujets, des poches considérables remplies de pus et s'ouvrant dans le canal de l'urèthre par un orifice assez large; mais il existe d'autres faits d'une interprétation plus difficile, dont nous avons fourni un curieux exemple. Ce sont ceux où le tissu prostatique est remplacé partiellement ou presque en entier par une vaste cavité pleine d'un liquide purulent ou muco-purulent, qui ne communique avec la portion correspondante du canal que par un petit nombre d'orifices de très faibles dimensions, dans lesquels il est impossible de ne pas reconnaître les bouches des canaux excréteurs de la glande. Ces faits-là doivent-ils être envisagés comme des suppurations chroniques, avec destruction de l'organe et organisation d'une paroi fibreuse, ou comme des exemples de kystes suppurés? Nous pencherions vers la seconde interprétation pour les cas où le reste de la prostate ne présenterait pas les lésions de la prostatique chronique, tandis que la coïncidence de ces lésions avec une poche suppurée nous ramènerait vers la pensée qu'il s'agit d'une collection purulente d'emblée, par conséquent d'un véritable abcès chronique.

C'est pourquoi nous remettons à plus tard la description d'une pièce intéressante que nous avons présentée au mois de décembre 1878 à la Société de chirurgie, sous la rubrique de kyste de la prostate, bien que le contenu de ce kyste fût de nature muco-purulente. (Voy. au chapitre *Des kystes de la prostate.*)

Il serait intéressant de savoir combien Thompson a pratiqué d'autopsies de prostatite chronique; néanmoins, malgré l'incertitude à laquelle nous condamne son silence, nous devons reconnaître que sa description anatomique se signale par une certaine précision. Est-ce à dire que de nouvelles recherches n'y ajouteront rien? Non, certes; car il reste plus d'une lacune à combler. Par exemple, il y aurait un grand intérêt à savoir si, dans un certain nombre de cas, la couche de tissu qui est en rapport immédiat avec le canal est la seule qui soit atteinte par la phlegmasie, ou bien si cette dernière envahit inévitablement les culs-de-sac, après avoir gagné les canaux excréteurs dans leur partie terminale. Il serait également bon de savoir si l'élément musculaire ne subit pas des altérations de diverses sortes, soit l'hypertrophie, soit plutôt la dégénérescence graisseuse, et si cette dégénérescence ne serait pas, dans certains cas, la cause réelle de l'atrophie de la glande, comme la sclérose pourrait l'être dans certains autres.

Enfin l'anatomie pathologique sera seule en état d'établir si la prostatorrhée est en corrélation avec des lésions bien déterminées, ou bien si elle n'est qu'un phénomène contingent, pouvant exister ou ne pas exister, sans que dans l'un ou l'autre cas les altérations anatomiques soient d'une nature différente.

Il reste donc, comme on le voit, beaucoup à faire pour remplir le cadre de la prostatite chronique. Certes, c'est déjà beaucoup d'avoir montré qu'elle ne devait pas être confondue avec l'hypertrophie prostatique. L'anatomie pathologique complètera son œuvre en faisant connaître tous ses caractères distinctifs, en tant que phlegmasie chronique d'un organe d'une constitution toute spéciale.

Étiologie. — Le plus grand nombre des causes indiquées à l'occasion de la prostatite aiguë peuvent être considérées comme propres à engendrer une prostatite chronique. Elles seront rappelées un peu plus bas; auparavant nous devons dire quelques mots des circonstances prédisposantes qu'ont invoquées certains auteurs.

Mercier a fait jouer un rôle à la stase veineuse dans le plexus de Santorini et dans les veines du petit bassin; mais cette influence n'est nullement démontrée. L'équitation, complètement disculpée par Velpeau, a peut-être été mise en cause avec raison par quelques chirurgiens, toujours à titre de prédisposition. Relativement à l'âge, il y a des remarques importantes à faire. Bien que la prostatite chronique se développe généralement entre vingt et quarante ans, elle peut, au dire de Ledwich, apparaître à l'âge de la puberté. (*Obs. on subacute infl. of the prostate gland.*, in *Dublin quarterly Journal*, vol. XLVII, august 1857). Elle serait même fréquente à cet âge, d'après l'auteur anglais, peut-être plus fréquente que chez les adultes. En tout cas, elle est relativement rare chez les vieillards et ne peut nullement être confondue avec la dégénérescence sénile de la glande. Cependant la coexistence des deux états pathologiques peut parfaitement s'observer.

Quant aux causes déterminantes, elles sont les mêmes que celles de la prostatite aiguë, et nous pourrions à la rigueur nous borner à renvoyer le lecteur au chapitre où il a été traité de cette affection. Outre que la prostatite aiguë peut, par suite d'une résolution incomplète ou d'un changement d'allures, se transformer en prostatite chronique, cette dernière se développe souvent d'emblée sous l'influence des circonstances suivantes : les diverses formes de l'uréthrite, les injections profondes, les rétrécissements de l'urèthre, les affections de la vessie (cystite du col, catarrhe, calculs, etc.), les calculs de la prostate, le cathétérisme et les manœuvres opératoires nécessitées par les affections du canal ou de la vessie, les excès de masturbation et de coït, les affections du rectum et de l'anus, telles que les fissures et les fistules, principalement celles qui compliquent les hémorrhoïdes, enfin les hémorrhoïdes elles-mêmes, soit qu'elles entretiennent dans la région péri-anale un état congestif simple, soit qu'elles donnent lieu à des poussées inflammatoires subaiguës.

Comme causes accessoires ou douteuses, nous citerons l'action prolongée du froid humide (Thompson), les plaies ou contusions de la prostate, l'emploi intempestif ou exagéré des balsamiques (Verdier, Ledwich, Dugas), les oxyures du rectum et de l'anus. Quelques auteurs ont attribué un rôle étiologique à la répercussion des affections dartreuses, herpétiques, arthritiques. Nous sommes portés à croire qu'ils ont été entraînés trop loin par des considérations d'un ordre purement théorique. Pourtant nous ne nierons pas systématiquement l'influence de la goutte et du rhumatisme.

Symptômes. Marche. Terminaison. — Avant d'entrer dans l'exposé symptomatique de la prostatite chronique, il nous faut bien établir les bases de notre description.

Toute phlegmasie ayant pour siège la portion prostatique du canal de l'urèthre ne peut pas recevoir le nom de prostatite. Cette désignation implique à nos yeux que le tissu de l'organe est enflammé ; et de même que nous avons admis dans la description de la prostatite aiguë une forme glandulaire et une forme phlegmoneuse, de même nous pensons que l'anatomie pathologique révélera un jour, avec la rigueur désirable, l'existence de ces deux formes de la prostatique chronique.

En conséquence, l'uréthrite chronique de la partie la plus reculée du canal reste à nos yeux distincte de la phlegmasie de la glande. Ici la muqueuse seule est atteinte ; mais si l'inflammation envahit les couches glanduleuses sous-jacentes, alors même qu'elle ne se généralise pas et qu'elle reste limitée au voisinage de l'urèthre, nous pensons que l'on n'a plus affaire à une simple uréthrite. Si peu que la prostate soit en cause, elle est déjà assez intéressée pour que les modifications de son tissu impriment à la maladie un cachet spécial. De là à la généralisation de la phlegmasie, il y a un certain nombre de degrés à franchir, et ces degrés conduisent des formes légères aux formes graves. Nous sommes convaincus, d'après ce que nous avons vu et ce que nous avons puisé dans nos lectures, que les symptômes varient sensiblement d'une forme à l'autre ; et c'est sans doute pour avoir voulu présenter chacun un type uniforme et constant de cette affection, que les auteurs se sont beaucoup éloignés les uns des autres dans leurs descriptions. Nous prendrons à tâche de faire disparaître autant que possible ces divergences, en nous efforçant de faire saisir les ressemblances plutôt que de mettre en relief les écarts d'opinion.

Les principaux signes rationnels de la prostatite chronique sont au nombre de trois : la fréquence plus grande des envies d'uriner, des sensations douloureuses ou seulement pénibles, spontanées ou facilement éveillées par certaines explorations, des suintements ou écoulements uréthraux de diverse nature.

La fréquence plus grande des envies d'uriner indique une congestion concomitante du col de la vessie. Les malades ont de la peine à garder leur urine plus de deux heures de suite, à moins que leur esprit ne soit distrait par une conversation intéressante, par un travail assidu ou par un plaisir de quelque durée. Dans ces conditions, les intervalles des mictions deviennent plus considérables. En revanche, les envies d'uriner sont plus fréquentes et plus impérieuses lorsque les malades craignent de ne pouvoir y donner satisfaction en temps voulu, par exemple lorsqu'ils sont retenus à table ou qu'ils sont au spectacle. Il en est de même lorsqu'ils vont en voiture. La nuit, il y en a qui sont obligés de se lever deux ou trois fois, tandis que la même nécessité se renouvelle pour d'autres plus souvent encore.

La miction n'est généralement pas douloureuse, sauf chez quelques sujets qui éprouvent à la fin des sensations pénibles, mais peu durables. Il y en a qui expulsent alors quelques gouttes de sang. La variabilité de la force et de la grosseur du jet d'urine préoccupe beaucoup ces malades, déjà trop disposés à l'hypochondrie. Si parfois l'urine s'échappe immédiatement et avec une grande aisance, souvent la miction met un peu de temps à commencer; le jet est misérable, tortillé, bifide, comme s'il existait un obstacle matériel au passage du liquide. En réalité, ces différences tiennent à ce que, par moments, la congestion un peu exagérée du col vésical en boursoufle le pourtour et maintient dans les fibres du sphincter un état d'irritation qui les empêche de céder aussi franchement que dans l'état normal à la poussée du liquide.

Les sensations du malade, en dehors de la miction, se réduisent parfois à une pesanteur vague dans la région périnéale et dans le rectum, accompagnée d'une chaleur sourde et profonde. A un degré plus élevé, c'est une véritable douleur contusive ou une brûlure très pénible. La marche prolongée, les secousses de la voiture, la position assise gardée longtemps de suite, aggravent toujours ces sensations. En ce qui concerne le coït, les avis sont partagés, les uns pensant que son influence est pernicieuse, les autres qu'elle est salutaire. Nous croyons qu'il y a entre les malades de grandes différences à cet égard. Nous avons donné et nous donnons encore des soins à un sujet chez qui le coït pratiqué une ou deux fois par semaine, sans excitation préalable exagérée, amène toujours du soulagement; mais nous sommes convaincu que si ce même sujet abusait des plaisirs vénériens, il en serait tout autrement. Il y a même des sujets chez qui l'excitation génésique est toujours à craindre et qui ont tout à gagner à la continence absolue. Les pollutions nocturnes physiologiques survenant à des intervalles éloignés suffiront amplement à prévenir chez eux la pléthore spermatique. Parfois l'éjaculation est douloureuse et même légèrement sanguinolente. Cela s'explique par la distension brusque de la portion prostatique du canal, qui participe toujours plus ou moins à la phlegmasie glandulaire; mais il est bon de savoir que l'uréthrite profonde, non accompagnée de prostatite, peut donner lieu à la même particularité.

Outre les douleurs spontanées, il y en a que peuvent éveiller certaines explorations. Le cathétérisme avec une bougie à boule fait naître une brûlure vive, au moment où l'instrument vient buter contre la circonférence antérieure de la portion prostatique du canal, après avoir parcouru la portion membraneuse, c'est-à-dire à une distance moyenne de 14 à 16 centimètres du méat. La brûlure persiste tant que la boule n'a pas franchi le col vésical; mais ce n'est pas à ce moment qu'elle est le plus vive. L'instrument ramène souvent au dehors des mucosités visqueuses et épaisses.

Le toucher rectal est à coup sûr le moyen de diagnostic le plus rigoureux dans les formes que nous avons caractérisées. Il peut arriver que la prostate tout entière soit sensible à la pression; mais nous pensons, d'après des faits récemment observés par nous, que l'affection est souvent partielle; alors la pression éveille de la douleur tantôt dans la partie antérieure de la prostate et au milieu, tantôt dans l'un des lobes latéraux et dans une étendue parfois très restreinte. N'est-ce pas l'indice que l'inflammation peut se cantonner dans un ou plusieurs lobules, sans atteindre les voisins? Cette particularité était évidente chez un sujet auquel nous avons donné des soins à l'hôpital Saint-Antoine en 1878, et dont voici l'histoire résumée :

Le nommé G..., âgé de vingt-sept ans, entre le 14 décembre 1878 à l'hôpital Saint-Antoine, salle Saint-Christophe, n° 36, pour une prostatorrhée dont le début remonte à dix-huit mois. Il paraît qu'étant en Afrique il a été atteint d'une blennorrhagie qu'il a guéri en quinze ou vingt jours au moyen d'injections dont il ne peut préciser la nature. Quelques jours après ont commencé des pollutions diurnes et nocturnes, les dernières toutes spontanées, les premières après la miction.

Actuellement les pertes nocturnes ont à peu près entièrement disparu; mais presque tous les matins, après la miction, il y a émission d'une assez grande quantité d'un liquide très semblable au sperme. La sortie de l'urine est suivie de douleurs assez vives dans la région périnéale profonde, accompagnées de cuisson.

L'urine laisse déposer des mucosités en assez grande abondance; l'ammoniaque donne lieu à un précipité albumineux, glaireux. Les réactifs ordinaires n'y révèlent ni albumine ni sucre.

Le cathétérisme ne rencontre pas d'obstacles; mais l'arrivée de l'instrument dans la prostate provoque une vive douleur, qui cesse après qu'il a franchi le col. Par le toucher rectal, la prostate paraît avoir sa forme et ses dimensions normales; mais la pression est douloureuse sur le lobe gauche, et l'on sent *une légère induration* sur le bord interne du lobe droit; là aussi la pression du doigt est pénible.

Testicules et autres viscères sains; pas le moindre soupçon de tuberculose.

Le toucher rectal peut apprendre en même temps si l'organe a augmenté de volume; non que cette tuméfaction soit constante, mais on l'observe au moins dans beaucoup de cas, et surtout dans les formes de phlegmasie généralisée, glanduleuse et phlegmoneuse à la fois. Malgré l'inconstance de ce signe, nous lui attachons une très grande importance; car chez un sujet dont l'âge exclurait l'idée d'une hypertrophie glandulaire, il acquiert une valeur capitale et devient presque pathognomonique. Si l'on peut suivre les malades quelque temps, on constate que cette tuméfaction, en général peu considérable, n'a guère de tendance à augmenter; il y en a même chez qui elle rétrograde peu à peu, et cette diminution de volume pourrait, d'après Thompson et Ledwich, aller jusqu'à l'atrophie; pour le dernier de ces deux chirurgiens, cette terminaison serait presque la règle chez les jeunes sujets de l'âge de douze à seize ans.

Nous avons indiqué en troisième ligne, parmi les symptômes rationnels de la prostatite chronique, des suintements ou écoulements uréthraux de diverse sorte. Ici nous touchons au point le plus obscur de la question. Autant d'auteurs, autant d'opinions sur la nature des écoulements qui peuvent être considérés comme symptomatiques de la maladie qui nous occupe. Depuis la simple goutte militaire jusqu'à la spermatorrhée, tous ont été dotés de cette qualité. Où est la vérité au milieu de cette confusion?

Il est bon d'abord de savoir d'où elle résulte. Elle vient, selon nous, de ce que l'irritation sécrétoire ou excrétoire qui résulte d'une inflammation de la prostate ne reste pas toujours confinée dans ses limites, et qu'elle peut s'étendre dans un certain rayon au delà des lobules qui constituent cette glande. De là des coïncidences trompeuses et des interprétations qui n'ont pu avoir l'anatomie pathologique pour base, toujours faute d'autopsies.

Mais l'erreur la plus grave a consisté à attribuer à la prostatite des écoulements qui dépendaient d'une tout autre cause; c'est ainsi que la spermatorrhée vraie et les écoulements gonorrhéiques ont pu être donnés comme signes de cette affection par des auteurs qui ne poussaient pas assez loin l'analyse des faits cliniques. Cette confusion se rencontre à un haut degré dans le chapitre de Civiale consacré aux écoulements qu'il appelle uréthro-prostatiques, ainsi que dans les nombreuses observations de l'ouvrage de Lallemand sur les pertes séminales. La prostatorrhée seule doit être rattachée à la prostatite chronique, ce qui ne veut pas dire qu'elle ne s'observe que dans ce cas, ou que les autres écoulements ne puissent exister chez les individus atteints de cette maladie. Il importe donc, avant tout, de bien déterminer ce que l'on doit entendre par le mot prostatorrhée.

Dans l'état normal, les lobules de la prostate sécrètent un liquide auquel M. Robin assigne les caractères suivants : d'un blanc crémeux, très peu visqueux, il peut être décomposé par l'examen histologique en sérum, en granulations à contour foncé et à centre brillant, ayant l'aspect graisseux, en granulations moléculaires grisâtres, en cellules d'épithélium prismatique à cils vibratiles. Huschke attribue au liquide prostatique une transparence et une viscosité qui, en fait, appartiennent à la sécrétion des glandes de Méry. La sécrétion de ces dernières différerait entièrement, d'après M. Robin, de celle de la prostate, affirmation digne d'être notée en passant, parce que nous aurons à en tirer parti un peu plus loin.

La prostatorrhée proprement dite serait l'écoulement, dans certaines circonstances, d'un liquide semblable à celui dont nous venons d'indiquer la composition et qui proviendrait de la prostate; mais il est à craindre que sous ce nom on n'ait parfois désigné l'écoulement du liquide des vésicules séminales. Ce dernier est brunâtre ou grisâtre; il renferme normalement des spermatozoaires et des sympexions, corps azotés, arrondis ou parfois fort irréguliers, si nombreux qu'ils forment souvent des masses flottantes au milieu du liquide.

La constatation à l'aide du microscope de ces deux caractères fondamentaux (spermatozoaires et sympexions) permettra de reconnaître à peu près à coup sûr la perte séminale proprement dite.

D'autre part, la présence d'un grand nombre de leucocytes baignant dans un liquide muco-purulent ou franchement purulent, ne s'observe guère que dans le cas d'uréthrite profonde, sans pourtant être absolument impossible dans certains cas de prostatite chronique accompagnée de suppuration de quelques lobules glandulaires, forme rare qui n'est pas celle qu'on doit avoir en vue dans la description de la maladie et qu'il ne faut pas confondre avec les cas de prostatite chronique compliquée d'uréthrite profonde.

Voici un exemple d'une de ces formes mixtes, qui probablement sont plus fréquentes qu'on ne serait disposé à l'admettre.

Un jeune homme de dix-neuf ans entre dans notre service, à l'hôpital Saint-Louis, au mois de janvier 1879. Il est atteint depuis trois ans d'un écoulement purulent dont le point de départ a été une chaudepisse aiguë. Cet écoulement présente les caractères des gonorrhées ordinaires; mais, en outre, à peu près une fois par jour, lorsque le malade va à la garderobe, ou bien quand il vient d'uriner, il s'écoule par le méat une certaine quantité d'un liquide crémeux que le malade considère comme du sperme.

Le cathétérisme permet de reconnaître un petit rétrécissement valvulaire à 8 centimètres du méat; plus profondément, au niveau de la portion membraneuse et surtout de la prostate, le passage de la bougie à boule provoque une vive douleur. Le doigt introduit dans le rectum éveille une certaine souffrance par la pression sur la prostate, mais il n'y a pas d'augmentation de volume notable. C'est à peine si le lobe droit paraît un peu plus gros.

Le passage de quelques bougies, puis des instillations d'une solution de nitrate d'argent au cinquantième amènent une certaine amélioration; mais le malade, sorti de l'hôpital à la fin de mars, y rentre le 26 avril, présentant les mêmes symptômes qu'à sa première entrée, sauf un peu moins d'intensité. Nous l'invitons à recueillir dans un petit tube de verre le liquide qui s'échappe après la miction.

Lactescent et visqueux au moment de son émission, il est le lendemain jaunâtre et fluide. Un dépôt d'apparence muqueuse occupe le fond du tube.

A l'examen microscopique, il est facile de reconnaître que ce liquide tient en suspension un nombre notable de leucocytes provenant peut-être exclusivement du canal, et une très grande quantité de grosses granulations à bords obscurs et à centre clair, tout à fait semblables à celles que nous avons mentionnées plus haut comme contribuant à la composition du liquide prostatique normal. Le diamètre de ces granulations réfringentes est de huit à dix fois inférieur à celui des leucocytes.

On aperçoit au milieu d'elles quelques corpuscules plus volumineux, beaucoup moins réfringents et d'un aspect jaune clair. Pas un spermatozoaire, ni vivant, ni mort, ne se voit au milieu de ces éléments. La masse du liquide l'emporte de beaucoup sur celle des corpuscules figurés.

Ce malade est donc bien atteint de prostatorrhée, et, vu l'ensemble des circonstances, il serait bien difficile de ne pas admettre que cette prostatorrhée est d'origine inflammatoire, bien que la prostate ait conservé à peu près ses dimensions normales.

Des instillations quotidiennes de quinze à vingt gouttes d'une solution de nitrate d'argent au trentième ont amené en six semaines une guérison à peu près complète, en ce sens que, si l'écoulement et la brûlure pendant la miction ont entièrement cessé, la prostatorrhée persiste.

A défaut d'un examen microscopique, qui n'est pas toujours facilement praticable, les circonstances dans lesquelles se produisent ces écoulements symptomatiques ont une grande importance. Les observateurs les plus dignes de confiance ont signalé l'expulsion d'un liquide opalin ou blanchâtre avant ou après la miction, et surtout pendant les efforts de la défécation. D'autres ont noté l'expulsion, dans ces dernières conditions, d'un liquide filant et presque transparent, qui se dessèche rapidement sur le linge, en laissant comme trace un cercle brunâtre, verdâtre ou d'un bleu noirâtre. S'agit-il dans tous ces cas du même liquide? C'est ce qui n'a pas encore été suffisamment déterminé. Pour notre compte, nous pensons que des différences aussi tranchées doivent indiquer une différence dans la provenance, et il est très probable que si, dans le premier cas, c'est bien du liquide prostatique que perd le malade, dans le second c'est celui des glandes de Méry, influencées dans leur sécrétion par le voisinage d'un organe enflammé, urèthre ou prostate.

Quoi qu'il en soit, l'expulsion d'un liquide opalin ou blanchâtre pendant la défécation est notée dans un si grand nombre d'observations, que ce signe doit avoir à nos yeux une grande valeur, surtout lorsqu'il est corroboré par un autre signe d'une valeur au moins égale, qui est la tuméfaction générale ou partielle, ou, à son défaut, par une douleur plus ou moins vive causée par la pression sur la face inférieure de l'organe.

On peut se demander, en outre, si un état morbide de la prostate ne pourrait pas modifier ses sécrétions au point de les faire ressembler à celles des glandes voisines (glandes de Cowper et de Littre).

Un travail d'une certaine valeur, dû à M. Guerlain (*De la prostatorrhée dans ses rapports avec la prostatite.* Thèse de doctorat, Paris, 1860, n° 237), renferme un résumé fidèle de cette question embrouillée, d'après les travaux de Ledwich, de Lallemand, de Civiale, de S.-D. Gross (de Philadelphie), de Velpeau, de Thompson; mais on y trouve malheureusement une confusion complète entre la prostatite chronique et l'engorgement sénile de la prostate. Pour l'auteur, il y aurait une prostatorrhée aiguë, se rattachant à l'inflammation subaiguë de la prostate, telle que l'ont décrite Ledwich et Gross, et une prostatorrhée chronique, qu'il n'a observée que chez des vieillards et qui serait le propre de l'âge avancé. Cette dernière opinion étant en opposition formelle avec les idées qui règnent actuellement sur la nature de l'engorgement sénile de la prostate, nous n'avons pas à nous occuper davantage pour l'instant de cette variété de prostatorrhée; nous nous contenterons de dire que si la prostatite chronique peut s'observer chez les vieillards, ce n'est sans doute pas à elle qu'il faut rapporter la prostatorrhée spéciale dont parle M. Guerlain, et que cette dernière devrait être considérée plutôt comme une hypersécrétion morbide en corrélation avec l'hypertrophie.

Quant à la prostatorrhée, ou plutôt quant aux écoulements observés chez les jeunes gens et chez les adultes, et qu'on a interprétés dans le sens de la prostatorrhée, ils sont de nature variable. Nous n'en voulons pour preuve que le résultat différent des examens microscopiques pratiqués par les observateurs. Par exemple, Lallemand affirme avoir vu des spermatozoaires dans le liquide expulsé pendant la défécation ou après la miction par plusieurs de ses malades. Il arrive à penser que tout écoulement quelque peu abondant survenu dans ces conditions est, non pas de la prostatorrhée, mais de la spermatorrhée vraie. Il en distingue absolument le liquide visqueux, opalin ou transparent qu'on voit parfois, dans les mêmes circonstances, apparaître à l'orifice du méat en quantité très peu considérable, deux ou trois gouttes au plus.

D'autre part, Ledwich insiste sur l'expulsion, pendant les érections et la défécation, d'un liquide muqueux, transparent, contenant « des cristaux d'acide urique ou des phosphates ammoniaco-magnésiens, des globules de mucus, des globules sanguins et de l'épithélium, mais pas de spermatozoaires ». Les observations de Ledwich ont été confirmées par celles de Gross.

Si ce liquide, dont les caractères physiques diffèrent de ceux que M. Robin a assignés au liquide prostatique, n'est pas du sperme, provient-il réellement de la prostate? La chose est probable, puisque l'on a constaté très souvent en même temps une tuméfaction générale ou partielle de l'organe et une certaine sensibilité à la pression du côté du rectum; mais dans les cas où ces signes manquent, on se trouverait fort embarrassé pour se prononcer. Des recherches anatomiques seront seules capables d'éclaircir ce point important. Il faudrait que le hasard fournît l'occasion de pratiquer l'autopsie de sujets qui auraient été atteints d'un de ces écoulements spéciaux. Jusqu'alors il y aura encore dans la question des inconnues difficiles à dégager. Nous reviendrons un peu plus loin, à propos du diagnostic, sur les considérations qui précèdent.

Nous n'avons encore parlé que des symptômes locaux de la prostatite chronique. Il nous reste à signaler, plutôt comme une conséquence ordinaire que comme une expression générale de la maladie, un ensemble de particularités qui n'a échappé à aucun auteur. Parmi toutes les affections chroniques qui siègent dans le système génito-urinaire, la prostatite est une de celles qui engendrent le plus ordinairement l'hypochondrie. Les besoins fréquents d'uriner, qui entravent les relations sociales et qui troublent parfois sérieusement le sommeil; la sensation de pesanteur au périnée et dans le rectum, qu'augmentent les secousses de la voiture; la prostatorrhée pendant la défécation, exercent sur l'imagination des malades une influence désolante. De la préoccupation constante naît l'idée fixe, la monomanie de l'incurabilité. Par suite d'une réaction trop fréquemment osebrvée, l'imagination exagère les sensations, accorde aux moindres particularités une importance disproportionnée à la réalité des choses; d'où un état de souffrance morale continue qui engendre des sensations subjectives ou des désordres physiques incontestables : céphalalgie, insomnie, dyspepsie, amaigrissement, langueur, etc. Les idées de suicide sont au bout de cette série, et malheureusement elles aboutissent parfois au fait lui-même.

L'un de nous donne depuis longtemps des soins à un de ces malades prédisposés au spleen par une fortune qui lui permet de ne point exercer de profession. Va-t-il au spectacle, il s'arrange pour avoir une place très voisine de la sortie; à cette condition seulement il n'éprouve jamais le besoin de se satisfaire dans l'intervalle des entr'actes. S'il était placé loin de la porte, son plaisir serait troublé par la pensée qu'il lui serait difficile de quitter la salle en cas de besoin.

Sa prostatorrhée est pour lui le sujet d'une préoccupation constante, et pourtant ce n'est qu'à des intervalles éloignés qu'elle a lieu. Mis en possession d'un petit tube destiné à recueillir le liquide qui s'échapperait du méat pendant la défécation, il est resté plus de trois semaines dans l'attente de l'écoulement en question, lui qui nous avait affirmé qu'il ne se passait jamais huit jours sans qu'il se produisît.

Les malades atteints de prostatite chronique sont donc bien souvent des victimes de leur imagination, et, malheureusement, cette tendance à l'hypochondrie est trop fréquemment engendrée et entretenue chez eux par l'impuissance du traitement.

Diagnostic. — La prostatite chronique est difficile à reconnaître. Elle peut être facilement confondue avec la cystite du col, avec l'uréthrite profonde, avec la spermatorrhée et certaines formes de gonorrhée simple.

La cystite du col est caractérisée avant tout par la fréquence des envies d'uriner et par la sensation douloureuse qui suit immédiatement la miction. Elle ne donne lieu ni à la spermatorrhée ni à la prostatorrhée. Par le toucher rectal on ne constate du côté de la prostate ni augmentation de volume ni douleur. Seule la pression sur le col vésical, c'est-à-dire dans l'angle formé en arrière par les deux lobes prostatiques et les canaux éjaculateurs, peut chez certains sujets être un peu pénible. Enfin le cathétérisme au moyen d'une bougie à boule n'est douloureux qu'au moment où le bout de l'instrument franchit le col, tandis que dans la prostatite la douleur commence alors que l'instrument parvient à l'orifice antérieur de la portion prostatique du canal et dure jusqu'à ce qu'il ait pénétré dans la vessie.

L'uréthrite profonde, cantonnée dans les portions membraneuse et prostatique du canal, se distingue de la prostatite proprement dite par diverses particularités. La pesanteur au périnée, l'augmentation de volume de la prostate, la douleur par une pression modérément énergique sur sa face postérieure, ne s'observent pas alors. La fréquence des envies d'uriner est assez ordinaire et indique un certain degré de cystite du col. La douleur éveillée par le cathétérisme est plus intense, mais se présente d'ailleurs avec des caractères analogues. Le fait le plus significatif réside dans l'écoulement symptomatique. Parfois aussi abondant que s'il s'agissait d'une gonorrhée ordinaire, il se réduit souvent à ce suintement peu important, désigné vulgairement sous le nom de goutte militaire, produit de la sécrétion exagérée des glandules de Littre et des follicules du canal dans toute sa longueur.

En ce qui concerne les pertes séminales, il y a une distinction très importante à établir entre celles que l'on peut considérer comme physiologiques, celles qui résultent d'une altération des fonctions du système nerveux, et celles qui paraissent dues à un état congestif ou inflammatoire des vésicules séminales en corrélation avec une affection d'un des organes voisins.

Les pertes séminales physiologiques ont lieu, chez les individus continents, la nuit, sous forme de pollutions voluptueuses provoquées généralement par des rêves érotiques et survenant à des intervalles de huit jours à trois semaines en moyenne ; le jour, pendant les efforts de la défécation, et sans donner lieu à d'autre sensation qu'une sorte de chatouillement. Lallemand appelle ces dernières des pollutions diurnes.

Les pertes séminales de la deuxième catégorie sont celles que l'on connaît bien aujourd'hui comme liées à un état d'atonie ou d'éréthisme du système nerveux. Il n'y a pas lieu d'en rappeler ici les caractères.

Celles qui sont dues à la prostatite chronique pourraient être confondues avec ces deux premières variétés ; mais elles sont accompagnées des signes positifs de cette maladie, qui sont la tuméfaction totale ou partielle, ou encore la douleur provoquée par la pression du doigt sur les deux tiers antérieurs des lobes latéraux. Les sensations pénibles éveillées par le contact du doigt avec le tiers postérieur de ces lobes pourraient être dues à un état morbide des vésicules séminales et des canaux éjaculateurs; aussi est-il nécessaire de s'assurer que ces derniers ne forment pas une saillie obliquement dirigée en dehors et en arrière, régulièrement cylindrique ou bosselée. Comme la tuméfaction n'est pas constante dans la prostatite chronique, la douleur acquiert dans ce diagnostic une grande valeur, à condition, ainsi que nous l'avons déjà dit plus haut, qu'une pression médiocrement intense la provoque, et qu'on ait soin de comprimer des points situés latéralement par rapport à la cavité uréthrale de la glande.

Il pourra se faire que la compression ainsi pratiquée fasse sourdre des lobules une certaine quantité de liquide qu'on verra ensuite apparaître au méat. Si cette particularité se produisait, elle serait d'une grande importance pour le diagnostic. En tout cas, il sera utile d'examiner au microscope le liquide expulsé par les malades sous forme de pollutions diurnes. Si l'on y trouvait des spermatozoaires, cela indiquerait que l'inflammation née dans la prostate se serait propagée aux vésicules séminales, sous la forme d'une inflammation franche, ou simplement d'un état congestif ayant eu pour conséquence une hypersécrétion temporaire ou permanente.

Nous ne parlerons pas du diagnostic de la prostatite chronique avec les diverses affections qui, comme elle, déterminent une augmentation de volume accompagnée ou non de sensations douloureuses. Nous réservons cette partie du sujet pour les chapitres où il sera question des altérations organiques non phlegmasiques, telles que l'hypertrophie sénile, les tubercules, le cancer.

Pronostic. — Bien que l'inflammation chronique de la prostate ne menace pas ordinairement les jours du malade, elle doit être considérée comme une affection sérieuse, à cause de sa durée toujours longue et de la résistance qu'elle oppose généralement au traitement. A cet égard, il y a une distinction importante à établir entre l'inflammation générale et l'inflammation partielle. Cette dernière étant souvent sous la dépendance d'altérations diverses de la portion profonde du canal, subit plus aisément l'influence des traitements dirigés contre elle, tandis que la première se montre souvent rebelle à tous les moyens thérapeutiques. La persistance des pollutions et des troubles intellectuels produit rapidement ou peu à peu une anémie contre laquelle les sujets ont ensuite bien de la peine à réagir. D'où une aggravation graduelle qui apporte dans les actes de la nutrition une réelle perturbation. Parfois enfin (et c'est peut-être le cas le plus commun) la maladie, une fois parvenue à un certain degré, reste stationnaire pendant fort longtemps ou rétrograde avec une telle lenteur que les malades refusent de croire à leur amélioration. Enfin il se peut que la phlegmasie gagne le col et le corps de la vessie et engendre à la longue l'inertie et le catarrhe.

Traitement. — Parmi tous les moyens successivement recommandés pour combattre une affection aussi rebelle, il n'y en a réellement qu'un petit nombre sur lesquels on puisse compter, et encore ne faut-il pas s'étonner si parfois ils restent impuissants.

Nous dirons d'abord que tous les médicaments qui agissent par l'intermédiaire de l'urine, tels que les balsamiques, sont tout à fait inutiles ou ne représentent que des adjuvants secondaires auxquels on peut recourir si la vessie semble participer à l'inflammation.

Quand le malade a des envies fréquentes d'uriner et ressent des cuissons dans la partie profonde de l'urèthre pendant le passage de l'urine, quand une pression assez forte opérée sur la prostate par le doigt introduit dans le rectum produit un peu de douleur, si surtout on a affaire à un sujet d'une constitution assez robuste, on devra employer d'abord les antiphlogistiques, mais avec la plus grande prudence. Le malade sera mis au repos; une dizaine de sangsues seront appliquées au périnée. On prescrira un grand bain tous les trois jours, des boissons émollientes en quantité suffisante pour diminuer l'âcreté de l'urine, un régime doux et surtout un lavement abondant chaque fois que le besoin d'aller à la garde-robe se fera sentir; car il est très important d'empêcher que des matières dures, accumulées dans le rectum, ne pressent sur la partie postérieure de la prostate.

Lorsque les symptômes inflammatoires sont calmés, on relève les forces du malade par un régime plus substantiel et par des toniques. On remplace les bains simples par des bains sulfureux.

Ce traitement doit être prolongé pendant un ou deux mois, avant qu'on n'ait recours à des moyens plus actifs. Parmi ces derniers, il y en a un qui, par son ancienneté et par les résultats heureux qu'il a souvent donnés, mérite la préséance : c'est la cautérisation du canal, au niveau de la prostate, avec le nitrate d'argent solide. Le but de cette pratique est d'exercer une action substitutive et déplétive sur le tissu de la glande : substitutive par l'inflammation artificielle qu'elle provoque, déplétive par l'écoulement sanguin ou muco-purulent qui en est la suite ordinaire. A ce double titre elle peut être comparée à la cautérisation interne et externe du col de la matrice atteinte de métrite.

On peut se servir, pour cette petite opération, du porte-caustique de Lallemand ou de celui de Demarquay (voy. t. I, p. 232); mais l'emploi de ces instruments exige une certaine habileté que ne peut donner qu'une pratique fréquente des manœuvres intra-uréthrales. Avec le suivant, le chirurgien est beaucoup plus sûr de lui-même. Nous nous en sommes servis bien des fois avec avantage.

Il se compose de deux pièces. La première est une sonde métallique de 7 à 7 millimètres et demi de diamètre, à courbure brusque formant presque l'angle droit. Elle porte du côté de la concavité une seule ouverture, de forme ovalaire, large de 3 millimètres, longue de 2 centimètres, commençant à 1 centimètre en arrière de la courbure. La seconde pièce est un mandrin plus long que la sonde et qui remplit toute sa cavité. A son extrémité antérieure, il est creusé d'une cuvette dont les dimensions sont égales à la fenêtre de la sonde et dont la profondeur permet d'y couler un petit lingot de nitrate d'argent de 2 à 3 millimètres d'épaisseur. Son talon se termine en une plaque polie d'un côté et cannelée de l'autre, de telle sorte que le chirurgien puisse toujours savoir, quand l'instrument est armé, si la cuvette du mandrin correspond à la fenêtre de la sonde.

Le cathétérisme se pratique avec ce porte-caustique suivant les règles ordinaires. Quand la sonde est arrivée dans la vessie, on la tourne de façon que son bec corresponde au bas-fond de ce viscère, et on la tire à soi. Le col vésical se trouve ainsi embrassé par la courbure de la sonde, et la fenêtre de celle-ci est tournée vers la face postérieure de l'urèthre dans sa région prostatique. Il ne reste plus qu'à imprimer un demi-tour de rotation au mandrin pour mettre le caustique en contact avec la prostate. Au bout de quatre à cinq secondes, on retire le mandrin, sans déranger la sonde, qui sert à projeter de l'eau pure ou mélangée d'un peu de chlorure de sodium sur les parties cautérisées. Cette injection, qui n'a d'autre but que d'entraîner les parcelles de nitrate d'argent restées sur les parties cautérisées, doit être faite doucement; autrement l'eau pénétrerait dans la vessie.

Avec cet instrument qui s'écarte par quelques détails de construction du porte-caustique de M. Mercier, le médecin le moins exercé peut pratiquer à coup sûr la cautérisation de la prostate.

Le nombre et la durée de ces cautérisations varieront suivant les cas; mais il faut bien savoir qu'il y aurait de sérieux inconvénients à laisser trop longtemps le nitrate d'argent en contact avec les

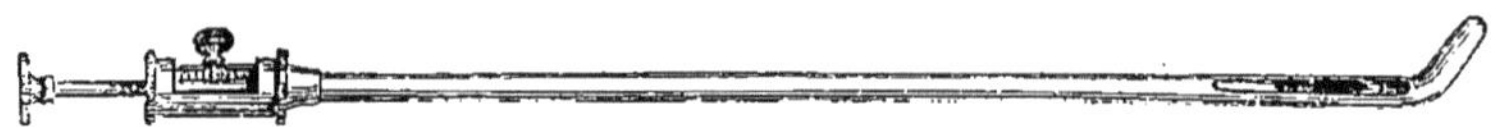

FIG. 2. — Porte-caustique de Mercier.

tissus. Verdier raconte que Delpech, ayant déjà pratiqué quatre cautérisations sur un malade atteint de prostatique chronique, en fit une cinquième plus longue et plus vigoureuse que les autres. Deux jours après, les urines furent fortement colorées par du sang. Une rétention complète survint; on eut recours sans succès au cathétérisme, parce que des caillots encombraient la vessie. On pratiqua des injections qui en facilitèrent l'issue ; on saigna le malade, on lui fit prendre des bains prolongés. Pendant quatre jours on en fut réduit à ces expédients. Au bout de ce temps, le malade ne pouvant plus tolérer sa sonde, celle-ci fut retirée. Après vingt-deux jours de souffrances, il quitta le lit, conservant une douleur excessivement vive, accompagnée de spasme du col de la vessie (Verdier, *loc. cit.*, p. 58).

Les cautérisations, même pratiquées convenablement, déterminent toujours une réaction locale de quelque intensité. Le suintement sanguin est à peu près de règle et dure de deux à cinq jours. Le sang, quelquefois presque pur, est généralement mélangé d'une certaine quantité de liquide prostatique et de muco-pus. Les besoins d'uriner deviennent momentanément plus fréquents; la miction est douloureuse, le jet est petit et peu énergique. Le calme se rétablit entre le cinquième et le dixième jour; alors seulement on peut savoir si l'opération a modifié favorablement l'état des choses. Il en est ainsi assez souvent, mais non toujours.

Si l'on en croyait Ledwich, ce traitement donnerait constamment des résultats fâcheux dans la prostatite chronique des adolescents; il ne faudrait jamais y recourir chez eux. Cette proscription nous semble bien rigoureuse et en opposition avec ce qui s'observe chez des sujets encore très jeunes, comme le suivant :

M. X..., né au Mexique, âgé de dix-neuf ans, contracte une blennorrhagie aiguë qui dure très longtemps, au moins trois mois.

Six mois après, vers l'été de 1877, il restait une inflammation profonde du canal qui donnait lieu à un besoin fréquent d'uriner, à une pesanteur périnéale constante, à des pollutions nocturnes et diurnes.

Prescription : toniques divers, douches périnéales froides, perles de térébenthine. Pas d'amélioration très marquée.

Au bout de deux mois, plusieurs instillations d'une solution de nitrate d'argent au 1/50e (procédé de M. Guyon) dans la région prostatique du canal. Résultat à peu près nul.

En février 1878, le malade vient nous demander un traitement plus radical. Nous lui proposons une cautérisation au nitrate d'argent solide, et nous la pratiquons avec une certaine énergie le 22 février.

Suintement sanguin abondant, douleurs à la miction, suppuration du canal d'une durée de dix jours environ ; au bout de ce temps, suppression des pertes, des envies fréquentes d'uriner ; encore de la pesanteur au périnée.

Deuxième cautérisation un peu moins forte le 13 mars. Même série de phénomènes, mais à un degré inférieur comme intensité et durée. Le 7 avril, ce jeune homme, se considérant comme guéri, repartait pour le Mexique. Il n'est pas douteux pour nous qu'il n'ait été réellement atteint de prostatite chronique. (*Observation de M. Le Dentu.*)

Voici un autre exemple de guérison par les cautérisations au nitrate d'argent solide. (*Observation de M. Voillemier.*)

Un homme de vingt-deux ans, Fortunio Rur..., d'une bonne constitution, n'ayant jamais eu de chaude-pisse, vint nous consulter en mars 1870. Il s'était adonné avec frénésie à la masturbation dès l'âge de dix-neuf ans ; mais depuis quelque temps il s'en était abstenu, parce qu'il éprouvait des douleurs sourdes au périnée, et surtout parce qu'il avait été effrayé par des pertes séminales qui avaient lieu quand il allait à la selle. Avant tout, nous cherchâmes au microscope la nature de ses pertes, et il nous fut facile de constater qu'il s'agissait seulement de pertes prostatiques. La prostate était tuméfiée, un peu plus à droite qu'à gauche, très peu douloureuse, à moins qu'on n'exerçât une pression assez forte. Le malade urinait quinze à vingt fois en vingt-quatre heures. Le passage des urines produisait une cuisson assez vive au niveau du périnée et quelques élancements au méat urinaire. Les selles étaient assez faciles, mais presque toujours accompagnées, à la fin, d'une perte abondante.

Le malade était trop affaibli pour qu'on pût songer aux émissions sanguines. Nous prescrivîmes quelques bains, un régime doux, des douches froides et un lavement très abondant chaque fois qu'il irait à la selle.

Au bout de deux mois, amélioration notable. La santé est fortifiée; les pertes sont moins fréquentes de moitié environ et surtout beaucoup moins abondantes. La prostate est notablement diminuée, mais l'inégalité des lobes persiste. Pendant les trois mois suivants, l'amélioration se maintient sans progresser.

10 juin, cautérisation de la région prostatique, suivie d'un petit écoulement de pus et de sang le troisième et le quatrième jour; pesanteur plus grande au périnée, prostate plus volumineuse.

1er juillet, la prostate a diminué de volume; pertes moindres. Nouvelle cautérisation suivie d'un suintement purulent sans mélange de sang. Augmentation marquée de la prostate.

30 juillet, pertes rares, très peu abondantes. Une cautérisation suivie dès le lendemain d'une petite hémorrhagie et d'un écoulement de pus pendant six jours. La prostate n'est pas examinée.

Le malade a été obligé de partir pour l'Espagne. Nous l'avons revu en mai 1872. Il est guéri depuis quatorze mois. Nous examinons sa prostate et nous trouvons qu'elle est revenue à son état normal; mais le lobe droit est encore un peu plus fort que le gauche.

En revanche, nous pourrions citer plusieurs cas où les cautérisations ainsi pratiquées n'ont amené aucun changement dans l'état du malade.

M. X..., atteint jadis d'une blennorrhagie et d'un rétrécissement inflammatoire consécutif, pour lequel il a subi une dilatation régulière, éprouve une grande pesanteur dans le rectum, des envies fréquentes d'uriner, des douleurs par les secousses de la voiture ou même lorsqu'il s'asseoit sur le bord d'une chaise. Il a des pollutions diurnes pendant la défécation. Sa maladie prostatique est compliquée d'hémorrhoïdes anales.

Nous lui pratiquons deux cautérisations au nitrate d'argent à trois semaines d'intervalle; son état reste le même.

Ceci se passait en 1872. En 1878, instillation de 15 à 25 gouttes d'une solution de nitrate d'argent au 1/50e tous les jours ou tous les deux jours; le traitement se compose de dix-huit séances. Il survient une certaine amélioration; le malade ne se lève plus qu'une ou deux fois par nuit pour uriner. Les secousses de la voiture ne sont plus douloureuses; mais un gonflement général de la prostate persiste quand même et est entretenu par des hémorrhoïdes et une leucorrhée anale abondante. Les pollutions sont devenues rares.

Nous pourrions citer un autre malade chez qui on sentait sans peine, par le toucher rectal, un gonflement partiel du lobe droit, et que deux cautérisations au nitrate d'argent solide n'améliorèrent pas du tout; mais nous avouons qu'il nous était suspect de trop se plaire à l'hôpital. (*Observations de M. Le Dentu.*)

Pratiquées avec une constance suffisante, les instillations suivant le procédé de M. Guyon peuvent donner de bons résultats.

Les instruments nécessaires pour faire ces instillations sont :

1° Une seringue à tige graduée, d'une capacité trois ou quatre fois supérieure à celle de la seringue de Pravaz, terminée par une pièce conique tournée en pas de vis.

2° Une sonde exploratrice à boule creusée, d'un canal très étroit.

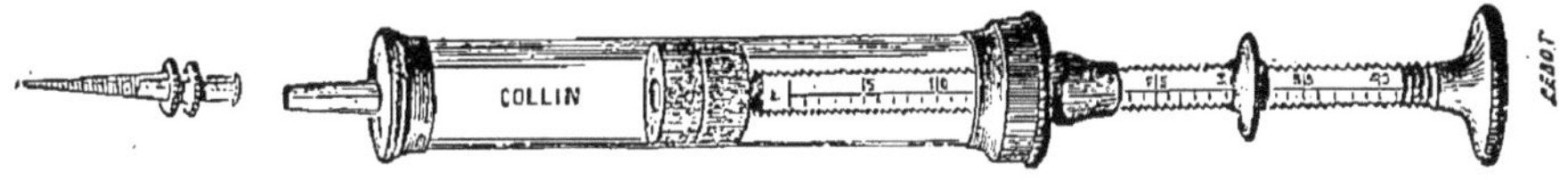

Fig. 3. — Seringue de Guyon.

L'extrémité conique de la seringue s'adapte aisément à la sonde. Une fois le corps de pompe rempli de la solution de nitrate d'argent et la sonde amorcée, on fait pénétrer l'olive jusque dans la portion prostatique du canal, tandis qu'un aide tient la seringue. Pour être sûr que la sonde a pénétré jusqu'à la région malade, il faut chercher les points de repère que voici.

Il y a deux manières de procéder. On peut pousser l'olive jusque dans la vessie, puis la ramener jusqu'au col, dont on sent la résistance. On attire alors la sonde au dehors d'une quantité égale à un centimètre environ ; il ne reste plus qu'à pousser l'injection.

On peut encore, sans aller jusqu'à la vessie, pénétrer à coup sûr dans la portion prostatique du canal. Une certaine résistance annonce qu'on franchit le bulbe; un peu plus en arrière la boule bute sur un autre obstacle formé par l'extrémité antérieure de la prostate. Cette sensation et le réveil de la douleur sont des guides suffisants. Une légère poussée conduit l'extrémité de la sonde jusque dans la portion prostatique du canal où on la sent à l'aise. Il ne reste plus qu'à agir sur le piston de la seringue.

Chez le plus grand nombre des malades ce second procédé est d'une application plus sûre; chez quelques-uns le premier est préférable. Cela dépend du degré variable de la résistance opposée par les points relativement étroits du canal et du volume de la boule de la sonde.

Les solutions au 1/50ᵉ sont celles par lesquelles il faut commencer ; mais il y a beaucoup de cas où la dose de nitrate d'argent doit être plus forte. Quant aux quantités injectées, elles sont de dix, quinze, vingt gouttes et plus, suivant les nécessités de chaque cas. Enfin, les instillations seront tantôt espacées de quelques jours, tantôt quotidiennes. Il ne peut y avoir à cet égard de règle absolue.

Ces instillations réussissent surtout dans les uréthrites profondes simples ou accompagnées d'un certain degré de prostatite superficielle, mais on peut douter de leur efficacité dans les cas où la glande est profondément altérée par une inflammation invétérée ; il est vrai qu'alors les cautérisations au nitrate d'argent solide pourraient bien ne pas leur être supérieures.

Les révulsifs appliqués au périnée ne sont pas à dédaigner comme moyen adjuvant (teinture d'iode, vésicatoires). On a pu même recourir avec fruit aux sétons ; mais il n'est pas nécessaire d'insister sur les inconvénients de cette dernière méthode pour augmenter le discrédit dans lequel elle est tombée. Il faudrait de graves raisons pour décider le chirurgien à l'employer.

Thompson dit s'être bien trouvé des badigeonnages rapides de la région périnéale avec du vinaigre de cantharides. Selon le chirurgien anglais, deux mois de traitement suffiraient avec des applications répétées tous les trois ou quatre jours, alternativement à droite et à gauche du raphé. Il recommande également les injections, dans la partie profonde du canal, d'une petite quantité d'une solution de nitrate d'argent au 1/30ᵉ, et se sert pour les pratiquer d'une sonde munie d'un piston interne à la façon d'une seringue. M. Mercier se servait jadis pour les mêmes injections d'une petite sonde introduite jusque dans la portion prostatique de l'urèthre.

En dehors de ces moyens énergiques directs ou indirects, il reste à mentionner les bains de siège frais, les lavements quotidiens froids, l'hydrothérapie générale et les douches périnéales, en évitant de les donner trop violentes.

Les toniques de toute sorte sont indiqués ; les anti-strumeux conviendront aux tempéraments lymphatiques. Chez ces derniers malades, les bains de mer, les eaux thermales sulfureuses pourront rendre de réels services ; mais il convient de ne pas être optimiste, et il faut s'attendre à rencontrer des cas rebelles à tous les traitements imaginables. Il se peut alors que les efforts de la nature et le temps amènent à la longue une amélioration notable.

L'hygiène viendra en aide au traitement. Pas d'excès, une alimentation modérée, un peu d'exercice régulier à pied, l'emploi des moyens propres à combattre la constipation, telles sont les principales règles à suivre pour empêcher le mal de s'aggraver, si l'on ne parvient à le guérir ou à l'amoindrir.

CHAPITRE III

TUMEURS BÉNIGNES DE LA PROSTATE

Le tissu normal de la prostate, très complexe dans sa constitution, subit fréquemment, à partir de l'âge de cinquante à soixante ans, des modifications variées qui donnent naissance à la maladie décrite sous les noms d'hypertrophie, d'engorgement, de dégénérescence sénile, de tumeurs bénignes, etc. L'histoire de cette maladie est de date relativement récente. Après Jean-Louis Petit (*Œuvres posthumes*, vol. III), les chirurgiens qui ont le plus contribué à la faire connaître sont : Everard Home (*Practical observations on the treatment of Diseases of the Prostate gland*, London, 1818, 2 vol.), Amussat (*Leçons sur les rétentions d'urine et sur les maladies de la prostate*, Paris, 1832, in-8), Mercier (*Recherches sur les maladies des organes génitaux et urinaires*, Paris, 1841, et *Essai sur un nouveau moyen de diagnostiquer les diverses déformations de la prostate comme causes de rétention et d'incontinence d'urine chez les vieillards*, in *Archives générales de médecine*, 1839, 3e série, t. V, p. 209), Leroy d'Étiolles (*Considérations anatomiques et chirurgicales sur la prostate*, Paris, 1840, in-8), Velpeau (art. PROSTATE, *Dictionnaire* en 30 vol., t. XXVI, p. 169). A ces noms il faut ajouter ceux de sir Benj. Brodie (*Lectures on the urinary Organs*), de Howship (*Diseases of the urinary Organs*, London, 1823), et de Caudmont (*Thèse inaugurale*, Paris, 1847), qui par leurs travaux ont fait sortir la question de l'obscurité qui pesait sur elle jusqu'alors, et préparé la période contemporaine également riche en publications importantes que nous aurons à mentionner plus d'une fois.

Anatomie pathologique. — L'accord ne s'est pas encore tout à fait établi entre les auteurs sur la nature des altérations qui caractérisent la dégénérescence sénile de la prostate. On a vécu longtemps sur cette idée que l'hypertrophie prostatique se présentait sous trois formes :

1° L'hypertrophie du tissu glandulaire ;

2° L'hypertrophie du tissu musculaire ;

3° L'hypertrophie du tissu fibreux.

Or, jamais la prolifération ne porte exclusivement sur le tissu glandulaire. Il se peut, comme l'admettent MM. H. Thompson et Virchow, qu'il y ait parfois excès de développement de la portion glandulaire sur le stroma; mais il résulte de nos recherches personnelles, qui concordent à certains points de vue avec celles de beaucoup d'auteurs, que la tuméfaction de la glande est due, dans l'immense majorité des cas, à l'hyperplasie du stroma et surtout à la production de tumeurs dont nous indiquerons plus loin la provenance et la texture. Sans entrer dans une discussion qui serait mal placée ici, nous dirons simplement que, pour un certain nombre d'histologistes ou de chirurgiens (Virchow, Thompson, Cornil et Ranvier), le stroma, qui serait constitué dans l'état normal par des fibres musculaires lisses en très grande abondance et par du tissu conjonctif entremêlé de fibres élastiques, garderait dans son hypertrophie morbide la même texture, et que les tumeurs qu'on voit se développer dans les mêmes circonstances seraient de purs myomes, c'est-à-dire des productions de nature musculaire tout à fait comparables aux myomes utérins.

Le myome diffus représenté par l'hyperplasie du stroma ne serait jamais uniformément réparti (Virchow, *Traité des tumeurs*, t. III, p. 328). Les faisceaux fibro-musculaires auraient de la tendance à se renfler par places et donneraient naissance aux tumeurs auxquelles conviendrait la dénomination de myome circonscrit.

A l'opinion des auteurs dont nous avons cité le nom plus haut, on peut opposer celle de Rindfleisch, pour qui dans les myomes l'élément musculaire serait accessoire, et celle de Forster, d'Ordoñez, de Dodeuil, qui pensent que les tumeurs de la prostate ne sont pas plus que les tumeurs utérines constituées par du tissu musculaire.

Quant à la forme de tuméfaction prostatique admise par Thompson, où l'on trouverait à un égal degré d'hyperplasie tous les éléments constitutifs de la glande, elle ne peut guère être considérée que comme le commencement de la dégénérescence qui, à nos yeux, est caractérisée avant tout par les productions ayant la forme de tumeurs distinctes. C'est pour cette raison que nous avons donné à ce chapitre le titre de *Tumeurs bénignes de la prostate*, de préférence à celui d'*hypertrophie* qui serait propre à entretenir des idées fausses, introduites dans la science par des spéculations purement théoriques.

Nous résumerons dans les propositions suivantes les considérations que nous venons d'exposer :

1° Jusqu'à un certain degré de son évolution, la tuméfaction sénile de la prostate peut être produite par des altérations portant sur tous les tissus constitutifs de la glande.

2° La prolifération plus active du tissu glandulaire par rapport au stroma peut être admise sur la foi de Thompson qui dit l'avoir vue une ou deux fois, et de Virchow pour qui elle ne semble pas faire de doute.

3° Mais ce qui caractérise anatomiquement la dégénérescence, c'est l'apparition de tumeurs multiples coïncidant avec l'hyperplasie du stroma.

L'anatomie pathologique des tumeurs bénignes de la prostate comprend deux parties très distinctes : 1° les altérations des tissus glanduleux, musculaire, qui constituent la masse prostatique ; 2° les déformations de cette masse considérée comme un seul organe.

A. *Altérations des tissus.* — Quoique la substance glanduleuse entre à peine pour un tiers dans la composition de la masse prostatique, elle n'y représente pas moins l'élément fondamental. Les autres tissus, bien que plus abondants et indispensables aux fonctions de la glande, doivent être considérés seulement comme des agents accessoires. Mais leurs modifications ont une telle importance et une liaison si intime avec celles du tissu glanduleux que nous sommes obligés de les réunir les unes et les autres dans une seule description.

Les altérations qu'on rencontre sur une prostate tuméfiée sont presque toujours les mêmes. Elles varient par leur siège, par la disposition respective des éléments anatomiques, par l'ancienneté de la maladie, etc., mais le fond pathologique n'est pas changé.

Lorsqu'on divise la prostate, on trouve que son tissu est plus dur qu'à l'état normal. La surface des sections est d'un blanc grisâtre et parsemée de petites élévations arrondies, variables en nombre et en volume, constituées par la saillie de tumeurs enchâssées dans l'épaisseur des tissus. Ces tumeurs, sur lesquelles nous allons revenir, sont d'un gris plus clair que les parties voisines.

A moins que la maladie ne soit très ancienne, la glande est rarement malade dans sa totalité, ce qui tient sans doute à la disposition irrégulière et à une sorte d'isolement des groupes glanduleux. Quelques-uns de ces groupes peuvent être profondément altérés et à peine reconnaissables, tandis que d'autres sont encore à l'état sain.

Nous n'avons jamais vu la glande hypertrophiée, si par cette dernière expression on entend une augmentation en nombre et en volume des culs-de-sac avec une suractivité des sécrétions normales. Nous n'avons pas davantage constaté de cas d'atrophie générale de la glande, quoique bien souvent on n'en retrouve que des débris ; mais en fait elle est toujours malade, altérée dans sa forme et plus ou moins désorganisée.

Quelquefois on y rencontre de petits kystes, qui ne sont autre chose que des culs-de-sac, dont la surface interne a continué son travail de sécrétion, tandis que leurs canaux excréteurs étaient comprimés ou oblitérés. Leur cavité renferme un liquide jaunâtre ou blanchâtre et plus épais que le liquide prostatique normal, des débris abondants d'épithélium et de petits corps ambrés. D'autres fois, on trouve les culs-de-sac plus gros que d'ordinaire. Cependant on voit, en les incisant, que leur cavité n'est pas agrandie, et que leur augmentation de volume tient à un épaississement de leurs parois.

La désagrégation du tissu glanduleux, la dilatation de quelques culs-de-sac et l'altération des matières qu'ils renferment, l'épaississement de leurs parois, etc., peuvent varier dans leur disposition ; mais toutes ces altérations concourent à démontrer un état morbide de la glande.

A l'œil nu, la masse prostatique est composée presque exclusivement de tissu *fibreux*. Celui-ci se présente sous la forme de faisceaux étalés en couches épaisses, qui s'entre-croisent en tous les sens sous un angle plus ou moins aigu. Il est très abondant en arrière, au-devant du rectum et au niveau du col de la vessie. Dans ce dernier point, il se trouve quelquefois développé avec une telle énergie qu'on le voit soulever la paroi inférieure de la vessie immédiatement en arrière du col et y former une ou plusieurs tumeurs volumineuses. Au microscope, nous avons vu assez souvent des faisceaux se contourner comme pour s'enrouler sur eux-mêmes, sans qu'il nous ait été possible de découvrir la cause de cette singulière disposition.

Le tissu conjonctif interposé entre les faisceaux est ordinairement un peu hypertrophié.

Dans certains cas, on rencontre dans la glande un si grand nombre de productions ambrées, que plusieurs auteurs ont pu penser que telle était toujours la cause de la tuméfaction de la prostate. Cette opinion est tellement en désaccord avec nos observations personnelles et avec les résultats des innombrables examens microscopiques pratiqués par les histologistes, que nous ne saurions la prendre en considération.

On a signalé encore des dépôts de phosphates ammoniaco-magnésiens qui se feraient sur les faisceaux fibreux ; si parfois nous en avons constaté, c'est toujours en quantité insignifiante.

Dans la masse prostatique dont nous venons de décrire les principaux caractères anatomiques, on rencontre fréquemment des tumeurs dont l'origine est encore obscure. Leur nombre et leur volume sont variables. Rarement il n'y en a qu'une seule, qui est alors assez grosse; plus souvent elles sont multiples et au nombre de dix, vingt et plus, de dimensions différentes et de forme arrondie. Elles siègent communément dans la partie postérieure de la prostate ou sur les côtés de l'urèthre, et presque jamais dans la partie antérieure de la glande. Leur texture est entièrement fibreuse; le tissu en est très serré et inextricable, d'un gris plus clair que le reste de l'organe, et présente au toucher une consistance assez grande et élastique. De là vient qu'après une section de la prostate, ces tumeurs font de légères saillies à la surface de la coupe; en effet, rencontrant, comme le reste de l'organe, un obstacle considérable à leur développement dans la résistance de l'aponévrose d'enveloppe, elles sont fortement comprimées et elles tendent à faire hernie dès qu'on fait cesser cette compression au moyen d'une incision, qui constitue un véritable débridement. Logées dans l'épaisseur des tissus environnants, elles n'en font point partie. Il est facile de les énucléer, car elles ne sont adhérentes aux parois de leur poche d'enveloppe que par des filaments déliés et très faibles. Quelques-uns de ceux-ci, un peu plus gros que les autres, ont été pris pour des canalicules glanduleux. Nous les avons étudiés avec le plus grand soin, sans rencontrer jamais de cavité dans leur épaisseur, soit qu'en effet cette cavité n'eût pas existé, soit qu'elle eût été effacée par la compression, l'élongation ou la désorganisation des canalicules.

Quand on comprime ces tumeurs entre les doigts, on en fait sourdre un peu de liquide louche, qui n'est autre chose que du liquide glanduleux; car il contient des cellules épithéliales très facilement reconnaissables. Quelquefois ce liquide fait entièrement défaut.

Velpeau, après avoir dit que la prostate était chez l'homme le représentant de l'utérus, assimile les tumeurs dont nous nous occupons aux corps fibreux de ce dernier organe. Il leur donne comme point de départ une matière épanchée, telle qu'une gouttelette de sang, de lymphe, de pus même (*Dictionnaire de médecine*, *loc. cit.*, p. 174). Nous n'aurions pas rapporté cette manière de voir, si des hommes de valeur ne lui avaient accordé une certaine importance. Mais nous ne saurions l'admettre sans réserve. Établie seulement sur des analogies ingénieuses, elle pèche par un point important : c'est que, s'il y a un organe qui, chez l'homme, représente l'utérus, ce n'est pas la prostate, mais bien l'utricule prostatique, d'après Leuckart, James Simpson, M. Sappey et le plus grand nombre des auteurs qui ont cherché à résoudre cette question d'anatomie philosophique.

L'analogie des tumeurs prostatiques et utérines réside bien plutôt dans leur texture; mais les premières s'éloignent des autres par leur origine et leur mode de développement qui sont tout à fait particuliers.

La prostate est un organe de l'âge adulte. Ses fonctions, à peine éveillées dans l'enfance, s'éteignent dans la vieillesse. Or, c'est une loi générale que la cessation des fonctions d'un organe occasionne, nous ne dirons pas sa dégénérescence, mais une modification profonde dans ses tissus. La prostate obéit à cette loi générale. Rarement elle subit l'atrophie, qui est assez fréquente pour d'autres glandes; mais elle se désorganise, et cette désorganisation peut être hâtée par des circonstances spéciales que nous examinerons plus loin.

Sous l'influence d'une irritation inflammatoire, sur laquelle nous aurons l'occasion de revenir, ou d'une autre cause qu'il est souvent impossible de saisir, la masse prostatique est animée d'une activité toute pathologique. Ses tissus ne s'hypertrophient pas, mais ils deviennent plus abondants. Il y a là un véritable travail de prolifération. Quant aux tumeurs intraprostatiques, on ne saurait dire si l'altération de la glande précède ou suit la prolifération du tissu fibreux qui constitue son stroma; selon toute apparence, il est probable que ces deux actions pathologiques sont simultanées. Quoi qu'il en soit, en même temps qu'on voit le liquide prostatique s'altérer, se charger de débris d'épithélium et de corps ambrés, on constate que les parois des culs-de-sac et de leurs conduits s'épaississent, et à mesure que la prolifération du tissu fibreux augmente, la glande est de plus en plus désorganisée.

Tandis que les tissus qui entourent la glande se développent, tout en conservant leur continuité, les parois altérées des culs-de-sac et de leurs conduits sont le point de départ d'une autre forme de prolifération fibreuse qui, limitée par la résistance qu'elle rencontre dans les parties avoisinantes, se montre sous la forme de tumeurs arrondies. Celles-ci sont isolées pendant un temps assez long. Mais nous avons lieu de présumer que, par suite d'une compression réciproque, elles finissent par se confondre avec le reste de la masse prostatique; car nous n'en avons rencontré que très exceptionnellement sur les prostates des individus très vieux.

Les faits qui militent en faveur de cette origine des tumeurs intraprostatiques sont : leur multiplicité, qu'explique bien le grand nombre des groupes glanduleux; les parois des culs-de-sac et des conduits désorganisées et même disparues; le liquide opalin, qu'on fait sourdre très souvent des noyaux fibreux; enfin les petites cavités qu'on rencontre, quoique très rarement, dans leur centre.

B. *Changements de forme et de volume.* — Lorsque la prostate est tuméfiée, toutes ses parties ont plus ou moins leur part dans l'augmentation de son volume, mais la tuméfaction est inégalement répartie. Elle affecte plus particulièrement, tantôt les deux lobes latéraux ou un seul, tantôt la base de la glande.

Sur 123 pièces faisant partie de sa collection particulière ou appartenant à des musées de Londres, Thompson (*Traité pratique des maladies des voies urinaires*, trad. franç., p. 361) a constaté :

1° Une hypertrophie à peu près égale des lobes latéraux et de la portion médiane	74 fois.
2° La prédominance de la portion médiane	19
3° La prédominance du lobe droit	8
4° La prédominance du lobe gauche	11
5° L'hypertrophie des lobes latéraux seuls	5
6° L'hypertrophie de la commissure antérieure seule, ou simplement sa prédominance par rapport aux autres portions	3
7° L'hypertrophie des lobes latéraux et de la commissure antérieure sans altérations de la partie médiane....	3
	123

La prostate, renfermée dans une coque fibreuse très forte, ne peut se développer librement. Elle se porte vers les points de son enveloppe où elle rencontre le moins de résistance, c'est-à-dire en haut du côté de la vessie, en bas et en arrière du côté du périnée. Son volume est quelquefois considérable, mais il dépasse rarement celui d'une petite orange. Dans tous les cas elle conserve toujours sa forme irrégulièrement globuleuse.

On peut exprimer en chiffres les modifications qui surviennent dans le volume et le poids de l'organe. D'après M. Richet (*Traité pratique d'anatomie médico-chirurgicale*, 3me édit., p. 745), ses dimensions normales seraient les suivantes :

Longueur de la face supérieure.....	16 à 18	millimètres
— de la face inférieure......	25 à 32	—
Hauteur au niveau de la base... ...	25 à 30	—
Largeur au niveau de la base.......	38 à 42	—

Des dimensions légèrement supérieures à celles-ci indiquent déjà un commencement de tuméfaction. Au delà, il est assez difficile d'indiquer l'extrême limite; mais il n'est pas excessivement rare que la longueur du canal atteigne 5, 6 et même 7 centimètres, au lieu de 3, qui représentent le chiffre normal.

Relativement au poids, voici le résumé des observations de Thompson, qui s'est livré à cet égard à des recherches très intéressantes.

Le poids moyen de la prostate normale étant de 18 grammes en moyenne, les poids d'hypertrophie varient entre 24gr,57 et 69gr,84. La moyenne serait de 35 à 45 grammes.

Comme poids extrême, Messer cite une prostate de 184gr,30; Gross en a vu une de 288 grammes; enfin celle qu'a laissée Ch. Bell au musée des chirurgiens d'Édimbourg et qui avait le volume d'une noix de coco devait peser bien davantage.

Quand les lobes latéraux sont tuméfiés et à peu près égaux, ils forment deux corps allongés d'avant en arrière, très épais et légèrement aplatis de dehors en dedans. Au premier aspect, ils semblent confondus en une seule masse, parce qu'ils sont reliés par une couche de tissu prostatique en avant et surtout en arrière de l'urèthre; mais, en réalité, ils sont séparés l'un de l'autre dans presque toute leur épaisseur. Quelquefois ils proéminent en arrière au point d'aplatir le rectum, de sorte qu'on ne peut introduire le doigt dans cet intestin qu'en lui faisant suivre la concavité du sacrum. D'autres fois ils s'étendent par en haut et se prolongent jusque dans la vessie. Alors, on trouve de chaque côté du col une tumeur

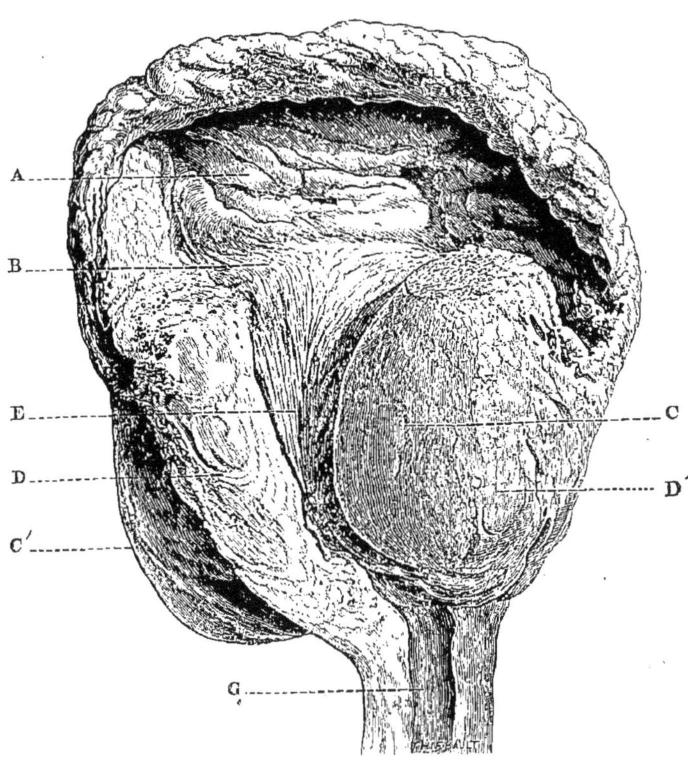

Fig. 4. — Lobes latéraux d'une prostate dont toute la partie postérieure était convertie en un vaste kyste. (Voy. au chapitre *Kystes de la prostate.*)

A. Portion de la vessie voisine du col.

B. Lèvre postérieure du col offrant un rudiment de barre transversale.

C C′. Lobes latéraux considérablement tuméfiés et faisant une saillie à peu près égale en dedans, vers le canal.

D D′. Surface de section du tissu prostatique en avant du canal, remarquable par sa largeur.

E. Déviation très prononcée de l'urèthre dans le sens antéro-postérieur; sa paroi postérieure s'élève presque verticalement vers le col.

G. Portion membraneuse du canal.

(Pièce provenant du service de M. Le Dentu.)

grosse comme une petite noix, ordinairement conique et bosselée. Ces tumeurs sont d'inégal volume. Il n'y en a qu'une, si un seul des lobes est tuméfié. A mesure qu'elles se développent, elles soulèvent la muqueuse, et il n'est pas rare de rencontrer derrière le col un repli de cette membrane, repli très mince, allant d'un des lobes à l'autre, transversal ou oblique, disposition anatomique que Guthrie a signalée le premier et dont il s'exagérait les conséquences.

Ce repli muqueux, sans consistance, placé en arrière, à quelque distance du col, ne peut entraver la miction. Du reste, il suffirait de pratiquer le cathétérisme pour traverser ou déchirer cette membrane, et l'on aurait à peine conscience de la lésion qu'on aurait produite. Nous reviendrons sur ces faits au chapitre *Valvules du col vésical*.

Par suite de la déformation que nous venons d'exposer, l'urèthre, qui adhère solidement par toute sa circonférence au tissu prostatique, subit des changements très importants. Ses parois latérales fortement tiraillées suivent les lobes latéraux dans leur développement en avant, de telle sorte que, dans une coupe de la prostate en travers, le canal se présente sous la forme d'une fente verticale, longue d'un centimètre ou deux. Sa paroi postérieure est plus concave qu'à l'état normal, parce que la partie du canal la plus rapprochée du col est portée en avant par l'extrémité postérieure des lobes qui, dans leur mouvement d'élévation, se sont rapprochés du pubis (voy. fig. 4.)

Les faces internes des lobes ne sont pas toujours planes. Quelquefois elles sont bombées; alors elles se touchent dans leur milieu plus fortement que dans les autres points. La fente qui représente l'urèthre n'a pas absolument, comme on l'a dit, la forme d'un sablier; mais elle est un peu plus large en avant et surtout en arrière, là où passe l'urine. Si une seule face latérale est bombée, l'autre est excavée dans la même proportion et l'urèthre est dévié de son côté.

Dans des cas moins communs, les deux faces internes des lobes sont planes; mais il existe sur l'une d'elles une petite tumeur conique, à base large, saillante de 5 à 6 millimètres; sur l'autre face, et vis-à-vis de cette saillie, on trouve une cavité destinée à la loger; plus rarement, il y a une de ces tumeurs sur chacune des faces, et elles sont alternes. Nous avons rencontré, chez quelques sujets, deux tumeurs sur une des faces et une sur l'autre, qui s'emboî-

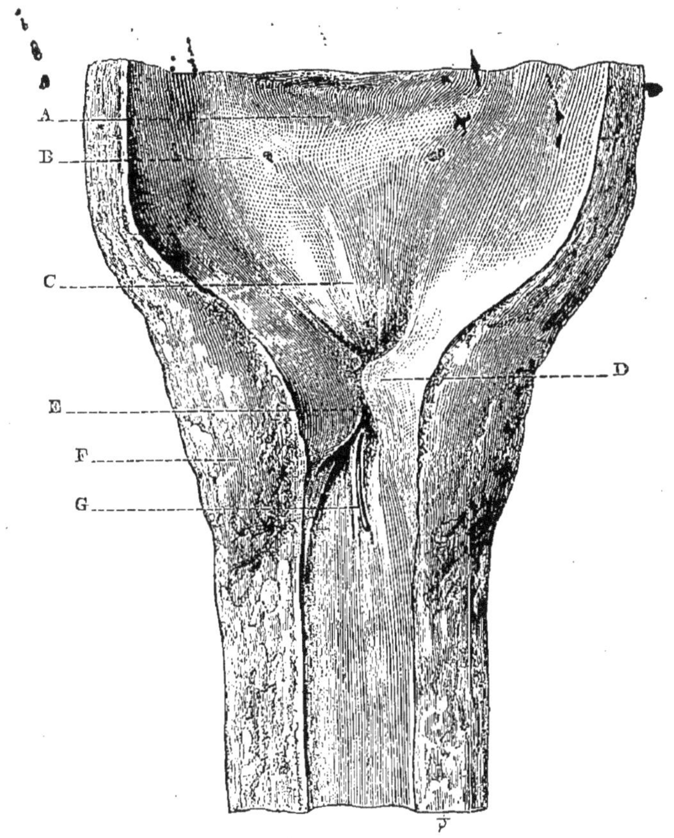

Fig. 5. — Déviation alterne du canal de l'urèthre dans la prostate.

A. Bas-fond de la vessie.

B. Orifice de l'uretère droit.

C. Lèvre postérieure du col soulevée par une tumeur plus saillante à gauche. Déviation de l'orifice dans le même sens.

D. Petite tumeur conique dépendant du lobe gauche, qui s'emboîte avec une légère concavité du lobe droit.

E. Petite tumeur conique du lobe droit faisant saillie en avant de la précédente.

F. Section de la partie antérieure de la prostate.

G. Bougie fine passée dans le canal en arrière du point de contact des deux tumeurs.

(Pièce de la collection de M. Voillemier.)

taient exactement. Dans tous ces cas, l'urèthre, dévié alternativement à droite et à gauche, marchait, pour ainsi dire, en zigzag (fig. 5). Quand les lobes sont tuméfiés, l'un d'eux est presque toujours plus gros que l'autre; mais nous n'avons jamais vu un lobe très développé, sans que l'autre le fût à un certain degré.

La tuméfaction de la base de la prostate se manifeste par des tumeurs dont la forme, le volume et la disposition sont très variés.

La déformation la plus fréquente consiste dans une saillie située au niveau du bord postérieur du col de la vessie. Cette tumeur est transversale; sa base est assez large d'avant en arrière, sa crête irrégulièrement arrondie et comme mamelonnée. Elle présente deux faces, l'une inférieure et l'autre supérieure. La première a quelquefois un centimètre de hauteur et se détache de la paroi postérieure de l'urèthre presque à angle droit. La seconde, ordinairement moins étendue, se confond insensiblement avec le trigone et se trouve presque sur le même plan. Vue de ce côté, la tumeur est peu marquée et ne gêne guère la sortie des urines. Elle semble, au contraire, très saillante, bien qu'elle n'ait pas augmenté de volume, quand le bas-fond de la vessie est déprimé, et surtout quand cette dépression est portée au point de former une sorte de poche derrière la prostate.

M. Mercier a donné à cette barre transversale le nom de valvule. D'après lui, la dysurie et la rétention complète tiendraient à ce que les urines, au moment de la miction, pressant sur la face supérieure de la valvule, viendraient l'appliquer contre l'ouverture du col. Nous croyons que M. Mercier se trompe. Rien que le mot de valvule implique l'idée d'une souplesse et d'une mobilité qui n'existent pas ici. La saillie prostatique est fixée par ses extrémités; elle a une base large et ne jouit que de la souplesse obscure des tissus mous. Elle ne peut donc s'abaisser ni se relever à la manière d'une soupape.

Quand cette barre produit la rétention, c'est par un autre mécanisme. D'abord elle gêne la miction par le seul fait de son relief; et quand le bas-fond de la vessie est déprimé, ce qui est très fréquent chez les individus affectés de dysurie, le flot de l'urine pousse la base de la prostate en avant, et, par suite de ce mouvement, la barre est portée au-devant de l'orifice de l'urèthre. (Voy. au chapitre *Valvules du col.*)

Nous avons rencontré plusieurs fois cette tumeur transversale

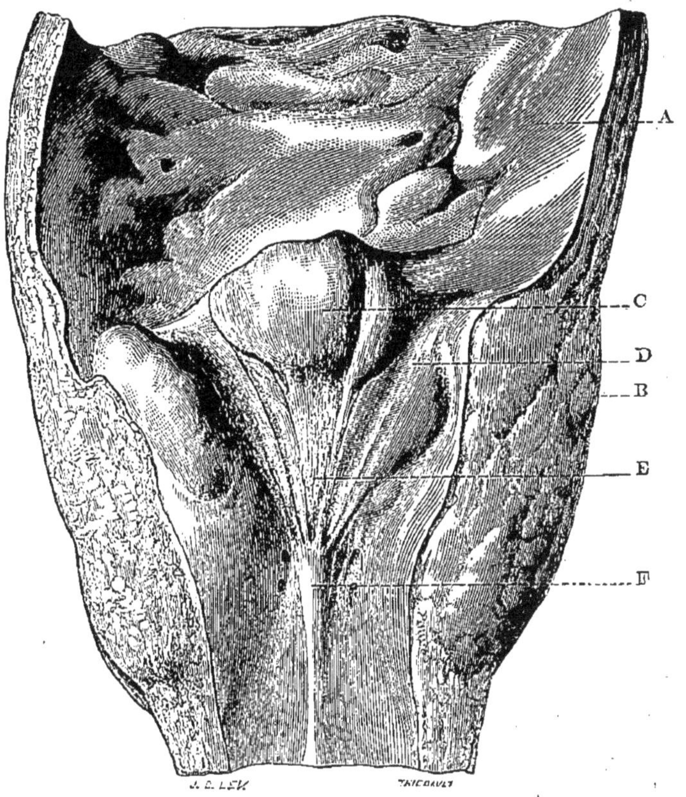

Fig. 6. — Tumeurs multiples du col de la vessie.

A. Vessie.

B. Coupe de la portion antérieure de la prostate.

C. Tumeur de la lèvre postérieure du col formant valvule et prolongée à droite et à gauche par des replis transversaux.

D. Sillon profond situé à gauche de cette tumeur.

E. Repli triangulaire et prismatique dont la base adhère à la tumeur et dont le sommet aboutit au verumontanum.

F. Verumontanum.

(*Pièce de la collection de M Voillemier.*)

très développée chez des individus âgés qui ne s'étaient jamais plaints de mal uriner. De même que nous avons vu les lobes latéraux tuméfiés entraîner avec eux excentriquement les parois de l'urèthre et agrandir son calibre, la tumeur de la base de la prostate avait tiraillé les bords de l'orifice vésical et avait augmenté son ouverture, au point qu'on pouvait y passer très facilement le bout du doigt.

D'autres tumeurs de la base de la prostate, situées plus profondément et disposées moins régulièrement, se montrent encore au niveau du col, mais sans former de barre. A mesure qu'elles se développent, elles sont repoussées en arrière par la pression qu'exercent sur elles le rapprochement des lobes latéraux ordinairement tuméfiés, ainsi que les contractions du col. Ne trouvant aucune résistance du côté de la vessie, elles s'y portent et y acquièrent rapidement un assez grand volume. Dans ce mouvement en arrière, elles tiraillent la muqueuse de l'urèthre, qui forme des plis souvent nombreux, convergeant tous vers le verumontanum (voy. fig. 6).

Ces tumeurs sont presque toujours multiples ; chacune d'elles est arrondie ou un peu oblongue. Elle envoie du côté du col un prolongement qui n'est autre chose qu'un repli de muqueuse doublé par du tissu fibreux, et qui va en diminuant jusque vers le verumontanum. A mesure qu'elles grossissent, elles se rapprochent et forment des groupes plus ou moins irréguliers. On les distingue encore les unes des autres à leur relief arrondi, et, en les écartant, on les trouve séparées par des sillons de profondeur variable. Ceux qui se trouvent entre les groupes sont plus larges et plus creux que les autres; ce sont eux qui donnent passage à l'urine. Ces tumeurs ne gênent pas la miction autant qu'on pourrait le supposer, parce que, étant adhérentes aux parois vésicales dans l'épaisseur desquelles elles se sont développées, elles ne sont pas mobiles. Quelquefois un groupe est relié à un autre ou à l'un des côtés de la vessie par un repli muqueux très épais, mais ce repli est placé assez loin du col pour ne pas faire obstacle à la sortie de l'urine.

Très rarement on rencontre une seule tumeur. Nous serions très disposés à croire qu'en ce cas la production a pour point de départ la petite saillie désignée sous le nom de lobe moyen de la prostate, car elle est toujours située au niveau du col de la vessie et sur la ligne médiane ; mais il importe que nous nous expliquions sur ce

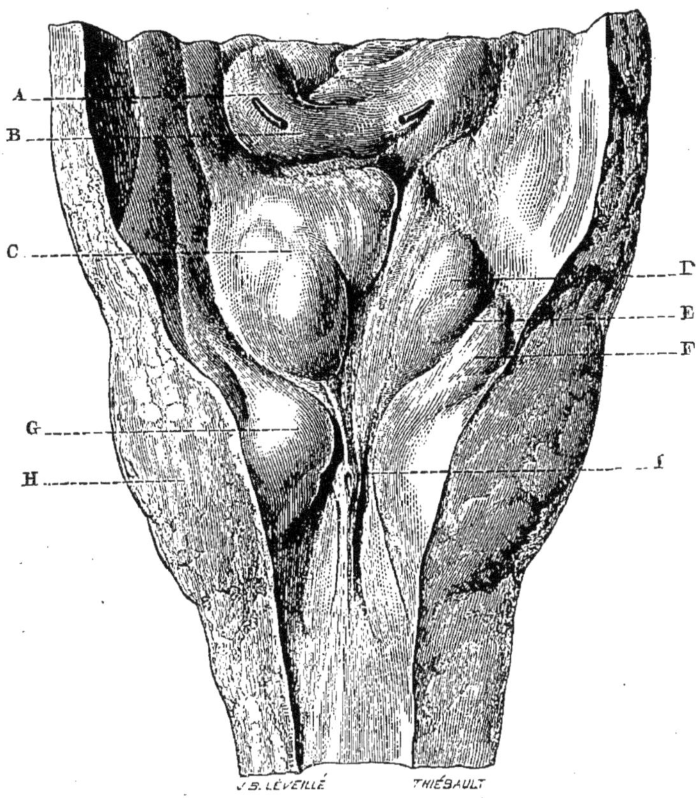

Fig. 7. — Tumeurs multiples du col vésical arrivant en arrière jusqu'à la base du trigone.

A. Bas-fond de la vessie déprimé.

B. Relief en croissant au niveau de la base du trigone et du point d'arrivée des uretères.

C. Grosse tumeur ayant envahi le trigone; un sillon profond situé à sa gauche remplace le col tout à fait déformé.

D. Tumeur du lobe gauche (partie postérieure).

E. Autre sillon intermédiaire à cette tumeur et une autre plus antérieure.

F. Autre tumeur du lobe gauche faisant saillie juste au niveau du col.

G. Tumeur du lobe droit séparée par un sillon de la grosse tumeur postérieure.

H. Coupe de la portion antérieure de la prostate.

I. Verumontanum et orifice de l'utricule prostatique.

(*Pièce de la collection de M. Voillemier.*)

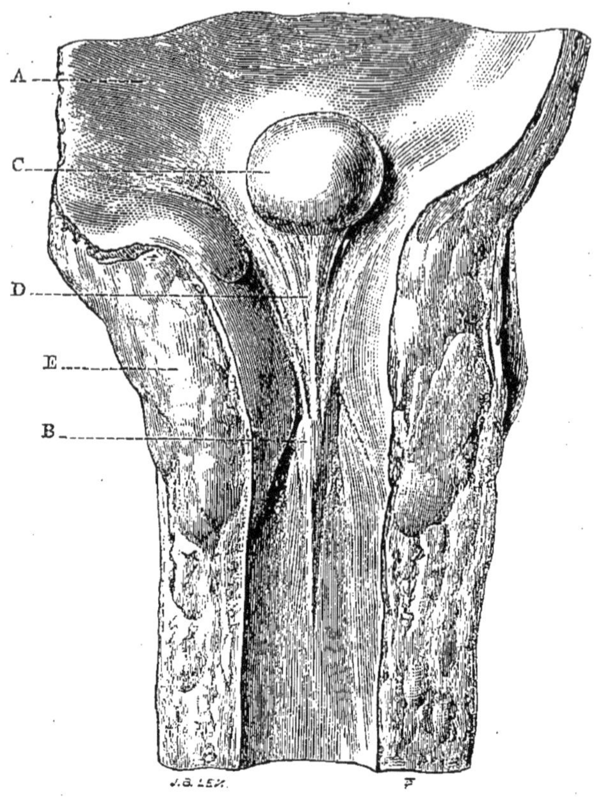

FIG. 8. — Tumeur du lobe moyen de la prostate.

A. Vessie.

B. Verumontanum.

C. Tumeur globuleuse bien détachée de la lèvre postérieure du col et faisant saillie sur le trigone.

D. Replis épais reliant cette tumeur au verumontanum.

E. Coupe de la portion antérieure de la prostate.

(Pièce de la collection de M. Voillemier.)

que l'on doit penser de ce lobe, soit dans l'état normal, soit dans l'état pathologique. Jarjavay attribue à juste titre à Morgagni la découverte d'un petit organe glandulaire situé entre la vessie et les vésicules séminales et dont l'illustre anatomiste fait une dépendance de la prostate : « *Si vera ulla propago prostatæ addenda est, ea certe est subrotunda et renitens quasi glandula, quam... inter vesicam et seminales capsulas prominentem... nos, accurato instituto examine, nihil aliud esse comperimus quam ipsius prostatæ particulam.* » (Morgagni, *Adv. anat.*, t. IV, p. 24.) Après Morgagni, E. Home, J. Hunter, Amussat, M. Mercier font de cette portion de glande un lobe unique pouvant prendre un développement pathologique considérable, ainsi qu'Éverard Home l'a bien indiqué.

J. Cruveilhier a le mérite d'avoir fait connaître la vérité sur ce point d'anatomie normale. Chez bon nombre de sujets, sinon chez tous, il existe en dedans de l'extrémité postérieure de chacun des lobes latéraux un petit lobule allongé qui déverse dans l'urèthre le produit de sa sécrétion en arrière du verumontanum par un ou plusieurs petits canaux. Toujours isolées chez les adolescents, ces deux petites masses vont, chez les adultes, à la rencontre l'une de l'autre, se confondent insensiblement par leur face interne, au point de ne plus constituer en apparence qu'une masse unique. C'est bien aux dépens de ces deux lobules que se développent les tumeurs de la lèvre postérieure du col qui forment parfois dans la cavité vésicale une saillie très marquée.

Il nous paraît avéré que ces tumeurs n'ont pas pour point de départ la luette vésicale de Lieutaud ; car cette dernière est simplement produite par les fibres longitudinales et circulaires du col qui soulèvent la muqueuse sur la lèvre postérieure de l'orifice. Nous verrons plus tard, au chapitre *Valvules du col*, quels sont les rapports de cette disposition normale avec les déformations pathologiques décrites sous ce nom.

Nous avons vu neuf de ces tumeurs, et toutes avaient le même siège. Quand elles sont très petites, elles sont sur le col lui-même, à l'entrée de l'urèthre. A mesure qu'elles augmentent de grosseur, elles sont refoulées en haut et en arrière. Tant qu'elles ne dépassent pas le volume d'une grosse noisette, la muqueuse qui les recouvre n'est pas altérée. Sur celles qui sont volumineuses, la muqueuse trop distendue s'est déchirée. On n'en trouve plus que des lambeaux déchiquetés, et quelquefois elle est remplacée par une membrane fine très adhérente. Ce qui prouve que ces tumeurs étaient primitivement plus rapprochées du col, c'est qu'elles sont reliées au verumontanum par des replis muqueux, parfois au nombre de dix. Ces replis sont saillants, tendus, et la tumeur ressemble à un petit ballon retenu par des cordages. Dans deux cas, nous l'avons vue fixée par deux replis épais transversaux qui partaient de la partie la plus élevée de ses côtés et allaient se confondre avec les parois de la vessie (fig. 9).

Les petites tumeurs gênent beaucoup plus la miction que les grosses, parce qu'il suffit qu'elles soient un peu poussées en bas pour fermer le canal. Les autres, au contraire, sont plus éloignées du col, et, de plus, elles présentent sur les côtés de larges gouttières par où l'urine peut s'échapper. Cependant ces tumeurs isolées produisent la rétention d'urine plus souvent que celles que nous avons précédemment décrites, parce qu'elles peuvent être déplacées dans une certaine mesure, tandis que les autres ont des adhérences plus étendues avec la paroi postérieure de la vessie.

Après les altérations qui portent sur les lobes de la prostate, nous devons signaler celles que certains auteurs et nous-mêmes avons quelquefois rencontrées dans le verumontanum. Benevoli, qui attribuait les rétrécissements à l'ulcération de la caroncule séminale, cite plusieurs faits d'hypertrophie de cette dernière. Chez un chapelier, il l'a trouvée plus charnue que d'ordinaire et de dimensions un peu inférieures à celles d'un petit pois. Chez Antonio Talanti elle ressemblait à une petite bourse (*Nuova proposizione interno alla caruncula dell'uretra*, 1724, p. 21); Benevoli dit même l'avoir rencontrée pleine de pus.

Voici un passage de H. Thompson où il est question de trois exemples de tumeurs qu'il considère comme des polypes naissant du verumontanum : « Le premier est au musée de Saint-Thomas Hospital : c'est un petit polype de 12 millimètres et demi de longueur sur 4 de largeur; il naissait, chez un enfant, du verumontanum, et se dirigeait en arrière vers le col de la vessie. Le second est indiqué par Rokitansky, mais non décrit, comme un cas unique qu'il a eu l'occasion de voir (Rokitansky, *Patholog. anatom.*, *Sydenham Society*, vol. II, p. 235). Le troisième s'est rencontré dans ma pratique et a été présenté par moi à la *Pathological Society* de Londres, en 1856. Il avait environ un centimètre et demi de longueur ; sa consistance était molle et sa base se continuait avec le sommet du verumontanum. Il s'allongeait dans l'urèthre qu'il avait l'air de remplir et atteignait le col de la vessie. Il était formé

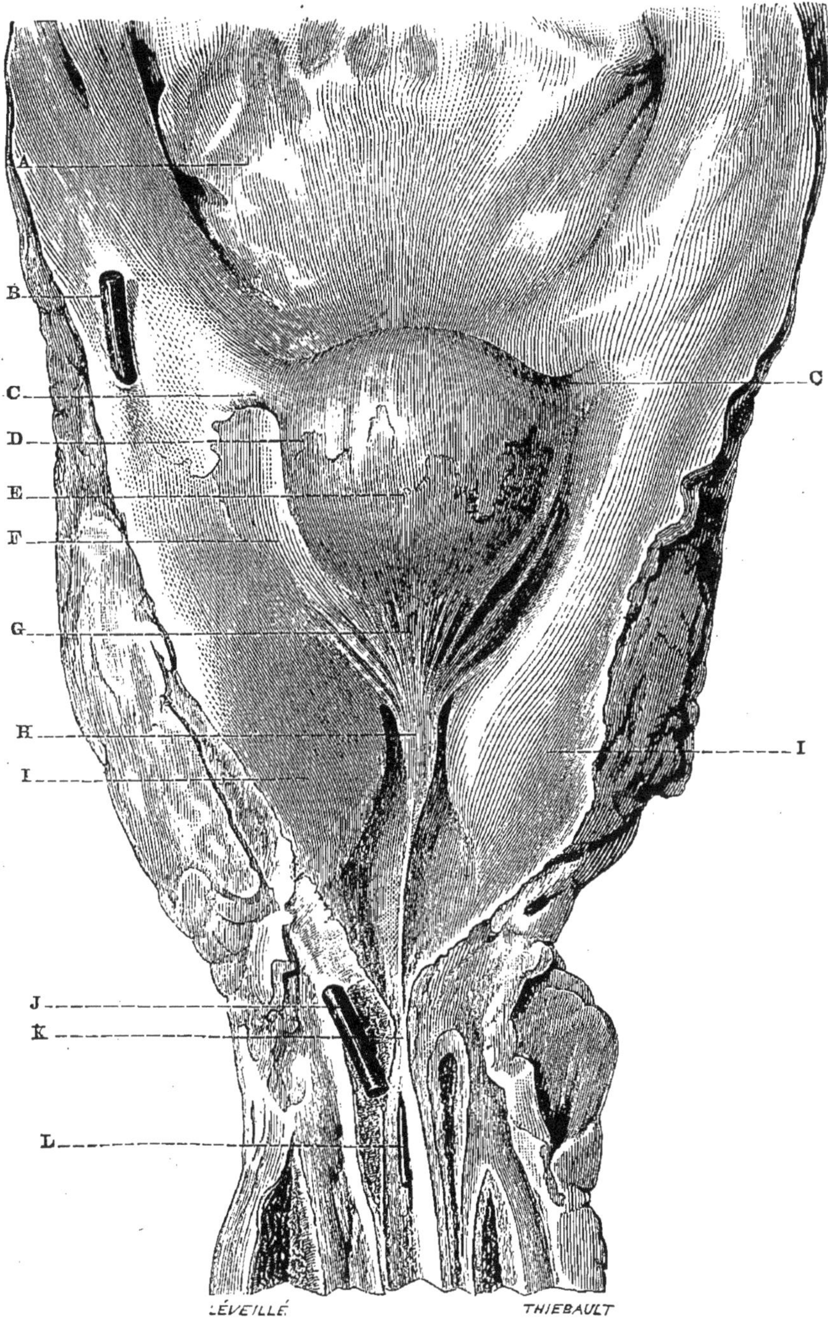

Fig. 9. — Tumeur globuleuse de la lèvre postérieure du col. Rétrécissement du canal. Fausse route.

FIG. 9. — Tumeur du lobe moyen de la prostate.

A. Vessie.

B. Extrémité postérieure d'un fragment de bougie passée dans une fausse route qui traverse tout le lobe droit de la prostate.

C C. Replis transversaux qui relient la tumeur prostatique médiane et postérieure aux parois de la vessie et marquent les limites du col.

D, E. Bords irréguliers d'une ulcération qui a détruit la muqueuse dans une grande étendue.

F. Sillon qui sépare la tumeur de la lèvre postérieure du col du lobe droit de la prostate.

G. Plis convergents très nombreux formés par la muqueuse tiraillée, qui vont de la tumeur médiane et des sillons qui la limitent à la base du verumontanum.

H. Verumontanum.

II. Lobes droit et gauche hypertrophiés.

J. Extrémité antérieure de la fausse route.

K. Rétrécissement très serré n'admettant qu'une bougie de petit calibre.

L. Bougie engagée dans un cul-de-sac du canal.

(*Pièce de la collection de M. Voillemier.*)

des éléments du tissu cellulaire avec quelques fibres musculaires entremêlées à sa base. La tumeur était recouverte d'une muqueuse avec un épithélium sphéroïdal et en forme de colonnes. » (*Ouvrage cité*, p. 388.)

Englisch, cité par Edward Albert (*Lehrbuch der Chirurgie und Operationslehre*, Band IV, Bogen 4-12, p. 184), dit avoir trouvé cinq fois sur 70 cadavres de nouveau-nés un développement anormal de l'utricule prostatique (*sinus pocularis*) dilaté par la rétention de sa sécrétion physiologique. Ces faits rentrent dans l'histoire des kystes de la prostate que l'on trouvera plus loin. Ces tumeurs seraient capables de produire la dysurie et même la rétention d'urine.

D'après nos observations il n'en serait pas de même aux autres époques de la vie.

Nous n'avons jamais constaté la présence des tumeurs du verumontanum sur le vivant et nous ne pouvons en parler que d'après les faits peu nombreux que nous avons rencontrés sur les cadavres.

Chez les vieillards, surtout quand ils sont affectés d'une tuméfaction de la prostate, nous avons vu assez souvent le verumontanum ayant le volume d'un petit pois allongé et bosselé, sans qu'aucune de ses bosselures formât une saillie bien marquée. Quelquefois il présente du côté de la vessie une sorte de queue semblable à celle qui le termine du côté de l'urèthre. Elle n'est pas constituée par la substance même du verumontanum, mais par des brides longitudinales de la muqueuse du canal que tiraille du côté de la vessie la prostate augmentée de volume. Alors nous avons constaté plus d'une fois que l'utricule était fermé par la soudure de ses lèvres.

Dans un cas, ces dernières étaient très écartées et leur intervalle était occupé par une sorte de kyste à parois minces et blanchâtres, saillant de 3 à 4 millimètres dans le canal. Il était adhérent aux lèvres et au fond de l'utricule, et ne pouvait en être détaché. Nous avons trouvé dans sa cavité un liquide entièrement semblable au liquide prostatique et quelques petits noyaux ambrés.

Nous avons rencontré, sur un homme de cinquante ans environ, une tumeur du volume d'une petite noisette, rouge, plissée, un peu aplatie et faisant hernie par l'ouverture de l'utricule. Elle était formée par la muqueuse hypertrophiée de cette cavité et adhérente par toute sa base, de telle sorte qu'il était impossible de passer le stylet le plus fin entre elle et les lèvres de l'utricule. Le malade,

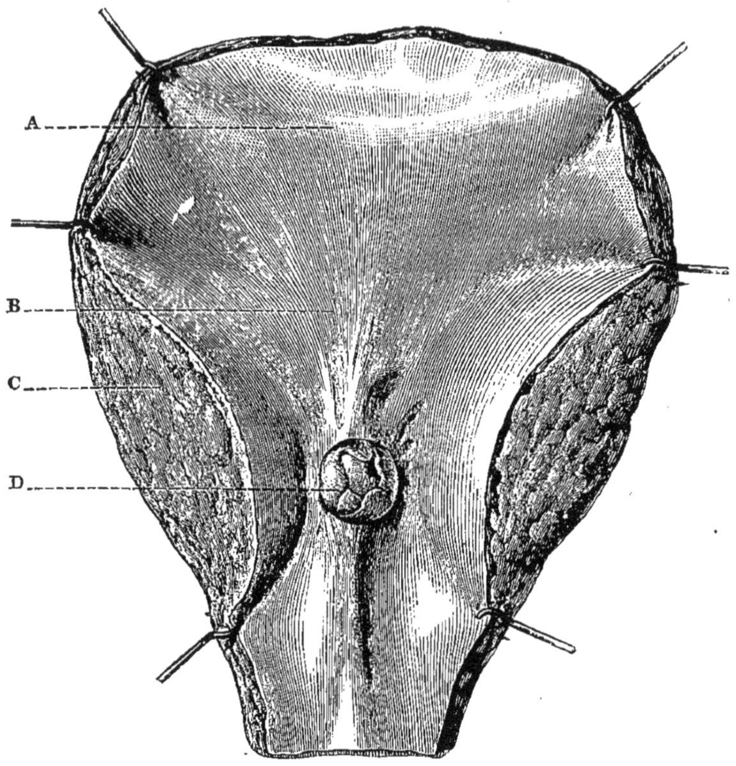

Fig. 10. — Tumeur du verumontanum.

A. Corps de la vessie. La muqueuse est parfaitement saine.

B. Plis radiés formés par le soulèvement de la muqueuse.

C. Prostate hypertrophiée.

D. Tumeur formée par la muqueuse hypertrophiée de l'utricule. Elle est irrégulièrement arrondie et présente plusieurs plis à sa surface. Son diamètre est de 9 millimètres.

(Pièce de la collection de M. Voillemier.)

sur lequel nous avons recueilli quelques renseignements, ne s'était jamais plaint de mal uriner. (Voy. la figure 10.)

Causes. — La tuméfaction de la prostate, telle que nous venons de la décrire, ne se rencontre ni chez les jeunes gens, ni chez les adultes. Velpeau dit qu'il a vu cinq ou six fois, sur des individus âgés de vingt-cinq à quarante ans, la glande notablement gonflée, bien qu'elle ne contînt aucune production étrangère dans son parenchyme. Elle offrait tous les caractères d'une simple hypertrophie (*Dictionnaire de médecine* en 30 vol., t. XXVI, p. 184). Quelques auteurs ont rapporté des cas analogues, et nous en avons observé plusieurs; mais dans tous l'augmentation de volume tenait à des maladies variées, et aucun ne présentait les lésions anatomiques qui caractérisent l'affection dont il est ici question. Elle est, au contraire, fréquente chez les vieillards; car on la rencontre partielle ou générale sur le tiers environ des hommes âgés de soixante ans. Nos observations concordent bien avec celles de M. Mercier, qui, sur 100 prostates de vieillards âgés de plus de soixante ans, en a trouvé 35 atteintes de tuméfaction. D'un autre côté, il n'est pas rare de rencontrer chez des individus très âgés la prostate avec son volume normal ou atrophiée. Il n'en reste pas moins vrai que l'âge avancé est une cause essentielle ou prédisposante que personne ne saurait contester. Dans cette dernière supposition, on a cherché quelles pouvaient être les causes adjuvantes; mais, sur ce point, les auteurs sont loin d'être d'accord.

E. Home attachait une très grande importance à la stase du sang dans les veines de la cavité pelvienne et aux habitudes qui la favorisent, plaçant l'équitation en première ligne. Il prétend que « les changements internes de la structure de la glande sont produits par l'extravasation des vaisseaux rompus en différentes parties de sa substance, et que son augmentation en grosseur est plus ou moins rapide, suivant que les vaisseaux sont plus ou moins gros et qu'ils portent du sang rouge ou les parties les plus ténues du sang ». (E. Home, trad. par Marchant, 1820, p. 181 et 191.) Velpeau ne s'explique pas nettement sur cette manière de voir, parce qu'elle flattait les idées qu'il professait depuis plus de trente ans : à savoir, que la plupart des tumeurs fibreuses avaient pour origine un caillot de sang ou de lymphe organisé, théorie à laquelle les faits donnent chaque jour de nouveaux démentis.

M. Mercier, reprenant en partie l'opinion de E. Home, admet comme causes toutes celles qui favorisent la stagnation du sang veineux. « Je pense, dit-il, que l'hypertrophie de la prostate n'est pas l'effet d'une inflammation chronique, mais plutôt d'une stase du sang dans les plexus veineux du bassin. » (*Recherches sur les rétentions d'urine*, ch. III, p. 58.)

Nous ferons d'abord remarquer que chez tous les vieillards les veines du bassin sont toujours très développées; mais, le fussent-elles davantage chez ceux qui sont affectés d'une tuméfaction de la prostate, il resterait encore à savoir si cette dilatation est la cause ou l'effet de la maladie, car la présence d'une grosse tumeur dans le petit bassin doit gêner singulièrement la circulation veineuse.

E. Home n'avait fait qu'indiquer l'influence de l'abord du sang rouge sur le gonflement de la prostate (*loc. cit.*, p. 191). D'autres chirurgiens crurent devoir en exagérer l'importance. M. Mercier, en parlant de la stase du sang veineux, avait pris soin, du moins, de dire les circonstances qui pouvaient la favoriser. Les partisans de l'influence d'une circulation artérielle exagérée se taisent complètement sur sa cause et n'ont fait que reculer la difficulté. Nous ajouterons que plus d'une fois nous avons injecté les vaisseaux pelviens sur des sujets ayant une grosse prostate, et les rameaux artériels n'étaient pas plus développés que d'ordinaire; ils paraissaient même assez pauvres relativement au volume de l'organe.

Nous pensons que la vieillesse suffit à elle seule pour produire la tuméfaction de la prostate. Le fait ne fût-il pas exactement vrai, qu'il faudrait bien l'admettre dans les cas où l'on ne trouve pas d'autre cause. Mais notre opinion n'est-elle pas d'accord avec ce que nous observons chaque jour? N'est-il pas fréquent de voir les tissus de nos organes, sans être dans un état de maladie proprement dit, subir avec les années différents changements, parmi lesquels la transformation fibreuse est des plus ordinaires?

Nous ne pousserons pas plus loin l'examen des diverses théories qui ont été proposées. Après avoir disséqué un très grand nombre de prostates et observé bien des malades avec un soin minutieux, nous soumettrons à l'appréciation de nos lecteurs le résultat de ces études et l'opinion que nous nous sommes faite.

La prostate n'échappe pas plus que nos autres organes à l'action des années. Quand ses fonctions s'affaiblissent et s'éteignent, sans que cette décrépitude présente rien d'anormal, elle diminue de volume et s'atrophie, ainsi que les tissus qui la pénètrent et l'enveloppent. Cette terminaison est beaucoup plus fréquente qu'on ne le croit généralement, parce que dans les autopsies on n'a guère l'habitude d'examiner la prostate, à moins de circonstances particulières.

Cependant la transition de la période d'activité à celle de repos ne s'accomplit pas toujours aussi régulièrement que nous venons de le dire. Dans cette époque éminemment critique de la vie des organes, la glande est exposée à subir d'importantes modifications, qui se traduisent par une sécrétion épaisse et jaunâtre, par des amas d'épithélium, par la formation de petits corps ambrés dans les culs-de-sac et dans les conduits excréteurs, par l'épaississement des parois glandulaires, etc. Quelle que soit l'importance qu'on attache à ces altérations, on ne peut nier que, dans ces cas, la glande soit *malade*.

Cet état morbide n'existe pas longtemps sans exercer une influence sur les tissus qui entrent dans sa constitution ou sur ceux qui l'avoisinent. Il leur imprime un mode de vitalité nouveau et provoque dans leur épaisseur un puissant travail de prolifération. Celui-ci est quelquefois si énergique que le tissu fibreux désagrège la petite masse glanduleuse, enveloppe toutes ses grappes, les étreint et les désorganise au point que, sur des prostates appartenant à des hommes très âgés, on en retrouve à peine quelques débris. Alors on pourrait se demander si la maladie a débuté dans la glande ou dans les tissus fibreux. La question pour nous n'est pas douteuse: la glande a été malade la première.

Certaines altérations des testicules coïncident parfois avec les lésions spéciales qui constituent l'hypertrophie prostatique.

En 1864, sur le cadavre d'un vieillard âgé de soixante-dix à soixante-quinze ans, dont nous examinions la prostate tuméfiée, nous avons trouvé les testicules très volumineux. Ces organes étaient à peine déformés, durs au toucher et très lourds. Après les avoir incisés, nous constatâmes qu'ils n'étaient pas dégénérés; mais ils avaient subi (celui du côté gauche surtout) une transformation fibreuse si complète que les tubes séminifères avaient presque entièrement disparu. Dans cette masse grisâtre, on distinguait encore des stries d'un blanc nacré, que leur disposition nous fit considérer comme étant des restes des cloisons. Depuis cette époque, nous avons eu deux fois l'occasion d'observer la même maladie, avec des caractères presque identiques, mais occupant un seul testicule, celui du côté gauche.

Quelles sont les causes prochaines et quelle est la nature des altérations prostatiques dont il s'agit? Nul ne le sait. Quant aux causes accidentelles, on en a signalé un assez grand nombre, dont plusieurs méritent d'être prises en sérieuse considération.

J. L. Petit, Hunter et presque tous les chirurgiens de cette époque, ont placé en première ligne la blennorrhagie. Velpeau émet la même opinion. Il est dans le vrai quand il montre l'inflammation de l'urèthre gagnant les canaux excréteurs de la prostate et arrivant jusque dans son parenchyme, comme elle pénètre dans les canaux déférents pour envahir les testicules; mais il tombe dans une exagération peu scientifique en ajoutant : « Conçoit-on qu'une uréthrite aiguë ou chronique puisse exister longtemps sur le verumontanum ou sur les côtés de cette crête, sans que la glande qui est autour en soit affectée? » (*Dictionnaire de médecine*, t. XXVI, p. 185.)

On a objecté à cette opinion trop absolue que, s'il en était ainsi, les maladies de la prostate devraient être plus fréquentes chez les jeunes gens et les adultes que chez les vieillards, puisqu'ils sont bien plus souvent que ces derniers affectés de blennorrhagie. Nous répondrons que chez les individus jeunes, l'uréthrite se propage rarement à la prostate ou qu'elle y détermine presque toujours une inflammation aiguë, franche, avec ou sans abcès. Dans la vieillesse, la prostate est impressionnée différemment par l'uréthrite, et, sous l'influence du stimulus inflammatoire, elle se tuméfie. Il n'y a pas lieu de s'en étonner. Ne voit-on pas chaque jour une même cause produire des effets différents, ou du moins imprimer aux maladies un caractère particulier suivant l'âge des malades?

La blennorrhagie a rarement une action directe sur la prostate; car on ne la rencontre guère chez les vieillards. Presque toujours elle a disparu depuis un temps très long, souvent même depuis plusieurs années, quand la maladie de la prostate commence. C'est pour ce motif que beaucoup de chirurgiens ont contesté son influence. Mais la blennorrhagie ne doit pas moins être regardée comme la cause première, quoique indirecte, de la maladie, parce qu'elle laisse souvent après elle une inflammation chronique de l'urèthre sans écoulement, laquelle peut rester stationnaire et limitée, comme elle peut devenir plus aiguë et s'étendre à la prostate sous l'action d'une des causes dont nous allons parler.

E. Home a rapporté plusieurs cas où il existait une tuméfaction de la prostate avec un ou plusieurs rétrécissements de l'urèthre, sans donner aucune interprétation de ces faits.

Nous pouvons assurer que les rétrécissements sont rares chez les vieillards. Nous n'en avons vu que cinq fois sur des sujets ayant une prostate très volumineuse. Ils constituent une complication fâcheuse, surtout quand ils sont situés dans la portion reculée du canal; car il est d'observation journalière que la muqueuse est profondément altérée et quelquefois ulcérée en arrière du point rétréci.

On a encore admis d'autres causes, telles que les excès vénériens et les abus de la table, qui retentissent puissamment sur les organes génito-urinaires, les violences extérieures provenant des habitudes d'équitation, les maladies de vessie et surtout les contractures du col, la présence d'un calcul dans la région membraneuse ou prostatique du canal, la déchirure de l'urèthre par un cathétérisme mal fait ou des manœuvres de lithotritie, etc. Toutes ces causes agissent, sans qu'il soit besoin de le démontrer, en produisant une inflammation dans les parties voisines de la prostate.

Quant aux diathèses herpétique, goutteuse, rhumatismale, syphilitique, elles ont été rejetées avec une sorte de dédain par beaucoup de chirurgiens modernes, comme des causes banales invoquées dans presque toutes les maladies. Nous pensons, au contraire, devoir leur accorder une très grande importance.

Si on fait intervenir souvent l'influence des diathèses dans les maladies, c'est qu'en effet elle s'exerce très fréquemment. Nous avons vu trop de fois la disparition d'un eczéma, d'un psoriasis, être suivie presque immédiatement d'envies fréquentes d'uriner, de dysurie ou même de rétention d'urine, pour ne pas en être convaincus. Ces accidents urinaires cessaient dès que l'éruption cutanée reparaissait. Il nous est impossible de ne voir dans ces faits qu'une simple coïncidence. Nous pourrions en dire autant de la goutte et du rhumatisme. J. L. Petit et beaucoup de chirurgiens de son temps accordaient une très grande influence à la diathèse syphilitique. « On peut conclure que la plupart des rétentions qui arrivent à ceux qui ont eu des chaudes-pisses ont pour cause le gonflement de la prostate et que le plus sûr moyen de les guérir est de les passer par les remèdes. » (*Œuvres posthumes*, vol. III, p. 39.) Bien que nous ayons observé deux malades âgés, l'un de soixante ans, l'autre de soixante-trois ans, évidemment affectés de virus vénérien et chez lesquels un traitement spécifique amena une diminution notable de la prostate, nous ne pouvons nous rallier à l'opinion de l'illustre chirurgien français, aujourd'hui surtout que l'ancienne confusion entre la blennorrhagie et la syphilis est entièrement dissipée.

A une époque comme la nôtre, où l'on a porté si loin la rigueur du diagnostic anatomique, on répugne à admettre les causes qui n'ont pas été déterminées avec la même précision. Peut-être nous reprochera-t-on de faire retour aux anciennes idées médicales; nous nous sommes volontairement exposés à ce reproche. On pourra contester le mode d'action des causes que nous avons énumérées, mettre en doute même leur réalité; mais si elles ne présentent pas le degré d'évidence qu'on pourrait désirer, il n'en est pas moins utile de les connaître. L'expérience nous a convaincus que leur recherche fournira plus d'une fois au praticien exercé de précieuses indications thérapeutiques au lit des malades.

Symptômes. Marche. — On a rarement l'occasion d'étudier la tuméfaction de la prostate à son début. Les individus qui en sont affectés, ne se rendant pas bien compte de leur état, ne viennent réclamer les secours de l'art qu'à une époque déjà avancée de la maladie. Mais si on les interroge avec soin, ils finiront par donner des détails assez précis sur les troubles fonctionnels qu'ils ont ressentis.

Ils ont commencé par éprouver une sensation de gêne et de pesanteur au périnée, quand ils étaient restés longtemps assis; les envies d'uriner étaient devenues plus fréquentes et surtout plus pressantes que d'habitude; les urines sortaient avec une sorte d'hésitation, et leur jet, quoique assez volumineux, était sans force; souvent la vessie ne se vidait pas du premier coup, et quelques efforts étaient nécessaires pour expulser les dernières gouttes de liquide. Les malades n'avaient pas attaché une grande importance à ces troubles de la miction, qu'ils attribuaient à une faiblesse de la vessie naturelle à leur âge.

Ces symptômes s'accentuent chaque jour davantage, en suivant une marche lentement progressive. Les envies d'uriner deviennent plus fréquentes, et, si pressantes qu'elles soient, les malades restent quelque temps avant de pouvoir les satisfaire. Les urines s'écoulent lentement, avec un jet sans force et plusieurs fois interrompu; les dernières gouttes tombent en bavant et directement sur le sol; une petite quantité de liquide reste quelquefois dans le canal, et, ne sortant qu'après la miction terminée, souille les vêtements des malades, comme on le voit dans certains cas de rétrécissement. La vessie ne se vide plus complètement, quoiqu'elle se contracte avec la plus grande énergie.

Quand la maladie est arrivée à ce degré, il suffit d'un refroidissement, d'un excès de table, d'une poussée hémorrhoïdaire, etc., pour amener une rétention complète. Alors commence une nouvelle série d'accidents graves dont nous parlerons plus loin.

Telle est la marche la plus ordinaire de la tuméfaction de la prostate; mais il est indispensable de revenir sur chacun de ces symptômes pour en étudier les variétés et en déterminer la valeur.

La pesanteur ou plutôt la gêne mal définie qui existe au périnée passe souvent inaperçue dans les premiers temps, ou est attribuée à des hémorrhoïdes. Mais quand la prostate devient volumineuse et presse sur le rectum, elle détermine des envies trompeuses d'aller à la garde-robe et souvent de la constipation. C'est dans les cas de ce genre que J. L. Petit dit « avoir vu le *boudin d'excrément* creusé en avant, comme ayant passé sur la saillie que forme la prostate dans la partie antérieure du rectum. » (*Œuvres posthumes*, vol. III, p. 24.) Velpeau a prétendu qu'alors même que les matières auraient été creusées en gouttière par la prostate, elles reprendraient leur forme arrondie en passant par l'anus..., que cette gouttière pouvait être produite par une autre tumeur siégeant dans le rectum. J. L. Petit avait déjà répondu par avance à cette dernière objection en disant qu'il faut prendre garde de se tromper; car des hémorrhoïdes ou d'autres tumeurs peuvent être assez dures pour produire le même effet. Il se hâte d'ajouter que pour éviter toute erreur, il suffit de pratiquer le toucher rectal.

Nous n'avons jamais rencontré les matières creusées en forme de gouttière, mais nous les avons vues plus d'une fois déformées et aplaties.

Les troubles de la miction sont assez variables; il suffit qu'ils existent chez un homme âgé pour qu'on soit en droit de soupçonner une tuméfaction de la prostate.

Nous avons noté quelquefois, comme premiers troubles, des besoins d'uriner tellement pressants que les malades étaient forcés de les satisfaire à l'instant même. Ils saisissaient leur verge avec la main pour arrêter l'écoulement de l'urine et avoir le temps de prendre leur vase de nuit. Le liquide s'échappait avec force, et pourtant les dernières gouttes ne pouvaient être expulsées qu'avec quelques *coups de piston*. Dans ces cas, il existait dans la partie profonde du canal une inflammation chronique de la muqueuse, qu'il était facile de reconnaître à la sensation de chaleur provoquée dans cette région par le passage du liquide et à la douleur assez vive que produisait l'introduction d'une petite bougie à olive.

Mais la miction est bien plus souvent difficile et paresseuse. Lorsque les malades ont envie d'uriner, ils sont obligés d'attendre un instant et de faire quelques efforts pour engager les urines dans le canal. Celles-ci coulent d'abord lentement, et quand le jet s'est établi, on constate qu'il est volumineux, mais sans force. Ces troubles peuvent varier d'intensité d'un jour à l'autre, suivant que, sous l'influence d'une cause quelconque, il y a une congestion plus ou moins grande de la prostate; mais on peut être assuré qu'alors il existe déjà une tuméfaction assez marquée de cet organe. Parfois ils semblent stationnaires pendant un certain temps, mais ils finissent toujours par augmenter. Le commencement de la miction devient de plus en plus difficile, surtout la nuit et le matin. Quelques malades, après des efforts inutiles, s'appliquent contre la partie supérieure des cuisses le vase de nuit, dont la température fraîche stimule les contractions de la vessie; d'autres, dans le même but, se promènent un instant dans leur chambre sans être vêtus, ou bien ils s'accroupissent, et même essayent d'aller à la selle, parce qu'ils ne peuvent uriner que de cette façon.

Quand la maladie est arrivée à ce degré, l'urine ne sort plus que par un jet sans force et souvent interrompu, parce que la vessie, fatiguée des efforts qu'elle est obligée de faire, ne se contracte plus d'une manière continue.

Plus ordinairement l'urine tombe en bavant et en petite quantité, et le malade est forcé d'uriner toutes les demi-heures environ et même plus souvent. C'est que la vessie ne se vide plus complètement et ne se débarrasse que de son trop-plein, quelques efforts qu'elle fasse. Dans ces cas, le bas-fond de la vessie, fortement déprimé, forme une poche dont la profondeur est encore augmentée par la tuméfaction de la base de la prostate. Le plancher musculaire ne se contracte pas suffisamment pour soulever l'urine contenue dans la poche et la faire passer par-dessus le relief du col, et il résulte de là une miction incomplète. Il est aisé de comprendre que plus la vessie conserve d'urine, plus elle se remplit rapidement, d'où il résulte que les envies d'uriner deviennent très fréquentes.

Nous noterons ici une circonstance assez singulière et tout à fait caractéristique de la tuméfaction de la prostate. Quelquefois les malades s'aperçoivent que plus ils font d'efforts, moins ils peuvent uriner et qu'ils y réussissent mieux en suspendant ces efforts. Ce fait, que plusieurs auteurs ont présenté comme d'observation moderne, est connu depuis longtemps. Voici comment s'exprimait J. L. Petit : « ...S'il arrive qu'il passe quelque peu d'urines, soit d'elles-mêmes, soit par quelque léger effort, et que le malade impatient de les voir couler si lentement, redouble ses efforts pour les faire couler plus vite, il arrivera qu'au lieu d'en accélérer la sortie, elles seront arrêtées. Dans le premier cas, les parties n'étant pas en contraction, leurs parois ne se touchent pas si exactement que les urines ne puissent les écarter pour passer, soit par leur propre poids ou par une légère action des muscles de la vessie ou du ventre. Le malade suspend ou diminue même cette action, pendant que les urines coulent, quand il a une fois éprouvé que ses efforts sont infructueux ou nuisibles, et ils ne sont tels que parce qu'ils poussent la tumeur de la prostate contre le col de la vessie, dont elle bouche l'ouverture. La même chose arrive quelquefois aux pierreux, quand la pierre se place sur le col de la vessie ; ils éprouvent que s'ils se livrent aux efforts que la douleur excite, les urines s'arrêtent, et qu'en suspendant ces efforts, elles recommencent à couler. » (*Œuvres posthumes*, vol. III, p. 25.) Est-il possible d'être plus explicite ?

C'est bien le lieu de parler d'un autre symptôme qui se rapproche du précédent par son mécanisme. Certains malades, qui ont la plus grande difficulté à uriner, ont en même temps, surtout pendant la nuit, une sorte d'incontinence. Ce n'est pas l'incontinence proprement dite qu'on observe avec la paralysie du col de la vessie à la suite d'une maladie de la moelle ; les urines s'écoulent pendant le sommeil, en dehors de la volonté du malade, par suite d'une déformation du col qui produit un défaut d'équilibre entre les contractions de ce dernier et celles du corps de la vessie. Voici, en effet, ce qui se passe : quand le col de la vessie est obstrué par une ou plusieurs tumeurs qui se sont développées en partie dans son épaisseur, il n'existe pour ainsi dire plus. Cependant ses fibres contractiles, aussi bien que celles qui s'étendent du corps de la vessie à la prostate, ont conservé leur faculté d'action. Lorsqu'elles se contractent, elles ne s'adossent plus les unes aux autres, comme à l'état normal, puisqu'elles sont écartées par les tumeurs prostatiques, mais elles empêchent encore la sortie de l'urine en agissant immédiatement sur les tumeurs du col et même sur celles des lobes latéraux, qu'elles rapprochent et serrent les unes contre les autres. Durant le sommeil, ces fibres contractiles sont dans un état de repos relatif. Cependant l'urine s'accumule dans la vessie. Celle-ci se laisse d'abord distendre; puis elle finit par réagir. Elle se contracte, et l'urine surprenant pour ainsi dire le col, dont la contraction réflexe est devenue plus lente, s'échappe en petite quantité par les sillons qui séparent les tumeurs de la prostate. Aussi sort-elle par petits jets et non d'une façon continue. Ces courtes émissions d'urine se répètent d'instants en instants. C'est là ce qu'on appelle uriner par regorgement.

Quelquefois l'urine s'écoule d'une façon continue sans qu'il y ait davantage de paralysie. C'est quand il existe à l'entrée du canal une ou plusieurs tumeurs disposées de telle façon que les contractions des fibres musculaires du col ne peuvent les accoler assez exactement pour empêcher l'urine de passer entre elles.

Dans ces cas peu ordinaires, tantôt on trouve la vessie avec des parois très épaisses, revenue sur elle-même et contenant très peu de liquide; tantôt, au contraire, elle a perdu peu à peu de son ressort, s'est laissé distendre outre mesure, et contient une quantité d'urine considérable qu'on serait loin de soupçonner. A cette période du mal, la miction devient une véritable torture et s'arrête bientôt complètement; alors se manifestent les accidents graves de la rétention d'urine.

Ce défaut d'occlusion de l'orifice est parfois accompagné d'une dilatation excentrique de la portion prostatique de l'urèthre. M. Richet dit avoir vu « cette cavité souvent dilatée chez les vieillards dont la prostate était énormément hypertrophiée ». (*Traité pratique d'anat. médico-chirurgicale*, 3e édition, p. 748.) En pareil cas, il se peut que la sonde s'y arrête et ne parvienne pas à franchir le col; le cathétérisme donne issue à une petite quantité d'un liquide trouble et la vessie ne se vide pas.

Les symptômes qui viennent d'être exposés sont sans doute très importants; mais ils ne fournissent que des présomptions plus ou moins fondées sur la tuméfaction de la prostate. Ils ont besoin d'être complétés par l'examen direct des parties au moyen du cathétérisme et du toucher rectal.

Le malade sera couché sur le dos, les jambes écartées et dans la demi-flexion, le bassin relevé au moyen d'un épais coussin. Le chirurgien, placé à la droite du lit, trempera l'index de la main droite dans l'huile, et tournant sa face palmaire en avant, l'introduira dans le rectum du malade. Il enfoncera le doigt de façon à lui faire suivre la concavité du sacrum, pour qu'il ne vienne pas buter contre la prostate, dans le cas où celle-ci serait très grosse; puis, le promenant avec douceur de divers côtés, il pourra apprécier le volume de la prostate, sa forme, sa dureté ou sa mollesse; il reconnaîtra si la tuméfaction porte sur un seul lobe ou sur les deux, quelle est leur grosseur relative, s'ils présentent des bosselures, s'ils sont douloureux à la pression, etc., etc. Il est souvent difficile et même impossible d'atteindre avec le doigt la base de la prostate dont les tumeurs remontent quelquefois très haut et envahissent une partie du bas-fond de la vessie; mais, par cela même que le doigt ne peut arriver jusqu'à elles, on sera autorisé à conclure que l'étendue de la tuméfaction est considérable.

Le cathétérisme pourra être à son tour d'un important secours pour compléter l'examen de la prostate; mais on ne devra pas s'attendre, pour le pratiquer, à s'appuyer sur les données précises que fournit l'anatomie normale. Il faudra procéder avec la plus grande prudence, avancer en tâtonnant, se rendre très bien compte des obstacles qu'on rencontrera sur son chemin, afin de leur obéir plutôt que de les violenter. On ne perdra pas de vue un instant que l'urèthre, dans la région prostatique, présente une assez grande courbure, dont la concavité regarde en avant, qu'au même niveau il peut être dévié à droite ou à gauche, et alternativement des deux côtés; que son orifice interne est souvent porté en haut et en avant, de manière à regarder la face postérieure du pubis.

Comme on ne sait point d'avance quelle est la déformation de la prostate et quels changements le canal a subis dans sa direction, on commencera par se servir d'une sonde de gomme cylindrique, à courbure fixe, de 5 à 6 millimètres de diamètre. Si elle pénètre aisément dans la vessie, c'est qu'il n'existe aucune tumeur, aucun obstacle à la base de la prostate, au niveau du col de la vessie; si elle est serrée, c'est que les lobes latéraux sont volumineux et fortement rapprochés l'un de l'autre. Si, dans sa marche, elle incline à droite ou à gauche, c'est que l'urèthre est dévié du même côté; si enfin elle se trouve arrêtée au niveau du col, c'est que la base de la prostate est tuméfiée. Alors, il faut retirer la sonde de gomme et la remplacer par une sonde ou un cathéter métalliques, plus convenables pour pénétrer dans la vessie, explorer son bas-fond et son col.

Les deux instruments les plus propres à cet usage sont dus à

Leroy d'Étiolles et à M. Mercier : celui de Leroy a la longueur et le volume d'une sonde ordinaire en argent, mais son bec est courbé suivant un angle de 45 degrés au moins et long de 17 à 18 lignes (*De la lithotritie*, 1836, p. 34).

Le cathéter explorateur de M. Mercier est formé d'une tige métallique de 5 à 6 millimètres de diamètre et longue de 35 centi-

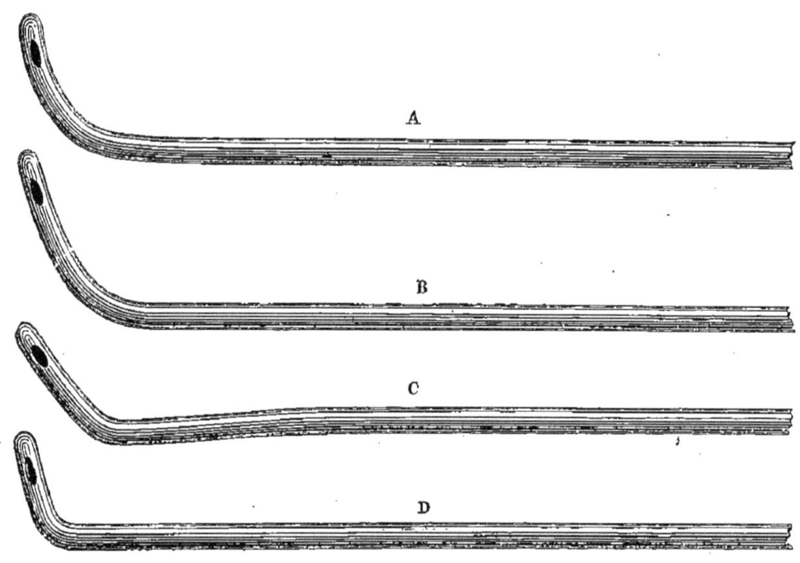

Fig. 11. — A. Sonde à courbure brusque de Leroy d'Étiolles. — B. Même sonde avec bec plus long. — C. Sonde coudée formée de deux tiges droites. — D. Sonde de Mercier.

mètres. Son bec est long de 12 à 16 millimètres et coudé à angle presque droit (100 à 110 degrés). (*Recherches sur la nature et le traitement d'une cause peu connue de rétention d'urine*, p. 174.)

Sans entrer dans la polémique soulevée entre ces deux chirurgiens, nous dirons seulement que M. Mercier nous a semblé avoir toute raison. Son cathéter diffère notablement de la sonde de Leroy par le peu de longueur de son bec, par sa flexion brusque à angle droit, et lui est préférable sous tous les rapports et surtout pour explorer le col de la vessie.

Le cathétérisme pratiqué avec cet instrument s'exécute en suivant les règles ordinaires. Cependant il faut tenir compte de la forme du cathéter et des changements que l'urèthre a éprouvés dans sa direction.

Le chirurgien doit se placer à la droite du malade; avec la main gauche il saisit la verge et la soutient perpendiculairement au corps, tandis qu'avec la main droite armée de l'instrument il pratique le cathétérisme en passant par-dessus l'aine droite. Quand il a poussé le cathéter jusqu'au collet du bulbe, il lui imprime un mouvement de rotation suffisant pour ramener son bec sur la ligne médiane du côté du pubis; puis il l'engage dans la portion membraneuse en abaissant son pavillon avec de grandes précautions, de manière à ne pas déchirer la paroi supérieure du canal. Reste à traverser la prostate, ce qui est le temps le plus difficile de la manœuvre; car on ne sait pas si l'urèthre est incliné latéralement, jusqu'à quel point sa courbure postérieure est prononcée et son orifice interne dévié en avant, enfin quel obstacle se trouve sur le col. Aussi, tout en enfonçant peu à peu le cathéter en même temps qu'on abaisse son pavillon, il faut le tenir très légèrement et se laisser guider par la résistance qu'on rencontre. Lorsqu'on est arrivé profondément, il faut tenir l'instrument plus solidement; tandis qu'avec la saillie anguleuse de sa tige coudée on repousse en arrière et l'on déprime le segment inférieur tuméfié du col de la vessie, on porte son bec en avant, par un mouvement assez prononcé du pavillon en bas. Le cathéter entre brusquement dans la vessie, aussitôt que l'angle saillant formé par la réunion de ses deux tiges a passé par-dessus l'obstacle du col. La main du chirurgien éprouve un ressaut en même temps qu'un défaut de résistance, et l'instrument avance, pour ainsi dire de lui-même, de 2 ou 3 centimètres.

Si, pour arriver dans la vessie, on a été obligé de pratiquer le cathétérisme comme nous venons de le décrire et d'abaisser fortement le pavillon de l'instrument, il est certain que la prostate est tuméfiée et qu'elle présente à sa base un relief plus ou moins élevé. Jusqu'ici c'est la seule notion qui soit acquise; reste à compléter l'examen. Le chirurgien, sans changer la direction du cathéter, l'attire doucement à lui pour en ramener la branche coudée contre la lèvre antérieure du col; puis il lui imprime un mouvement de rotation, de façon à en porter le bec en arrière. Si celui-ci ne rencontre pas d'obstacle, c'est que la base de la prostate n'est pas saillante en arrière; quand, au contraire, il est arrêté, c'est qu'il existe une ou plusieurs tumeurs qu'on ne pourra contourner qu'en enfonçant un peu le cathéter, et la mesure dans laquelle on devra le pousser donnera déjà quelques renseignements sur leur saillie. De la même façon qu'on reconnaît les colonnes de la vessie, on pourra encore constater par les ressauts qu'éprouvera le bec de l'instrument s'il y a plusieurs tumeurs.

C'est avec intention que nous ne parlons ni du cathéter articulé de Leroy, ni des bougies à empreintes, ni des instruments à lithotritie ; ils ne peuvent être ici d'aucun secours.

Diagnostic. — Lorsque la tuméfaction de la prostate est compliquée d'une altération intéressant l'urèthre ou la vessie, il n'est pas toujours aisé de faire sa juste part à chacune d'elles ; mais il nous semble impossible de la confondre avec une autre maladie.

A ne considérer que les troubles de la miction, on pourrait peut-être songer à un rétrécissement ; cependant, sans compter l'âge du malade, la marche des symptômes, le jet de l'urine presque toujours volumineux dans la tuméfaction de la prostate, il suffirait pour éviter toute erreur de pratiquer le toucher rectal et d'introduire dans l'urèthre une sonde de 6 ou 7 millimètres de diamètre qui arrivera très facilement jusque dans la région membraneuse. Dans quelques cas très rares (voy. fig. 12) le jet de l'urine est filiforme, comme s'il existait un rétrécissement ; c'est quand les deux lobes latéraux, à la suite de l'inflammation de leur surface interne, se sont accolés et, pour ainsi dire, soudés dans la plus grande partie de leur étendue. L'urèthre est réduit dans la région prostatique à un trajet étroit, qui laisse passer à peine une bougie de 1 ou 2 millimètres. Ici encore le toucher rectal et le cathétérisme permettront de reconnaître que la prostate est tuméfiée et que l'obstacle à la sortie de l'urine siège dans cet organe.

Nous mentionnerons seulement les collections purulentes. Quand l'abcès de la prostate est aigu, la marche de la maladie, la fièvre, les souffrances éprouvées par le malade, la douleur provoquée par le toucher, etc., rendent toute confusion impossible ; s'il se présente sous la forme chronique, le volume de la prostate peut être considérable, mais la fluctuation qu'on rencontrera au toucher par le rectum suffira, sans autre signe, pour établir la véritable nature de la maladie.

Nous avons rencontré plusieurs fois dans la partie profonde de l'urèthre un gros calcul qu'on aurait pu prendre à la rigueur pour une tuméfaction de la prostate. Mais, sans chercher les différences que présentent au toucher ces tumeurs, on n'aura besoin que de pratiquer le cathétérisme avec une sonde d'argent ordinaire pour éviter toute confusion.

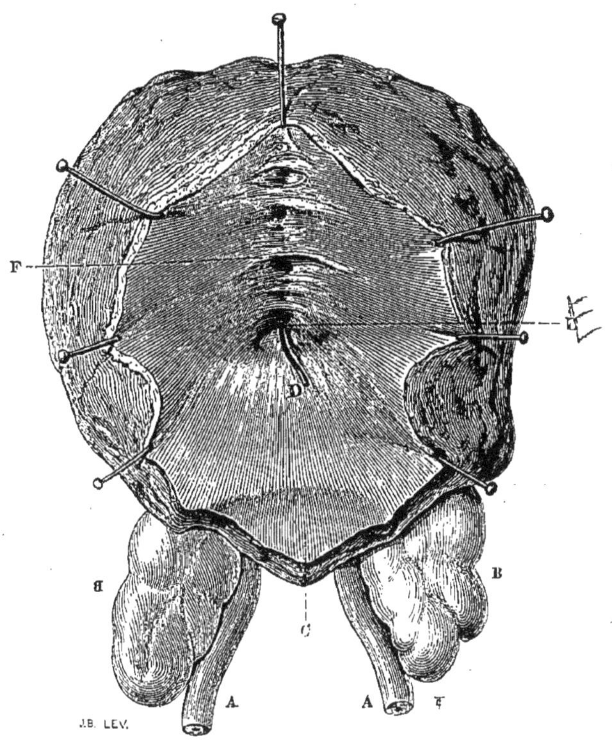

Fig. 12. — Prostate de grandeur naturelle, vue du côté de la vessie; elle est hypertrophiée; ses deux lobes latéraux sont écartés transversalement.

A. Canaux déférents.

B. Vésicules séminales.

C. Petite portion du bas-fond de la vessie.

D. Bougie de 2 millimètres introduite dans l'urèthre.

E. Ouverture de l'urèthre du côté de la vessie.

F. Sillon antéro-postérieur séparant les deux lobes de la prostate. Le canal est complètement oblitéré par l'adhérence des feuillets de muqueuse qui tapissent les lobes prostatiques Par suite de l'écartement de ces lobes, la muqueuse est tiraillée et forme des brides transversales nombreuses.

Le cancer de la prostate pourrait seul, et à son début, présenter quelques difficultés de diagnostic. Cependant la tumeur, irrégulière et bosselée, diffère beaucoup de la tuméfaction prostatique par hypertrophie. En augmentant de volume, elle s'étale en arrière, sur les côtés, elle remonte même du côté des aines et ne tarde pas à remplir le petit bassin. Si on ajoute à cela les douleurs poignantes éprouvées par le patient, la nature particulière des urines (car il est rare que la vessie ne participe pas à la maladie), l'altération profonde de la santé, etc., on reconnaîtra que l'erreur est généralement facile à éviter.

La tuméfaction de la prostate ne se présente pas toujours avec le cortège de symptômes que nous avons énumérés. Il est assez commun de rencontrer des vieillards affectés de cette maladie sans en avoir le moindre soupçon. Chez eux la miction est un peu paresseuse, mais elle s'opère régulièrement et la vessie se vide suffisamment chaque fois. Du reste, ces faits trouvent une explication facile dans la disposition variable des parties : quand les lobes latéraux seuls sont augmentés de volume dans une médiocre proportion, l'urine a peu de peine à les écarter. Quelquefois même la miction n'est pas sensiblement modifiée par la présence de tumeurs situées sur le col ou en arrière. Nous avons montré sur une pièce (voy. p. 72) plusieurs de ces tumeurs disposées en éventail, à la pointe du trigone, et formant un relief assez marqué; mais comme elles sont adhérentes par leur face profonde et ne peuvent se déplacer, elles ne gênent en aucune façon la sortie de l'urine. Sur d'autres pièces (voy. p. 75) on constate des tumeurs assez grosses, disposées irrégulièrement, de manière à laisser entre elles de larges sillons par où les urines s'écoulent très aisément. Nous aurons occasion de rappeler cette disposition anatomique à propos du traitement.

Pronostic. Complications. — Les tumeurs fibreuses de la prostate diffèrent essentiellement des tumeurs malignes. De même qu'elles ne sont pas le produit d'une diathèse, elles n'ont aucune action sur l'économie. Elles n'en constituent pas moins ordinairement une maladie grave, non par elles-mêmes, mais par les désordres qu'elles causent dans l'appareil urinaire. Une des premières et des plus fréquentes conséquences de cette maladie est l'altération des urines. Il est rare qu'elles restent claires quand la miction est gênée pendant longtemps, surtout si la vessie ne peut se vider complètement. En séjournant dans le bas-fond de la vessie, elles finissent par déterminer une cystite d'abord limitée, qui s'étend bientôt à toute la muqueuse. Elles laissent souvent déposer dans le vase de nuit un dépôt blanchâtre, pulvérulent, ou des matières glaireuses et même purulentes. (Voy. *Cystite aiguë et chronique.*) L'inflammation ne reste pas toujours bornée à la vessie ; elle s'étend du côté des reins. Sans même que cette grave complication se produise, les vieillards affectés d'un catarrhe chronique de la vessie ne tardent pas à perdre le sommeil ; ils n'ont plus d'appétit ; ils voient leurs forces diminuer rapidement et finissent par s'éteindre dans un état de profonde adynamie.

Le défaut d'équilibre qui existe entre les puissances chargées de l'expulsion des urines et la résistance qui s'oppose à leur sortie, détermine également deux modes d'altération grave des parois mêmes de la vessie. Ces altérations sont très différentes l'une de l'autre : plus l'obstacle qui s'oppose à la miction est grand, plus la vessie est obligée de faire des efforts pour le surmonter. Les contractions se répètent avec une énergie croissante, et, en vertu d'une loi bien connue, ses fibres musculaires augmentent de volume. Cette modification ne porte pas sur tous les points de la vessie. Peut-être à cause de la disposition irrégulière de ses fibres et de leur répartition inégale, elles semblent se ramasser en faisceaux très distincts et forment des reliefs qu'on désigne sous le nom de colonnes de la vessie. A côté de celles-ci, beaucoup d'autres fibres restent peu développées ou à leur état normal. Au milieu de ce lacis de fibres musculaires entre-croisées et saillantes, on observe un grand nombre de vacuoles plus ou moins profondes, de petites poches dont le fond est formé d'une couche de tissu très mince. On trouve souvent la muqueuse qui les tapisse enflammée, couverte d'une couche de muco-pus épais et incrusté de petits graviers. Dans ces cas, la capacité de la vessie est toujours plus ou moins diminuée. D'autres fois la vessie, malade depuis longtemps, est fortement revenue sur elle-même. Ses parois indurées ont une épaisseur qui varie de 1 à 2 centimètres. Ces sortes de vessies se révoltent contre toute accumulation de liquide dans leur cavité, et pourtant elles ont perdu en grande partie leur puissance de contraction ; car lorsqu'on les sonde, l'urine s'en échappe avec peu de force.

Voici, selon nous, comment cette altération fonctionnelle se produit. Il survient d'abord une cystite. Ensuite l'inflammation gagne au bout d'un temps variable toute l'épaisseur de la vessie. Sous l'influence de ce stimulus morbide, le tissu fibreux, qui était déjà très abondant à l'état normal, prend un développement tellement considérable qu'il finit par constituerla plus grande épaisseur des parois. Les fibres musculaires, considérées isolément, ont conservé leur contractilité ; mais elles ne peuvent se contracter qu'imparfaitement, paralysées qu'elles sont par le tissu fibreux auquel elles sont pour ainsi dire soudées.

Chez quelques malades, ordinairement peu robustes, la vessie ayant à surmonter un obstacle très résistant, se fatigue et cède. Elle se laisse distendre par l'urine au point que ses parois sont réduites à une lame très mince. Sa contractilité, sans être complètement abolie, est si faible qu'elle ne peut se débarrasser que d'une très petite quantité d'urine ; elle en garde quelquefois une telle quantité que dans certains cas son énorme développement a pu faire croire à une ascite. Nous nous souvenons que, pendant notre internat, M. le professeur Cloquet fut appelé pour ponctionner un individu entré la veille dans le service de médecine voisin de ses salles. Tout avait été préparé pour l'opération. Soit qu'il craignît d'intéresser la vessie dans les cas où elle serait distendue, soit qu'il soupçonnât la vérité, il me dit de pratiquer le cathétérisme ; j'obéis, et l'ascite s'en alla par la sonde. Ce malade avait été reçu dans le service de médecine, parce qu'il se plaignait de n'avoir aucun appétit, de vomir assez souvent le matin et d'être épuisé par des transpirations abondantes, surtout la nuit. Il n'avait pas dit un mot de l'état de ses voies urinaires, parce que, ajouta-t-il après, non seulement il urinait, mais il urinait trop souvent. Jamais il n'avait éprouvé de douleurs dans le ventre ni dans les reins. Les cas de ce genre ne sont pas très rares.

Nous devons mentionner encore quelques autres complications, telles que la présence d'un calcul, dont la stagnation de l'urine et l'inflammation des parois de la vessie auraient favorisé le développement, les contractures du col vésical (voy. *Contractures du col vésical*), et la rétention d'urine.

Si parfois cette dernière survient sans cause évidente, elle succède souvent à l'action du froid, à celle de l'humidité et à des excès parmi lesquels l'abus des boissons alcooliques occupe une large place. Parfois une marche un peu trop longue, un simple écart de régime, ou encore le coït, suffisent pour l'amener. Nous admettons également, ainsi qu'on a pu le voir plus haut, qu'elle puisse être le résultat d'une véritable métastase. Les goutteux, les rhumatisants et les herpétiques atteints de tumeurs prostatiques y sont à coup sûr plus exposés que les sujets exempts de toute prédisposition diathésique.

TRAITEMENT. — La thérapeutique purement médicale est généralement impuissante dans le traitement de ces tumeurs; rarement elle parvient à enrayer leur marche et surtout à diminuer leur volume. Aussi le traitement de la tuméfaction de la prostate s'adresse-t-il moins à la maladie elle-même qu'aux accidents qui en résultent. Hunter disait déjà, au commencement de notre siècle: « Je ne pense pas qu'on ait encore découvert une méthode certaine de guérison de la tuméfaction de la prostate. » (Traduction de Richelot, t. II, p. 273.) J'ajouterai que nous ne sommes pas beaucoup plus avancés aujourd'hui. Cependant on peut, dans certaines circonstances exceptionnelles, recourir aux moyens médicaux avec quelque espérance de succès; c'est quand la tuméfaction est à son début et quand l'individu qui en est affecté est d'un âge peu avancé et jouit d'une constitution robuste.

Dans ces cas le chirurgien devra, avant de commencer un traitement, s'enquérir avec le plus grand soin des habitudes du malade, afin de modifier ou de changer celles qu'il jugera nuisibles. Nous savons que la plupart des causes admises par les auteurs sont discutables, que leur influence a peut-être été exagérée; mais, dans le doute, il y a tout avantage à les écarter.

Si ce que nous avons dit est vrai, c'est-à-dire si la tuméfaction de la prostate a presque toujours pour point de départ une inflammation aiguë ou chronique de la muqueuse uréthrale ayant envahi le tissu de la glande, il est indiqué naturellement de combattre cette cause de la maladie par les antiphlogistiques. On prescrira d'abord au malade de suivre un régime très doux, de ne pas rester dans un repos absolu, mais de faire chaque jour un exercice modéré, de boire des tisanes émollientes pour diluer l'urine, dont le passage, si elle était trop âcre, irriterait la muqueuse uréthrale, de n'uriner ni trop rarement ni trop souvent, mais environ toutes les quatre heures et sans jamais faire d'efforts pour accélérer la miction, de prendre chaque matin un lavement pour que des matières durcies ne puissent s'accumuler dans le rectum et presser sur la prostate, d'user, tous les cinq ou six jours, d'un grand bain tiède d'une heure environ. Tous ces moyens accessoires sont utiles, et nous attachons une très grande importance à une bonne hygiène dans une affection qui est toujours d'une longue durée.

Quand le malade est convenablement préparé, on fait appliquer douze ou quinze sangsues sur le périnée. On répétera plusieurs fois cette application, à des intervalles variables, suivant que la perte de sang aura été plus ou moins grande, ou plutôt suivant que les forces du malade seront plus ou moins atteintes; et dans les cas où la faiblesse serait assez prononcée, on devrait remplacer les sangsues par des ventouses scarifiées.

Dans l'intervalle de ces émissions sanguines, on ferait deux fois par jour sur le périnée des frictions avec des pommades résolutives. Parmi toutes celles que nous avons employées, nous donnons la préférence à la suivante :

Extrait de ciguë...........	4	grammes.
Iodure de plomb...........	5	—
Onguent napolitain.........	20	—
Axonge....................	30	—

Ce mélange a l'avantage de ne déterminer que très rarement un érythème et de la salivation. Il faut avoir soin, comme dans tous les cas où l'on emploie cette pommade, de l'enlever chaque matin avec une éponge couverte de savon, pour empêcher qu'elle rancisse et irrite la peau.

Velpeau avait une grande confiance dans l'action antiphlogistique des mercuriaux; mais, pendant que nous étions élève dans son service, nous l'avons vu bien souvent en faire un singulier abus. Toute son attention était fixée sur l'état local, et il ne tenait pas assez compte de l'état général du malade. On peut en juger par ce passage d'un article qu'il a écrit sur la tuméfaction de la prostate. « C'est, dit-il, le calomel à dose altérante ou le proto-iodure de mercure qui méritent la préférence à l'intérieur. Comme topique, je conseille les frictions avec l'onguent napolitain, et parfois, à l'instar de Vidal, des suppositoires d'emplâtre de *Vigo cum mercurio* dans l'anus. L'iodure de potassium à la dose de 1, 2 ou 3 grammes deux fois par jour convient à son tour, soit après que l'on a essayé vainement des mercuriaux, soit dans les cas où ces dernières substances n'ont pas été essayées. Tout cela doit être continué, avec quelques interruptions de temps à autre, pendant six mois, un an, plusieurs années, si l'on veut en obtenir des résultats franchement satisfaisants. » (*Dictionnaire de médecine*, 1842, vol. XXVI,

p. 202, 203.) — Nous ne pouvons approuver cette médication exagérée, qui, poursuivie pendant des années, comme le conseille Velpeau, compromettrait sûrement la santé des malades, sans donner la certitude de guérir ni même d'améliorer leur prostate.

Quelques malades, quoique soumis à un traitement antiphlogistique pendant un mois ou deux, se plaignent encore d'éprouver une sensation de chaleur dans l'urèthre et même de la douleur pendant et après la miction. Il y a dans ces symptômes une indication formelle de modifier l'état de la muqueuse uréthrale par de légères cautérisations. Je ne rappellerai pas les divers moyens qui ont été proposés pour pratiquer cette opération. Un des meilleurs est de se servir d'un porte-caustique armé de nitrate d'argent, ayant 5 à 6 millimètres de diamètre et légèrement courbe. Après avoir introduit l'instrument jusqu'au col de la vessie, on retire à soi la canule pour découvrir la cuvette, qu'on ramène rapidement en arrière en lui imprimant un mouvement de rotation pour cautériser toute la surface de l'urèthre dans l'étendue de 4 à 5 centimètres. Ces cautérisations doivent être espacées de huit ou dix jours; il est rare qu'on soit obligé d'en faire plus de trois ou quatre.

Nous pensons aujourd'hui que les instillations, suivant le procédé déjà décrit de M. Guyon, méritent la préférence.

Quelques chirurgiens ont appliqué des révulsifs sur le périnée : Velpeau conseille des vésicatoires qu'on aurait soin de camphrer pour ne pas déterminer une irritation de la vessie. Il dit que, dans deux cas, il lui *a semblé* avoir obtenu un bon résultat de l'application de deux cautères placés de chaque côté du raphé.

Le séton n'a pas produit des résultats plus heureux. Ces révulsifs ne pourraient être utiles qu'en entretenant une suppuration abondante pendant très longtemps. Ils ont plusieurs inconvénients sérieux : c'est d'abord d'être une grande gêne pour la marche, et de produire, dans certains cas, l'inflammation des ganglions inguinaux. Les malades refusent de se prêter à ces moyens violents et douloureux; ils ne les accepteraient que s'ils éprouvaient de trop grandes souffrances, c'est-à-dire quand l'affection est très avancée et alors que les révulsifs les plus énergiques ne seraient d'aucun avantage. Nous n'avons aucune expérience personnelle sur ce point de thérapeutique, parce que, n'ayant point confiance dans ces exutoires, nous ne nous sommes pas cru le droit de les employer.

Dans notre opinion, on ne peut agir d'une façon vraiment efficace sur la prostate qu'en l'attaquant directement. Nous avons traité sept malades par les antiphlogistiques, comme nous l'avons indiqué plus haut, et nous avons fait faire, pendant trois mois, des frictions sur la région périnéale antérieure avec une pommade d'iodure de potassium. Chez deux, nous n'avons rien obtenu; chez les cinq autres, le gonflement de la prostate avait évidemment diminué, mais cette amélioration ne s'est pas soutenue; car, les ayant revus quelques années après, nous avons constaté que la maladie avait continué sa marche.

Nous parlerons encore d'un autre moyen très énergique dont on pourrait attendre mieux. L'idée nous en a été suggérée par deux opérations de taille.

En 1856, nous pratiquâmes la taille latéralisée sur un individu de soixante ans, taraudeur, qui, affecté d'une tuméfaction considérable de la prostate, ne pouvait uriner qu'avec une sonde. L'opération réussit. La plaie fut plus de deux mois à se fermer. Cet homme se présenta chez nous trois ans après l'opération, parce qu'il craignait d'avoir une nouvelle pierre. Il n'en avait pas; mais en pratiquant le toucher rectal nous fûmes très surpris de trouver le lobe gauche de la prostate, qui avait été incisé par le lithotome, notablement moins gros que l'autre. La difficulté d'uriner était restée la même.

Cinq ans plus tard (1861), un cultivateur des environs de Valence (Espagne) vint nous demander de le lithotritier. Comme le précédent malade, il avait une prostate très grosse et ne pouvait uriner qu'avec la sonde. Nous lui fîmes la taille bilatérale et nous retirâmes sans aucune difficulté une pierre très dure, du volume d'une grosse noix. La plaie suppura abondamment et ne se ferma qu'au bout de quarante et un jours. La miction n'était pas sensiblement améliorée. En 1865, c'est-à-dire quatre ans après l'opération, ce malade eut besoin de quelques conseils pour des douleurs de reins. Il me raconta qu'il urinait mieux depuis qu'il n'avait plus sa pierre, qu'il ne se servait plus de la sonde qu'une fois le jour, en s'éveillant, mais qu'il urinait sept ou huit fois en vingt-quatre heures. L'examen de la prostate nous fit constater qu'elle était très diminuée de volume, surtout du côté gauche.

On ne serait pas en droit de tirer de ces deux faits des conclusions rigoureuses, mais ne sont-ils pas suffisants pour mettre sur une voie nouvelle? N'est-il pas permis d'espérer qu'en développant dans la prostate une source de suppuration, on pourrait obtenir une fonte tout au moins partielle de l'organe? Pour cela, il faudrait établir un cautère profond sur sa face postérieure, et nous croyons que le meilleur moyen serait d'introduire dans l'épaisseur des lobes et suivant leur longueur un cautère de platine de la grosseur d'un crayon ordinaire, et de le chauffer à blanc au moyen d'un courant électrique. En attaquant la prostate par l'anus, on n'aurait à craindre que la lésion des veines, qui sont assez souvent très développées dans cette région; mais le traitement des hémorrhagies par le feu nous a suffisamment appris que cette lésion n'aurait aucun inconvénient sérieux. Le résultat de cette opération serait-il celui que nous avons prévu, qu'on devrait se demander si l'action du cautère s'étendrait jusqu'aux tumeurs du col (1).

La tuméfaction de la prostate se développe assez rapidement. Il est rare qu'au bout de deux ou trois ans elle n'amène pas des accidents. Tant que les malades peuvent satisfaire le besoin d'uriner, même au prix de quelques souffrances, ils ne se tourmentent pas trop; mais dès qu'ils aperçoivent un dépôt dans leur vase de nuit, ils s'effrayent de l'idée d'un catarrhe et demandent les secours de l'art. C'est qu'en effet il existe déjà une inflammation ordinairement partielle de la vessie.

Quand le mal est arrivé à ce degré, on ne saurait songer à l'arrêter et encore moins à le guérir, mais on peut encore en modérer la marche. On soumettra le malade aux règles d'hygiène indiquées plus haut, et on s'attachera surtout à diminuer les troubles de la miction et à prévenir une inflammation grave de la muqueuse vésicale. Comme la vessie ne se vide pas complètement, l'indication la plus importante est de recourir au cathétérisme au moins une fois le jour. On profitera de la présence de la sonde pour laver largement la vessie avec une décoction légère de racine de guimauve. En même temps, on montrera au malade à faire lui-même cette petite opération, parce qu'elle doit être pratiquée très régulièrement et qu'on n'a pas toujours un chirurgien à sa disposition. Il est impossible d'apprécier rigoureusement les avantages de ce traitement très simple; mais nous pouvons assurer que beaucoup de malades qui l'ont suivi sous nos yeux, pendant des années, en ont retiré les plus grands bénéfices. Certainement, la tuméfaction de la prostate n'en continuait pas moins sa marche, mais celle-ci était plus lente. La miction s'améliorait, sans doute parce que le

(1) M. Voillemier n'ayant pas eu l'occasion de mettre en pratique l'opération dont il croit l'exécution possible, les considérations qui précèdent devront garder, aux yeux du lecteur, un caractère purement théorique. L. D.

traitement avait diminué ou fait cesser le spasme du col, qui existe presque toujours dans ces cas à un plus ou moins haut degré. Nous ajouterons même que nous avons observé rarement chez ces malades la rétention d'urine, soit à cause du régime sévère auquel ils étaient soumis, soit à cause du passage journalier de la sonde. Plus loin nous aurons occasion de nous expliquer sur ce dernier point.

Il est rare que la prostate acquière un grand développement sans que la miction en souffre. Si les malades peuvent se soulager en urinant fréquemment et en se débarrassant chaque fois d'une très petite quantité de liquide, ils ne restent pas longtemps dans cet état sans être pris d'une rétention complète. Le chirurgien doit alors intervenir, et son rôle est quelquefois très difficile : après avoir interrogé rapidement le malade sur ses antécédents, apprécié son état général, constaté s'il existe un état fébrile intense, etc., il commencera par explorer la prostate avec le doigt introduit dans le rectum. Cet examen lui apprendra si la glande est très volumineuse, si elle est irrégulièrement déformée, si un des lobes est plus gros que l'autre, et il pourra présumer, d'après ces premiers renseignements, quels changements le canal de l'urèthre a dû subir dans sa direction. Il palpera avec soin l'abdomen et percutera la région hypogastrique pour reconnaître exactement le volume de la vessie. Cette dernière recherche est très importante; car, si la vessie contient peu d'urine, il n'est pas nécessaire de pratiquer de suite le cathétérisme, opération toujours délicate dans ces cas. Il vaudra mieux ordonner une quinzaine de sangsues au périnée, un cataplasme sur le ventre et, un peu plus tard, un grand bain prolongé. Ce traitement simple suffit souvent, en diminuant la congestion de la prostate, pour faire cesser la rétention.

J. L. Petit, dont l'expérience doit toujours être prise en grande considération, s'exprime ainsi : « Quelque pressant que soit le besoin d'uriner, il faut commencer par faire une grande saignée au malade; on la réitère même une demi-heure après, et quelques moments ensuite on essaye la sonde, qui, pour l'ordinaire, passe avec facilité. » (*Œuvres posthumes*, t. III, p. 29.) Nous préférons les sangsues à la saignée, parce qu'elles agissent plus directement sur la prostate. Cependant il nous est arrivé plusieurs fois d'imiter la pratique de notre grand chirurgien chez des malades vigoureux, très surexcités et ayant une forte fièvre. La saignée amenait un calme rapide et nous permettait de pratiquer ensuite le cathétérisme sans rencontrer l'éréthisme auquel nous nous attendions. La saignée générale nous semble donc une ressource précieuse dans certains cas.

Lorsqu'on n'a pu rétablir le cours des urines par les moyens que nous avons conseillés, il est nécessaire de recourir au cathétérisme sans trop attendre, parce que la distension de la vessie, augmentant d'instant en instant, provoque des douleurs atroces et pourrait déterminer les accidents les plus sérieux.

Le chirurgien emploiera tout d'abord une sonde de caoutchouc vulcanisé de 5 à 6 ou même 7 millimètres de diamètre. La souplesse de ces sortes de sondes leur permet de se glisser entre les obstacles, de suivre les déviations du canal, sans qu'il en résulte des froissements fâcheux. Le plus souvent on les conduit facilement jusqu'à la vessie ; mais on ne réussit pas toujours. Alors l'introduction préalable d'un mandrin dans leur cavité tubulaire leur donne la rigidité nécessaire pour écarter les parois résistantes du canal.

Le choix d'une courbure est d'une importance considérable. Nous recommandons particulièrement, comme propre à assurer un

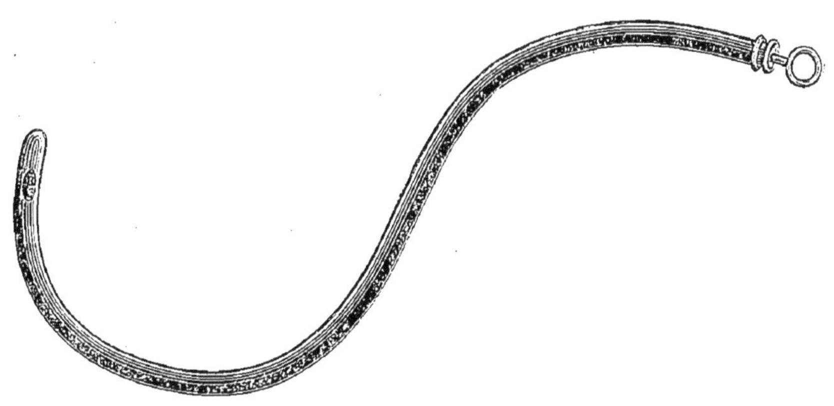

Fig. 13. — Sonde de M. J. L. Petit.

succès facile et rapide, celle de la sonde de J. L. Petit. (Voy. t. I, p. 54.) Nous l'exagérons même quelque peu en donnant à la portion recourbée de la sonde une longueur à peu près égale aux trois cinquièmes d'un cercle.

L'introduction d'un instrument de cette forme exige absolument qu'on l'incline vers l'aine et qu'on le maintienne dans cette position jusqu'à ce que le bec ait atteint la portion membraneuse. On peut employer à volonté une sonde de caoutchouc ou une sonde de gomme, à condition de veiller à ce que le bout du mandrin arrive bien jusqu'à l'extrémité de sa cavité.

On peut d'ailleurs atteindre le même but au moyen du petit artifice que voici : Après avoir donné au mandrin une courbure moyenne, celle de la sonde de Heurteloup par exemple, on pénètre jusqu'à l'obstacle qui s'oppose à l'introduction complète. Il suffit alors de tirer à soi le mandrin dans une longueur de 5 centimètres environ, tout en maintenant la sonde en place, pour que le bout de cette dernière devenu libre se porte de lui-même vers la face postérieure du pubis, dans la direction du col déplacé par la tuméfaction prostatique. L'idée est la même ; le succès gît dans l'exagération de la courbure préalable de la sonde. Il est bon de savoir que cette pratique, que se sont appropriée quelques auteurs modernes, était d'un usage vulgaire au temps de Chopart. (*Traité des maladies des voies urinaires*, t. II, p. 191.)

Si l'on a échoué avec la sonde de caoutchouc sans mandrin, et avec une sonde de gomme armée d'un mandrin, il faut recourir aux autres modèles de sondes, en obéissant autant que possible à une indication tirée de l'examen de la prostate, afin de ne pas procéder tout à fait au hasard. On essayera avec une sonde de gomme de 5 millimètres à courbure fixe, avec une sonde courbe à olive, avec une sonde à béquille ou avec une sonde bicoudée de Mercier. (Voy. pour les différents modèles de sondes, t. I, p. 64.)

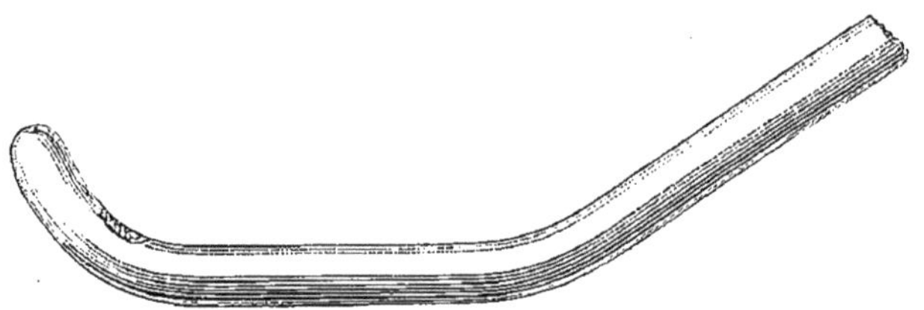

FIG. 14. — Sonde bi-coudée de Mercier.

Enfin, on pourra encore essayer du moyen qui consiste dans l'introduction d'une bougie fine sur laquelle on fait glisser une sonde percée à ses deux extrémités, pratique recommandée par M. Maisonneuve, mais qui avait déjà été préconisée par d'autres chirurgiens.

Quand on a usé inutilement des instruments de gomme, on doit recourir aux sondes d'argent. On n'en choisira pas une à grande courbure, parce qu'il est probable qu'elle ne passerait pas mieux que les sondes de gomme à courbure fixe ou à mandrin, avec lesquelles on aura déjà échoué; et comme on doit présumer que l'instrument a été arrêté dans sa marche moins par les tumeurs que par une déviation prononcée de l'urèthre en avant, il faut prendre de suite la sonde à coude brusque, celle de Leroy (d'Étiolles) ou de M. Mercier. Cet instrument est assez difficile à manier pour des mains inexpérimentées; il exige certaines précautions, même de la part des chirurgiens qui ont l'habitude de s'en servir. On l'introduira dans l'urèthre comme toute autre sonde. La main le tiendra assez ferme pour surmonter la résistance que lui oppose ordinairement le rapprochement des lobes; elle lui obéira en même temps, quand il s'inclinera à droite ou à gauche pour suivre les déviations de l'urèthre; mais on aura soin de longer avec son bec la paroi supérieure du canal et de ne pas abaisser trop tôt son pavillon, sous peine de faire une fausse route en avant ou en arrière du pubis. Lorsqu'on l'a conduit jusqu'au col de la vessie, on le sent arrêté. Alors il faut le pousser doucement en arrière, afin de refouler avec la face postérieure de sa branche coudée la lèvre inférieure du col et le relief formé par la base de la prostate. En même temps on abaisse son pavillon pour diriger son bec vers le pubis, c'est-à-dire vers l'ouverture interne de l'urèthre. Ce double mouvement doit être opéré avec lenteur, pour donner aux parties le temps d'obéir à la pression de la sonde. Celle-ci avance peu à peu, et au bout de quelques instants la main de l'opérateur éprouve un soubresaut par suite du passage de l'angle saillant de la sonde par-dessus le col de la vessie. Celle-ci se vide et l'opération pourrait sembler terminée; mais tout n'est pas fini.

Si l'on retire la sonde, le malade éprouvera bientôt le besoin d'uriner, parce que les reins, gorgés d'urine, se seront déchargés rapidement dans la vessie dès qu'elle aura été vidée, et il faudra pratiquer de nouveau le cathétérisme, ce qui n'est pas sans inconvénient, surtout quand il a présenté une première fois des difficultés. On pourrait laisser la sonde en place, mais il ne faut pas oublier qu'elle représente une tige droite, rigide, qui s'accommoderait mal à la courbure exagérée du canal et exercerait sur la lèvre inférieure du col vésical une compression très redoutable, principalement chez les vieillards affaiblis. Pour éviter ce double écueil, le chirurgien remplacera aussitôt que possible la sonde d'argent par une autre en gomme ou en caoutchouc de même grosseur et de même forme, et dont il aura augmenté momentanément la solidité avec un mandrin ; mais on est moins maître de cet instrument que de la sonde métallique, et il arrive souvent qu'on ne peut l'introduire dans la vessie.

Pour cette raison, nous aimons mieux nous servir d'une sonde qui, sans être coudée, a une courbure très prononcée, de sorte que, en abaissant fortement son pavillon, on fait basculer son bec dans la direction de l'orifice interne du canal. Cet instrument n'a pas d'yeux sur les côtés. Il est percé seulement sur sa convexité et très près de son extrémité d'une ouverture de 3 millimètres de diamètre. Quand il est entré dans la vessie, ce qu'il est facile de savoir par l'écoulement au dehors de quelques gouttes d'urine, nous introduisons dans sa cavité un long stylet d'argent boutonné. Celui-ci, étant droit, suit nécessairement la paroi postérieure de la sonde et s'engage dans l'ouverture unique de son bec. Il faut qu'il pénètre de 5 à 6 centimètres dans la vessie. A ce moment, soutenant d'une main le stylet, avec l'autre nous retirons la sonde. On a ainsi un conducteur rigide sur lequel on peut faire glisser une sonde de gomme ouverte par les deux bouts; alors on retire le stylet. Il est facile de comprendre qu'avec ce conducteur on peut changer la sonde aussi souvent qu'on le juge convenable.

Les sondes les plus molles placées à demeure ne sont pas sans inconvénients. Elles peuvent déterminer du ténesme rectal, des envies fréquentes d'uriner et des crises nerveuses, accidents dont on vient assez fréquemment à bout avec des lavements opiacés, des injections émollientes et légèrement narcotiques dans la vessie, des potions contenant de l'éther et du bromure de potassium.

Presque toujours, elles déterminent dans le canal un écoulement muco-purulent qui diminue de lui-même au bout de quelque temps et finit par être insignifiant, si les malades emploient de grands soins de propreté.

Quelquefois elles amènent une inflammation de la vessie. Le meilleur moyen d'éviter cette complication sérieuse est d'employer des sondes qui ne soient pas trop dures, de les placer de façon qu'une très petite portion de leur bec dépasse le col vésical et de faire matin et soir une injection dans la vessie.

L'accident le plus grave qu'on ait à redouter, c'est l'ulcération des tissus due à la pression exercée par la sonde. Bien qu'assez rare, nous l'avons observée chez des malades très vieux et très affaiblis qui portaient de larges ulcérations sur le col vésical, sur la paroi inférieure de l'urèthre dans les régions prostatique et membraneuse. Ces ulcérations sont, en général, assez superficielles. Quelquefois elles sont recouvertes d'un enduit pultacé, grisâtre ; parfois c'est une véritable gangrène qui apparaît. Dans ces cas la mort arrive promptement. Aussi faut-il avoir soin de ne pas laisser les sondes en place pendant trop longtemps ; il est nécessaire de les changer fréquemment, quand, par suite de la nature des urines, elles s'excorient ou se chargent de matières calcaires. Il est évident qu'il faudra joindre à ces soins locaux un traitement convenable pour soutenir les forces du malade.

D'un autre côté, les sondes à demeure présentent de grands avantages. Elles permettent aux malades d'uriner aussi souvent que la nécessité s'en fait sentir, ce qui est de la dernière importance pour ceux chez lesquels le cathétérisme est difficile. Ils ont besoin d'être sondés cinq à six fois en vingt-quatre heures, et on comprend que le passage répété des instruments doit fatiguer le col et peut l'excorier, l'enflammer et causer une congestion des parties, ce qui serait un nouvel obstacle au cathétérisme. De plus, on n'a pas toujours le chirurgien à sa disposition, surtout pendant la nuit, et le malade est exposé à rester de longues heures sans uriner. En fût-il autrement, il ne faut pas oublier que, dans les cas difficiles, l'opérateur le plus habile n'est jamais certain de pénétrer dans une vessie, bien qu'il y soit entré plusieurs fois heureusement, et on doit s'attendre alors aux plus graves accidents. Le plus à craindre est une fausse route. Si la sonde passe à travers la base de la prostate ou d'un des replis qui unissent les tumeurs situées sur la ligne médiane aux lobes latéraux, la fausse route est courte, et n'a pas de sérieuses conséquences ; elle peut même quelquefois faciliter l'issue des urines. Nous avons observé plusieurs faits de ce genre. Dans l'un d'eux, le malade urina mieux après l'accident, dont il n'avait pas eu plus conscience que l'interne qui l'avait sondé. Après la mort, qui arriva au bout de deux mois, nous trouvâmes la fausse route qui traversait la base de la prostate encombrée par des végétations rouges ; mais quand on pressait sur la vessie, on faisait sortir l'urine par la voie nouvelle comme par l'orifice de l'urèthre. Quand la sonde s'égare en arrière et perfore le bas-fond de la vessie, ce qui est rare, ou quand elle passe sur les côtés, elle laboure les tissus dans une assez grande longueur ; une pareille lésion est très dangereuse et met en péril les jours du malade. (Voy. t. I, p. 456.)

Les sondes à demeure ont encore un avantage dont on doit tenir compte, quoiqu'il ne soit pas constant. Il est de remarque journalière, lorsqu'on enlève une sonde qui est restée en place pendant un certain temps, que la miction est améliorée, soit parce que la sonde a déprimé la saillie de la base de la prostate, soit plutôt parce qu'elle a élargi un des sillons qui séparent les tumeurs siégeant sur le col, ou encore parce que, en rétablissant le cours des urines, elle a contribué à diminuer la congestion passagère de la prostate. Loin de nous l'intention de contester les inconvénients des sondes à demeure, mais nous croyons qu'on les a singulièrement exagérés; et quand nous les comparons aux dangers d'un cathétérisme difficile souvent répété, notre choix n'est pas douteux. En conséquence, nous n'en saurions trop conseiller l'emploi.

Cependant il ne faut pas en abuser et en prolonger l'usage outre mesure. Dès qu'on a lieu de croire les parties suffisamment modifiées, il y aura un très grand avantage à les remplacer par le cathétérisme avec des sondes de gomme ou de caoutchouc vulcanisé. Le chirurgien commencera par le pratiquer pendant plusieurs jours; ensuite il apprendra au malade à se sonder lui-même. C'est une sorte d'éducation à faire.

Le malade doit se tenir debout, le dos appuyé contre un meuble solide, ayant devant lui une chaise sur laquelle sera placé un vase de nuit. Il se servira de la sonde que le chirurgien aura choisie et dont il lui aura montré à se servir. Les deux principales recommandations qui devront lui être faites seront de tirer sur sa verge pour déplisser la muqueuse du canal et d'abaisser fortement le talon de l'instrument, quand il l'aura introduit jusqu'à un point qu'on aura eu soin de marquer. Quelques vieillards sont maladroits de leurs mains, très affaiblis et trop obèses pour se sonder eux-mêmes convenablement. Il vaut mieux, dans ces conditions, que le cathétérisme soit confié à une personne étrangère.

Dans les premiers temps, les malades sont profondément affectés de voir qu'ils ne peuvent plus uriner sans sonde; mais ils s'accoutument peu à peu à leur infirmité. Avec des soins ils peuvent vivre très longtemps, et beaucoup d'entre eux succombent à une autre maladie. Il ne faut pourtant pas oublier qu'ils sont toujours sous le coup d'accidents imprévus et sérieux. La plupart s'inquiètent beaucoup de savoir si la miction se rétablira. Le chirurgien devra se montrer très circonspect dans ses réponses et ne pas se compromettre en portant un pronostic trop fâcheux; car nous avons vu des malades chez lesquels la miction s'était tellement améliorée après quelques mois ou un an, qu'ils n'avaient plus besoin de se sonder qu'une fois par jour.

Il ne faudrait pas croire que dans tous les cas de rétention il suffit d'avoir pratiqué heureusement le cathétérisme et vidé la vessie, pour que le malade soit hors de danger. Nous avons déjà parlé plus haut d'individus appartenant d'ordinaire aux classes malheureuses, qui sont affectés d'une tuméfaction de la prostate sans s'en douter. Ils urinent très fréquemment par petites quantités ou par regorgement; cela leur suffit et ils ne s'en préoccupent pas. Cependant leur vessie s'est distendue outre mesure, peu à peu et sans douleurs accentuées; les reins sont gravement compromis par cet état de réplétion de la vessie ; il y a un véritable empoisonnement par l'urine. Les malades perdent l'appétit; à la suite de légers accès de fièvre répétés et de sueurs abondantes ils s'affaiblissent; ils végètent insouciants, et ce n'est qu'à bout de forces ou quand ils ont une rétention complète qu'ils viennent réclamer des secours. On les sonde et on évacue un, deux ou trois litres d'urine plus ou moins altérée. Le cathétérisme répété plusieurs fois dans la journée ou une sonde de gomme placée à demeure amène immédiatement un soulagement marqué. Mais après un temps qui varie de quelques heures à vingt-quatre ou quarante-huit heures, le malade est pris d'un violent accès de fièvre avec frisson ; son corps et surtout sa face se couvrent d'une sueur visqueuse, sa langue devient fuligineuse ; il a quelquefois des vomissements, des tremblements nerveux, des troubles cérébraux, et il succombe rapidement dans une profonde adynamie.

Quelle peut être la cause de cette fin rapide? Nous rappellerons qu'au premier cathétérisme les urines sortent d'abord claires ou un peu louches, puis épaisses et souvent mêlées de pus et de sang ; parfois même il s'écoule à leur suite quelques gouttes de sang presque pur. Après deux ou trois jours l'urine exhale une odeur nauséabonde, ammoniacale et infecte. L'écoulement de sang n'a pas été déterminé par le cathétérisme, puisqu'on l'a observé dans des cas où le passage de la sonde a été très facile. Mais voici ce qui se passe alors. La vessie revient sur elle-même, et, la circulation s'activant dans les petits vaisseaux de la muqueuse qui n'est plus comprimée par l'urine, une certaine quantité de sang s'en échappe. Il existait déjà une inflammation chronique de la muqueuse, puisque les urines étaient déjà altérées, et cette activité nouvelle de la circulation la transforme en une inflammation aiguë, dont on voit apparaître tous les signes avec une intensité alarmante.

Home avait déjà noté ce fait. « Dans l'état de distension de la vessie, dit-il, la membrane interne n'est pas susceptible du même degré d'inflammation, ni les symptômes de la même intensité que si elle était plus contractée ; il est possible que l'état d'extension des petits vaisseaux et des nerfs ne soit pas favorable à ce travail. (*Traité des maladies de la prostate*, traduit par Marchant, p. 30.)

Sans doute la transformation d'une cystite chronique en une cystite aiguë est, dans de telles circonstances, un fait sérieux ; mais il ne suffit pas pour expliquer la rapidité de la mort. Il faut en chercher la cause dans des lésions plus graves. Les reins sont malades ; parmi les altérations anatomiques qu'ils présentent, celle que nous avons rencontrée le plus souvent est une néphrite purulente. Quelquefois l'inflammation s'étend du parenchyme de l'organe à l'atmosphère cellulo-graisseuse qui l'enveloppe et détermine un abcès péri-néphrétique. Ajoutez encore que, du moment où l'état fonctionnel du rein est troublé, le malade est miné par une intoxication urineuse. Que faire contre un état aussi grave ?

Comme il est impossible de savoir, pendant la vie, combien sont profondes les lésions des reins et jusqu'à quel degré est arrivée l'intoxication urineuse, le chirurgien doit agir comme s'il restait encore quelque chance de salut. Après avoir vidé la vessie, il y fera des injections émollientes aromatiques ou légèrement caustiques suivant les indications, il combattra l'adynamie par des toniques énergiques. Ce traitement conduit activement pourra réussir si le malade n'est pas trop vieux, si ses forces ne sont pas trop épuisées et si la rétention n'est pas trop ancienne. Nous avons obtenu de cette façon quelques succès sur lesquels, nous devons le dire, nous étions loin de compter. M. Zambianchi, notre ancien interne et ami, a également cité quelques faits heureux dans son intéressante thèse sur l'hypertrophie de la prostate. (Thèse de doctorat. Paris, 1875.)

Jusqu'ici nous avons supposé qu'on avait pu pratiquer le cathétérisme avec succès ; mais il n'est pas rare de voir échouer les manœuvres les plus habiles. Cependant, à moins d'exposer les malades à des accidents graves et même à la mort, il faut évacuer les urines, et l'on n'a pas d'autre ressource que de leur ouvrir une voie nouvelle. La conduite à tenir variera suivant les cas.

Si la vessie est très dilatée, on pourra la ponctionner au-dessus du pubis. Si elle est racornie avec des parois épaisses et contient peu d'urine, il vaudra mieux pratiquer la ponction au-dessous du pubis, d'après les règles que nous avons données. (Voy. le Ier vol., p. 373 et suiv.) Cette opération aura pour premier résultat de soulager le malade et de le soustraire aux dangers imminents de toute rétention complète; en outre, elle donnera au chirurgien le temps de renouveler le cathétérisme avec d'autant plus de chances de succès que la déplétion de la vessie aura plus diminué la congestion de la prostate.

M. Thompson a imaginé dans ces dernières années une sorte de ponction vésicale avec conducteur, qui permet de laisser un tube de caoutchouc à demeure dans la vessie. Cette opération a pour but de parer à certains accidents de la période avancée de la tuméfaction prostatique : aux envies d'uriner incessantes et plus ou moins pénibles, ainsi qu'à la nécessité de pratiquer le cathétérisme un très grand nombre de fois dans les vingt-quatre heures. (*Clinical lectures on Diseases of the urinary organs.* Fifth edition, 1879, p. 284.)

Le chirurgien anglais a fait construire un instrument spécial pour cette opération. C'est une sonde métallique, dont le bec recourbé brusquement vient s'appliquer, presque de lui-même, après introduction dans la vessie, contre la face postérieure de la symphyse pubienne, en refoulant la paroi antérieure du réservoir urinaire. Cette sonde est percée à son extrémité antérieure.

Un stylet métallique, assez souple pour être placé dans la cavité de la sonde, en obture l'orifice au moyen d'un bouton renflé en olive, qui fait une légère saillie au dehors.

Le cathéter ayant été introduit dans la vessie (ce qui exige que le canal laisse passer les instruments), le chirurgien fait immédiatement au-dessus de l'arcade pubienne une petite incision qui lui permet d'introduire le bout du doigt jusqu'à la ligne blanche. Il sectionne cette dernière verticalement, puis va à la recherche de l'extrémité de la sonde derrière la symphyse. Il divise alors la paroi vésicale dans l'étendue strictement suffisante pour laisser passer le bout de l'instrument métallique. Il n'y a qu'à faire basculer en bas le manche de ce dernier pour en faire sortir le bec par la petite plaie vésicale.

On retire alors le stylet et l'on fait glisser dans l'extrémité de la sonde devenue libre un tube de caoutchouc d'un calibre un peu inférieur. Après l'ablation de la sonde, le bout de ce tube baigne dans la vessie, et l'urine s'écoule librement au dehors. Une plaque rigide, à laquelle est adaptée l'extrémité externe du tube, permet de le maintenir en permanence dans sa position.

Thompson a pratiqué cinq fois cette opération. La première fois, c'était sur un homme de soixante-trois ans. Pendant la troisième ou quatrième nuit qui suivit, le tube s'échappa et l'urine s'infiltra au loin. Les accidents durèrent six semaines, après lesquelles le malade finit par se rétablir. Opéré en mai, il mourut au mois de septembre.

Chez les quatre autres opérés, il n'y eut pas d'infiltration d'urine; tous les quatre éprouvèrent un soulagement marqué. L'un d'eux eut une survie de trois semaines, un autre de neuf à dix jours seulement; chez le troisième la mort survint au bout de vingt-quatre jours, chez le quatrième au bout de six semaines.

On ne peut certes se refuser à reconnaître que l'opération imaginée par M. Thompson a réussi, en tant qu'opération palliative, puisque les cinq malades qui l'ont subie ont vu leurs souffrances considérablement diminuées. En revanche, la durée de la survie étant comprise dans les limites de neuf à quarante-cinq jours pour les quatre malades chez qui il ne s'est pas produit d'infiltration d'urine, on ne peut pas dire que le résultat ait été très brillant. De plus, on est en droit de se demander si la sonde à demeure n'aurait pas été dans ces circonstances une ressource aussi efficace. en même temps qu'un moyen beaucoup plus simple. En tout cas, avant de renoncer à son emploi, il faudrait être certain que la vessie la supporte difficilement; car du moment que la prostate ne s'oppose pas au passage du conducteur à stylet du chirurgien anglais, elle laisserait aussi bien introduire une sonde molle soutenue par un mandrin métallique.

Quand tous ces moyens auront été employés inutilement, ou quand, par une raison quelconque, on aura jugé à propos de ne pas faire la ponction de la vessie, il restera encore une dernière ressource, qui consiste à pratiquer une fausse route à travers l'obstacle s'opposant à la sortie de l'urine par l'urèthre. C'est une opération de nécessité qui a été plus d'une fois pratiquée avec succès. Comme elle est d'une exécution difficile, nous croyons devoir en exposer le manuel avec le plus grand soin.

L'appareil instrumental se compose :

1° D'une sonde d'argent un peu longue, ayant un diamètre de 7 à 8 millimètres, une courbure allongée, des parois épaisses et un œil sur sa convexité tout près de son extrémité vésicale;

2° D'une sonde de gomme un peu moins grosse que la précédente et ouverte par les deux bouts;

3° D'un stylet d'argent long de 55 centimètres.

Le malade doit être couché sur le dos, le siège soulevé par un coussin épais et dur, afin de prévenir tout mouvement du bassin en arrière. Des aides le maintiendront solidement, car il est très important qu'il ne puisse changer de position. Il serait même préférable, pour lui épargner les douleurs de l'opération, de le soumettre à l'action du chloroforme, si son âge, l'état du cœur et des poumons ou toute autre circonstance ne s'y opposent pas; le chirurgien, debout à la droite du malade, introduit la sonde dans l'urèthre et la pousse aussi avant que possible, c'est-à-dire jusqu'au col de la vessie où il la sent arrêtée. Alors il détache sa main droite de la verge et en glisse l'index dans le rectum pour s'assurer que la sonde a pénétré assez loin et se trouve sur la ligne médiane, pour empêcher qu'elle ne dévie à droite ou à gauche, et enfin pour presser sur sa convexité et porter son bec en avant au dernier moment de l'opération. Ces dispositions prises, il enfonce la sonde dans la vessie. Il doit exécuter ce dernier temps de la manœuvre lentement, mais sans craindre d'employer toute la force nécessaire pour déchirer les tissus. Bientôt la sensation d'une résistance vaincue et la sortie des urines l'avertissent que l'instrument est arrivé dans le réservoir urinaire.

Cette opération est loin d'être aussi simple qu'elle le paraît au premier abord. La moindre faute d'exécution peut avoir les conséquences les plus graves. Il ne suffit pas de se rappeler la disposition normale du canal, il faut surtout tenir compte des changements que la tuméfaction de la prostate a apportés dans sa direction. Le plus important consiste dans la déviation de l'orifice interne de l'urèthre, qui est soulevé en avant et dirigé du côté du pubis; aussi est-il nécessaire, au moment où on passe à travers les tissus, d'abaisser fortement le pavillon entre les cuisses du malade pour en relever le bec. Autrement on risquerait de faire passer l'instrument entre la prostate et le rectum. On a proposé, dans le but d'éviter cet accident, de se servir d'une sonde à brusque courbure, comme celle de M. Mercier; mais cet instrument, dont la portion coudée est très courte, est moins commode que celui que nous avons conseillé pour traverser une tumeur volumineuse et allongée.

Nous avons dit qu'il était très important de s'assurer avec l'index placé dans le rectum que la sonde est suffisamment enfoncée dans le canal, et surtout qu'elle reste bien sur la ligne médiane; si l'on oublie cette précaution, on peut croire que le bec de l'instrument est arrivé sur la tumeur, quand il n'est arrêté que par les lobes latéraux qui sont généralement volumineux; en continuant à enfoncer la sonde, on creuse une fausse route profonde dans l'épaisseur des lobes ou dans les tissus voisins, et, le plus souvent, on n'arrive pas dans la vessie. Comme celle-ci est très dilatée, et remplit pour ainsi dire le bassin, on est quelquefois assez heureux pour pénétrer dans sa cavité en traversant les parois vers les côtés du col, mais c'est au prix d'une fausse route des plus graves. Sur la pièce dont nous avons donné la figure (page 78), on voit une fausse route longue de 8 centimètres, produite par la sonde qui, après avoir déchiré la paroi latérale droite de la portion membraneuse, a parcouru toute la longueur du lobe droit de la prostate, et est parvenue jusqu'à la vessie au niveau de la partie supérieure de la tumeur prostatique. Cependant l'opération avait été pratiquée par un chirurgien très habile, par M. le professeur Laugier. Nous pourrions citer plusieurs faits de ce genre et, chose singulière, avec des lésions presque identiques.

Il est très important de se servir d'une sonde convenable. Celle de nos trousses qu'on est quelquefois obligé d'employer dans des cas urgents, est trop légère pour que le chirurgien l'ait bien en main; elle est trop courte, parce que la longueur de l'urèthre est singulièrement augmentée par la tuméfaction générale de la prostate et la présence d'une tumeur volumineuse; et quand elle a pénétré dans le canal assez profondément pour ne dépasser le méat que de quelques centimètres, il est impossible de la tenir solidement et d'en être bien maître. Ses parois sont trop faibles pour surmonter une résistance un peu forte ; elle risquerait de se plier et même de se rompre. Cet accident est arrivé à Chopart. « .... Chez un homme âgé de soixante-deux ans, j'ai forcé, dit-il, l'algalie que j'employais pour le sonder, à pénétrer dans la substance des parties du col de la vessie qui offraient une grande résistance; mais l'instrument trop faible se fléchit dans sa courbure et se serait cassé, si j'eusse continué l'impulsion. Cette circonstance me fit reconnaître l'utilité de l'épaisseur en argent des parois des algalies grêles ou d'un petit calibre. (*Loc. cit.*, t. II, p. 89.)

Quelquefois l'opération, heureusement commencée, reste inachevée par suite de la timidité du chirurgien. Celui-ci, effrayé par la profondeur à laquelle il a fait pénétrer la sonde et par la sensation pénible qu'il éprouve en déchirant les tissus, s'arrête au moment où il allait pénétrer dans la vessie. Chopart rapporte qu'en 1779, il fut appelé à Étampes pour faire uriner un homme de soixante-dix ans que plusieurs médecins avaient essayé inutilement de sonder. Il n'hésita pas à pratiquer le cathétérisme forcé. Le malade, qui était dans l'état le plus grave, mourut trois jours après l'opération. A l'autopsie, on trouva au col de la vessie une tumeur grosse comme un petit œuf de poule, dont la substance était semblable à celle de la prostate. On remarqua à sa partie antérieure et près de sa base une perforation qui l'intéressait presque entièrement. Si le chirurgien, dit Chopart, eût employé un instrument plus long et l'eût enfoncé plus profondément, il serait probablement entré dans la vessie. Il lui restait à peine un quart de l'épaisseur de la tumeur à perforer. (Vol. II, p. 83.) Il cite encore un fait semblable à la page suivante. Nous comprenons très bien qu'on hésite devant cette grave opération ; mais, quand on est forcé d'y recourir, il faut la pratiquer avec une grande hardiesse.

Quand on a fait uriner le malade, il reste encore à le mettre à l'abri d'une nouvelle rétention. Il suffirait pour cela de laisser la sonde en place, mais il est préférable de la remplacer par une autre en gomme, plus souple et facile à supporter. C'est dans cette manœuvre que se montrent tous les avantages de la sonde dont nous avons conseillé l'emploi. On commence par introduire dans sa cavité le stylet d'argent, qui passe facilement par l'œil ouvert sur sa courbure et doit le déborder de 5 à 6 centimètres. Alors on retire la sonde en la faisant glisser sur le stylet, qui reste dans la vessie et sert à conduire dans ce viscère une nouvelle sonde de gomme ouverte par les deux bouts. On pourrait attendre quelque temps avant d'opérer ce changement, mais il vaut mieux le faire de suite, avant le développement de l'inflammation qui résultera nécessairement de la déchirure de la prostate. La sonde une fois dans la vessie, on la fixe solidement et on la bouche avec un fausset que le malade retire toutes les fois qu'il a besoin d'uriner. On ne devra la changer qu'au bout de huit ou dix jours, suivant qu'elle sera plus ou moins altérée par l'urine, et pendant ce temps on emploiera tous les moyens convenables, surtout des injections, pour laver la vessie et prévenir les accidents inflammatoires.

Quelques chirurgiens enlèvent la sonde aussitôt l'opération terminée et veulent qu'on ait recours au cathétérisme toutes les fois que le malade a besoin d'uriner. Cette pratique est dangereuse. Le malade peut très rarement se sonder lui-même, principalement dans les premiers temps, et l'opérateur le plus habile n'est pas toujours certain de retrouver la fausse route qu'il a pratiquée. Chopart rapporte que F. de Hilden, qui avait suivi cette conduite, eut plus d'une fois une très grande peine à sonder son opéré, qu'il échoua même plusieurs fois et que le malade succomba bientôt.

La sonde placée à demeure dans la vessie a besoin d'être changée au bout de dix ou douze jours, alors même qu'elle fonctionne bien; autrement ses parois se détériorent ou se couvrent d'une couche calcaire qui rendrait sa sortie difficile. Il est impossible de dire à quel moment on peut en débarrasser le malade, car il faut que la fausse route soit suffisamment organisée pour permettre la libre sortie des urines; or, le temps nécessaire pour obtenir ce résultat est ordinairement de deux mois environ. Vers cette époque on peut essayer de retirer la sonde, surtout dans les cas où les urines sortent par sa cavité et en dehors de ses parois; si la miction est pénible et très incomplète, on en est quitte pour remettre la sonde ou pour apprendre au malade à se sonder lui-même. Il y réussit très souvent. Quelquefois même il urine spontanément avec assez de facilité pour n'avoir besoin d'employer une sonde que le matin et le soir, afin de vider complètement sa vessie et de la nettoyer avec des injections dont la nature varie suivant les cas.

Au premier abord, on pourrait craindre que la fausse route, dénuée de tout sphincter, ne donnât lieu à une incontinence d'urine permanente; c'est généralement le contraire qui arrive. L'élasticité propre du tissu prostatique rapproche les parois de la fausse route dans une mesure suffisante pour retenir l'urine; si bien qu'il est presque toujours nécessaire d'aider la miction avec une sonde. Bien plus, si le malade néglige d'entretenir avec des bougies ou des sondes le calibre de la fausse route, celle-ci se rétrécit de plus en plus, et ce rétrécissement graduel, après avoir gêné notablement le passage des urines, finit par déterminer de graves accidents. Nous citerons à l'appui de ce fait une observation intéressante sous tous les rapports que nous empruntons à Chopart : « Un religieux sexagénaire eut, en 1778, une rétention complète d'urine pour laquelle le chirurgien en chef de l'Hôtel-Dieu de Paris fut appelé. Après avoir vidé la vessie par le cathétérisme, l'opérateur retira la sonde. Dès le même jour, les urines furent encore retenues et les douleurs devinrent si vives qu'on fut obligé de redemander les secours du chirurgien. Malgré ses efforts et ses diverses tentatives, il ne put parvenir à remettre la sonde dans la vessie. Beaucoup de sang s'écoula de l'urèthre. Les accidents de la rétention augmentant, on appela le lendemain le frère Cosme, qui jugea, par la sonde introduite dans l'urèthre, qu'on avait fait fausse route. Après beaucoup de mouvements, la sonde enfoncée profondément et placée dans une direction parallèle à celle du canal urinaire, il la poussa avec un effort violent qui causa au malade une douleur si aiguë qu'elle lui fit jeter les hauts cris; mais la sonde pénétra dans la vessie, et il s'écoula une grande quantité d'urine. L'algalie étant assujettie avec des liens, on combattit les symptômes du ténesme et de l'inflammation par les remèdes généraux. Le malade porta très longtemps la sonde; il ne pouvait uriner sans cet instrument, que l'on ôtait tous les douze ou quinze jours, afin de le nettoyer ou d'en substituer un autre. Au bout d'un an, les urines s'écoulant entre la sonde et l'urèthre, on la retira. Le cours naturel des urines fut assez libre et assez prompt pendant quelque temps; puis il se ralentit. Ce religieux était alors obligé de faire beaucoup d'efforts pour les rendre, et elles sortaient lentement en se bifurquant, et presque goutte à goutte, surtout au commencement et vers la fin de leur éjection. Il vécut encore quelques années. On fut curieux, après sa mort, d'examiner l'état des voies urinaires. On ne remarqua d'extraordinaire qu'un canal artificiel qui s'ouvrait dans la vessie près de son col, et dans l'urèthre vers sa partie membraneuse, et qui s'étendait entre la prostate et le rectum. Ce canal résultait de la fausse route faite par la sonde, et qui avait été entretenue par cet instrument et le passage des urines. Le conduit naturel n'était pas cependant effacé. Il paraît que le cours des urines se partageait entre ces deux routes.

Quelques chirurgiens ont eu l'idée d'attaquer directement la prostate et de comprimer ou même de détruire les obstacles qui s'opposaient à la miction.

On a imaginé des instruments assez ingénieux pour opérer la *compression* excentrique, totale ou partielle du col. Les uns agissent à la manière des dilatateurs sur tout le pourtour du col vésical, les autres sur un ou deux points de sa circonférence. Nous les avons employés plusieurs fois, sans en obtenir aucun bénéfice. Du reste, ce résultat était facile à prévoir. Si la compression ne dure que quatre ou cinq minutes, comme on le recommande, les tissus reviennent rapidement, par leur propre élasticité, à leur position primitive; si on la prolonge, elle devient très douloureuse et pro-

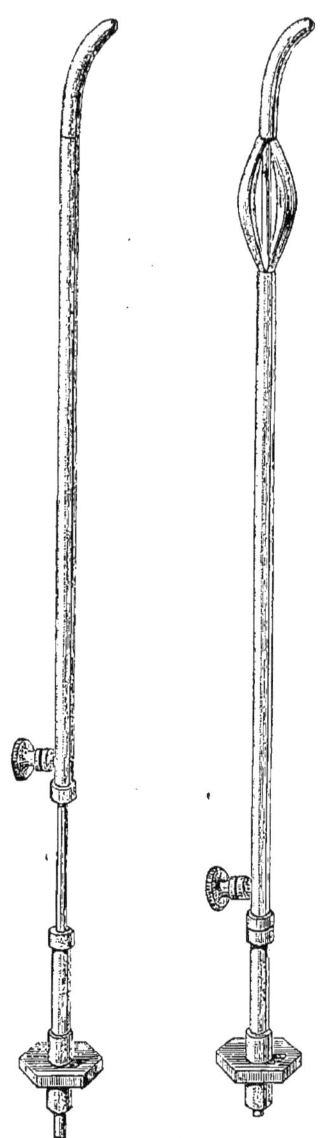

Fig. 15. — Dilatateur de Leroy (d'Étiolles).

La première figure représente le dilatateur fermé; la deuxième figure le montre ouvert.

Le défaut de cet instrument réside dans sa forme biconique, qui doit en faire glisser la partie la plus large en avant ou en arrière du col.

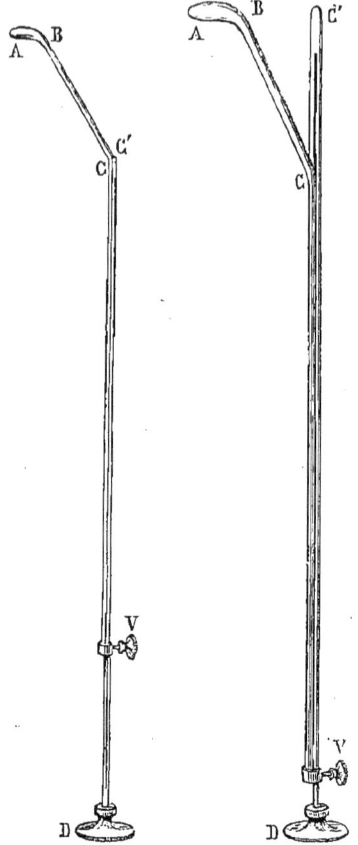

Fig. 16. — Dilatateur de Mercier fermé et ouvert.

Il est formé, jusqu'à son premier coude, de 2 tiges aplaties, susceptibles de glisser l'une sur l'autre. Dans son ensemble, il a la forme de la sonde bi-coudée.

Pour faire glisser la tige inférieure, il faut appuyer sur le large bouton dont elle est munie à son extrémité inférieure.

Pour opérer ce glissement, il convient que les deux coudes de l'instrument soient dans la cavité vésicale. On tire alors vers soi l'instrument ouvert, de sorte que la tige inférieure exerce une pression sur la lèvre inférieure du col.

Le dilatateur de M. Mercier est supérieur au précédent; mais, outre qu'il est passible du même reproche presque au même degré, on peut affirmer que la dilatation qu'il produit momentanément ne se maintient pas.

voque des accidents graves. Aussi est-elle à peu près abandonnée aujourd'hui.

Nous insisterons davantage sur un moyen qui se rapproche par quelques points de la compression, sans en comporter les dangers. Quand un malade ne peut uriner qu'à l'aide du cathétérisme, il doit se servir d'une sonde de gomme dont il augmentera progressivement le volume jusqu'à 6 ou 7 millimètres de diamètre; une fois celle-ci introduite dans la vessie, il la laissera à demeure pendant une ou deux heures chaque jour. Cette manœuvre ne produit qu'une amélioration insignifiante, quand il s'agit d'une saillie transversale de la base de la prostate, parce que, si cette sorte de barre peut être momentanément déprimée, elle se relève très promptement. En effet, adhérente par sa base et ses extrémités, elle n'est susceptible d'aucun déplacement. Il en est autrement quand le col est encombré par plusieurs tumeurs. Nous avons déjà montré (fig. 6 et 7) qu'elles sont toujours séparées par des sillons dirigés d'arrière en avant. Chez quelques malades qui avaient conservé en partie la possibilité d'uriner, on voit qu'un de ces sillons était plus large que les autres et servait de passage à l'urine. Or, ce qui a lieu spontanément dans certains cas, peut être obtenu par l'art. La sonde passe d'abord par le sillon qui lui offre l'accès le plus facile; puis elle l'agrandit peu à peu en refoulant les tumeurs latérales qui, bien qu'adhérentes par leur base, jouissent d'une certaine mobilité et peuvent être déjetées à droite ou à gauche. A la longue, il s'établit une sorte de gorge qui permet la sortie des urines. Ce résultat heureux, sans être jamais complet, procure un très grand soulagement aux malades; sans le promettre, puisqu'il est toujours incertain, il est permis de le leur faire espérer, en ayant soin de les prévenir qu'il peut se faire attendre des mois, une année et même plus. Il nous est arrivé plus d'une fois de désespérer du succès, au moment même où la miction commençait à se rétablir.

Parmi les cas assez nombreux où cette pratique nous a réussi, nous en citerons deux fort intéressants. Un homme de soixante-quatre ans n'urinait plus depuis trois années qu'en se servant d'une très petite sonde. Après l'avoir sondé plusieurs fois, nous lui apprîmes à se servir d'une sonde de 7 millimètres de diamètre qu'il gardait deux heures et quelquefois trois, en se couchant. Vers le sixième mois, il commença à uriner seul, et au bout d'un an il ne recourait plus à la sonde qu'une fois, en se levant. Il vécut encore six ans et trois mois dans cet état.

Un autre vieillard de soixante-treize ans, qui était dans la même position depuis sept ans, ayant eu recours à nous pour lui apprendre à se servir d'une grosse sonde coudée, commença à uriner à volonté après treize mois de traitement. Au bout de deux ans il ne se sondait plus qu'une fois en vingt-quatre heures. Il mourut d'une pneumonie à quatre-vingt-quatre ans. A l'autopsie, nous trouvâmes en arrière du col trois tumeurs irrégulières dont la plus grosse, du volume d'une noix, débordait sur un large sillon par lequel passaient les urines. Les trois autres tumeurs, de moitié moins grosses, étaient rejetées à droite.

Nous ne parlerions pas du broiement exécuté avec une pince à écrasement ou un instrument lithotriteur, si Velpeau ne l'avait pas présenté comme une opération applicable aux brides et aux *tumeurs de la prostate.* — « .... S'il s'agissait, dit-il, d'une tumeur pédiculée ou simplement globuleuse, l'instrument devrait être plus volumineux, embrasser une plus grande épaisseur de tissu ; il serait aisé alors de la contondre, de la broyer, de la morceler, et il faudrait bien être inattentif pour saisir à la place quelque couche de tissu naturel. » (*Dict. de méd.*, t. XXVI, p. 212.) Velpeau ne dit pas s'il a jamais pratiqué cette opération. Pour nous qui ne l'avons répétée que sur quelques cadavres d'hommes ayant une grosse prostate, nous nous sommes assuré qu'il est impossible de se rendre un compte exact des parties qu'on saisit avec les mors de la pince et que cette opération aveugle exposerait les malades aux plus grands dangers. Aussi la repoussons-nous de la façon la plus absolue.

La *cautérisation* peut également servir à détruire les tumeurs de la prostate. Il serait dangereux de la pratiquer avec de la potasse ou tout autre caustique très soluble qui, en se répandant sur les parties voisines et dans la vessie, produirait les plus graves désordres. Le nitrate d'argent offrirait plus de sécurité, mais on lui a reproché avec raison de n'exercer qu'une action trop superficielle. Pourtant ce reproche me semble très exagéré ; si, après avoir choisi un porte-caustique semblable à ceux dont on se sert pour attaquer les rétrécissements de l'urèthre, ayant un diamètre de 7 à 8 millimètres et pourvu d'une cuvette largement ouverte, on laisse le nitrate d'argent en contact, pendant quatre minutes environ, avec les tissus qu'on veut mortifier, on obtiendra une eschare épaisse et une perte de substance assez grande. Au besoin, on pourrait encore répéter l'opération. Cependant si ce mode de cautérisation convenablement appliqué est sans danger, et s'il agit plus profondément qu'on ne l'a dit, il me paraît difficile qu'il puisse détruire des tumeurs d'un certain volume.

Nous avons employé ce moyen plusieurs fois, sans lui accorder une grande confiance, pour diviser des saillies transversales de la base de la prostate, de simples barres prostatiques. L'opération est d'une exécution facile, médiocrement douloureuse, mais les résultats qu'elle nous a donnés ne sont pas très heureux. Dans les premiers jours il y a de la fièvre, un peu de cystite, des envies fréquentes d'uriner sans accident sérieux, un écoulement de sang ordinairement peu abondant. Une semaine ou deux se passent sans le moindre changement, même après la chute de l'eschare, sans doute parce que les parties qui l'avoisinent restent encore enflammées et tuméfiées. Au bout d'un mois ou deux la miction a généralement gagné en facilité; mais cette amélioration diminue peu à peu et tous les malades que nous avons eu l'occasion de revoir après plus d'un an se trouvaient dans le même état qu'avant l'opération, quoiqu'ils se fussent passé des bougies dans l'urèthre, comme cela leur avait été recommandé.

L'*incision* de ces barres prostatiques a été proposée par Guthrie, qui fit construire à cet effet une sonde legèrement courbe renfermant une petite lame qu'on pouvait faire saillir à son extrémité ou sur un de ses côtés au moyen d'un petit ressort. Nous n'insistons pas sur cet instrument, qui est très imparfait. M. Mercier, après plusieurs essais, décrivit un sécateur bien préférable. « Il a, dit-il, la forme de ma sonde exploratrice, seulement il n'est pas tout à fait cylindrique et il a un peu plus de diamètre de la face correspondant au bec vers la face opposée, tandis qu'il en a un peu moins d'un côté à l'autre. Dans l'épaisseur de la tige, tout près de l'angle de la courbure, se trouve une lame qu'on peut faire saillir à volonté de 2, 4 et même 6 millimètres, sans que cependant la pointe de cette lame se dégage complètement de l'épaisseur du bec, condition importante pour ne pas être exposé à accrocher les tissus. Lorsque l'instrument est ouvert au maximum, le tranchant de la lame représente une ligne qui, partant de la tige, à 45 millimètres de l'angle, irait tomber sur le milieu à peu près du bec. Un mécanisme particulier permet, lorsque cette lame a pénétré dans la vessie, de l'ouvrir au degré convenable et de la fermer à volonté.

» Lorsqu'on l'introduit dans la vessie, on explore le col, on tourne le bec directement en arrière et on l'attire jusqu'à la valvule. Après s'être bien assuré de l'état des choses, on le repousse dans la vessie d'une quantité égale à la longueur de la lame et on ouvre celle-ci de 4 millimètres, terme moyen. Il suffit alors de retirer l'instrument, jusqu'à ce que son bec se trouve arrêté par le col de la

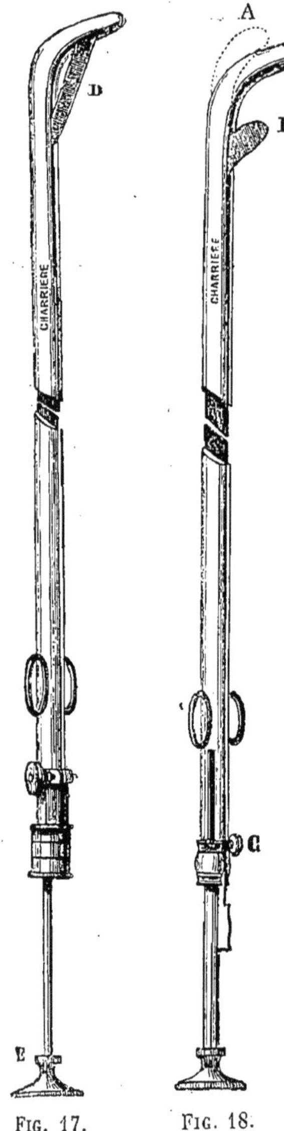

FIG. 17. FIG. 18.

FIG. 17. — Sécateur de Mercier à lame fixe.

La lame D, cachée dans une rainure de l'instrument, se montre lorsqu'on appuie sur le bouton E.

FIG. 18. — Sécateur de Mercier à lame courante.

La lame peut se porter en A ou en B, suivant qu'on presse ou qu'on tire sur le bouton. La vis C sert à la fixer dans la rainure du bec pendant l'introduction.

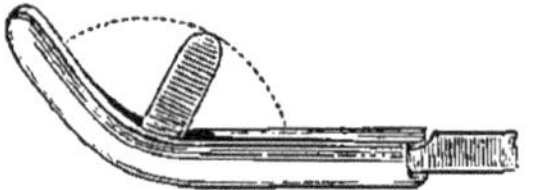

FIG. 19. — Sécateur de Maisonneuve.

La lame, cachée dans le bec, décrit un arc de cercle étendu, en prenant un point d'appui dans la rainure où il est logé.

vessie, pour opérer la division de la valvule de son bord libre vers son bord adhérent.

» Après ce premier temps, on peut fermer la lame, comme je le fais presque toujours sans inconvénient ; on repousse l'instrument comme la première fois et dans la même direction, ce qui permet de rendre la section plus complète encore; puis, si l'on veut faire des incisions latérales, on répète la même manœuvre, le bec étant

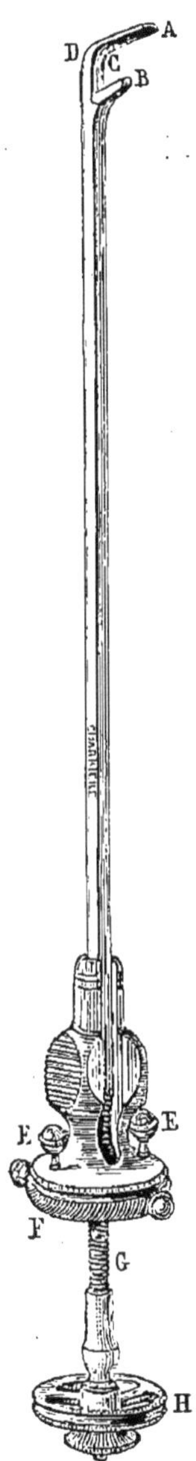

Fig. 20. — Emporte-pièce de Mercier. Instrument vu dans son entier.

A. Bec plein.

B. Branche mâle, plus courte de moitié que la branche femelle, surmontée du bec plein.

C. Partie creuse, où s'insère la branche mâle.

D. Talon.

E F G H. Pièces semblables à celles que l'on trouve dans le brise-pierre.

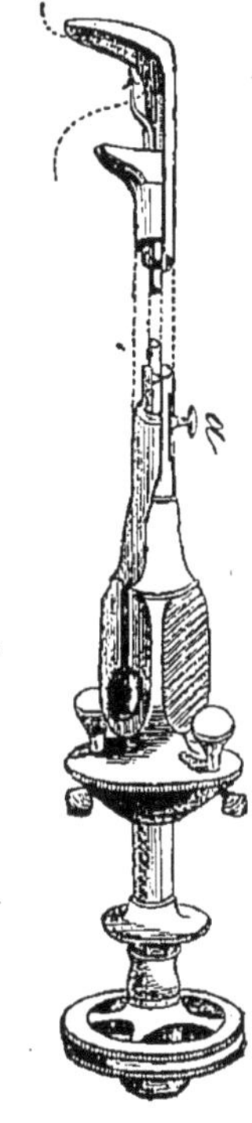

Fig. 21. — Le même, de grandeur naturelle, pour mieux faire voir les détails de la construction.

toujours tourné en arrière, mais dans la direction des diamètres obliques du bassin. Après quoi, on ferme la lame, on tourne le bec en avant, et on retire l'instrument. » (*Recherches sur une cause fréquente et peu connue de rétention d'urine*, p. 25.)

Plus tard M. Mercier a imaginé un sécateur à lame courante auquel il attribuait des avantages sur le premier (voyez la figure ci-contre). M. Maisonneuve en a fait construire un dont la lame coupe en décrivant par sa pointe un arc de cercle (fig. 19).

Dans les premières opérations, M. Mercier laissait une grosse sonde à demeure pendant les sept ou huit premiers jours, pour prévenir la reproduction de la valvule par suite du travail de cicatrisation. Avec son dernier instrument, il croit pouvoir s'en dispenser, et c'est, ajoute-t-il, un très grand avantage pour les malades, parce qu'il existe très souvent dans l'urèthre une inflammation chronique qui rend le contact d'une sonde insupportable.

Cette opération n'est pas d'une exécution difficile, et M. Mercier assure qu'elle lui a donné les meilleurs résultats. Sans contester le moins du monde ses succès, nous devons dire que tous les chirurgiens n'ont pas été aussi heureux que lui. Nous avons opéré quatre malades avec le sécateur de notre confrère et en pratiquant une seule incision. Chez trois, il y eut une hémorrhagie peu abondante et dont on eut facilement raison. Le quatrième avait également perdu peu de sang au moment de l'opération. Le cinquième jour les urines étaient à peine teintées. Le sixième jour, au matin, à la suite d'une selle pénible et d'assez grands efforts pour uriner, le sang s'échappa assez abondamment. Les moyens ordinaires employés contre les hémorrhagies n'eurent aucun succès. On sondait le malade quand il voulait uriner, et le cathétérisme augmentait chaque fois l'écoulement du sang. Une sonde de 7 millimètres de diamètre fut placée à demeure sans plus de réussite. Vers le dixième jour, comme le malade était très affaibli, nous pratiquâmes sur le col une cautérisation énergique, et l'hémorrhagie, après avoir continué pendant trente heures, en diminuant peu à peu, finit par s'arrêter. Le malade guérit, mais il avait vu la mort de bien près.

De ces quatre malades, nous n'avons pu en revoir que trois, l'un après huit mois, les deux autres après un an. Bien qu'ils eussent uriné assez bien pendant plusieurs mois, ils étaient à peu de chose près dans l'état où ils se trouvaient avant l'opération.

On doit encore à M. Mercier un instrument destiné à pratiquer l'*excision* de la barre prostatique (fig. 20 et 21). Sa forme est celle d'un brise-pierre. Après l'avoir introduit dans la vessie, comme le sécateur, et avoir tourné son bec en arrière, on écarte ses branches pour saisir la barre dans son milieu. Celle-ci pourrait fuir devant les mors au moment de leur rapprochement ; aussi faut-il la traverser avec un dard en forme de flèche. Il ne reste plus qu'à pousser fortement la branche mâle contre le mors de la branche femelle, pour exciser une partie de la barre prostatique. Nous ne nous sommes servi de cet exciseur qu'une seule fois. L'opération n'a donné lieu à aucun accident ; mais nous avons été frappé de la difficulté qu'on éprouve à faire entrer la barre entre les mors de l'instrument. Nous avons été obligé de l'appliquer à trois reprises, et chaque fois nous ne sommes parvenu à enlever que des morceaux du volume d'un très

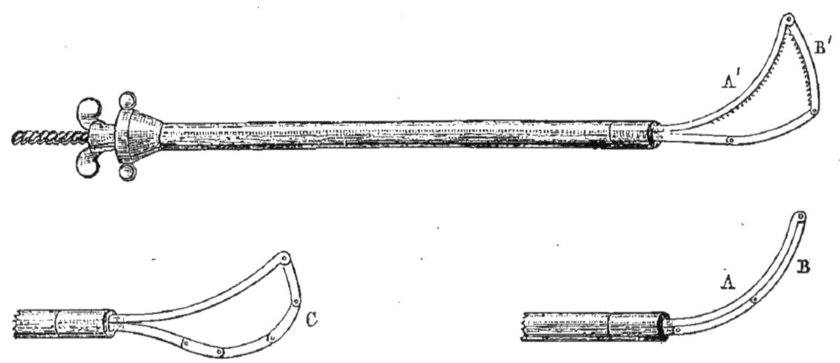

FIG. 22. — Instrument de Jacobson proposé pour l'excision des tumeurs de la prostate.

AB. Bec de l'instrument fermé.

A'B'. Anse ouverte et montrant les dentelures de deux de ses pièces.

C. Anse articulée, sans dentelures.

L'exciseur de Leroy (d'Étiolles) ne diffère du précédent qu'en ce que le bec est à peu près du même volume que la tige.

petit pois. Il n'y eut qu'un écoulement de sang insignifiant. L'amélioration fut assez grande ; car le malade, qui ne pouvait uriner qu'au moyen d'une sonde, rendait à chaque miction un verre d'urine, et le cathétérisme pratiqué ensuite trouvait la vessie presque vide. Nous n'avons pas revu ce malade ; mais un de ses amis, qui vint nous consulter un an environ après l'opération, nous apprit que le succès ne s'était pas soutenu.

Ainsi, dans presque tous les cas de réussite, on voit que l'amélioration obtenue dans les premiers mois diminue peu à peu et finit par disparaître au bout d'un temps plus ou moins long. Nous ferons d'abord remarquer qu'il ne s'agit ici que des barres prostatiques coïncidant avec la tuméfaction de toute la prostate, barres bien différentes de celles dont nous parlerons plus tard à propos des contractures du col de la vessie. En admettant que la plaie faite par l'instrument ne se réunisse pas, la maladie de la prostate n'est pas enrayée. La prolifération fibreuse qui avait déterminé un relief à la base de cet organe continue sa marche, et la barre finit par se reproduire.

Nous ne citerons que pour mémoire la *ligature* proposée pour enlever les tumeurs isolées et pédiculées de la prostate, du serre-nœud, du porte-ligature de Leroy, de l'instrument de Jacobson, etc. Déjà nous avons insisté sur la difficulté de reconnaître exactement ces tumeurs ; nous ajouterons que celles qui se présentent dans des conditions à pouvoir être attaquées par la ligature sont très grosses, et que, dans presque tous les cas, il existe sur les côtés de leur point d'attache deux sillons assez larges, dont un au moins permet assez facilement la sortie des urines. En serait-il autrement, c'est-à-dire viendraient-elles à se porter sur l'orifice interne de l'urèthre au moment de la miction, qu'il vaudrait encore mieux employer les moyens que nous avons indiqués plus haut que de tenter une opération d'exécution difficile et qui n'est pas exempte de danger.

CHAPITRE IV

KYSTES DE LA PROSTATE

Nous ne décrirons, comme kystes de la prostate, que des cavités contenant un liquide. Il ne sera donc pas question dans ce chapitre des loges dans lesquelles sont renfermés des concrétions et des calculs.

Comme il n'y a peut-être pas, à l'heure qu'il est, une seule observation absolument démonstrative de kyste hydatique, et que les poches à contenu purulent peuvent soulever des doutes relatifs à leur véritable nature, on peut dire qu'il n'y a qu'une seule variété de kystes de la prostate dont l'existence soit bien établie, ce sont les kystes par rétention.

Le mécanisme de leur formation est le même que partout. Un cul-de-sac de la glande se trouve séparé du reste de l'organe par l'oblitération de son canal excréteur. Sa sécrétion normale continue à se faire. Le liquide distend peu à peu la paroi, et cette distension aboutit à la constitution d'une poche qui reste enfermée dans la masse de la glande, ou qui fait saillie sur l'une de ses faces libres, particulièrement du côté de l'urèthre ou de la vessie.

C'est ordinairement chez des vieillards atteints de tuméfaction prostatique que l'on trouve les tumeurs de ce genre. Le plus grand nombre des auteurs qui ont écrit sur cette maladie signalent dans l'épaisseur des lobes altérés de petites cavités multiples, remplies d'un liquide épais et jaunâtre, qui ne pouvaient être que des culs-de-sac glandulaires distendus par une sécrétion viciée. Nous avons dit quelques mots de cette particularité à propos de l'anatomie pathologique des tumeurs bénignes de la prostate.

En pareil cas, la dilatation kystique est généralement en connexion avec la dégénérescence sénile de la glande; elle est le résultat de cette désorganisation que nous avons dit commencer par le tissu glandulaire. Les cavités sont de très faibles dimensions; à peine dépassent-elles celles d'un petit pois. Le plus grand nombre sont encore plus petites; mais parfois la dégénérescence mieux limitée donne lieu à des tumeurs plus volumineuses.

C'est sans doute un exemple de ce genre qu'a publié Morgagni (*De sedibus et causis morborum*, t. VII, epist. 44, p. 153). Cet anatomiste dit avoir trouvé sur un cadavre une cavité occupant la partie antérieure de la prostate, dans laquelle aurait pu tenir un grain de raisin moyen. La membrane limitante, qui paraissait bien distincte, avait la couleur du reste de la glande. La cavité était vide, sans doute parce que, à la suite d'une rupture spontanée, le contenu s'était déversé dans l'urèthre et ne s'était pas reproduit. A vrai dire, cette circonstance pourrait inspirer quelques doutes relativement à la nature de cette poche. Le texte de Morgagni est fort peu explicite. Vu l'absence de détails, on pourrait se demander si cette cavité n'était pas le vestige d'un petit abcès à marche chronique, ou encore si elle n'aurait pas contenu antérieurement un petit calcul. L'histoire des kystes par rétention resterait fort obscure, si elle ne s'appuyait pas sur des faits plus certains.

Béraud rapporte que Dolbeau a vu sur un homme d'environ soixante ans deux kystes du volume d'un petit pois situés symétriquement de chaque côté du verumontanum. Ils contenaient un liquide blanchâtre dont l'examen n'a pas été fait. La prostate était hypertrophiée.

Le hasard nous a fait rencontrer deux exemples de kystes développés aux dépens du lobe moyen et faisant saillie du côté de la vessie. Le premier cas est représenté dans la figure 23. On y voit une tumeur grosse comme un grain de raisin allongé, située immédiatement au-dessous de l'orifice vésical de l'urèthre. A l'intérieur de la poche ouverte et représentée dans une autre figure on aperçoit deux petites tumeurs solides dépendant du lobe médian.

Nous sommes à même de donner des renseignements plus circonstanciés sur la seconde de ces pièces. Elle a été recueillie cette année même à l'hôpital Saint-Louis sur un homme de quatre-vingt-cinq ans qui n'avait jamais éprouvé aucun trouble du côté des voies urinaires. La prostate, plutôt un peu atrophiée qu'augmentée de volume, sauf le lobe droit qui était le siège d'une production saillante dans le canal, n'était guère remarquable que par la présence d'une petite tumeur très régulièrement sphérique dans ses quatre cinquièmes inférieurs, qui faisait relief dans la vessie, immédiatement en arrière de la lèvre inférieure de l'orifice uréthral. Cette tumeur était grosse comme l'extrémité du petit doigt. Bien que tendue, elle était assez fluctuante pour qu'il n'y eût pas à hésiter sur sa nature.

Le contenu, recueilli avec soin au moment de l'ouverture de la poche, était un liquide fluide, lactescent, ayant tout à fait l'aspect extérieur du liquide prostatique. Examiné au microscope, il en a présenté tous les caractères (granulations réfringentes, corps ambrés).

Deux petites tumeurs solides faisaient saillie dans la partie supérieure de la poche ; c'étaient deux petits fibromes dépendant du lobe médian, exactement comme dans le cas précédent (fig. 26).

Il n'est pas douteux que les deux petits kystes qu'a vus Dolbeau ne se fussent développés, comme ces derniers, aux dépens du tissu prostatique. Avec le cas rapporté à l'instant, ils suffiraient pour montrer la pathogénie et l'évolution de ces sortes de tumeurs.

Après les kystes qui naissent des follicules distendus, on peut mentionner ceux qui résultent de l'oblitération de l'orifice de l'utricule prostatique. Nous en avons cité un exemple à propos des tumeurs du verumontanum. Dans le même chapitre, nous avons rapporté les observations de Englisch relatives à la distension kystique du *sinus pocularis* ou utricule prostatique chez les nouveau-nés. « On trouve maintes fois chez les nouveau-nés l'embouchure du *sinus pocularis* oblitérée et, par suite de cette oblitération, une tumeur de rétention (*Retentionsgeschwülst*), qui tantôt soulève

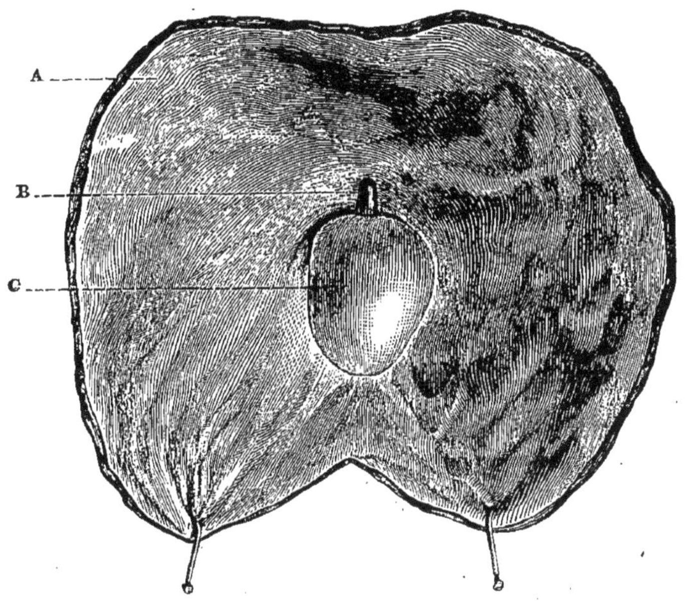

Fig. 23. — Kyste du lobe moyen de la prostate saillant dans la vessie.

A. Paroi antérieure de la vessie.

B. Bec d'une sonde introduite d'avant en arrière dans le col.

C. Kyste d'aspect bleuté, transparent, appendu à la lèvre inférieure du col et saillant vers le trigone.

(Pièce de la collection de M. Voillemier.)

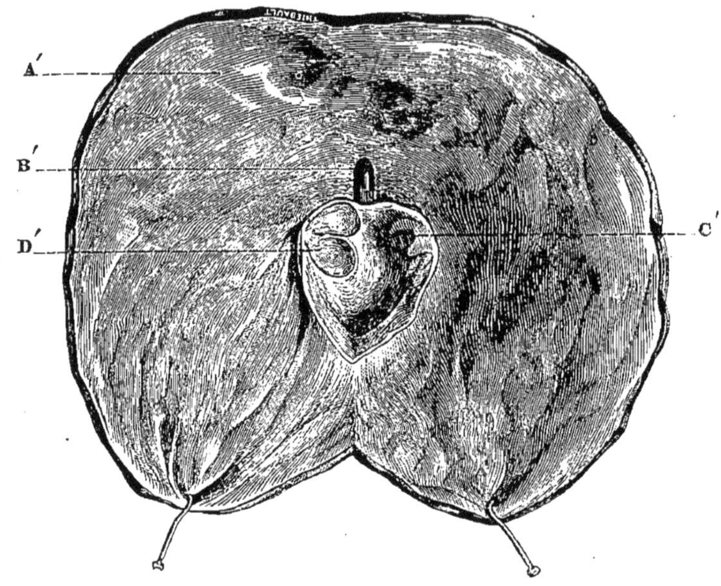

Fig. 24. — Le kyste représenté dans la figure précédente a été ouvert.

A'. Paroi antérieure de la vessie.

B'. Bec de la sonde introduit d'avant en arrière dans le col.

C'. Petit cul-de-sac délimité en partie par une production solide en forme de croissant.

D'. Petites tumeurs faisant relief dans la poche.

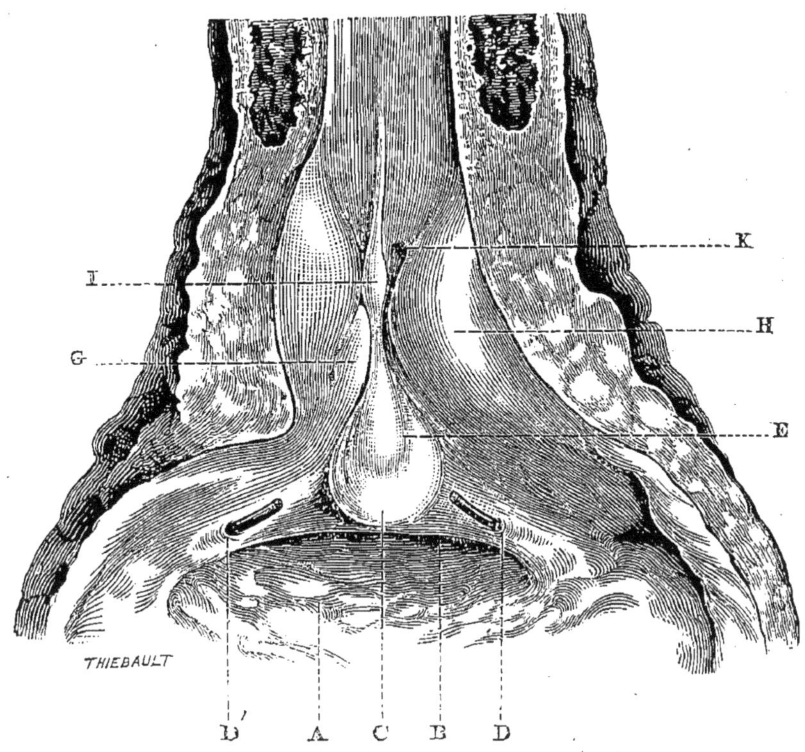

FIG. 25. — Kyste du lobe moyen de la prostate saillant dans la vessie.

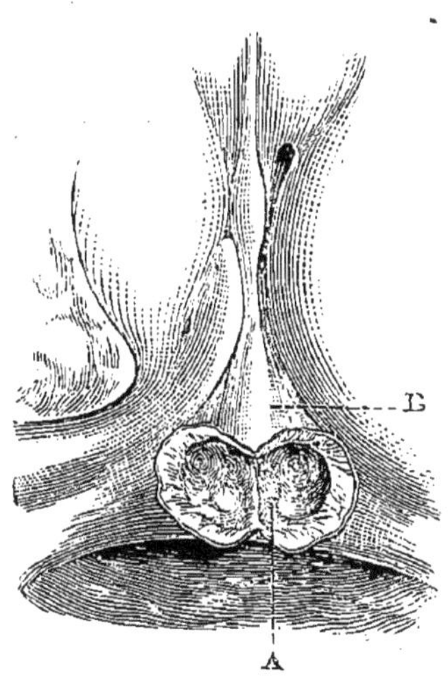

FIG. 26. — Le kyste représenté dans la figure précédente a été ouvert.

EXPLICATION DE LA FIGURE 25

A. Bas-fond de la vessie.

B. Bandelette musculaire allant d'un uretère à l'autre, formant valvule et très rapprochée du col. Le trigone n'existe presque plus.

C. Poche kystique, régulièrement sphérique, surmontée d'une partie solide.

DD'. Orifices des uretères.

E. Tumeur solide allongée, surmontant le kyste et se continuant en avant sans interruption jusqu'à la caroncule séminale.

G. Petite tumeur du lobe gauche de la prostate.

H. Lobe droit de la prostate, déformé, mais peu hypertrophié.

I. Verumontanum.

K. Lacune prostatique.

(*Pièce provenant du service de M. Le Dentu.*)

EXPLICATION DE LA FIGURE 26

A. Cavité séparée en deux portions par un rudiment de cloison et légèrement mamelonnée du côté de la prostate.

B. Tumeur solide, oblongue, qui la surmonte.

seulement le verumontanum, tantôt occasionne une saillie de la prostate du côté du rectum. Parfois l'oblitération était survenue par suite d'une adhérence comme il s'en produit au prépuce, à l'anus; d'autres fois l'obstacle était plus profond et résistait à la sonde. Dans le premier cas il suffisait d'une légère pression pour rétablir la communication. » (Eduard Albert, *loc. cit.*, p. 184.) L'auteur ajoute qu'il se pourrait bien qu'un certain nombre de cas de rétention d'urine chez l'enfant nouveau-né n'eussent pas d'autre cause.

C'est tout à fait à tort, selon nous, que certains auteurs ont décrit sous le nom de *kystes purulents* les abcès chroniques plus ou moins enkystés qu'on a trouvés parfois dans l'épaisseur de la prostate. Il n'y a aucune assimilation à faire entre ces collections et les kystes proprement dits. En tout cas, les faits auxquels nous faisons allusion ne sont guère propres à légitimer cette assimilation. Par exemple, H. Thompson, après avoir établi quatre classes d'abcès chroniques de la prostate, dont les deux premières sont représentées par les abcès qui succèdent à une inflammation aiguë et par ceux qui sont chroniques d'emblée, dit avoir vu des cavités renfermant de $3^{gr},5$ à 5 grammes de pus, dans un des deux lobes, ou empiétant sur les deux. Il ajoute que parfois la plus grande partie de la glande peut être détruite par la suppuration. Puis il cite deux faits observés par lui de suppuration chronique, à la suite de laquelle le canal de l'urèthre, isolé de ses connexions anatomiques normales, traversait le foyer de part en part, baigné de pus de tous côtés.

Dans ces deux cas, il y a à noter une particularité qui possède à nos yeux une grande importance, c'est que l'abcès communiquait avec le canal par une large ouverture. Ainsi dans la première observation (*Traduction française*, 1874, p. 356) il est dit que l'abcès, qui contenait de 16 à 20 grammes de liquide, avait détruit la muqueuse de la paroi supérieure du canal dans l'étendue d'un florin, en sorte que *le plancher seul du canal subsistait*. Dans la seconde observation, l'abcès offrait à peu près les mêmes caractères. « Dans la portion prostatique, on apercevait l'ouverture du sac d'un abcès formé par la capsule de la prostate, exactement semblable à celui que je viens de décrire dans l'observation précédente ; *le plancher de l'urèthre formait un pont au-dessus.* »

Il ne s'agit donc pas, en réalité, d'abcès enkystés ; car les collections s'ouvraient dans le canal par une large perte de substance et la cavité devait être considérée bien plus comme une caverne que comme une sorte de kyste. Le fait que nous avons communiqué à la Société de chirurgie s'écartait des précédents par plusieurs particularités. En voici la description telle qu'elle a été insérée dans les *Bulletins de la Société* (t. V, 1879, p. 27) :

« Sur un sujet entré dans mon service à l'hôpital Saint-Louis pour une hématurie légère, qui urinait *sans difficulté* et avait rendu par l'urèthre quelques graviers phosphatiques, je trouvai à l'autopsie les lésions suivantes :

» Dans les reins, les lésions d'une néphrite interstitielle au début; dans la vessie, des colonnes charnues circonscrivant un grand nombre de cellules, dont quelques-unes étaient occupées par des graviers; au niveau du col quelques fongosités commençantes qui avaient sans doute fourni le sang de l'hématurie; en arrière du col et de la prostate, un cul-de-sac profond où était logé un calcul plus volumineux que les autres.

» Les lésions les plus intéressantes se trouvent dans la prostate. Celle-ci, très hypertrophiée en avant du canal (voy. fig. 4, p. 68), se prolonge de près de 3 centimètres en arrière du verumontanum et forme un lobe moyen saillant dans la vessie. Presque toute la partie inférieure de l'organe est convertie en une vaste poche de la grosseur d'une petite mandarine, qui se termine en avant immédiatement derrière la portion membraneuse du canal, et en arrière au point où normalement les vésicules séminales pénètrent entre les deux lobes.

» Les conduits éjaculateurs sont indépendants de cette poche. Cette dernière communique avec la portion prostatique du canal par plusieurs orifices qui ne sont autres que ceux des canaux excréteurs des glandes disparues. Une compression soutenue fait sourdre par ces orifices un liquide sanguinolent qui n'offre pas les caractères objectifs du pus. Sa viscosité est cependant remarquable. La poche est unilobaire et limitée par une paroi celluleuse mince et parfaitement unie.

» En présence de cette dégénération particulière de la prostate, on ne peut songer ni à un abcès, ni à une ancienne caverne tuberculeuse, ni à une poche urinaire. Tout indique, au contraire, que la pièce mise sous les yeux de la Société de chirurgie est un exemple incontestable de kyste de la prostate. La dégénération a dû commencer par la dilatation kystique d'un grand nombre de glandules; les tissus intermédiaires et les parois mêmes des

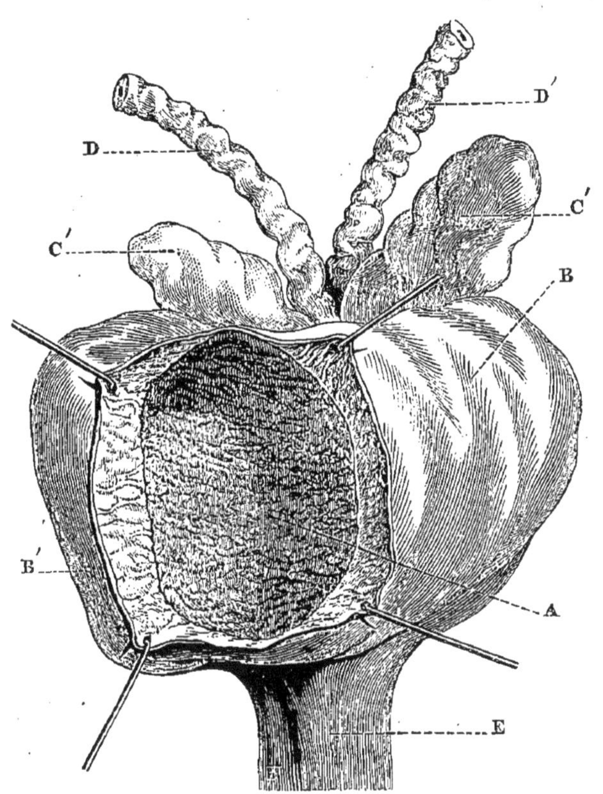

Fig. 27. — Kyste à contenu muco-purulent de la prostate.

A. Intérieur de la poche; paroi interne sillonnée de petites crêtes peu développées.

BB'. Face externe de la poche. Avant qu'elle eût été ouverte, elle semblait partagée en deux moitiés symétriques par un raphé médian; on aurait dit un petit scrotum.

CC'. Vésicules séminales.

DD'. Canaux déférents.

E. Face inférieure de la portion membraneuse de l'urèthre.

N. B. — La moitié supérieure de cette même prostate a été représentée page 68.

(*Pièce provenant du service de M. Le Dentu.*)

culs-de-sac ont dû disparaître graduellement par atrophie. Ainsi s'expliquent le volume du kyste devenu uniloculaire, son développement régulier à droite et à gauche de la ligne médiane et sa communication avec la portion prostatique du canal par plusieurs orifices situés de chaque côté du verumontanum, principalement vers sa partie postérieure. »

Nous croyons devoir insister sur ce fait que les orifices par lesquels la poche communiquait avec l'urèthre étaient tout à fait distincts des canaux éjaculateurs ainsi que de l'utricule, qu'ils étaient seulement un peu plus grands que dans l'état normal et qu'ils n'avaient rien de commun avec la perte de substance unique qui, dans les observations de Thompson, s'était produite par ulcération aux dépens de la muqueuse du canal.

La membrane limitante de cette poche, lisse sur sa face externe, était sillonnée à sa face interne par d'innombrables petites crêtes anastomosées, d'un tissu friable, circonscrivant des espaces irréguliers, très légèrement déprimés, et remplis d'une substance molle, d'un brun rougeâtre, facile à enlever et disposée en couche très mince.

Cette poche contenait environ un verre à madère d'un liquide visqueux comme du mucus, d'un brun rougeâtre, qui ressemblait à un mélange de sang, de mucus et peut-être de pus. L'examen microscopique y montra des leucocytes en grand nombre et des globules sanguins, les uns et les autres déformés par la putréfaction qui semblait avoir agi sur ce mélange avant la mort. Le sang était le résultat des hématuries ; quant aux leucocytes, ils avaient été exhalés par la paroi de la poche, mais à cause de la régularité de cette paroi et de sa communication avec le canal par plusieurs orifices, il y avait lieu de penser que la poche était un kyste à contenu muco-purulent, plutôt qu'un abcès enkysté dans la loge prostatique. Telle est l'interprétation à laquelle nous nous arrêtons définitivement.

Il nous reste à parler des kystes hydatiques de la prostate, et surtout à examiner si les rares observations sur lesquelles repose leur histoire sont suffisamment probantes.

Jusqu'à 1878, le seul fait admis généralement était celui qu'a rapporté M. Lowdell (*Medico-chirurgical transactions*, 1846, vol. XXIX). En voici les principaux détails :

« J. J., soixante-quatre ans, admis à l'hôpital du comté de Sussex, en juillet 1844. Pendant trois ou quatre années, il avait éprouvé de la difficulté à uriner et de fréquentes envies de pisser; dans la deuxième année il avait une rétention complète. La vessie fut alors vidée par la sonde et l'on en tira un litre et demi de liquide. Il vint ensuite une quantité de pus et de mucus. Il mourut au bout de peu de jours.

Autopsie. — La vessie était très épaissie ; à la place de la prostate on voyait une tumeur plus grosse qu'une tête de fœtus; quand on l'incisa, elle se trouva être un kyste hydatique, parfaitement clos, au milieu duquel se perdait la substance propre de la prostate. On trouva aussi des tumeurs hydatiques dans l'épiploon. » (H. Thompson, *traduction française*, 1874, p. 511.)

Que conclure d'une observation aussi incomplète ? Qu'est-ce qui prouve que la prostate n'avait pas été aplatie, dissociée par la tumeur, sans que celle-ci s'y fût développée ? On peut du moins garder des doutes sur son point de départ et son siège précis, et on y est d'autant plus disposé qu'il existe plusieurs cas connus de kystes hydatiques développés entre la vessie et le rectum. Thompson en rapporte six exemples intéressants, dont cinq avec autopsie; chez le sixième sujet, observé par ce chirurgien lui-même, le diagnostic ne fut pas vérifié, car une ponction rectale fit cesser la rétention d'urine et donna issue à un liquide présentant les caractères de celui des kystes hydatiques. Le chirurgien resta persuadé que la tumeur s'était développée en arrière de la prostate.

Voici maintenant deux cas plus récents, qui ne s'imposent pas non plus par leur évidence. L'un a été observé par M. Mallez, l'autre par M. Després.

Le malade de M. Mallez était un jeune homme de vingt-huit ans (Planty-Mauxion, *Des kystes de la prostate*, thèse de doctorat, Paris, 1878, n° 127), qui dès 1873 avait éprouvé de vives douleurs pendant la miction. Traité à l'Hôtel-Dieu pour une cystite chronique, à Lariboisière pour une tumeur de la prostate, il se présenta à M. Mallez le 15 février 1874, dans un état de santé fort peu satisfaisant. « A l'inspection on constate du côté gauche de l'hypogastre une saillie dure au toucher, de la grosseur d'une tête de fœtus de sept mois. M. le docteur Mallez cherche à pratiquer le cathétérisme avec une sonde en métal ; mais il ne peut y réussir, il pénètre avec une sonde en gomme. Par le toucher rectal *on ne peut limiter la prostate.* » (*Loc. cit.*, p. 22.)

Le passage qui précède est-il suffisant pour établir le diagnostic? Nous ne le croyons pas. La nature de la tumeur est démontrée par l'examen microscopique qui y fait découvrir des crochets d'échinocoques ; mais rien ne prouve qu'elle se soit développée dans la loge prostatique, pas même l'exploration pratiquée après la guérison du malade, au mois d'avril, exploration qui permet de constater « une induration et une hypertrophie de la prostate ». Dans une question d'anatomie pathologique aussi débattue, une autopsie seule peut faire loi.

Au mois de mai 1878, M. Butruille, interne de M. Desprès, présentait à la Société anatomique un kyste multiloculaire de la prostate trouvé chez un homme de soixante-neuf ans mort à l'hôpital Cochin, à la suite d'une rétention d'urine compliquée de pneumonie.

A la partie antérieure du lobe gauche existait un kyste multiloculaire, transparent, recouvert seulement du côté de l'urèthre par un pont assez mince de tissu prostatique. Un examen attentif fait reconnaître que la tumeur est comprise dans les limites de la loge prostatique et qu'elle n'a pas détruit tout le lobe ; il en reste une portion en arrière.

A la base du poumon droit il y avait *une hydatide solitaire* dont malheureusement on n'a pu faire l'examen histologique.

Le kyste prostatique était formé de cinq à six loges contenant du liquide citrin sans crochets. A première vue, la coloration des parois qui ressemblent à du blanc d'œuf cuit paraît indiquer *qu'on a affaire à un kyste hydatique*. (*Bull. de la Soc. anatomique*, 4e série, t. III, 1878, p. 265.)

Voilà, en somme, une observation qui avec ses apparences de précision est loin d'être très facile à interpréter. De deux choses l'une : ou bien il s'agissait d'un kyste multiloculaire simple, mais alors il y aurait lieu de s'étonner que, par une étrange coïncidence, il se soit trouvé dans le poumon droit une hydatide solitaire ; ou bien on avait affaire à un véritable kyste hydatique à plusieurs poches contiguës, ne contenant pas d'échinocoques et s'éloignant encore des caractères propres à ces kystes par l'aspect citrin du liquide renfermé dans ses loges.

Il est regrettable que l'on n'ait pas eu l'idée de traiter ce liquide par l'acide nitrique ; l'apparition d'un coagulum albumineux eût tranché la question. D'ailleurs, même dans l'hypothèse du kyste non hydatique, il y a lieu de s'étonner que l'observation ne mentionne aucune modification dans le volume de la prostate ; car il est notoire que tous les kystes simples décrits jusqu'ici ont été trouvés dans des prostates hypertrophiées ou dégénérées.

Il résulte de ces considérations que nous nous trouvons embarrassés pour classer ce fait, et que, si nous l'avons mentionné à l'occasion des kystes hydatiques, c'est surtout l'existence d'une hydatide solitaire dans le poumon droit qui nous y a amenés.

L'histoire clinique des kystes de la prostate se réduit à un petit nombre de notions précises. S'ils n'échappent pas entièrement au malade lui-même et au chirurgien, ils révèlent vaguement leur existence par les signes d'un rétrécissement de l'urèthre. La compression qu'ils exercent peut déterminer quelques troubles peu importants de la miction ou la rétention d'urine la plus complète.

Un seul signe pourrait mettre sur la voie de leur diagnostic, c'est la fluctuation perçue par le toucher rectal, à condition que les caractères ordinaires des abcès fissent défaut. Mais si la poche était petite, non saillante du côté du rectum ou très tendue, il serait impossible de la sentir ; et de plus, comme nous ne connaissons pas de caractère permettant de distinguer d'une tumeur liquide intra-prostatique une cavité kystique développée entre la vessie et le rectum et refoulant la prostate en haut, nous ne pouvons accorder qu'une bien faible valeur à la perception de ce signe.

Le traitement comporterait deux indications : assurer le cours de l'urine, vider le kyste. La meilleure voie pour une ponction avec aspiration serait le rectum. On reviendrait à cette opération aussi souvent qu'il serait nécessaire. Quant au rétablissement du cours de l'urine, on y procéderait par les moyens ordinaires en cas d'occlusion de l'urèthre par les tumeurs prostatiques, sans oublier qu'en pareille circonstance la rétention d'urine devrait être rattachée encore plus à la compression du canal qu'à sa déviation.

Ces règles de traitement sont celles auxquelles ont recouru les chirurgiens qui ont eu à traiter des kystes extra-prostatiques ; elles conviendraient tout aussi bien aux tumeurs liquides ayant pris naissance dans la glande elle-même.

CHAPITRE V

TUBERCULES DE LA PROSTATE

Les tubercules de la prostate sont loin d'être rares, mais il n'y a pas longtemps qu'on en connaît l'évolution. A peine signalés par Bayle (*Journal de Corvisart, Leroux et Boyer*, t. VI, germinal an XI, 1808), par James Wilson (*Lectures on the structure and physiology of the male urinary and genital organes*, etc., Lect. XII) ; signalés d'une façon plus explicite par Louis (*Recherches sur la phthisie*, 1825 et 1843), par Dupuytren, par Ammon (de Dresde), ils commencent à être passablement étudiés dans l'ouvrage de Rayer sur les maladies des reins. Plus tard Vidal leur consacre une description beaucoup plus complète (*Traité de path. ext.*, 3e éd., 1851). Peu de temps après, Dufour résume dans une thèse qui a fait époque, toutes les notions amassées avant lui, et y ajoute ses observations propres inspirées en partie des idées de son maître, M. Ricord (Ch. Dufour, *Étude sur la tuberculisation des organes génito-urinaires*, thèse de doctorat, Paris, 1854, n° 284). Tous les travaux ultérieurs sont la répétition de cette importante étude. Cependant l'histologie intervient dans la question sans y apporter des documents bien nouveaux ; elle confirme plutôt les recherches remarquables de Cruveilhier, qui cette fois, comme tant d'autres, avait bien vu sans le secours du microscope. Tout récemment le sujet a été repris incidemment par M. Reclus dans son excellente thèse sur les tubercules du testicule et l'orchite tuberculeuse. (Thèse de doctorat, Paris, 1876.)

Tels sont, avec un certain nombre d'autres qu'il est inutile de citer, les auteurs qui ont amené la question au point où elle est aujourd'hui. Il résulte des travaux qui y touchent que l'évolution de la tuberculisation dans la prostate est semblable à ce qu'elle est dans les autres organes ; que le tubercule s'y présente à l'état de granulation et à l'état de crudité ; et que si, dans beaucoup de cas, il n'est qu'une des expressions multiples de la diathèse chez un même individu, il représente dans certains autres la lésion primitive et le point de départ d'une généralisation plus ou moins tardive.

Revenons sur ces différents points en lesquels se résume l'histoire de la maladie.

Déjà Vidal et Cruveilhier avaient rencontré la granulation grise dans la prostate. La lecture de ces auteurs permet de l'affirmer. Si des constatations semblables n'ont pas été faites plus souvent, c'est qu'on néglige presque toujours l'examen de la prostate dans les autopsies de phthisiques. Chez des individus morts de tuberculisation pulmonaire nous en avons vu plusieurs fois qui occupaient les culs-de-sac et les canaux excréteurs de la glande. Dans un de ces cas nous aurions pu garder quelques doutes, si nous n'avions trouvé la même altération très prononcée dans les conduits éjaculateurs.

Ces observations faites à l'œil nu ont été confirmées par les recherches microscopiques de Virchow, de Rindfleisch, de Cornil et Ranvier. Le fait nous paraît donc assez solidement établi pour qu'il n'y ait pas lieu de nous y arrêter plus longtemps.

Quant aux tubercules crus, on les rencontre fréquemment sous forme de noyaux irrégulièrement arrondis, séparés les uns des autres par du tissu sain, et très rapprochés de la muqueuse de l'urèthre, ainsi que l'a bien indiqué Vidal (de Cassis). D'autres fois, ils sont réunis en petites masses qui finissent elles-mêmes par se confondre, de manière à envahir une bonne partie ou la totalité de la glande. Tantôt le ramollissement, qui ici comme ailleurs atteint ces productions tuberculeuses, ne porte que sur des noyaux isolés et les convertit en autant de petits abcès ; tantôt il affecte toute la masse ; d'où il résulte que la prostate est bientôt réduite à sa coque fibreuse, et que cette coque se remplit d'un liquide purulent, visqueux, jaunâtre ; ses parois se recouvrent d'une couche épaisse de matière tuberculeuse. Alors se trouve constitué un véritable abcès qui grossit peu à peu et acquiert parfois un volume considérable. Au bout d'un temps ordinairement assez court, le pus sort des limites de la glande disparue, pour s'échapper au dehors ou s'épancher dans les tissus voisins. Nous aurons à nous occuper plus loin de cette fréquente terminaison.

Par ce qui précède, on voit que les notions générales relatives à l'évolution de la tuberculose sont applicables en tout point à la prostate. On pourrait, pour compléter l'analogie, admettre ici, comme on l'a fait pour le poumon et d'autres organes, deux formes de tuberculisation, la granulation grise et l'inflammation caséeuse ; mais le débat risquerait fort de passer pour futile en ce moment où la doctrine de l'unité, née en France et ressuscitée en France, tend à s'emparer de nouveau de la faveur des observateurs ; qu'il nous suffise d'avoir bien établi que les deux formes se développent dans la prostate, et que la formation de cavernes plus ou moins spacieuses au détriment de l'organe répond parfaitement aux phénomènes du même ordre constatés depuis longtemps dans le poumon.

Nous avons vu sur plusieurs pièces les parois de l'urèthre percées de trous assez grands pour permettre le passage d'un gros stylet et par lesquels la pression du doigt faisait sourdre du pus contenu dans des cavernes sous-jacentes. Parfois c'est vers le périnée que le pus se fait jour. Il nous est arrivé, chez un homme de cinquante ans environ, de faire plusieurs incisions sur la verge, à cause d'une suppuration née de cette façon, qui s'était propagée autour des corps caverneux jusqu'à 2 centimètres de la base du gland.

Il peut se faire encore que la matière purulente s'infiltre peu à peu dans les tissus ambiants et y détermine une induration plus ou moins étendue. Dufour, dans la cinquième observation de sa thèse, dit avoir trouvé le rectum et la cloison recto-vésicale englobés dans une masse de tissu cellulaire compacte.

Enfin, au lieu de pointer vers l'extérieur, la suppuration peut ulcérer les parois de la vessie et du rectum et donner lieu ainsi à des fistules intarissables. On sait que pour M. Ricord beaucoup des fistules de la région anale chez les tuberculeux auraient cette origine.

Pour avoir été exagérée, cette affirmation n'en est pas moins exacte, au moins dans un certain nombre de cas; nous avons eu l'occasion d'en vérifier le bien fondé chez un homme auquel nous avons donné des soins en 1872 à l'hôpital Saint-Antoine. Il portait autour de l'anus un foyer purulent à orifices multiples qui nous avait paru être en communication avec le rectum. L'opération consista à débrider largement tous les clapiers, à exciser des portions de peau décollées, puis à cautériser tout le foyer au fer rouge. Préoccupé de bien nous assurer du point de départ de la suppuration, nous avions exploré avec soin le sommet de la prostate, sans parvenir à introduire un stylet dans un trajet intra-glandulaire; mais dès le surlendemain de l'opération, un écoulement abondant de pus commença à se faire par l'urèthre. Ce fut pour nous la preuve que la prostate était le siège d'une dégénérescence tuberculeuse, et que, si nous n'avions pas été assez heureux pour pénétrer dans la petite caverne d'où provenait sans doute la suppuration périanale, l'existence de cette caverne ne pouvait guère être mise en doute. Nous avions du reste hésité à entreprendre l'opération, à cause des poumons dont l'état nous avait paru suspect.

Nous avons observé tout récemment à l'hôpital Saint-Louis deux malades atteints de fistules périnéales qui, suivant notre diagnostic, partaient de la prostate ou des vésicules séminales.

L'un d'eux succomba, après avoir présenté tous les signes d'une tuberculisation généralisée de l'appareil urinaire. A l'autopsie nous trouvâmes les deux lobes de la prostate parsemés de tubercules caséeux mais non suppurés. Le pus provenait de la vésicule séminale droite, qui était le siège de deux petits foyers communiquant l'un avec l'autre. Il sera de nouveau question de ce malade à propos des maladies des vésicules séminales et de la tuberculisation de la vessie.

A la même époque nous donnions des soins, également à l'hôpital Saint-Louis, à un autre malade, âgé de vingt-huit ans environ, chez qui un abcès froid de la région périnéale s'était ouvert spontanément. Le foyer se prolongeait profondément en un trajet fistuleux qui se dirigeait du côté de la prostate. La constatation par le toucher rectal d'un noyau dur sur la face inférieure de la glande, la direction de la fistule, la marche de l'abcès, l'absence de toute communication avec le rectum, le tempérament extrêmement lymphatique de ce sujet, nous permirent d'affirmer que la prostate atteinte de tuberculose était le point de départ de la suppuration.

Il serait du plus grand intérêt de savoir dans quelles proportions, par rapport à l'existence simultanée de tubercules pulmonaires, on rencontre des lésions semblables dans la prostate ou dans les organes génito-urinaires seuls ; autrement dit, combien de malades sur cent atteints de tuberculisation de la prostate ont en même temps des altérations dans les poumons. Répondre par des chiffres précis serait difficile. On peut seulement affirmer que chez les enfants la coïncidence de ces lésions de siège différent est une règle presque absolue, tandis que, entre quinze et trente-cinq ans, on observe souvent une dégénérescence prostatique, en même temps que l'intégrité absolue des poumons. Voici d'ailleurs quelques chiffres empruntés à M. Reclus et qui offrent, à cet égard, un certain intérêt :

Sur 100 phthisiques atteints de lésions pulmonaires, il y en avait 2 présentant de la tuberculisation des organes génito-urinaires.

D'autre part, sur 30 sujets examinés pendant la vie et frappés du côté de leurs organes génito-urinaires, on en aurait trouvé 16 atteints de lésions pulmonaires et 14 indemnes de ces lésions.

Enfin, dans 30 autopsies d'individus morts de phthisie, 20 avaient des lésions pulmonaires et génitales, 10 ne présentaient de tubercules que dans leur système génito-urinaire.

On peut conclure de ces chiffres, encore que bien restreints, que la tuberculisation localisée à cet appareil peut tuer fréquemment sans s'être généralisée à d'autres systèmes ; on peut aussi en conclure que la généralisation doit être assez souvent tardive, puisque sur 30 sujets vivants la moitié environ avaient des poumons intacts, tandis que sur 30 morts les deux tiers avaient des poumons tuberculeux.

Il nous reste à établir quelle est, dans l'appareil génito-urinaire, la proportion des cas où la prostate participe à la tuberculisation et de ceux où elle y est étrangère. Il faut d'abord savoir qu'elle peut être atteinte la première et être seule atteinte ; une observation de Béraud en fait foi, et ce fait échappe à toute objection, puisqu'il s'agit d'une autopsie. Nous croyons l'avoir observé une fois sur le vivant en 1877, mais comme nous n'en avons d'autre preuve à fournir que le résultat du toucher rectal, qui nous permit de constater une bosselure douloureuse d'un lobe prostatique, nous ne garantissons pas absolument l'exactitude de notre diagnostic.

Le plus souvent les individus qui ont des tubercules dans la prostate en ont en même temps dans l'épididyme et le testicule (c'est le cas le plus ordinaire), ou dans l'appareil urinaire (rein et vessie). Rayer a bien montré jadis la lésion débutant par le rein et gagnant de proche en proche l'uretère et la vessie. Tout dernièrement M. Tapret nous a fait connaître de nombreux faits analogues à ceux-là. Alors c'est surtout la tuberculisation miliaire qu'on observe (*Arch. gén. de médecine*, 6e série, 1878 et 1879).

Plus souvent encore la maladie suit dans sa propagation une marche inverse, et les lésions semblent remonter du testicule et de l'épididyme vers la prostate. Dans quelques cas la dégénérescence envahit le canal déférent de proche en proche et parvient ainsi jusqu'à la glande ; mais ce n'est pas le fait le plus ordinaire. Il arrive fréquemment que les vésicules séminales et la prostate sont dégénérées, alors que du côté du testicule la dégénérescence n'a pas dépassé la queue de l'épididyme et que le canal déférent est sain ; ce qui prouve bien que l'influence de la diathèse s'est exercée à la fois sur la prostate et sur le testicule. La figure ci-jointe, que M. Reclus a bien voulu nous permettre d'emprunter à son travail, offre justement un exemple de cette particularité qui, selon nous, représente encore plus la règle que l'exception.

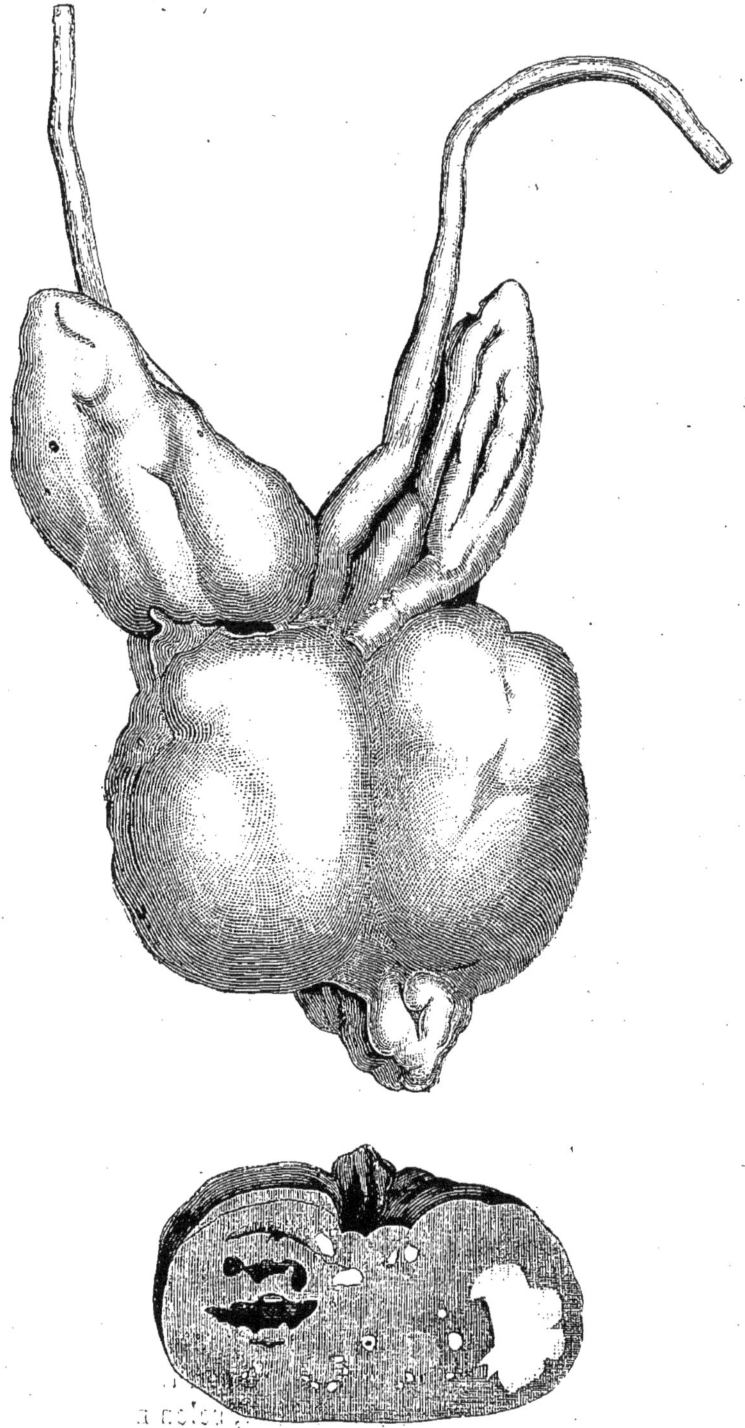

Fig. 27. — Tuberculose généralisée de l'appareil génito-urinaire.

EXPLICATION DE LA FIGURE 27

FIG. A. Elle représente la prostate, les vésicules séminales et le point où le canal déférent pénètre dans les vésicules. La prostate est très volumineuse, vaguement bosselée, déprimée sur la ligne médiane; mais cette dépression correspond à un abcès qui s'est vidé par l'urèthre. Les deux vésicules séminales sont altérées, mais la gauche l'est beaucoup plus profondément; on dirait d'une petite outre remplie de matière caséeuse ramollie. Le canal déférent est dégénéré dans une partie de son trajet, mais son épaississement et ses nodosités cessent à une certaine distance des vésicules.

Le canal déférent est tuberculeux seulement à son origine. L'épididyme est volumineux et irrégulier. Au niveau de sa partie moyenne et près du bord testiculaire se voit un « tubercule excentrique ». Le testicule proprement dit est lui-même soulevé çà et là par quelques bosselures. On aperçoit à la partie supérieure de l'épididyme et du testicule quelques traînées légères : elles sont dues aux vaisseaux sanguins dont la formation avait été provoquée par une vaginalite aiguë.

FIG. B. Coupe de la prostate. D'un côté, on trouve une masse caséeuse, non encore ramollie; de l'autre, des cavernes en assez grand nombre et vidées de leur contenu; au milieu, des granulations et de petits noyaux tuberculeux.

(Empruntée à la thèse de M. Reclus).

Lorsque l'urèthre est affecté, c'est généralement dans sa portion profonde, et alors on trouve des tubercules isolés ou contigus, sous-jacents à la muqueuse saine ou ulcérée. Une fois, cependant, nous avons vu sur un homme d'environ quarante ans le canal tapissé, depuis le col vésical jusqu'à 1 centimètre du méat urinaire, par une matière épaisse d'un gris sale, évidemment de nature tuberculeuse. Elle n'était pas disposée uniformément, mais se présentait sous l'aspect d'une couche molle, fendillée en plusieurs sens et surtout dans celui de la longueur, par suite des alternatives de resserrement et de dilatation de l'urèthre. Au contraire, une couche analogue qui formait un revêtement interne à l'uretère, était d'une assez grande régularité.

Nous avons dit plus haut que les tubercules se montraient dans la prostate à l'état de granulation et à l'état de crudité. La transformation crétacée y a été observée une fois par M. Broca (*Bulletins de la Société anatomique*, p. 375, 1851). Dans cet organe la maladie a donc la même évolution que partout ailleurs ; elle y présente les mêmes caractères objectifs et les mêmes transformations. La réunion sur un même sujet des granulations, des tubercules crus, des tubercules ramollis et des cavernes est loin d'être rare.

Si l'on s'en rapportait uniquement aux autopsies, on serait tenté d'affirmer que les deux lobes de la prostate sont le plus souvent envahis simultanément, en même temps que les vésicules séminales ; mais il ne faut pas oublier que chez les individus qui succombent à la tuberculose génito-urinaire compliquée ou non de tuberculose pulmonaire, la maladie a eu le temps de prendre une extension considérable et de sortir de ses limites primitives. Cette remarque donne l'explication d'une contradiction qui existe entre les résultats des autopsies et l'examen des malades ; chez ces derniers, en effet, et de leur vivant, on constate plus souvent des lésions unilatérales. Cela peut tenir à ce qu'il n'y a réellement qu'un des lobes de l'organe qui soit envahi, ou encore à ce que dans l'autre il n'y a que des tubercules à l'état de granulations, incapables de déterminer une déformation appréciable par le toucher rectal.

Certains auteurs ont prétendu (Dufour entre autres) que la prostate tuberculeuse n'était pas augmentée de volume. S'il est vrai qu'elle peut être plus petite que dans l'état normal, par suite de l'ouverture des cavernes dans l'urèthre et de la destruction partielle ou totale du tissu glandulaire, l'augmentation de volume partielle ou totale s'observe fréquemment, et nous avons vu avec satisfaction

M. Reclus redresser cette assertion erronée. Il cite même un cas où le diamètre transversal avait atteint 64 millimètres, dimensions que nous n'avons jamais rencontrées, mais dont se rapprochaient certaines prostates que nous avons disséquées. La constatation anatomique et matérielle de cette particularité répond d'ailleurs tout à fait dans bien des cas aux résultats de l'exploration rectale.

SIGNES ET DIAGNOSTIC. — Le meilleur signe de la tuberculisation prostatique est tiré du toucher rectal. Il se peut que beaucoup de cas passent inaperçus, lorsqu'il n'y a encore dans la masse de l'organe que des granulations miliaires; mais au début, à défaut d'une augmentation de volume ou d'une déformation notable, la douleur à la pression fournira d'utiles indications, surtout si le sujet est atteint de tubercules de l'épididyme du même côté et si certaines particularités sur lesquelles nous reviendrons, attirent l'attention du côté de l'urèthre et du col de la vessie.

A un degré plus avancé, la consistance de la face inférieure de la prostate n'est plus la même partout. Certains points se laissent déprimer, d'autres résistent. Plus tard, des bosselures, parfois accompagnées d'une augmentation de volume, qui, d'abord fermes, se ramollissent et deviennent le foyer d'une suppuration rapide ou lente, des collections purulentes qui s'ouvrent soit du côté de l'urèthre, soit du côté du rectum, rendent le diagnostic beaucoup plus aisé. Très souvent on sent la partie terminale des canaux déférents et les vésicules séminales indurées, sous forme de cordons irréguliers qui se dirigent en convergeant en avant et en dedans vers le lobe correspondant de la prostate et y pénètrent dans une certaine étendue. Les vésicules sont généralement moins dures que les canaux déférents et que la prostate; suivant la comparaison de M. Richet, il semble qu'elles sont injectées au suif.

Le toucher rectal fournit donc des indices très précieux; mais il peut se faire que des noyaux de faible volume et des granulations miliaires développées dans l'épaisseur de la glande échappent à cette exploration. Entraîné trop loin par la conviction qu'il existe presque toujours des tubercules dans la prostate chez les sujets qui en ont dans le testicule ou l'épididyme, M. Reclus pense que toute prostate dont on sent très nettement le contour est malade, parce que, selon lui, les prostates saines sont difficiles à bien délimiter. Nous ne pouvons partager cette opinion; car nous pensons qu'il est toujours aisé de reconnaître les limites de cet organe, même lorsqu'il est parfaitement sain. Que les tubercules de la prostate soient beaucoup plus fréquents qu'on ne le croit, cela est possible; mais le signe que M. Reclus prend pour base de son diagnostic dans un certain nombre de cas, ne peut réellement pas être accepté.

M. Ricord a insisté jadis avec raison sur l'importance de certains écoulements qu'on observe souvent chez les tuberculeux. Le malade s'aperçoit que son linge est taché par du pus qui sort de l'urèthre en quantité notable. Il pourrait se croire atteint d'une simple chaudepisse, s'il avait eu récemment des rapports avec une femme; mais il n'en est rien. Cet écoulement, purulent d'emblée, n'est accompagné ni de phénomènes inflammatoires, ni de douleurs pendant la miction. A peine cette dernière éveille-t-elle quelques sensations pénibles dans la partie profonde du canal. La blennorrhée diminue peu à peu d'elle-même et cesse au bout de vingt à trente jours, mais c'est pour réapparaître au bout d'un certain temps dans les mêmes conditions. Il est à remarquer que chaque fois elle est annoncée par un malaise général et de légers frissons. Elle a évidemment son point de départ dans un ou plusieurs noyaux tuberculeux qui se sont ouverts dans le canal; quant à la facilité avec laquelle cet écoulement récidive, nous ne saurions dire si elle se rattacherait au ramollissement de nouveaux tubercules ou à la réouverture d'un foyer ancien incomplètement cicatrisé.

Parmi les quelques faits de ce genre que nous avons observés, nous en choisissons un comme exemple :

Le 20 mars 1853, nous fûmes consulté par un jeune homme de vingt-neuf ans qui croyait avoir une chaudepisse. Il nous raconta que la veille, dans la matinée, il avait eu des rapports avec une femme dont il n'était pas parfaitement sûr. Dans la nuit du même jour il s'était senti mouillé et avait cru que c'était le résultat d'une pollution involontaire; mais il s'était aperçu le matin qu'il était atteint d'un écoulement. Le liquide qui sortait du méat urinaire était du pus d'un jaune légèrement verdâtre, visqueux et épais. La miction, plus fréquente que d'ordinaire, déterminait un peu de douleur au-devant de l'anus et au-dessus du pubis.

Le malade était d'une constitution délicate; il avait la barbe et les cheveux d'un blond roux. Il avait perdu sa mère et un frère d'une tuberculisation pulmonaire; mais, quant à lui, il avait été jusque-là d'une bonne santé. Cependant en 1848, sous l'influence d'émotions vives, il avait craché du sang. A l'auscultation nous trouvâmes au-dessous de la clavicule droite un peu moins de sonorité qu'à gauche. L'appétit était bon ; il n'y avait pas de sueurs nocturnes. Ce jeune homme pouvait marcher, même chasser, sans être essoufflé.

Le toucher rectal n'apprenait rien sur l'état de la prostate. Convaincu que nous n'avions pas affaire à une chaudepisse, nous réduisîmes le traitement à quelques injections de décoction de graine de lin dans l'urèthre.

Le malade nous fit savoir, le 12 octobre de la même année, qu'il avait guéri en une vingtaine de jours, mais qu'il était repris d'une nouvelle chaudepisse, bien qu'il n'eût pas vu de femmes depuis deux mois. L'écoulement était semblable au premier et s'était présenté dans les mêmes conditions. Les injections émollientes réussirent de nouveau.

Nous avions perdu de vue ce malade depuis quinze mois, lorsqu'on vint nous chercher pour le faire uriner. Arrivé au dernier degré d'une phthisie pulmonaire, il était d'une faiblesse extrême. Il nous raconta que depuis la dernière visite qu'il nous avait faite, il avait eu deux autres écoulements dont le second durait encore.

En suivant la paroi supérieure du canal, nous pûmes sans peine arriver jusqu'à la vessie, mais non sans constater que les parois de la portion prostatique étaient en mauvais état. La mort eut lieu douze jours après ; malheureusement l'autopsie nous fut refusée.

Dans les cas de ce genre il serait toujours intéressant de savoir si l'écoulement est de nature tuberculeuse ; mais l'examen microscopique du pus n'apprend absolument rien à cet égard.

Outre les déformations et la douleur, constatées par le toucher rectal et les écoulements symptomatiques, il existe certains signes d'une valeur variable selon les cas, qu'il est utile de connaître.

Les hématuries, par moments les envies fréquentes d'uriner et les difficultés de la miction peuvent se joindre aux symptômes précédents ; mais elles doivent indiquer principalement l'extension vers le col de la vessie de la dégénérescence ou de l'inflammation qui l'accompagne.

A une époque avancée de la maladie, lorsque les foyers caséeux se sont réunis et ramollis, qu'ils se sont ouverts après suppuration dans le canal, le cathétérisme explorateur fournit des indices de destruction partielle de la prostate. Le bec de la sonde s'engage dans les cavernes avec d'autant plus de facilité qu'elles sont plus vastes, et il s'écoule par le bout libre un mélange de pus et d'urine fétide, avant que l'instrument ait franchi le col vésical. Parfois même il peut être impossible de le faire parvenir jusqu'à la vessie, à cause des nombreuses anfractuosités dans lesquelles il s'engage. Le seul moyen d'y réussir est de suivre la paroi supérieure du canal ; mais cette précaution même n'assure pas toujours le succès. Nous avons pu le constater à l'Hôtel-Dieu, dans le service de Béhier, en 1871, sur un malade qui avait une énorme caverne prostatique et à l'autopsie duquel on trouva une tuberculisation miliaire des reins, des uretères et de la vessie ; sur un des épididymes il y avait un noyau tuberculeux que nous avions senti pendant la vie et qui nous avait mis sur la voie du diagnostic. Les testicules étaient sains.

Pronostic. — Quelque limitée que soit l'affection, la tuberculisation de la prostate est toujours très grave. Nous voulons bien admettre qu'ici, comme pour le testicule, il y a des formes d'une bénignité relative ; que la tendance à la transformation caséeuse établit une différence réelle entre certaines d'entre elles et la tuberculisation miliaire, et que celle-ci est bien plus redoutable ; que l'absence de lésions pulmonaires peut temporairement donner quelque sécurité. Mais il ne faut pas oublier que la tuberculisation de la prostate procède le plus souvent d'une diathèse héréditaire, et qu'à ce titre elle doit toujours être considérée comme fort redoutable.

Il est bien entendu que la coexistence de lésions dans les poumons ou dans d'autres parties de l'appareil génito-urinaire assombrirait beaucoup le pronostic.

Traitement. — Il est à peine besoin de parler du traitement général que réclame l'état du malade. Quant au traitement local, il varie avec la marche des tubercules et les accidents qui en sont la conséquence.

Lorsqu'un abcès tuberculeux s'ouvre dans l'urèthre, il suffit de prévenir l'inflammation de la muqueuse du canal au moyen de quelques injections émollientes, comme on l'a vu dans l'observation rapportée plus haut. Il est inutile d'employer aucun des médicaments usités contre les véritables blennorrhagies.

Si le pus se fraye une voie vers le rectum, des lavements émollients seront donnés dans le même but.

Ces abcès ne s'ouvrent pas toujours spontanément et de bonne heure. Quelques-uns acquièrent un volume considérable, ils peuvent dans ce cas déterminer une rétention d'urine par la pression qu'ils exercent sur la paroi inférieure du canal. Ayant été appelé, une nuit, pour faire uriner un malade qu'on avait essayé inutilement de sonder avec une sonde de gomme, nous introduisîmes dans l'urèthre une sonde de trousse ordinaire, mais l'instrument fut arrêté un peu en avant de la région membraneuse. Après avoir placé l'index de la main droite dans le rectum pour mieux reconnaître la position du bec, nous sentîmes une tumeur molle assez grosse qui faisait saillie en arrière. En même temps que nous pressions sur elle avec le doigt, avec la main gauche nous poussâmes la sonde vers la vessie, en ayant soin de suivre la paroi inférieure du canal. Nous eûmes alors la sensation que donne une résistance vaincue, et un demi-verre de pus s'écoula par la sonde. Le malade se trouvant fort soulagé, de nouvelles tentatives de cathétérisme nous parurent inutiles. Le lendemain nous apprîmes que les urines étaient sorties d'elles-mêmes, une heure après notre départ.

Ce malade avait des cavernes au sommet des deux poumons.

Dans des circonstances semblables il faut donner issue au pus plus promptement encore que dans les abcès simples ; car le tubercule a une tendance très prononcée à ulcérer les tissus. En temporisant on s'expose à voir le pus décoller et détruire la paroi uréthrale dans une étendue de près de 1 centimètre, accident qui permettrait à l'urine de pénétrer dans la cavité prostatique et d'y déterminer de la gangrène, comme nous l'avons constaté sur quelques cadavres. Il pourrait rendre le cathétérisme très difficile, dans les cas où il y aurait une rétention d'urine. Ch. Dufour parle d'un tuberculeux qui en fournit un bel exemple. « Avec la sonde d'argent, dit-il, on arrivait facilement jusqu'à la région prostatique ; on voyait l'urine sortir par la sonde, et cependant il était impossible d'aller plus loin, de relever le bec de l'algalée et d'entrer dans la vessie. Il était évident qu'on pénétrait dans une poche qui devait se prolonger derrière ce viscère, car la sonde entrait à une profondeur telle qu'on aurait pu la croire arrivée au but. Par le toucher rectal on ne trouvait pas de développement anormal de la prostate ; on sentait très bien la convexité de la sonde, qui n'était séparée de la cavité du rectum que par une très petite épaisseur de parties molles... Tous les deux jours on cathétérisait le malade dans l'espoir de pénétrer dans la vessie. Une fois, M. Ricord, avec une petite sonde de gomme élastique à courbure brusque, crut avoir réussi ; ce fut la seule fois... Vers le milieu de mai, le malade fut pris d'une tuméfaction douloureuse au-dessus du pubis, qui se termina bientôt par un abcès qui fut ouvert et donna issue à un pus sanieux, fétide, avec développement de gaz, et à de l'urine. Il urina toujours par cette ouverture et un peu par la verge jusqu'à sa mort, qui eut lieu le 22 mai. A l'autopsie on trouva la prostate entièrement détruite, et transformée en une vaste loge anfractueuse; sur la ligne médiane se voyaient quelques débris de la charpente de l'urèthre. C'était dans cette caverne que pénétrait le bec de la sonde; elle devait être toujours pleine d'urine, car le col vésical ne pouvait plus remplir les fonctions de sphincter; à un centimètre en avant de la limite antérieure de cette caverne, l'urèthre présentait deux crevasses oblongues, larges de 6 à 8 millimètres, séparées par une colonne charnue, reste des parois uréthrales, large de 3 millimètres... » (Dufour, *Thèse sur la tuberculisation des organes génito-urinaires*, 1854, p. 54 et suiv.).

En résumé, les tubercules de la prostate sont une manifestation d'une diathèse des plus graves. La chirurgie doit intervenir le moins possible dans leur traitement, et quand son intervention est indispensable, elle exige la plus grande prudence.

CHAPITRE VI

CANCER DE LA PROSTATE

La connaissance des affections malignes de la prostate est de date récente. Si les auteurs antérieurs au dix-neuvième siècle ont parlé du squirrhe de cet organe, on est autorisé à penser que, dans certains cas au moins, ils ont appliqué cette dénomination à des dégénérescences de diverses sortes qui n'avaient rien du cancer, et l'on comprend fort bien que Jacques Jolly, à qui nous devons un très important mémoire sur le cancer de la prostate, ait laissé de côté dans son relevé d'observations tous ces faits douteux sur lesquels on ne pouvait vraiment pas faire fond. Le travail que je viens de mentionner est basé sur 45 cas analysés avec soin; c'est le plus considérable qui ait paru jusqu'à ce jour et l'on y trouve à peu près tous les éléments d'une description didactique (*Archives générales de médecine*, 6e *série*, 1869, t. XIII, p. 577 et 705, et t. XIV, p. 184).

On doit à Langstaff le plus ancien de ces faits authentiques

(*Med. chirurg. Transactions*, t. VIII, p. 279). A partir de cette époque Velpeau, Mercier, Civiale, Lebert, Aran en font connaître de nouveaux; mais il faut arriver à John Adams (*Anatomy and diseases of the prostate gland;* 2ᵉ édition. Londres, 1853) et à Gross, de Philadelphie (*Diseases of the urinary organs*. Philadelphia, 1856, p. 176 et suiv.) pour trouver un commencement de description clinique de la maladie. Henry Thompson élargit le cadre de la question dans son *Traité des affections de la prostate* (London, 1861) et réunit 18 faits dans un chapitre substantiel.

Un peu plus tard les chirurgiens allemands fournissent leur contingent; après Em. Rollett, qui publie un petit travail à l'occasion d'une observation nouvelle (*Spitalzeitung* Wien, 1864, nᵒˢ 30-31), Oscar Wyss réunit 28 cas dans un mémoire important qui date de 1866 (*Die heterologen Neubildungen der Vorsteherdrüse, Arch. für Anatomie von Virchow*).

En 1869, Jolly avait réuni 15 faits nouveaux, ce qui lui permettait d'embrasser la question d'une façon beaucoup plus large que n'avaient pu le faire ses prédécesseurs.

Il résulte de cette rapide étude historique que le cancer de la prostate est rare. Bien que H. Thompson et Jolly aient de la tendance à croire qu'on le rencontrerait plus souvent, si l'on examinait systématiquement toutes les prostates d'individus morts de cancer d'un autre organe, nous pensons que bien peu de cas peuvent rester ignorés, attendu qu'il est constant qu'arrivés à un certain développement, ces néoplasmes donnent toujours lieu à des troubles sérieux du côté des fonctions urinaires. A peine pourrait-on faire une réserve pour les cancers secondaires, alors qu'ils ne sont encore représentés que par un ou plusieurs noyaux de petites dimensions. On pourrait même, à la rigueur, ajouter que c'est peut-être la raison pour laquelle ces cancers secondaires sont si peu nombreux par rapport aux cancers primitifs, en dépit de Vidal et de Nélaton qui les considéraient comme aussi fréquents. Jolly n'en a trouvé que 6 cas à opposer aux 39 observations qui montrent la néoplasie débutant par la prostate, et encore parmi ces 6 faits il y en a 2 où la dégénérescence avait débuté aux environs de la glande, de sorte qu'il n'en reste que 4 où elle ait été le résultat d'une infection générale.

Mettons en relief une particularité bien digne de remarque, c'est que le cancer de la prostate atteint les enfants même en bas âge et dans des proportions importantes par rapport au chiffre total

(8 fois sur 45). Brée l'a vu chez un enfant de neuf mois (*Med. Times*, vol. XIII, p. 248) ; mais, en somme, c'est entre cinquante et quatre-vingts ans que la maladie sévit le plus souvent, et c'est sans doute la raison pour laquelle H. Thompson considère l'hypertrophie sénile comme une circonstance prédisposante ; mais tant de vieillards en sont atteints, que cette opinion nous semble fort difficile à justifier.

Anatomie pathologique. — Sauf le cancer colloïde et l'épithélioma, toutes les variétés ont été observées jusqu'à ce jour, le squirrhe, l'encéphaloïde, le sarcome médullaire, le fongus hématode et la mélanose.

Tout récemment, en 1877, trois nouveaux cas ont été publiés en Angleterre, par MM. Coupland et Dickinson, sous la rubrique de *lymphome*, de *squirrhe* et de *cancer médullaire*. Nous avions raison de douter *a priori* du lymphome de Coupland ; car ce chirurgien déclare lui-même que c'est sur de simples apparences extérieures qu'il a employé cette dénomination (*The Lancet*, 1877, t. I, p. 497).

L'observation de cancer médullaire publiée par le même chirurgien n'offre de particulier qu'une infection ganglionnaire étendue et la présence de noyaux cancéreux dans les plèvres (*The Lancet*, 1877, p. 841). Quant au squirrhe dont M. Dickinson a pu suivre quelque temps l'évolution, nous croyons bon, vu la date récente de ce fait, d'en faire connaître les principaux caractères consignés dans l'extrait que voici :

Un homme de quarante-sept ans, matelot, fut admis à l'infirmerie le 20 octobre 1876, pour un rhumatisme chronique. Les douleurs articulaires se dissipèrent rapidement, mais une grande faiblesse persista. En l'examinant et en l'interrogeant avec plus de soin, on apprit qu'il éprouvait de la gêne dans la miction. Un an auparavant il avait eu une blennorrhagie suivie d'un rétrécissement, qu'on avait combattu par le cathétérisme. Le périnée offrait une dureté cartilagineuse, et était le siège de deux orifices fistuleux. Les ganglions de l'aine étaient très engorgés, surtout à gauche, et étaient durs comme la pierre. Le toucher rectal fit reconnaître l'existence d'une masse indurée, évidemment constituée par la prostate augmentée de volume. Aucune sonde ne put franchir l'obstacle ; mais des suppositoires morphinés amenèrent un soulagement notable et une facilité plus grande dans l'émission des urines. L'affaiblissement fit des progrès de plus en plus considérables, et le malade succomba le 12 janvier 1877.

A l'autopsie, on trouva un épaississement marqué des tissus environnant le bas-fond et les côtés de la vessie. La coupe de la prostate avait tous les caractères des tissus squirrheux. Le long des vaisseaux iliaques du côté droit, il y avait trois ganglions hypertrophiés et indurés. La vessie offrait les signes d'une cystite des mieux caractérisées; les deux uretères étaient dilatés et offraient un épaississement notable de leurs parois; les reins étaient en voie d'atrophie consécutive à la rétention de l'urine. Mais il est probable que cette dernière altération était due plutôt au rétrécissement qu'à l'affection prostatique. En effet, la portion prostatique de l'urèthre avait son diamètre normal, et la tumeur ne paraissait pas opposer d'obstacle au libre cours de l'urine. Tous les autres organes étaient absolument sains. L'examen histologique montre une dilatation considérable des conduits de la glande, qui renfermaient des amas de cellule de nouvelle formation. Quant aux éléments musculaires, ils n'offraient qu'une infiltration à peine appréciable. Les lésions des reins étaient celles de la néphrite interstitielle (*The Lancet*, 1877, t. I, p. 609).

Si Jolly n'avait pas vu une fois le squirrhe chez un enfant de trois mois, on pourrait dire avec Thompson que la forme médullaire est la seule qu'on observe avant dix ans. Le squirrhe des adultes et des vieillards ne peut guère faire l'objet d'un doute, bien que l'encéphaloïde (carcinome ou sarcome) soit la forme prédominante. Le cas de fongus hématode de Langstaff est encore unique; ceux de mélanose sont au nombre de trois, dont deux sont dus à Langstaff, et le troisième à Stafford.

Le plus généralement, la glande entière est envahie (35 fois sur 45); les 10 autres faits se décomposent en 7 pour le lobe droit et 3 pour le lobe gauche.

Le tissu de la glande est rapidement envahi et détruit par la production morbide; mais plusieurs fois on en a trouvé des débris épars au milieu du cancer. Si dans certains cas l'enveloppe musculo-aponévrotique de l'organe résiste à la destruction, il en est d'autres où elle disparaît totalement ou par places, et cette particularité a son importance au point de vue du développement que prend la tumeur; son volume, réduit parfois aux dimensions d'une noix, peut atteindre à celles d'un œuf d'autruche. Elle remplit alors en grande partie la cavité pelvienne, envahit la vessie et le rectum et englobe ces organes dans sa masse.

L'envahissement de la vessie n'est pas chose rare, et alors on voit le trigone et le bas-fond, infiltrés par la production morbide, représenter comme un prolongement postérieur de la néoplasie. En général, c'est sous forme de bosselures multiples qu'a lieu cette dégénérescence par propagation, bosselures qui soulèvent d'abord la muqueuse pendant un long temps avant que l'ulcération les convertisse en fongus végétants.

Chose remarquable, lorsque le cancer débute par le bas-fond de la vessie ou par le trigone, il a si peu de tendance à gagner la prostate qu'on ne saurait citer un cas où cette propagation aurait été observée. Cette sorte de loi, formulée jadis par M. Mercier à l'occasion d'une discussion à la Société anatomique, doit être jusqu'ici reconnue exacte. Elle tire une nouvelle preuve de son exactitude dans un cas où Fleming a trouvé la prostate tout à fait intacte, bien qu'englobée dans une masse cancéreuse venue de la vessie (*Canstatt's Jahresbericht*, t. IV, p. 371, 1858).

Il est remarquable que l'urèthre soit moins souvent atteint secondairement que la vessie. On voit cependant des bosselures déformer le canal, boucher plus ou moins complètement le col du viscère, puis s'ulcérer au bout d'un certain temps; mais ce travail d'ulcération ne paraît pas très précoce : car on a rencontré plusieurs fois la muqueuse à peu près intacte au-dessus des tumeurs saillantes dans le canal.

Une fois l'ulcération commencée, les désordres n'ont plus de limites. Le ramollissement de la masse en hâte la destruction. Des végétations désagrégées se mêlent à l'urine, des cavernes irrégulières creusent la prostate et s'emplissent d'une urine purulente et sanguinolente. Le travail ulcératif gagne la vessie, le rectum, les vésicules séminales, les uretères même. En même temps des dégénérescences ganglionnaires servent de prélude à la généralisation. Des glandes pelviennes, lombaires, mésentériques, sont atteintes successivement; les ganglions inguinaux peuvent même parfois se tuméfier comme les précédents, fait bien difficile à expliquer dans l'état actuel de nos connaissances sur les connexions des réseaux lymphatiques du bassin et des régions voisines. Quoi qu'en dise Jolly, il y a bien des chances pour que la dégénérescence, même peu manifeste, de l'urèthre en soit la véritable raison.

A la période d'infection générale, on a constaté des noyaux cancéreux dans les reins, le foie, les poumons; Thompson a trouvé une fois la colonne vertébrale envahie par des productions secondaires.

Nous n'insisterons pas sur les caractères anatomiques de chacune des variétés de cancer énumérées plus haut; elles ne présentent ici rien de particulier et reproduisent en tout point les types décrits dans les traités généraux d'anatomie et d'histologie pathologiques.

Symptomatologie. — Le début du cancer de la prostate peut ne se signaler par aucun symptôme nettement accusé. Il y a donc dans l'évolution de la maladie une première période pendant laquelle elle peut rester tout à fait latente. Au bout d'un certain temps, qui doit être très variable suivant les cas et suivant la nature de la production morbide, apparaissent des douleurs, des hématuries et des troubles de l'excrétion urinaire.

Les douleurs, d'abord sourdes, deviennent bientôt lancinantes; souvent spontanées, elles sont également provoquées par les évacuations d'urine, et comme celles-ci sont de plus en plus fréquentes à mesure que le mal se développe, les souffrances se répètent à des intervalles de plus en plus rapprochés. Elles contribuent, avec les besoins d'uriner, à troubler le sommeil et sont par là même une cause d'affaiblissement rapide.

La fréquence des mictions n'est pas seulement le résultat de l'invasion du col vésical par la dégénérescence morbide; elle peut se rapporter uniquement à un état congestif permanent entretenu par l'altération de la prostate.

Les hématuries s'observent souvent, alors même que la maladie est encore limitée à la prostate, mais bien plus fréquemment lorsqu'il s'est développé des fongus vésicaux. Abondantes de temps à autre, elles se bornent ordinairement à un suintement presque continu qui donne lieu à une coloration particulière de l'urine, variant d'un rouge assez franc à une teinte noirâtre, suivant que l'écoulement de sang est ancien ou récent. Des caillots flottent dans l'urine sous forme de filaments ou de masses déchiquetées qui contribuent, avec le mucus et le pus excrétés, à constituer un dépôt brunâtre ou rougeâtre.

Tant que le col de la vessie n'est pas trop déformé, la miction s'exécute régulièrement; mais bientôt arrive un moment où l'évacuation de l'urine rencontre des obstacles parfois insurmontables. Peu à peu le col se ferme et l'urine a de plus en plus de peine à le franchir, jusqu'à ce que la rétention soit complète. Certains malades n'urinent que par regorgement et à la suite de contractions vésicales involontaires qui expulsent une petite quantité du liquide accumulé, avant qu'ils aient eu le temps de prendre le vase. Aussi se croient-ils atteints d'incontinence.

Alors apparaissent toutes les complications vésicales et rénales qu'engendrent les obstacles au cours normal de l'urine : le catarrhe purulent, les néphro-pyélites et les accès fébriles intermittents. Les fonctions digestives languissent, la nutrition altérée par la cachexie urineuse alliée à la cachexie cancéreuse ne répare que très incomplètement les forces du malade ; les nuits sans sommeil hâtent la terminaison fatale, et les diverses formes de l'urémie représentent parfois les accidents ultimes, précurseurs de la mort.

Avant et pendant la période des troubles de la miction, certaines particularités attirent ordinairement l'attention vers les régions voisines de la prostate.

La sensation de poids dans le rectum et le ténesme anal sont de celles dont le malade se plaint tout d'abord. Le toucher rectal en donne une explication en faisant constater l'existence d'une tumeur tantôt uniforme, tantôt bosselée, occupant la totalité ou l'une des moitiés de la prostate, indépendante du rectum ou déjà confondue avec sa paroi antérieure. Lorsque la saillie de cette tumeur en arrière est considérable, le passage des matières fécales devient difficile, d'où une constipation qui augmente les souffrances et un obstacle à l'introduction des canules.

A une certaine période du développement on peut constater une tumeur dans la région hypogastrique. On peut même en sentir une dans la région périnéale, et pour peu que des phénomènes inflammatoires soient provoqués par une pullulation rapide de la tumeur, on peut prendre cette tumeur pour un abcès, erreur commise jadis par Langstaff dans un cas qui mérite une mention spéciale.

Le malade était un enfant de huit ans. La rétention d'urine, presque complète, avait nécessité le cathétérisme. Il survint au périnée une tumeur qui fut prise pour un abcès et incisée ; et l'on vit un fongus cancéreux faire saillie au dehors entre les lèvres de l'incision et prendre un rapide développement.

Marche. Durée. — Ainsi que nous l'avons dit plus haut, les ganglions pelviens, lombaires, mésentériques et même inguinaux subissent souvent une dégénérescence secondaire, et fournissent d'autres éléments de diagnostic.

Jolly a essayé de déterminer la durée de la maladie suivant les âges et la nature de la production. Sans doute, celle de la période latente étant inconnue, on ne peut généralement compter qu'à partir de l'apparition des troubles urinaires ; mais nous croyons que cet auteur s'est exagéré la durée probable de cette première période. Il nous paraît difficile que des troubles urinaires, si légers qu'ils soient, n'apparaissent pas très peu de temps après que le tissu morbide a commencé à se développer dans la prostate, de sorte que, dans notre conviction, sauf peut-être pour les formes squirrheuses, on peut presque faire abstraction de la période de début latent sans altérer beaucoup les résultats.

Il y a d'ailleurs une extrême variabilité dans la marche de la maladie. Ainsi, chez les enfants, l'évolution, à partir des troubles urinaires jusqu'à la mort, a duré au plus sept mois et au moins trois ; chez les adultes et les vieillards, on a compté au minimum deux mois et au maximum neuf ans, mais on peut se demander si dans ces derniers cas la maladie n'avait pas commencé par une simple hypertrophie sénile. En tout cas, chez les vieillards, les troubles de l'excrétion urinaire perdent beaucoup de leur valeur comme indice de la maladie constituée.

Diagnostic. — Le diagnostic offre au début de très grandes difficultés. Les troubles de la miction, l'hématurie, les douleurs mêmes n'ont qu'une signification très incertaine, si l'on ne s'aide pas des explorations ordinaires. Le cathétérisme apprendra qu'il n'y a pas de calcul dans la vessie ; seuls certains catarrhes accompagnés de spasmes douloureux du sphincter pourront inspirer des doutes. C'est alors que le toucher rectal fournira d'utiles indications, non pas seulement en faisant constater une tuméfaction prostatique, mais en permettant de s'assurer si la tumeur est dure ou élastique et rénitente, si même elle semble ramollie dans quelques points, si la prostate seule est atteinte, si le bas-fond de la vessie est intact et si la paroi antérieure du rectum est menacée ou déjà envahie. Si la tumeur était très considérable, on pourrait très bien être dérouté dans l'interprétation de ses sensations ; ce sera le cas de se rappeler que le cancer de la vessie n'envahit pas la prostate, tandis que celui de la prostate se propage souvent au réservoir urinaire.

La dégénérescence des ganglions inguinaux, qui ne se voit guère dans le cancer de la vessie, n'étant pas rare avec celui de la prostate, il est naturel d'attribuer à cette particularité une assez grande importance.

Quant au cathétérisme, comme moyen d'exploration de la prostate, au début il ne peut en rien fixer le chirurgien, tandis que plus tard, lorsque le bec de la sonde ne peut plus que très difficilement ou pas du tout franchir le col, et qu'il s'engage dans des culs-de-sac ou des cavités anfractueuses dépendant de la prostate, lorsqu'il s'écoule pendant cette exploration de l'urine sanieuse, mêlée de sang ou de débris de tissus, lorsque les tentatives d'introduction de l'instrument provoquent facilement l'hématurie et éveillent de grandes douleurs, il y a lieu de tenir un compte sérieux de ces diverses circonstances.

Il y en a une qui possède une bien autre valeur à nos yeux, c'est l'âge du sujet. Celui-ci est-il très jeune, il n'y a guère que le cancer qui puisse donner lieu à l'ensemble de symptômes énumérés et étudiés plus haut. La tuberculose génitale n'est pas aussi précoce, et en dehors de cette maladie il n'y a rien même de probable. Chez les adultes et les vieillards il faut y regarder de plus près ; mais il y a certaines associations de signes qui sont très significatives, par exemple les douleurs vives et les troubles de la miction (l'hypertrophie n'est pas douloureuse), le développement relativement rapide de la tumeur saillante dans le rectum et des signes de cachexie plus précoces que ceux de la cachexie urineuse simple.

Malgré les indications qui précèdent, nous ne pouvons nous dissimuler que le diagnostic du cancer de la prostate restera malaisé; mais on ne sera peut-être plus exposé à commettre 41 erreurs sur 45 cas, proportion peu flatteuse pour la sagacité de nos devanciers. Jolly cite un cas récent où M. Guyon ne s'y est pas trompé ; il y en aura d'autres, à coup sûr, maintenant que la maladie est mieux connue.

Pronostic. Traitement. — Après ce que nous venons de dire, est-il besoin de parler du pronostic ? Quant au traitement, il ne peut être que palliatif et comporte quelques indications bonnes à remplir pour soulager les malades :

1° Calmer les douleurs avec le chloral ou la belladone, de préférence à l'opium, qui produit et augmente la constipation ; donner quand même l'opium si les autres médicaments sont insuffisants ;

2° Combattre la constipation par les moyens internes, de préférence aux lavements qui sont souvent impossibles;

3° Évacuer l'urine par le cathétérisme répété ou la sonde à demeure; mais ici on se trouve parfois en présence d'une double impossibilité résultant des douleurs qui sont provoquées par le contact des instruments. Si les malades urinent par regorgement, le mieux est de se contenter du soulagement bien incomplet qui en résulte. Si la rétention est absolue et cause de vives souffrances, il faut aspirer l'urine un certain nombre de fois, ou mieux encore faire la ponction de la vessie et laisser la canule à demeure.

Quant au traitement général, sauf les toniques qui peuvent rendre quelques services avant l'apparition de la cachexie, il n'y a absolument rien à tenter.

CHAPITRE VII

CONCRÉTIONS ET CALCULS DE LA PROSTATE

Sous le titre de *Corps étrangers dans l'urèthre*, il a été traité, au chapitre IX du tome Ier, des petits calculs ou fragments de calculs qui, venus des reins ou de la vessie, continuent leur développement dans un point quelconque du canal, ainsi que des concrétions qui se forment dans l'urèthre ou dans une cavité plus ou moins profonde communiquant avec lui. Il ne nous reste donc à parler ici que des concrétions qui prennent naissance et s'accroissent dans l'épaisseur de la prostate.

Leur structure et leur constitution chimique permettent de les partager en deux classes. La première comprend celles qui sont formées exclusivement de matières organiques, la seconde celles dans la composition desquelles entrent également des substances minérales. La transition d'une classe à l'autre est marquée par un commencement d'addition de matières minérales en très faibles proportions à la substance organique qui forme le noyau primitif de ces corpuscules.

Déjà observées jadis par Morgagni, les concrétions prostatiques les plus communes sont représentées par de petits corps jaunâtres, brunâtres ou franchement bruns, que ce grand anatomiste a judicieusement comparés à des grains de tabac. Généralement logés de chaque côté du verumontanum, soit sous la couche épithéliale de la muqueuse uréthrale, soit dans la portion terminale des conduits excréteurs des lobules glandulaires, ils sont quelquefois tellement nombreux que l'organe entier en est en quelque sorte farci, et qu'il en existe dans toutes les ramifications canaliculées du système excréteur, ainsi que dans les acini. De là cette opinion erronée, dont nous avons dit un mot dans le chapitre des tumeurs bénignes de la prostate, que le trouble de nutrition décrit sous le nom d'hypertrophie est dû simplement à l'infiltration de l'organe par une quantité innombrable de ces concrétions.

S'il est vrai qu'on en trouve davantage dans une prostate hypertrophiée et chez les vieillards, cette particularité n'a qu'une importance tout à fait secondaire, en comparaison des lésions d'une tout autre nature qui caractérisent la dégénérescence et sur lesquelles nous avons longuement insisté. D'ailleurs la présence constante de ces concrétions dans toutes les prostates appartenant à des adultes, et quelquefois dans celles des jeunes gens, doit les faire considérer comme un produit normal. Sous ce rapport nous nous rallions entièrement à l'opinion de M. Robin (*Traité des humeurs*, 2e édition, 1874, p. 447). Cet observateur en a rencontré une fois dans le sperme éjaculé.

Les dimensions de ces corpuscules varient entre 0mm,01 et 0mm,25 dans le plus grand nombre des cas; mais chez les vieillards et dans les prostates très augmentées de volume on en rencontre souvent de plus gros, sans préjudice de ceux qui, par leur développement et par leur texture, méritent plutôt la dénomination de calculs prostatiques.

On les a vus globuleux, olivaires, ramifiés, rugueux ou lisses, prismatiques, cubiqués, polyédriques, variétés de formes qui tiennent à ce que tantôt ils sont en contact de toutes parts avec la paroi d'un acinus ou d'un canalicule, tantôt ils sont juxtaposés à d'autres corpuscules, et que de leurs collisions, de leurs pressions réciproques résultent des facettes et des angles multiples. En général, ils se rapprochent d'autant plus des formes simples (sphère, cylindre, olive) qu'ils sont plus petits.

Au début de leur formation, ils ne sont visibles qu'au microscope; ils se montrent alors sous la forme de petites masses d'un jaune ambré, un peu granuleuses ou homogènes. L'agglomération de deux ou trois de ces sortes de globules donnerait naissance, d'après

Thompson, au noyau des concrétions arrivées à une phase plus avancée de leur développement. C'est alors qu'autour de cette partie centrale on peut apercevoir une stratification régulière de couches concentriques, qui a fait comparer ces corpuscules à des grains de fécule.

La portion centrale tranche sur le reste par une coloration tantôt plus, tantôt moins foncée. Une couche ordinairement plus claire sert d'écorce au tout. Nous avons dit plus haut que les concrétions les plus jeunes étaient ambrées, que leur teinte passait graduellement au brun rougeâtre; mais, examinées au microscope en coupes minces, elles se montrent toujours plutôt jaunâtres et même ambrées.

La difficulté de déterminer la nature véritable de ces productions a poussé les anatomistes à en étudier avec minutie les propriétés chimiques. Voici les principaux résultats de leurs analyses :

Les acides acétique, nitrique, chlorhydrique ne les attaquent pas à froid ; à peine les ramollissent-ils un peu, se rapprochant ainsi des bases énergiques (potasse, chaux, etc.).

L'acide nitrique les dissout à chaud.

La coction les détruit entièrement, et il ne reste pas de résidu, lorsqu'ils sont purs de matières minérales.

L'iode et l'acide sulfurique les colorent en brun rougeâtre, comme toutes les matières organiques.

De ces diverses réactions on peut conclure que ce sont des corps azotés (Robin). Ils n'ont avec les corps amyloïdes qu'une grossière ressemblance et ne peuvent être considérés comme de la même nature.

Dans certains cas, en les traitant par des acides forts, on détermine un dégagement de gaz. Cela tient à ce que la matière organique est mélangée d'une certaine quantité de sels minéraux (phosphate et carbonate de chaux) qui sont entrés dans la constitution du corpuscule par voie d'infiltration ou par simple superposition.

Ceci nous amène à mentionner une opinion d'après laquelle ces concrétions seraient formées primitivement par une vésicule contenant une matière granuleuse (Hanfield Jones), qui s'accroîtrait successivement par développement endogène. En revanche Quekett les fait naître d'un dépôt de substances minérales dans les cellules sécrétantes de la glande, théorie qui est en opposition avec les conclusions du plus grand nombre des observateurs, puisqu'on admet généralement que le corpuscule est primitivement organique et que l'irritation de la paroi avec laquelle il est en contact engendre le phosphate et le carbonate de chaux qui l'infiltrent parfois.

Thompson, allant plus loin, considère comme les noyaux primordiaux de ces concrétions les corps jaunes, fortement réfringents, qu'on trouve dans le liquide prostatique. Sans pouvoir dire au juste si ces corps sont des cellules sécrétantes transformées ou des produits de sécrétion, il pense que l'agglomération de plusieurs d'entre eux forme le noyau que nous avons dit être souvent partagé en deux ou trois parties distinctes; et c'est autour de cette agglomération de corps jaunes plus ou moins bien fusionnés que se déposeraient les couches concentriques régulièrement stratifiées, lesquelles résistent mal à la pression d'une plaque de verre, se brisent et éclatent, tandis que les corpuscules non enveloppés de ces couches, restés en quelque sorte à l'état de noyau central, cèdent beaucoup moins facilement.

Lorsque l'infiltration ou le dépôt des matières minérales prend des proportions considérables, la concrétion change de nature; elle devient calcul. La quantité de substance organique est alors en raison inverse du volume. Tandis que dans les plus petites les sels sont représentés par la fraction 46 pour 100, dans les plus grosses ils atteignent 85 pour 100, et il est remarquable que ces sels sont toujours du phosphate de chaux en très grande quantité et du carbonate de chaux en quantité minime. A peine s'y ajoute-t-il parfois un peu de phosphate tribasique ammoniaco-magnésien.

Cette circonstance, jointe aux dimensions relativement considérables de ces corps, les rapproche des productions qui ont été étudiées dans le premier volume de cet ouvrage; aussi n'en dirons-nous que fort peu de chose.

Il se peut que des calculs vrais se développent dans l'épaisseur même de la prostate, dans les culs-de-sac ou dans les canaux excréteurs des glandules, exactement comme on voit les glandes salivaires devenir le siège de productions du même genre. Ces calculs, parfois au nombre d'un ou deux, peuvent être beaucoup plus nombreux. Dans ce dernier cas, ils occupent au début des cavités spéciales; mais bientôt l'usure des parois amène entre elles un fusionnement complet, si bien que tel calcul que l'on trouve dans la portion profonde de l'urèthre, peut avoir pris naissance dans les glandules prostatiques sous forme de petites masses multiples qui plus tard se sont agglomérées pour n'en plus former qu'une considérable. Souvent la masse est constituée par plusieurs fragments occupant dans la prostate et dans les tissus voisins de larges espaces qui sont en communication avec l'urèthre par de vastes pertes de substance; ils finissent ordinairement par remplir l'urèthre lui-même.

Il sera question plus loin, à propos des cavernes de la prostate, d'un cas de destruction presque complète de la glande par plusieurs calculs volumineux (voy. fig. 29).

Le cas de Herbert Barker de Bedford, qui fit avec succès l'extraction de 29 fragments; celui de Benjamin Gooch de Norwich, où le nombre des fragments n'était plus que de 16, sont des plus remarquables (Thompson, *traduction française*, p. 537) ; mais en réalité il s'agissait de calculs encore plus uréthraux que prostatiques, et rentrant par là dans le cadre du chapitre des corps étrangers de l'urèthre, auquel nous avons déjà renvoyé le lecteur.

CHAPITRE VIII

ULCÉRATIONS, CAVERNES ET FISTULES DE LA PROSTATE

C'est peut-être encore plus pour obéir à une tradition que pour donner satisfaction à une nécessité réelle que nous consacrerons un chapitre aux ulcérations, aux cavernes et aux fistules de la prostate. Ces trois sortes de lésions représentent, en effet, des conséquences ordinaires d'affections qui ont déjà été décrites antérieurement, et à ce titre nous les avons déjà signalées à plusieurs reprises.

L'*ulcération* se produit dans le cours des inflammations, à la suite des blessures simples, des dilacérations ou des pressions prolongées par des fragments de calculs ; elle est encore causée par le cathétérisme répété et par les sondes à demeure. Enfin on la voit succéder à la fonte des tubercules sous-muqueux et au ramollissement fongueux du cancer. Parmi ces diverses espèces d'ulcérations, les seules qui présentent un réel intérêt pratique sont celles que nous avons indiquées tout d'abord. Cependant nous devons mentionner la distinction en ulcérations simples et granuleuses que M. Desormeaux a introduite dans la description de ces lésions, ainsi que les variétés d'ulcérations *diathésiques* qui, d'après cet auteur, devraient être appelées herpétiques et arthritiques. Les premières rappelleraient par leur disposition les aphthes de la muqueuse buccale et correspondraient aux lésions du même genre que Velpeau a rencontrées à l'orifice des canaux excréteurs.

Everard Home, dans le court chapitre consacré à ce sujet, attribue ce genre de lésions aux blessures du canal en général, et en particulier à celles qui sont produites par les calculs et par le cathétérisme (*traduction française*, 1826, p. 165). Relativement aux calculs il y a une réserve à faire. S'il est vrai que des fragments anguleux, irréguliers, puissent pendant les premiers temps de leur présence dans la portion prostatique de l'urèthre irriter la muqueuse et la détruire, ainsi que les tissus sous-jacents, par ulcération, il arrive souvent que leur contact est fort bien supporté au bout d'un certain temps, et alors la cavité qui se forme pour les loger, à mesure qu'ils grossissent, se constitue et s'agrandit par usure simple, par résorption des tissus. Lorsque le calcul naît et se développe dans la prostate même, c'est ainsi que les choses se passent ordinairement.

Les ulcérations causées par le cathétérisme répété et par les sondes à demeure étaient également connues d'Everard Home : car il en rapporte une observation dans son ouvrage déjà cité (*loc. cit.*, p. 209). Inutile d'insister sur le mécanisme de cette lésion ; elle se comprend d'autant mieux que la friabilité des tissus et les déformations de la portion profonde du canal par des tumeurs fibreuses sont chose fréquente chez les vieillards. C'est souvent au pourtour du col de la vessie que l'on trouve ces ulcérations, principalement dans les sillons qui séparent les tumeurs saillantes du côté du canal. Leur surface est excavée en segment de cylindre et reproduit assez exactement la forme de la sonde. Elles ont un aspect grisâtre, pultacé, dû à une fausse membrane parfois épaisse. Il peut même se faire qu'une gangrène très nette, mais limitée, ait été produite par la pression de l'instrument.

Les lésions dues au passage fréquent des sondes sont généralement moins profondes que ces dernières.

De toutes les espèces d'ulcérations de la prostate, les plus dignes d'intérêt sont celles que nous avons signalées à l'occasion des uréthrites profondes, de la prostatite chronique et des rétrécissements de l'urèthre. On en trouvera la description dans les chapitres consacrés à ces affections, à propos de l'anatomie pathologique.

Le diagnostic des ulcérations de la prostate repose uniquement sur des probabilités. En cas d'inflammation chronique, c'est la persistance d'un écoulement muco-purulent ou franchement purulent qui donne l'éveil; si en outre le cathétérisme avec une bougie à boule éveille dans le fond du canal une douleur très vive accompagnée de sensation de brûlure, il y aura des raisons de penser que la muqueuse est détruite par places dans une certaine épaisseur.

Le même signe indiquera ordinairement l'ulcération déterminée par le cathétérisme répété. Lorsqu'il sera dû à l'emploi des sondes à demeure, il s'y joindra une sécrétion muqueuse très visqueuse qui se mêlera au pus, des envies fréquentes d'uriner et des élancements douloureux (Ev. Home). Alors la fièvre accompagne souvent les autres symptômes, parce qu'une phlegmasie limitée de la prostate est la conséquence de l'ulcération; en cas de sphacèle, des symptômes d'adynamie se montrent rapidement et mettent en grand danger les jours du malade.

Les ulcérations causées par les phlegmasies profondes du canal et par les rétrécissements, bénéficieront indirectement du traitement de ces affections; mais, comme pratique ayant sur elles une influence directe, nous recommandons de nouveau les cautérisations avec le nitrate d'argent, principalement sous forme d'instillations de solutions fortes en petite quantité (voy. *Prostatite chronique*).

Le traitement des ulcérations qui résultent du cathétérisme répété et des sondes à demeure est fort délicat, lorsque le sujet ne peut absolument pas se passer du secours du chirurgien. Pour éviter les fâcheux effets du cathétérisme, le mieux serait peut-être de suivre le conseil de Home, c'est-à-dire de laisser une sonde à demeure, conseil un peu paradoxal en apparence, mais qui se comprend, si l'on songe que parfois c'est encore plus le glissement de l'instrument que son contact prolongé qui amène la lésion. En tout cas, il est à peine nécessaire de dire que le choix des sondes, eu égard à leur substance, ne peut manquer d'avoir une très grande importance. Par exemple, les sondes en caoutchouc vulcanisé, les sondes en gomme très souple, seront préférables à tous les instruments offrant une plus grande résistance. De même des sondes en gomme auxquelles on aura communiqué à l'avance une courbure analogue à celle du canal, en laissant pendant plusieurs jours un mandrin dans leur cavité, auront l'avantage de ne pas exercer sur la lèvre postérieure du col vésical la pression qui est inévitable avec un instrument droit.

Quand l'ulcération est produite par les sondes à demeure, le choix de sondes plus souples, répondant aux préceptes formulés à l'instant, vaudra souvent mieux que le cathétérisme répété. Malheureusement dans beaucoup de cas cette complication rend la situation des plus difficiles.

La production de *cavernes* dans la prostate est toujours le résultat de destructions plus ou moins étendues par les inflammations aiguës ou chroniques, par les calculs, les tubercules et le cancer. La figure 29 représente un bel exemple de prostate désorganisée par le développement de plusieurs calculs et creusée de profondes cavernes.

L'histoire des prostatites en offre de nombreux exemples. Il n'est pas très rare de voir la glande entière détruite par un abcès et convertie en une poche anfractueuse, communiquant avec le canal par une ouverture plus ou moins large. Si la cavité persiste après l'évacuation du pus, la caverne est constituée et peut ne pas avoir grande tendance à se combler, lorsque le sujet est de complexion délicate, à plus forte raison lorsqu'il est scrofuleux ou tuberculeux. Nous rappellerons que des destructions beaucoup moins étendues se produisent dans des circonstances analogues, et que la prostatite chronique même peut creuser dans la glande de véritables cavernules tout à fait comparables à celles du poumon, sans être pour cela de nature tuberculeuses (voy. fig. 1).

Les cavités dans lesquelles on trouve des calculs plus ou moins enclavés sont beaucoup plus assimilables aux kystes à contenu solide qu'à des cavernes.

Quant aux grandes cavités que détermine la fonte tuberculeuse de l'organe dans sa totalité ou dans quelques points, elles ont été décrites au chapitre des tubercules. Tapissées par une fausse membrane ardoisée ou pultacée, elles contiennent un mélange de détritus solides, de pus sanieux et d'urine putride qui s'écoule en partie par le méat. Des particularités à peu près semblables s'observent, lorsque c'est à un cancer qu'il faut attribuer la destruction.

Les malades atteints de cavernes prostatiques n'éprouvent pas toujours des troubles très marqués dans la miction ; mais il leur arrive généralement de perdre involontairement un peu d'urine, alors qu'ils croient avoir complètement vidé leur vessie. Le liquide qui s'écoule est celui qui s'est accumulé dans la cavité anormale.

Le vrai signe diagnostique des cavernes prostatiques est fourni par le cathétérisme au moyen d'une sonde métallique. Après avoir franchi le bulbe et la portion membraneuse, le bec de l'instrument pénètre dans une cavité irrégulière, où il peut tourner dans divers sens, mais bien moins facilement que s'il était dans la vessie. Alors le pavillon laisse échapper le mélange fétide des substances solides et liquides contenues dans le foyer. Il est malaisé et souvent absolument impossible de faire pénétrer la sonde jusque dans la vessie.

Le traitement des cavernes prostatiques n'a une réelle efficacité que dans le cas de destruction par un abcès non tuberculeux. Il faut faciliter autant que possible l'écoulement du pus, soit par des ponctions ou incisions rectales, soit par le débridement du côté du périnée. En outre, il est fort important d'injecter avec précaution dans la partie profonde de l'urèthre des liquides détersifs et antiseptiques (décoctions émollientes ou astringentes, vin aromatique coupé, solutions phéniquées au 1/200e ou au 1/400e ou plus faibles encore). A une période plus avancée, des instillations stimulantes ou légèrement irritantes seraient propres à rendre au travail de réparation l'activité qui lui manquerait.

En cas de cavernes tuberculeuses, il pourrait y avoir quelque avantage à laver le foyer une ou deux fois par jour au moyen d'injections uréthrales portées dans la prostate par une sonde en gomme ou en caoutchouc. L'irrigateur de M. Reliquet serait en pareille circonstance d'un grand secours; mais il vaudrait mieux renoncer à ces irrigations, si des manœuvres réitérées devaient procurer au malade des souffrances considérables.

Il nous reste à dire quelques mots des *fistules prostatiques*. Indépendamment de celles qui, dans de rares occasions, sont la conséquence de l'opération de la taille, il peut s'en produire à la suite des abcès ouverts dans le rectum, surtout lorsque ces abcès sont d'origine tuberculeuse. Lorsque la suppuration a eu dès l'abord un caractère franchement aigu, cette complication n'est guère à redouter, et en réalité on ne l'observe que très rarement. Si, au contraire, elle est le résultat de la fonte tuberculeuse d'une portion de la glande, le malade est beaucoup plus exposé à ce qu'il s'établisse une communication anormale entre la prostate et le rectum. Des fistules périnéales de même origine peuvent, ainsi que nous l'avons dit plus haut, se produire indépendamment de toute fistule rectale ou en même temps qu'une lésion de ce genre. Nous répéterons ici que l'opinion de Ricord, relativement à la provenance prostatique des suppurations péri-anales observées chez les phthi-

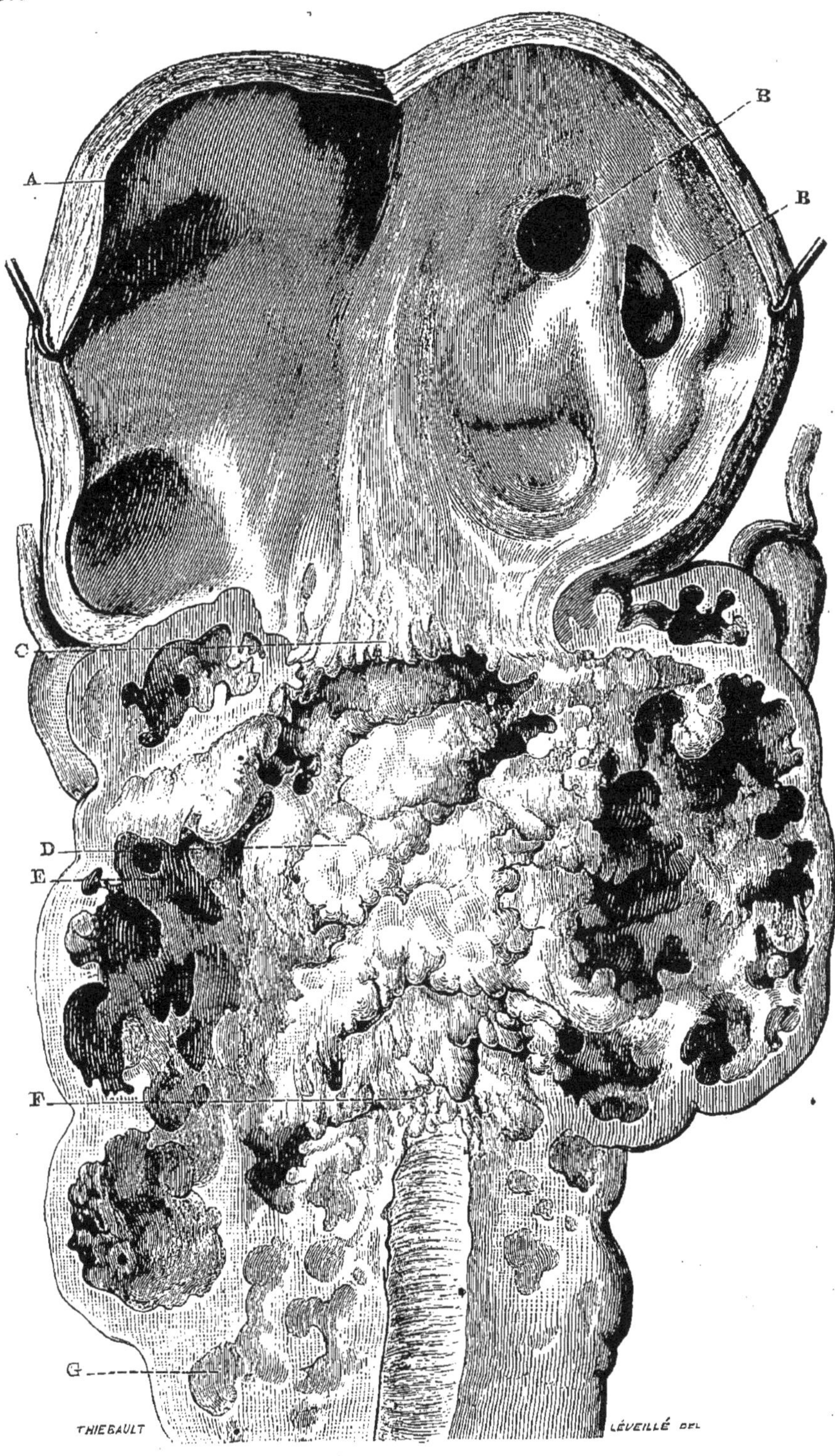
A
B
B
C
D
E
F
G
THIEBAULT
LÉVEILLÉ DEL

EXPLICATION DE LA FIGURE 29

A. Vessie.

BB. Diverticulums pourvus d'un orifice bien distinct du côté de la vessie.

C. Col de la vessie.

D. Débris de la prostate.

E. Grandes cavernes, qui contenaient quatre calculs.

F. Limite antérieure de la prostate.

G. Portions sclérosées des corps caverneux.

siques, doit représenter, pour un certain nombre de cas, une interprétation exacte. L'observation suivante, déjà rapportée au chapitre des tubercules de la prostate, en fournit une preuve rigoureuse.

Un homme de quarante-trois ans entre dans notre service à l'hôpital Saint-Louis, le 30 octobre 1879, pour se faire soigner d'une fistule à l'anus. Il existe, en effet, chez lui un orifice par lequel la pression extérieure fait sourdre du pus. Ce malade dit avoir eu un premier abcès au périnée, il y a dix-huit mois, abcès qui se serait complètement cicatrisé.

Il y a quatre mois la miction commençait à être suivie d'un écoulement sanguin dont la quantité atteignait parfois une demi-cuillerée à bouche. Vers le même moment, le malade s'aperçut qu'après la défécation l'anus donnait issue à un liquide blanchâtre, d'autres fois blanc jaunâtre et comme purulent.

Ces symptômes ont persisté jusqu'ici.

Actuellement la tête et la queue de l'épididyme du côté droit sont le siège d'une induration très accentuée et sont sensibles à la pression. Le cordon, un peu tuméfié, ne présente pas de bosselures. A 2 centimètres en avant et à droite de l'anus existe une fistule dans laquelle on peut faire pénétrer, sur une longueur de 3 centimètres, un stylet qui *se dirige du côté de l'urèthre* et non vers le rectum.

Par le toucher rectal on trouve la prostate tuméfiée et douloureuse du côté droit, ainsi que la vésicule séminale qui affecte la forme d'une sorte de cordon noueux oblique en arrière et en dehors. La vésicule gauche, bien que facile à sentir, n'est ni tuméfiée, ni douloureuse. On ne sent pas nettement un orifice s'ouvrant dans le rectum.

Les fistules prostato-rectales se révèlent par les signes suivants : l'écoulement d'une certaine quantité de pus par l'anus, et parfois le passage de l'urine en quantité plus ou moins considérable dans le rectum. Cette dernière particularité peut manquer et manque même le plus souvent. D'autre part, des gaz de provenance intestinale et des matières fécales peuvent passer dans la cavité prostatique et s'échapper par l'urèthre.

Le toucher fait constater l'existence d'une dépression de la muqueuse adhérente à la prostate et bordée de lèvres irrégulières, fongueuses ou indurées, souvent saillantes. La pression dans ce point provoque ordinairement de la douleur. Les seules fistules pour lesquelles il y ait un traitement rationnel à tenter sont celles qui résultent d'une plaie ou d'une phlegmasie non tuberculeuse.

Les sondes à demeure, si lentes dans leur action, n'ont guère de chances de réussir ici, hormis le cas de fistule récente. Pour un cas ancien, la conduite du chirurgien serait subordonnée à la disposition et au siège des fistules.

Un trajet anormal va-t-il de la prostate au périnée, il importe de s'assurer s'il possède un orifice uréthral ou si l'orifice périnéal est unique. Dans le premier cas, l'urine s'écoule en quantité plus ou moins considérable à l'extérieur. Si cette particularité n'existait pas, un écoulement purulent par l'urèthre permettrait de supposer cette communication. L'exploration par la sonde cannelée ou le stylet, combinée avec l'introduction d'une sonde métallique dans l'urèthre, ne fournirait pas de renseignements sérieux, à cause de la direction généralement tortueuse de ces fistules.

Les diverses méthodes de traitement des fistules urinaires ne sont pas applicables en pareille circonstance, parce que les débridements, les incisions et les excisions pratiqués dans la région périnéale ne pourraient pas dépasser en profondeur les limites extérieures de la prostate, et que, par suite, ces opérations laisseraient en dehors de leur atteinte la portion intra-prostatique du trajet.

Si nous avions à traiter un malade affecté de cette infirmité, voici comment nous procéderions :

Nous commencerions par débrider le trajet ou les trajets fistuleux jusqu'à la prostate, en suivant la face antérieure du rectum ; puis nous chercherions à faire pénétrer une sonde cannelée dans la portion intra-glandulaire de la fistule jusqu'à l'urèthre. La sonde ainsi placée nous servirait de conducteur pour introduire un couteau galvano-caustique aussi étroit que possible et d'une longueur égale à l'épaisseur de la prostate. Alors nous ferions passer le courant et nous retirerions lentement l'instrument, en ayant soin de cautériser dans toute son étendue le trajet déjà débridé. Une sonde à demeure placée dans l'urèthre empêcherait l'urine de s'échapper par la voie anormale.

Si la fistule ne communiquait pas avec l'urèthre, cette cautérisation aurait bien plus de chances de réussir ; mais il n'en faudrait pas moins porter le feu jusque dans l'épaisseur même de la prostate.

En cas de fistule prostato-rectale, la situation serait encore plus embarrassante, surtout si le trajet avait un orifice uréthral. M. Tillaux a récemment recommandé l'opération suivante déjà préconisée par A. Cooper :

Décoller le rectum de la face postérieure de la prostate, attirer vers l'anus la paroi antérieure de l'intestin, de manière à détruire la correspondance des portions prostatique et rectale de la fistule; fixer le rectum dans sa nouvelle position au moyen de sutures convenablement placées. (Tillaux, *An. topographique*, 2e éd., p. 758.)

Nous n'avons qu'une objection à faire à ce procédé opératoire, c'est qu'il pourrait bien exposer à l'infiltration de l'urine en avant du rectum et à la transformation de la fistule prostato-rectale en fistule prostato-périnéale ; mais nous pensons qu'il a été imaginé surtout en vue des cas de fistule non urinaire.

Ici encore la galvanocaustie nous paraît pouvoir rendre de grands services. Pour l'appliquer avec fruit, il faudrait commencer par faire la dilatation forcée de l'anus, afin de se livrer ensuite avec plus de facilité à la recherche de l'orifice rectal. Ce dernier une fois trouvé, il n'y aurait plus qu'à y introduire le couteau galvanocaustique et à faire passer le courant. La sonde à demeure, renouvelée tous les quatre à cinq jours, compléterait le traitement.

CHAPITRE IX

ATROPHIE DE LA PROSTATE

Par suite d'un fâcheux abus de langage, on a décrit sous le nom d'atrophie de la prostate des altérations d'un ordre tout différent qui souvent n'avaient entre elles aucun rapport. Par exemple, qu'y a-t-il de commun entre le développement incomplet de la prostate, qui est un vice de conformation congénital, et la destruction partielle de l'organe par un abcès ou par un néoplasme ? Et pourtant ces deux sortes de lésions figurent dans la classification de Thompson. Nous ne saurions, pour notre part, nous y rallier, le mot atrophie devant être interprété, ici comme ailleurs, dans le sens d'une diminution de poids et de volume portant en même temps sur la masse d'un organe et sur chacun de ses éléments constitutifs.

Ainsi comprise, l'atrophie de la prostate existe bien, mais à titre exceptionnel. Cependant, à en croire Thompson, elle serait fréquente, car cet auteur admet que, à partir de l'âge de soixante ans, elle se montrerait chez 5,5 pour 100 des sujets, proportion qui nous semble considérable, parce qu'elle n'est guère d'accord avec nos observations. Dans cette forme de l'atrophie, l'altération porterait principalement sur le tissu glandulaire.

Quant aux cas que cite l'auteur anglais d'atrophie par épuisement général, ils ne sont rien moins que probants, et nous serions fort disposés à les considérer comme des exemples de développement incomplet méconnus jusqu'à la mort et plus dignes de figurer au chapitre des vices de conformation (voy. *Vices de conformation de la prostate et de la vessie*).

Parfois, la prostate s'atrophie par suite d'une compression prolongée, circonstance qui ne se présente que lorsqu'une tumeur occupe une des régions voisines. Fermement maintenue par les plans musculo-aponévrotiques qui l'enveloppent, elle résiste aux déplacements et ne fuit guère devant les productions pathologiques.

Nous avons observé les effets de cette compression chez un sujet atteint d'un cancer du rectum qui avait les dimensions d'un œuf de poule. Tandis que le lobe droit était légèrement refoulé vers le côté correspondant du petit bassin, celui de gauche, aplati d'arrière en avant, avait perdu notablement de son volume. Le même fait peut se présenter toutes les fois qu'une tumeur se développe dans le voisinage très proche de la glande.

L'atrophie de la prostate n'a par elle-même aucun intérêt pratique. La seule conséquence digne de remarque est un effacement partiel de la courbe de l'urèthre, si bien que le col de la vessie se trouve un peu plus en arrière du pubis, et que cette disposition doit rendre le cathétérisme plus facile avec des instruments se rapprochant de la forme rectiligne.

APPENDICE

MALADIES DES VÉSICULES SÉMINALES ET DES CANAUX ÉJACULATEURS

Bien que les vésicules séminales et les canaux éjaculateurs fassent plutôt partie de l'appareil génital que des voies urinaires, nous croyons devoir donner ici un résumé des notions acquises relativement à leur pathologie spéciale. Depuis l'article de Pittard inséré dans l'*Encyclopédie anatomique et physiologique de Londres* (vol. IV, 1847-1849), depuis le chapitre de Civiale, où quelques faits d'une précision approximative sont noyés dans de banales généralités (*Traité pratique sur les maladies des organes génito-urinaires*, t. II, p. 480-569), depuis la thèse d'Eugène Rapin (*Inflammation des vésicules séminales et des canaux éjaculateurs*, thèse de Strasbourg, 1859), il n'a pas été publié de travail d'ensemble sur ce sujet encore très obscur. Néanmoins ce coin reculé de la pathologie génito-urinaire s'est enrichi d'un certain nombre d'observations authentiques et indiscutables, ou, pour mieux dire, de faits anatomiques analysés avec soin, qu'on trouve presque tous réunis dans le *Manuel d'anatomie pathologique* de Klebs (*Handbuch der pathologischen Anatomie*, Berlin, 1868, p. 1086 et suiv.).

Outre certaines anomalies congénitales dont nous rejetons la description au chapitre des vices de conformation de la prostate et de la vessie, on a signalé, dans les vésicules séminales et dans les canaux éjaculateurs, des abcès, des lésions diverses, se rattachant sans doute à des phlegmasies antérieures, des concrétions, des kystes, des tubercules, des dégénérescences malignes.

Nous dirons d'abord quelques mots de l'*hyperhémie*, sur laquelle on n'a guère insisté jusqu'ici. Sans aborder la pathogénie de la maladie décrite sous le nom de pertes séminales, et à laquelle, à coup sûr, Lallemand a donné des limites beaucoup trop larges, ne pouvons-nous soulever la question de savoir si, dans ces cas, l'excessive irritabilité de l'appareil musculaire qui préside à l'éjaculation ne résulte pas quelquefois d'un état congestif des réservoirs spermatiques? Cette idée, qui se retrouve dans un certain nombre des observations de Lallemand et dans les considérations un peu vagues de Civiale, ne manque pas de vraisemblance.

Les seuls cas de *vésiculite* bien avérés et relatés dans des autopsies sont des exemples de suppuration aiguë développée généralement en même temps que d'autres lésions du même genre siégeant dans divers organes; mais la phlegmasie peut s'arrêter avant la période de formation du pus et donner lieu à des symptômes difficiles à interpréter. Les éjaculations accompagnées d'une sensation douloureuse dans une partie profonde du canal, la coloration rosée ou sanguinolente du sperme, peuvent être considérées, à défaut d'affections des testicules, comme des conséquences fréquentes d'un état hyperhémique ou phlegmasique des vésicules séminales ou des canaux déférents. Il est vrai qu'elles n'indiquent guère telle ou telle altération de préférence aux autres ; aussi le diagnostic devra-t-il trouver dans les circonstances concomitantes des éléments d'éclaircissement bons à utiliser. Par exemple, si les accidents étaient survenus à la suite d'une gonorrhée, il y aurait gros à parier qu'il s'agit d'une inflammation simple, non tuberculeuse; tandis que s'ils avaient paru se développer tout à fait spontanément, ce serait à la tuberculisation qu'il faudrait songer en premier lieu.

La *vésiculite suppurée* n'est peut-être pas aussi rare qu'on pourrait le croire. Chez ce malade atteint de prostatite chronique, dont nous avons rapporté l'histoire plus haut (voy. fig. 1, p. 36), il y avait en même temps dans une des vésicules séminales de petites cavernes tapissées par une fausse membrane grisâtre, et remplies de pus phlegmoneux. Ici l'inflammation avait certainement suivi une marche chronique; il n'en a pas été de même dans les faits suivants.

En 1856, M. Peter publiait dans l'*Union médicale* une observation prise dans le service de Velpeau, et intéressante non seulement comme cas d'abcès et d'infiltration purulente d'une vésicule séminale, mais aussi comme exemple de propagation de l'inflammation au péritoine (*Sur un cas d'épididymite blennorrhagique, suivi d'inflammation de la vésicule séminale, de péritonite et de pleurésie*, in *Union médicale*, 1856, t. X, n° 141, p. 562).

Cette même observation figure dans un travail récent de M. Faucon (*De la péritonite et du phlegmon sous-péritonéal d'origine blennorrhagique*, in *Archives générales de médecine*, 6me série, octobre et novembre 1877). Le sujet, âgé de seize ans, était entré le 4 juin 1856 à la Charité pour une épididymite blennorrhagique. Le 13 une péritonite manifeste se déclarait; la mort avait lieu le 20.

A l'autopsie, on constata, outre les lésions du canal déférent, une prostatite glandulaire suppurée ; dans la vésicule séminale gauche « on ne trouva qu'une faible quantité de liquide purulent, dans lequel le microscope démontra l'existence de globules de pus mêlés aux cellules épithéliales ; il n'y avait point de spermatozoïdes. Cette vésicule était plus volumineuse qu'à droite, parce que le tissu cellulaire qui l'entourait était très injecté et épaissi. Le péritoine sus-jacent était manifestement plus vascularisé qu'en aucun autre des points où siégeait cependant l'inflammation ».

Outre une péritonite généralisée, il existait chez ce jeune

homme une pleurésie diaphragmatique double avec prédominance à gauche.

Dans le cas suivant, la péritonite, au lieu de s'être développée par contiguïté, reconnaissait pour cause l'ouverture d'un abcès d'une vésicule séminale dans la séreuse abdominale. Un matelot âgé de vingt ans, atteint de blennorrhagie, se mit à rendre des urines purulentes et sanguinolentes, puis succomba, après avoir eu de la diarrhée et de violentes douleurs abdominales. L'autopsie montra une destruction presque complète de la vésicule séminale gauche par un abcès qui s'était ouvert dans la vessie et dans le péritoine (Mitschell, *Med.-chir. Transactions*, vol. XXXIII).

Voici maintenant une observation curieuse où la vésiculite paraît avoir été d'origine traumatique. Un homme, qui avait subi une violence extérieure, rendit au bout d'un certain temps de l'urine colorée en vert. Il se déclara alors une fièvre intense, à la suite de laquelle la mort survint. A l'autopsie, on découvrit une suppuration bien caractérisée d'une vésicule séminale, des altérations semblables dans le testicule du même côté et dans ses enveloppes, et, de plus, des abcès métastatiques dans les poumons. Kocher croit qu'il y a eu par contre-coup déchirure de la muqueuse de la vésicule, mais il ajoute que ce sujet devait être sous le coup d'une fermentation suppurative (Kocher, *Handbuch der allgemeinen und speciellen Chirurgie*, Bd III, Lief. 7, S. 465).

Enfin, dans un fait dont on doit la relation à Beer, il se produisit, sans cause avérée, chez un sujet atteint d'insuffisance des valvules du cœur, une suppuration d'un testicule, de l'épididyme, des vésicules séminales, du canal déférent et de la prostate, et cette suppuration fut la cause d'une infection générale à laquelle succomba le malade (*Œsterreiche Wochenschrift*, n° 32 *bis*, 38, et *Schmidt's Jahresbericht. Suppl.*, Bd IV, 292). Klebs croit pouvoir établir un rapprochement entre ce fait et ceux de suppuration à siège multiple qu'il a décrits chez des individus atteints d'endocardite infectieuse (*Monadistiche Klappenaffektion*, in *Arch. für exper. Pathol.*, Bd IV, Abth. 6).

Nous résumerons ce qui concerne les *inflammations suppurées* des vésicules séminales en disant que, dans des cas très rares, elles peuvent être la conséquence des affections catarrhales de l'urèthre et de la vessie; que la production de grands abcès embrassant une partie de la prostate est un fait exceptionnel, et que les symptômes de ces suppurations peuvent échapper à l'observateur dont l'attention est détournée par des troubles morbides ayant un autre siège. Il y a une particularité curieuse à relever dans deux des observations connues, ce sont des douleurs de l'aine et de la hanche rappelant plus ou moins celles de la coxalgie. Le malade de Mitschell se plaignait de vives souffrances dans l'aine gauche, dans la hanche et jusqu'aux lombes du même côté.

Cock cite un malade chez qui l'erreur fut commise pleinement. C'était un homme de trente-cinq ans, cachectique, qui éprouvait dans la profondeur du bas-ventre, principalement à gauche, des douleurs qui irradiaient vers la hanche, douleurs qu'augmentait la pression sur le pubis et dans la fosse iliaque gauche. Au bout de trois semaines les reins furent le siège d'une vive sensibilité. Alors seulement certains symptômes firent penser que la vésicule séminale gauche était envahie par la suppuration ; on sentait nettement au-dessus et à gauche de la prostate une tumeur fluctuante qui occupait entièrement la place de la vésicule séminale. Deux jours après, la collection fut incisée, et il s'écoula par la plaie du pus fétide qui se tarit en deux ou trois semaines. Le malade guérit entièrement.

Klebs fait allusion à des cas où l'on aurait trouvé le canal déférent s'ouvrant dans une grande cavité développée aux dépens d'une vésicule séminale et d'un canal éjaculateur, et remplie d'un mélange de pus et de masses adipo-calcaires ; mais il ne précise pas davantage.

On peut rattacher à l'*inflammation chronique* des vésicules séminales les faits d'induration hypertrophique recueillis par Duplay sur des vieillards de Bicêtre, en 1855 (*Archives générales de médecine*, 5me série, t. VI, 1855, p. 431). Chez sept sujets âgés de soixante et onze à quatre-vingts ans, cet observateur a rencontré un épaississement fibreux des parois vésiculaires coïncidant avec des altérations analogues du tissu conjonctif qui entoure le bas-fond de la vessie. Il n'hésite pas à attribuer à ces particularités une origine inflammatoire.

L'inflammation pourrait déterminer également une sorte de ratatinement accompagné d'induration (Godard, *Gazette médicale*, 1856), et alors, sur la paroi de la cavité, on verrait parfois se faire des dépôts calcaires et graisseux (Klebs, *loc. cit.*, p. 1087).

Beaucoup plus fréquente que les phlegmasies franches des vésicules séminales, leur *tuberculisation* est aujourd'hui parfaitement connue dans ses formes et dans son évolution. On a vu ce que nous en avons dit plus haut, à propos de la tuberculisation de la prostate; nous croyons inutile d'y revenir ici. Nous rappellerons seulement que la dégénérescence de la vésicule peut coïncider avec celle de la prostate ou rester isolée; que des masses caséeuses compactes peuvent en oblitérer entièrement la cavité; que ces masses peuvent se ramollir, suppurer, et que de cette suppuration naissent des abcès froids ou subaigus, parfois aigus, qui se font jour au dehors, par la région périnéale, en avant ou sur les côtés de l'anus.

Il n'est pas exact, ainsi que le reconnaît Klebs, que la suppuration des vésicules soit toujours consécutive à celle de la prostate. Nous avons constaté, dans une autopsie toute récente, que les tubercules de ce dernier organe pouvaient rester à l'état caséeux, même au voisinage d'une vésicule séminale en pleine suppuration. Le sujet auquel nous faisons allusion portait de son vivant une fistule dont le point de départ ne pouvait être douteux; nous avons trouvé chez lui une tuberculisation généralisée de l'appareil génito-urinaire. Plusieurs foyers tuberculeux non suppurés occupaient le parenchyme de la prostate; la vésicule séminale droite était le siège de deux petits abcès qui communiquaient largement l'un avec l'autre. Il a déjà été question de ce sujet page 60.

C'est par le toucher rectal que l'on peut faire le diagnostic de cette sorte de lésion. Si en outre le malade se plaignait d'éjaculations douloureuses, de souffrances du côté de l'aine ou de la hanche, si le sperme offrait une coloration rosée, il y aurait là autant de raisons pour placer la dégénérescence dans les vésicules séminales plutôt que dans la prostate, ou du moins pour penser que la tuberculisation les aurait envahies comme la glande elle-même.

En cas de suppuration, les symptômes seraient ceux des abcès ordinaires. On aura beaucoup de chances d'arriver à un diagnostic précis, si l'on songe à pratiquer le toucher rectal, soit dans le cas de blennorrhagie compliquée d'une inflammation profonde, soit dans le cas d'un abcès tendant à se faire jour du côté du périnée, sans avoir été précédé de phénomènes inflammatoires très intenses.

Ce qui nous reste à dire des altérations des vésicules séminales se réduit à quelques faits plutôt curieux que d'un grand intérêt clinique.

Nous aurions pu signaler, de suite après l'induration hypertrophique, les *atrophies* portant sur la paroi seule ou sur l'ensemble de l'organe, la *dégénérescence calcaire* et l'*oblitération complète*. Duplay a vu, chez un certain nombre des vieillards dont il a examiné l'appareil génito-urinaire, les renflements ampullaires des vésicules partiellement ou totalement effacés, de sorte que l'organe, au lieu de présenter son aspect bosselé ordinaire, était lisse et en même temps d'un moindre volume. Il a noté également l'amincissement des parois et leur flaccidité. Un autre exemple de rétraction, de ratatinement des vésicules, a été fourni par Godard (*Gazette médicale*, 1856).

La production de *kystes*, sans doute aux dépens des culs-de-sac ampullaires des vésicules, a été observée plusieurs fois. Leur formation doit pouvoir s'expliquer par le même mécanisme que les oblitérations partielles ou totales des ampoules que nous avons signalées plus haut. D'après Duplay, l'épaississement graduel de la paroi amènerait au contact les deux faces opposées de la muqueuse, et leur fusionnement complet aurait pour résultat la disparition de la cavité. Si le travail d'oblitération portait d'abord au voisinage de l'orifice de l'ampoule, le fond pourrait, en échappant à l'oblitération, devenir le siège d'une production kystique excentrique par rapport à l'ensemble de la vésicule, mais non extérieure; car elle serait incluse dans l'épaisseur de la paroi. Duplay a observé trois fois chez des vieillards de petites tumeurs fibreuses ou fibro-cartilagineuses, très dures, renfermées dans la paroi des vésicules, mais facilement énucléables, remplies d'un liquide épais, gélatineux. Tout en les considérant comme des kystes, il les croit indépendants des renflements ampullaires.

Kocher a vu plusieurs kystes contenus dans une cavité commune de 4 à 5 centimètres de long sur 2 de large et dépendant manifestement d'une vésicule séminale (Kocher, *loc. cit.*, p. 467).

On peut voir au musée Dupuytren une pièce présentant les mêmes particularités.

Klebs considère ces kystes comme dus sans doute à l'oblitération des canaux éjaculateurs et à la rétention de la sécrétion de la vésicule. Nous ne croyons pas, pour notre compte, que l'oblitération des canaux soit indispensable. L'analyse chimique, qui pouvait jusqu'à un certain point aider à trancher la question d'origine, n'a été faite qu'une fois, c'est dans le cas observé par MM. Cazeneuve et Daremberg (*Journal de l'anatomie et de la physiologie*, Paris, 1874, n° 4). Le liquide recueilli par ces observateurs dans trois kystes de la vésicule séminale présentait la composition suivante :

Eau	0,98
Chlorure de sodium	1,95 environ.
Albuminate alcalin (spermatine)	0,05

Klebs rapproche cette analyse de celle d'un kyste par rétention de l'épididyme qui donna 1,793 pour 100 de matières solides, parmi lesquelles il y avait beaucoup de chlorure de sodium et 0,517 d'albumine (*Wien. Med. Presse*, n° 9).

Nous ne citons qu'avec réserve, comme exemple de kyste d'une vésicule séminale, le fait qui a été publié par Ralfe (*The Lancet*, 2 décembre 1876). Cet observateur a trouvé chez un homme une tumeur kystique située entre le bas-fond de la vessie et le rectum. Les canaux déférents passaient tous deux en avant de la tumeur. Les deux vésicules en étaient parfaitement distinctes; celle de gauche était seulement en étroit contact avec elle et offrait une tuméfaction et une irrégularité anormales. La tumeur remontait jusqu'au nombril; elle contenait un liquide fibrino-séreux. Le testicule gauche n'était pas descendu.

Cette observation nous paraît manquer des détails nécessaires pour affirmer, avec l'auteur, que cette énorme cavité kystique s'était développée aux dépens de la vésicule séminale gauche.

Il nous reste à parler des *concrétions* et des *calculs* qui ont été rencontrés soit dans les vésicules, soit dans les canaux éjaculateurs.

Les concrétions des voies spermatiques, déjà signalées par d'anciens observateurs, se présentent sous deux formes. Tantôt c'est du sperme en quelque sorte pétrifié (Beckmann, *Virch. Archiv*, XV, p. 540), tantôt c'est une substance organique imprégnée de carbonate et de phosphate de chaux (voy. Nenski, cité par Kocher, p. 467 f). Dans le premier cas la tumeur avait le volume d'un noyau de cerise, dans le second elle s'était développée au voisinage d'une prostate atteinte d'adéno-carcinome.

D'autres concrétions se développent dans l'ampoule des canaux éjaculateurs. La conservation de leur forme, après qu'on les a traitées chimiquement pour les débarrasser des sels calcaires qui les imprègnent, est un fait constant. Elles paraissent composées de cholestérine et de graisse; mais il faudrait de nouvelles observations pour que leur constitution chimique fût bien connue. Peut-être se forment-elles dans le canal lui-même; car les plus petites sont comme incrustées dans les parois. On se rappelle qu'une semblable particularité a été relevée à propos des concrétions de la prostate. On conçoit théoriquement que ces masses puissent, à un moment donné, faire obstacle au passage du sperme ou provoquer l'irritation du canal ; mais ni la clinique, ni l'anatomie pathologique n'ont encore confirmé cette présomption (Klebs, *loc. cit.*, p. 889).

Voigtel avait observé jadis des concrétions dans les vésicules séminales elles-mêmes ; il y avait en même temps oblitération du canal éjaculateur correspondant (*Path. anat.*, III, 465 et 478). Au dire de Cruveilhier, Collard (de Martigny) en aurait vu également et les aurait considérées comme constituées par de l'albumine coagulée et par du mucus (*Anat. path.*, t. III, p. 152). Paulizky dit y avoir trouvé plusieurs fois des corps amyloïdes reconnaissables à leur stratification concentrique et à la réaction ordinaire avec l'iode (Virchow, *Arch.*, XVI). M. Reliquet seul paraît avoir constaté sur le vivant les troubles auxquels peuvent donner lieu de nombreuses concrétions accumulées dans une vésicule séminale.

Un premier malade dont l'histoire fut communiquée à l'Académie de médecine en 1874, éprouvait depuis assez longtemps des envies fréquentes d'uriner, de violentes douleurs pendant ou après la miction, sous forme d'élancements qui semblaient partir de l'anus et allaient jusqu'à l'extrémité de la verge. Ces douleurs, qui se renouvelaient à chaque érection, rendaient le coït absolument impossible. M. Reliquet, voulant s'assurer qu'il n'y avait pas de calcul dans la vessie, introduisit un jour un brise-pierre explorateur. Le passage de l'instrument eut pour résultat de provoquer l'issue d'un grand nombre de petits corps ayant l'aspect de grains de riz cuit et présentant des facettes dues à des pressions réciproques. Ces corps, examinés au microscope, furent reconnus pour des sympexions au milieu desquels se trouvaient de nombreux spermatozoaires.

Quatre ans plus tard, M. Reliquet observa un autre sujet qui se plaignait depuis plusieurs années de besoins fréquents d'uriner, de douleurs vives pendant la miction, la défécation et le coït, douleurs ayant les mêmes caractères que celles du premier malade. Comme la vésicule séminale droite était augmentée de volume et indurée, un médecin avait diagnostiqué une tuberculisation de cet organe et avait prescrit un traitement en rapport avec le diagnostic. M. Reliquet, après avoir procédé à l'exploration de la vessie et constaté que cet organe ne présentait rien d'anormal, plaça dans l'urèthre une sonde n° 23 et exerça une forte pression sur la vésicule tuméfiée au moyen d'un doigt introduit dans le rectum. La sonde ramena à l'extérieur de petits cylindres d'une matière grisâtre qui fut examinée au microscope par M. Robin. Il fut reconnu que cette substance était composée, pour la moitié au moins, de spermatozoaires, et pour le reste, de mucus concret et de granulations jaunes ou grisâtres, d'aspect graisseux, que n'attaquait pas l'acide acétique.

Il y avait eu dans ce cas rétrécissement d'un canal éjaculateur et, par suite, accumulation, rétention de sperme dans la vésicule séminale correspondante. M. Reliquet propose le terme *coliques spermatiques* pour désigner les douleurs spéciales qu'ont éprouvées ses deux malades (*Gazette des hôpitaux*, 1879).

Les vésicules séminales peuvent être envahies par les *néoplasmes* développés primitivement dans le rectum, la vessie ou la prostate; mais on ne les a jamais vues être le siège primitif et exclusif de dégénérescences malignes.

Nous ne rappellerons que pour mémoire l'*oblitération des canaux déférents*, ainsi que les recherches de A. Cooper, de Curling, de M. Gosselin, relatives à ce sujet. L'étude de ces lésions se rattache bien plus, selon nous, aux affections de l'appareil génital, et il serait oiseux de leur consacrer dans cet ouvrage une description détaillée.

II

MALADIES DE LA VESSIE

Plus nombreuses, plus variées que les affections de la prostate, celles de la vessie occuperont dans ce volume une place plus considérable. Le désir d'introduire dans leur étude un peu plus de méthode qu'on n'en trouve généralement chez nos devanciers, nous a déterminés à les classer par groupes composés de plusieurs chapitres. Ne pouvant, à cause de la grande diversité des états morbides dont peut souffrir la vessie, donner à notre classification une base unique, nous avons été contraints d'emprunter l'idée première autour de laquelle gravitent les éléments de chaque groupe, tantôt à la clinique, tantôt à l'anatomie pathologique, ou encore à l'étiologie et à la physiologie pathologique.

C'est ainsi que nous traitons d'abord des lésions d'origine traumatique, plaies et ruptures. Puis nous présentons la description des affections inflammatoires aiguës et chroniques. Le troisième groupe réunit les lésions qui se rattachent aux difficultés de la miction, telles que l'atrophie, l'hypertrophie, les cellules et les poches vésicales. Le quatrième comprend les processus destructifs pouvant être la conséquence des lésions précédentes; on y trouve l'histoire de la gangrène, de l'ulcération sous ses diverses formes, des abcès urineux, de l'infiltration urineuse et des ruptures dites spontanées.

Conduits par la logique à rapprocher certains troubles fonctionnels d'une importance considérable, nous constituons un cinquième groupe avec l'atonie et la paralysie vésicales d'une part, et d'autre part avec le spasme et tout ce qui s'y rattache, y compris la valvule musculaire du col, bien qu'elle représente en réalité une altération matérielle.

Viennent ensuite les productions organiques bénignes et malignes : varices, polypes, fongus, tubercules, cancer. Leur étude sera suivie de celle des corps étrangers venus du dehors ou nés dans l'appareil urinaire. L'affection calculeuse trouve ici sa place.

Tout en accordant à sa description le soin auquel lui donne droit son immense importance clinique, nous avons cru devoir l'enfermer dans des limites relativement restreintes, si l'on compare le développement que nous lui avons donné à celui qu'elle a pris dans les nombreux traités spéciaux qui lui ont été consacrés. Nous espérons qu'on nous saura gré de notre concision.

Les vices de conformation de la vessie et de la prostate fournissent la matière du dernier groupe, de même que les aberrations de développement de l'urèthre ont terminé, dans le premier volume de cet ouvrage, la série des chapitres qui concernent les maladies du canal.

I. — LÉSIONS TRAUMATIQUES

Bien plus fréquentes que les blessures de la prostate, celles de la vessie n'occupent, dans les traités généraux et spéciaux, la place qui leur est due que depuis la publication de la thèse d'agrégation de M. Houel (*Des plaies et ruptures de la vessie*, Paris, 1857). Nous nous conformerons au plan de ce travail en décrivant séparément les plaies et les ruptures, sauf cependant en ce qui concerne les ruptures spontanées. Différentes par un grand nombre de points des solutions de continuité d'origine traumatique, elles ne sauraient être incorporées dans ce chapitre. C'est plus tard qu'il en sera question, à l'occasion des poches vésicales et des inflammations gangréneuses ou ulcératives de la vessie.

Les anciens, ainsi que les auteurs qui ont précédé J. Larrey, n'avaient que des notions peu précises sur les blessures de la vessie. C'est à cet éminent chirurgien qu'on doit le premier travail important sur ce sujet (*Mémoire sur les plaies de la vessie et sur certains corps étrangers restés dans ce viscère*, in *Mémoires de chirurgie militaire et campagnes*, vol. IV, p. 284). Beaucoup plus tard, en 1851, Stephen Smith réunit 78 cas de rupture de la vessie (*A contribution to the statistic of rupture of the urinary bladder*, in *New York*

Journal of medicine, 1851, p. 336). Dans la même année paraissent le mémoire de Demarquay (*Mémoire sur les plaies de la vessie par armes à feu*, dans les *Mémoires de la Société de chirurgie*, t. II, p. 289), et le rapport de M. H. Larrey sur ce travail (*Ibid.*, p. 328). L'intéressante thèse d'agrégation de M. Houel voit le jour en 1857. La guerre de la sécession fournit à Georges A. Ottis l'occasion d'étudier en grand les plaies de la vessie par armes à feu (*The medical and surgical history of the war of rebellion. Surg. part.*, Washington, 1876). Un travail encore plus récent et d'une importance considérable a été publié en 1878 dans les *Archives de Langenbeck*, par M. Max Bartels, de Berlin (*Archiv für klinische Chirurgie*, t. XXII, 1878, p. 519). Basé sur l'analyse de 504 cas de traumatismes de la vessie, ce travail renferme un très grand nombre de renseignements utiles qui ont permis à l'auteur de formuler des conclusions souvent très précises, relativement à l'étiologie et au pronostic de ces blessures. Nous aurons plus d'un emprunt à lui faire.

CHAPITRE PREMIER

CONTUSIONS ET PLAIES

On ne possède que des données insignifiantes sur les contusions simples de la vessie. Chez des sujets qui ont succombé à de violents traumatismes, on trouve quelquefois du sang infiltré entre les tuniques en quantité ordinairement peu considérable ; nous verrons plus loin que les ruptures incomplètes sont parfois la conséquence d'un choc intense. On comprend donc théoriquement que tous les degrés de la contusion soient possibles ici comme ailleurs, mais on manque de faits précis pour écrire l'histoire clinique de ces lésions. Tout au plus peut-on admettre que la contusion sans rupture puisse donner lieu à une inflammation aiguë, ou que certaines hématuries soient l'indice de la déchirure de quelques points de la muqueuse. Encore faut-il bien s'assurer, dans ce dernier cas, que le sang ne vient pas du rein ; car la contusion de cet organe s'annonce assez fréquemment de cette façon.

Si les plaies par instruments piquants et par projectiles de guerre ne sont pas rares, il est remarquable qu'il n'existe pas dans la science une seule observation de plaie par instrument tranchant.

Bartels a réuni 30 cas de blessures par instruments piquants, dont 3 par une corne de taureau ou de bison. Il en rapproche 20 cas de blessures par objets à pointe mousse, rentrant plutôt dans la catégorie des corps contondants (bâtons, jambes de chaise, manches à balai, fourches). Dix-huit fois le corps vulnérant a pénétré au-dessus du pubis, par la région abdominale inférieure. D'autres fois c'est par le périnée que la vessie est atteinte, ou même par le trou obturateur (H. Larrey, blessure par un fer de lance). Il est bien certain qu'elle sera d'autant plus exposée qu'elle remontera plus haut au-dessus du pubis, et que, pleine d'urine, elle offre aux causes vulnérantes un champ d'action beaucoup plus considérable. Les corps contondants qui ont été notés comme ayant blessé la vessie sont d'une très grande variété. C'est parfois un instrument qui, maladroitement manié, perfore les parois de l'organe (sonde, brise-pierre); c'est encore, bien plus souvent, un projectile d'arme à feu, (balle, éclat d'obus, grains de plomb, chevrotines).

Les plaies et les déchirures de la vessie sont aussi le résultat des traumatismes qui fracturent les os du bassin ou disjoignent leurs articulations. Tantôt ces lésions s'expliquent par l'enfoncement d'un fragment : c'est ordinairement ce qui se produit lorsque la fracture porte sur la branche horizontale du pubis ou sur la branche descendante ; tantôt c'est l'ischion ou l'un des points voisins de l'os iliaque qui bascule en dedans et en haut et atteint le bas-fond ou une des faces latérales de l'organe; enfin, lorsqu'il y a disjonction de la symphyse pubienne, s'il se produit une déchirure de la face antérieure, elle s'explique bien mieux par un violent tiraillement que par l'action directe du squelette (Chaboureau, *Des ruptures de la vessie dans leurs rapports avec les fractures du bassin*. Thèse de Paris, 1878).

La vessie peut être blessée par devant, par derrière ou sur les côtés ; la plaie peut être unique ou double, c'est-à-dire porter sur une seule des parois ou sur les deux. Ce dernier cas, bien que fréquent lorsque le corps vulnérant est un projectile, ne se réalise pas toujours; il en résulte que la balle ou l'éclat d'obus tombe quelquefois dans la cavité de l'organe et complique sa blessure de la présence d'un corps étranger.

La variété des rapports de la vessie avec le péritoine, suivant la quantité de liquide qu'elle renferme, influe naturellement sur le degré de simplicité de la plaie. Si l'instrument vulnérant a pénétré immédiatement au-dessus du pubis, il n'a pu intéresser le péritoine.

en sera de même lorsque la vessie sera distendue et que la blessure de la paroi abdominale siègera à 4, 5 ou même 6 centimètres au-dessus de l'os. Toute blessure portant sur un point plus élevé pourra atteindre le sommet de l'organe, mais ce sera toujours après avoir perforé de part en part le cul-de-sac de la séreuse résultant de sa réflexion sur la face antéro-supérieure du réservoir urinaire.

Des considérations du même ordre ne sont nullement applicables au cul-de-sac recto-vésical, attendu que l'aponévrose prostato-péritonéale qui y adhère par son bord supérieur s'oppose à tout déplacement par ascension (Demarquay).

Symptômes et diagnostic. — Le symptôme principal des plaies de la vessie consiste dans l'écoulement de l'urine par une solution de continuité placée dans un point quelconque des régions voisines ; mais ce signe important peut faire entièrement défaut dans certaines circonstances : lorsque la blessure a été produite par un instrument pointu et grêle, ou par un corps contondant animé d'une grande vitesse, lorsque la déchirure est due à l'action d'un fragment osseux et qu'il n'y a pas de plaie extérieure, lorsque la vessie récemment vidée ne contient que quelques gouttes d'urine, enfin lorsque la correspondance des deux orifices du trajet n'existe plus.

Larrey a signalé jadis comme possible l'absence de l'écoulement d'urine dans le cas de plaie par arme à feu, et il explique ce fait par la boursouflure immédiate des tissus et par l'irrégularité de la perte de substance. Aujourd'hui que les balles sont plus petites qu'à l'époque où écrivait l'éminent chirurgien, cette particularité doit s'observer encore plus fréquemment.

Lorsque c'est un instrument introduit par l'urèthre ou un fragment osseux déplacé par une fracture qui perfore ou déchire la vessie, l'urine s'échappe dans le tissu conjonctif périvésical ou dans le péritoine, et l'observateur est privé pour son diagnostic du signe important indiqué plus haut. Il en sera de même si la vessie est vide (ce qui supprime tout écoulement immédiat de l'urine en quantité suffisante) et si les deux orifices du trajet, parfois assez long, parcouru par le projectile, cessent de se correspondre par suite d'un changement d'attitude du blessé et de la rétraction de l'organe.

L'issue du sang par la plaie extérieure n'a aucune valeur sémiotique lorsque ce liquide n'est pas mélangé d'urine ; l'hématurie est un indice précieux, s'il n'y a pas de plaie extérieure. Il suffirait de ne pas la confondre avec une uréthrorrhagie résultant d'une déchirure du canal ou avec une simple contusion du rein.

Certaines circonstances spéciales font connaître avec précision la nature et le trajet de la blessure. Ainsi on a vu l'urine s'échapper par le rectum et les matières fécales passer dans la vessie, puis dans l'urèthre, et se montrer au méat. L'existence d'une plaie recto-vésicale devient alors de la dernière évidence.

Soupçonne-t-on la présence d'un corps étranger dans la vessie, le meilleur moyen de s'en assurer est de pratiquer le cathétérisme ; on pourra même distinguer la nature du corps étranger, d'après la sensation que l'on percevra par l'intermédiaire de l'instrument métallique. La surface lisse d'une balle donnerait lieu à un frottement plus doux que la tranche d'un éclat d'obus ou que les dentelures irrégulières d'un fragment osseux qu'un projectile aurait repoussé devant lui et complètement détaché. L'explorateur électrique de M. Trouvé aurait ici une utile application.

Chose curieuse, la présence des corps étrangers passe souvent inaperçue. Si le chirurgien n'est pas amené par l'examen de la blessure à pratiquer le cathétérisme, il se peut que le malade n'accuse aucun symptôme propre à attirer son attention. Il est vrai que ces corps étrangers ne sont pas toujours des projectiles, et qu'à côté de ces derniers figurent, sur les tableaux de Bartels, des débris de vêtements, des morceaux d'os et de bois, une touffe de poils, un caillot de sang.

Si nous n'avons pas parlé jusqu'ici de la douleur, c'est que, en général, elle ne présente rien de spécial. Plus intense dans les grands délabrements et lorsqu'un corps étranger reste dans la plaie ou tombe dans la vessie, elle peut être nulle si la blessure est de peu d'étendue. Les auteurs signalent comme assez ordinaires des épreintes résultant de l'irritation des fibres musculaires de la vessie, et gagnant même le rectum et l'anus.

Les petites plaies de la vessie peuvent n'occasionner aucune souffrance. Il n'en est plus de même des autres. Très souvent le blessé se trouve dans l'impossibilité de se relever ou de marcher. Une douleur violente, accompagnée d'un besoin pressant d'uriner et d'aller à la garde-robe, se développe dans la blessure et dans le bas-ventre et envoie des irradiations dans le testicule et jusque dans les jambes. L'urine expulsée par le canal est souvent peu abondante. Nous avons dit plus haut qu'elle s'écoule très fréquemment par la plaie, mais que ce signe peut manquer ; nous ajouterons que son apparition se fait quelquefois attendre vingt-quatre ou quarante-huit heures, jusqu'au moment où commence la suppuration.

Lorsque le blessé souffre, ses douleurs peuvent être en rapport avec tant de complications, qu'il y a souvent une vraie difficulté à faire dans cet ensemble la part de la vessie. Par exemple, si la cavité péritonéale est envahie par l'urine, si le rectum et le périnée sont perforés, si les os iliaques sont fracturés en un ou deux points, comment le sujet lui-même pourrait-il analyser avec rigueur ce qui se passe chez lui du côté du réservoir urinaire ? Les cas les plus simples fournissent seuls des indices sérieux.

Complications. — De toutes les complications des plaies de la vessie, la plus grave sans contredit est l'ouverture simultanée de la cavité péritonéale. La conséquence ordinaire de cet accident est une péritonite suraiguë; cependant on a cité, soit de nos jours, soit antérieurement, des exemples de guérison par un mécanisme que certains auteurs semblent admettre sans peine et à l'égard duquel nous nous déclarons fort incrédules. L'urine, épanchée dans la cavité péritonéale, pourrait s'enkyster, exactement comme le sang de l'hématocèle rétro-utérine, et les parois de cette sorte de kyste accidentel seraient constituées par des fausses membranes.

Personne ne pourrait citer une seule autopsie à l'appui de cette théorie, et tout le monde continue à répéter sans contrôle ce qui a été avancé sans preuve il y a probablement bien longtemps. Il est déjà bien difficile d'admettre que l'urine puisse s'enkyster dans le tissu cellulaire du bassin. L'observation suivante est peut-être un exemple de cette rareté (Klein, *Plaies de la vessie par armes à feu*, thèse, Paris, 1872).

Un militaire avait reçu en 1811 un coup de feu dans le bas-ventre. La balle, entrée au-dessus du pubis, était sortie au-dessus de la grande échancrure ischiatique du côté droit. L'urine s'échappait par les deux orifices. L'écoulement par l'un d'eux s'était tari en quelques jours, par l'autre il avait duré toute une année.

Trente-huit ans après, le blessé, atteint d'un catarrhe vésical, portait dans la région hypogastrique une tumeur volumineuse. Ce sujet étant mort aux Invalides, on trouva, à l'autopsie, le petit bassin, depuis le pubis jusqu'au bord supérieur du sacrum, rempli par deux grandes poches juxtaposées qui communiquaient l'une avec l'autre par un large orifice. La poche antérieure était formée par la vessie, la postérieure par un sac à parois fibro-cartilagineuses que

M. Perrin, présentateur de la pièce à la Société anatomique, considère comme résultant d'un ancien enkystement de l'urine, non pas dans le péritoine, mais *dans le tissu cellulaire du petit bassin* (*Bulletins de la Société anatomique*, 1854).

Bien que moins invraisemblable que celle que nous cherchons à réfuter, l'interprétation de M. Perrin ne nous semble pas à l'abri de toute contestation. Il nous paraît difficile d'admettre qu'un individu qui, pendant toute une année, avait perdu de l'urine par un trajet fistuleux, ait pu porter pendant tout ce temps un kyste urineux dans le petit bassin sans qu'il se révélât par d'autres symptômes. D'autre part, cet orifice admettant trois doigts, pouvait-il être celui qu'avait percé le projectile? S'il était resté aussi largement béant, l'urine ne se serait-elle pas plutôt infiltrée au loin dans le tissu conjonctif du petit bassin? Nous pensons qu'il faut donner à ce fait une tout autre explication.

La poche postérieure avait dû se produire par le mécanisme ordinaire des poches vésicales, ou encore elle était le résultat de la distension de la cicatrice vésicale. Quant à l'épaisseur et à la nature fibro-cartilagineuse de ses parois, elle peut être attribuée à un épaississement lent de la séreuse péritonéale, dans toute l'étendue de la cavité anormale, particularité qui s'observe dans les cas analogues.

Le fait communiqué par M. Perrin à la Société anatomique n'est donc pas, selon nous, un exemple à l'abri de toute contestation d'enkystement de l'urine dans le tissu cellulaire pelvien.

Nous ne croyons pas devoir revenir sur les diverses complications énumérées plus haut (communications anormales avec les organes voisins, corps étrangers de diverse sorte). Il en est une cependant qui peut créer de grands embarras au chirurgien, c'est l'accumulation et la coagulation du sang dans la vessie. J. Larrey s'est assez souvent trouvé aux prises avec ces embarras pour les signaler avec insistance. Le col de la vessie obstrué ne peut donner passage à l'urine; les yeux des sondes introduites dans le réservoir urinaire se bouchent presque immédiatement et ne fonctionnent que difficilement, malgré les injections d'eau chaude poussées avec une certaine violence. La rétention d'urine est supportée sans trop de souffrances par quelques malades, elle donne lieu chez d'autres à des douleurs intolérables; de là des distinctions importantes au point de vue de la thérapeutique, que nous aurons à mettre en relief plus loin.

A la suite des plaies de la vessie, la mort reconnaît plusieurs causes : l'infiltration urineuse et le phlegmon gangréneux du petit bassin, la péritonite aiguë, la résorption urineuse et peut-être aussi la septicémie aiguë.

Nous n'avons rien de particulier à dire sur l'infiltration d'urine, tant le mode de production de cet accident est facile à comprendre et connu dans ses détails. Nous rappellerons seulement que les blessés sont bien loin d'y être fatalement voués. Beaucoup y échappent, lorsque la blessure a un orifice dans la région périnéale, lorsque cet orifice ne se referme pas, et lorsque les deux extrémités du trajet restent en correspondance directe.

La péritonite aiguë est la conséquence fatale de l'épanchement d'urine dans la cavité séreuse. On a vu plus haut ce que nous pensons de l'enkystement de ce liquide. Que chez un individu mort d'une phlegmasie aiguë du péritoine on en trouve une certaine quantité collectée dans un cul-de-sac et enveloppée de fausses membranes récentes, le fait n'est peut-être pas tout à fait impossible ; mais que cet enkystement puisse devenir définitif, voilà ce que n'a jamais démontré aucune observation suffisamment authentique.

Pronostic. — Le pronostic des plaies de la vessie compliquées d'épanchement d'urine dans le péritoine est tellement grave, que plusieurs auteurs, parmi lesquels nous citerons surtout Laugier (*Dict.* en 30 vol., art. Vessie, t. XXX), ont affirmé que la mort en est la conséquence inévitable. La même proposition a été formulée d'une façon aussi absolue par M. Bartels, pour les plaies par instruments piquants comme pour les blessures par armes à feu.

En pareille circonstance, la mort survient généralement dans un délai de trois jours pour les plaies par instruments piquants, de deux à quinze jours pour les plaies par armes à feu. Sur les 23 cas que M. Bartels a analysés, il y en a 13 où les blessés ont succombé entre deux et cinq jours, 9 entre huit et quinze jours. Un seul a dépassé cette date et a fini par mourir au trente-quatrième jour après sa blessure.

Le pronostic est tout aussi grave après les perforations secondaires du péritoine. Dans ces cas, la mort a lieu de la quatrième à la neuvième semaine.

La résorption de l'urine épanchée dans le péritoine n'a pas besoin d'être démontrée ; elle est incontestable et elle explique sans doute les hoquets, les vomissements précoces et la prostration dans laquelle tombent rapidement certains blessés ; mais il importe de savoir qu'une partie seulement de l'épanchement est susceptible de résorption, et que très rapidement il s'y mélange de la sérosité exhalée par la séreuse.

Des expériences assez intéressantes de M. Wagner ont permis à cet observateur de faire jouer un rôle à la septicémie dans la mort par épanchement d'urine. Ces expériences ont consisté à injecter dans le péritoine de plusieurs animaux une substance putrescible liquide. On voyait alors une absorption rapide faire disparaître une partie de cette substance; puis cette absorption s'arrêtait entièrement et la fermentation putride se développait dans le reste de l'épanchement, fermentation que rendaient plus active les mouvements de l'intestin.

Nous ne doutons pas que la putréfaction de l'urine ne joue son rôle dans ces sortes de blessures, mais un rôle peut-être un peu effacé à côté de la phlegmasie péritonéale dont le développement est extrêmement rapide (George Wagner, *Chirurgische Bemerkungen über die peritonäalhöhle*, in *Archiv für klinische Chirurgie*, Bd XX, Heft I, p. 51, 1876).

En dehors de ces cas particulièrement malheureux, le pronostic, tout en restant très sérieux, n'est pas aussi sombre qu'on pourrait se l'imaginer. Ici les chiffres groupés par M. Bartels ont une signification très précise. Qu'on nous permette d'en citer quelques-uns.

La mortalité générale des plaies par instruments piquants, y compris les cornes d'animaux et les objets à pointe mousse agissant peut-être encore plus comme corps contondants, a été de 22 pour 100 environ :

		GUÉRIS.	MORTS.	RÉSULTAT inconnu.
Plaies par instruments piquants proprement dits.	27	19	8	»
Plaies par objets à pointe mousse............	20	16	3	1
Plaies par cornes d'animaux.................	3	3	»	»
	50	38	11	1

La durée de la guérison a varié entre huit jours et deux mois. Dans aucun cas il n'a persisté de fistule.

Sur 285 cas de plaies par armes à feu réunis par M. Bartels, il y en a 65 qui ont été suivis de mort, soit 24,5 pour 100, proportion un peu supérieure à celle qui résulte de l'étude des plaies par instruments piquants.

Il importe de distinguer tout de suite des blessures compliquées de lésions osseuses celles où cette complication n'existait pas. Des 285 faits rapportés à l'instant, 131 rentrent dans la première catégorie;

sur ces 131 cas, il y a eu 38 morts, soit 29,9 pour 100, fraction qui s'écarte de 5 pour 100 de celle qui représente la mortalité générale. En revanche, la mortalité pour les plaies de la vessie non compliquées de lésions osseuses n'est que de 17,5 pour 100; de sorte que, envisagées dans leur gravité relative, les plaies de la vessie doivent être classées de la manière suivante :

	POUR 100.
Plaies par armes à feu sans lésions osseuses, mortalité........	17,5
Plaies par instruments piquants ou contondants, mortalité......	22,4
Plaies par armes à feu avec lésions osseuses, mortalité........	29,9
Mortalité générale pour toutes les catégories.................	22,7

Le pronostic est influencé par un certain nombre de circonstances secondaires dont nous croyons devoir mentionner les principales.

Signalons d'abord le nombre des orifices. S'il n'y en a qu'un, la blessure est plus grave, soit par suite de la plus grande difficulté d'écoulement qui en résulte pour les liquides (urine, pus), soit à cause de la présence d'un corps étranger. Cette différence est exprimée par les chiffres suivants :

	MORTALITÉ.		POUR 100.
Plaies à 2 orifices : 136..........................	30	soit	22
Plaies à 1 orifice : 92...........................	23	—	25

La mortalité varie encore suivant que, pour les plaies à deux orifices, le projectile a pénétré par devant ou par derrière :

	MORTALITÉ.		POUR 100.
2 orifices, entrée du projectile par devant : 81.......	16	soit	19,7
1 orifice, entrée du projectile par derrière : 44......	13	—	29,5

Enfin, la gravité des plaies à un seul orifice n'est pas non plus la même, selon que le projectile a pénétré par devant ou par derrière :

	MORTALITÉ.		POUR 100.
1 orifice, pénétration par devant : 35..............	9	soit	25,7
1 orifice, pénétration par derrière : 47.............	13	—	27,6

Il résulte de ces intéressants relevés que, par ordre de gravité, les blessures de la vessie par armes à feu doivent être classées de la manière suivante, en se plaçant au point de vue de la direction du trajet et du point de pénétration des projectiles :

Plaies à deux orifices avec pénétration par devant ;

Plaies à un orifice avec pénétration par devant ;

Plaies à un orifice avec pénétration par derrière ;

Plaies à deux orifices avec pénétration par derrière.

Le premier cas est le moins à redouter, le dernier offre le plus de périls.

L'établissement de fistules de sièges divers est un des modes de guérison que l'on observe ; de guérison incomplète, il faut dire, car un certain nombre de ces fistules persistent indéfiniment, d'autres durent des années tandis que, fort heureusement, il y en a qui se tarissent au bout de quelques semaines ou de quelques mois.

M. Houel a groupé jadis dans la nomenclature suivante les sièges divers de ces fistules :

Fistules vésico-rectales ;

Fistules vésico-vaginales ;

Fistules vésico-tégumentaires ;

Fistules vésico-intestinales ;

Fistules vésico-péritonéales.

Suivant la remarque de M. Bartels, les deux dernières classes n'ont pas de raison d'être, attendu qu'avant la production d'une fistule vésico-intestinale ou vésico-péritonéale, il y aurait eu une perforation du péritoine, et que ce dernier accident est toujours mortel. La nomenclature du chirurgien allemand nous paraît préférable :

Fistules vésico-rectales ;

Fistules vésico-vaginales ;

Fistules vésico-abdominales ;

Fistules vésico-inguinales ;

Fistules vésico-anales ;

Fistules vésico-périnéales ;

Fistules vésico-scrotales ;

Fistules vésico-fémorales.

Toutes ces variétés reposent sur des faits bien avérés.

Parmi ces fistules il y en a qui sont entretenues par les altérations des os et qui guérissent par l'élimination d'un ou plusieurs séquestres; mais il y en a bon nombre qui sont sous la dépendance des altérations des parties molles, et que leur situation déclive rend indéfiniment accessibles à l'urine.

Nous abordons maintenant un des points les plus curieux de l'histoire des blessures de la vessie : c'est le sort des corps étrangers qui tombent dans ce viscère primitivement ou secondairement, au moment de la blessure ou quelque temps après.

Nous avons dit plus haut que la présence des corps étrangers dans la vessie pouvait passer à peu près inaperçue dans les premiers jours, et que souvent c'était le hasard seul ou encore quelque particularité, comme l'existence d'un seul orifice, qui amenait le chirurgien à pratiquer une exploration. Il n'en est pas de même ordinairement, lorsque la blessure est située au voisinage très proche du col vésical, et surtout lorsqu'il y a enclavement du corps étranger dans la paroi même du viscère. Alors un ténesme des plus pénibles, de grandes difficultés de la miction spontanée ou du cathétérisme, s'ajoutent aux autres souffrances du patient.

Dans d'autres cas les choses se passent beaucoup plus simplement : non seulement la vessie tolère bien la présence d'un corps étranger, mais elle arrive à s'en débarrasser spontanément par l'urèthre. Cette expulsion, parfois facile, est généralement précédée de tous les signes d'une obstruction du canal : épreintes, écoulement insuffisant de l'urine, rétention momentanée, douleurs au bas-ventre ; le tout pouvant durer plusieurs heures et jusqu'à un ou deux jours. Des objets de diverse sorte ont été évacués de cette façon : morceaux de vêtements, fragments d'os et de bois, projectiles, grains de plomb et balles de pistolet. Ces faits curieux ont été résumés par M. Bartels dans le petit tableau qui suit. Nous y ferons figurer tout de suite les cas de taille sur lesquels nous aurons à insister à propos du traitement :

EXPULSION SPONTANÉE OU EXTRACTION — ESPÈCES DE BLESSURES.	EXP. SPONTANÉE PAR L'URÈTHRE			EXTRACTION PAR LA BLESSURE			EXTRACTION PAR LA TAILLE		
	Instruments piquants.	Armes à feu.	Déchirures.	Instruments piquants.	Armes à feu.	Déchirures.	Instruments piquants.	Armes à feu.	Déchirures.
Morceaux de vêtements.....	2	7	»	»	»	»	1	3	»
Fragments d'os............	»	15	2	»	3	»	»	8	3
Fragments de bois.........	1	»	»	»	»	»	2	»	»
Projectiles...............	»	7	»	»	3	»	»	33	»
Masse organique (fibrine)...	»	»	»	»	»	»	»	3	»
Total.............	3	29	2	»	6	»	3	47	3

Ainsi, sur 92 cas de corps étrangers dans la vessie, l'expulsion spontanée à eu lieu 34 fois par l'urèthre; proportion considérable à laquelle on serait peut-être loin de s'attendre, si l'on ne songeait que les objets qui sont entraînés ou poussés dans la vessie possèdent souvent une grande souplesse, comme les morceaux d'étoffe, ou n'ont parfois qu'un petit volume, comme certaines esquilles ou des fragments de bois. On pourrait ajouter à cette série une observation de la thèse de M. Klein, où l'on voit que le malade expulsa de petits morceaux d'os par l'urèthre, six mois après la blessure.

Une aussi heureuse terminaison n'est malheureusement pas constante, et il arrive souvent que le corps étranger, dont la présence a pu passer tout à fait inaperçue, devient le noyau d'un calcul et s'incruste peu à peu de couches épaisses de sels qui sont souvent des phosphates et de l'urate de chaux, et plus souvent encore du triphosphate ammoniaco-magnésien. Des matières organiques s'ajoutent à ces substances minérales.

Ces incrustations offrent beaucoup de variétés dans leur abondance et leurs dispositions. Elles sont, par exemple, irrégulières et peu épaisses sur les projectiles, et parmi ceux-ci les corps en fer ou en fonte sont ceux qui se revêtent le plus facilement d'une couche de sels.

Ces calculs à noyaux hétérogènes peuvent être pendant longtemps tolérés, aussi bien que des corps étrangers revêtus d'incrustations. L'exemple le plus curieux à cet égard qu'on puisse citer est celui d'un Indien dont Forward a rapporté l'histoire, qui garda pendant seize ans un fer de flèche dans la vessie, et en fut débarrassé au bout de ce temps par la taille périnéale; mais c'est ordinairement beaucoup plus tôt que les blessés ont recours à l'intervention chirurgicale.

Il peut arriver qu'un corps étranger logé primitivement au voisinage de la vessie n'y tombe qu'au bout d'un certain temps, soit qu'il se soit trouvé tout d'abord dans le tissu conjonctif périvésical, soit qu'un enclavement solide l'ait maintenu longtemps dans la paroi de l'organe. M. Bartels cite plusieurs faits de balles fichées au voisinage du col et ayant donné lieu à des symptômes graves.

Une fois le noyau d'un de ces calculs accidentels était formé par un coagulum fibrineux; une autre fois, par une touffe de poils provenant du pubis.

Traitement. — Le traitement des plaies de la vessie est basé sur l'application de plusieurs règles faciles à formuler :

1° Faire l'hémostase, qu'il s'agisse d'hémorrhagies externes ou intravésicales;

2° Faciliter l'écoulement de l'urine au dehors par les voies naturelles ou par les plaies;

3° Combattre les infiltrations de l'urine et son épanchement dans la cavité abdominale ;

4° Extraire les corps étrangers enclavés dans la blessure ou tombés dans la vessie, ou les calculs résultant de l'incrustation de ces corps étrangers.

En règle générale, lorsqu'une plaie de la vessie résulte de l'action d'un corps contondant, elle ne saigne guère; il n'y a lieu de se préoccuper de l'hémorrhagie que dans les plaies par instruments piquants à large lame. Ordinairement la glace appliquée sur le ventre et au périnée suffira; mais si la plaie était large et n'intéressait pas le péritoine, en cas d'hémorrhagie grave il ne faudrait pas hésiter à la débrider, de manière à pouvoir la tamponner dans ses parties profondes en se servant de la canule de Dupuytren; ce conseil serait applicable même aux blessures de la région hypogastrique. S'il y avait en même temps blessure du péritoine, le cas rentrerait dans ceux qui seront étudiés plus loin.

Si l'hémorrhagie, au lieu de se faire à l'extérieur, s'était faite du côté de la vessie, les caillots accumulés dans ce viscère s'opposeraient à peu près infailliblement à l'écoulement de l'urine, soit par la plaie, soit par le canal, et il pourrait arriver, ainsi que cela est fréquent dans les cas analogues, que le cathétérisme ne donnât pas issue au liquide accumulé. La conduite à tenir ne laisse pas que d'être alors embarrassante.

Il est important d'enfoncer le plus possible l'instrument et d'appuyer beaucoup sur le pavillon, de manière à faire basculer le bec en sens inverse et à le rapprocher de la partie supérieure de la vessie, où il y a moins de caillots. Alors une petite injection d'eau chaude pure ou alcalinisée désobstruera les yeux de la sonde. Cette manœuvre sera répétée plusieurs fois, s'il le faut; mais, si elle reste inefficace, mieux vaut s'arrêter que d'augmenter par plusieurs petites injections successives la quantité du liquide retenu dans le viscère.

Il nous est arrivé, dans un cas d'hématurie sans plaie, de réussir à vider la vessie en adaptant au pavillon de la sonde le tube d'un appareil aspirateur, alors que le cathétérisme et les injections avaient échoué.

Si ces divers moyens étaient restés sans résultat, la ponction de la vessie serait nécessaire; mais il faudrait attendre pour la pratiquer que les douleurs fussent devenues intenses ou que des symptômes d'urémie se fussent nettement accusés. Il y aurait tout avantage à aspirer l'urine au moyen d'un appareil Potain, manœuvre que l'on pourrait répéter plusieurs fois s'il le fallait. Ce n'est que dans le cas de rétention persistante qu'il faudrait recourir au trocart de Jean-Louis Petit et laisser la canule à demeure, après avoir fait la ponction dans la région hypogastrique.

La principale préoccupation du chirurgien doit être de prévenir l'infiltration de l'urine ou d'en combattre les effets une fois qu'elle s'est produite. Ici nous admettons deux cas : il ne s'écoule pas ou il s'écoule de l'urine par la plaie. Nous admettons aussi que le diagnostic de la plaie vésicale a pu être fait d'après quelques-uns des autres signes indiqués plus haut.

Lorsque la plaie ne laisse pas passer l'urine, il se peut que cela tienne à ce qu'il ne s'en échappe pas du tout de la vessie, ou à ce que le liquide, tout en s'infiltrant dans le tissu conjonctif, ne se montre pas à l'extérieur. Le débridement serait-il nécessaire dans les deux cas ? Absolument indispensable dans le second, il le serait moins dans le premier, si l'on pouvait toujours être sûr de son diagnostic. Dans le doute, il nous semble qu'il serait préférable de débrider, sans dépasser toutefois les couches superficielles et en se gardant bien de pénétrer jusqu'à la vessie.

Si l'infiltration d'urine est quelquefois difficile à reconnaître tout à fait au début, elle est suffisamment indiquée au bout de quelques heures par le gonflement, la rougeur diffuse et parfois aussi par la fluctuation précoce. Il est bien entendu qu'en pareille circonstance les grandes incisions seraient de rigueur.

Enfin, le traitement, dans tous ces cas, serait facilité par l'emploi de la sonde à demeure. Larrey, qui avait remarqué que l'écoulement de l'urine par les orifices de la plaie se suspendait souvent au bout de deux ou trois jours pour reprendre au bout de sept ou huit, ne recourait à la sonde que pendant les quarante-huit premières heures et après la première semaine. Cette conduite serait imitée avec avantage chez les sujets à vessie irritable, supportant mal la présence d'un corps étranger.

L'épanchement d'urine dans le péritoine est la complication la plus grave qui puisse se produire, et elle ne peut trouver de remède que dans une intervention prompte et hardie. Le sujet chez qui un pareil accident a lieu étant irrévocablement voué à la mort, une certaine audace est justifiable, à condition toutefois que le chirurgien se trouve en présence d'un ensemble de circonstances que nous énumérerons plus loin.

Nous pensons que le seul moyen de parer aux conséquences d'un épanchement considérable d'urine dans le péritoine serait d'imiter la conduite de certains chirurgiens que nous aurons à citer à propos des ruptures de la vessie; c'est-à-dire d'ouvrir la cavité abdominale et de faire la toilette du péritoine avec les solutions antiseptiques d'acide phénique recommandées par M. Lister. La suture de la vessie, préconisée jadis par Pinel Grandchamp à la suite d'expériences sur les animaux (*Bulletin de l'Académie de médecine*, 1826), serait un complément utile de cette opération. On la ferait avec des fils de catgut ou de soie très fine. Malheureusement la position de la plaie pourrait rendre cette suture impossible; par exemple, si l'instrument ou le projectile avait pénétré par la région périnéale, si la blessure résultait d'un cathétérisme malheureux, il n'y aurait pas moyen d'atteindre jusqu'à elle, et le renouvellement de l'urine épanchée pourrait rendre stérile l'opération de la gastrotomie.

Cependant, même dans ce cas, on pourrait encore compter sur la rétraction de la vessie et pratiquer simplement la suture de la paroi abdominale. Il faudrait en outre que les circonstances eussent permis au chirurgien de voir le blessé très peu de temps après l'accident, autant que possible avant le début de la péritonite qui, en semblable occurrence, se développe presque immédiatement. Enfin il serait nécessaire d'être bien aidé et bien outillé pour une opération aussi sérieuse.

Il n'y a que dans les cas où l'épanchement d'urine dans le péritoine serait douteux ou très peu considérable, qu'on devrait reculer devant l'application du conseil précédent; dans tous les autres, le péril est si proche, la mort si certaine, qu'il n'y aurait pas à hésiter.

Que dire maintenant des diverses pratiques recommandées jadis: débridement de la plaie extérieure, mèche de charpie enfoncée jusque dans la vessie et destinée à conduire l'urine à l'extérieur par imbibition, paracentèse abdominale suivie d'une abondante injection d'eau dans le péritoine, sinon qu'ils sont tout à fait illusoires ? L'ouverture du ventre est vraiment la seule opération ayant quelques chances de succès.

Il nous reste à parler de l'extraction des corps étrangers. Leur présence complique des blessures très simples ou très graves ; de là forcément des distinctions dans la thérapeutique à suivre.

Supposons d'abord le cas où le corps étranger est constaté tout de suite après la blessure. Faut-il l'extraire immédiatement ? Vaut-il mieux attendre que le blessé ait franchi la période des premiers accidents et soit en voie de guérison ? Une règle unique nous paraît difficilement applicable à tous les cas, d'autant plus que, aux questions posées à l'instant, il faut ajouter celle-ci : L'extraction doit-elle se faire par la plaie ? est-il préférable de pratiquer une taille périnéale ou hypogastrique ?

Si la plaie est très large, si elle permet l'exploration de la vessie, c'est sans retard qu'il faut extraire les corps étrangers, en profitant de la voie ouverte par la blessure. C'est ainsi que Demarquay a pu, par une plaie vésico-rectale qui resta fistuleuse, amener à l'extérieur 41 esquilles qui étaient tombées dans la vessie. S'agit-il, au contraire, d'une de ces plaies à orifice unique et étroit comme en font les balles actuelles, nous ne voyons que des inconvénients à intervenir immédiatement. Non seulement le moment nous paraîtrait inopportun pour pratiquer une taille périnéale ou hypogastrique, mais encore il serait imprudent de faire des tentatives d'extraction par la plaie. Telle était l'opinion de Larrey, telle est encore celle à laquelle se rallient actuellement la plupart des chirurgiens.

En ce qui concerne l'opportunité de la taille, l'accord n'est pas si grand. Tandis que certains chirurgiens croient qu'on peut la faire dès les premiers jours (Larrey, Bartels), d'autres recommandent d'attendre que les blessés soient déjà en pleine guérison. Nous partageons cette dernière manière de voir, et nous pensons que pour faire encourir aux blessés les risques d'un nouveau traumatisme très peu de temps après le premier, il faudrait des raisons spéciales, telles que l'intolérance de la vessie, des douleurs intenses, une menace de réaction inflammatoire violente ; il faudrait encore que des conditions hygiéniques excellentes (circonstance rare à la guerre) vinssent en aide au chirurgien. D'ailleurs, l'événement a prouvé que des tailles tardives réussissaient au moins aussi bien que celles qui suivent d'assez près le moment de la blessure. S'il est vrai que Larrey a guéri un de ses blessés qu'il avait taillé cinq jours après, et que dans deux cas l'opération a été faite pendant la période de suppuration, à la cinquième et à la septième semaine, le plus souvent c'est au delà de cette période qu'a eu lieu l'intervention chirurgicale.

Dans 30 cas sur 37 où la date de l'opération a été précisée, elle n'a pas été pratiquée avant six mois révolus. Dans plusieurs, ce fut seulement après plusieurs années, et une fois après quarante-deux ans ! Certes il n'est pas nécessaire d'attendre autant; mais il est incontestable que bon nombre des blessés opérés très tardivement appartenaient à la catégorie de ceux chez qui le diagnostic du corps étranger n'avait pas été fait tout d'abord.

Il faut autant que possible que la cicatrisation de la plaie ou des plaies soit complète, et que le blessé ait pu être placé dans un milieu plus sain que ne le sont ordinairement les ambulances. L'existence d'une fistule urinaire ne serait pas une contre-indication à l'opération; bien au contraire, car on a vu quelquefois les fistules se tarir après l'extraction du corps étranger.

Nous devons au moins une mention à divers procédés qui ont été recommandés théoriquement ou mis en pratique. Celui de Ledran, qui devait consister à injecter du mercure dans la vessie pour amalgamer le plomb, n'a plus qu'un petit intérêt historique.

Grazioli, après avoir débridé largement l'orifice d'entrée de la balle situé dans la région hypogastrique, plaça son malade sur le ventre et le roula jusqu'à ce que le projectile s'échappât par la plaie.

Le tableau inséré plus haut montre que, pour tous les cas publiés de corps étrangers de la vessie, la taille fut nécessaire dans 16,5 pour 100.

L'extraction des corps étrangers souples pourrait se faire par l'urèthre; il ne manque pas d'instruments pour cette opération (voy. au chapitre des *Corps étrangers*). Mais il paraît que Leroy (d'Étiolles) père a pu broyer avec un brise-pierre un fragment osseux (H. Larrey, *Mémoires de la Société de chirurgie*, t. II, p. 367). Deux autres chirurgiens ont agi de même.

Malgré les succès qu'on a pu obtenir avec ces procédés exceptionnels, il ne reste pas moins vrai que la taille est le moyen par excellence, qu'il s'agisse de corps étrangers non incrustés, ou de calculs à noyau hétérogène.

Les résultats enregistrés jusqu'à ce jour sont, du reste, très favorables, puisque sur 47 lithotomies à la suite de plaies par armes à feu, 45 ont été suivies de guérison. Parmi les deux morts figure un blessé qui avait subi la taille hypogastrique et qui mourut vingt-quatre heures après l'opération.

Presque toujours c'est la taille périnéale qui a été pratiquée, et c'est, en effet, celle à laquelle il faut donner la préférence, à cause du volume généralement peu considérable des corps étrangers. Une fois seulement l'opérateur trouva dans la vessie un calcul si gros qu'il fallut le broyer avant de l'extraire.

Aux règles de traitement que nous venons d'énumérer nous ajouterons que les douleurs doivent être calmées par des applications narcotiques et par l'opium à l'intérieur; qu'il faut combattre les nausées et les vomissements par la glace, par les boissons gazeuses acidulées; qu'il faut opposer à la réaction inflammatoire les différents moyens de la méthode antiphlogistique, les émissions sanguines, les cataplasmes émollients, les injections tièdes dans la vessie; et que le chirurgien doit en même temps accorder à la diététique et à l'hygiène toute l'attention qu'elles méritent.

CHAPITRE II

DÉCHIRURES ET RUPTURES TRAUMATIQUES

Dans ce deuxième chapitre nous traiterons des déchirures et des ruptures traumatiques, sans nous occuper des ruptures dites spontanées dont l'étude se rattache bien plus logiquement, ainsi que nous l'avons dit plus haut, à celle des ulcérations et des hernies tuniquaires de la vessie. Bien que la thèse de M. Houel contienne sur ce sujet des renseignements fort intéressants, le travail de M. Max Bartels met à la disposition du lecteur des documents plus nombreux et analysés avec soin, comme ceux qui sont relatifs aux plaies et blessures de diverse sorte. Entre celles-ci et les ruptures il y a cette grande différence que, dans ce dernier cas, le traumatisme n'entraîne pas de solution de continuité extérieure; de là des conditions spéciales pour le diagnostic et le traitement. C'est sans doute la raison pour laquelle on a contracté l'habitude d'établir dans les traumatismes de la vessie une division basée sur cette particularité.

Depuis l'observation de Th. Bonnet, une des premières qui aient été recueillies (*Sepulchretum anatomicum*, lib. III, sc. 24), jusqu'au travail de M. Houel, la question avait été à peine effleurée par Chopart, Desault, Dupuytren; Velpeau lui avait accordé un peu plus d'attention en réunissant une douzaine de faits (*Dictionnaire de médecine* en 30 volumes, art. ABDOMEN, t. I, p. 183). Laugier (*Ibid.*, art. VESSIE), Vidal dans son *Traité de pathologie externe* n'avaient guère contribué à éclaircir le sujet. Les recherches de M. Houel, en mettant en lumière 37 cas de rupture traumatique et 7 cas de rupture spontanée, en ont considérablement agrandi le cadre. Depuis 1857, de nouveaux faits ont été publiés, si bien que les relevés statistiques de M. Bartels portent sur le chiffre énorme de 169 observations. On peut les diviser de la manière suivante :

Cas dans lesquels la rupture a été déterminée par une chute.....	57
Cas dans lesquels c'est un objet pesant ou animé d'une certaine vitesse qui a rencontré et frappé le sujet..................	51
Cas dans lesquels il y a eu écrasement........................	52
Cas où l'étiologie est indécise................................	9
Total................	169

La catégorie des chutes comprend les chutes simples ou dans une rixe, les chutes de cheval, de voiture, du haut d'un mât, d'un arbre, d'un échafaudage, d'un escalier, d'une fenêtre, d'un toit. Rien de particulier à ajouter, si ce n'est que beaucoup de ces blessés étaient en état d'ivresse, circonstance dont on a depuis longtemps relevé l'importance, ainsi que nous aurons à le répéter plus loin, en donnant les raisons de cette importance.

La catégorie des actions vulnérantes par corps pesants allant à la rencontre du sujet, offre une grande variété. On a signalé 33 fois des coups de poing, de pied, de genou, de sabot, de bâton; on a noté 8 fois que dans une rixe un des deux adversaires s'était agenouillé violemment sur le bas-ventre de l'autre ou avait sauté sur lui à deux pieds; enfin dans 10 cas le corps contondant a été une poutre ou quelque grosse pièce de charpente ou de construction. M. H. Larrey (*Relation du siège d'Anvers*) a rapporté l'histoire d'une rupture de vessie produite par un éclat de bombe animé d'une vitesse encore assez grande pour fracturer l'os coxal, mais non pour entamer les parties molles. Le blessé, qui était le général Romeuf, succomba en peu d'heures.

La catégorie des écrasements comprend :

Écrasements par	voitures	29
—	éboulements	10
—	machines	2
—	chute d'un cheval sur le ventre	4
—	tampon de wagon	1
—	voiture acculant le sujet contre un mur	6
	Total	52

A ces ruptures nettement traumatiques, on peut joindre celles qui s'opèrent pendant l'accouchement et par le fait des contractions de l'utérus qui exerce une pression considérable sur la face postérieure de la vessie.

Velpeau a réuni trois faits de cette nature (*Traité de l'art des accouchements*, t. II, p. 22). Ces faits se sont ajoutés aux deux beaucoup plus anciens de Trye (*Remarks on morbid retention of urine*, Glocester, 1784) et à celui de Wilkinson (*Memoirs of the medical Society of London*, 1792, t. III). On pourrait en citer bien d'autres plus récents se rattachant toujours à la même cause, à savoir, la compression de la vessie par l'utérus; et c'est la raison pour laquelle les accoucheurs recommandent d'avoir soin de vider la vessie avant l'engagement de la tête. Quoique ce mécanisme se comprenne aisément, il y a lieu de se demander si une vessie tout à fait saine ne résisterait pas mieux à la pression de la tête fœtale.

Il résulte de l'examen de tous les faits, à quelque catégorie qu'ils appartiennent, que la vessie ne peut se rompre qu'à condition d'être distendue par l'urine, sans pourtant qu'il soit nécessaire que cette distension soit poussée à l'extrême. Par exemple, un individu qui n'aurait pas uriné depuis quatre ou cinq heures, uniquement parce qu'il n'en aurait pas éprouvé le besoin, pourrait avoir sa vessie rompue dans une des circonstances relatées plus haut. C'est le fait des femmes qui accouchent, des ouvriers qui travaillent avec quelque ardeur, des soldats chez qui le feu ne produit pas son effet ordinaire de diurèse, des cavaliers qui restent longtemps de suite à cheval. Tous ces sujets-là sont surpris par l'accident dans un état de distension vésicale moyenne ou n'ayant pas encore donné lieu à un besoin pressant d'uriner.

Il n'en est pas de même de ceux à qui l'ivresse enlève la notion précise des impressions physiques, et chez qui le réservoir urinaire peut atteindre à un développement considérable, sans qu'ils en aient conscience. Cette circonstance est relatée dans bon nombre des faits de rupture par chute d'une hauteur plus ou moins grande, et l'on peut dire, à l'honneur de notre pays, qu'ils nous viennent presque tous d'Angleterre ou d'Amérique.

Ici l'alcoolisme agit de plusieurs façons, son rôle est complexe. Il est préparatoire, en produisant peu à peu des lésions vésicales qui altèrent la muqueuse et les fibres musculaires. Il est efficient, en donnant lieu pendant l'ivresse à l'atonie des fibres musculaires, en supprimant la sensation du besoin d'uriner, et en permettant ainsi une surdistension du réservoir urinaire qui l'empêche de se dérober aux causes vulnérantes et développe considérablement sa surface. Augmentée de volume et durcie par son état de plénitude, elle doit se rompre bien plus aisément.

Cette rupture a lieu de diverses façons : souvent c'est par choc direct sur la paroi abdominale, mais c'est aussi quelquefois par contre-coup, dans une chute sur les pieds, ou par suite d'un choc violent dans la région sacrée ou au siège. Laugier émit jadis l'idée qu'en pareille circonstance, et aussi dans beaucoup de cas où l'individu était tombé sans rencontrer dans sa chute un corps contondant autre que le sol, la rupture pouvait être due à ce que la vessie était allée par sa face postérieure à la rencontre de l'angle sacro-vertébral. A tout prendre, cette opinion ne manque pas de vraisemblance, d'autant plus que souvent la solution de continuité de la vessie a lieu près du sommet de l'organe et en arrière.

Cette théorie est cependant moins susceptible de démonstration que la déchirure de la vessie par un fragment osseux. Il n'est pas rare de rencontrer à la fois une fracture et une rupture vésicale, et il n'est pas toujours très facile de savoir si la rupture a été la conséquence directe du traumatisme, ou si elle résulte de l'action d'un fragment pointu, si, en un mot, elle est réellement une rupture ou mérite plutôt le nom de déchirure.

Il n'est pas douteux que souvent cette lésion ne relève pas directement de la fracture ; mais il est certain aussi que dans un bon nombre de faits la solution de continuité de la vessie ne se serait pas produite, si préalablement le squelette n'avait été atteint. Cela ne veut pas dire qu'alors ce soit toujours le fragment osseux qui vienne dilacérer la vessie, comme une corne de bœuf qui aurait pénétré jusqu'à cet organe à travers la paroi abdominale. Si la chose se passe ainsi fréquemment, nous sommes convaincus que la lésion vésicale est quelquefois tout à fait assimilable dans son mécanisme à certaines ruptures de l'urèthre.

M. Terrillon, dans une thèse déjà citée au chapitre des plaies de la prostate, rapporte des expériences d'où il résulte que la rupture du canal est la conséquence des tiraillements qu'amène, au moment de la fracture des os du bassin, le déplacement des fragments. Ne pourrait-il en être de même pour la vessie? Ne comprend-on pas que le jeu des fragments puisse déterminer dans leur voisinage immédiat une déchirure des parties molles qui se transmettrait jusqu'au viscère par continuité? Si cette conception est vraie, n'aurait-on pas raison d'appeler alors la lésion une déchirure plutôt qu'une rupture?

Quelques auteurs ont pensé que les obstacles à la sortie de l'urine siégeant à l'orifice vésical de l'urèthre ou le long du canal constituaient une prédisposition aux ruptures. Les autopsies ont donné un démenti à cette supposition; si cette prédisposition existait réellement, elle se rattacherait simplement aux altérations vésicales qu'engendrent indirectement les rétrécissements de l'urèthre et les affections de la prostate.

On sait d'ailleurs fort bien que, à l'inverse des ruptures spontanées, les ruptures traumatiques sont possibles dans une vessie parfaitement saine. Si cette assertion avait encore besoin d'être démontrée par des preuves matérielles, elle le serait par une autopsie récente tirée des *Annales de médecine légale de Berlin* (K. Landgraf, de Bayreuth, *Ruptur der Harnblase in Folge erlittener Misshandlungen*, *Vierteljahrschrift für gerichtliche Medicin und öffentliches Sanitätswesen*. Neue Folge, 1878, Band).

Anatomie pathologique. — Les ruptures et déchirures traumatiques de la vessie doivent être divisées en intra-péritonéales et extra-péritonéales.

Les premières se font plus souvent sur la face postérieure, et comme c'est au sommet de l'organe ou dans quelque point peu éloigné qu'on les rencontre toujours, M. Bartels se rallie à l'opinion de Laugier, et admet que le promontoire sacro-vertébral puisse réellement agir comme corps contondant.

Lorsque les ruptures intra-péritonéales occupent la face antérieure de la vessie, il y a en même temps (tel est du moins le résultat des autopsies pratiquées jusqu'ici) fracture du bassin, coïncidence capable d'éclairer d'un grand jour le mécanisme de la lésion, sans pourtant qu'il soit certain qu'alors la déchirure soit toujours la conséquence et le résultat direct de la fracture. Elle pourrait tenir simplement à ce que la cause vulnérante aurait agi, non plus seulement sur l'ensemble de la région hypogastrique, mais sur la partie la plus inférieure de cette région en même temps que sur le squelette.

Le rapport des déchirures intra-péritonéales postérieures aux déchirures antérieures est de 39 sur 73 cas. Le rapport des déchirures extra-péritonéales antérieures aux extra-péritonéales postérieures est de 18 pour 30 cas.

Sur les 169 faits relatés plus haut, 109 fois on a trouvé des fractures simples ou multiples.

Lorsque c'est une région recouverte de péritoine qui est le siège de la rupture, la séreuse est ordinairement déchirée plus largement que les autres couches, fait conforme aux expériences de rupture artificielle de M. Houel, qui ont montré, en outre, que la muqueuse cédait la première et que le liquide s'infiltrait sous la séreuse avant de triompher de sa résistance. Il ne serait pas impossible que des ruptures partielles fussent quelquefois le point de départ des poches qu'on trouve annexées à la vessie.

Dans les autopsies la vessie se montre vide ou presque vide; ses parois sont infiltrées de sang et de fibrine. La solution de continuité est généralement linéaire; on l'a trouvée parfois curviligne ou même étoilée, à trois branches, ou même semblable à un trou plutôt qu'à une fente. Quant à sa direction, elle peut être verticale ou transversale.

Ses dimensions sont ordinairement de 1 à 5 centimètres. On en a vu qui dépassaient cette étendue et atteignaient 12 centimètres, mais toujours dans le cas de déchirures intra-péritonéales. Relativement aux premiers, ces faits doivent être considérés comme exceptionnels.

Symptômes. Diagnostic. Complications. — Les symptômes des ruptures vésicales sont si souvent mêlés à ceux des complications ordinaires en pareil cas, que le diagnostic de cette lésion peut offrir de réelles difficultés. Dans les cas les plus simples le malade se plaint d'une douleur violente dans le bas-ventre. Il éprouve des épreintes vésicales et rectales, et le plus souvent il lui est impossible d'uriner. Exceptionnellement ses efforts ont pour résultat l'évacuation d'une certaine quantité d'urine.

Si l'on a cité des cas où les blessés ont pu franchir en marchant plusieurs milles, le plus grand nombre restent, pliés en deux et étendus sur le sol, dans l'endroit où ils ont été frappés.

Parfois la rupture donne lieu à une sensation de déchirure dont le siège n'est pas toujours à l'hypogastre ; elle peut être ressentie dans la région épigastrique et même dans la région du cœur, au dire de certains blessés.

Ordinairement des symptômes plus graves succèdent à ces premières sensations : le pouls devient petit, des rapports, des hoquets, des vomissements bilieux se produisent en même temps qu'une profonde dépression. Les cas compliqués s'annoncent dès l'abord par cet ensemble de phénomènes alarmants, auxquels se joignent quelquefois le délire, le coma, les convulsions, indices précurseurs d'une mort prochaine.

Chez un certain nombre de blessés, la région hypogastrique prend un rapide développement, particularité qui tient à ce que l'urine, sortie de son réservoir naturel, s'épanche dans le tissu conjonctif qui entoure la vessie et constitue dans les premiers moments une sorte de kyste, facilement perceptible à travers la paroi abdominale sous la forme d'une tumeur plus ou moins globuleuse.

C'est sur la constatation de ce signe et sur les résultats du cathétérisme qu'est basé tout le diagnostic, la douleur au bas-ventre n'ayant rien de caractéristique et le ténesme n'ayant par lui-même qu'une valeur relative.

Par le cathétérisme on reconnaît que la vessie est vide ou ne contient qu'une petite quantité d'urine sanguinolente. Si l'on peut savoir d'une façon précise que le blessé n'a pas uriné depuis plusieurs heures, le résultat négatif du cathétérisme acquiert une réelle importance, surtout si, après avoir rencontré avec le bec de l'instrument la paroi postérieure de la vessie, on le sent pénétrer dans une autre cavité communiquant avec le réservoir urinaire, et si, à ce moment, il s'écoule par la sonde une quantité notable d'urine claire ou troublée par du sang.

Dans sept observations il est noté que les explorateurs ont été assez heureux pour reconnaître de cette façon l'existence d'une solution de continuité ; on verra même que, dans un cas, il a été possible de profiter du passage de la sonde hors de la vessie pour faire des lavages et prévenir les accidents qui devaient résulter de l'épanchement de l'urine dans la cavité péritonéale.

A plus forte raison aurait-on des chances de réussir, si l'urine avait simplement décollé le tissu cellulaire au voisinage de la vessie et si elle s'était infiltrée et collectionnée entre les tuniques de cet organe, par suite d'une rupture incomplète.

Il arrive ordinairement, lorsque la sonde n'a pas franchi les limites de la vessie, que l'impossibilité de la miction volontaire persiste ; mais le contraire se voit aussi quelquefois et ne peut guère s'expliquer que par l'occlusion spontanée de la déchirure.

Les complications ordinaires sont la péritonite suraiguë et l'infiltration urineuse, suivant que la rupture est intra- ou extra-péritonéale. Les ruptures mixtes entraînent les deux espèces d'accidents consécutifs.

On a noté que la péritonite pouvait se déclarer, même lorsque le péritoine n'est pas déchiré. En pareil cas elle peut résulter directement du traumatisme ou être la conséquence des phénomènes inflammatoires et gangréneux de l'infiltration urineuse. On l'a même observée dans le cas de rupture partielle des parois vésicales, péritoine non compris.

Pronostic. — Accident de la plus grande gravité, la rupture de la vessie s'est montrée mortelle dans la très grande majorité des faits. Les guérisons appartiennent presque toutes à la catégorie des ruptures extra-péritonéales. On en compte 17 sur 63 observations, soit 27 pour 100. En revanche, on compte 93 morts sur 94 déchirures intra-péritonéales, et le seul cas de succès est dû à l'intervention chirurgicale.

Lorsque la mort survient au bout d'une à deux heures, elle tient à la violence du choc et à la multiplicité des lésions, encore plus qu'à la rupture vésicale. Quarante des blessés ont succombé dans ce laps de temps. Un grand nombre ont vécu au delà de deux jours ; on en compte 130, parmi lesquels beaucoup ne sont morts que dans le cours de la première ou de la deuxième semaine.

L'existence d'une ou de plusieurs fractures aggrave singulièrement le pronostic. Ainsi sur 109 cas de fracture unique, il y eut 100 morts, et tous ceux où le blessé était atteint de plusieurs fractures se sont terminés malheureusement. Comme complication, les fractures par choc violent ou par écrasement sont donc beaucoup plus dangereuses que les lésions osseuses par armes à feu. Pour s'en convaincre, il suffit de comparer les chiffres que nous venons de citer avec ceux qui ont été produits plus haut.

Traitement. — On a recommandé théoriquement la paracentèse du cul-de-sac recto-vésical, la boutonnière uréthrale, l'uréthrotomie externe. La première de ces opérations n'a aucune chance de succès, à cause de la diffusion de l'urine entre les anses intestinales; la seconde et la troisième ne se comprennent pas beaucoup plus, attendu que le col de la vessie reste intact et que l'urine épanchée hors de la vessie ne trouve aucune facilité d'écoulement dans une incision qui ne porte que sur l'urèthre.

La taille périnéale, également recommandée, serait évidemment préférable, parce qu'elle permettrait mieux la recherche de la plaie vésicale, surtout si cette dernière était extra-péritonéale.

Thorp a pu, après avoir fait pénétrer le bec d'une sonde dans une cavité extra-vésicale, vider cette cavité de l'urine qu'elle contenait, y faire des injections détersives, et il a eu le bonheur de voir guérir son malade en quatorze jours (Bartels, *loc. cit.*, p. 726). Ce cas, dont il faut rapprocher celui de Kusack, doit encourager dans la recherche de la solution de continuité au moyen d'une sonde, à condition cependant que l'on soit à peu près certain que la rupture est extra-péritonéale.

D'ailleurs, en pareille circonstance, et si cette recherche n'est pas couronnée de succès, on est réduit à attendre que les symptômes de l'infiltration urineuse se manifestent soit au périnée, soit dans la région hypogastrique, et alors il faudra par des débridements multiples, ménager de larges voies à l'écoulement de l'urine. Il sera de toute nécessité de laisser une sonde à demeure dans la vessie.

Si l'on constatait qu'une collection fluctuante s'est formée en avant de la vessie dans la région hypogastrique, on devrait imiter la conduite de Syme et inciser largement sur la ligne blanche, de manière à vider la cavité extra-vésicale. La pratique de l'éminent chirurgien a été suivie d'un plein succès et son malade a guéri en six semaines (*The Lancet*, 1848, t. I, p. 289). S'agit-il d'une rupture intra-péritonéale, la situation est autrement grave. Il est remarquable que depuis bien longtemps déjà l'idée d'ouvrir la cavité abdominale, pour en extraire l'urine épanchée, ait germé dans l'esprit de certains chirurgiens.

Dès 1716, Joh. Jacob Woyt conseille cette opération suivie de la suture de la plaie vésicale à la paroi abdominale (*Unterricht von den tödtlichen Wunden des gantzen menschlichen Leibes*. Dresden, 1716, p. 417). Plus tard, Benjamin Bell préconise la suture de la solution de continuité de la vessie, indépendamment de celle de l'abdomen (*Lehrbegriff der Wundarzneykunst*. Leipzig, 1789, Bd IV, S. 169).

Nous avons rappelé, à propos des plaies proprement dites de la vessie, les expériences de suture de Pinel-Granchamp. Il était réservé à Walter (de Pittsburg) de mettre le premier à exécution les recommandations restées jusque-là à l'état théorique. La justesse de diagnostic, la décision déployées à cette occasion par l'opérateur font le plus grand honneur à son sens chirurgical (*Philadelphia med. and surg. Reporter* Februar, 1862, Podrazki).

Un homme de vingt-deux ans avait reçu dans une rixe un coup au bas-ventre. En même temps qu'une douleur très intense, il avait éprouvé une violente envie d'uriner qui était restée sans résultat. Arrivé dix heures après l'accident auprès du blessé, Walter, ayant pratiqué le cathétérisme et évacué une petite quantité d'urine sanguinolente, diagnostiqua une rupture intra-péritonéale de la vessie et procéda sans retard à la laparotomie. Une incision de six pouces sur la ligne blanche ouvrit la cavité abdominale, d'où s'échappèrent des anses intestinales distendues et légèrement injectées. Après qu'environ une pinte d'urine et de sang eut été extraite de la séreuse péritonéale au moyen d'éponges souples, on aperçut vers le fond de la vessie une déchirure de deux pouces de long. La plaie abdominale ayant été réunie le plus exactement possible par des sutures entortillées, une sonde à demeure fut laissée dans la vessie ; le blessé fut soumis à la diète la plus sévère et maintenu sous l'influence de l'opium. Au bout d'une semaine la plaie était fermée. Au dixième jour on administra un lavement nutritif. Dans le cours de la troisième semaine on enleva la sonde, et le cathétérisme ne fut plus pratiqué que toutes les quatre heures. La guérison était complète après la troisième semaine (Bartels, *loc. cit.*, p. 778).

Ici la suture de la vessie ne fut pas pratiquée, sans doute à cause du siège de la blessure au voisinage du bas-fond et des difficultés d'exécution qui devaient en résulter. Il n'en fut pas de même dans le cas d'Alfred Willett.

Un homme de quarante-huit ans avait été violemment frappé au ventre. Mêmes signes que dans le cas précédent, sauf cependant que le cathétérisme évacue une assez grande quantité d'urine. Le jour suivant, la sonde, introduite toutes les deux heures, donne issue à dix ou douze onces d'urine couleur chocolat, qui s'échappe d'une manière intermittente et *synchrone aux mouvements respiratoires*. Après trente-deux heures d'attente, le chirurgien pratique la laparotomie et trouve une déchirure vésicale dirigée du côté droit (face antérieure) au côté gauche (face postérieure) et vers le bas-fond. Il place huit points de suture avec des fils de soie fine, réduit avec peine les anses intestinales et coud la paroi abdominale. Malheureusement cette tentative, peut-être un peu tardive, ne fut pas couronnée de succès, et l'opéré succomba au bout de cinquante et une heures (*Saint-Bartholomew's Hospital Reports*, 1876).

Quel que doive être le résultat de l'intervention, la mort est tellement certaine que l'on n'a pas le droit d'hésiter ; mais il faut que la décision soit prise aussitôt que possible après l'accident, avant que la péritonite ait eu le temps d'arriver à un degré tel que tout espoir de salut serait perdu.

II. — AFFECTIONS INFLAMMATOIRES AIGUES ET CHRONIQUES ABCÈS DE LA VESSIE — PÉRICYSTITE

Nous réunissons dans ce deuxième groupe les inflammations aiguës et chroniques de la vessie, suivies ou non de suppuration, et nous leur adjoignons les phlegmasies du tissu conjonctif extérieur à cet organe, auxquelles convient bien la dénomination de péricystite. Si nous avons été amenés à en exclure l'ulcération et la gangrène, c'est que les lésions qui les caractérisent l'une et l'autre ne se rattachent pas toujours par un lien évident à un travail phlegmasique aigu ou chronique, et que, à ce titre, elles doivent être présentées au lecteur dans des paragraphes spéciaux. Il n'en reste pas moins vrai que le plus ordinairement elles sont la conséquence de l'inflammation de la muqueuse ou des autres couches constituantes de la vessie.

La cystite, aiguë ou chronique, joue un rôle si important dans la pathologie des voies urinaires, elle exerce une influence si directe sur la marche et l'évolution des diverses entités morbides qui en sont la cause ou la conséquence, qu'il n'y a pas lieu de s'étonner de l'attention que les chirurgiens de tout temps lui ont prêtée. Ce sont surtout les formes chroniques qu'ils ont cherché à combattre par une série innombrable de moyens, comme étant les plus tenaces et en même temps les plus graves par les troubles locaux et généraux qu'elles entraînent.

Décrite par Hoffmann sous le nom d'affection rare de la vessie (*Consult. méd.*, t. II, p. 560), par Linné sous celui de glaire de la vessie (*Gen. morb.*, 199), l'inflammation du réservoir urinaire reçut de Lieutaud la dénomination de catarrhe ou de fluxion catarrhale (*Précis de médecine*, t. I, p. 596). Chopart ne se sert que du mot catarrhe pour la désigner, et la définit « une fluxion d'humeur muqueuse avec engorgement ou phlogose des tuniques de ce viscère ». (*Traité des maladies des voies urinaires*, t. II, p. 99.)

L'article de Boyer intitulé « De l'inflammation de la vessie » (*Traité des maladies chirurgicales*, 4e édit., t. XI, p. 11) comprend l'inflammation aiguë, qu'il appelle cystite aiguë, et l'inflammation chronique, à laquelle il réserve la dénomination de catarrhe. Mais, frappé de l'impropriété de ce terme appliqué aux phlegmasies qui dépassent la muqueuse, aux inflammations totales, telles que les décrivaient Meyzerey sous le nom de *cystiphlogie* et Sauvages sous celui de *cystitie*, le professeur de la Charité s'empresse de corriger ce que cette désignation a de trop absolu, en ajoutant que, dans les formes chroniques de la phlegmasie vésicale, les lésions atteignent souvent les tuniques autres que la muqueuse, et sortent ainsi du cadre du catarrhe proprement dit.

Plus tard, Ferrus, poussant jusqu'à leur conséquence logique les réserves de Boyer, comprend dans sa description de la cystite toutes les formes, aiguës ou chroniques, de l'inflammation vésicale. (*Dictionnaire de médecine* en 30 vol., article CYSTITE, t. IX, p. 555). Selon lui, le catarrhe n'est plus qu'une variété, la cystite muqueuse, variété tellement commune que l'on peut dire qu'elle est l'aboutissant ou le point de départ de presque toutes les autres, et qu'à ce titre elle a réellement droit à la préséance. Néanmoins, nous n'imiterons pas l'exemple donné par les auteurs qui établissent une assimilation complète entre la cystite chronique et le catarrhe, en intitulant le chapitre où ils traitent de cette affection : « De la cystite chronique ou catarrhe vésical ». C'est pour nous comme si l'on disait que le tout et la partie ne font qu'un. Le catarrhe de la vessie restera à nos yeux une variété dont on trouvera la description dans le chapitre où nous nous occuperons de la cystite chronique.

CHAPITRE III

CYSTITE AIGUE

Étiologie. — L'inflammation aiguë de la vessie reconnaît des causes nombreuses que nous classerons en plusieurs catégories, selon leur nature et leur mode d'action.

1° Il y a des cystites aiguës d'origine traumatique ; elles succèdent aux contusions et aux plaies, aux violences d'un cathétérisme difficile ou maladroit, au séjour permanent des sondes, aux opérations chirurgicales.

Les inflammations dues aux contusions s'expliquent, tantôt par l'action irritative des caillots, tantôt par l'appel de sang qu'elles déterminent dans les parois de l'organe. Brusques et violentes, elles engendrent l'inflammation aiguë ; moins violentes et souvent répétées, elles donnent lieu bien plutôt à la forme chronique de la cystite. Cependant Boyer croit l'équitation, les cahots d'une voiture, capables de faire naître une phlegmasie aiguë de la vessie.

Nous pensons, pour notre part, que, si le fait est possible, il doit se rattacher à l'existence préalable d'une cystite chronique ou au développement de quelque complication du côté du rectum (congestion ou inflammation hémorrhoïdale par exemple).

Nous aurons à nous occuper plus tard du rôle de la grossesse et de l'accouchement dans la genèse de la cystite chronique des femmes. Signalons seulement pour le moment la possibilité des phlegmasies aiguës de la vessie pendant le cours de la gestation et à la suite de la parturition. Mais ici nous sommes arrêtés par la nécessité d'établir des distinctions, non pas seulement entre les diverses formes décrites par les auteurs, mais aussi entre les divers accidents qui pourraient donner le change et égarer le diagnostic.

Les auteurs anglais ont fait jouer un rôle considérable dans la pathologie urinaire de la femme grosse ou accouchée, ainsi que dans bon nombre d'autres circonstances, à ce qu'ils ont appelé l'irritabilité de la vessie (*irritable bladder*). L'irritabilité de la vessie est simplement le besoin fréquent, pour le réservoir urinaire, de se débarrasser de son contenu (Fr. James Gant, *The irritable bladder*, London, 1872, p. 5). Ce besoin serait plus ou moins urgent et plus ou moins douloureux; d'où une confusion facile entre ce trouble fonctionnel et la cystite proprement dite, à laquelle n'a pas échappé l'auteur que nous venons de citer. Admettons pour un instant qne cette irritabilité vésicale soit un fait réel, en corrélation avec quelques-unes des nombreuses circonstances étiologiques qu'invoque James Gant et dont nous aurons à nous occuper au chapitre des troubles fonctionnels de la vessie. Il n'en reste pas moins établi pour nous que la gestation et l'accouchement peuvent donner lieu à l'inflammation aiguë de cet organe, soit par l'action contusive de la tête fœtale sur ce viscère, soit par simple exagération de la congestion qui, chez la femme enceinte, doit aussi bien atteindre le réservoir urinaire que les autres organes contenus dans l'excavation pelvienne.

Ici encore nous devons mettre le lecteur en garde contre une confusion possible entre la cystite proprement dite et la simple rétention d'urine des accouchées. Cette dernière reconnaît des causes tout autres que l'inflammation. Elle peut être attribuée à la compression prolongée des filets nerveux qui se distribuent normalement aux fibres musculaires et à l'inertie consécutive de ces dernières; elle se rattache aussi à cette variété de rétention d'urine d'origine réflexe, qu'on voit apparaître fréquemment après les opérations et les traumatismes portant sur les membres inférieurs et sur les organes pelviens, mais qui n'est pas non plus très rare à la suite d'opérations ou de traumatismes de siège éloigné, tels, par exemple, qu'une ablation de sein. Bien que ce ne soit pas le lieu de discuter sur le mécanisme réel de ces rétentions d'urine, nous profiterons de l'occasion pour dire que, selon nous, dans ces cas, l'obstacle à la miction volontaire consiste ordinairement en une sorte d'inertie ou de paralysie réflexe qui frapperait le corps de la vessie. Dans quelques cas seulement il semble que la cause de cet accident soit plutôt un spasme douloureux du sphincter. Chez une femme à qui nous avions enlevé une tumeur du sein et qui fut atteinte de rétention d'urine, le cathétérisme était chaque fois très douloureux, et l'on sentait la sonde vigoureusement étreinte par le col et par l'urèthre.

Cela posé, nous restons en présence d'une cystite vraie, d'une inflammation de bon aloi, offrant tous les symptômes que nous aurons à exposer plus tard, d'une cystite qui ne se rattache pas toujours à la même cause et qui n'est pas toujours traumatique. Si l'existence de cette dernière était douteuse pour nous, nous n'aurions pas placé l'influence de la grossesse dans le groupe des causes extérieures et violentes; mais nous devons ajouter sans retard que chez la femme en couches il y a des cystites septiques, infectieuses, voire même parasitaires, si l'on en croit les auteurs pour qui il n'y a pas de septicité sans monades ou bactéries; et il y a même des médecins qui pensent que, sauf de très rares exceptions, toute cystite aiguë chez une femme en couches est un accident puerpéral, une des formes multiples que peut affecter la septicité après la parturition (Hervieux, *Maladies puerpérales*, p. 626, et Laurent Mons, *De la cystite dans la grossesse et l'accouchement*, thèse de Paris, 1877, n° 152).

Nous n'avons pas autre chose à dire, pour le moment, de cette variété spéciale, le groupe des cystites infectieuses devant être étudié plus loin avec le soin qu'il mérite. De même, il sera question plus tard du rôle de la rétroversion de l'utérus gravide, comme cause de rétention d'urine et d'inflammation vésicale chronique (Lépine, *De la rétention d'urine dans la grossesse*, thèse de Paris, 1877, n° 357, et Laurent Mons, *loc. cit.*).

L'influence des plaies accidentelles ou opératoires n'est plus à démontrer; il en est de même du cathétérisme, lorsqu'il offre des difficultés ou qu'une main maladroite a labouré la paroi postérieure de la vessie ou le col avec le bec d'une sonde métallique. De même, il y a des malades qui supportent mal les sondes à demeure et chez qui elles provoquent rapidement une phlegmasie aiguë qui oblige à les retirer. Le cathétérisme répété, même bien fait et ne rencontrant aucun obstacle, peut avoir les mêmes inconvénients.

2° La cystite aiguë peut être provoquée par la présence d'un *corps étranger solide* dans la vessie. Ce sera, tantôt un caillot résultant d'une hémorrhagie rénale ou vésicale, tantôt un de ces nombreux corps étrangers, dont il sera question plus loin, que les malades, livrés à des manœuvres immorales et à des habitudes honteuses, s'introduisent dans l'urèthre, puis, sans le vouloir, jusque dans la vessie. Ce sera encore un de ces corps étrangers dont on a trouvé la nomenclature au chapitre des blessures de la vessie, éclats de bois, éclats d'obus, balles, débris de vêtements, etc. Quant aux calculs et aux néoplasmes, ils occasionnent bien plutôt des cystites chroniques, qui de temps à autre passent à l'état aigu sous l'influence de diverses causes occasionnelles: rétention d'urine, hémorrhagie, explorations, etc. C'est à peine si l'arrivée dans la vessie de graviers de quelque volume venant des reins est capable de provoquer une inflammation aiguë. N'est-il pas, en effet, plus rationnel de mettre celle qui se développe parfois en pareil cas, avec une assez faible intensité, sur le compte des qualités irritantes de l'urine ?

3° L'irritation qui est le prélude de l'inflammation franche peut venir de la présence d'une urine mélangée d'éléments étrangers. Nous reconnaissons à cet égard une influence fâcheuse à l'urine très acide, très dense, très chargée de matériaux organiques et inorganiques, ou de pus provenant des reins, des uretères, ou d'un abcès du voisinage ouvert dans la vessie par ulcération de dehors en dedans. En pareil cas l'inflammation peut être aiguë ; plus souvent elle est chronique comme l'affection primitive.

C'est par un mode d'action analogue que l'abus des diurétiques et des balsamiques pourrait, au dire de certains auteurs plutôt anciens que modernes, occasionner la cystite aiguë. Il est présumable que certaines autres substances irritantes pourraient agir dans le même sens (sulfate de quinine, iodure de potassium).

Déjà signalée par un auteur du dix-septième siècle (*Diverses leçons de* Loys Guyon, 2e édit., Lyon, 1610, livre Ier, p. 86-87), décrite avec soin dans le mémoire de Morel-Lavallée (*Journal l'Expérience*, 1844, n° 368), la cystite cantharidienne est reconnue de tous les médecins. Malheureusement la précaution que l'on prend généralement de faire saupoudrer de camphre l'emplâtre vésicant n'empêche pas toujours l'absorption de la cantharidine. Cet accident du vésicatoire est tellement banal en France, qu'on ne peut manquer de s'étonner de rencontrer chez un homme d'une pratique aussi étendue que Thompson l'assertion suivante : « Je crois utile de faire savoir que cette cystite ne peut avoir lieu que dans le cas où l'emplâtre est appliqué sur une surface cutanée présentant une solution de continuité ou dont l'épithélium aurait été préalablement enlevé. Le *seul* exemple que j'en aie vu (qui est rapporté dans le texte) était un cas dans lequel l'emplâtre avait été appliqué sur une articulation du genou dont la surface cutanée avait été antérieurement enflammée par de la teinture d'iode. » (H. Thompson, *Diseases of the urinary organs*, fifth edition, London, 1879, note de la page 295.) A cela nous répondrons que la dénudation du derme autrement que par le vésicatoire lui-même, et l'existence d'une solution de continuité, ne sont nullement des conditions indispensables pour l'absorption de la cantharidine, et que tous les jours de nouveaux faits donnent un démenti à cette théorie.

L'absorption du principe irritant du thapsia pourrait aussi, paraît-il, occasionner des accidents du même genre (Bondu, *De la cystite aiguë*, thèse de Paris, 1872, n° 74, p. 10). L'un de nous a observé en 1870 une inflammation vésicale tout à fait semblable à la cystite cantharidienne par la rapidité de son évolution et par l'expulsion de fines fausses membranes, et cela à la suite de l'application prolongée d'un sinapisme Rigollot chez un malade atteint de colique néphrétique. Depuis lors nous n'avons observé aucun autre fait du même genre.

4° Nous arrivons à une autre catégorie de causes parfois plus difficiles à saisir, mais, en revanche, très intéressantes à étudier. Elles ont cela de commun qu'elles agissent toutes par une sorte de molimen congestif; d'autre part, les hyperhémies, qui représentent alors le prélude des phénomènes inflammatoires, n'offrent que bien rarement un caractère passif. Par l'analyse des particularités qui président à leur début, on est amené à les diviser en hyperhémies par appel direct du sang dans les réseaux de la vessie, et en hyperhémies par répercussion.

L'appel du sang est déterminé par les excès de coït, par la masturbation; il l'est encore par l'évacuation trop rapide de l'urine chez les sujets atteints de rétention complète. On a vu plus haut, à propos du traitement des accidents causés par les tumeurs bénignes de la prostate, que c'est par ce mécanisme que nous nous expliquons les phénomènes inflammatoires très aigus et très graves qui surviennent quelquefois en pareille circonstance. Ce fait a frappé plusieurs observateurs, et l'on pourrait citer plus d'un travail où les choses sont interprétées de la même façon. Il faut s'en prendre au changement d'état très brusque de la paroi vésicale qui passe d'une distension excessive à une flaccidité favorable aux congestions actives et passives.

Les hyperhémies par répercussion s'observent en cas de refroidissement général, de brûlure étendue, de suppression des menstrues. L'action du froid ne saurait être mise en doute par personne; c'est pour nous une vérité tellement à l'abri de toute contestation, que nous ne croyons pas devoir insister davantage. Alors la cystite peut être isolée, ou coïncider avec quelque autre phlegmasie plus ou moins éloignée, amygdalite, pneumonie, bronchite.

La répercussion a peut-être été admise un peu légèrement chez les femmes dont les menstrues sont brusquement supprimées; car on pourrait se demander si alors, au lieu d'être seulement la conséquence d'un refroidissement, l'inflammation de la vessie n'est pas en corrélation avec un commencement de métrite.

Quant à la cystite des brûlures étendues, elle ne relève peut-être pas d'une répercussion proprement dite, et elle est aussi difficile à interpréter que les autres congestions ou inflammations viscérales qui compliquent ces graves accidents. Néanmoins cette variété de cystite est aujourd'hui parfaitement reconnue.

C'est peut-être dans ce groupe que devraient être placées les cystites dites rhumatismales, qui sont indiquées sans réserves dans certains ouvrages, sur la foi des chirurgiens de la fin du dernier siècle et du commencement de celui-ci. Nous connaissons bien les poussées de congestion du col vésical suivie de spasme et de rétention d'urine, qui se produisent chez les goutteux et alternent parfois d'une manière évidente avec les manifestations articulaires de la diathèse; mais n'ayant jamais eu l'occasion d'observer une véritable inflammation vésicale apparue dans ces conditions, nous attendons la démonstration de cette assertion traditionnelle avant de nous y rallier.

5° Le groupe des cystites *par propagation* d'une inflammation voisine est un des plus nombreux et des plus anciennement connus. La propagation se fait de l'urèthre, de la vulve, du vagin, de l'utérus, du rectum, du péritoine, à la vessie.

La plus fréquente des cystites dont le point de départ est dans l'urèthre, est la cystite blennorrhagique; celle qui procède de la prostatite reconnaît souvent la même cause initiale. Les rétrécissements de l'urèthre, les tubercules et le cancer de la prostate peuvent aussi occasionner des inflammations aiguës du col ou du corps de la vessie; mais il faut prendre garde de confondre ce qui n'est qu'un spasme du sphincter avec une véritable cystite. On verra plus tard que le diagnostic différentiel est quelquefois très délicat.

Chez la femme l'uréthrite naît ordinairement d'une vulvite ou d'une vaginite, quelle que soit la nature de cette dernière. Nous avons vu une fois, chez une petite fille de sept ans qui se servait pour se masturber d'un morceau de papier chiffonné, une inflammation des plus intenses se développer à l'entrée du vagin, gagner l'urèthre, la vessie, l'uretère et le rein du côté gauche, et mettre en danger les jours de la jeune malade.

L'inflammation peut se propager du vagin et de l'utérus à la vessie sans atteindre d'abord l'urèthre; la propagation s'explique très bien par les rapports de la face antérieure du premier de ces organes et du col de la matrice avec la face postérieure de la vessie, mais il faut que la phlegmasie ait une assez grande intensité.

Toutes les affections du rectum, inflammatoires d'emblée ou facilement compliquées d'inflammation, retentissent fréquemment sur la vessie : tels sont les abcès simples ou hémorrhoïdaires de la marge de l'anus, les hémorrhoïdes, les rétrécissements, les productions syphilitiques, les néoplasmes. On peut dire que chez l'homme le rectum et l'anus sont à la vessie ce que sont chez la femme le vagin et l'utérus.

6° Dans ce dernier paragraphe nous placerons tout ce qui, de près ou de loin, se rattacherait, d'après certains auteurs, à l'influence pernicieuse des *organismes inférieurs*, tels que les bactéries, les micrococcos, les monades. La constatation de ces corpuscules animés dans l'urine d'un certain nombre d'individus morts à la suite d'accidents infectieux, est la base sur laquelle repose toute l'histoire de la cystite parasitaire.

Nous reconnaîtrons sans peine qu'il y a des cystites qui paraissent réellement sous la dépendance d'une septicémie aiguë. C'est ainsi que, sans croire, avec M. Hervieux, que, presque toutes les cystites des nouvelles accouchées sont des accidents puerpéraux, nous admettons qu'un certain nombre d'entre elles, et particulièrement les cystites pseudo-membraneuses, relèvent de cette cause générale. Nous pensons, avec Förster (*Handbuch der pathologischen Anatomie*, t. II, p. 542, 1853), avec Klebs (*loc. cit.*, p. 1110), qu'il y a des inflammations graves de la vessie qui se montrent à la suite ou dans le cours de la pyohémie, du typhus, de la variole, de la scarlatine, du choléra ; mais là où nous avons de la peine à suivre les auteurs allemands dans leurs déductions, c'est lorsqu'ils se croient autorisés à attribuer ces graves accidents aux organismes inférieurs trouvés dans l'urine. Voyons dans quelles circonstances cette constatation a eu lieu.

Elle a été faite chez des individus morts dans les conditions énumérées plus haut, conditions des plus variées, puisque c'est tantôt à la pyohémie, tantôt à la scarlatine, tantôt au choléra, que ces individus avaient succombé. Est-il très logique d'admettre que, dans tous ces cas, l'infection ait eu pour point de départ la pénétration des mêmes germes dans l'économie ? D'autre part, ces diverses maladies ne sont-elles pas assez graves par elles-mêmes pour causer la mort, sans qu'il faille invoquer en outre l'influence pernicieuse de ces organismes, toujours les mêmes, dans quelque circonstance qu'on les rencontre ?

Ce n'est pas tout ; on admet encore que ces germes infectieux peuvent être portés dans la vessie par les sondes et par tous les instruments dont on se sert dans le traitement des maladies de cet organe. Ils agiraient alors à titre de ferments sur l'urine, en détermineraient la décomposition putride, et cette urine ainsi altérée provoquerait à son tour l'inflammation du réservoir urinaire. A supposer que les choses se passent réellement de la sorte, n'y a-t-il pas lieu de s'étonner que pareil accident ne se produise pas plus souvent ? Quel est celui de nous qui peut se flatter d'avoir toujours eu entre les mains des bougies ou des sondes absolument nettes de tout germe réputé infectieux ? Est-ce que ces germes ne nous enveloppent pas de toutes parts ? Est-ce que nous sommes bien sûrs, même en trempant rapidement un instrument dans une solution phéniquée forte, d'en dépouiller entièrement cet instrument ?

D'autre part, il s'agit là d'un phénomène d'ordre chimique, impliquant une sorte de fatalité contre laquelle il n'y a pas à invoquer les lois de l'organisme vivant, puisque tout se réduirait à l'action d'un ferment sur un liquide éminemment putrescible contenu dans un réservoir dont les parois sont revêtues d'un épithélium réfractaire à l'absorption. On peut donc légitimement penser qu'une cystite infectieuse devrait se développer toutes les fois qu'une bactérie pénétrerait spontanément ou à l'aide d'un cathéter jusque dans la vessie. Comme ce dernier fait doit être d'une extrême fréquence, comment expliquer la rareté de ces cystites, et pourquoi on ne les observe guère que lorsqu'il existe de bien autres causes d'infection à invoquer ?

Chose étrange, cette phlegmasie spéciale n'est même pas considérée comme étant toujours maligne. Ainsi Kocher aurait constaté que dans le cours des parotidites épidémiques, l'urine est plus ou moins riche en monades, et cette urine irriterait à son passage les voies urinaires et pourrait même occasionner des phénomènes inflammatoires du côté de la prostate. Quoi de plus bénin cependant que les oreillons, et comment établir un rapprochement quelconque entre cette affection inoffensive et une scarlatine maligne ?

Comme la vessie, la prostate subirait aussi parfois l'action des germes infectieux, soit primitivement, à la suite d'une blessure, soit secondairement, après la vessie qui la contagionnerait sans peine, vu le voisinage des deux organes et le passage incessant d'une urine chargée du ferment organique. Cela s'est vu dans le cours d'une parotidite suppurée survenue chez un sujet qui avait été atteint quelque temps auparavant d'une fièvre typhoïde; cela s'est observé également sur un individu mort de la morve. Dans les deux cas, d'innombrables micrococcos nageaient dans le pus des foyers multiples dont était criblée la prostate.

Que conclure de ces considérations, sinon que la cystite parasitaire n'est rien moins que démontrée, tandis que la cystite infectieuse, comprise d'une façon beaucoup plus large et révélée par des observations cliniques irrécusables, est désormais au-dessus de toute contestation?

Anatomie pathologique. — La cystite aiguë étant souvent une affection de peu de gravité, on n'a pas de fréquentes occasions d'étudier les lésions qu'elle détermine. Dans les cas les plus simples la muqueuse seule est altérée. Sa coloration est d'un rouge plus éclatant, tantôt dans toute son étendue, tantôt par places. De fines arborisations vasculaires se montrent là où la congestion inflammatoire offre la plus grande intensité. Assez souvent sous la muqueuse ainsi modifiée se voient de véritables ecchymoses d'un rouge vif au centre, moins accentué à la périphérie, ecchymoses punctiformes ou étalées sur une surface de 1 à 2 centimètres de diamètre. Elles s'observent particulièrement au voisinage du col, dans les régions du trigone et du bas-fond.

A un degré plus avancé de la maladie, la muqueuse est boursouflée, légèrement fongueuse à sa surface, épaissie dans son ensemble, recouverte dans ses parties déclives de mucus ou de muco-pus. Quelquefois elle est revêtue partiellement ou dans sa totalité de fausses membranes véritables, caractérisant une variété spéciale de cystite sur laquelle nous devons insister un instant.

La cystite pseudo-membraneuse, diphthéritique ou croupale des auteurs allemands (Rokitansky, Förster, Klebs), n'offre ni dans sa marche, ni dans son pronostic, l'unité suffisante pour qu'on la considère comme représentant un type clinique bien défini. On peut dire, en ce qui la concerne, que la fausse membrane est la base d'une classification quelque peu factice, que l'observation est loin de justifier. Par exemple, il y a des cystites diphthéritiques aiguës, totales, infectieuses, qui se développent dans des conditions identiques; il y en a de chroniques, qui sont le plus souvent partielles, et n'ont, selon nous, aucun rapport avec les premières. Si donc nous les rapprochons dans une étude commune, c'est en nous plaçant au point de vue de l'anatomie pathologique. Hâtons-nous d'ajouter que les variétés auxquelles nous faisons allusion en ce moment ne peuvent être rapprochées de la cystite cantharidienne, attendu que dans celle-ci la fausse membrane n'a pas tout à fait les mêmes caractères que dans les autres. Elle est ordinairement mince, opaline, elle se détache rapidement, et elle est éliminée avec l'urine peu de temps après le début de l'inflammation. Cependant il peut se faire qu'elle soit épaisse de 1 à 2 millimètres, qu'elle revête toute la face interne de la vessie, qu'elle soit infiltrée de sang, et que la muqueuse présente au-dessous d'elle dans certains points un ramollissement inflammatoire avec boursouflure et état fongueux.

Dans la cystite pseudo-membraneuse aiguë, les fausses membranes sont épaisses, tantôt fermes, tantôt molles, parfois composées exclusivement de fibrine, parfois au contraire infiltrées de sang ou de pus. Il peut se faire qu'elles soient détachées dans certains points et que la muqueuse soit escharifiée au-dessous; mais cette dernière reste ordinairement intacte. Lorsqu'elles revêtent toute la face interne de la vessie, elles représentent une sorte de moule complet qui en reproduit exactement la forme. Assez souvent le revêtement couenneux ne se voit que dans certaines parties, et dans les intervalles la muqueuse offre simplement les lésions des inflammations simples.

Examinées au microscope, ces fausses membranes se montrent constituées par des filaments de fibrine infiltrés de mucus, de cellules épithéliales et de corpuscules de pus.

Cette forme aiguë est ordinairement, mais non toujours, le résultat d'une infection générale de l'économie; elle représente une affection secondaire dans le cours des accidents puerpéraux, de la pyohémie, de la variole, de la scarlatine maligne, du typhus (Förster, *Handbuch der pathologischen Anatomie*, t. II, 1863, p. 542). Cette grave complication, bien que connue en France et particulièrement des accoucheurs, semble y être moins fréquente qu'en Allemagne. Il n'en est pas de même de la forme chronique dont nous aurons à parler plus loin.

Lorsque l'inflammation dépasse les limites de la muqueuse, lorsque, au lieu d'être un simple catarrhe aigu, la maladie devient une cystite presque totale ou totale, une *cystitie*, suivant l'expression employée par Sauvages et par Chopart, les parois du viscère acquièrent une épaisseur inaccoutumée, le tissu conjonctif intermédiaire à la muqueuse et à la couche des fibres musculaires, cette dernière, ainsi que le tissu cellulaire sous-péritonéal ou périvésical, participent à la congestion générale. Ces diverses couches sont moins mobiles les unes sur les autres, elles offrent une rougeur anormale, sont infiltrées de sang ou de pus, et ces deux humeurs peuvent s'y montrer en foyers collectés ou en nappes étalées (voy. *Abcès de la vessie*).

Lorsque la suppuration se développe derrière l'arcade pubienne, elle tend à envahir la cavité dite de Retzius limitée en bas par la loge prostatique, en avant par les pubis et la paroi abdominale, en arrière par un feuillet cellulo-fibreux qui se détache de la face postérieure des muscles grands droits et descend derrière la vessie jusqu'à l'aponévrose prostato-péritonéale. Ces péricystites consécutives à une phlegmasie intense de la vessie ne doivent pas être confondues avec celles qui se développent indépendamment de toute inflammation vésicale.

Ce fait s'est présenté dans le cours de la pyohémie, du typhus, des exanthèmes graves. Il s'est vu aussi dans des circonstances beaucoup moins alarmantes, alors que le traumatisme seul pouvait être mis en cause. Nous avons donné des soins, en 1876, dans le service de M. le professeur Richet, à un jeune homme qui avait reçu un coup de pied dans le bas-ventre, et chez qui des phénomènes inflammatoires aigus se développèrent en avant de la vessie et prirent en peu de temps une extension considérable.

On peut rapprocher utilement des faits de ce genre une observation curieuse de M. Dujardin-Baumetz, qui livre la clef d'une certaine variété de ces abcès du bas-ventre, dont l'étiologie est souvent difficile à établir. Ce médecin distingué trouva chez un malade mort dans son service à l'hôpital Saint-Antoine, une hématocèle périvésicale qui aurait pu devenir un peu plus tard le point de départ d'une suppuration de la cavité de Retzius (*Union médicale*, 31 janvier 1878). Nous reviendrons plus loin sur ces faits intéressants (voy. *Abcès de la vessie, péricystite*).

Il peut se développer dans le cours d'une cystite aiguë des ulcérations superficielles de la muqueuse, précédées par des érosions et des excoriations; mais, d'une manière générale, l'ulcération appartient à la cystite chronique (voy. *Ulcérations de la vessie*).

La gangrène n'est pas absolument rare, non pas la gangrène d'emblée, mais celle qui succède à une inflammation intense. Elle se voit principalement chez les vieillards et à la suite de ces poussées violentes de cystite aiguë que nous avons signalées plus haut, comme causées par l'évacuation trop rapide et trop complète de l'urine. Elle s'observe également à la suite de rétentions d'urine prolongées. En pareil cas, le sphacèle se montre sous forme de plaques d'un gris noirâtre d'une étendue variable, comprenant en épaisseur une ou plusieurs des tuniques de la vessie, rarement sa paroi tout entière, et disséminées dans différents points du viscère. Il sera question plus loin des gangrènes qui paraissent se développer d'emblée dans le cours de certains états adynamiques (voyez au chapitre de la *Gangrène de la vessie*). Ajoutons que l'extravasation du sang entre les couches constituantes de la paroi vésicale contribue à la mortification des tissus.

Symptomatologie. — Malgré notre désir de simplifier les descriptions en présentant au lecteur un type clinique bien défini de chaque affection, nous ne pourrions, pour ce qui concerne la cystite, rester fidèles à cette façon de procéder, sans nous exposer à embrouiller la question. La cystite est loin d'être une : suivant les circonstances étiologiques qui président à son développement, suivant l'état anatomique de la vessie au moment où la phlegmasie l'envahit, elle diffère à tel point d'elle-même qu'on la méconnaîtrait parfois infailliblement, si l'on ne tenait un compte suffisant de certains éléments accessoires en apparence, essentiels au fond. Pour ne citer qu'un exemple, la cystite aiguë *a frigore* ne ressemble guère à celle qui suit l'opération de la taille, et la raison en est que, dans ce dernier cas, la section du col de la vessie et l'écoulement involontaire de l'urine suppriment ou atténuent beaucoup le symptôme fondamental de la première variété, les envies fréquentes d'uriner.

Nous serons donc obligés de scinder notre description en plusieurs parties répondant à autant de types cliniques; mais il nous faut auparavant jeter un coup d'œil d'ensemble sur la maladie, et indiquer les particularités communes qui permettent d'envisager ces types comme autant de variétés d'une même entité morbide.

D'une manière générale, la cystite aiguë est caractérisée :

1° Par des douleurs ayant pour siège la région hypogastrique et irradiant plus ou moins loin vers les régions voisines;

2° Par des troubles de la miction auxquels ne sont pas exposés au même degré les sujets qui portent une sonde à demeure ou qui ont une solution de continuité à la vessie, troubles qui consistent, tantôt dans un ténesme continuel, tantôt dans une rétention d'urine complète ;

3° Par des phénomènes généraux de diverse sorte, parmi lesquels la fièvre occupe le premier rang.

Les *douleurs* ont pour siège principal la région hypogastrique; ordinairement spontanées, on les éveille aisément par la pression. Le plus souvent elles remontent dans les flancs et dans la région lombaire, et s'étendent par en bas du côté des aines, du périnée et jusque vers le gland. Elles reconnaissent pour causes l'irritation inflammatoire des filets sensitifs de la vessie, les spasmes des fibres musculaires et la surdistension du viscère. Sourdes par moments, elles s'exaspèrent chaque fois que les spasmes se reproduisent. Elles affectent le caractère d'une vive brûlure pendant l'écoulement de l'urine.

Les *troubles de la miction* sont intéressants à étudier à cause de la variété de leur mécanisme suivant les cas. Il est clair qu'on ne les observe que chez les sujets dont l'urine n'a pas un écoulement constant. Ils consistent soit dans des besoins fréquents d'uriner, accompagnés de spasmes douloureux, soit dans une rétention d'urine complète ou incomplète.

Supposons d'abord le premier cas. Le sujet est tourmenté par un ténesme continu. Chaque fois qu'il cherche à se satisfaire, il ne rend que quelques gouttes d'une urine brûlante, et après chacune de ces mictions insignifiantes, il éprouve une douleur poignante dans la région hypogastrique profonde, qui va en augmentant pendant quelques instants, atteint son paroxysme et décroît ensuite peu à peu. Pour bien se rendre compte de la filiation des actes pathologiques qui se succèdent alors, il faut se reporter au mécanisme de la miction, telle qu'elle a lieu dans l'état physiologique.

Supposons la vessie moyennement distendue par l'urine. La pression de ce liquide sur le pourtour du col met en jeu la sensibilité spéciale des fibres sensitives de cette région; de là naît le besoin d'uriner. Alors les fibres musculaires du corps de la vessie se contractent; elles sont disposées de telle sorte que leurs efforts combinés convergent vers le méat uréthro-vésical. Celui-ci s'entr'ouvre et laisse passer l'urine. La miction proprement dite, qui ne comprend que l'acte d'expulsion et non les diverses circonstances qui le précèdent ou le préparent, est donc due à la cessation d'action du sphincter devant l'entrée en action du corps entier de la vessie. Elle est précédée par la sensation du besoin d'uriner, qui a pour siège principal et peut-être unique le col vésical.

Or qu'arrive-t-il lorsque la vessie est enflammée? La muqueuse tout entière est plus ou moins gorgée de sang; cette congestion inflammatoire agit sur les fibres sensitives du col comme le ferait la pression de l'urine. Elle se substitue à cette dernière pour engendrer le besoin d'uriner et pour solliciter les fibres musculaires du corps à entrer en action; et comme cette hyperhémie inflammatoire est permanente, les envies d'uriner se renouvellent constamment, ainsi que les spasmes douloureux. Donc, dans les cas ordinaires, les souffrances ne sont pas dues au spasme du sphincter, mais à celui du corps entier de la vessie, bien que ces souffrances semblent siéger exclusivement dans la région du col; et, d'autre part, l'expulsion fréquente, souvent même involontaire, de quelques gouttes d'urine n'est pas due, comme dans le cas d'obstacle matériel au cours de l'urine, à une miction par regorgement. Il suffit, pour s'en assurer, de palper la région hypogastrique; on constate alors que la vessie n'est pas distendue. Il est vrai qu'il n'en est pas toujours ainsi.

Parfois il y a un véritable spasme du sphincter, dont triomphent difficilement les contractions du reste de l'organe; alors l'urine s'accumule graduellement dans son réservoir et finit par ne plus avoir d'écoulement à l'extérieur. La rétention est complète. Celle-ci peut être d'ailleurs favorisée par une autre circonstance, à savoir la parésie ou la paralysie des fibres musculaires du corps de la vessie par le fait de l'inflammation. Nous croyons, pour notre part, que cette cause de rétention d'urine doit être rare et en corrélation avec la cystite interstitielle, qui n'est certes pas la variété la plus commune.

Ainsi, quand il y a expulsion très fréquente de l'urine par petites quantités, nous l'attribuons au spasme du corps de la vessie éveillé par l'hyperhémie inflammatoire du col; et lorsqu'il y a rétention incomplète ou complète, nous la croyons due à un spasme permanent du sphincter bien plus qu'à la paralysie des fibres du corps. Ce qui nous donne raison, ce sont ces contractions douloureuses qui s'éveillent fréquemment et qui ne sont pas suivies de l'expulsion de l'urine, uniquement parce que le sphincter reste contracté.

Les *troubles généraux* qu'entraîne la cystite aiguë consistent dans une fièvre plus ou moins intense, dans une grande agitation nerveuse causée par les crises douloureuses, quelquefois dans des hoquets, des vomissements, du délire, de l'adynamie aboutissant au coma et même à la mort.

La fièvre peut, sinon manquer entièrement, du moins n'avoir qu'une faible intensité. En revanche, elle s'annonce souvent par un violent frisson survenant à une heure quelconque de la journée. La température s'élève alors à 39, 40 et 41 degrés et s'y maintient plus ou moins longtemps, suivant l'importance de la phlegmasie. Elle présente, comme dans toutes les inflammations, une certaine rémission dans la matinée.

L'agitation nerveuse causée par les spasmes douloureux, et bien plus encore par la rétention d'urine, se traduit par un besoin constant de mouvement, par une certaine exaltation cérébrale, par des plaintes, des cris même, parfois aussi par un délire précoce, lorsque le sujet est doué d'un tempérament très nerveux et que cette pénible situation se prolonge longtemps.

Un état gastrique assez prononcé, accompagné de constipation, est l'accompagnement fréquent de la fièvre ; mais ce n'est que dans les formes très sérieuses ou réellement graves que l'on observe des vomissements et des hoquets. Il en est de même du délire relativement tardif et continu, de l'adynamie et surtout du coma. Ces derniers phénomènes appartiennent à la cystite totale, à la suppuration infiltrée ou en foyers collectés et à la gangrène vésicale, ou encore aux cystites infectieuses dont les symptômes se confondent en partie avec ceux de la septicémie ou de la pyohémie dont elles procèdent.

Variétés suivant le siège. — Après cette étude générale des principaux symptômes de l'inflammation vésicale, il nous est permis d'aborder la description de ses variétés les plus importantes. Certains auteurs ayant eu le tort, selon nous, de trop les multiplier, nous tâcherons d'éviter cet écueil en ne reconnaissant, comme types cliniques dignes d'une description à part, que ceux qui se distinguent par une particularité très accusée, telle que le siège de la phlegmasie dans un point déterminé ou l'existence d'une solution de continuité de la vessie, par laquelle l'urine peut constamment s'écouler.

En décrivant à part la cystite du col et du corps, les auteurs n'ont pas voulu dire que, dans ces cas, la phlegmasie naît et reste cantonnée dans une région de la vessie. Bien qu'on ne puisse douter de la possibilité de ce dernier fait, il ne faut pas perdre de vue que très souvent l'inflammation dépasse rapidement les limites de la région atteinte tout d'abord et tend ainsi à devenir générale, et c'est principalement dans le cours des cystites aiguës qu'on observe cette extension progressive.

La *cystite du col* mérite une description à part. Disons auparavant ce que nous entendons par le col de la vessie. Selon nous, il est représenté exclusivement par les lèvres de l'orifice uréthro-vésical. Sans nier la solidarité qui unit l'appareil contractile des portions membraneuse et prostatique de l'urèthre à celui de la vessie, nous considérons comme peu justifiée la tendance qu'auraient certains auteurs à prolonger le col vésical jusqu'au collet du bulbe. Quand on parle du cardia ou du pylore, on entend désigner les orifices de l'estomac et nullement la portion voisine de l'intestin, malgré la continuité des fibres musculaires de ce dernier avec celles qui bordent ces orifices. Nous ne voyons pas pour quel motif on raisonnerait autrement à l'égard de la vessie.

La cystite du col est donc l'inflammation qui commence ordinairement par le col et peut y rester confinée. Elle résulte de la mise en jeu de certaines circonstances étiologiques bonnes à rappeler, à savoir : les traumatismes et les opérations portant exclusivement sur le col, les bougies et les sondes à demeure, parfois les accouchements, les injections uréthrales poussées trop loin, les excès de masturbation et de coït, les affections inflammatoires de l'anus et de la partie inférieure du rectum, et surtout la blennorrhagie, fait connu déjà depuis longtemps et dont les observateurs modernes ont eu bien souvent l'occasion de vérifier la fréquence. La cystite blennorrhagique est toujours une cystite du col, elle reste le plus souvent circonscrite à cette région, tandis que beaucoup des causes que nous venons d'énumérer exercent leur action tantôt sur le col et tantôt sur le corps ; d'autre part, les cystites du corps deviennent assez fréquemment, dans une des phases de leur évolution, des cystites du col, ce qui implique une simple propagation de l'inflammation de l'une des régions à l'autre.

Deux particularités signalent avant tout l'inflammation du col de la vessie : l'extrême fréquence des envies d'uriner et l'intensité du spasme. L'extrême fréquence des envies d'uriner est en rapport avec l'état congestif très accusé de la muqueuse, qui éveille au plus haut point sa sensibilité spéciale. Le corps de la vessie répond, comme dans toutes les cystites, à ces excitations répétées ; mais en même temps les fibres musculaires du col, plongées au milieu de tissus fortement hyperhémiés, se contractent spasmodiquement, soit d'une façon intermittente, soit d'une façon continue, et ce spasme gagne ordinairement les fibres musculaires de la prostate et de la portion membraneuse. D'où une contracture permanente, qui rend compte aisément de la rétention d'urine, de sa fréquence et de sa durée en pareille circonstance.

Il ne faut pas non plus négliger de faire la part du gonflement et des exsudats interstitiels qui sont la conséquence inévitable de la phlegmasie lorsqu'elle a dépassé les limites de la muqueuse, et à qui la très grande richesse vasculaire de la région prépare en quelque sorte le terrain.

A raison même du spasme, la douleur est considérable dans la cystite du col ; elle est due au spasme lui-même, à la lutte inefficace des fibres musculaires du corps contre l'occlusion du sphincter, enfin à la distension de la vessie. Aussi cette affection, très bénigne dans quelques circonstances, est-elle parfois fort pénible.

La dégénérescence des fibres musculaires du col, sous l'influence d'une violente inflammation, et leur transformation en tissu fibreux seraient, suivant M. Mercier, une conséquence ordinaire de la cystite du col. Ainsi s'expliquerait souvent la production des valvules non prostatiques de l'orifice uréthro-vésical. Disons par anticipation que ce résultat est loin d'être aussi fréquent que paraît le craindre ce chirurgien, et que le plus souvent les tissus recouvrent au bout de quelque temps toute leur souplesse, surtout chez les jeunes sujets, à condition toutefois que l'affection dont l'inflammation vésicale n'a été qu'une extension, ne persiste pas à l'état chronique. Notre façon de penser sera exposée d'une façon plus explicite un peu plus loin (voyez au chapitre du *Rétrécissement du col vésical*).

Signalons dès maintenant la fréquence de l'hématurie dans la cystite du col, hématurie qui peut être abondante, répétée, et qui, en pareil cas, aggrave considérablement la situation. Ce symptôme nous arrêtera un peu plus longtemps lorsque nous étudierons l'urine dans la cystite aiguë.

Nous reviendrons sur ce qui concerne la cystite du col au chapitre des phlegmasies chroniques.

La *cystite du corps* est en corrélation intime, comme celle du col, avec certaines circonstances étiologiques spéciales, à savoir : les contusions, plaies et déchirures, qui atteignent le bas-fond et les autres régions du viscère autres que le col, les corps étrangers, le contact de substances irritantes telles que la cantharide, les balsamiques à haute dose; l'évacuation trop rapide de l'urine, les métrites aiguës, les diverses sortes de septicémie signalées plus haut.

Ici les signes les plus caractérisques de la cystite du col peuvent manquer entièrement, mais bien plus fréquemment ils sont simplement atténués. C'est ainsi que les besoins d'uriner, tout en se renouvelant plus fréquemment que dans l'état normal, sont moins répétés et accompagnés de sensations beaucoup moins douloureuses; c'est ainsi que les malades peuvent échapper à la rétention d'urine. Les douleurs remontent plus haut dans la région hypogastrique et ne présentent pas d'irradiations vers le gland. Ici également l'hématurie est plus rare. D'une manière générale, on peut dire que la maladie, tout en étant ordinairement plus grave, est rendue moins pénible par la moindre intensité, par la moindre fréquence des spasmes du col et de la rétention d'urine qui en est la suite ordinaire.

Nous avons déjà insisté sur ce fait, que l'inflammation qui se développe dans une vessie d'où l'urine peut s'échapper d'une façon continue, n'affecte pas du tout la même marche clinique que celle qui atteint le même organe, lorsque son appareil musculaire est intact et qu'il est surpris dans ses conditions normales de fonctionnement. Cette remarque nous paraît tellement importante, que nous ne craignons pas de faire une variété spéciale des cystites qu'une solution de continuité de la vessie empêche de se compliquer d'une rétention d'urine. Les plaies accidentelles étant ordinairement accompagnées de délabrements qui rendent difficile l'analyse des symptômes, nous viserons particulièrement les cystites consécutives aux diverses espèces de taille. Bien que la portion de l'organe où commence l'inflammation soit le col, cette dernière ne présente pas les caractères de la cystite du col telle que nous l'avons décrite plus haut. C'est que, d'une part, la section des fibres musculaires du sphincter rend impossibles le spasme et la contracture, et d'autre part, l'écoulement continu de l'urine maintient le corps dans un tel état de rétraction que les fibres musculaires, privées de leur point d'appui normal, restent dans une inertie complète ou ne se contractent qu'avec une faible intensité.

La cystite développée dans ces conditions ne peut donc être caractérisée que par les douleurs à la pression dans la région hypogastrique, et par des phénomènes généraux atteignant parfois une extrême violence et aboutissant à la mort (frissons, fièvre, délire, coma). Elle se rapproche alors des formes infectieuses ; mais ces dernières sont ordinairement beaucoup plus franches dans leurs allures, à cause de l'intégrité du col.

Nous terminerons cet exposé symptomatique en rappelant que la cystite aiguë peut se compliquer de péricystite, et en ajoutant que des péritonites plus ou moins graves, séreuses ou purulentes, sont assez fréquemment la conséquence de l'inflammation de la vessie. On sait qu'à la suite de la taille cette complication est loin d'être rare.

Variétés basées sur les caractères de l'urine. — On peut, en se basant sur les caractères de l'urine, établir plusieurs variétés de cystite aiguë : la cystite *muqueuse* qu'on pourrait encore appeler *catarrhe aigu*, la cystite *muco-purulente*, la cystite *hémorrhagique*, et la cystite *pseudo-membraneuse*. Dans chacun de ces cas l'urine contient plus spécialement du mucus, du muco-pus, du sang ou des fausses membranes ; mais il se peut que plusieurs de ces productions s'y rencontrent à la fois.

La présence d'une certaine quantité de mucus dans l'urine caractérise les formes les plus bénignes ; celle du muco-pus est le résultat d'une inflammation intense, elle appartient aux formes graves de cystite du corps.

L'hématurie se montre le plus souvent dans le cours des phlegmasies du col, et particulièrement de la cystite blennorrhagique. Elle apparaît souvent dès le début de l'inflammation et ne cesse parfois que vers sa fin ; elle se prolonge même dans certains cas au delà. L'écoulement de sang se fait ordinairement au moment où la miction cesse ; il se rattache manifestement à la contraction spasmodique du sphincter, et s'explique par le froissement que subit alors la muqueuse congestionnée. De là des ruptures vasculaires qui fournissent quelquefois passage à une quantité considérable de sang. Une portion de ce liquide pouvant refluer vers la vessie, la présence des caillots dans le bas-fond contribue à l'augmentation du ténesme et à l'extension de l'inflammation. L'hémorrhagie doit donc être considérée comme une complication sérieuse et comme une nouvelle cause de souffrances.

La *pseudo-membrane* caractérise, d'une part, la cystite cantharidienne, d'autre part, ces phlegmasies aiguës souvent infectieuses sur lesquelles nous avons insisté plus haut. Dans les deux cas, l'expulsion de ces produits fibrineux donne lieu à des symptômes spéciaux : à l'augmentation du spasme au moment où ils s'engagent dans le col, à l'arrêt brusque de l'écoulement de l'urine lorsque le canal se trouve obturé de cette façon. Au moment de l'expulsion, les fausses membranes se dégagent du méat en forme de boulette ou de ruban tortillé, et flottent ensuite dans l'urine où l'on peut en étudier les différents caractères.

Nous ajouterons que, dans le cas où la cystite pseudo-membraneuse est d'origine cantharidienne, on peut trouver de l'albumine dans l'urine, circonstance que l'on doit attribuer à la congestion rénale ou à la néphrite concomitante.

Marche. Durée. Terminaisons. — Les cystites franchement aiguës ont un début brusque, suivi de près de tous les symptômes caractéristiques de la maladie. En revanche, rien d'aussi variable que leur durée.

Par exemple, la cystite cantharidienne la plus violente peut toucher à sa fin au bout de trois ou quatre jours; légère, elle ne dure souvent que quelques heures.

Les autres variétés, principalement celles qui causent de la rétention d'urine, se prolongent ordinairement au delà d'une semaine et atteignent fréquemment deux et trois septénaires. Les formes graves ont une durée bien autrement longue et passent facilement à l'état chronique. C'est là une des terminaisons que nous avons à signaler.

Quand la résolution a lieu, tout rentre dans l'ordre et toute trace de la maladie disparaît. Si la muqueuse a suppuré, la guérison est plus lente, mais elle est encore possible. Lorsque la suppuration est interstitielle, elle entraîne fort souvent la mort, surtout si le pus est infiltré sous forme de nappe entre les couches constituantes de la paroi; si de petits abcès se sont formés sous la muqueuse, ils peuvent s'ouvrir dans la cavité et se vider entièrement de leur contenu; mais l'existence de plusieurs collections limitées est souvent aussi grave que l'infiltration purulente elle-même. C'est sans doute là l'origine d'une des variétés d'ulcères dont nous aurons à parler plus loin. Ce qui est certain, c'est que sous les fausses membranes que l'on trouve parfois encore adhérentes, la muqueuse peut être dépouillée de son épithélium et exulcérée à une profondeur variable.

L'ulcération résulte quelquefois de la destruction gangréneuse de la muqueuse, complication que nous n'avons pu que signaler jusqu'ici, mais qui sera étudiée plus loin avec le soin qu'elle mérite.

Si une collection purulente interstitielle s'ouvre dans le tissu cellulaire pelvien, il en résulte une péricystite circonscrite ou diffuse d'une très grande gravité, même si elle n'est pas accompagnée d'infiltration urineuse.

Diagnostic. — Le diagnostic de la cystite aiguë, ordinairement facile lorsque les signes les plus caractéristiques de la maladie ne font pas défaut, est quelquefois obscurci par l'analogie qu'elle a avec certains autres états pathologiques, tels que la prostatite aiguë, l'irritabilité vésicale, ou par des phénomènes généraux d'une gravité insolite, capables de faire croire à quelque complication éloignée.

Rien n'est plus simple, en effet, que de reconnaître une cystite *a frigore* ou une cystite blennorrhagique; mais dans ce dernier cas, par exemple, si l'on ne songeait pas à éliminer la prostatite aiguë par un examen sérieux, on prendrait facilement le change. Dans les deux cas, même début, mêmes envies fréquentes d'uriner, mêmes phénomènes généraux; mais, en outre du toucher rectal qui permet de reconnaître la tuméfaction de la glande et son extrême sensibilité, il y a dans le caractère et dans le siège des douleurs, ainsi que dans les phénomènes purement vésicaux qui s'ajoutent aux autres symptômes, des indices ordinairement suffisants pour le diagnostic. C'est ainsi que les souffrances sont plus limitées dans la prostatite, qu'elles sont accompagnées d'une sensation de corps étranger du côté du rectum, que la partie inférieure du gros intestin participe souvent à la phlegmasie glandulaire, qu'un ténesme anal fatigant amène l'expulsion de glaires parfois abondantes, que le ténesme vésical est beaucoup moins intense que dans la cystite du col, que le spasme lui-même est moins pénible, parce qu'il est limité au sphincter, et qu'au lieu d'être provoqué par une congestion inflammatoire englobant le tissu musculaire, il est plutôt d'origine réflexe. Le lecteur voudra bien se reporter au chapitre *Prostatite aiguë*, où nous avons déjà développé ce diagnostic différentiel.

Nous avons laissé entendre, au début de ce chapitre, que l'irritabilité vésicale pourrait être confondue avec la phlegmasie aiguë de la vessie. Ceci étant encore plus vrai pour la cystite chronique, nous trouvons tout avantage à réserver cette question délicate de diagnostic pour le moment où nous traiterons des troubles fonctionnels de la vessie, parmi lesquels trouvera sa place l'irritabilité de son appareil musculaire.

La principale cause d'erreur dans le diagnostic des formes graves de la cystite aiguë consiste à ne pas chercher en dehors de cette affection la raison des phénomènes qu'on observe. Bien souvent une circonstance précise guidera le chirurgien, par exemple une blessure de la vessie, la taille pratiquée tout récemment, le séjour prolongé d'une sonde, la présence d'un corps étranger; mais, même dans ces cas, il ne faudra pas perdre de vue que la cystite interstitielle, suppurée ou non suppurée, peut causer la mort aussi bien qu'une de ces néphrites latentes qu'on ne reconnaît souvent qu'à l'autopsie. Quand la terminaison de la maladie doit être aussi funeste, le diagnostic n'offre plus qu'un médiocre intérêt pratique; mais il n'en est pas de même quand la cystite, bien que fort intense, ne dépasse pas la muqueuse. Lorsque les phénomènes du début font présager un danger réel, il est utile de pouvoir préciser le diagnostic et d'en déduire un pronostic exact. Or, la chose est loin d'être toujours simple; elle n'est cependant pas impossible.

Les signes les plus caractéristiques des néphrites aiguës sont: les douleurs lombaires spontanées ou provoquées par la pression et par la percussion, leur irradiation sur le trajet des uretères, l'anurie ou l'oligurie momentanée, l'expulsion d'une urine rougeâtre, parfois même sanguinolente, les nausées, les vomissements. Or, dans la cystite aiguë, les douleurs lombaires manquent ou sont moins violentes et ne sont pas réveillées par la pression des doigts; elles sont sourdes et profondes, et nullement pongitives, comme celles de certaines néphrites franchement inflammatoires. La quantité de l'urine n'est pas aussi notablement modifiée; le sang qui provient du col ne s'écoule guère qu'à la fin de la miction; il est pur ou à peu près. S'il en est tombé par reflux dans la vessie, l'urine peut être colorée dès le commencement de son expulsion, mais la miction n'en est pas moins suivie d'une nouvelle hémorrhagie provenant manifestement du col. Enfin, dans la cystite aiguë, les nausées et les vomissements sont infiniment plus rares que dans la néphrite.

Quant au diagnostic des diverses variétés de cystite aiguë, il résulte trop clairement de l'exposé symptomatique fait plus haut pour que nous ayons à y revenir ici.

PRONOSTIC. — Il y a des cystites aiguës bénignes et de peu de durée: telle est la cystite cantharidienne. Il y en a qui, bien que plus longues dans leur évolution, n'offrent guère de gravité que par suite de la rétention d'urine qu'elles peuvent occasionner ou des hémorrhagies dont elles se compliquent quelquefois: telle est la cystite blennorrhagique. Un bon nombre de cas moyens par l'intensité n'offre aucun danger sérieux : telles sont les cystites *a frigore,* celles qui résultent d'excès de coït ou de masturbation, de la propagation d'inflammations voisines, etc. Au contraire, toutes les fois que la maladie a succédé à une plaie opératoire ou accidentelle, toutes les fois qu'elle est d'origine infectieuse, qu'elle se développe chez un vieillard ou chez un sujet très affaibli, qu'elle se complique de suppuration, d'ulcération, de gangrène, qu'elle est l'occasion d'une néphro-pyélite, d'une péritonite ou d'une phlegmasie du tissu conjonctif rétro-pubien ou sous-péritonéal, le pronostic s'assombrit à tel point que la mort doit entrer en ligne de compte, comme une terminaison fort probable, sinon inévitable.

La durée de la rétention d'urine est un élément de pronostic d'une importance réelle, non seulement parce que la répétition du cathétérisme est capable d'entretenir l'inflammation, mais encore parce qu'elle indique que les fibres musculaires du corps de la vessie, atteintes par la phlegmasie, ont subi un commencement d'altération matérielle. Nous verrons plus tard que le trouble fonctionnel qui en résulte est une cause indéniable de cystite chronique.

TRAITEMENT. — Des indications spéciales surgissent des diverses circonstances étiologiques sur lesquelles nous nous sommes longuement étendus plus haut. Nous les résumerons en groupant les faits de la manière suivante :

1° La maladie est de nature franchement inflammatoire, ou bien elle est due à l'absorption d'une substance irritante étrangère à l'organisme.

2° Elle est d'origine traumatique ou s'est développée à la suite d'une plaie.

3° Elle se rattache à l'introduction d'un corps étranger dans la vessie (corps étranger qui a pu pénétrer par l'urèthre ou par une blessure accidentelle) ou à la présence d'une sonde à demeure.

4° Elle est d'origine infectieuse ou se complique de suppuration, d'ulcération, de gangrène.

5° Enfin une phlegmasie grave (péricystite, péritonite, pyélonéphrite) est venue se surajouter à la première.

A. — Lorsque la cystite est franchement inflammatoire, on a à combattre les phénomènes inflammatoires proprement dits et leurs conséquences ordinaires, à savoir les douleurs, les spasmes et la rétention d'urine.

Un traitement antiphlogistique énergique, consistant en saignées générales et en applications de sangsues au périnée, à l'anus, à l'hypogastre, est applicable aux cas très aigus et aux sujets suffisamment vigoureux. Il n'est pas inutile d'insister sur l'efficacité de ces moyens, par ce temps de réserve exagérée à l'endroit des émissions sanguines et de proscription presque absolue de la phlébotomie. En même temps on tirera bon parti des émollients : bains généraux, bains de siège d'un quart d'heure à vingt minutes, cataplasmes sur le bas-ventre et au périnée, injections vaginales renouvelées plusieurs fois par jour.

La douleur sera combattue au moyen de l'opium ou du chloral à des doses qui n'auront pas besoin d'être extrêmement fortes pour amener la sédation. Chez les sujets nerveux cette médication sera aidée dans ses effets par les antispasmodiques.

Ces derniers auront en outre l'avantage de lutter contre les spasmes; mais c'est avec le bromure de potassium à l'intérieur, et surtout avec la belladone en extrait, à la dose quotidienne de 2 à 5 centigrammes, sous forme de pilules ou de suppositoires, qu'on aura le plus de chances de réussir.

La constipation devra être évitée à tout prix, au moyen de lavements émollients ou laxatifs, ou mieux encore par l'ingestion fréquente de petites doses d'huile de ricin (une à deux cuillerées à café, cinq ou dix capsules tous les deux jours). Sans proscrire les autres espèces de purgatifs, nous donnons la préférence à ceux qui ne congestionnent pas le rectum et l'anus.

La rétention d'urine rend nécessaire le cathétérisme; il est indispensable de vider la vessie au moins deux fois dans les vingt-quatre heures. Afin de provoquer le moins possible de souffrances, il faut se servir d'une sonde en gomme n° 15 environ, à bout olivaire, et l'introduire avec douceur. Si l'on rencontre un obstacle à l'entrée de la portion membraneuse, on en conclura que le spasme s'est étendu à l'urèthre, circonstance fréquente et qui serait même constante, au dire des chirurgiens qui pensent qu'une solidarité fonctionnelle très intime unit le col proprement dit au système musculaire des portions membraneuse et prostatique de l'urèthre.

Si donc on est arrêté après le collet du bulbe, il faut attendre un instant, en exerçant une très légère pression sur le bout de la sonde. L'instrument pénétrera ensuite presque de lui-même et franchira sans grande peine l'orifice profond de l'urèthre. On profitera de la présence de la sonde dans la vessie pour faire une injection émolliente tiède. En dehors de ces cas, nous ne conseillerions pas ces injections, parce que leurs avantages pourraient être compensés, et au delà, par les inconvénients du cathétérisme le plus prudent et le plus habilement pratiqué.

Il est clair que, si une circonstance quelconque rendait le passage des instruments impossible, le cas rentrerait dans ceux qui nécessitent la ponction de la vessie, avec ou sans aspiration.

Il est un procédé de traitement qui a été appliqué par M. Guyon aux cystites du col, non seulement aux formes chroniques, mais aux formes aiguës, même à la variété hémorrhagique. Nous voulons parler des instillations d'une solution de nitrate d'argent au 50e. Ce procédé, que nous avons employé dans les prostatites chroniques, donnerait ici également de bons résultats et amènerait de rapides guérisons (Pouliot, *De la cystite du col*, thèse de Paris, 1872, n° 214). Cinq à six instillations faites à des intervalles de deux ou trois jours auraient généralement suffi, même dans le cas de cystite hémorrhagique. Il faut éviter seulement de pousser l'injection dans la vessie, et se contenter de faire tomber le liquide en avant du col, en réalité dans la cavité prostatique de l'urèthre. La guérison qui s'ensuit prouve peut-être que le véritable mode d'action de ce traitement est une révulsion sur le canal et non une modification directe sur la muqueuse enflammée.

Contre les cystites hémorrhagiques compliquant l'uréthrite, M. Baizeau a préconisé jadis les préparations balsamiques, copahu et térébenthine (*Gazette des hôpitaux*, 1861, n° 115). On a essayé encore, dans ces cas, des injections d'un mélange d'eau et de perchlorure de fer à la dose d'une cuillerée à café pour un verre d'eau; mais, outre les douleurs causées par l'action de cet astringent énergique sur la muqueuse vésicale, la coagulation des mucosités et peut-être aussi du sang a l'inconvénient de déterminer la formation de grumeaux difficiles à expulser. C'est donc un moyen auquel il faut renoncer (Pouliot, *loc. cit.*, p. 54).

Si c'est l'abus des balsamiques qui a causé la phlegmasie vésicale, il n'y a qu'à cesser ce genre de traitement. Est-elle due à l'absorption de la cantharidine, il n'y a pas de traitement spécial à lui opposer, sauf peut-être les injections alcalines qui ont été employées par certains chirurgiens et dont les avantages nous semblent très contestables. En tout cas la nécessité de l'introduction préalable d'une sonde est un grave inconvénient qui doit rendre très réservé dans leur emploi. On doit simplement se hâter d'enlever l'emplâtre vésicant et de débarrasser la peau des parcelles qui y resteraient adhérentes. Quant au traitement préventif par le camphre répandu sur la surface du vésicatoire, nous avouons n'y croire que médiocrement, après en avoir plus d'une fois constaté l'inefficacité. On n'ignore pas que Morel-Lavallée est arrivé jadis à des conclusions aussi peu encourageantes. Néanmoins nous continuons à l'exemple du plus grand nombre des praticiens à faire saupoudrer de camphre la surface de tous les vésicatoires que nous prescrivons, plus encore pour donner satisfaction à des exigences extra-scientifiques que pour mettre les malades à l'abri d'un accident que cette précaution est censée conjurer.

B. — Lorsque la cystite est d'origine traumatique et que le traumatisme n'a déterminé ni plaie ni déchirure, les indications du traitement n'offrent rien de particulier. La nécessité du cathétérisme répété (cathétérisme qu'il est permis de considérer comme un traumatisme) rend quelquefois bien embarrassante la situation du chirurgien : car continuer à sonder, c'est renouveler à de courts intervalles le froissement du col de la vessie ; laisser la sonde à demeure, c'est augmenter à coup sûr les phénomènes inflammatoires ; renoncer au cathétérisme, c'est abandonner le malade en proie aux accidents et aux tortures de la rétention d'urine. Le mieux est donc encore de continuer le cathétérisme, en redoublant de précautions et en pratiquant chaque fois des injections détersives et émollientes dans la vessie.

Lorsque le traumatisme a occasionné une plaie ou une déchirure, il faut profiter de la solution de continuité pour faire des lavages fréquents. Chez les taillés, on peut combattre de même les phémonènes inflammatoires, surtout dans le cas où l'on aurait laissé à demeure une canule à chemise.

Il est bien entendu que dans ces diverses circonstances les autres moyens de traitement gardent toute leur valeur.

C. — La phlegmasie reconnaît-elle pour cause la présence d'un corps étranger (sonde à demeure, projectile de guerre, objet quelconque introduit par l'urèthre ou par une plaie accidentelle), l'indication à laquelle il faudrait sans retard donner satisfaction serait l'extraction du corps étranger ; mais la question n'est pas aussi simple qu'elle en a l'air. Sauf le cas de sonde à demeure, où l'on peut arrêter les accidents en retirant la sonde, il y a lieu de se demander s'il faut enlever le corps étranger ou se borner à combattre les phénomènes inflammatoires. On a vu dans quel sens nous nous sommes décidés, lorsque nous nous sommes occupés des plaies de la vessie. L'indication nous paraît la même ici que dans les cystites calculeuses. S'il est prescrit alors d'attendre la fin des phénomènes inflammatoires avant de pratiquer la lithotomie ou la lithotritie, il nous paraît logique d'appliquer le même précepte aux phlegmasies dues à des corps étrangers. Dans un seul cas nous ferions peut-être des réserves, c'est celui où il y aurait une large plaie ; mais alors on n'aurait pas manqué de procéder à l'extraction peu de temps après la blessure et avant le début des accidents inflammatoires.

D. — Il nous reste à parler des cystites dans lesquelles les indications locales cèdent le pas à celles qui résultent de l'état général. Compliquées de suppuration interstitielle diffuse ou collectée, d'ulcération, de gangrène, elles sont accompagnées d'un état adynamique qui conduit souvent à la mort, et contre lequel on n'a quelques ressources que dans les toniques (alcool, quinquina, sulfate de quinine) et dans certains stimulants diffusibles (acétate d'ammoniaque).

La même remarque est applicable aux cystites d'origine infectieuse. Ici peut-être le sulfate de quinine à la dose de 75 centigrammes ou de 1 gramme est-il encore plus indiqué que dans les cas précédents, mais sans grandes chances de succès.

E. — La dernière catégorie de cas que nous ayons à envisager comprend ceux où une autre grave phlegmasie (péricystite, péritonite, pyélo-cystite) survient, à titre de complication, à la suite des cystites aiguës. Suivant l'âge des malades et l'état de leurs forces, on fera la part plus ou moins large aux antiphlogistiques ou aux toniques, et par un traitement bien approprié on aura des chances d'arrêter le cours de ces maladies secondaires qui peuvent ne pas dépasser la période inflammatoire. Si la suppuration a lieu, elle offre peut-être dans la péricystite un peu moins de gravité, parce qu'il est possible de donner issue au pus par les régions hypogastrique et inguinale ; mais la situation n'en est pas moins fort grave, moins encore par suite des lésions locales que des circonstances dans lesquelles se développe ordinairement la complication. On trouvera plus loin des indications étendues relativement à ces collections extra-vésicales et à leur traitement.

CHAPITRE IV

CYSTITE CHRONIQUE ET CATARRHE VÉSICAL

Il serait oiseux de reproduire ici les raisons pour lesquelles nous avons cru devoir confondre dans une même description les inflammations aiguës ou chroniques et le catarrhe de la vessie, catarrhe qui peut lui-même, d'après les auteurs qui lui ont créé une place importante dans le cadre des affections vésicales, être aigu et chronique; seulement, entre les deux variétés, il y a cette grande différence que le catarrhe aigu, caractérisé par une sécrétion très abondante de mucus dans le cours d'une cystite aiguë, n'est pas en somme un fait extrêmement commun, tandis que cette même sécrétion s'observe dans un bien plus grand nombre de cystites chroniques. Voilà pourquoi nous avons donné à ce chapître un double titre, sans cependant vouloir exprimer par les deux dénominations qui y figurent une différence fondamentale entre deux états morbides dont la corrélation ne saurait échapper à personne. Nous maintenons simplement que le catarrhe est une variété de la cystite chronique, variété par le siège de l'inflammation et par la nature des produits de cette inflammation.

Étiologie. — Les cystites chroniques sont déterminées souvent par des circonstances spéciales dont il n'a pas été fait mention à propos des cystites aiguës, parce que, lentes dans leur action, elles ne sauraient produire des désordres rapides. Leur importance est telle qu'on pourrait presque dire que l'étude du catarrhe se résume en elles. De là vient sans doute que certains auteurs ont cru devoir négliger entièrement les causes communes aux formes aiguës et chroniques des phlegmasies vésicales. C'est tomber dans une exagération dont nous nous garerons en rappelant de suite quelles sont, parmi celles qui ont été signalées antérieurement, les circonstances capables de provoquer du côté de la vessie des accidents inflammatoires à marche lente.

Nous avons discuté plus haut l'influence : 1° des traumatismes; 2° des corps étrangers inclus dans la vessie et des néoplasmes; 3° des substances irritantes venues du rein, qu'il s'agisse de l'urine altérée, de productions calculeuses ou de la cantharidine absorbée par la peau; 4° des congestions passives ou actives survenant dans des circonstances très variées (évacuation rapide de l'urine, excès de coït et de masturbation, action du froid, métastases rhumatismales ou goutteuses, etc.); 5° de la propagation à la vessie de l'inflammation d'un organe voisin (utérus, rectum, etc.); 6° des septicémies parasitaires ou non parasitaires, sans oublier la contamination directe du réservoir urinaire.

Nous avons à montrer maintenant si ces causes multiples sont aussi aptes à provoquer la cystite chronique que la cystite aiguë, et dans quelle mesure leur mise en jeu peut être efficace; mais nous devons rappeler auparavant que toute cystite aiguë, de quelque provenance qu'elle soit, peut passer à l'état chronique, par suite de la négligence des malades et aussi d'une prédisposition idiosyncrasique aux phlegmasies des muqueuses que présentent à un haut degré certains sujets.

1° Ici le *traumatisme* n'est guère plus représenté que par la pression de l'utérus gravide sur la vessie. Il sera plus logique de revenir sur ce sujet à propos des affections utérines, ce qui nous permettra de grouper en un paragraphe tout ce qui concerne la cystite chronique de la femme.

2° L'influence des *corps étrangers* est tellement évidente que nous n'avons qu'à la signaler presque sans commentaires. Qu'il s'agisse des sondes à demeure ou du cathétérisme répété, qu'il s'agisse d'un corps étranger venu du dehors par une plaie ou par les voies naturelles, qu'il s'agisse des calculs développés dans la vessie, de caillots fibrineux accumulés dans le bas-fond ou de productions organiques implantées sur les parois, le processus est à peu près le même, à cette différence près qu'une tumeur ulcérée mêle sans cesse à l'urine des éléments nouveaux d'irritation qui exercent sur les autres parties de la muqueuse une influence particulièrement fâcheuse. On a l'habitude de désigner sous le nom de *cystite calculeuse* l'inflammation provoquée par la présence des pierres, bien qu'elle n'offre en réalité rien de très particulier.

3° L'urine *altérée* très acide ou chargée d'une grande quantité de sels, l'urine à forte densité, quelle que soit la cause de cette augmentation de densité, représente pour la vessie un élément incontestable d'irritation. A plus forte raison sera-t-elle mal supportée par ce viscère, si elle est chargée de pus provenant des reins; aussi peut-on dire que toute néphrite chronique entraîne forcément un certain degré de cystite.

4° Le rôle des *congestions* passives ou actives est considérable. Ici trouvent leur place certaines circonstances que nous avons à peine mentionnées à propos de la cystite aiguë; par exemple l'équitation, les occupations sédentaires qui immobilisent le bassin pendant de longues heures sur un siège; d'une manière générale les affections qui gênent la circulation en retour dans la partie inférieure du corps: la constipation, la compression de la vessie par des tumeurs abdominales; on pourrait peut-être ajouter les varices du col, quoiqu'on ne possède encore que des données bien incertaines sur cette sorte de lésions.

L'influence des congestions actives est très précise dans les excès de masturbation et de coït; elle l'est moins lorsqu'on cherche à la rattacher à l'action du froid ou des diathèses. Autant l'inflammation aiguë de la vessie *a frigore* nous paraît à l'abri du doute, autant la cystite chronique par action répétée du froid et de l'humidité nous semble difficile à démontrer rigoureusement. Cependant, loin de nous déclarer réfractaires à cette idée, nous sommes très disposés, en raisonnant par analogie, à considérer la vessie comme accessible à cette influence, exactement comme l'intestin son voisin.

Que dire maintenant du rhumatisme et de la goutte? En dehors de l'action irritante de l'urine chargée d'acide urique en quantité considérable, y a-t-il lieu de croire que ces diathèses peuvent exercer une action directe, élective, sur la vessie? On verra plus loin que, selon nous, certaines affections douloureuses localisées au col peuvent avoir cette origine; les spasmes et la contracture du sphincter, qui en sont la conséquence fréquente, mettent obstacle à la miction normale, déterminent la stagnation de l'urine et indirectement l'inflammation de la muqueuse. Rien à dire contre cette filiation qu'on a bien des fois l'occasion d'observer et qui donne la clef d'un certain nombre de catarrhes vésicaux. Mais de là à une action directe du rhumatisme sur toutes les tuniques du viscère, il y a un pas difficile à franchir, lorsqu'on ne veut pas se contenter des assertions vagues et généralement peu justifiées sur lesquelles beaucoup d'auteurs anciens ont étayé leurs convictions. Aussi nous déclarerons-nous incapables de trancher cette question, notre expérience personnelle ne nous fournissant pas les éléments nécessaires pour nier ou affirmer à bon escient.

Ce qui nous paraît établi sur des preuves suffisantes, c'est que la goutte et le rhumatisme provoquent du côté de la vessie des congestions rapides ou tout à fait brusques, qu'on voit parfois alterner avec des manifestations articulaires; la répétition fréquente de ces phénomènes entretient du côté du col d'abord, puis dans l'organe entier, un état sub-inflammatoire capable de dégénérer peu à peu en cystite chronique. En dehors de cette circonstance et de celles que nous avons mentionnées plus haut (névralgie, spasme et contracture du sphincter), l'influence de ces deux diathèses ne nous paraît pas encore rigoureusement démontrée.

5° Nous touchons maintenant à un des côtés les plus importants de l'étiologie de la cystite chronique. Une foule de congestions ou de phlegmasies des organes voisins peuvent se transmettre à la vessie et même atteindre dans l'organe frappé secondairement un degré d'intensité qu'elles n'avaient pas dans leur siége primitif. Nous signalerons, en groupes séparés, les affections de l'urèthre et de la prostate, les affections du rectum, celles du vagin et surtout de l'utérus.

Pour la gonorrhée et la prostatite chronique, c'est chose bien connue; pour les hémorrhoïdes et leurs divers accidents, pour les rectites chroniques, les rétrécissements, les affections organiques, etc., rien n'est d'observation plus banale. Pour les affections vaginales et utérines, pour la grossesse, cette corrélation, quoique généralement admise aujourd'hui, laisse encore place au doute dans quelques esprits.

Il y a déjà bon nombre d'années que Laugier a insisté sur la fréquence du catarrhe de la vessie chez les femmes et a ainsi attiré l'attention sur ce fait resté dans l'ombre jusque-là. (*Dictionnaire de médecine en* 30 *volumes*. art. VESSIE, t. XXX, p. 739.) Plus tard Civiale mentionne le même fait dans une étude générale de la maladie (*Traité pratique sur les maladies des organes génito-urinaires*, 3e édit., t. III, 1860, p. 492). En 1864, M. Bernadet reprend la question dans sa thèse inaugurale (*Du catarrhe de la vessie chez les femmes réglées*, thèse de doctorat, Paris, 1864) et l'étudie sous ses divers aspects. Peu à peu l'étroite corrélation qui unit la vessie aux organes génitaux chez la femme se révèle dans la simultanéité fréquente de leurs états morbides, et l'on distingue, outre les catarrhes qui semblent étrangers à une affection utérine très caractérisée, ceux qui s'y rattachent manifestement. Il n'est pas un traité des maladies des femmes qui ne mentionne cette solidarité et qui ne lui attribue un enchaînement de faits qu'on a maintes occasions d'observer. Tout récemment encore des médecins étrangers attiraient sur elle l'attention de leurs confrères (R. Barnes, *Relation entre les affections vésicales et utérines*, in *The Lancet*, 1875, t. I, p. 5 et suiv.; et John

Warren, *Dysurie chez les femmes*, in *New York Med. Journ.*, 1878).

De ces divers travaux, et de quelques autres qu'il est inutile de citer, il résulte que chez la femme les inflammations chroniques de la vessie sont beaucoup moins rares qu'on ne l'a cru à une époque qui n'est pas encore très éloignée de nous, qu'elle s'observe chez des enfants affectées d'incontinence d'urine (Civiale, *loc. cit.*, p. 492) chez les filles dysménorrhéiques, chez les jeunes femmes qui font des excès de coït et mènent une vie déréglée, chez les femmes adultes qui ont des affections utérines, enfin et peut-être surtout chez celles qui touchent au terme de la période de fécondité, et chez qui la ménopause est signalée par des accidents locaux (congestion sub-inflammatoire, ménorrhagies abondantes, etc.). Cette dernière condition n'est pas indispensable, et la ménopause seule paraît suffisante en beaucoup de cas pour aggraver des accidents préexistants ou créer, en quelque sorte de toute pièce, une cystite chronique.

C'est surtout dans ses relations avec la grossesse et l'accouchement que la cystite chronique de la femme est intéressante à étudier. Mauriceau (*Des maladies des femmes grosses*, 1768, p. 128), Capuron (*Traité des maladies des femmes*, 1817, p. 400) signalent déjà les troubles de la miction chez les femmes grosses, troubles qui, nous devons le dire de suite, ne se rattachent pas tous à la cystite.

En effet, chez bon nombre d'entre elles, tout se réduit à des envies fréquentes d'uriner qui se montrent dès les premiers mois de la grossesse, à une époque où il est impossible de les attribuer à la compression de la vessie.

Pour Churchill et plusieurs autres auteurs, la grossesse agirait en mettant en jeu par voie réflexe la contractilité des fibres musculaires de la vessie. Le point de départ du phénomène serait l'utérus, tout à coup modifié dans son état anatomique. Ne serait-il pas plus simple de penser que la congestion physiologique de la matrice, sortant de ses limites, gagne la vessie et exerce une stimulation incessante sur l'appareil musculaire de cet organe ?

Quoi qu'il en soit, ces troubles n'indiquent pas toujours une cystite vraie ; mais, ici comme ailleurs, un état congestif plus ou moins accusé, et accompagné de spasme, peut dégénérer en une inflammation bien caractérisée. Ce sont sans doute des faits de ce genre que M. Terrillon a communiqués tout récemment à la Société de chirurgie (séance du 10 mars 1880), faits qui s'écartent de la simple dysurie des femmes grosses par les caractères de l'urine.

En tout cas, il y a entre ces accidents et les véritables cystites chroniques des femmes cette grande différence que les premiers sont bien autrement faciles à combattre.

A une période plus avancée de la grossesse, on peut encore jusqu'à un certain point faire intervenir l'irritabilité réflexe ou la dysurie congestive; mais c'est bien plutôt dans la compression de la vessie qu'il faut chercher une explication.

Tant que l'utérus occupe sa position normale, on peut penser que la compression agit sur l'ensemble de la vessie et que l'irritation est elle-même uniformément répartie. Si au contraire une déviation atteint la matrice pendant le cours de la grossesse, si, par exemple, une rétroversion prononcée en fait basculer le col en avant, il en résulte une violente et permanente compression du col de la vessie qui gêne l'émission de l'urine. La stagnation du liquide devient le point de départ d'une phlegmasie que ne fait qu'augmenter le cathétérisme répété, lorsqu'il est devenu nécessaire, et les phénomènes inflammatoires développés dans ces conditions persistent souvent après l'accouchement.

Cet enchaînement de faits a été étudié et analysé d'une façon fort intéressante par M. Depaul (*Leçons de clinique obstétricale*, Paris, 1878, p. 367). M. Laurent Mons a présenté depuis lors un résumé de la question dans sa thèse inaugurale (*De la cystite dans la grossesse et dans l'accouchement*, thèse de Paris, 1877, n° 152). Circonscrivant davantage le sujet, M. Albert Lépine a fixé son attention sur une de ses particularités les plus frappantes, sur la rétention d'urine des femmes enceintes (Lépine, *De la rétention d'urine dans la grossesse*, thèse de Paris, 1877, n° 357).

L'influence de la grossesse, en général, et surtout d'un incident spécial de la grossesse, à savoir la rétroversion utérine, nous paraît donc devoir être admise sans conteste ; mais nous ajouterons que, chez certaines femmes, nous avons pu attribuer l'inflammation vésicale à cette circonstance que la tête du fœtus avait pris de bonne heure une position très déclive et exerçait une compression sur la face postérieure du pubis, sans que pour cela l'utérus fût en rétroversion. Nous ajouterons encore que l'influence de la grossesse se prolonge malheureusement bien au delà de l'accouchement et que les cystites provoquées par cette circonstance, de même que certaines autres qu'on observe chez la femme, indépendamment de la gestation, ne se signalent que trop souvent par leur désolante incurabilité.

6° Il nous reste à parler d'un ordre de causes qui constitue, selon nous, le fond même de la question étiologique que nous exposons en ce moment. L'influence en est tellement considérable, que, sans partager l'exclusivisme de certains auteurs, qui ont cru pouvoir se permettre de laisser dans l'ombre toutes les influences énumérées plus haut, nous ne nous sentons que médiocrement disposés à leur reprocher avec sévérité cet oubli volontaire.

On peut dire que la circonstance la plus capable d'engendrer et d'entretenir un catarrhe de la vessie, c'est un obstacle à l'émission de l'urine. Le défaut de réalisation des conditions, qui dans l'état physiologique dominent le mécanisme de la miction, engendre plusieurs causes de cystite chronique. Mais toutes ces causes exercent leur influence par l'intermédiaire d'une circonstance unique qui est, pour ainsi dire, leur résultante commune; nous voulons parler de la stagnation de l'urine dans son réservoir.

Cette stagnation se rattache, ou à un défaut de contractilité de la vessie, ou à un obstacle matériel à l'écoulement du liquide.

Depuis l'atonie la moins caractérisée jusqu'à la paralysie la plus complète, toute atteinte au fonctionnement normal des fibres expultrices de l'organe aboutit à la stagnation. Les causes d'atonie ou de paralysie extérieures à la vessie sont faciles à établir; la suppression plus ou moins complète de l'influence médullaire est celle qu'on a le plus souvent l'occasion d'observer, soit qu'elle résulte d'un traumatisme, soit qu'elle ait son origine dans une des diverses formes de myélite qui altèrent l'état anatomique des cordons moteurs ou de la substance grise. Toute compression des nerfs vésicaux par une production morbide en dehors du canal rachidien détermine le même résultat, peut-être d'une façon moins régulière et, par suite, moins classique. Jusqu'ici pas de difficulté sérieuse dans l'interprétation des faits; mais l'aspect de la question change singulièrement, lorsque la cause de l'atonie ou de la paralysie vésicale ne peut pas être trouvée en dehors de l'organe.

Ce serait empiéter sur le chapitre que nous consacrerons plus tard aux troubles fonctionnels de la vessie envisagés par leurs différents côtés, que d'épuiser ici cette question importante. Qu'il nous suffise de dire par anticipation que l'atonie essentielle n'a qu'une influence extrêmement limitée sur la production des cystites chroniques, si tant est que cette atonie existe réellement, et que, en dehors des affections de la moelle, des phlegmasies périvésicales ou vésicales capables d'altérer la tunique musculaire en se propageant jusqu'à elle, la véritable cause de la stagnation de l'urine, et, par conséquent, la véritable cause de la cystite chronique, catarrhale ou interstitielle, réside dans les obstacles matériels au cours de l'urine siégeant au col ou dans un point quelconque du canal. Il faut cependant reconnaître que certaines déformations ou certains déplacements de la vessie (cystocèle vaginale) agissent dans le même sens.

Malgré tous ses efforts pour prouver l'influence primordiale et primitive de l'inertie vésicale dans cet enchaînement de circonstances qui aboutissent finalement à l'inflammation du réservoir urinaire (Civiale, *loc. cit.*, t. III, 3e éd., p. 220), Civiale n'est pas parvenu à porter la conviction dans tous les esprits. Tout récemment encore M. Guyon exprimait une opinion radicalement opposée, par l'organe d'un de ses élèves (Jean, *De la rétention incomplète d'urine*, thèse, Paris, 1879, p. 45), en disant que l'inertie vésicale ne précède jamais la formation de l'obstacle.

Nous n'avons pas à revenir sur ce que nous avons exposé dans le premier volume de cet ouvrage, relativement aux désordres occasionnés par les rétrécissements de l'urèthre. Nous n'avons pas non plus à insister de nouveau sur les conséquences des tumeurs de la prostate. Le seul point sur lequel nous n'avons pas encore eu l'occasion d'attirer l'attention, ce sont les altérations fonctionnelles ou matérielles dont le col de la vessie proprement dit, indépendamment de la prostate, est parfois le siège, et nous faisons allusion en ce moment aux affections douloureuses, névralgiques ou névralgiformes, aux spasmes et aux rétrécissements valvulaires qui seront étudiés plus loin et dont nous devons nous borner à indiquer ici la réelle influence sur le développement de la cystite chronique. Nous devons néanmoins dire, sans attendre davantage, qu'il est bien des cas où l'on pourrait se demander si le catarrhe est véritablement la cause, et non la conséquence de ces divers états morbides; question que nous ne voulons que soulever en cet instant, et qui, elle aussi, trouvera sa place dans un autre chapitre de cet ouvrage (voy. aux chapitres des *Troubles fonctionnels* et des *Altérations anatomiques en corrélation avec les difficultés de la miction*).

Cela posé, il nous reste à indiquer par quel enchaînement de faits la stagnation amène l'inflammation. Aussi bien dans l'intérieur qu'à l'extérieur du réservoir urinaire, l'urine stagnante est sujette à une rapide décomposition, qui se révèle tout d'abord par la transformation partielle de l'urée en carbonate d'ammoniaque, produit irritant, dont le contact altère l'épithélium et provoque une sécrétion exagérée de mucus. L'alcalinité nouvelle de l'urine, l'abondance des sels, et particulièrement des phosphates, que certains auteurs croient provenir de la muqueuse elle-même, modifient à tel point les qualités chimiques de ce liquide, qu'il exerce graduellement une influence fâcheuse sur la paroi avec laquelle il est en contact; et si ce contact d'un produit d'excrétion absolument différent de l'urine normale se prolonge quelque temps, l'irritation du début dégénère vite en phlegmasie ordinairement chronique, parce que les causes de stagnation sont ordinairement lentes dans leur action.

Ainsi marchent les choses ; ainsi se succèdent les diverses phases de cette évolution morbide. Ici les modifications chimiques de l'urine paraissent se rattacher uniquement au défaut d'écoulement; dans le cas suivant, on a invoqué une influence plus éloignée, celle de la moelle atteinte par un traumatisme, non pas sur la contractilité vésicale, mais sur la sécrétion urinaire, et, par conséquent, sur les reins.

Pour que cette influence fût admise parmi les faits cliniques bien démontrés, il faudrait d'abord que la physiologie eût établi nettement que la moelle tient sous sa dépendance directe l'action sécrétoire des reins. En ce qui concerne le bulbe, on sait que le doute n'est pas permis; en est-il de même pour la moelle elle-même?

Les expériences de Brown-Séquard ont montré qu'on pouvait, par le pincement de la paroi abdominale à sa face interne sur le trajet de la première paire lombaire, diminuer ou suspendre la sécrétion rénale sur des chiens à qui on avait préalablement coupé la moelle dorsale. Chez ces mêmes animaux, à qui on a fait subir la même lésion, l'urine peut contenir de l'albumine et du sang, même du sucre (Schiff). Elle présente des modifications sensibles dans les quantités relatives des phosphates, des sulfates, de l'acide urique et du mucus (Ségalas, *Des lésions traumatiques de la moelle de l'épine, considérées sous le rapport de leur influence sur les fonctions des organes génito-urinaires*, in *Mémoires de l'Académie de médecine*, Paris, 1844); l'urée peut s'y révéler en extrême abondance. Enfin on y remarque un changement de réaction ordinairement très accusé; d'acide elle devient alcaline, et cela dans un délai très bref, presque immédiatement après le traumatisme.

Sur ce point, cependant, tous les physiologistes ne sont pas d'accord, et les expériences contradictoires de Krimer et de Longet contrecarrent les résultats auxquels nous venons de faire allusion.

Le premier a vu, chez des herbivores, il est vrai, la section de la moelle dorsale donner lieu à la sécrétion d'une urine claire, acide et chargée de sels; le second a constaté sur des chiens ayant subi la même mutilation que ce liquide avait une acidité appréciable. Il n'en est pas moins vrai qu'au bout d'un certain temps l'alcalinité apparaît et persiste (Vulpian, *Dict. encyclopédique des Sc. méd.*, Art. MOELLE, 2e série, t. VIII, p. 571).

Sur ce point, la physiologie est d'accord avec la clinique; car depuis le commencement du siècle les observations de Dupuytren, de Brodie avaient fait connaître la décomposition ammoniacale de l'urine à la suite des traumatismes de la moelle épinière. Or, telle n'est pas la seule altération que présente alors le liquide urinaire; il offre tous les caractères qui seront étudiés plus loin comme propres à l'urine catarrhale. Le fait est indéniable, peut-être constant; mais quelle interprétation lui donner? La production du carbonate d'ammoniaque est-elle le résultat d'une altération primitive de l'épithélium qui jouerait le rôle d'un ferment? Le ferment est-il représenté par des vibrions qu'on trouverait dans l'urine? (Traube, *Ueber die alkalinische Gährung des Harns*, in *Berliner klinische Wochenschrift*, 1864). L'urine arriverait-elle alcaline dans son réservoir et présenterait-elle cette réaction au moment même de sa sécrétion?

Smith a cru démontrer ce dernier fait par une expérience qui n'a réellement pas une valeur absolue. (*Med. Gazette*, London, 1832.) Vider la vessie, y faire des lavages à l'eau tiède jusqu'à ce que le liquide des injections ne soit plus alcalin à sa sortie; puis, après quelques instants d'attente, sonder de nouveau le malade et constater que l'urine fraîchement arrivée des reins a une réaction alcaline, cela ne suffit pas pour démontrer que l'alcalinité date du moment même de la sécrétion, et l'on a eu raison d'objecter à cette interprétation que des altérations du bassinet et des uretères avaient pu déterminer un changement immédiat de réaction. (Jaccoud, *Paraplégies et ataxie du mouvement*, Paris, 1864, p. 191.)

La question reste donc absolument sans solution; mais ce qui n'est nullement indécis, c'est l'influence des traumatismes de la moelle sur la production du catarrhe vésical, et ce qui prouve qu'il y a quelque chose de spécial dans cette influence, ce qui prouve que tout ne peut pas s'expliquer uniquement par la stagnation de l'urine, c'est, d'une part, l'innocuité relative des rétentions d'urine de cause plus générale, telle que celles que détermine la profonde adynamie des fièvres graves, et, d'autre part, la rapidité avec laquelle apparaissent quelquefois les signes du catarrhe.

Nous avons eu tout récemment encore l'occasion de faire cette observation sur un sujet atteint de paraplégie par fracture de la colonne vertébrale au niveau de la première lombaire, chez qui la paralysie vésicale était complète. Dès le troisième jour, des masses considérables de mucus transparent s'échappaient par la sonde au commencement de l'écoulement de l'urine. Au quatrième jour le catarrhe, catarrhe aigu par excellence, était muco-purulent, et nous aurions assisté à des désordres encore plus grands, si le malade n'avait succombé au bout d'une semaine.

Dans des cas semblables, on peut légitimement admettre, sinon un trouble trophique proprement dit, du moins une profonde perturbation de l'innervation vaso-motrice et une hypérémie générale de toutes lès tuniques, essentiellement favorable au développement d'une phlegmosie catarrhale.

L'autopsie nous a permis de constater des lésions sur l'interprétation desquelles il ne pouvait point y avoir de doute. La vessie, flasque et globuleuse, avait une capacité bien supérieure à l'état normal. Une large infiltration ecchymotique sous-muqueuse se voyait dans toute la région du bas-fond, dans la partie voisine de la paroi postérieure et dans la paroi antérieure au voisinage immédiat du col. Le trigone était tout à fait intact. En dehors des régions indiquées à l'instant, de petites ecchymoses tranchaient çà et là sur la teinte rosée de la face interne de la vessie. Partout où il existait une suffusion sanguine, la tunique muqueuse était recouverte d'une fausse membrane fine et régulière, sauf dans quelques points où elle s'était détachée et avait laissé à nu une surface légèrement villeuse mais non ulcérée.

Au milieu de la teinte rouge vif des ecchymoses se détachaient nettement des veines turgescentes, d'un bleu sombre, d'un à deux millimètres de diamètre; on les voyait principalement à droite et à gauche du bas-fond et dans la paroi antérieure, tout près du col.

Ainsi il existait une suffusion sanguine étendue ou des ecchymoses dans beaucoup de points de la vessie, et partout où il s'en trouvait, des fausses membranes s'étaient développées sur la muqueuse tuméfiée et villeuse. Les ecchymoses n'étaient pas dues au traumatisme, car elles siégeaient principalement dans la région du bas-fond, là où a lieu ordinairement la stase sanguine dans la vessie. L'inflammation n'avait pas été causée par le cathétérisme, puisque la lèvre postérieure du col et le trigone étaient absolument intacts.

Donc l'ecchymose, qui représentait ici la lésion primitive, ne pouvait s'expliquer que par la dilatation paralytique des vaisseaux et par des ruptures multiples des capillaires privés de leur tonicité normale.

Ce fait nous semble, en conséquence, tout à fait confirmatif de la théorie à laquelle nous nous sommes ralliés plus haut, celle du trouble de l'innervation vaso-motrice. Ce qui est vrai dans un cas de catarrhe aigu, comme celui que nous venons d'exposer, doit l'être tout autant lorsque l'inflammation suit une marche chronique; mais les lésions sont moins facilement reconnaissables pour des raisons qui seront données dans le paragraphe suivant.

Anatomie pathologique. — On pourrait croire que, quelles que soient les causes de la cystite chronique, les lésions qu'elle détermine sont les mêmes. Il n'en est rien. Ceci peut être vrai à la rigueur pour la muqueuse, mais cesse de l'être pour la couche musculeuse, et l'on se rend compte de cette différence si l'on ne perd pas de vue que beaucoup de cystites chroniques ont leur origine dans un obstacle à l'émission de l'urine qui met en jeu la contractilité vésicale par la nécessité d'efforts d'expulsion plus puissants, tandis que certaines inflammations du réservoir urinaire se rattachent à des circonstances toutes différentes. Voilà pourquoi on trouve dans les autopsies des vessies grandes ou petites, hypertrophiées ou atrophiées, régulières à leur face interne ou criblées d'orifices de lacunes, de cellules et de poches considérables, presque privées en apparence de fibres musculaires, ou, au contraire, sillonnées de colonnes charnues entrecroisées dans tous les sens.

Les lésions de la muqueuse présentent seules, dans leur variété, une réelle constance, quelle qu'ait été au début la cause de la maladie ; en tout cas, on peut dire que celle-ci a une influence très limitée ou nulle sur la production de telle ou telle altération matérielle.

Lésions de la muqueuse. — Quel que soit le siège de l'inflammation, qu'il s'agisse d'une cystite du col, d'une cystite du bas-fond ou d'une cystite générale, les caractères fondamentaux de la phlegmasie sont : des changements de coloration, des changements de consistance, des changements d'épaisseur. A un degré plus avancé ce sont des altérations destructives (ulcération, gangrène, perforation), des productions de tissus anormaux (fausses membranes, végétations, polypes, fongus).

La coloration est d'une extrême variabilité. Certaines vessies sont d'un rose pâle sur toute l'étendue de leur face interne, comme si elles avaient subi longtemps l'action d'un courant d'eau ; mais ordinairement, lorsque la cystite est ancienne, des modifications profondes en changent absolument l'aspect. Rarement on observe une simple exagération de la teinte rouge normale. Il s'y joint des suffusions sanguines, ecchymotiques, disséminées de distance en distance, mais ayant de la tendance à se produire principalement dans les parties déclives de l'organe. On peut d'ailleurs dire par anticipation que la région du trigone est le siége de prédilection de toutes les lésions d'un degré supérieur, et particulièrement de celles qui reconnaissent pour causes la stase sanguine et le contact d'une urine altérée.

Un des changements de coloration les plus ordinaires consiste dans une teinte gris ardoise ou gris verdâtre partielle ou générale, qu'il faut attribuer à une transformation lente de l'hématosine infiltrée dans les tissus. Rien n'est plus fréquent ni plus caractéristique ; on pourrait même dire que cette particularité est constante, toutes les fois que la phlegmasie est de date quelque peu ancienne.

La muqueuse est ordinairement épaissie et comme villeuse, surtout au voisinage du col et derrière le trigone ; mais l'aspect n'est plus le même, lorsque la couche musculaire très hypertrophiée montre ses innombrables colonnes en saillie. Alors la muqueuse, fortement adhérente à ces colonnes, paraît plutôt atrophiée et confondue en grande partie avec la couche sous-jacente.

Souvent molle et friable, elle se laisse facilement déchirer par l'ongle ou râcler par un instrument demi-tranchant. Sa consistance est subordonnée à son épaisseur ; boursouflée, elle se montre moins ferme et résiste moins aux dilacérations.

Telles sont les lésions du premier degré, sans lesquelles on peut dire qu'il n'y a pas de cystite chronique. Elles sont fréquemment accompagnées par d'autres lésions plus graves qui seront étudiées plus tard dans des chapitres spéciaux, mais que nous devons pourtant mentionner ici.

Citons, parmi les lésions destructives, la desquamation épithéliale qui joue un rôle extrêmement important dans l'étiologie des phénomènes généraux du catarrhe, l'ulcération simple, la perforation complète de la vessie qui en est parfois la conséquence, enfin la

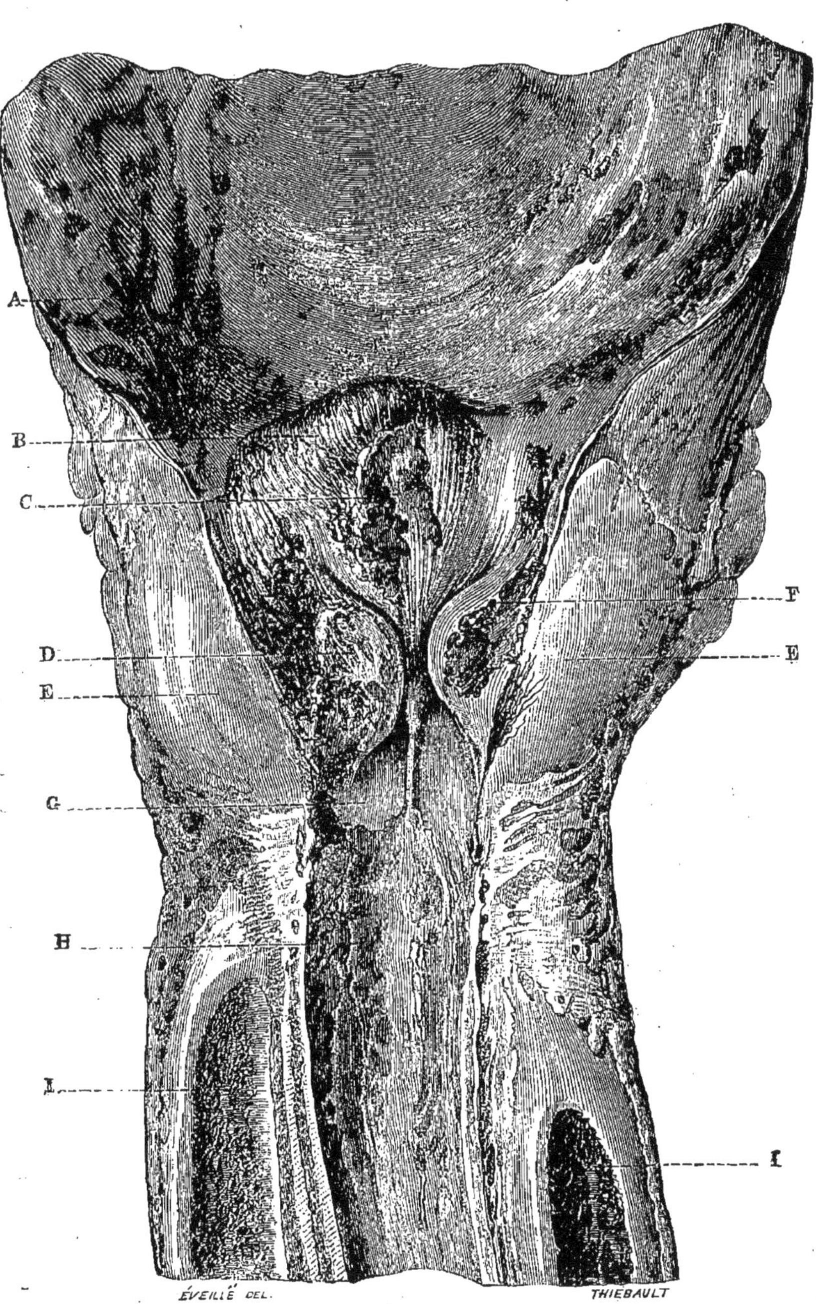

FIG. 30.

EXPLICATION DE LA FIGURE 30.

A. Muqueuse de la vessie parsemée d'un très grand nombre d'ecchymoses d'origine inflammatoire représentées dans la figure par des taches noires ou noirâtres. La partie latérale droite de la vessie est la plus malade. Le bas-fond est très peu altéré.

B. Lobe moyen de la prostate, remarquable par la très grande vascularité de son bord postérieur et par une suffusion ecchymotique tout à fait semblable à celle que l'on voit dans la vessie.

C. Ulcération de la portion médiane de ce lobe.

D, F. Ulcérations semblables des lobes latéraux, se correspondant de chaque côté du *verumontanum*.

E E. Coupe de la portion antérieure de la prostate.

G. Portion saine de la muqueuse uréthrale de chaque côté des faces du *verumontanum*.

H. Vaste ulcération de l'urèthre dans la région du bulbe.

II. Corps caverneux.

(Pièce de la collection de M. Voillemier.)

gangrène qui aboutit au même résultat lorsqu'elle atteint toute l'épaisseur de la paroi. (Voy. plus loin les chapitres consacrés à chacune de ces complications.)

L'inflammation a aussi pour conséquence la production d'exsudats ou de tissus nouveaux prenant la forme de végétations, de polypes, de fongus. Nous ne nous arrêterons ici que sur les exsudats pseudo-membraneux, dont nous n'avons fait qu'ébaucher l'histoire dans le chapitre consacré aux cystites aiguës. Nous y avons indiqué surtout dans quelles circonstances ils apparaissent et nous avons insisté sur ce fait que, loin de caractériser une variété clinique distincte, ils appartiennent à toutes les espèces de cystite, aussi bien aux aiguës qu'aux chroniques. On peut dire d'eux que c'est un simple incident anatomique qui vient se greffer sur les altérations fondamentales de la maladie.

Il n'est pas sans intérêt de remonter à l'origine des cystites pseudo-membraneuses, de montrer par quelles péripéties elles ont passé et comment, après avoir été confondues avec certaines formes d'ulcération et de gangrène, elles ont fini par prendre dans la pathologie urinaire une place aujourd'hui incontestée. (Girard, *De la cystite pseudo-membraneuse*, thèse de Paris, 1877, n° 180.)

S'il est vrai que Willis, Ruysch et Boerhaave avaient signalé l'élimination par l'urèthre de débris de membranes qu'ils considéraient comme des portions de la muqueuse vésicale, que Morgagni avait fait la même remarque, en réalité ce n'est guère qu'à partir du commencement de ce siècle que, sous l'influence des travaux de Bichat sur les séreuses, la nature pseudo-membraneuse des exsudats trouvés à la surface de la vessie ou éliminés par l'urèthre dans le cours de certaines cystites chroniques fut acceptée et reconnue. Il est vrai qu'une de ces réactions fréquentes dans l'histoire de la médecine fit reléguer la théorie des auteurs nommés plus haut parmi les erreurs d'un passé insuffisamment éclairé par l'anatomie pathologique. Fontaine se fait l'écho de l'opinion régnante à cette époque (*Du catarrhe de la vessie*, thèse de Paris, 1815). Andral lui fournit plus tard l'appui de sa grande autorité en gardant le silence sur les fausses membranes vésicales (*Traité d'anatomie pathologique*, 1829, t. II, p. 651).

Nous avons montré, dans le chapitre consacré à la cystite aiguë, quelles étaient les conditions où des produits pseudo-membraneux se formaient à la surface de la muqueuse vésicale. Nous avons parlé de la cystite cantharidienne, des cystites diphthéritiques ou croupales, telles que les ont comprises Förster, Rokitansky, Urbaneck (*Cystitis crouposa*, Wiener med. Presse, 1867) et Klebs (*loc. cit.*). Nous avons signalé les formes infectieuses développées à la suite de l'accouchement ou de certaines fièvres graves. Ces considérations étiologiques étant en grande partie applicables aux cystites chroniques, il ne nous reste qu'à décrire les exsudats sous les divers aspects qu'ils affectent; mais auparavant nous devons enregistrer ici le résultat des observations de Dolbeau sur le sujet qui nous occupe, observations qui donnent raison aux partisans exclusifs de la fausse membrane comme aux auteurs qui les ont précédés. Ce chirurgien, ayant fait examiner au microscope des débris organiques éliminés par l'urèthre, on reconnut que quelques-uns étaient formés uniquement de fibrine fibrillaire et que les autres étaient constitués par de l'épithélium pavimenteux, des fibres lamineuses, des fibres élastiques, et même des fibres musculaires lisses. Une seule chose nous étonne, c'est que ces débris ne contenaient pas de vaisseaux, d'après l'histologiste qui en a fait l'examen. Comme nous n'avons rencontré jusqu'ici que de véritables néo-membranes vésicales, cette lacune nous rendrait sceptiques et nous imposerait une grande réserve à l'égard des résultats exposés à l'instant, s'ils n'étaient confirmés par une nouvelle observation du même genre consignée dans la thèse de M. Girard (*loc. cit.*, p. 14).

Dans une autopsie pratiquée par M. Dujardin-Beaumetz, on trouva la vessie d'une femme de soixante ans tapissée par une couche d'apparence pseudo-membraneuse qui en recouvrait toute la face interne. Le microscope montra qu'elle renfermait des fibres lamineuses, élastiques et musculaires.

Il semble donc établi que la muqueuse vésicale peut s'exfolier en partie, sans subir une véritable gangrène; mais cela n'empêche pas que les exsudats qu'on trouve à la face interne de ce viscère ne soient le plus souvent de nature fibrineuse.

Ils occupent de préférence le bas-fond et la paroi postérieure, ou même le pourtour du col; mais quelquefois ils recouvrent la muqueuse entière d'une couche uniforme. Souvent ils ceignent les orifices des uretères d'un petit anneau de deux ou trois millimètres de large.

Leur couleur est parfois d'un gris ardoisé ou verdâtre comme la muqueuse. Souvent sur un fond de cette nuance ils tranchent par une teinte jaunâtre qui les rend faciles à reconnaître; c'est surtout lorsqu'ils sont encore récents.

Ordinairement disposés en membranes continues sur une grande surface, ils sont disséminés assez fréquemment en petits îlots de quelques millimètres à un ou deux centimètres de large. Sur une pièce qui nous a paru digne d'être dessinée, nous avons rencontré une disposition assez curieuse. La vessie, sillonnée d'un grand nombre de colonnes charnues, était recouverte dans toute son étendue d'une quantité innombrable de petites saillies de la grosseur d'un grain de chènevis, qui semblaient greffées sur la crête des faisceaux musculaires. Chacune de ces saillies était constituée par un petit amas de fibrine et séparée de ses voisines par un sillon circulaire. Il en résultait une disposition spéciale rappelant grossièrement une rangée de perles, disposition qui, sans être absolument rare, n'est cependant pas la plus commune.

Lésions des autres tuniques. — Lorsque l'inflammation s'est transmise aux plans sous-jacents à la muqueuse, on n'a plus affaire au catarrhe, mais bien à une véritable cystite chronique, cystite interstitielle, quelquefois même totale, lorsque l'épaisseur entière des parois vésicales a été atteinte par la phlegmasie. Le résultat de cette extension est ordinairement un épaississement notable accompagné d'une augmentation de consistance proportionnelle à l'importance et à l'ancienneté des lésions. Il y a des vessies qui atteignent plus d'un centimètre d'épaisseur. Elles ont perdu une bonne partie de leur capacité et se sont rétractées au point de ne pouvoir contenir qu'une très faible quantité de liquide. Cette sorte de racornissement ne va pas sans une perte absolue d'extensibilité, qui s'explique fort bien par la nature des altérations qu'a subies l'organe.

Il ne faudrait pas croire que l'hypertrophie des fibres musculaires suffise à rendre compte d'une pareille augmentation d'épaisseur. Elle tient principalement à des modifications survenues dans le tissu cellulaire sous-muqueux et interstitiel, auxquelles nous avons déjà fait allusion, lorsque nous avons indiqué les lésions qu'entraîne du côté de la vessie l'hypertrophie de la prostate (voy. page 98), et consiste dans une véritable inflammation chronique, dont la première conséquence est une prolifération abondante des éléments conjonctifs dans tous les points où il en existe réellement. Les fibres musculaires peuvent être étouffées au milieu de cette tuméfaction inflammatoire, et c'est une des raisons pour lesquelles la vessie perd peu à peu son élasticité. Même lorsque l'inflammation diminue d'intensité, l'épaississement des tuniques persiste; mais il peut se produire une sorte de rétraction interstitielle, comparable à la rétraction cicatricielle, qui aboutit au racornissement et à l'induration.

Cette série de phénomènes a été bien étudiée par M. Jean dans des recherches histologiques récentes que cet observateur résume ainsi qu'il suit : « Les faisceaux composés de fibres lisses sont considérablement augmentés de volume et ressemblent au premier abord à du tissu strié... Ces faisceaux, au lieu d'être séparés, comme à l'état normal, par de légers tractus celluleux, sont entourés d'un véritable tissu conjonctif, fibreux en certains points, plus jeune en d'autres, mais contenant toujours entre ses fibres une grande quantité de cellules embryonnaires. A un plus fort grossissement on voit très nettement, surtout sur les faisceaux coupés perpendiculairement, des tractus fibreux partir de la face interne de cette enveloppe conjonctive, qu'on pourrait comparer au sarcolemme, et venir diviser ces faisceaux en d'autres beaucoup plus petits; plus les tractus s'éloignent de l'enveloppe fibreuse, plus ils deviennent celluleux et renferment de jeunes cellules. » (Jean, *De la rétention incomplète de l'urine dans la vessie*, thèse de doctorat, Paris, 1879, p. 38.)

Des observations histologiques semblables ont été faites sur une vessie à parois d'un centimètre et demi d'épaisseur et à cavité extrêmement réduite, que M. Duplay a récemment rencontrée sur un sujet mort dans son service. La sclérose n'était pas accompagnée d'hypertrophie des faisceaux musculaires. (*Archives générales de Médecine*, janvier, 1880, p. 102.)

Dans certains cas, les altérations du tissu conjonctif vont au delà des parois de la vessie et atteignent la couche celluleuse qui l'enveloppe de toute part. Ces altérations ne sont quelquefois que partielles; elles siègent alors de préférence au voisinage du pubis ou du bas-fond. M. Jean a cité un fait curieux de production d'une masse fibreuse du volume d'un œuf dans le premier point. (Jean, *loc. cit.*, p. 100.) Certains épaississements partiels d'aspect lardacé sont quelquefois disséminés çà et là, même près du sommet.

D'autre part, l'induration inflammatoire du tissu conjonctif peut constituer autour de la vessie une coque complète. Telle est l'expression anatomique de la péricystite chronique.

Une autre série de faits intéressants est représentée par ceux où l'inflammation, ayant envahi le péritoine, y a causé des désordres tout à fait comparables à ceux qu'engendrent les métrites et les ovarites. Des exsudats devenus celluleux réunissent par des adhérences anormales les organes pelviens et la vessie; parfois on trouve agglutinés dans une masse commune le rectum, l'intestin grêle, la vessie et d'épaisses fausses membranes lardacées, véritables néoplasies inflammatoires, qui remplissent la cavité du petit bassin. Des abcès chroniques se forment parfois au milieu d'elles, de même que dans les couches de tissu conjonctif extérieures au péritoine.

Pour compléter l'exposé des lésions de la cystite chronique, nous devons au moins une mention à diverses altérations qui seront étudiées plus loin dans des chapitres spéciaux, et qui d'ailleurs n'ont souvent qu'un lien de simple coïncidence ou de causalité commune avec cette affection; telles sont les suppurations interstitielles, l'ulcération, la gangrène, l'atrophie, l'hypertrophie de la tunique musculaire, les cellules et les poches vésicales.

Symptomatologie. — Au moment de commencer la description clinique de la cystite chronique, nous nous demandons s'il y a lieu de décrire séparément celle du col et celle du corps. Notre hésitation pourra, il est vrai, sembler singulière à ceux de nos lecteurs qui sont disposés à accorder à la première une importance considérable; mais ils en seront moins surpris, s'ils veulent bien se rappeler que le col de la vessie n'a pas, selon notre opinion, l'étendue que quelques auteurs auraient de la tendance à lui reconnaître. S'il est exact que l'appareil musculaire des portions membraneuse et prostatique de l'urèthre est en connexion intime avec celui du réservoir urinaire, la solidarité fonctionnelle qui en résulte ne nous paraît pas être une raison suffisante pour prolonger le col de la vessie jusqu'à l'aponévrose moyenne du périnée, c'est-à-dire pour le confondre entièrement avec la portion profonde du canal de l'urèthre. Nous répéterons ici que, sous cette dénomination, nous ne comprenons que les tissus qui constituent ou avoisinent de très près le pourtour de l'orifice uréthro-vésical.

La conséquence de cette manière de voir est le peu de foi que nous avons dans une inflammation qui, née dans cette région très limitée, y resterait indéfiniment confinée. Si nous ne nous refusons pas à admettre que des phlegmasies légères, en corrélation intime avec l'uréthrite profonde chronique, puissent atteindre la portion voisine de la vessie, sans s'étendre de là au bas-fond ou aux autres parties de l'organe, nous croyons absolument impossible que des inflammations anciennes et graves, présentant même avec exagération les symptômes ordinaires de la cystite dite du col, ne soient pas en réalité des cystites totales, c'est-à-dire ayant pour siège la vessie tout entière et non pas seulement un de ses points. Quant à ces signes spéciaux si propres à donner le change, qu'on a attribués à la cystite du col, ils n'ont à nos yeux que la valeur d'une prédominance symptomatique qui imprime à la maladie dans tel ou tel cas un cachet particulier. Par exemple, n'y a-t-il pas des cystites remarquables par l'absence presque complète des phénomènes douloureux? n'y en a-t-il pas où ces derniers acquièrent une telle intensité qu'ils absorbent l'attention de l'observateur, et l'amènent à penser qu'ils sont le point de départ et la cause prochaine de la maladie? Et pourtant, si l'on scrute avec soin les antécédents du malade, si l'on arrive à établir nettement la succession des phénomènes, on reste convaincu que, dans les deux cas, c'est à une phlegmasie vésicale qu'il faut tout rapporter, mais que, suivant certaines circonstances extérieures au sujet, suivant certaines prédispositions inhérentes à son tempérament, cette phlegmasie a pris telle ou telle allure.

Donc, la constatation de certains symptômes se rapportant à la mise en jeu de l'appareil contractile du col, à l'exagération de sa sensibilité ou simplement à des troubles locaux de circulation, ne suffit pas pour faire admettre que l'on a affaire à une phlegmasie limitée à cette région. Si le fait est possible au début de la maladie, nous croyons qu'il cesse de l'être, lorsque celle-ci a dépassé une durée de quelques jours, et surtout lorsqu'elle a pris une certaine gravité.

Cela posé, nous n'admettons guère comme cystites chroniques du col que celles qui sont consécutives à une phlegmasie venue de l'urèthre (uréthrite chronique, prostatite), celles qui sont dues à un néoplasme de la prostate (tubercules, cancer), celles qu'occasionnent le cathétérisme répété et les sondes à demeure, les excès de coït et de masturbation, enfin certaines formes de cystite diathésique, rhumatismale ou goutteuse, formes très discutables d'ailleurs, attendu que, au début, la maladie peut être une simple contracture, et que, la phlegmasie qui s'ensuit étant en grande partie le fait de la stagnation de l'urine, elle se développe encore plus au niveau du bas-fond que du col.

Ainsi comprise, la cystite du col a de telles ressemblances avec la simple irritabilité vésicale ou avec la contracture primitive, qu'il en est résulté une terrible confusion dans les descriptions des différents auteurs. Cette affection, si difficile à définir, niée résolûment par les uns, dotée par les autres d'un cadre d'une amplitude exagérée, soumise à un ballottage perpétuel, est devenue, entre les mains de chacun de ceux qui ont essayé d'en tracer les limites, une sorte de matière élastique sur laquelle les uns ont pressé pour la réduire à son minimum de rétraction, tandis que les autres en ont mis l'extensibilité à l'épreuve jusqu'à l'extrême. M. Mercier trace-t-il l'histoire de la valvule musculaire du col, l'inflammation de cette région de la vessie se trouve bientôt complètement noyée dans sa description. M. Gant et plusieurs de ses compatriotes s'efforcent-ils de démontrer l'existence du trouble fonctionnel, qui caractérise ce qu'ils appellent la *vessie irritable* (*irritable bladder*), la cystite du col est encore reléguée parmi les erreurs du passé. Les spasmes et la contracture permanente du sphincter fixent-ils l'attention de certains chirurgiens, les phénomènes inflammatoires qui se montrent en même temps n'en sont plus que la conséquence.

En revanche, veut-on donner de la cystite du col une description digne de l'importance clinique qu'on lui suppose, on attire dans son cadre la valvule de M. Mercier, la *vessie irritable* des Anglais, les spasmes et les contractures du sphincter, et alors tout redevient cystite. M. Laforest, auteur d'un travail récent sur ce sujet, n'a pas su se garer de cet excès. (*Contribution à l'étude des cystites du col de la vessie*, thèse de doctorat. Paris, 1878, n° 289.)

Et maintenant, à ceux qui désirent que nous formulions nettement notre opinion, voici ce que nous répondrons :

Il ne suffit pas qu'un malade éprouve des envies fréquentes d'uriner et que la miction soit douloureuse, pendant ou après l'écoulement de l'urine, pour que l'on admette une inflammation chronique du col de la vessie. Ce sont là des symptômes communs à bien des états morbides de cet organe.

Il faut, en outre, un enchaînement particulier de circonstances préalables, et spécialement celles que nous avons indiquées plus haut, à propos de l'étiologie. En dehors de ces circonstances, s'il y a des phlegmasies qui débutent par le col, elles s'étendent si rapidement au reste de la vessie qu'il n'y a pas lieu de les décrire séparément.

Ces considérations seront complétées soit dans ce chapitre même, soit dans ceux qui seront consacrés aux troubles de la sensibilité, aux contractures et aux altérations anatomiques de nature bénigne.

La cystite chronique et le catarrhe vésical ont des symptômes communs, locaux ou généraux, qui se montrent ordinairement associés, lorsque la maladie est de date ancienne.

Les *symptômes locaux* sont : des phénomènes douloureux, des troubles fonctionnels, sans compter les complications dont il sera question ailleurs.

Il y a des cystites chroniques à peu près complètement indolentes ; c'est à peine si les malades éprouvent des douleurs sourdes dans le bas-ventre, au périnée, dans les aines, dans les régions lombaires. Ordinairement des sensations pénibles occupent ces diverses régions, sensations que la fatigue et les excès augmentent toujours et qui subissent généralement une exacerbation dans la seconde moitié de la journée.

Continue quelquefois, la douleur est plus souvent réveillée par la miction ; alors elle siège particulièrement derrière le pubis et elle doit être attribuée au spasme du sphincter. Quand elle se montre dans ces conditions, il n'est pas rare qu'elle ait des irradiations dans la verge et jusque dans le gland. C'est un signe certain que le col participe à l'inflammation, mais cela ne veut pas dire qu'elle y soit cantonnée. Les fatigues diverses, les secousses de la voiture sont ordinairement mal supportées.

Enfin, certains catarrhes essentiellement douloureux sont remarquables par l'intensité et la soudaineté des souffrances. Elles se déclarent tout à coup, au moment où les malades s'y attendent le moins, et sont accompagnées d'un besoin d'uriner si impérieux qu'ils n'ont souvent pas le temps de prendre un vase ou de se rendre à un urinoir, avant que l'urine ait commencé à s'écouler. Ici le spasme est évident, et cette circonstance acquiert dans l'ensemble une telle prédominance que l'on peut éprouver la plus grande difficulté à résoudre la question de savoir si c'est le spasme ou l'inflammation qui a commencé. Ce que l'on peut affirmer, c'est que l'un entretient l'autre et *vice versa*.

Dans les premiers cas (catarrhes indolents), le système nerveux semble ne point pâtir de la maladie locale ; dans le second il est en proie à un éréthisme extrême, engendré par de perpétuelles et d'intolérables souffrances.

Les *troubles fonctionnels* sont représentés par des envies fréquentes d'uriner, quelquefois par de l'incontinence d'urine ; sauf lorsque la vessie est paralysée, la fréquence de la miction ne fait jamais défaut. Beaucoup de sujets ne peuvent retenir leurs urines plus d'une demi-heure ou d'une heure ; beaucoup sont obligés de se satisfaire plusieurs fois chaque nuit. Les plus heureux urinent toutes les deux heures le jour ou la nuit ; il en est d'assez infortunés pour en éprouver d'impérieux besoins toutes les dix minutes et même toutes les cinq minutes, et chaque fois l'écoulement de l'urine est accompagné et suivi de souffrances atroces qui rendent l'existence intolérable. La fréquence extrême des mictions est occasionnée chez ces sujets par la rétraction et le ratatinement de la vessie.

C'est là une des causes de l'incontinence d'urine que nous avons indiquée à titre de trouble fonctionnel lié à la cystite chronique, incontinence qui n'est pas ici apparente, comme dans le cas de miction par regorgement. Cette particularité est fréquente dans la cystite chronique de la femme, non pas à l'état permanent, mais d'une manière intermittente, au moindre effort, pendant la période menstruelle. Nous l'avons observée plusieurs fois, alors que la phlegmasie vésicale s'était développée dans le cours d'une grossesse. Un peu de spasme du viscère et la résistance insuffisante du sphincter rudimentaire de la femme rendent compte de la différence qu'il y a sous ce rapport entre les deux sexes.

La rétention d'urine n'est jamais un signe de cystite chronique ; elle ne peut être que l'indice d'une autre affection, et la coïncidence ne saurait donner le change à un observateur suffisamment attentif. Il faut toujours en chercher la raison dans une paralysie de l'appareil musculaire ou dans un obstacle mécanique à l'issue de l'urine, c'est-à-dire dans des troubles fonctionnels et des lésions matérielles qui ont une existence indépendante de celle de la phlegmasie chronique, si elles n'en sont pas la véritable cause.

Bien plus encore que par les symptômes que nous venons d'énoncer, la cystite chronique est caractérisée par des modifications multiples de l'urine. Il est du plus grand intérêt de les étudier avec tout le soin qu'elles méritent.

Nous insisterons ultérieurement sur les phénomènes généraux que nous avons dit coexister avec les phénomènes locaux dans tous les cas anciens de phlegmasie vésicale et même dans quelques cas récents.

De l'urine dans la cystite chronique. — Ce sont les modifications de l'urine qui ont tout d'abord attiré l'attention des observateurs, et la dénomination de catarrhe sous laquelle la maladie a été primitivement décrite montre bien que le caractère qui avait le plus frappé leur esprit était l'extrême abondance des matières muqueuses

C'est en effet la plus importante et la première en date des altérations liées à l'apparition d'une phlegmasie chronique de la muqueuse et des couches sous-jacentes; mais il y en a bien d'autres à signaler.

Rappelons au préalable les caractères physiques et chimiques de l'urine normale.

L'urine normale est un liquide limpide, d'un jaune citrin ou ambré, d'une odeur *sui generis* rappelant parfois celle du bouillon; sa densité qui peut varier de 1006 à 1030 suivant le moment où on l'examine, est en moyenne de 1018 à 1022. Légère par les temps froids, après l'ingestion d'une grande quantité de boissons, et par conséquent peu de temps après le repas, elle acquiert dans les conditions inverses une densité beaucoup plus considérable; les urines de la nuit et du matin sont remarquables sous ce rapport.

La quantité moyenne émise en vingt-quatre heures est de 1400 à 1500 grammes pour l'homme, de 1100 à 1200 grammes pour la femme; mais ces quantités sont dans un rapport inverse avec l'exhalation pulmonaire et la perspiration cutanée; d'où il résulte que plus la température ambiante est élevée, plus l'atmosphère est dépourvue de vapeurs d'eau, moins l'urine est abondante. Ce balancement est une loi physiologique banale à force de vérité.

L'urine normale de l'homme est nettement acide, sauf quelques conditions rarement réalisées, telles qu'une alimentation exclusivement végétale. Elle rougit instantanément le papier bleu de tournesol; mais son acidité est beaucoup moins accentuée que celle de l'urine des carnivores.

Il faut bien savoir que ce n'est pas à l'acide urique qu'on doit la rapporter; car une solution saturée de cet acide à chaud rougit à peine le papier de tournesol bleu. Mais il se peut qu'indirectement l'acide urique contribue à cette acidité, en se combinant avec une partie de la soude du phosphate neutre de ce sel et en le convertissant ainsi en un phosphate acide. (Yvon, *Manuel clinique de l'analyse des urines*. Paris, 1880, p. 10.) C'est d'ailleurs à la présence de ce dernier sel que bon nombre de physiologistes ou de chimistes attribuent la réaction ordinaire de l'urine.

Quelques mots maintenant de la composition chimique de ce liquide. Le tableau suivant indique les quantités proportionnelles des principales substances que l'on y trouve :

Analyse de Lehmann pour 1000 grammes.

Eau	932 grammes
Urée	32,9 —
Acide urique	1,1 —
Créatine, créatinine	1,5 —
Matières extractives	11,5 —
Mucus vésical	0,1 —
Sulfate de potasse, sulfate de soude...	7,3 —
Phosphate de soude, phosphate acide d'ammoniaque	4,0 —
Chlorure de sodium, chlorure d'ammonium	3,7 —
Phosphate de chaux, silice	1,1 —
Lactates	1,7 —

Outre ces substances on a encore signalé, parmi les matières organiques, de l'acide hippurique en très faible quantité, de l'acide benzoïque, de l'acide succinique, les acides phénique, tamilique, damolique et damalurique. L'acide urique se montre combiné avec la soude, la potasse, l'ammoniaque, la chaux, la magnésie et la lithine.

A côté de la créatine et de la créatinine figure aussi la xanthine dans des proportions extrêmement faibles.

Aux éléments minéraux indiqués plus haut il faut ajouter le phosphate de potasse, les phosphates bibasiques et tribasiques de chaux, le phosphate de magnésie. Nous signalerons encore le fer, qu'on trouve dans les proportions de 2 à 4 milligrammes excrétés par vingt-quatre heures.

Il nous faut maintenant indiquer quelles modifications l'inflammation chronique de la vessie apporte dans la constitution normale de l'urine.

Tout d'abord elle perd sa limpidité, parce qu'elle tient en suspension des substances organiques et minérales qui seront étudiées plus loin ; elle est louche au moment même de son émission, comme l'urine des herbivores.

Sa coloration, peu modifiée lorsque la phlegmasie est peu intense, est ordinairement d'un ton moins foncé et moins franc ; elle se perd entièrement, lorsque des substances nouvelles (pus, sang) y existent en quantité notable.

Son odeur acquiert souvent une fétidité repoussante, même au moment de la miction ; fort souvent la fétidité se développe très peu de temps après, et dans les deux cas elle tient à la décomposition spéciale que nous étudierons plus loin.

Dans la cystite chronique, la densité de l'urine est généralement augmentée, par suite de la présence d'un plus grand nombre de matières solides. Ce caractère est bon à noter en passant, parce que, dans certaines affections rénales, dont la conséquence est d'exagérer la sécrétion urinaire, la densité peut être sensiblement diminuée. C'est ce qui a lieu dans certaines formes de néphrite interstitielle; on voit en même temps une polyurie plus ou moins considérable fournir un élément nouveau de diagnostic différentiel, élément d'une valeur malheureusement relative, car il s'en faut que toutes les polyuries survenant dans le cours d'une affection des voies urinaires soient l'indice d'une altération matérielle des reins.

L'urine, normalement acide, peut rester telle en cas de cystite chronique; mais le plus souvent son acidité est diminuée, et très rapidement après son émission elle devient alcaline. Fréquemment aussi elle a déjà perdu son acidité au moment de la miction, ce qui indique que le changement de réaction s'est opéré dans la vessie elle-même. Si l'on introduit une sonde dans cet organe de manière à bien le vider, qu'on y pratique une ou plusieurs injections et qu'on laisse ensuite couler l'urine goutte à goutte au fur et à mesure qu'elle descend des reins, il se peut que la quantité ainsi recueillie soit acide, mais il se peut aussi qu'elle soit alcaline comme la première évacuée. On se rappelle que c'est là l'expérience instituée par Smith pour démontrer que l'urine peut, à la suite des traumatismes de la moelle, perdre sa réaction normale au moment même de son excrétion, et l'on n'a pas oublié que selon nous cette expérience n'a qu'une valeur relative, attendu que les fermentations dont les calices, le bassinet et même la vessie sont parfois le siège, ont dans certains cas une intensité suffisante pour faire apparaître l'alcalinité au moment même où ce liquide arrive au contact de la muqueuse, par conséquent avant qu'elle se soit engagée dans les yeux de la sonde.

Il importe de bien savoir que l'alcalinité tient à la même cause, qu'elle se développe avant ou après l'émission. Cette cause est une véritable fermentation, dont la conséquence est la transformation de l'urée en carbonate d'ammoniaque. Ainsi s'explique la fétidité de l'urine chez certains catarrheux.

Mais pour toute fermentation il faut un ferment, et c'est ici que commence la difficulté. Sans doute, on peut dire que les matières organiques dont l'urine abonde sont les agents de cette fermentation; mais il reste à faire savoir pourquoi ces substances qui se rencontrent dans l'état normal (mucus, cellules épithéliales, etc.), acquièrent dans une vessie malade une propriété nouvelle et provoquent une décomposition de l'urée qui a toujours un caractère pathologique. Nous avons déjà eu l'occasion de mentionner l'opinion des auteurs pour qui tout s'explique par la pénétration de germes divers dans la vessie; nous croyons avoir montré par quels côtés pèche cette théorie. Aussi trouvons-nous rationnel de penser que l'inflammation, en altérant les tuniques de la vessie, communique à l'épithélium et au mucus des qualités spéciales, que la chimie n'a pu encore définir, mais que la clinique oblige à reconnaître. Ainsi modifiés, ces produits organiques agiraient à l'égard de l'urée comme le ferait un ferment véritable. En tout cas, il faut bien avouer que si cette explication manque d'une base suffisante, il est permis de douter de la pénétration des germes par l'urèthre, sans que le cathétérisme ait été pratiqué; il est permis de demander, pourquoi chez tant de malades qu'on est obligé de sonder, il ne s'opère point de fermentation dans la vessie.

Quoi qu'il en soit, l'alcalinité peut se développer avant la miction; le fait est certain, il s'observe souvent, il est même à peu près constant dans les catarrhes anciens et bien caractérisés.

Les modifications les plus importantes consistent dans l'exagération de production de certains principes normaux, organiques ou inorganiques, et dans l'apparition de certains autres principes tout à fait anormaux appartenant à ces deux classes de produits. Les premiers sont : le mucus, les cellules épithéliales, les sels ordinaires de l'urine; les seconds : le pus, le sang et certains sels, dont la formation résulte des transformations de l'urée.

La présence de ces diverses substances dans l'urine en altère singulièrement les qualités apparentes, à savoir la couleur, la consistance. De limpide, elle devient louche, de fluide visqueuse. Recueillie dans un bocal en verre, elle peut être facilement étudiée à ces divers points de vue. On y constate, tantôt une sorte de nuage floconneux qui occupe la partie inférieure du liquide, tantôt des sédiments d'un gris rougeâtre, translucides, ou d'un blanc sale, complètement mat.

Avant de déterminer la composition de ces nuages et de ces sédiments, il est indispensable de faire connaître ce qui se passe dans l'urine normale abandonnée au refroidissement, à l'air libre.

Au bout d'un certain temps, on voit se former un léger nuage de mucus qui tombe peu à peu au fond du vase; pour le faire disparaître, il suffit de chauffer légèrement sur une lampe à alcool. Très souvent aussi, surtout lorsque la température extérieure est très basse, un sédiment louche ou blanchâtre se joint à ce nuage, sédiment qui peut disparaître également sous l'influence de la chaleur, et qui est constitué en grande partie par des urates.

Bientôt, le mucus jouant le rôle d'un ferment, la matière colorante extractive se dédouble, produit de l'acide lactique qui déplace la soude des urates, de sorte que l'acide urique se trouve mis en liberté.

Après la fermentation acide vient la fermentation alcaline, qui a pour base la décomposition de l'urée et sa transformation en carbonate d'ammoniaque. Alors apparaît le phosphate ammoniaco-magnésien, qui se dépose sous forme de cristaux. Pendant la période de transition entre la fermentation acide et la fermentation alcaline, l'urine peut être en même temps alcaline dans ses couches supérieures, acide dans les inférieures.

S'agit-il maintenant de l'urine d'un sujet atteint de cystite chronique, on constate que, au moment de l'émission, elle est déjà trouble, sauf dans les cas très légers; la maladie est-elle ancienne et grave, des flocons de mucus peuvent, en s'engageant dans le canal, interrompre l'écoulement, et ce n'est que par de nouveaux efforts que le malade parvient à les chasser au dehors. Vers la fin de la miction, il tombe dans le vase un mélange d'épaisses mucosités douées d'une grande viscosité et offrant souvent les apparences du pus; parfois c'est du pus véritable qui constitue cette dernière portion du contenu de la vessie.

Laisse-t-on reposer dans un vase transparent cette urine manifestement altérée, toutes les parties de forte densité se précipitent peu à peu au fond; ces dépôts divers ont valu aux urines où ils se forment les désignations d'urines muqueuses, puriformes, purulentes et glaireuses. Nous adoptons cette sorte de classification due à M. Mercier, comme répondant bien à ce qu'on observe dans la généralité des cas.

Les dépôts ou sédiments muqueux surnagent toujours les dépôts purulents. Leur coloration est ordinairement d'un jaune pâle ou grisâtre, parfois d'un gris violacé. La présence du pus leur communique une teinte verdâtre, celle du sang des tons roses, rouges, violacés, bruns ou brunâtres. Leur quantité est quelquefois si considérable qu'on les a vus occuper la moitié de la hauteur du liquide.

Elle est ordinairement en raison inverse de l'acuité de l'inflammation, remarque faite jadis par Chopart, et que confirme l'observation de chaque jour. On la voit diminuer, lorsque la maladie redevient aiguë ou subaiguë, et recouvrer ses proportions ordinaires, lorsqu'elle reprend sa marche habituelle.

Ces sédiments deviennent puriformes chez les sujets malades depuis longtemps; s'ils renferment une certaine quantité de leucocytes, ils sont encore dans leur masse constitués par du mucus. L'examen microscopique tranche la question, à condition de ne pas attendre qu'une décomposition putride trop avancée ait altéré ou détruit les leucocytes.

Lorsque l'urine contient du pus, il forme au fond du vase un sédiment d'un blanc mat séparé de la couche de mucus qui le surmonte par une ligne ordinairement très nette. Il faut savoir que le plus souvent la présence du pus indique autre chose qu'un simple catarrhe. Très fréquemment il vient des reins, des bassinets, des calices et des uretères. Il est aussi l'indice des ulcérations de la vessie; d'autres fois il est fourni par des abcès interstitiels qui, après leur ouverture, continuent à verser du pus dans la cavité vésicale. Enfin il reconnaît pour cause une poussée d'inflammation aiguë, qui ramène la cystite chronique aux conditions de la cystite aiguë, dans le cours de laquelle la suppuration de la muqueuse est un fait ordinaire lorsqu'elle acquiert une grande intensité.

Quant aux urines glaireuses, elles doivent cette désignation à une transformation spéciale du mucus et du pus sous l'influence de l'ammoniaque, que Becquerel a signalée il y a déjà longtemps (*Séméiotique des urines*. Paris, 1844, p. 424 et *Chimie pathologique*, 1854, p. 378). L'ammoniaque qui agit dans cette circonstance est un dérivé du carbonate d'ammoniaque provenant de la décomposition de l'urée.

Au milieu de ces sédiments divers on trouve des sels alcalins: carbonates, phosphates, et particulièrement le phosphate ammoniaco-magnésien, dont l'apparition se lie à la décomposition chimique indiquée plus haut.

Pour bien se rendre compte de la consistance et de la nature de ces sédiments, il faut décanter lentement l'urine et observer attentivement les flocons et les masses visqueuses au moment où elles s'échappent du verre à leur tour.

Cela étant posé, nous devons indiquer brièvement les diverses manipulations nécessaires pour l'étude de l'urine des sujets atteints de cystite chronique. Une partie de ce liquide doit être examinée de suite après son émission. Le reste sera laissé au repos dans un bocal cylindrique ou dans un grand verre à expérience et analysé un peu plus tard.

Ces manipulations sont les suivantes : 1° recherche de la densité ; 2° recherche de la réaction ; 3° déterminer les causes de la réaction alcaline ; 4° établir la présence de la mucine, du pus, du sang ; 5° recherche de l'albumine, des éléments figurés venant des reins, et, l'on pourrait ajouter, des organismes inférieurs.

La recherche de la densité se fait au moyen de l'uromètre de Bouchardat. Si l'on voulait procéder avec une exactitude rigoureuse, il faudrait, par les corrections usitées en physique, ramener le résultat de chaque observation à ce qu'il serait, si l'urine examinée était à 15 degrés centigrade ; mais, en pratique, un écart de trois ou quatre dixièmes peut être considéré comme insignifiant. Ce qui est plus important, c'est de prendre la densité de l'urine des vingt-quatre heures, tant sont grandes les différences qu'il peut y avoir à cet égard, suivant le moment où la vessie se vide de son contenu.

La recherche de la réaction doit se faire sur l'urine au moment de son émission. Si elle est alcaline, il faut faire des injections dans la vessie avec de l'eau tiède, jusqu'à ce que celle-ci soit neutre à sa sortie ; alors, en attendant quelques instants, on laisse couler goutte à goutte le liquide au fur et à mesure qu'il descend des reins. S'il est alcalin, on est en droit de penser que les reins sont atteints d'une inflammation chronique ; néanmoins nous avons fait plus haut des réserves à cet égard, parce qu'il se peut que certaines altérations du bassinet, des calices et de la vessie modifient presque instantanément la réaction de l'urine arrivant des reins.

L'alcalinité de l'urine peut tenir à la production dans la vessie de carbonate d'ammoniaque et de phosphate ammoniaco-magnésien ; elle peut tenir aussi à la présence de phosphates et de carbonates alcalins. Il n'est pas sans intérêt de savoir laquelle de ces deux causes est en jeu. Pour cela il suffit de se livrer aux manipulations suivantes :

L'urine contient-elle du carbonate d'ammoniaque, il faut la chauffer en plaçant un papier de tournesol rouge à la partie supérieure du tube à expérience ; les vapeurs ammoniacales qui se dégagent le ramènent à la teinte bleue. La détermination de la présence du phosphate ammoniaco-magnésien exige des opérations plus compliquées, qui sont plutôt de la compétence d'un chimiste. En tout cas, il faut savoir que, sous l'influence de la calcination et au contact d'une base puissante, ce sel laisse facilement échapper son ammoniaque.

Si l'urine n'en renferme pas du tout, c'est que son alcalinité est due à des carbonates ou à des phosphates. Le moyen d'en reconnaître la présence est très simple. Après que le chauffage a suffisamment concentré le liquide, on y verse une petite quantité d'un acide fort. Immédiatement le dépôt se dissout, et il se produit une effervescence due au dégagement de l'acide carbonique. On acquiert la certitude absolue que c'est bien ce gaz qui se dégage, en la faisant passer dans de l'eau de chaux; celle-ci se trouble immédiatement.

Le plus souvent il y a en même temps des carbonates et des phosphates alcalins dans l'urine; mais ce qui caractérise la présence de ces derniers, c'est que leur dissolution, opérée dans les mêmes conditions, n'est pas accompagnée d'effervescence, et il faut une manipulation en plus, pour confirmer la présence de l'acide phosphorique dans le liquide.

Nous avons dit plus haut que, si l'urine normale peut contenir une petite quantité de mucine, ce produit est très abondant dans le catarrhe vésical. Voici la manière de le différencier de l'albumine et d'en déceler la présence :

L'urine ayant été filtrée, on y verse de l'acide acétique, qui précipite la mucine. Ce précipité se redissout par l'addition d'un acide fort, nitrique ou chlorhydrique. Or, on sait que l'acide acétique ne précipite pas l'albumine, et que cette dernière, une fois coagulée, ne se redissout pas dans un excès d'acide fort. Un excès d'acide acétique ne redissout pas la mucine.

Il nous paraît inutile d'indiquer les nombreuses autres réactions qui caractérisent cette substance organique.

La présence du pus et du sang est révélée à coup sûr par le microscope; rien de plus simple que de reconnaître les leucocytes et les hématies. Elle est décelée également par l'action des acides forts et de la chaleur, qui coagulent l'albumine contenue dans ces deux produits organiques. Il est vrai que la présence de ce corps peut être due à une altération rénale. Lorsque l'examen microscopique montre que l'urine ne contient ni leucocytes en grand nombre, ni globules rouges, il n'y a pas de doute sur la provenance rénale de l'albumine; mais si le liquide renferme du pus et du sang, la quantité de l'albumine, et, par conséquent, l'importance du précipité peuvent seules fournir des présomptions relativement à l'état des reins. Un précipité abondant dans une urine où il n'y a, selon les apparences, que peu de pus ou de sang, indique d'une manière certaine une affection rénale ; le diagnostic tirera une grande sûreté de la présence simultanée de quelques tubuli et de cellules épithéliales propres aux reins.

Lorsqu'une urine sanguinolente, et en même temps ammoniacale, a séjourné longtemps dans la vessie, il peut se faire que les globules sanguins soient entièrement détruits ; cette urine garde, même au repos, une teinte brunâtre due à la dissolution de l'hémoglobine. Alors l'analyse spectroscopique est seule capable d'établir la provenance de l'albumine. Le spectre est interrompu par deux bandes noires situées, l'une dans le vert, l'autre dans le jaune. Ce spectre d'*absorption de l'hémoglobine* apparaîtrait encore, d'après Hoppe-Seyler, alors que la proportion de sang serait seulement d'un dix-millième.

Nous ne dirons rien des organismes inférieurs qu'on peut découvrir dans l'urine, leur recherche exigeant des études tout à fait spéciales et très délicates, qui seules peuvent donner une réelle compétence.

Phénomènes généraux dans la cystite chronique. — Les phénomènes généraux qu'on observe dans le cours de la cystite chronique sont : des accès de fièvre plus ou moins caractérisés, des symptômes gastro-intestinaux, enfin une cachexie très complexe dans ses causes, à laquelle contribue puissamment la résorption urineuse. Nous ne pouvons négliger de mentionner, comme étant en corrélation avec les lésions de la vessie qui déterminent les phlegmasies chroniques, des troubles paralytiques du côté des membres inférieurs, caractérisant ce qu'on a appelé la paraplégie urinaire. Décrire ici ces diverses complications, ce serait empiéter sur les chapitres où nous traiterons des accidents communs à plusieurs affections des organes urinaires, accidents parmi lesquels figurent en première ligne, par ordre d'importance, les accès fébriles intermittents et parfois pernicieux, ainsi que les diverses formes de l'intoxication urineuse. Qu'il nous suffise de les avoir signalés ici.

Nous ajouterons seulement que, si la cystite chronique est bien souvent une affection apyrétique, elle donne lieu chez un certain nombre de sujets à une légère élévation de température survenant dans l'après-midi ; que, chez d'autres, la maladie passe de temps en temps, à l'état aigu, et que ce changement dans la marche de la phlegmasie est révélé par des accès de fièvre souvent précédés d'un frisson violent et fréquemment remarquables par leur intermittence, lorsqu'ils se prolongent au-delà du premier jour. C'est alors qu'on voit la cystite se compliquer de phénomènes adynamiques graves et que la mort survient, déterminée en même temps par de profondes altérations rénales.

MARCHE. DURÉE. TERMINAISONS. — La cystite chronique est une des maladies les plus lentes dans leur marche. Très difficile à guérir complètement, très sujette à la récidive, elle devient pour beaucoup de vieillards un de ces ennemis intérieurs avec lesquels il faut se résigner à vivre aussi bien que possible, et cela pendant des années. De temps à autre une poussée aiguë augmente les souffrances, ramène la fièvre, abat les forces; puis, sous l'influence d'un traitement approprié, l'ordre se rétablit à peu près, les phénomènes inflammatoires se réduisent à leur minimum, la cachexie recule, jusqu'au jour où des altérations profondes, telles que les hernies tuniquaires, les ulcérations, la suppuration de la vessie, l'inflammation et la dilatation des uretères et des bassinets, la néphrite interstitielle et diverses dégénérescences des reins, accompagnées ou non de suppuration, terminent cette longue série d'accidents.

Il y a à signaler tout spécialement une particularité du catarrhe de la femme réglée, c'est la réapparition et l'aggravation des phénomènes au moment des règles. Bernadet, reproduisant à cet égard les idées de notre excellent maître commun Laugier, a beaucoup insisté dans sa thèse déjà citée sur cette circonstance et lui a accordé dans le pronostic l'importance qu'elle a réellement.

DIAGNOSTIC. — Le long exposé que nous venons de faire nous dispensera d'entrer dans de grands détails relativement au diagnostic de la cystite chronique. Cette affection étant presque toujours secondaire, c'est au diagnostic de la cause qu'il faut s'attacher avant tout. Nous éviterons des redites inutiles en renvoyant le lecteur à l'étude étiologique par laquelle nous avons commencé ce chapitre. Une fois l'affection primitive reconnue, l'étude de l'urine confirme ou éloigne l'idée de cystite chronique. Rien de plus simple en théorie; mais parfois, à défaut d'une des causes signalées plus haut, il faudra bien se résoudre à diagnostiquer une cystite

chronique primitive, à moins que l'on ne préfère rester dans le doute.

Il y a cependant un côté de la question sur lequel nous devons nous arrêter. Après qu'on a reconnu l'existence de la cystite chronique et qu'on en a déterminé aussi bien que possible la pathogénie, il reste à savoir si la phlegmasie est limitée à la muqueuse, quel point de cette dernière elle occupe particulièrement, si elle a envahi les autres tuniques de la vessie et la couche sous-péritonéale, si enfin les uretères et les reins sont malades.

En réalité il est le plus souvent impossible de répondre à ces questions d'une façon tout à fait précise. Les cystites récentes, accompagnées de modifications peu accusées de l'urine, sont ordinairement limitées à la muqueuse. Lorsqu'elles se rattachent à des affections uréthrales, l'inflammation reste confinée quelque temps dans la région du col ; quand elles sont dues à la présence d'un ou de plusieurs calculs ou à la stagnation de l'urine, c'est au bas-fond de la vessie qu'est le maximum de la phlegmasie, mais le reste de l'organe participe aussi à la maladie.

Les cystites chroniques graves et anciennes, compliquées d'hypertrophie, de cellules, de poches, de fongus, d'ulcérations, ne comportent pas un diagnostic précis. Si l'on peut se faire une idée approximative de l'étendue des lésions, il n'est guère permis d'aller plus loin, sous peine de s'aventurer un peu au hasard. Les signes plus ou moins vagues sur lesquels on peut faire fond seront indiqués dans les chapitres où il sera question des diverses complications que nous venons de nommer et auxquelles nous ajouterons les dégénérescences secondaires des reins.

Pronostic. — Le catarrhe de la vessie et les différentes autres formes de la cystite chronique sont des affections graves par leur ténacité, par la fréquence de leurs récidives et par les altérations considérables qu'elles entraînent, non seulement dans l'appareil urinaire, mais aussi dans plusieurs autres appareils importants, ainsi que dans les principales humeurs de l'organisme. Outre la gravité qui émane de la cause du mal, il y a celle qui est inhérente à certaines circonstances, telles que l'âge avancé, le sexe féminin, l'intensité des douleurs, l'interruption fréquente du sommeil par des mictions répétées, les troubles gastro-intestinaux, la grande tendance aux accidents fébriles, et, d'une manière très générale, la résorption des éléments putrides de l'urine décomposée. Il ne faut donc rien négliger pour arrêter la maladie dès son début; on parviendra ainsi dans beaucoup de cas, sinon à la guérir entièrement, du moins à la maintenir à un degré compatible avec un état de santé satisfaisant.

TRAITEMENT. — La cystite chronique étant le plus souvent une affection secondaire, nous avons à peine besoin de dire qu'il faudra avant tout s'attaquer à sa cause et la faire disparaître dans la mesure du possible. Nous épargnerons donc au lecteur la fastidieuse répétition de toutes les circonstances étiologiques sur lesquelles nous avons déjà longuement insisté.

Outre les diverses sortes de traitement que l'on peut avoir à mettre en pratique suivant les cas, il existe un traitement direct de la cystite chronique, et particulièrement de sa forme catarrhale, commun à bon nombre de ses variétés et capable de rendre de réels services, quelle que soit la cause primitive du mal. Les indications en ont été formulées depuis bien longtemps; mais si le nombre des moyens vantés depuis un siècle met à la disposition du médecin tout un arsenal de ressources thérapeutiques, il n'est malheureusement que trop vrai que, ici comme dans d'autres circonstances, cette richesse apparente est l'indice d'une résistance opiniâtre de la maladie aux efforts dirigés contre elle. Tâche ingrate, en effet, que de soigner un catarrhe de la vessie; tâche périlleuse, pourrait-on ajouter, parce qu'aux déboires trop fréquents de la pratique s'ajoutent les graves responsabilités d'une thérapeutique insuffisamment résignée à la patience.

Hygiène et diététique. — Ici l'hygiène et la diététique jouent un rôle important. Les cystites chroniques, surtout celles où l'on peut soupçonner l'influence du rhumatisme ou de la goutte, s'accommodent mal de l'humidité et du froid. Une habitation salubre, des vêtements de laine et suffisamment épais, sont des conditions indispensables. Les climats secs peuvent à eux seuls et indépendamment de tout moyen thérapeutique procurer la guérison; témoin le malade à qui Boyer recommanda le séjour de la Provence et qui en deux ans se vit entièrement débarrassé de sa maladie (*loc. cit.*, 4e édit., t. IX, p. 35).

Contre le froid, nous recommanderons les vêtements de flanelle, la ceinture abdominale de la même étoffe, et d'une manière générale toutes les précautions que l'usage a consacrées.

Le régime sera très sobre chez les sujets disposés aux poussées inflammatoires et dans les formes subaiguës de l'affection. L'abstention d'une alimentation trop azotée et de toute sorte d'excitants sera de règle. Le laitage, conseillé depuis bien longtemps, est devenu depuis un certain nombre d'années la base et l'élément exclusif du régime lacté auquel il faut reconnaître une véritable efficacité dans quelques cas. Tout récemment M. Teevan en a de nouveau vanté les avantages. (*The Lancet*, 1878, vol. 2, p. 801.)

Au contraire, une alimentation substantielle, de bons vins de Bordeaux, des toniques divers seront nécessaires aux sujets affaiblis et cachectiques.

Médication indirecte externe. Balnéation. Hydrothérapie. — Un certain nombre de procédés indirects de traitement ont été recommandés. En première ligne nous citerons l'emploi extérieur de l'eau, sous forme de grands bains, de bains de siège, de douches.

Les grands bains conviennent surtout aux sujets jeunes et dans certaines formes de la maladie, telles que la cystite chronique du col, celle des femmes réglées et des femmes enceintes arrivées à un terme avancé de leur grossesse. Les bains simples et émollients seront efficaces dans les formes assez franchement inflammatoires; les bains stimulants, alcalins ou sulfureux, rendront des services chez les sujets lymphatiques ou disposés à l'atonie.

De quelque nature qu'ils soient, les bains ne devront être ni trop fréquents, ni trop prolongés, ni trop chauds. Pris tous les deux ou trois jours, à une température moyenne de 32 à 35 degrés centigrade, suivant la susceptibilité du sujet et suivant la saison, d'une durée de trente à quarante minutes au maximum, ils ont l'avantage de combattre les phénomènes inflammatoires et de favoriser les fonctions de la peau, condition hygiénique d'une importance incontestée.

Les sudations abondantes ne nous paraissent pas devoir être recommandées, qu'il s'agisse de bains d'étuves ou de fumigations dans un appareil clos; elles ont l'inconvénient de trop concentrer l'urine, en ouvrant à l'eau du sang une trop large voie d'excrétion par la peau. Il y a peut-être cependant une exception à faire en faveur des fumigations et surtout des bains de vapeur térébenthinés; il y aurait bon parti à tirer de cette pratique, pour provoquer une stimulation des glandes sudoripares et en même temps une absorption de la térébenthine par toute la surface cutanée. Néanmoins, cette thérapeutique spéciale doit être surveillée de près et suspendue dès les premiers signes d'intolérance.

L'hydrothérapie à l'eau ordinaire est indiquée chez les sujets jeunes et lorsque le catarrhe est lié à un état atonique, local ou général. Elle est absolument contre-indiquée chez les vieillards même relativement vigoureux, comme exposant trop aux phlegmasies pulmonaires par défaut de réaction, ainsi que, d'une manière générale, chez les malades qui craignent l'humidité.

Bien souvent la médication balnéaire doit se réduire aux bains de siège. Ceux-ci, pris tous les jours pendant un quart d'heure à vingt minutes et à une température variant de 28 à 32 degrés centigrades, procurent un grand soulagement et favorisent l'action des autres moyens thérapeutiques. Nous avons vu des malades découragés y trouver une ressource précieuse. Outre qu'ils sont d'une application plus commode que les grands bains, ils conviennent à tous les âges et permettent d'abaisser la température de l'eau, sans faire courir aux malades les dangers des immersions générales tièdes ou froides. Le bain de siège frais procure quelquefois des succès que ne donne pas le bain chaud. En tout cas, il sera bon de tâter la susceptibilité des sujets, en commençant par une température de 32 degrés environ et en l'abaissant peu à peu jusqu'au point convenable.

Quant à l'hydrothérapie locale (douches périnéales ordinaires ou écossaises, douches sur l'hypogastre, douches ascendantes), c'est un moyen dont il faut se méfier, sans le proscrire, parce qu'il détermine aisément des réactions violentes qui vont bien au-delà du but.

Les autres moyens indirects consistent surtout dans les diverses formes de la révulsion usitées en médecine, pommades irritantes, vésicatoires, sétons, cautères. Nous ne parlerons pas des émissions sanguines, qui ne trouvent leur indication que dans des cystites subaiguës et chez des sujets jeunes (cystite du col, catarrhe subaigu).

La pommade irritante la plus recommandée est la pommade stibiée, contenant un quart d'émétique pour trois quarts d'axonge. On s'en sert en frictions ou en applications continues sur l'hypogastre, dans le but de produire une éruption de grosses pustules qui se dessèchent après quelques jours. Dans les rares circonstances où nous avons mis ce moyen en usage, nous avons constaté qu'il agissait de la façon la plus inégale, ne déterminant aucune éruption dans certains cas, tandis que dans d'autres les pustules nombreuses et gonflées de liquide s'enflamment, sont très douloureuses et se compliquent de furoncles multiples.

L'huile de croton nous paraît devoir être tout aussi efficace, si tant est que la médication révulsive puisse rendre de réels services. C'est sans doute son inefficacité qui est cause du discrédit dans lequel est tombé le séton, recommandé jadis par Roux, qui le plaçait dans la région hypogastrique. On en pourrait dire autant des cautères, que Boyer préconisait, pour parer aux répercussions qui, d'après lui et beaucoup de ses prédécesseurs, rejetaient souvent sur le col vésical ou sur la vessie entière un principe diathésique, herpétique, psorique, rhumatismal ou goutteux. Le cautère n'a guère plus de vogue que le séton, et malgré notre confiance dans cet agent de révulsion dont nous avons maintes fois reconnu l'efficacité dans diverses circonstances étrangères à notre sujet, nous n'entreprendrons pas de le réhabiliter aux yeux de nos contemporains.

Nous arrivons au vésicatoire, agent banal de la médication révulsive, que certains auteurs ne craignent pas de recommander contre la cystite chronique, en dépit du danger de l'absorption de la cantharidine. Que l'irritation résultant de l'action de cette substance ait pu parfois tourner au profit des malades, nous le voulons bien; mais c'est en somme s'en rapporter au hasard que d'ériger en bienfait ce qui n'est en réalité qu'un accident plus ou moins inoffensif; la thérapeutique qui compte sur cet accident ou qui le brave n'a pas notre confiance. Nous aimons mieux, pour notre compte, les moyens dont on peut graduer l'action. D'ailleurs, si l'on voulait utiliser celle de la cantharidine comme agent substitutif, il y aurait un exemple à suivre dans la méthode à laquelle C. Broussais a dû des succès, et cette méthode était l'ingestion de la teinture de cantharides (*Journal hebdomadaire*, octobre 1835.)

Nous proscrivons donc les vésicatoires comme dangereux à certains égards et nullement supérieurs aux irritants externes, tels que l'ammoniaque, la térébenthine en frictions, la teinture d'iode en badigeonnages, l'alcool en applications continues au moyen de feuilles d'amadou imbibées de ce liquide.

Médication indirecte interne. — Les nombreux médicaments de cette classe sont *émollients*, *diurétiques*, *acides*, *alcalins*, *astringents*, *stimulants* et *irritants*.

Les tisanes *émollientes* ne sont utiles que dans des formes subaiguës ou pendant les poussées inflammatoires; la graine de lin en macération ou en décoction légère filtrée occupe parmi elles le premier rang.

Les *diurétiques*, mal supportés par certaines vessies, sont quelquefois avantageux, en diluant l'urine et en faisant passer dans le viscère une grande quantité d'eau. Encore faut-il faire un choix parmi eux. Le chiendent additionné d'une certaine quantité de bicarbonate, de citrate ou de tartrate de potasse ou de soude (un à 2 grammes par litre), les eaux minérales de Contrexéville, de Vichy (source des Célestins) méritent la préférence. C'est peut-être à titre de diurétique que le lait possède, ainsi que nous l'avons dit plus haut, une efficacité réelle dans quelques cas. Cela n'est pas douteux pour les stigmates de maïs vantés récemment par H. Lebbey (*France médicale*, 1878, p. 816) et par Dufau (*Ibid.*, 16 juillet 1879); pour nous croire autorisés à admettre ce nouveau médicament parmi les plus dignes de recommandation, il faudrait qu'il eût donné des preuves plus éclatantes de son utilité. Les stigmates de maïs ont été administrés en tisane additionnée de deux à trois cuillerées à bouche d'un sirop d'extrait qui se prend à jeûn.

Les *acides*, prescrits dans le but de combattre l'alcalinité de l'urine, sont dénués de valeur; nous n'en parlons donc que pour mémoire et nous ne ferons qu'une exception, c'est en faveur de l'acide benzoïque, dont l'action se rapproche bien plus de celle des balsamiques. Préconisé jadis par Leroy (d'Etiolles) et un certain nombre de praticiens, il a trouvé parmi les praticiens des défenseurs convaincus, mais son usage ne s'est pas autant généralisé que celui de beaucoup des substances signalées dans ce chapitre. Cet acide se donne à la dose quotidienne de 20 centigrammes à 1gr,50 en pilules ou en poudre.

La médication *alcaline* n'a de raison d'être que dans les cystites chroniques avec urines acides, accompagnées de phénomènes d'irritation très vive. Des benzoates de chaux, de soude et d'ammoniaque (50 centigrammes à 2 grammes), le carbonate de lithine, en granules effervescents, à la dose de 1 à 4 grammes par jour, sont des préparations excellentes faciles à supporter et d'une utilité réelle.

Parmi les *astringents*, le cachou et la gomme kino sont recommandés par Ferrus (*Dictionnaire de médecine* en 30 vol., t. IX, p. 576); mais ces substances n'ont pas à nos yeux une valeur sérieuse. Il n'en est pas de même des suivantes qui forment encore, à l'heure qu'il est, le fond de la thérapeutique interne du catarrhe vésical.

Elles constituent la catégorie des *excitants* et des *irritants*. Le nombre en est considérable, mais elles ne forment guère que trois groupes suivant leur provenance et leur nature. Le premier comprend des produits végétaux jouissant de propriétés stimulantes, et employés ordinairement sous forme d'infusions. Tels sont les bourgeons de sapin, la busserole ou *uva ursi*, le perce-pierre des champs, le *pareira brava* déjà vanté par Chopart, recommandé par Boyer, patroné depuis lors par Coulson (*Gazette médicale*. Paris, 1836), puis par Thompson, aussi dédaigné en France qu'il paraît être en vogue en Angleterre, le *buchu* ou *bucco* également connu de longue date, l'*eucalyptus globulus* qui trouve ici une utile application, etc.

Le *pareira brava* se donne en infusion (20 grammes pour 1000) à la dose d'une à deux tasses à thé par jour, ou en extrait (50 centigrammes à 4 grammes). Le *buchu* se prend en infusion à la même dose que le *pareira brava*, sous forme de teinture (10 à 40 grammes par jour) ou de sirop (trois cuillerées à bouche par jour). Cette substance est en même temps diurétique. Quant à l'*eucalyptus globulus*, peu employé sous forme d'infusion, il l'est principalement en extrait et en essence. Nous en reparlerons plus loin.

Les substances dont on tire le plus grand parti dans le traitement des cystites chroniques sont les baumes, certaines résines et surtout les oléo-résines ou térébenthines.

Parmi les baumes quelquefois bons à employer, nous citerons ceux de Tolu, de la Mecque, du Pérou, de benjoin, de copahu. Ce dernier, déjà préconisé par Devergie (*Gazette médicale*, 1836), est encore de ceux dont on peut tirer un parti utile, à condition de ne recourir qu'à des doses faibles longtemps prolongées.

De toutes les résines il n'y a guère que la myrrhe qui mérite une mention (20 centigrammes à 2 grammes en vingt-quatre heures).

Quant aux térébenthines ou oléo-résines, elles occupent la première place dans le groupe des balsamiques, et parmi elles les variétés les plus recommandables sont : l'essence de térébenthine de Bordeaux, en capsules ou en perles, la térébenthine de Venise et la térébenthine cuite. Ces deux dernières méritent peut-être la préférence, parce que, d'après plusieurs thérapeutistes, elles s'élimineraient bien plus par les reins que par la voie pulmonaire, et qu'ainsi la puissance du médicament serait frappée d'une déperdition moins considérable.

Les térébenthines paraissent agir par une stimulation de la

muqueuse vésicale, stimulation qu'il faut contenir dans de justes limites, sous peine de voir se développer une vive réaction inflammatoire. Ausssi avons-nous l'habitude de commencer par de faibles doses et d'interrompre assez souvent l'administration du médicament. Par exemple, nous faisons prendre au malade de deux à quatre perles d'essence, ou deux pilules de 20 centigrammes de térébenthine de Venise associée à la magnésie, et nous n'arrivons à six ou huit perles ou pilules, qu'après nous être assurés que le médicament est bien supporté par les voies urinaires et digestives. Il est rare que nous dépassions ces doses, et il nous a fallu plus d'une fois redescendre aux premières ou cesser entièrement la médication.

La térébenthine peut être administrée utilement en sirop, comme le goudron. Ce dernier a sur la première l'avantage d'être moins stimulant et plus astringent, propriété qui lui donne une supériorité réelle dans les formes de cystite accompagnées de grande tendance aux réactions inflammatoires. On le fera prendre alors soit en macération (eau de goudron ordinaire), avec le vin ou comme tisane, soit en capsules au nombre de 4 à 8 par jour.

L'*eucalyptus globulus*, qui réussit si bien à la fin des bronchites aiguës et dans les bronchites chroniques, donne aussi de bons résultats dans le traitement du catarrhe vésical. La meilleure manière de l'administrer consiste dans des perles d'un usage courant aujourd'hui. On peut en prendre jusqu'à 15 et 20 par jour : mais de même que, dans le traitement des affections catarrhales des bronches, nous n'avons pas pu ordinairement dépasser la dose de six par jour sans exagérer la toux, nous pensons qu'il y aurait des inconvénients à traiter la vessie avec moins de ménagements.

A cette série de médicaments nous ajouterons l'huile de Harlem, préparation balsamique jouissant d'une grande vogue à l'étranger, et dont le principe actif, resté longtemps ignoré, est fourni par la baie du genévrier. Elle s'emploie à la dose de quelques gouttes par jour et paraît douée d'une certaine vertu.

Médication directe. Cautérisations et injections vésicales. — Le traitement direct de la cystite chronique et particulièrement du catarrhe vésical consiste dans des injections de différentes espèces, dont le but est de modifier l'état de la muqueuse. A peine devons-nous mentionner les cautérisations de la vessie avec le nitrate d'argent solide, médication infidèle et dangereuse justement tombée dans l'oubli. Il n'en est pas de même des instillations de nitrate d'argent, suivant le procédé de M. Guyon déjà décrit à propos de la prostatite chronique, dont M. Laforest a mis en relief les réels avantages dans le traitement de la cystite chronique du col (Thèse de doctorat. Paris, 1878).

Il y a une indication qui prime toutes les autres, dans le traitement de la cystite chronique, c'est l'évacuation fréquente du liquide irritant et putride dont le contact entretient l'inflammation et aggrave la maladie. Il faut donc souvent vider la vessie et engager pour cela les malades à se sonder trois ou quatre fois par jour ; mais que de difficultés à l'exécution de cette prescription ! Rien n'est plus simple, si le canal est libre, si le passage de la prostate n'est pas trop malaisé, si la sensibilité du col n'est pas exaltée, si le froissement de sa muqueuse n'est pas facilement suivi d'hématurie ; car il y a autant de contre-indications dans les circonstances inverses, si bien que chez beaucoup de sujets le cathétérisme répété, même avec des sondes souples, ferait certainement plus de mal que de bien et qu'il vaudrait mieux y renoncer entièrement. La sonde à demeure est également à éviter, à cause de ses inconvénients ordinaires.

C'est alors que l'on pourrait recourir au procédé d'injections sans cathétérisme, imaginé jadis par M. J. Cloquet, et auquel M. Mallez dit avoir fréquemment recours au moyen d'un appareil très simple (*Thérapeutique des maladies de l'appareil urinaire*. Paris, 1872, p. 285). Un tube de caoutchouc, rattaché à un récipient, est terminé à son autre extrémité par un bout de sonde d'un centimètre et demi qu'on introduit dans la fosse naviculaire. On exerce une compression de bas en haut sur le gland, afin d'empêcher le reflux du liquide, et on élève le récipient à une certaine hauteur : 40 centimètres d'élévation suffisent à faire pénétrer l'injection jusqu'à la région membraneuse ; pour la pénétration dans la vessie, 70 centimètres sont nécessaires.

Ce procédé peut être, en effet, très commode dans un certain nombre de cas, mais seulement lorsque la substance active des injections ne peut en rien nuire à l'intégrité de la muqueuse uréthrale.

Lorsque le cathétérisme fréquent est impraticable, on est souvent réduit à ne faire pénétrer un instrument dans la vessie qu'une fois par jour, ou tous les deux jours, ou moins souvent encore. Il est important de ne se servir autant que possible que de sondes souples. Il est également très important de pousser l'injection avec beaucoup de douceur, de s'arrêter chaque fois que le malade accuse l'envie d'uriner ou que la main éprouve une certaine résistance, de n'injecter qu'une petite quantité de liquide, au maximum 100 grammes et souvent moins; enfin, sauf le cas où l'on veut agir par le froid, il faut que la température de l'injection soit de 30 à 32 degrés centigrades.

Quant à l'instrument à employer pour ces injections, ce sera une poire de caoutchouc, une seringue en étain, en caoutchouc durci ou en ivoire, d'une contenance connue, un entonnoir relié à la sonde par un tube de caoutchouc et qu'on peut élever à volonté avec l'une de ses mains, tandis que l'autre maintient la sonde en place (Mallez, *loc. cit.*, p. 287).

A côté des injections évacuatrices simples se placent naturellement l'*évacuation continue* par le siphon et l'*irrigation continue*. Ces deux modes de traitement exigent que la sonde à demeure soit bien supportée, circonstance malheureusement trop rare. Le siphon permet à l'urine de s'écouler au fur et à mesure de son arrivée dans la vessie; ce liquide n'a donc plus le temps de s'y décomposer, et par là est supprimée l'influence pernicieuse de la stagnation.

Quant à l'*irrigation continue*, c'est M. J. Cloquet qui y a eu recours le premier. Le passage dans la vessie de plus de 2000 litres d'eau finit par amener la guérison d'un malade dont l'histoire fut relatée dans les *Archives générales de médecine* (1re série, 1823, t. III, p. 304). Il est vrai que d'autres essais du même chirurgien n'ont pas donné d'aussi heureux résultats. Ce moyen de traitement est donc en réalité d'une efficacité douteuse dans bien des cas, et il en est beaucoup où l'on ne pourrait même pas songer à l'employer. Il a cependant été de nouveau vanté par un chirurgien américain (Calvin Ellis, *Constant irrigation in chronic cystitis. Boston med. and surg. journal*, 1877, 5 avril).

L'énumération de toutes les substances préconisées pour les *injections vésicales* serait fastidieuse et inutile. On nous permettra donc d'en laisser de côté un certain nombre ou de ne leur accorder qu'une courte mention. Nous insisterons davantage sur celles dont nous faisons volontiers usage.

Selon le but dans lequel on les pratique et la nature des substances qui y sont incorporées, les injections se divisent en *détersives*, *antiputrides*, *froides*, *narcotiques*, *acides*, *alcalines*, *émollientes*, *excitantes*, *astringentes* et *caustiques*.

La plus simple injection *détersive* est l'eau pure; elle lave la paroi interne de la vessie et supprime pour quelque temps le contact d'une urine concentrée, si l'on a soin de ne pas faire ressortir toute la quantité injectée. Les intervalles seront de douze heures, d'un, de deux ou de trois jours, suivant les exigences de chaque cas.

Les injections *antiputrides* sont faites avec des solutions phéniquées contenant une partie d'acide phénique ou carbolique pour 200, 300, 400 parties d'eau, avec du permanganate de potasse (1 pour 100 ou 200 d'eau), avec la liqueur de Labarraque (1 pour 10 ou davantage), avec de l'acide borique (30 pour 1000). Elles conviennent lorsque la décomposition ammoniacale de l'urine est très prononcée.

Les injections *froides* seront étudiées dans leurs détails à propos de l'atonie vésicale.

Les injections *narcotiques*, recommandées depuis longtemps, sont frappées d'inutilité par la résistance qu'oppose à l'absorption l'épithélium normal de la vessie. Il est vrai que, bien souvent, ce revêtement interne est altéré ou détruit, et qu'alors l'absorption peut se faire ; malheureusement il est impossible de savoir avec quelle puissance, ce qui rend difficile le dosage des injections. On sait cependant qu'on peut employer des doses considérables d'extrait thébaïque (40 à 50 centigrammes pour 60 à 100 grammes de véhicule) ou de chlorhydrate de morphine (5 à 10 centigrammes et même davantage) sans déterminer d'accidents ; on sait aussi que ces quantités-là ne suffisent pas toujours pour calmer les souffrances, de sorte que nous préférons de beaucoup l'emploi des narcotiques en suppositoires, en lavements, en potions, pilules ou injections sous-cutanées. La dose normale d'une injection contenant de l'extrait thébaïque est de 5 centigrammes pour 30 grammes d'eau.

Les injections *acides* n'ont guère de raison d'être pour empêcher l'alcalinité de l'urine, parce que leur action est trop passagère. Deux à trois gouttes d'acide nitrique ou chlorhydrique dans une trentaine de grammes d'eau ne peuvent s'opposer au delà de la première émission d'urine à la décomposition ammoniacale. On peut employer également l'acide acétique ou le vinaigre commun.

Les injections *alcalines*, conseillées dans la cystite cantharidienne, n'ont guère d'utilité que pour faciliter l'expulsion des mucosités en les rendant plus fluides, ou des caillots résultant d'une hématurie antérieure. Le nitrate de potasse à la dose de 20 centigrammes à 2 grammes pour 100 grammes d'eau (Thompson), le bicarbonate de soude (20 à 50 centigrammes pour 100) sont des préparations auxquelles on ne peut refuser une certaine efficacité.

Comme injections *émollientes*, nous recommandons la décoction d'orge (Chopart), de graine de lin, ou telle autre à laquelle on voudra donner la préférence, pourvu qu'elle réponde à l'indication.

On a fait des injections *stimulantes* ou *excitantes* avec des infusions aromatiques, de l'eau de goudron plus ou moins forte, de la décoction de bourgeons de sapin, du vin additionné d'eau, des eaux de Barèges et de Balaruc coupées, du calomel et de l'eau de gomme (Bretonneau) à la dose de 5 à 10 centigrammes pour environ 125 grammes d'eau, avec une émulsion de copahu, de l'eau de suie. Thompson, Thornton (*The Lancet*, 1878, vol. I, p. 786) ont recommandé le sulfate de quinine (5 à 10 centigrammes pour 30 à 100 grammes d'eau), MM. Mercier et Boinet les préparations iodées, qui n'ont qu'une médiocre valeur.

Nous pensons que les injections d'urine saine doivent être placées dans cette catégorie. Ce moyen, qui rappelle peut-être un peu trop les procédés de l'ancienne thérapeutique, a du moins pour lui d'être rationnel, puisqu'il émane de cette idée que le meilleur modificateur de la muqueuse vésicale doit être le liquide dont cette même muqueuse, à l'état d'intégrité parfaite, supporte si bien le contact. Néanmoins, malgré la grande autorité de Trousseau qui s'en est déclaré partisan, malgré les observations récentes de M. Clemens (*Ueber Heilung chronischer Blasenkrankheiten mittelst Injection von normalen, lauwarmen, harnsauren Urin gesunder Individuen in die kranke Blase. Deutsche Klinik*, 1873), nous donnerions la préférence aux injections dont la chimie fournit les éléments et dont le succès nous paraît devoir être au moins aussi certain.

Parmi tous ces moyens, il en est d'inutiles et de dangereux. Nous ne nous lasserons pas de répéter que l'injection la plus anodine en apparence, telle que l'eau de goudron, peut déterminer une réaction trop vive, et que la plus grande prudence est de règle, au début surtout, et qu'on obtient beaucoup plus par la persistance que par la précipitation. Guérir vite un catarrhe vésical étant une chimère, il faut se contenter de soulager lentement et savoir quelquefois s'arrêter en chemin avec un résultat incomplet.

Nous pensons donc que l'on trouve dans les infusions aromatiques, dans l'eau de goudron faible, dans les solutions vineuses étendues, dans les eaux sulfureuses employées avec beaucoup de réserve (1 pour 10, 1 pour 8), des ressources répondant très bien à toutes les exigences de la médication excitante.

Lorsque la guérison ou une amélioration sensible n'ont pu être obtenues, on est autorisé à recourir à des injections plus actives, choisies parmi celles que nous appellerons *astringentes* et *caustiques*. Il est rationnel d'étudier les unes et les autres dans un même paragraphe, si l'on tient compte de ce que telle substance qui, à faible dose, n'est qu'astringente, peut, à dose plus élevée, développer une inflammation substitutive aussi violente qu'on le voudra. Dans ce groupe important nous placerons l'eau de chaux pure ou coupée d'eau ordinaire, l'eau végéto-minérale ou de Goulard, les solutions de biborate de soude (3 à 6 grammes pour 120 d'eau), le silicate de soude au deux-centième préconisé par Dubrueil (*Bulletins de la Société de chirurgie*, 1872), le sulfate de zinc à la dose de 10 à 40 centigrammes pour 60 à 100 grammes d'eau ou même à dose plus forte (Mallez, *loc. cit.*), l'acétate de plomb (5 centigrammes pour 120) recommandé par Thompson. On peut tirer bon parti de toutes ces substances; mais les deux premières suffisent dans bien des cas. Les autres sont souvent mal supportées, et leur action se rapproche beaucoup de celle des solutions caustiques dont il nous reste à parler.

A part le sublimé, que Trousseau a jadis recommandé (5 centigrammes pour 125 grammes d'eau), le nitrate d'argent est le caustique sur lequel se sont concentrées les préférences de presque tous les chirurgiens. Bretonneau, puis Lallemand, y ont eu recours les premiers; après eux M. Mercier en a fait un emploi très large et à des doses souvent considérables, à savoir depuis quelques centigrammes jusqu'à 1gr,50, 2 et 3 grammes pour 120 grammes d'eau. Beaucoup de partisans de cette substance en ont fait usage d'une façon beaucoup plus modérée. Civiale, Nélaton, commençaient à 5 centigrammes pour 125 grammes d'eau, et descendaient même plus bas. De nos jours MM. Thompson et Guyon procèdent de même. Notre pratique est absolument conforme à la leur, notre prudence aussi; car nous pensons, comme eux, que l'injection de nitrate d'argent, si faible qu'elle soit, peut être très dangereuse chez certains sujets, et particulièrement chez ceux qui ont des altérations rénales, dont la cystite est sujette à des réveils aigus et chez qui la fièvre s'allume facilement. On fera donc bien, en général, de n'employer ces sortes d'injections qu'après avoir observé le malade un certain temps et s'être assuré qu'il ne présente aucune des contre-indications énumérées à l'instant.

Sauf dans quelques cas exceptionnels, on ne répète ces injections qu'à des intervalles de deux, trois ou quatre jours, afin de laisser à l'inflammation substitutive provoquée par elles le temps de s'apaiser.

Lorsqu'elles donnent des résultats avantageux, on voit l'urine changer de caractère. Le mucus diminue, ainsi que le muco-pus. Les envies d'uriner deviennent plus rares. Les phénomènes généraux s'amendent, l'appétit revient ; ce sont là autant de signes d'une amélioration évidente, qui parfois va jusqu'à la guérison complète.

Les diverses indications étudiées successivement dans ce chapitre répondent aux exigences des cystites chroniques ordinaires. Aux formes atoniques conviennent les moyens stimulants, aux formes inflammatoires les émollients et les calmants, aux unes et aux autres, lorsqu'elles se prolongent outre mesure, les agents de substitution employés avec les précautions voulues. Mais il y a des formes remarquables par la prédominance des spasmes et par l'excessive irritabilité de la vessie, qui résistent à tout et qui occasionnent aux malades d'horribles souffrances, compliquées d'une incontinence d'urine presque permanente. Nous en avons vu chez lesquels le cathétérisme éveillait de telles douleurs qu'il était absolument impossible de faire une injection quelconque dans la vessie, et à qui les bains de siège seuls procuraient quelque soulagement. Ces malheureux, tourmentés par des spasmes continuels, étaient obligés de porter un urinal dissimulé dans leur pantalon, afin d'échapper aux misères de l'écoulement involontaire de l'urine.

Dans des cas aussi désespérés, il est permis de songer à un mode thérapeutique spécial, à une opération se rapprochant plus ou moins de la lithotomie. Cette ressource ultime est née d'une erreur de diagnostic commise par plus d'un chirurgien. Ayant opéré des sujets chez lesquels ils avaient diagnostiqué une pierre, et chez qui il n'en existait réellement pas, ils ont eu l'occasion de remarquer qu'une amélioration très grande s'en était suivie et que plusieurs de ces malades avaient été en grande partie débarrassés de leurs souffrances. On pouvait en conclure logiquement que l'opération de la taille convenait aux sujets atteints de catarrhe douloureux, spasmodique. Aussi, depuis cette époque, plusieurs chirurgiens ont-ils fait de ce traitement empirique une méthode réglée. Si Parker (de New-

York) échoua dans une première tentative, Eve (de Nashville) réussit pleinement.

En 1873, Francesco Parona (de Novare) guérit de la même façon un sujet atteint de spasme de la vessie. En Angleterre, Simpson d'abord, puis Lawson, en Amérique, Marion Sims, Thomas Addis, Emmet, ont appliqué plusieurs fois cette méthode à la femme; mais elle a subi dans le sexe féminin une modification qui est en réalité une véritable transformation, attendu que la section du col vésical a été remplacée par une colpo-cystotomie, autrement dit par la taille vésico-vaginale (Montrose Pallen, *Colpo-cystotomie pour guérir les cystites de la femme*, in *American Journal of obstetric*, vol. XI, p. 269, New-York, 1878). C'est en s'inspirant d'une idée un peu différente que M. Guire a préconisé dans les mêmes cas le drainage de la vessie par la paroi antérieure du vagin (*Virginia Medical Monthly*, 1874, et *British Med. Journal*, 1874, t. I, p. 576).

Dolbeau, dans ses cliniques, s'est rallié au principe de cette opération (*Leçons de clinique chirurgicale*, 1867, p. 275). Nous la croyons de notre côté parfaitement acceptable, mais à condition que l'on ne perde pas de vue les lésions rénales, à peu près constantes dans une période avancée de la maladie, qui ne peuvent manquer de la rendre fort périlleuse. (Voyez plus loin au chapitre des *Ulcères de la vessie*.)

Il ne nous reste plus, pour terminer ce qui concerne le traitement des cystites chroniques, qu'à dire quelques mots de la *médication hydrominérale*. Cette médication dangereuse, quelle que soit la station où l'on enverrait les malades, si les reins étaient altérés, demande toujours des précautions sérieuses dans son application.

En théorie, les eaux diurétiques, comme celles de Contrexéville, doivent être bonnes; en opérant un lavage continuel de la cavité vésicale; mais elles peuvent nuire, en provoquant de fréquentes émissions d'urine.

Pour les mêmes raisons les eaux alcalines, lorsque leurs propriétés diurétiques s'exercent avec puissance, présentent les mêmes avantages et les mêmes inconvénients; mais, d'autre part, elles répondent à une indication de plus, celle qui naît de la nature rhumatismale présumée de l'affection. En outre, elles ont une influence sédative, à dose raisonnable, dans certains catarrhes avec tendance aux poussées congestives et inflammatoires. Les eaux d'Évian, dont la minéralisation est insignifiante, exercent une action du même genre.

Les eaux sulfureuses comptent aussi des succès dans les formes atoniques et chez les sujets à constitution molle, lymphatique ou strumeuse. Enfin la constipation, compagne trop fréquente des affections de l'appareil urinaire, sera combattue par les eaux purgatives avec avantage pour l'intestin et la vessie.

On satisfera aux indications secondaires fournies par l'état général et par les désordres des autres appareils au moyen des sources minérales appropriées à chacun de ces désordres (anémie, dyspepsie, etc.).

Ainsi, en résumé, les eaux les plus recommandables pour les affections inflammatoires chroniques de la vessie seront celles de Contrexéville et Vittel, d'Évian et de Néris, de Vichy et de Vals, qui pourront avec avantage être remplacées par celles de Pougues. Enfin les eaux sulfureuses de la Preste, de Bagnères-de-Luchon, et telles autres qu'il est inutile de citer, sont quelquefois aussi d'un grand secours.

Il ne nous reste plus qu'un mot à dire, c'est qu'il y a des cystites chroniques qu'il faut savoir renoncer à traiter, sous peine de provoquer de graves accidents. Combattre la constipation, calmer les souffrances, stimuler l'appétit, soutenir les forces, telle est la seule thérapeutique qui puisse être appliquée à ces cas malheureux. Ici plus que jamais il faut se souvenir que si s'obstiner est bien, s'abstenir est encore mieux.

CHAPITRE V

SUPPURATIONS VÉSICALES ET PÉRIVÉSICALES

Lorsqu'on analyse avec quelque attention les observations d'abcès de la vessie relatées par les auteurs de la fin du dernier siècle et du commencement de celui-ci, on s'aperçoit bien vite qu'une confusion facile à comprendre a fait réunir dans une même description les suppurations des parois, des cellules et des poches vésicales, à celles du tissu conjonctif qui entoure la vessie et qui est abondant principalement en avant de cet organe. On doit reconnaître que Civiale a beaucoup contribué à dissiper cette confusion, surtout en ce qui concerne les poches vésicales. D'autre part, la connaissance plus exacte que l'on a actuellement des abcès développés dans la couche celluleuse extra-vésicale permet de circonscrire le sujet et d'y introduire un peu plus de méthode que ne l'ont fait nos devanciers.

Abcès phlegmoneux simples de la vessie. — Les abcès des parois de la vessie se présentent ordinairement sous la forme de petites collections uniques ou multiples, situées immédiatement au-dessous de la muqueuse ou entre les faisceaux musculaires. On peut rencontrer encore de petits foyers en dehors de la couche musculeuse, particulièrement dans les points tapissés par le péritoine; mais la couche conjonctive qui enveloppe l'organe est ordinairement si lâche, que toute suppuration qui y a son siège primitif ou secondaire a une grande tendance à s'étendre par diffusion. Sous cette forme l'affection entre dans le cadre des péricystites.

Les petites collections signalées à l'instant représentent à nos yeux le type le plus incontestable de l'abcès vésical proprement dit. Elles se développent principalement dans ces parois indurées et hypertrophiées par l'inflammation chronique, où l'on trouve, avec des exsudats interstitiels, des éléments nouveaux de tissu conjonctif. Leur apparition est liée soit à la cystite chronique seule, soit encore et plus souvent aux poussées de cystite aiguë ou subaiguë dont elle se complique fréquemment. Le volume de ces collections varie de celui d'une lentille à celui d'une demi-noix. Ordinairement leur cavité, aplatie dans son ensemble, fusiforme sur la coupe, a les dimensions et la forme d'une amande dépouillée de sa coque ligneuse. L'abcès qui dépasse ce volume devient facilement extra-vésical, en s'ouvrant dans le tissu cellulaire sous-séreux ou rétropubien. Ce que disait Chopart à cet égard reste absolument vrai : « Le pus s'amasse rarement dans les tuniques de la vessie au point d'y former un abcès circonscrit; il fuse ordinairement dans le tissu cellulaire voisin, et y produit par sa collection une tumeur qui peut s'élever et se manifester au-dessus du pubis, ou plus fréquemment du côté du périnée. » (*Loc. cit.*, t. II, p. 148.)

Cependant Chopart avait vu des abcès circonscrits de la paroi, et immédiatement après le passage reproduit à l'instant, il en cite deux exemples intéressants. Une fois, il trouva dans une autopsie une collection située au sommet de la vessie près de l'ouraque, et séparée de la cavité par une membrane tellement mince qu'un simple grattage suffit à la rompre; dans l'autre cas, il y avait deux foyers également interstitiels, occupant la partie latérale droite de l'organe.

Depuis cette époque les exemples se sont multipliés, toujours à

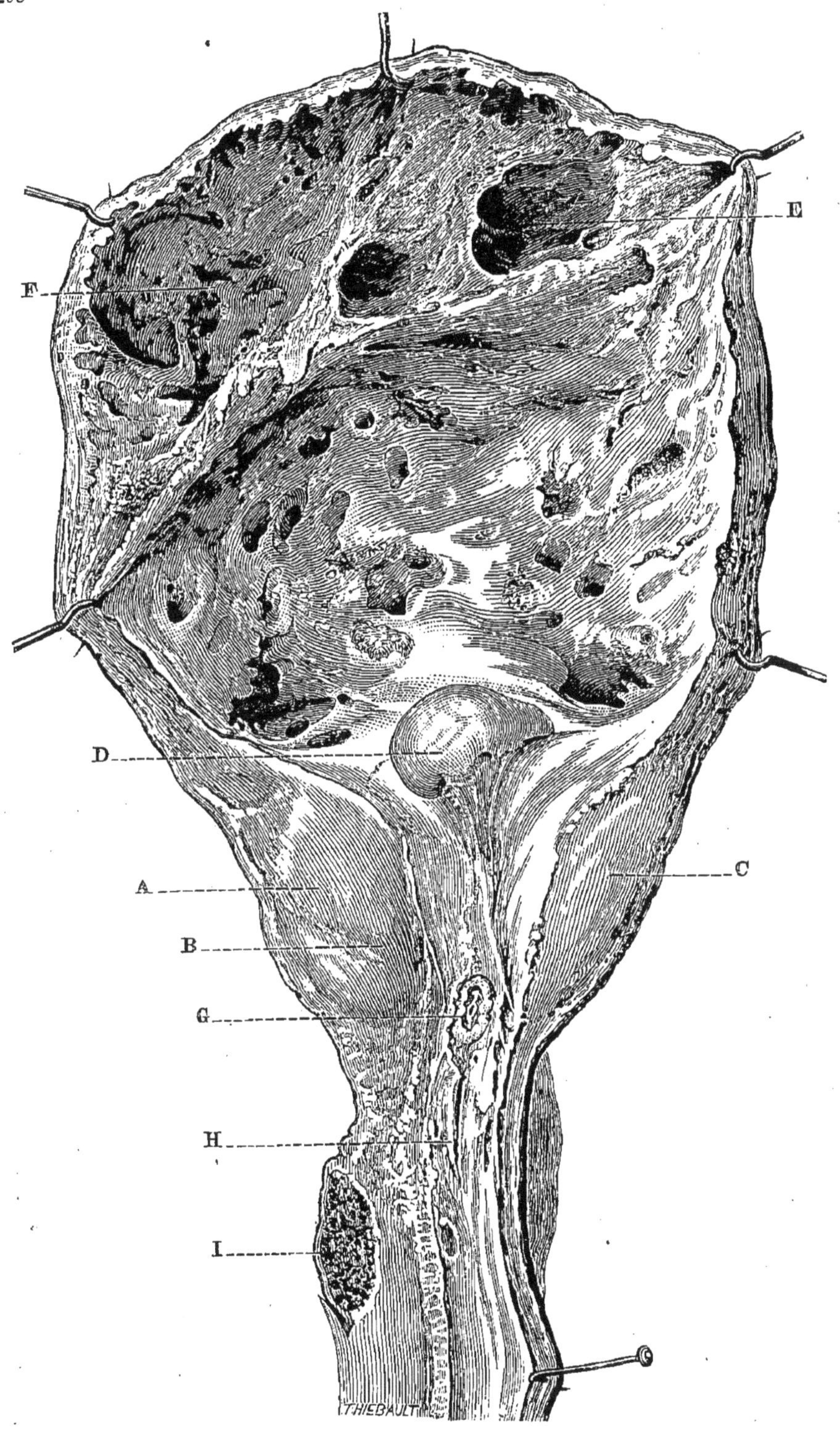
E
F
D
C
A
B
G
H
I
THIEBAULT

EXPLICATION DE LA FIGURE 31

FIG. 31. — Abcès interstitiels du sommet de la vessie.

ABC. Coupe de la prostate.

D. Tumeur du lobe moyen saillante sur la lèvre postérieure du col.

EF. Grandes cavités creusées dans l'épaisseur de la paroi vésicale et dont une coupe permet de bien voir la disposition et les rapports. Elles occupent le sommet de l'organe ; elles sont séparées l'une de l'autre par un cloisonnement complet, et de l'intérieur de la vessie par la muqueuse, qui, sur la planche, forme une sorte de repli oblique de haut en bas et de droite à gauche. Les parties moyenne et inférieure de la vessie sont parsemées d'orifices de cellules, dont plusieurs sont ulcérés.

G. Ulcération du canal de l'urèthre.

H. Rétrécissement très étroit.

I. Corps caverneux.

(Pièce de la collection de M. Voillemier.)

peu près dans les mêmes conditions, si bien qu'il serait oiseux d'en reproduire ici le détail.

A côté des abcès collectés, on doit mentionner l'infiltration purulente de la paroi vésicale elle-même. Les plus anciens parmi les cas de ce genre sont ceux qu'on trouve dans Bonet et dans Ruysch, et qu'ont reproduits tous les auteurs. Sans doute cette infiltration peut être primitive ; mais on doit se demander si parfois elle ne succède pas à une suppuration en nappe du tissu cellulaire périvésical. Par exemple, dans l'observation souvent citée de Helwig, on voit qu'une femme, qui avait reçu un coup de pied de vache dans le bas-ventre, eut après un an une tuméfaction inflammatoire de cette région, et succomba vingt-trois mois après l'accident. A l'autopsie, on trouva trois litres d'une matière visqueuse et fétide dans l'abdomen; la vessie, plus volumineuse que dans l'état normal, était infiltrée de pus. Non seulement il ne ressort pas de l'observation que cette matière visqueuse et fétide était dans le péritoine, mais il nous paraît impossible qu'on l'ait rencontrée ailleurs que dans le tissu conjonctif qui entoure la vessie (Helwig, *Obs. physico-medicæ posthumæ*). Quant à la nature de l'épanchement, c'était sans doute du sang mélangé de pus. Quoi qu'il en soit, dans ce cas la suppuration vésicale ne s'était pas montrée dans les conditions ordinaires, puisque cet accident devait être considéré comme une conséquence d'un état inflammatoire antérieur aigu ou chronique.

Il faut ajouter que cette suppuration n'est presque jamais aiguë. Dans la cystite violente, c'est la suppuration superficielle de la muqueuse que l'on observe ; dans les phlegmasies chroniques, la source du pus est ordinairement la même. La suppuration en foyer est plutôt le fait des cystites qui altèrent les parois de la vessie, en les épaississant et en les modifiant dans leur structure.

Civiale pense que c'est surtout en avant et en haut qu'on rencontre les vrais abcès de la vessie ; nous en avons vu, pour notre compte, un peu partout, sauf pourtant dans la région du trigone.

Une fois formés, ils peuvent rester circonscrits dans la paroi, et dans les autopsies on les retrouve intacts ; mais il y en a qui s'ouvrent dans la vessie ; d'autres dépassent les limites de la couche musculeuse, gagnent le tissu conjonctif, et alors, ou bien il se développe un nouveau foyer plus considérable que le premier, mais toujours circonscrit, ou bien c'est une phlegmasie secondaire diffuse qui apparaît. A la première catégorie appartiennent les abcès sous-séreux qui devraient être considérés comme interstitiels, si l'on rangeait le péritoine parmi les couches constituantes du viscère, mais qui, selon nous, sont plutôt extra-vésicaux. Quant à la variété diffuse des suppurations ayant leur point de départ dans la vessie, on a vu qu'elle est connue depuis bien longtemps et que le pus se dirige tantôt vers l'hypogastre, tantôt vers le périnée. Il ulcère et perfore les parois des cavités voisines (péritoine, rectum, vagin), et se fait ainsi jour à l'extérieur par une voie tantôt directe, tantôt indirecte. Une observation de J. Cruveilhier a montré que même les abcès circonscrits amènent la perforation de la séreuse abdominale. Cet éminent anatomiste a vu une collection sous-séreuse née dans la région du bas-fond, s'ouvrir dans le péritoine par deux pertuis.

Le diagnostic des abcès interstitiels de la vessie est de ceux qu'on ne fait guère. Tout au plus pourrait-on y songer lorsque, chez un individu atteint de cystite chronique, on voit se produire une poussée inflammatoire aiguë, accompagnée d'une fièvre persistante et de frissons légers, que n'expliquent pas les qualités de l'urine et l'état présumé des reins. Aussi l'on ne peut songer à les traiter directement, pas même en cherchant à les perforer avec le bec d'une sonde, bien que certains auteurs aient prétendu qu'ils peuvent être ouverts de cette façon par pur hasard.

Abcès urineux. — A côté des abcès simples on trouve décrits dans les auteurs les abcès urineux de la vessie. Comment se forment-ils? La question est plus complexe qu'elle ne le paraît. Chopart leur assigne pour causes les rétentions d'urine d'origine inflammatoire, les pierres engagées au col de la vessie, « les calculs âpres, pointus et fixés constamment à une partie de ce viscère ». Pour les corps étrangers, calculs ou autres, nous admettons volontiers l'usure par pression avec ulcération préalable; mais, sauf ces cas spéciaux, l'existence de cellules ou de poches vésicales nous paraît être une condition *sine qua non* de l'infiltration urineuse.

Devant revenir sur ce point important à propos des ulcérations vésicales et de leurs conséquences, nous nous contenterons ici d'attirer l'attention sur la fréquence des suppurations circonscrites aux cellules et aux poches. Ces suppurations ont cela de particulier qu'elles n'amènent pas ordinairement l'obstruction de ces cavités accidentelles, de sorte que leur orifice verse sans cesse dans le réservoir urinaire un mélange de pus et d'urine fétide, dont la résorption engendre des phénomènes généraux graves. Ces cas diffèrent de l'abcès urineux proprement dit, en ce que le foyer est encore compris dans les parois de la vessie, qu'il est formé aux dépens de ses membranes constituantes, tandis que l'infiltration lente de l'urine à travers une fissure amène ce liquide dans les couches périvésicales. Il ne s'agit plus alors d'un abcès de la vessie, mais d'une collection aussi étrangère à cet organe que l'est à l'urèthre une suppuration provenant d'une fissure du canal derrière un rétrécissement. (Voy. *Ulcérations de la vessie.*)

Péricystite. — Maintenant, qu'on se reporte à ce que nous avons dit plus haut des abcès périprostatiques; on se rappelle que sous ce nom nous avons voulu désigner principalement, mais non exclusivement, les collections extra-prostatiques déterminées par l'irruption d'un abcès de la glande dans le tissu cellulaire voisin, au travers d'une perforation de ses membranes limitantes. La même série d'incidents s'observe aussi du côté de la vessie; elle commence par la perforation du foyer et par l'irruption de son contenu dans le tissu cellulaire périvésical. A une cystite purulente se joint une péricystite également purulente, dont la conséquence est la formation d'un abcès, qui tantôt reste circonscrit et tantôt envahit de proche en proche tout ce qui confine de près ou de loin à la vessie. Cette diffusion de l'inflammation est le propre des phlegmasies périvésicales sur lesquelles on a beaucoup insisté dans ces derniers temps, et qui ont trop de relations avec les suppurations de la vessie elle-même pour que nous ne présentions pas ici un résumé de leur histoire.

On en trouve un exposé intéressant dans la thèse récente de M. Castenada y Campos (thèse de doctorat, Paris, 1878, n° 7 : *Du phlegmon de la cavité prépéritonéale de Retzius ou phlegmon périvésical*). Signalons d'abord une première différence entre les abcès périvésicaux et les collections périprostatiques, c'est que ces dernières résultent le plus souvent de l'extension d'une inflammation née dans la prostate, tandis que les premiers sont assez souvent primitifs et n'ont pas besoin pour se développer d'être la suite d'une phlegmasie du réservoir urinaire (1).

(1) Dans un travail tout récent fait avec le plus grand soin, M. Segond a essayé de donner à la pathogénie des abcès périprostatiques une précision qui lui a manqué jusqu'ici. Nous pensons, comme lui, que « la prostate est presque toujours plus ou moins enflammée, qu'elle est encore, par son parenchyme ou sa muqueuse, le point de départ de la propagation; mais elle ne présente pas trace de suppuration, et le tissu cellulaire suppure à côté d'elle, comme le tissu cellulaire des ligaments larges suppure à côté de l'utérus. Il s'agit, en un mot, de ce que l'on peut appeler le phlegmon périprostatique d'*emblée*, par opposition au plegmon par diffusion dont je parlais à l'instant. » (Paul Segond, *Des abcès chauds de la prostate et du phlegmon périprostatique*. Thèse de doctorat, Paris, 1880.)

La dénomination de phlegmon périprostatique d'*emblée* appliquée à ces phlegmasies ne

On doit, en effet, en distinguer deux variétés principales : les uns sont primitifs et naissent d'emblée dans le tissu conjonctif périvésical, sans avoir été précédés par l'inflammation d'un des organes contenus dans le petit bassin ; les autres sont secondaires et forment trois catégories, selon qu'ils se rattachent à une phlegmasie de la vessie, de l'utérus, des vésicules séminales ou du canal déférent.

Nous avons, pour notre part, observé un exemple de chacune de ces variétés.

Nous eûmes à donner des soins en 1877 à un jeune homme entré dans le service de M. le professeur Richet, pour une affection douloureuse de la région hypogastrique. Un empâtement général, accompagné de vives souffrances et d'une fièvre intense, nous fit penser que nous avions affaire à un abcès prévésical en voie de formation ; mais il nous eût été bien difficile de lui assigner une cause, si nous n'avions appris que ce jeune homme avait reçu un coup de pied à l'hypogastre quelques jours auparavant.

La formation d'une collection purulente étant devenue évidente, nous pratiquâmes successivement six ou sept incisions sur la ligne blanche, sur les parties latérales de la paroi abdominale, à droite et à gauche, au-dessus du pli inguinal et jusque sur le scrotum. A

nous paraît pas très juste, puisqu'elles succèdent à l'inflammation de la prostate. A ce titre, elles sont à nos yeux des phlegmasies *secondaires*, le fait de la suppuration n'indiquant qu'un degré de plus de l'inflammation autour de la prostate, par rapport à ce qu'elle est dans la glande, où elle a *pris naissance*.

M. Segond admet la propagation pure et simple au tissu conjonctif dans un certain nombre de ces cas ; mais il croit pouvoir avancer que, très probablement, dans d'autres, l'abcès périprostatique est un abcès *lymphangitique*, ce à quoi nous n'avons qu'une objection à faire, c'est que cette opinion n'est basée que sur la théorie. D'ailleurs, elle n'a rien que de très rationnel, et nous ne demanderons pas mieux que de nous y rallier, le jour où la démonstration anatomique en sera faite.

« En d'autres circonstances », ajoute M. Segond, « l'abcès périprostatique est de toute évidence un abcès périphlébitique. » L'observation XXVI, produite en preuve à l'appui de cette assertion, ne nous paraît pas très nette. « Par la pression des doigts on fait sourdre des gouttelettes de pus au niveau des orifices dilatés des glandules prostatiques. Autour de la prostate existent de petites collections purulentes. Le foyer principal siège sur le lobe gauche de la prostate et communique avec de petits foyers secondaires d'aspect caverneux et pleins d'un pus crémeux » (*loc. cit.*, p. 198). On ne pourrait vraiment, à la lecture de ce passage, rester convaincu que l'inflammation siégeait dans les veines de la région, mais ce qui en ressort nettement, c'est que le sujet était atteint d'une prostatite glanduleuse *suppurée*.

Nous nous permettons ces légères critiques, parce qu'il s'agit d'une question délicate d'anatomie pathologique, et qu'il y a danger à se laisser aller trop vite, en ce qui la concerne, à la théorie séduisante des abcès lymphangitiques, si exacte, du reste, dans bien d'autres régions. — L. D.

aucun moment, la vessie ne parut prendre une part sérieuse à la phlegmasie. Après un long traitement, ce jeune homme finit par guérir entièrement, et nous l'avons justement revu il y a un mois dans un parfait état de santé.

Dans ce cas, la suppuration était d'origine traumatique; dans le suivant, elle se rattachait à une affection utérine sans gravité.

Une jeune femme du service de M. Guibout, à l'hôpital Saint-Louis, avait fait récemment une fausse couche. Environ six semaines après, elle présentait dans la partie la plus inférieure de la région hypogastrique un empâtement profond douloureux à la pression, et par le toucher vaginal on sentait une induration étalée, qui semblait partir de la face antérieure de l'utérus et descendait presque jusqu'à la vulve, en s'insinuant entre le bas-fond vésical, l'urèthre et la paroi antérieure du vagin. Une certaine mollesse dans un point de cette paroi indiquait que la phlegmasie avait suppuré; nous vîmes s'écouler du pus par une incision faite dans ce point, et la guérison survint en un temps assez court: nous avions diagnostiqué ici une péricystite d'origine utérine.

Dans un troisième cas, nous avons vu un abcès de la région hypogastrique chez un homme âgé atteint d'hypertrophie de la prostate avec rétention d'urine complète. Sans doute la suppuration avait eu pour point de départ une collection interstitielle développée dans la paroi vésicale hypertrophiée et racornie. N'ayant pas suivi ce malade, nous ne pouvons malheureusement donner de plus grands détails sur ce qui advint après notre visite.

Enfin, dans un quatrième cas, observé également à l'hôpital Saint-Louis en 1879, nous vîmes, chez un malade atteint de tuberculisation de la vésicule séminale gauche, un abcès apparaître dans la région inguinale, après s'être développé au voisinage de la vésicule. La suppuration avait suivi une marche ascendante, guidée par le canal déférent jusque dans le trajet inguinal.

On se rappelle que nous avons cité, en traitant de la prostatite aiguë, un cas du même genre relaté jadis par Laforgue. On peut en rapprocher deux des observations publiées récemment par M. Reliquet (*Phlegmons périvésicaux*, in *Union médicale*, 3e série, 1878). Il en est de même des faits d'inflammation aiguë des vésicules séminales, dont il a été question dans le chapitre consacré aux affections de ces organes.

Les quelques observations réunies par M. Castenada y Campos nous montrent la péricystite naissant parfois spontanément et sans cause apparente, ou succédant aux traumatismes, à la fièvre typhoïde, au catarrhe vésical, à des troubles de la menstruation. Dans tous les faits dont l'auteur a eu connaissance, la suppuration occupait la cavité de Retzius. Qu'est donc, en réalité, cette cavité? A-t-elle une influence véritable sur la production et la marche de ces phlegmasies? Nous allons essayer de répondre à cette double question.

Il résulte des recherches des nombreux anatomistes qui ont poussé très loin en France l'étude des aponévroses, et particulièrement de celles de l'abdomen, que le feuillet postérieur de la gaîne des muscles grands droits manque au-dessous de l'ombilic, et que le *fascia transversalis*, dont le bord supérieur commence beaucoup plus bas, ne saurait être considéré comme tenant lieu de ce feuillet. Qu'on se reporte à l'*Anatomie médico-chirurgicale* de M. Richet (3e édit. 1877, p. 739) ou à l'*Anatomie topographique* de M. Tillaux (1877, p. 712 et suiv.), et l'on trouvera dans ces deux ouvrages comme dans plusieurs autres, l'indication d'une sorte de cavité virtuelle où se déplace la vessie dans ses alternatives de réplétion et de déplétion.

Retzius, anatomiste suédois, après s'être adonné à l'étude de cette région (*Bulletin de l'Académie des sciences de Vienne*, 1856), avait présenté les choses un peu différemment. Les fibres désignées sous le nom de *ligne semi-circulaire* de Douglas se trouveraient à la réunion du bord supérieur du *fascia transversalis* et du bord inférieur de la gaîne très incomplète des muscles droits. Elles se prolongeraient de chaque côté en arcade, de manière à circonscrire l'ouverture de la cavité prépéritonéale, qui laisserait passer la vessie lorsqu'elle se distend.

En outre, un feuillet celluleux se détacherait de la ligne de Douglas et de la face postérieure des muscles grands droits et irait se jeter sur l'aponévrose prostato-péritonéale, en s'insinuant entre la vessie et le péritoine. On trouvera des détails plus étendus sur ces dispositions anatomiques dans un travail intéressant de M. Constantin Paul (*Études anatomiques nouvelles sur la région hypogastrique*, in *Bulletins de la Société anatomique de Paris*, 1862, t. VII, p. 318).

Nous ne voyons guère de nouveau dans cette description que le feuillet celluleux que nous venons d'indiquer, et dont l'existence compléterait en arrière la cavité que Retzius a décrite. Malheureusement M. Paulet, qui l'a cherché avec soin, déclare qu'il est loin d'être constant (*Anatomie topographique*, 1867-1870, 1re partie, p. 429 et suiv.).

Quoi qu'il en soit, il est bien certain que la région occupée par la vessie présente toutes les conditions voulues pour la formation d'une collection purulente, et dans l'espèce les enseignements de la clinique seraient là pour le démontrer, à défaut de l'anatomie.

Après les développements qui précèdent, il nous reste peu de chose à ajouter, relativement à l'histoire clinique des suppurations vésicales et périvésicales.

Ces dernières, lorsqu'elles naissent en avant de la vessie, sont remarquables par l'empâtement en plaque qu'elles déterminent dans la région hypogastrique, et par les troubles de la miction qui apparaissent fréquemment dès le début. C'est ordinairement une rétention d'urine, reconnaissant sans doute la même cause que celle qui suit les opérations pratiquées aux environs de la vessie ou même à une grande distance, sur les membres inférieurs ou sur le tronc, rétention d'urine d'ordre réflexe due généralement à une sorte de stupeur vésicale ; mais nous admettrions très volontiers, comme explication de cet accident, le spasme uréthro-vésical, pour les cas où le col se trouve englobé dans le foyer de l'inflammation.

Nous avons à peine besoin d'ajouter que la tuméfaction est accompagnée de douleur et de fièvre. Nous rappellerons que la fluctuation n'est pas toujours aisée à sentir, alors même que l'abcès renferme une quantité notable de pus. La phlegmasie donne lieu quelquefois à des symptômes de péritonite et d'occlusion intestinale.

M. Guyon, M. Vallin ont vu chacun un phlegmon de cette sorte terminé par résolution. Ordinairement la suppuration a lieu, et elle se fait jour à l'hypogastre, dans les aines, dans le rectum, dans la cavité péritonéale.

Les deux faits de M. Reliquet, où la suppuration s'est ouvert une voie à l'extérieur par le rectum, sont contestables, en tant que collections périvésicales. M. Reliquet lui-même, qui ne peut leur trouver une cause plausible, place le foyer immédiatement au-dessus et en arrière de la prostate. C'étaient peut-être, en réalité, des abcès périprostatiques.

L'indication principale du traitement est l'ouverture du foyer, dès que la présence du pus est reconnue. C'est en poursuivant la suppuration partout où elle apparaissait que nous avons tiré d'affaire le jeune homme dont nous avons parlé plus haut.

Une des conséquences possibles des inflammations périvésicales consiste dans la production d'adhérences entre la vessie et les organes voisins, non pas seulement dans un point limité, mais dans une étendue considérable. Ce fait, qu'on trouve mentionné çà et là dans des observations anciennes ou récentes, n'a peut-être pas suffisamment attiré l'attention des chirurgiens, au point de vue des troubles de la miction qui peuvent résulter de ces dispositions anormales. Le réservoir urinaire doit forcément être gêné dans sa rétraction; d'où la stagnation de l'urine et le développement inévitable d'une cystite chronique rebelle. Nous avons même vu chez une femme dont il sera question plus loin, à l'occasion de l'atrophie vésicale, l'air pénétrer dans la vessie, toutes les fois qu'on y avait introduit une sonde, et qu'après avoir exercé une forte compression sur l'hypogastre on cessait cette compression. Alors un gargouillement facile à constater indiquait, à n'en pas douter, que la vessie aspirait de l'air qui se mélangeait à l'urine, et comme la sonde n'était pas noircie par le contact de ce mélange, il était bien certain qu'il ne s'agissait pas de gaz formés dans le réservoir urinaire.

L'inertie vésicale qu'on observe en pareil cas peut ne pas tenir uniquement aux adhérences; elle s'expliquerait en partie par la dégénérescence des fibres musculaires due à l'inflammation du tissu conjonctif ou séreux voisin. Cette remarque nous est inspirée par l'efficacité des injections sous-cutanées d'ergotine, que nous avons constatée chez la malade dont nous venons de parler. Il n'en reste pas moins vrai pour nous que les adhérences périvésicales ont joué chez elle un grand rôle dans la rétention de l'urine.

Sur une des pièces que nous avons déposées au musée Dupuytren, on voit des adhérences qui unissent la face antérieure de la vessie au péritoine de la région hypogastrique.

Dans ces cas, le traitement comporte une double indication : combattre ce qui reste d'inflammation dans les tissus périvésicaux, stimuler la vessie paresseuse par les moyens qui seront indiqués au chapitre de l'atonie vésicale.

III. — ALTÉRATIONS MATÉRIELLES EN CORRÉLATION AVEC LES DIFFICULTÉS DE LA MICTION

Ce groupe de lésions, qui portent une sérieuse atteinte à l'état anatomique et fonctionnel des parois de la vessie, devait trouver sa place entre la cystite chronique et les processus destructifs qui seront étudiés plus loin. En voici la raison :

Tout obstacle à l'écoulement de l'urine devient à l'égard de la vessie une incitation à des contractions répétées et plus énergiques que dans l'état normal. La conséquence de ces efforts est tantôt la fatigue de l'organe, et ultérieurement l'atrophie des fibres musculaires, tantôt le développement des faisceaux, l'hypertrophie de la tunique musculeuse tout entière.

D'autre part, la difficulté de la miction engendre la stagnation de l'urine, celle-ci le catarrhe. Voilà pourquoi cette dernière affection est si souvent accompagnée d'atrophie et surtout d'hypertrophie vésicale. Ce sont des conséquences d'une cause unique, l'obstacle à l'émission de l'urine, que la résistance siège dans le canal de l'urèthre ou au col de la vessie. Nous avons décrit la cystite chronique; il nous faut décrire actuellement ces lésions, à qui leur pathogénie spéciale vaut une place à part dans la nomenclature des affections de l'appareil urinaire.

Enfin, si nous rejetons plus loin la gangrène et l'ulcération de la vessie, c'est qu'elles ne se rattachent pas toujours à un processus inflammatoire, et qu'on en trouve assez souvent la cause dans une altération matérielle en rapport avec l'hypertrophie, à savoir les cellules et les poches vésicales. A titre d'accidents consécutifs à ces déformations de la paroi, elles devaient avoir leur tour de description après ces dernières.

On ne s'étonnera pas non plus de trouver les valvules musculo-fibreuses du col reléguées à côté des spasmes et de la contracture; car cette lésion n'est pas une conséquence de la difficulté de la miction, tout au contraire elle en est une des causes. Pouvant donner naissance à l'hypertrophie, elle ne devait pas être étudiée comme hypertrophie de la lèvre postérieure du col, mais plutôt comme déformation de l'orifice uréthro-vésical, en corrélation avec les affections congestives, inflammatoires et spasmodiques de cette région.

CHAPITRE VI

ATROPHIE DE LA VESSIE

Sous cette dénomination nous entendons l'atrophie de l'appareil musculaire de la vessie, et nullement la diminution de capacité de l'organe, qui n'est pas une atrophie proprement dite, mais un ratatinement, un racornissement. Comme l'atrophie des fibres musculaires de n'importe quelle partie du corps entraîne forcément une altération fonctionnelle, et que celle-ci ne saurait être qu'un affaiblissement de la contractilité, on se laisserait aller facilement à confondre l'atrophie avec l'atonie. En revanche, on se garera contre cette confusion, en se souvenant que, si l'atonie est infailliblement la conséquence de l'atrophie, elle est peut-être quelquefois primitive et indépendante de toute altération matérielle des fibres. Ce point délicat sera discuté plus loin au chapitre des troubles fonctionnels.

Nous n'avons à nous occuper ici que des atrophies mécaniques, par distension, et phlegmasiques, par dégénérescence de la fibre musculaire.

Les premières sont les plus fréquentes; elles s'expliquent sans peine. Un obstacle situé dans le canal ou au col s'oppose au passage de l'urine. La vessie lutte d'abord avec avantage et triomphe au moins partiellement de cet obstacle; mais bientôt elle se lasse de ces efforts répétés. La miction devient incomplète; l'organe ne se vide pas entièrement. Peu à peu la quantité d'urine non expulsée augmente; la paroi reste à l'état de distension perpétuelle. Elle cède sur toute sa surface, s'amincit uniformément, perd son élasticité, en même temps que les fibres musculaires s'allongent, s'étirent démesurément et subissent la loi physiologique, qui veut que tout muscle frappé d'impotence ou simplement gêné dans son fonctionnement s'atrophie graduellement.

Ici l'atrophie paraît secondaire par rapport à la distension, sans qu'on puisse affirmer que les choses se passent toujours de la sorte. Dans la seconde variété, elle se lie sans doute à une dégénérescence véritable de la fibre musculaire, qui elle-même reconnaît pour cause l'inflammation venant de la muqueuse ou des tissus extérieurs à la vessie. Mais de quelle nature est cette dégénérescence? Y a-t-il transformation granulo-graisseuse ou seulement sclérose des éléments conjonctifs suivie d'atrophie pure et simple de l'élément contractile? Voilà ce que l'on ne saurait dire au juste actuellement, tant ont été négligées jusqu'ici les études histologiques ayant trait aux lésions de la vessie.

Quoi qu'il en soit, le fait clinique nous paraît incontestable, et nous l'avons observé encore récemment chez une femme à qui nous avons donné des soins l'an passé à l'hôpital Saint-Louis.

Cette femme avait présenté, au moins un an auparavant, des symptômes de pelvi-péritonite grave. A la suite de cette maladie, la vessie s'était tellement distendue, qu'un chirurgien des hôpitaux, croyant avoir affaire à une ascite, ponctionna la tumeur et ne reconnut son erreur qu'après avoir constaté que le liquide évacué n'était que de l'urine. Cette femme vint nous demander des soins au commencement de l'année 1879.

La vessie remontait jusqu'au-dessus de l'ombilic et formait un globe régulier, modérément résistant à la pression de la main. Le cathétérisme donnait issue à une urine horriblement fétide qui s'écoulait mal; on ne parvenait que difficilement à vider la vessie. Nous pouvions conclure de cette dernière particularité qu'elle était gênée dans sa rétraction par des adhérences aux organes voisins, et la chose était d'autant plus probable, qu'on sentait distinctement des bosselures et un empâtement profond dans les parties latérales de la cavité pelvienne, et même vers le bord interne de la fosse iliaque gauche.

Sans doute, ces adhérences pouvaient suffire à empêcher la vessie de revenir sur elle-même, et l'on pouvait se passer de la dégénérescence des fibres musculaires, pour expliquer pourquoi l'urine s'écoulait aussi mal par la sonde; mais, par contre, l'action incontestablement efficace des injections sous-cutanées d'ergotine nous a fourni la preuve que les fibres musculaires étaient frappées d'atonie, et, dans l'espèce, il était impossible d'attribuer cette dernière à autre chose qu'à une altération matérielle, dégénérescence granulo-graisseuse ou atrophie simple.

A la sortie de cette malade, après un traitement de plusieurs mois traversé par quelques poussées inflammatoires avec augmentation des exsudats extra-vésicaux, la vessie n'avait plus guère que le volume du poing, la miction volontaire s'accomplissait assez bien, et l'urine ne présentait plus qu'à un faible degré les altérations du catarrhe.

L'appareil musculaire de la vessie perd donc réellement, sous l'influence de l'inflammation, sa contractilité normale, et les altérations matérielles de la fibre primitive se révèlent par un certain degré d'atonie, et peut-être aussi quelquefois par une paralysie complète.

Quelle que soit la cause de l'atrophie, ses signes sont les mêmes. L'urine s'écoule lentement, en bavant, malgré les efforts violents des muscles abdominaux. La vessie forme dans la région hypogastrique une tumeur sphérique ou sphéroïdale, qui est bien loin d'être toujours dure et résistante. Il arrive souvent que sa face antérieure fuit au devant de la main et se laisse facilement déprimer. D'autre part, cette distension n'est pas douloureuse. Elle peut atteindre à des proportions énormes, sans que le malade s'en plaigne. Pour qu'il souffre, il faut que quelque circonstance nouvelle introduise dans la situation un élément étranger à l'atrophie proprement dite.

Pratique-t-on le cathétérisme, l'urine s'écoule sans force de projection, et l'écoulement ne se fait avec rapidité que si l'on exerce une compression sur la région hypogastrique; il se ralentit ou s'arrête tout à coup, aussitôt qu'on cesse cette compression.

Comme nous aurons à revenir plus tard sur ces diverses particularités, à propos de l'atonie envisagée comme signe fonctionnel primitif ou secondaire, nous n'insisterons pas davantage sur leur étude. Pour la même raison, nous remettons à plus tard ce que nous aurions à dire du traitement de l'atrophie vésicale.

CHAPITRE VII

HYPERTROPHIE DE LA VESSIE

De même que, en parlant d'atrophie de la vessie, nous n'avons voulu désigner que l'atrophie de la fibre musculaire, de même nous ne voulons entendre, sous la dénomination d'hypertrophie, que le développement anormal de la couche musculaire. Nous nous écartons ainsi des auteurs qui ont appliqué à tort ce terme à tous les épaississements de la paroi vésicale, de quelque nature qu'ils soient. Ainsi, nous ne saurions appeler hypertrophie le gonflement de la muqueuse dans le cas de cystite chronique, pas plus que l'augmentation considérable de volume de la couche cellulaire, que nous avons dit plus haut se rattacher à l'apparition d'éléments conjonctifs nouveaux, au milieu desquels se trouvent noyés les faisceaux contractiles.

C'est une comparaison très naturelle entre les causes de l'hypertrophie cardiaque et celles de l'hypertrophie de la vessie qui nous a conduits à cette définition exclusive; car, de même que tout obstacle à la circulation artérielle nécessite de la part du cœur de nouveaux efforts, dont la conséquence ordinaire est de développer son appareil contractile, de même toute difficulté de la miction résultant d'une altération matérielle ayant son siège dans la prostate ou dans l'urèthre, oblige la vessie, à se contracter plus énergiquement, et si son appareil contractile n'a pas le dessous dans cette lutte, on le voit acquérir dans la texture de l'organe des proportions anormales; c'est à cette seule condition que l'équilibre peut s'établir et se maintenir un certain temps, entre les forces qui provoquent l'écoulement de l'urine hors de son réservoir et les résistances qu'y opposent certaines altérations pathologiques.

L'hypertrophie, telle que nous la comprenons, se révèle par des caractères faciles à reconnaître, déjà indiqués depuis bien longtemps par de Bingen (*De carnositate vesicæ urinariæ*, Altdorf, 1759) et par Morgagni (Epist. XLI, art. 6).

La paroi de la vessie acquiert une épaisseur considérable, pouvant aller jusqu'à 1, 2 centimètres et au delà. La disposition réticulée de ses faisceaux musculaires s'exagère à tel point, qu'ils font du côté de la muqueuse une saillie considérable, et que leur ensemble rappelle l'aspect de la face interne du cœur. D'innombrables colonnes de volume différent, anastomosées les unes avec les autres, laissent entre elles des dépressions plus ou moins profondes, premiers rudiments de ce qui sera plus tard une cellule ou une poche vésicale.

L'hypertrophie porte fréquemment sur ce faisceau qu'on est convenu d'appeler muscle des uretères, qui s'étend transversalement de l'un de ces canaux à l'autre. Il en résulte une bride épaisse que nous avons déjà mentionnée à propos d'un kyste de la prostate représenté page 134, et dont nous aurons à parler de nouveau à l'occasion des valvules musculaires du col. La conséquence ordinaire de cette hypertrophie ainsi localisée est l'exagération de la dépression du bas-fond. Il n'est pas rare de voir en même temps le trigone diminué dans son diamètre antéro-postérieur, sans doute parce que les fibres longitudinales, qui irradient en arrière à partir du col, subissent une certaine rétraction, en même temps qu'elles s'hypertrophient. Il est cependant à noter que dans cette région, même lorsque le plan musculaire sous-jacent à la muqueuse a pris un développement anormal, on n'observe pas l'aspect réticulé qui représente la règle dans le reste de l'organe.

M. Jean (*loc. cit.*, p. 31) a essayé de ramener à des lois absolues la disposition des colonnes charnues et leur siège, par rapport à l'ensemble de la tunique musculaire, suivant que l'obstacle à la miction est uréthral ou prostatique. Dans le premier cas, l'hypertrophie porterait sur le plan le plus extérieur, tandis que, dans le second, la lésion atteindrait la couche la plus interne et alors seulement apparaîtrait l'aspect réticulé caractéristique. Nous croyons que l'interprétation donnée par M. Jean est loin d'être parfaitement exacte, ou du moins elle ne se prête pas à une aussi large généralisation. Il suffira de jeter les yeux sur un certain nombre des pièces que nous avons déposées au musée Dupuytren, pour se convaincre que les rétrécissements de l'urèthre, aussi bien que la tuméfaction prostatique, déterminent la production de nombreuses colonnes charnues à la surface interne de la vessie, en même temps que l'ampliation graduelle de sa cavité. Nous ne méconnaissons pas cependant que ces particularités s'observent plus fréquemment dans le second cas que dans le premier.

Quoi qu'il en soit, la disposition des faisceaux charnus en cercles à peu près concentriques, occupant le bas-fond et la région qui le surmonte, ressort assez nettement de l'examen d'un certain nombre de vessies, à condition que les colonnes secondaires, anastomotiques, ne soient pas trop développées et ne rompent pas trop la régularité des grandes lignes. Les points de convergence de ces courbes sont la base du trigone et les parties latérales du col; d'où il résulte que l'entrée en action de ces puissances contractiles a pour conséquence l'élévation et l'effacement du bas-fond. Par un mécanisme analogue, les faisceaux qui partent du sommet diminuent le diamètre vertical de l'organe.

Tant que l'appareil musculaire lutte sans désavantage contre les obstacles à l'émission de l'urine, l'hypertrophie peut être considérée comme *providentielle*, exactement comme celle qui réduit à néant les conséquences possibles du rétrécissement aortique; mais il arrive presque toujours un moment où ce mécanisme de circonstance ou de nécessité cesse de fonctionner régulièrement; on voit apparaître alors tantôt la rétraction de la vessie, par la combinaison de l'hypertrophie et de la sclérose, ou par la prédominance de cette dernière, tantôt l'ampliation de l'organe, exactement comme dans les cas où il est frappé d'une des formes d'atrophie décrites plus haut. Mais l'ampliation avec hypertrophie a une tout autre signification : elle indique que, après avoir triomphé pendant une période plus ou moins longue de la résistance opposée par l'urèthre ou la prostate, l'appareil musculaire a fini par céder. Ainsi commence la rétention incomplète de l'urine, qui trouve en elle-même des causes de durée et d'exagération; car plus la vessie se laisse distendre, moins elle est capable de réagir contre la distension. Néanmoins, celle-ci ne va jamais aussi loin que lorsque l'insuffisance de l'appareil musculaire s'est révélée de prime abord.

Ainsi comprise, l'hypertrophie de la vessie est donc bien la conséquence de la difficulté de la miction par cause mécanique. Il est digne de remarque qu'elle peut se développer avec une grande rapidité. S'il faut en croire J. Cruveilhier, un mois aurait suffi pour que, chez des individus n'ayant présenté antérieurement aucun signe d'affection des voies urinaires, les parois de la vessie, et spécialement sa tunique musculaire, eussent acquis un développement considérable, par le fait d'une rétention d'urine accompagnée de catarrhe (*Anatomie pathologique*, t. II, p. 847). De la part d'un observateur aussi éminent, pareille assertion a certes une bien grande valeur; mais il est permis d'affirmer que la rapidité du développement de l'hypertrophie est exceptionnelle, les lésions de cet ordre étant, dans la vessie comme dans les autres organes, de celles qui procèdent des affections chroniques et ont elles-mêmes une marche chronique.

Le cathétérisme peut seul fournir quelques indices pour le diagnostic de cette lésion. D'abord, au lieu de la résistance molle que perçoit la main, lorsque le bec du cathéter appuie sur la paroi d'une vessie saine et la repousse doucement en arrière, on sent que les tissus fuient moins aisément devant cette pression. Dans un certain nombre de cas, on constate en outre que l'instrument est moins à son aise dans la cavité, qu'on le déplace avec plus de peine, et que, dans ses déplacements, il frotte plus énergiquement sur la muqueuse.

Enfin, au lieu de glisser régulièrement sur cette membrane, il est accroché par des saillies fermes et rigides, qu'il ne franchit que par une série de ressauts d'autant plus prononcés que ces saillies sont elles-mêmes plus développées. Il n'est pas de constatation plus facile, si les colonnes ont des dimensions considérables.

A côté de ce signe purement matériel, nous en placerons un autre qui, bien qu'inconstant, a aussi sa valeur. Loin de penser que le spasme vésical indique toujours l'hypertrophie, nous croyons qu'il la développe fatalement à la longue, de sorte que, chez un individu atteint de désordres accusés du côté des voies urinaires, tels que catarrhe, névralgie du col, contracture douloureuse, mictions fréquentes, le spasme habituel acquiert une grande valeur comme signe d'hypertrophie.

Ce diagnostic n'a d'ailleurs, il faut bien le reconnaître, qu'une médiocre importance. Il permet de mieux établir le pronostic des maladies concomitantes, telles que la tuméfaction prostatique ou les phlegmasies vésicales; car, si l'hypertrophie est une condition avantageuse dans le premier cas, elle devient dans le second un obstacle à la guérison, par la formation des lacunes, des cellules et des poches où s'accumule l'urine altérée. D'autre part, lorsque la vessie renferme un ou plusieurs calculs, elle doit inspirer des craintes relativement à l'existence possible de concrétions multiples et même de pierres considérables dans les cavités anormales auxquelles nous venons de faire allusion. Nous étudierons dans le chapitre suivant ces complications spéciales de l'hypertrophie vésicale. On verra que le mécanisme de leur production et leur importance clinique leur confèrent un double intérêt.

Nous ne parlerons du traitement de l'hypertrophie vésicale que pour dire qu'elle peut rétrograder, au moins partiellement, lorsqu'on peut supprimer les causes qui l'ont déterminée, mais qu'en dehors de ces procédés indirects, il n'existe aucun moyen de la combattre.

CHAPITRE VIII

CELLULES ET POCHES VÉSICALES

Nous avons dit dans le chapitre précédent que les faisceaux musculaires hypertrophiés laissaient entre eux des intervalles au niveau desquels la membrane muqueuse tendait à se déprimer de plus en plus et à s'accoler intimement à la tunique celluleuse. De là à la formation d'une petite cavité faisant saillie vers la face externe de la vessie et s'ouvrant dans cette dernière par un orifice de dimensions variables, il n'y a qu'un pas. Ces petites cavités, connues depuis bien longtemps sous le nom de cellules, sont ordinairement multiples. Lorsqu'elles existent en nombre considérable, la face interne de la vessie prend un aspect spécial bien différent de celui qu'on doit considérer comme normal. Au lieu d'être lisse et régulière, elle est soulevée par des faisceaux charnus formant un réticulum extrêmement curieux dans ses dispositions, et l'on aperçoit entre ces faisceaux des dépressions, des lacunes ou de véritables orifices conduisant dans de petites poches, qui s'évasent dans leur partie profonde et s'étalent sous la couche musculeuse, entre celle-ci et la couche conjonctive périphérique.

Au niveau de chacune de ces dépressions, on voit la muqueuse vésicale s'enfoncer entre les colonnes charnues pour aller constituer la membrane interne de ces cavités. Ce n'est donc pas sans raison que J. Cruveilhier les a désignées sous le nom générique de hernies tuniquaires, voulant ainsi bien établir qu'elles sont dues à l'engagement de la tunique muqueuse à travers la tunique musculaire, dans les intervalles des faisceaux hypertrophiés.

Ce mécanisme, qui est le vrai, n'était pas inconnu des observateurs du dix-huitième siècle. On trouve cette notion nettement exprimée dans plusieurs passages de Morgagni. Ainsi, dans la lettre XLII, page 571, il discute la formation des sacs de la vessie, et réfute l'opinion d'après laquelle ils résulteraient de l'usure de la muqueuse par des calculs développés dans l'épaisseur même de la paroi. Ces sacs se rencontreraient souvent, en effet, dans des vessies qui ne renferment pas de calculs. D'autre part, leur paroi serait formée par toutes les membranes. Enfin Morgagni émet l'idée que, dans quelques cas, il se peut que de petits grains de sable s'engagent dans les orifices des glandes de la vessie et y grossissent, mais il se réserve de vérifier le fait par l'observation. En tout cas la cause ordinaire de la formation des sacs serait une « trop grande rétention de l'urine dans la vessie ».

Telle fut également l'opinion de Houstet.

Chopart est encore plus explicite ; car le chapitre qu'il consacre à ce sujet est intitulé : *De la hernie de la membrane interne de la vessie*. Suivant cet auteur, « les causes qui favorisent la formation de ces poches vésicales sont tout ce qui s'oppose à la sortie de l'urine par l'urèthre et ce qui peut affaiblir une portion de la tunique musculaire de la vessie ». Ce passage est suivi d'un exposé lumineux de toutes les conditions de formation de la cavité anormale : la pression de l'urine sur la muqueuse, l'insinuation de cette membrane entre les faisceaux musculaires, le refoulement de l'enveloppe cellulaire. On n'a rien dit de mieux ni de plus net depuis cette époque. C'est la théorie de la hernie tuniquaire dans toute son évidence.

Tant que la cavité ainsi formée reste comprise dans les parois de la vessie, sans faire une saillie sensible à l'extérieur, elle n'est encore qu'une cellule. Dès qu'elle commence à se détacher de l'organe du côté de sa face externe, elle devient ce que l'on a appelé une poche vésicale. Les caractères anatomiques de cette dernière sont les mêmes que ceux de la cellule. La muqueuse, après avoir tapissé les faisceaux musculaires qui en limitent l'orifice, se prolonge dans sa cavité et en constitue la membrane interne. Ce caractère, joint à l'absence d'une couche musculeuse dans la paroi, peut être considéré comme fondamental. Nous ajouterons que l'épaisseur de cette paroi est toujours moindre que celle de la vessie, et que les uretères ne s'y insèrent jamais.

Ces particularités acquièrent d'autant plus d'importance que la poche a des dimensions plus considérables; car il est des cas où il n'est pas facile au premier abord de distinguer la vraie vessie d'une cavité anormale développée à ses dépens.

Les cellules sont généralement multiples; certaines vessies en sont criblées. Elles s'observent généralement au bas-fond et sur la paroi postérieure. Souvent leur cavité est masquée par le rapprochement des faisceaux qui en limitent l'orifice. Au contraire, les poches proprement dites sont ordinairement en petit nombre; Civiale dit pourtant en avoir vu une grande quantité appendues à la face externe de la vessie, comme des grains de raisin. Généralement il y en a une, deux ou trois, et leur siège de prédilection qui, selon certains chirurgiens, serait le sommet de la vessie, est pour d'autres la région du bas-fond. Chopart les a vues le plus souvent sur les parties latérales et vers le sommet. Celles que nous avons observées occupaient le bas-fond et le sommet; mais, en réalité, il peut y en avoir partout, même en avant et au pourtour du col. La région du trigone seule en est dépourvue.

Lorsqu'une poche vésicale acquiert un grand développement, elle forme à la face externe de la vessie une tumeur globuleuse, ordinairement sphérique ou étalée en amphore, d'une assez grande régularité et reliée au viscère par un pédicule étranglé. La surface extérieure de ces poches est si fréquemment adhérente aux tissus voisins et à la vessie elle-même, qu'il faut une dissection attentive pour les isoler. Alors seulement leurs caractères peuvent être déterminés avec précision.

Leur volume est quelquefois tellement considérable qu'il serait facile de les prendre pour la vessie; elles atteignent alors des dimensions plusieurs fois supérieures à celles du réservoir urinaire. C'est ce qui avait eu lieu dans le cas célèbre du savant Cazaubon décrit par Bonet (*Sepulchretum anatomicum*. lib. III, sect. 25, obs. 3, p. 644). Il est dit dans la relation de l'autopsie que la vessie *contre nature* était six fois plus volumineuse que la vraie.

Dans les cas de ce genre, lorque la poche s'est formée au niveau du bas-fond, elle s'étend vers le rectum qu'elle refoule, et s'engage même quelquefois sous le trigone. La vessie véritable se trouve accolée au pubis et soulevée vers l'hypogastre. Le contraire a lieu, si la poche anormale est née en avant. En un mot, le réservoir urinaire est toujours refoulé dans une direction opposée à celle où la cavité nouvelle s'est développée, quel que soit son siège par rapport à la vessie.

L'orifice est ordinairement assez grand pour admettre un ou deux doigts. De forme régulièrement ronde ou elliptique, bordé de lèvres cylindriques ou tranchantes, il ne correspond pas toujours au centre de la poche ; celle-ci s'étale fréquemment dans un sens plus que dans les autres, suivant la disposition des plans qu'elle rencontre.

Lorsqu'on a quelque peine à reconnaître la vraie vessie, ce qui n'est pas très rare, surtout au premier abord, il faut se rappeler les caractères que nous avons énumérés plus haut, à savoir, la moindre épaisseur des parois de la poche nouvelle, l'absence de fibres musculaires entre la muqueuse et la tunique celluleuse. Cependant ces deux caractères ne sont pas absolus. Il peut arriver que des poussées inflammatoires successives ajoutent à la couche celluleuse normale des éléments nouveaux organisés ou non organisés, éléments conjonctifs ou exsudats fibrineux interstitiels ; de là une confusion facile, si l'on ne se tenait sur ses gardes. D'un autre côté, s'il est vrai que le plus ordinairement la tunique musculaire ne prend nulle part à la constitution de la poche, il peut se faire qu'un faisceau charnu refoulé et allongé forme une bande contractile vers le fond. Si un examen histologique portait justement sur cette partie, il pourrait en résulter une erreur d'interprétation.

C'est dans ces cas douteux que la recherche des uretères recouvre toute sa valeur. Celle des deux poches sur laquelle viennent se jeter ces conduits est toujours la vraie vessie.

Telles sont les poches vésicales proprement dites, celles qui résultent d'une hernie tuniquaire. Il nous faut mentionner actuellement certaines dispositions anormales qui ont été confondues avec elles. Nous commencerons par la dilatation du bas-fond dans son ensemble.

Elle s'observe chez la femme, dans le cas de cystocèle vaginale, et elle est alors unique et médiane ; mais il n'est pas rare de voir se constituer comme un double bas-fond, à cause de la résistance qu'oppose l'utérus à l'ampliation dans la partie moyenne de la vessie. En ce cas, chacune des dilatations anormales prend sa place en avant et en dehors du bord correspondant de la matrice.

Chez l'homme, l'ampliation médiane est la règle, et elle coïncide ordinairement avec une hypertrophie de la bandelette musculaire qui unit les deux uretères dans leur trajet intra-vésical. Cette particularité se voit à un haut degré sur plusieurs des pièces que nous avons déposées au musée Dupuytren. Le bas-fond tout entier s'est dilaté, en s'enfonçant au-dessous du plan du trigone; nous avons même vu une fois cette sorte de poche s'engager sous la bandelette des uretères et se diriger vers le col.

Ce qui distingue cette dilatation des poches vésicales proprement dites, c'est qu'elle porte sur toute la région du bas-fond, c'est qu'elle se fait aux dépens de toutes les couches constituantes de la paroi, c'est enfin que l'orifice reste toujours plus large que sa partie la plus déclive, si bien que, dans son ensemble, on pourrait parfaitement la comparer à un filet à papillons.

Ces dilatations en masse ne sauraient être comprises dans la classe des poches vésicales, sans une erreur d'interprétation ou un abus de langage que rien ne justifierait.

Dans le cas qui suit, l'interprétation est plus difficile.

On trouve chez certains sujets des cavités plus ou moins spacieuses communiquant avec la vessie, mais n'offrant pas nettement les caractères assignés plus haut aux poches vésicales proprement dites. La muqueuse semble s'arrêter sur les bords de l'orifice; la membrane interne, au lieu d'être polie et régulière, est plutôt comparable à la membrane limitante des abcès; des masses dures et épaisses de tissu conjonctif la revêtent extérieurement. Il est bien évident que ce n'est pas la vessie; mais s'agit-il bien d'une hernie tuniquaire, ou bien n'aurait-on pas sous les yeux un ancien foyer d'abcès ouvert dans la vessie? Un examen approfondi permettrait peut-être le plus souvent de résoudre cette question; mais il nous a été impossible d'y arriver dans un cas que nous avons observé il y a déjà un certain nombre d'années.

A vrai dire nous pensons que, fréqeumment, ce sont des poches vésicales qu'on a sous les yeux, mais des poches dont les caractères sont devenus méconnaissables, par suite d'altérations diverses de leurs parois.

En effet, ces cavités anormales formées aux dépens de la muqueuse ont été trouvées pleines de pus et très semblables à un abcès intra-pariétal. Que la suppuration dure un certain temps, que l'urine se mélangeant au pus entretienne sur la membrane interne une irritation permanente, cette membrane commence à s'ulcérer, et l'ulcération, gagnant de proche en proche, la détruit tout entière. Rien ne prouve que les choses ne se passent pas ainsi dans un certain nombre de circonstances. Néanmoins, il est bien probable que parfois ces collections sont la suite d'une perforation de la vessie amenée par une inflammation chronique. La question est assez importante pour que nous y revenions à propos des ulcérations de la vessie (voy. plus loin).

La suppuration n'est pas le seul accident dont les poches vésicales puissent être le siège ; des gangrènes plus ou moins étendues, des ulcérations perforantes en détruisent la paroi. De là des ruptures, dont nous aurons à discuter le mécanisme lorsque nous nous occuperons de ces processus spéciaux dans les chapitres qui leur seront consacrés. Il nous reste à signaler une complication très fréquente des poches vésicales, c'est la présence dans leur cavité de pierres plus ou moins volumineuses, à propos desquelles l'imagination des cliniciens et des anatomistes s'est donné libre carrière.

Qu'on veuille bien se reporter à ce que nous en avons dit à l'occasion de l'étiologie. Déjà du temps de Morgagni on avait émis l'idée que ces corps étrangers pouvaient naître dans l'épaisseur des parois de la vessie, et que la pression exercée par eux de dehors en dedans sur la muqueuse produisait, par voie d'ulcération, un orifice de communication entre le kyste adventice qui les enveloppait et le réservoir urinaire. Pareille opinion n'est pas soutenable ; elle n'a plus qu'un intérêt historique.

On a vu encore que le grand anatomiste italien avait cru pouvoir expliquer la formation de quelques-uns de ces calculs par l'engagement de petits grains de sable dans les orifices des glandes de la vessie et par la dilatation consécutive de ces glandes ; mais on sait que ces dernières sont très petites, très difficiles à démontrer et qu'elles n'existent peut-être pas dans toutes les parties de la vessie. Aussi Morgagni, sentant sans doute le peu de fondement de son hypothèse, en émit-il une autre cette fois beaucoup plus plausible : « J'accorderai aussi quelque place à une autre conjecture, savoir, qu'un petit calcul étant entré dans un petit sac, l'orifice de celui-ci se rétrécit davantage par une cause quelconque et se bouche entièrement ou presque entièrement. » (*Epist.* XLII, p. 575.) Ici le grand anatomiste est plus heureux dans son explication, et nous ne faisons nulle difficulté à l'accepter pour les cas où l'on rencontre des calculs entièrement ou presque entièrement enkystés dans la paroi de la vessie, pour ceux aussi où des membranes plus ou moins larges et épaisses segmentent l'orifice de la poche ou le recouvrent comme un voile. La figure 32 représente un bel exemple de ce genre d'enkystement.

Dans les cas où il n'y a point de calcul, la distension de la muqueuse donne la clef de tout ce que l'on observe ; même lorsqu'une pierre se loge dans une cellule et la dilate en grossissant, c'est encore à la distension qu'il faut attribuer l'un des facteurs de cette évolution pathologique, à savoir la cellule, qui a commencé par se former, avant de recevoir dans sa cavité le gravier devenu pierre. Ce que nous avons dit plus haut à propos de l'étiologie, après Morgagni, Houstet, Chopart, Civiale et tant d'autres, reste encore vrai : les poches vésicales sont des hernies tuniquaires de la muqueuse en rapport de causalité, comme l'hypertrophie des faisceaux musculaires, avec les difficultés mécaniques de la miction.

Tous les chirurgiens se sont préoccupés du diagnostic et du traitement des cellules et des poches vésicales, et ils n'ont pu arriver à aucune conclusion très satisfaisante. Disons d'abord que le diagnostic direct des cellules est impossible, parce qu'elles ne communiquent avec la vessie que par d'étroits orifices, parce qu'elles sont souvent logées obliquement dans la paroi et que le bec d'une sonde exploratrice ne peut s'y engager, enfin parce qu'elles ne font pas de saillie appréciable du côté de l'hypogastre ou du rectum. On peut présumer leur existence si le bec de la sonde s'est heurté à des colonnes musculaires saillantes et si l'urine contient une certaine quantité de pus ; mais ces circonstances ne permettent de porter qu'un diagnostic approximatif.

Reconnaître les petites poches est à peu près aussi difficile ; les grandes se laissent diagnostiquer, grâce à certains signes capables de mettre sur la bonne voie.

Il faut explorer avec soin la vessie par ses côtés accessibles, en avant par le palper abdominal, en arrière par le toucher rectal. Dans le cas célèbre de Cazaubon, on sentait dans la partie latérale gauche du bas-ventre une tumeur fluctuante qui semblait adhérer à la vessie. Pareille constatation a pu être faite depuis lors sur plus d'un malade. Il est positif qu'elle a une très grande valeur.

Par le toucher rectal, on peut sentir, immédiatement en avant du doigt et à une certaine distance au-dessus de l'anus, une tumeur

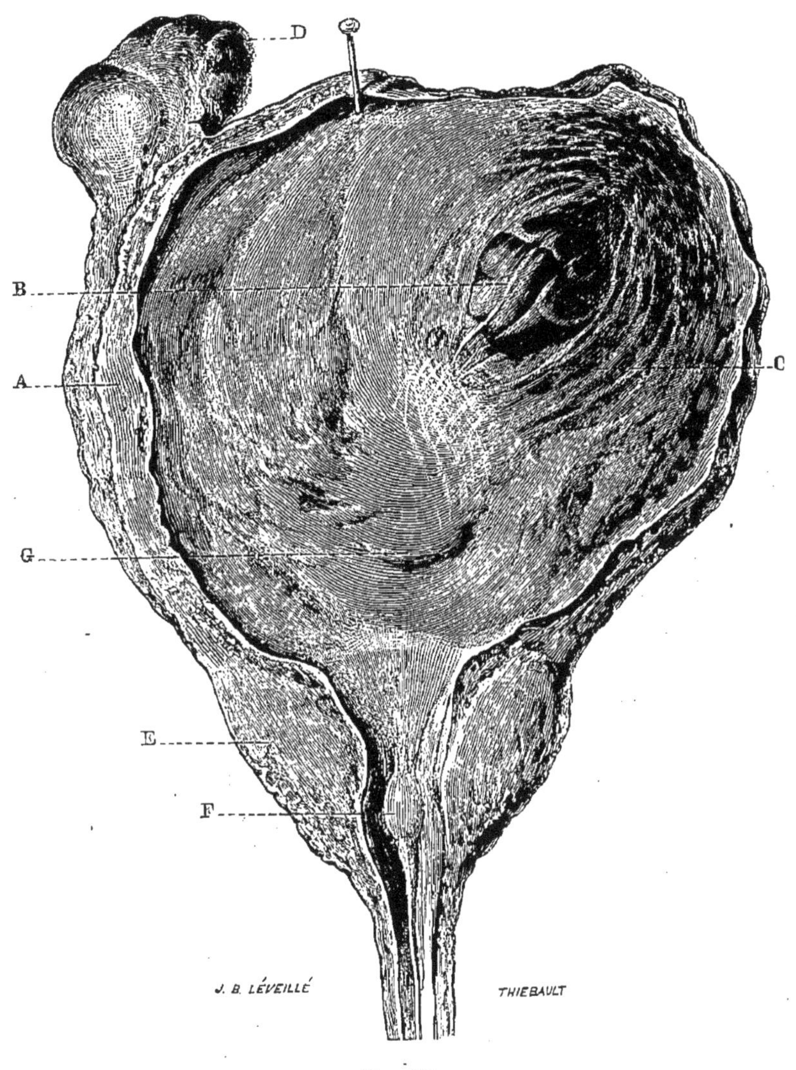

Fig 32.

A. Coupe de la paroi vésicale.

B. Calcul enkysté, dont on voit les bosselures à travers la muqueuse amincie.

C. Bord inférieur de la cavité qui le contient.

D. Autres calculs contenus dans des poches saillantes, à la face externe de la vessie.

E. Prostate.

F. Verumontanum.

(Pièce de la collection de M. Voillemier.)

fluctuante ou dure, suivant que les tissus voisins de la poche ont été ou n'ont pas été le siège de poussées inflammatoires. Le fond de la vessie est plus étalé en avant du rectum et moins épais à ses limites.

La pression sur ces poches, quel qu'en soit le siège, est ordinairement douloureuse, parce qu'elles sont toujours plus ou moins enflammées.

Le cathétérisme et le mode d'écoulement de l'urine fournissent des indices auxquels on a attribué une importance exagérée. On introduit dans la vessie une sonde et on laisse couler l'urine sans exercer de pressions sur le bas-ventre. Le liquide s'échappe en jet ou en bavant, puis l'écoulement s'arrête. Si alors on comprime l'hypogastre, ou bien ces pressions restent sans résultat, ou bien elles déterminent l'écoulement d'une nouvelle quantité d'urine. De cette dernière circonstance on peut conclure que la vessie entière est frappée d'atonie, ou que le liquide était resté dans des poches dénuées de contractilité, comme elles sont dépourvues de fibres musculaires, poches communiquant avec la vessie, mais n'ayant aucune tendance à se vider spontanément.

Mais comment pousser plus loin ce diagnostic? Sera-ce en s'appuyant sur les caractères de l'urine?

On a dit que l'urine expulsée en dernier lieu était plus chargée de pus, plus fétide que celle qui s'écoule spontanément en premier lieu; mais ce liquide, en s'accumulant dans le bas-fond de la vessie, peut acquérir les mêmes caractères, et au même degré que s'il provenait de cavités anormales extra-vésicales. Cependant l'évacuation d'une quantité notable d'urine très chargée de pus et très fétide aurait une certaine valeur, si l'on avait constaté par les explorations indiquées plus haut l'existence d'une tumeur annexée à la vessie, en avant, sur les côtés ou en arrière.

A plus forte raison serait-on en droit d'être très positif, si les pressions exercées directement sur ces tumeurs avaient pour résultat de les réduire, d'en déterminer l'affaissement et de provoquer en même temps l'écoulement d'une certaine quantité d'urine purulente et fétide. Seule cette association de signes permettrait d'être très affirmatif, et c'est avec raison que, après Bonet, Chopart et Boyer, qui en avaient proclamé l'importance clinique, Civiale en a fait la base du diagnostic des poches vésicales (*Bulletin de l'Académie des sciences*, 1836). Bien rares, il est vrai, sont les cas où les différents facteurs de ce diagnostic sont réunis sur le même sujet. Le plus ordinairement, ainsi que nous l'avons dit tout d'abord, on est obligé de rester dans le doute.

Le pronostic des cellules et des poches vésicales est grave. Elles entretiennent l'état purulent de l'urine, elles exposent aux ulcérations, aux ruptures, aux abcès extra-vésicaux, aux infiltrations urineuses, aux fistules cutanées ou intestinales, aux péritonites aiguës ou chroniques.

Aucun traitement direct ne leur est applicable. Les injections vésicales répétées peuvent en modifier les parois et entraîner le pus qui s'y accumule; mais là doivent s'arrêter, selon nous, les tentatives permises. C'est dire que nous proscrivons à peu près entièrement les manœuvres au moyen desquelles on chercherait à faire pénétrer dans ces poches le bec d'une sonde, de manière à y pousser directement des injections détersives. Ce serait s'exposer à perforer ces poches déjà ulcérées dans bien des cas et à déterminer des accidents extrêmement graves. Le conseil ayant été donné, il n'est pas inutile de le proclamer dangereux. Le seul cas où, à la rigueur, il serait permis de le suivre, serait celui où, par suite de la situation de l'orifice, le bec de la sonde s'y engagerait presque de lui-même et sans violence.

IV. — PROCESSUS DESTRUCTIFS — ACCIDENTS QU'ILS ENTRAINENT

Sous cette appellation nous désignons la gangrène et l'ulcération. Intéressantes en elles-mêmes, ces lésions le sont davantage encore par leurs conséquences directes, dont la principale est la perforation de la vessie. Cette grave complication engendre trois ordres d'accidents : l'abcès circonscrit, l'infiltration urineuse et la péritonite.

CHAPITRE IX

GANGRÈNE DE LA VESSIE

La gangrène de la vessie se présente sous deux formes différentes : tantôt la muqueuse seulement est atteinte, tantôt les autres couches y participent. La première est de beaucoup la moins grave. Il en a déjà été dit quelques mots à l'occasion de la cystite pseudo-membraneuse. Nous avons rappelé alors que Morgagni, Desault et quelques autres observateurs avaient vu des malades évacuer avec l'urine des lambeaux de leur muqueuse vésicale, et nous avons ajouté, en nous appuyant sur des examens histologiques récents, que l'interprétation de ces auteurs était exacte, que ces lambeaux membraneux renfermaient du tissu conjonctif et des éléments musculaires, outre la couche épithéliale détachée avec eux, ce qui les distinguait des fausses membranes proprement dites, où l'on ne trouvait que de la fibrine à l'état granuleux ou fibrillaire. Pour que la muqueuse de la vessie se détache ainsi des couches sous-jacentes, il faut qu'elle soit frappée dans sa vitalité; aussi trouvons-nous exacte la comparaison qu'on a faite de cette élimination avec celle qu'on observe dans le cours des dysenteries graves, et croyons-nous qu'on doit, sinon dans tous les cas, au moins dans quelques-uns, attribuer ce fait à une véritable gangrène. On sait cependant que telle n'est pas l'interprétation de M. Catteloup pour les cas où il a vu des malades évacuer avec le sang et les matières de larges lambeaux de la muqueuse rectale; le soulèvement, le détachement de cette membrane pourrait être attribué, selon cet auteur, à un phlegmon sous-muqueux, ce qui d'ailleurs est une simple hypothèse et n'a jamais été démontré (*Mémoires de médecine militaire*, t. LVII).

On pourrait donc par analogie faire intervenir, comme cause des éliminations de même sorte de la muqueuse vésicale, un travail pathologique étranger à la gangrène; et nous n'avons pas de raisons suffisantes pour défendre quand même l'autre opinion. Nous croyons cependant que, dans le cas où Morgagni a vu presque toute la muqueuse détachée de la tunique musculaire, c'était bien la gangrène qui avait été la cause de cette séparation (*De sedibus et causis*, Epist. XLI, 10).

La mortification de la muqueuse, sans soulèvement, avec ou sans les autres tuniques, est beaucoup mieux connue. Elle se montre ordinairement sous la forme de plaques limitées, d'une coloration variable, suivant le degré et la période de la lésion, pâle, puis livide au début, ensuite violette, brune ou noire. Cette lésion n'a pas de siège de prédilection; cependant il faut distinguer les cas où elle résulte d'un traumatisme ou d'une compression s'exerçant toujours dans le même point, comme dans le cas d'accouchement, et d'autre part ceux où elle est en corrélation avec une altération organique préalable, telle que les cellules et les poches. Par rapport à tous les autres cas, ce sont des variétés à localisation précise.

La gangrène de la vessie reconnaît des causes multiples. Parmi les causes mécaniques, la plus importante est la pression longtemps prolongée de la tête du fœtus pendant l'accouchement sur le bas-fond ou le col. On sait que c'est ainsi que se produisent les fistules vésico-vaginales et vésico-utérines, que les eschares commencent à se détacher vers le dixième jour, et que l'étendue de la perte de substance est ordinairement en rapport avec l'intensité et la durée des pressions qu'ont subies les tissus.

Les corps étrangers, les calculs agissent aussi mécaniquement, lorsqu'ils déterminent la mortification de la paroi vésicale, mais le travail morbide qui se produit sous cette influence est bien plus souvent de nature ulcéreuse.

L'extrême distension de la vessie par l'urine peut être encore rangée dans les causes mécaniques. Admise depuis fort longtemps (Chopart, Boyer), cette variété étiologique a peut-être reçu une nouvelle démonstration d'un cas publié dans les *Bulletins de la Société anatomique* par Tardieu en 1839. Mais il y a une circonstance qui jette du doute sur ce fait, c'est que le sujet avait eu une sonde à demeure pendant quelque temps. Quoi qu'il en soit, nous ferons remarquer que, si la distension de la vessie peut être une cause de gangrène, la rétention d'urine atteint le plus souvent des sujets dont la vessie est altérée, et que les lésions antérieures à la gangrène jouent sans doute en pareille circonstance un rôle plus important que le phénomène mécanique de la distension. Ce qui le prouve à nos yeux, c'est qu'il est reconnu que l'inflammation est la véritable cause de la gangrène vésicale, très rarement l'inflammation aiguë, principalement l'inflammation chronique, et l'on pourrait ajouter, particulièrement dans les vessies à cellules, parce qu'au niveau de chacune de ces cavités la muqueuse a perdu son épaisseur et est presque toujours le siège d'une phlegmasie chronique.

La mortification n'est quelquefois que la conséquence de celle des tissus ou des organes voisins, vagin, vulve, organes génitaux internes de la femme.

Enfin, elle est quelquefois sous la dépendance d'un état général grave engendré par une maladie infectieuse. L'influence de la fièvre typhoïde a été démontrée récemment; cet accident n'a rien de surprenant dans le cours d'une maladie qui porte une aussi rude atteinte à la nutrition.

Sauf le cas d'élimination d'un lambeau de muqueuse, sauf encore le cas de gangrène par pression de la tête fœtale, cette grave affection ne se révèle par aucun signe spécial. Très limitée, elle peut passer inaperçue; étendue, elle jette le malade dans une profonde prostration. Le pouls devient petit et fréquent, la face prend une coloration terreuse ou jaunâtre, les caractères ordinaires de l'adynamie apparaissent, des hoquets et des vomissements s'ajoutent à cet appareil symptomatique, et la mort survient dans un laps de quelques jours.

Si les phénomènes généraux n'acquièrent pas une aussi grande gravité, l'évolution de la lésion peut aller jusqu'à l'élimination des eschares; alors peut se produire la perforation de la vessie, suivie du passage de l'urine dans le tissu conjonctif périvésical, dans le péritoine ou dans une cavité voisine (intestin, utérus, vagin). Plusieurs de ces complications seront étudiées plus loin (*Chap. XI*).

Nous n'avons rien à dire du traitement de la gangrène vésicale. L'art est impuissant à arrêter le mal et même à en prévenir les conséquences. Combattre celles-ci, une fois qu'elles se sont produites, n'est possible que dans quelques circonstances.

CHAPITRE X

ULCÉRATIONS SIMPLES — ULCÈRE PERFORANT CHRONIQUE

Dans la vessie les ulcérations sont simples ou spécifiques. Sous cette dernière dénomination nous groupons celles qui se rattachent à la tuberculose et aux néoplasmes malins. Leur production est tellement liée à l'évolution de ces tissus pathologiques, qu'il n'y a pas lieu d'en parler ici.

On n'a pas signalé jusqu'ici d'ulcérations syphilitiques suffisamment authentiques. C'est dire que nous ne pouvons accepter l'interprétation de Vidal (de Cassis), qui crut reconnaître les caractères d'un chancre dans une lésion ulcéreuse de la vessie suivie de perforation. (*Traité des maladies vénériennes*, p. 169).

Les ulcérations simples sont d'origine traumatique ou inflammatoire.

Parmi les causes traumatiques nous n'avons à mentionner que l'action des sondes à demeure. Lorsqu'elles sont trop longues et que leur extrémité reste constamment appliquée contre un même point de la paroi vésicale, l'épithélium commence par se desquamer, puis le derme de la muqueuse est entamé à son tour, et la lésion peut atteindre la membrane musculaire elle-même. Dans une vessie chroniquement enflammée, et chez les sujets âgés, cette altération est beaucoup plus à redouter que chez de jeunes sujets dont la vessie est saine. Il y aura encore bien plus de chances pour qu'elle se produise, lorsque le bec de la sonde sera allé se loger dans une cellule. On verra plus loin que c'est là une cause possible de perforation de la vessie, mais qu'elle est loin d'être la seule à déterminer le travail ulcératif qui aboutit quelquefois à la rupture du viscère.

Lorsque l'ulcération dépend de la pression continue d'une sonde, elle se présente sous la forme d'une gouttière, ayant la direction et les dimensions du modèle de sonde employé auparavant. Son fond est ordinairement recouvert d'une couche grisâtre ou noirâtre, surtout si un peu de gangrène superficielle s'est ajoutée à la lésion primitive.

Les ulcérations dont la cause est l'inflammation aiguë ou chronique, sont beaucoup plus intéressantes à étudier. Rares et superficielles dans la cystite aiguë, se réduisant alors ordinairement à une desquamation épithéliale ou à des décollements partiels de la muqueuse, elles se montrent à leur plus haut degré dans le cours de la cystite chronique.

Elles siègent généralement plutôt dans la région du bas-fond; souvent multiples, disséminées sur différents points de la membrane interne, elles ont parfois des dimensions considérables, leur diamètre peut être de plusieurs centimètres. Leurs bords sont nettement taillés et la muqueuse saine qui les entoure se distingue sans peine des tissus qui en constituent le fond. Si dans beaucoup de cas la muqueuse seule est entamée, il y en a un certain nombre où la tunique musculaire participe à la lésion, et où les faisceaux se montrent à nu au fond de l'ulcération. Enfin, dans des circonstances rares, lorsque l'ulcération est étendue en surface, la couche musculaire elle-même est détruite, et c'est une couche de tissu cellulaire qui limite profondément la perte de substance; des suffusions ecchymotiques multiples la parsèment fréquemment de taches rouges, ainsi que les portions voisines des membranes vésicales. Sur ces dernières on trouve les lésions ordinaires de la cystite chronique que nous avons décrites plus haut avec soin.

Telle est la forme ordinaire de l'ulcération vésicale. A côté d'elle il en existe une autre ayant des caractères spéciaux, qui ont amené certains cliniciens à lui appliquer la dénomination d'*ulcère perforant chronique*. Elle se distingue de la première par les particularités suivantes : elle est le plus souvent unique, elle se développe quelquefois d'une manière insidieuse sans avoir été précédée par une phlegmasie chronique très franche, elle a une tendance marquée vers la perforation des parois vésicales. Par ces trois caractères elle justifie l'analogie que quelques auteurs ont établie entre elle et l'ulcère simple de l'estomac.

C'est M. Mercier qui, le premier, a attiré l'attention sur ces perforations spontanées, dans un travail qui remonte à 1836, par lequel il se proposait avant tout de démontrer que cet accident avait pour cause réelle un travail ulcératif développé dans le fond des cellules et tout à fait indépendant de l'action des sondes à demeure. (*Mémoire sur certaines perforations spontanées de la vessie*, in *Gazette médicale*. Paris, 1836, p. 257 et 273).

Parmi les huit observations sur lesquelles est basé ce travail, il y en a six d'où se dégage l'enchaînement de faits que voici :

Sous l'influence de la stagnation d'une urine décomposée et particulièrement irritante, la muqueuse d'une cellule devient le siège d'un travail ulcératif qui, d'abord superficiel, gagne de proche en proche en profondeur et atteint le tissu conjonctif périvésical.

Si, sous l'influence de ce travail inflammatoire chronique, il se forme des adhérences entre la face postérieure de la vessie et certains points de la surface de l'intestin, la destruction lente des tuniques des deux organes aboutit à la production d'une fistule vésico-intestinale.

Si la perforation porte sur le péritoine dans un point où il n'existe pas d'adhérences, elle a pour résultat une péritonite rapidement mortelle.

Si elle siège dans un point de la vessie qui n'est pas recouvert de péritoine, ou si elle ne s'étend pas jusqu'à la séreuse, les lésions restent limitées à la couche de tissu conjonctif et consistent, soit dans des abcès circonscrits, soit dans une infiltration urineuse diffuse.

Des exemples fixeront facilement les idées du lecteur.

Dans la première observation on trouve un abcès communiquant avec une cellule ulcérée et avec le péritoine; dans la deuxième on voit que des adhérences formées antérieurement entre la vessie et le rectum ont forcé en quelque sorte l'ulcération à s'étendre jusqu'à ce dernier organe, d'où une fistule vésico-rectale sans communication avec la cavité péritonéale.

La troisième observation est un bel exemple d'abcès urineux de la fosse iliaque gauche, comparable à celui que cite Chopart. Cette collection s'abouchait avec la vessie par un petit orifice d'environ 4 millimètres siégeant à gauche et à un pouce et demi du sommet. On aurait dit qu'il avait été taillé à l'emporte-pièce.

Dans la septième observation, les lésions sont plus complexes. Trois grands foyers, dont un, situé en arrière, communique avec le péritoine, sont en rapport avec quatre perforations vésicales. Enfin la huitième montre plusieurs cellules dans un foyer unique : les unes sont encore tapissées par une membrane muqueuse, tandis que les autres, profondément ulcérées, laissent voir à nu leur couche musculeuse ou plutôt les débris de cette membrane qu'on peut rencontrer dans les hernies tuniquaires.

S'appuyant sur ces documents, M. Mercier essaye de démontrer que les perforations ne sont guère possibles que si l'ulcération envahit une cellule, et l'on peut compléter ses conclusions en ajoutant que les ulcérations développées sur les autres points de la muqueuse vésicale n'exposent pas comme les précédentes aux ruptures. Les caractères ayant aux yeux de cet observateur le plus de valeur sont : la forme spéciale de l'orifice qui semble taillé à l'emporte-pièce, la présence d'une muqueuse sur les bords de la solution de continuité et jusqu'à une certaine distance du côté du foyer, l'existence d'un certain nombre d'autres cellules dans les autres parties de la vessie.

On ne saurait, en effet, méconnaître l'importance de ces arguments ; mais là où l'on pourrait peut-être à bon droit s'écarter de M. Mercier, c'est lorsqu'il affirme que les cavités pleines de pus dans lesquelles s'ouvrent ces orifices sont toujours de formation nouvelle et se sont creusées dans le tissu cellulaire périvésical. Tout en admettant qu'il en est ainsi dans certains cas, nous nous demandons si ces foyers ne seraient pas quelquefois des cellules ou des poches vésicales ulcérées, dont la membrane interne aurait été détruite et serait remplacée par une membrane pyogénique. Cette question, déjà soulevée plus haut à l'occasion des abcès de la vessie, ne sera tranchée définitivement que par des autopsies faites avec le plus grand soin et par des recherches dirigées vers ce point tout à fait spécial.

D'autre part, nous croyons que M. Mercier a été trop absolu en niant que des perforations puissent se faire ailleurs qu'au fond des cellules. La notion contraire paraît ressortir de certaines observations beaucoup plus récentes qui nous viennent d'Angleterre. En rapportant des faits d'ulcères perforants chroniques traités par la formation artificielle d'une fistule vésico-vaginale, M. Lawson ne fait nullement allusion à l'opinion de M. Mercier, peut-être parce qu'il ne la connaît pas. Il parle de cette affection comme si elle était commune, et ne se préoccupe que médiocrement de la rigueur du diagnostic, puisqu'il se base uniquement sur une douleur plus ou moins violente siégeant dans l'hypogastre et sur les souffrances occasionnées par la miction. Trois de ces observations, dans lesquelles il n'y a pas eu d'autopsie, sont donc très contestables; il n'en est pas de même de la quatrième, que nous aimerions à rapporter en détail, si dans sa forme originale elle n'était déjà trop écourtée. L'auteur dit simplement que l'ulcération reproduisait les caractères ordinaires de l'ulcère simple de l'estomac, et il rapproche cette lésion de celle qui a été trouvée dans ce viscère par Rokitansky. Pas un mot des travaux de Cruveilhier, pas une allusion au mémoire de M. Mercier. Il est présumable que, si la perforation avait porté sur une cellule, cette particularité n'aurait pas échappé à l'observateur.

Il ajoute qu'il croit cette affection propre au sexe féminin, et en place le siège ordinaire au niveau du col (*The Lancet*, 1870, t. II, p. 738).

Voici un document d'une valeur supérieure à nos yeux. C'est une observation, également d'origine anglaise, qui nous montre l'affection chez un homme, et nous offre un exemple extrêmement curieux de développement insidieux aboutissant à une perforation du péritoine. Elle vaut la peine d'être analysée soigneusement.

Bartbet, *Case of perforating ulcer of the bladder*, in the Lancet, 1876, t. I, p. 210),

Un ingénieur, ayant fait un effort pour soulever une barre de fer, éprouve une douleur vive dans le bas-ventre. Une rétention d'urine complète nécessite le cathétérisme. Quatre jours se passent sans que les douleurs acquièrent une grande intensité.

Le 18 octobre 1875 (l'accident était du 14), il y a une assez vive sensibilité dans l'hypogastre; le bec du cathéter détermine une très grande douleur en frottant sur un point de la vessie.

Le 19, le malade rend avec l'urine du pus en petite quantité. La mort a lieu le 22 octobre.

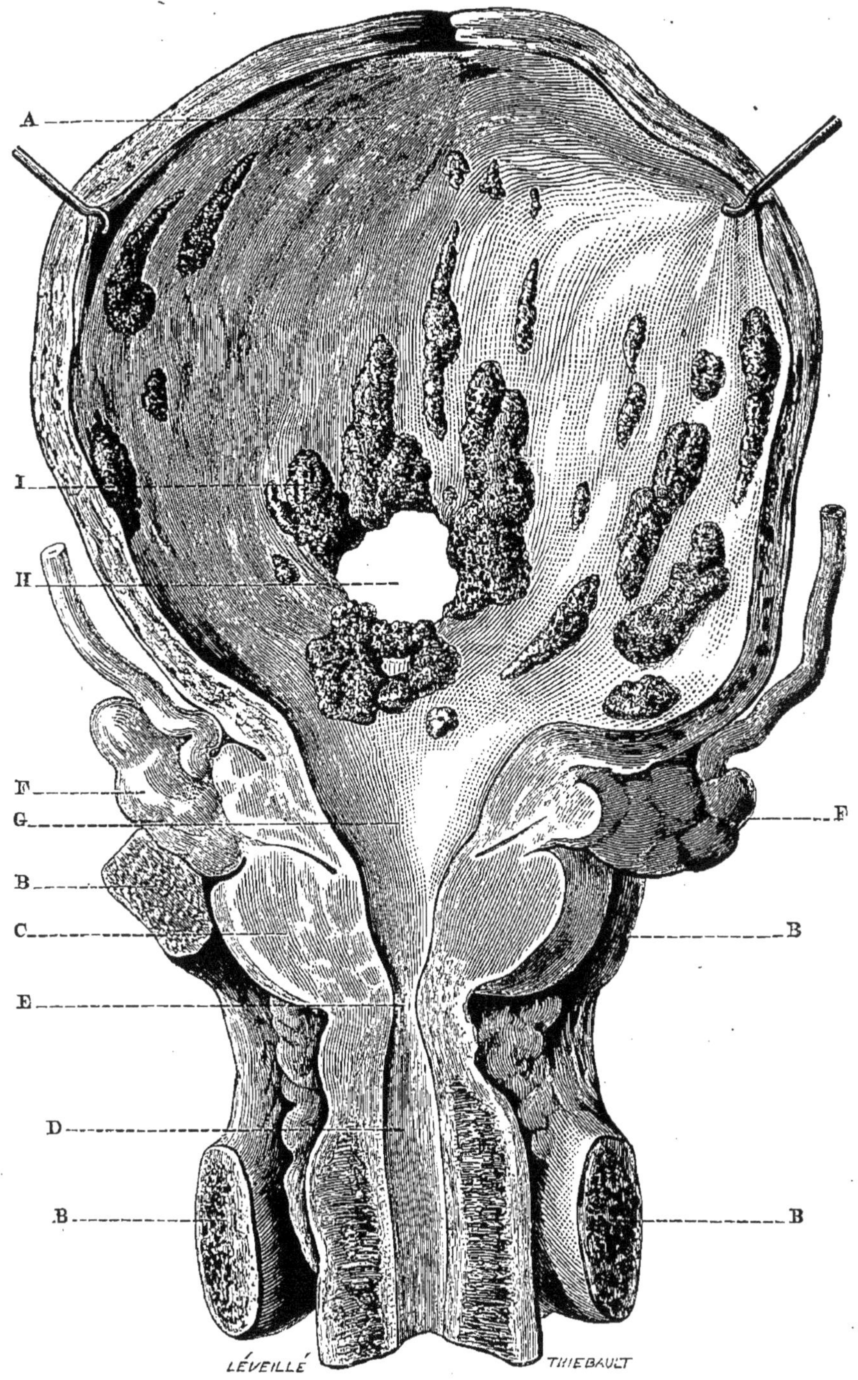

FIG. 33.

EXPLICATION DE LA FIGURE 33.

A. Coupe de la vessie (partie antérieure).

BB. Sections du pubis (branches horizontales et descendantes).

C. Coupe antéro-postérieure de la partie postérieure de la prostate.

D. Canal de l'urèthre.

E. Partie antérieure de la région prostatique.

FF. Vésicules séminales.

G. Portion prostatique de l'urèthre vue par sa face antérieure.

H. Perforation ayant succédé à une ulcération de la paroi antérieure de la vessie et faisant communiquer la cavité des viscères avec un abcès périvésical.

I. Végétations nombreuses disséminées autour de la perforation et sur toute l'étendue de la paroi antérieure de la vessie.

(Pièce de la collection de M. Voillemier.)

Autopsie. — Lésions de péritonite générale peu accusée et d'épiploïte. Dans le petit bassin, des adhérences anciennes et récentes agglutinent les anses intestinales. Tandis qu'on les sépare les unes des autres, on aperçoit au milieu de la face postérieure de la vessie, à un pouce au-dessous de son sommet, un orifice ovale, d'un demi-pouce sur trois huitièmes de pouce, à bords nets, sauf quelques taches jaunes formées sur sa circonférence par de la lymphe plastique.

Du côté de la face interne, et dans un point correspondant juste au trou constaté à l'extérieur, existe une ulcération tout à fait semblable à un ulcère de l'estomac, ulcération infundibuliforme qui semble avoir été taillée à l'emporte-pièce.

Sur les autres points de sa surface, la muqueuse vésicale est tuméfiée çà et là et parsemée de rougeurs superficielles; mais elle ne porte nulle part les traces d'une inflammation chronique ancienne.

Il est, du reste, à noter comme circonstance très importante, que le malade n'avait éprouvé aucun trouble du côté de la vessie antérieurement à ces derniers accidents, excepté une courte rétention d'urine cinq ans auparavant.

De tout ce qui précède, l'auteur conclut que la vessie a dû être le siège d'une phlegmasie chronique tout à fait circonscrite et latente, qui a amené graduellement la destruction des tuniques vésicales, de sorte que la perforation était bien près de se faire d'elle-même, lorsqu'un effort l'a déterminée. Bien qu'il ne donne aucun détail sur l'état anatomique des parois de la vessie, il ressort de son exposé qu'elle ne présentait rien de plus à noter que ce qui figure dans le procès-verbal de l'autopsie. Il n'y est question ni de poches, ni de cellules, comme dans les faits de M. Mercier, et rien n'autorise à penser que l'auteur anglais aurait négligé de mentionner des lésions aussi faciles à constater, si elles avaient existé.

Un cas du même genre que nous avons observé nous permet d'affirmer que l'opinion de M. Mercier est trop exclusive, et que les perforations spontanées de la vessie peuvent avoir lieu dans des points autres que le fond d'une cellule (fig. 33). Il est possiblee que la forme d'ulcération décrite plus spécialement par des chirurgiens anglaist et américains soit beaucoup plus fréquente à l'étranger qu'en France, et qu'elle ne corresponde pas rigoureusement à celle sur laquelle M. Mercier a particulièrement appelé l'attention. En ce cas, le rapprochement que nous avons établi plus haut n'aurait plus de raison d'être; mais jusqu'à nouvel ordre nous pensons être dans le vrai en réunissant les deux descriptions dans une étude commune.

Le diagnostic des ulcérations de la vessie repose sur des signes bien incertains : la présence d'une grande quantité de pus dans l'urine, les hématuries, les douleurs vives provoquées par le frôlement de la sonde. A ces particularités, dont la réunion permettrait à peine de soupçonner la lésion, il faudrait ajouter, d'après M. Lawson, les souffrances vives occasionnées par la miction, spécialement chez les femmes. Ce dernier signe aurait été jugé suffisant par sir James Simpson et par M. Lawson, pour porter le diagnostic d'ulcère perforant chronique, dans les quatre cas rapportés par ce dernier chirurgien; mais nous avons déjà dit plus haut combien il nous semblait difficile d'accepter son interprétation pour les trois malades qui ont guéri. Nous pensons, pour notre part, que l'on a le droit de se montrer plus rigoureux.

D'une manière générale, l'ulcération étendue ou circonscrite de la vessie est une lésion grave, en tant qu'exposant à la résorption d'une urine putride, aux hématuries, aux abcès circonscrits ou diffus, aux fistules et aux ruptures du péritoine.

La guérison de cette lésion est entièrement subordonnée à celle de la phlegmasie chronique qui ordinairement lui donne naissance, et nous n'avons pas besoin de répéter combien en général cette dernière est rebelle au traitement, à plus forte raison si elle s'est développée dans une cellule ou dans une poche.

Néanmoins les chirurgiens anglais et américains que nous avons mentionnés, soit dans ce chapitre, soit à l'occasion des cystites chroniques très douloureuses, ont préconisé une méthode de traitement applicable seulement au sexe féminin, et qui consiste à débrider largement le col et le bas-fond de la vessie.

L'idée première de cette opération est attribuée par Lawson à sir James Simpson. Elle consiste à inciser sur un conducteur et par le vagin le dernier quart de l'urèthre et la vessie dans l'étendue d'un pouce. Ce débridement amènerait immédiatement une grande sédation, et serait capable de procurer une guérison complète en quelques semaines. Quant à la fistule vésico-vaginale ainsi produite, non seulement il n'y aurait pas à redouter sa persistance, mais la seule chose à craindre serait sa cicatrisation trop hâtive.

Marion Sims et plusieurs autres chirurgiens américains ont eu recours avec succès à cette opération, de sorte qu'elle semble passée dans la pratique de nos confrères. Bien que nous soyons en droit de nous demander si tous les cas où elle a été faite étaient réellement des cas d'ulcère chronique, nous devons prendre bonne note de ces résultats. Il y a, spécialement chez les femmes, des cystites chroniques si douloureuses, que nous ne voudrions pas repousser, sans l'avoir expérimenté, un nouveau moyen de les soulager.

Nous ferons seulement remarquer que ce débridement exécuté par le vagin, que la colpo-cystotomie n'est que l'application au sexe féminin d'un principe déjà mis en pratique chez l'homme, soit par hasard, soit volontairement. On se rappelle que nous avons dit quelques mots, à propos du traitement de la cystite chronique, des tailles sans calculs qui avaient guéri ou considérablement amélioré les malades. Que le résultat immédiat de l'intervention soit de créer une large fistule périnéale ou une fistule vaginale, le débridement du col reste le principe fondamental de l'opération, et l'on pourrait bien en conclure, d'une façon quelque peu systématique et exclusive, que son succès, même chez la femme, ne donne nullement le droit de diagnostiquer autre chose qu'un spasme intense de la vessie survenu avant ou après l'inflammation qui l'accompagne ordinairement.

CHAPITRE XI

RUPTURES DITES SPONTANÉES DE LA VESSIE — ABCÈS URINEUX, INFILTRATION D'URINE, PÉRITONITE — FISTULES URINAIRES

Ce chapitre pourra être considéré comme étant le corollaire des précédents. Toute perforation de la vessie par gangrène ou par ulcération a pour conséquence l'issue de l'urine hors de son réservoir naturel. Cet accident, que les recherches modernes ont rendu facile à comprendre, n'a pas toujours été interprété de la même façon, et nous ne sommes pas encore très éloignés du moment où l'on croyait que l'accumulation de l'urine dans la vessie, et la distension qui s'ensuivait, suffisaient pour en déterminer la rupture. Cette opinion, à laquelle Dupuytren a prêté l'appui de sa parole (*Leçons orales de clinique chirurgicale*, t. V, p. 236), a fait loi dans la science, jusqu'au jour où J. Cruveilhier lui a porté un rude coup, en déclarant qu'il ne connaissait pas un seul exemple positif de rupture de la vessie par le seul fait de la distension excessive de cet organe (*Traité d'anatomie pathologique générale*, t. I, p. 118). M. Houel, qui ne semble pas conserver de doutes à cet égard, pense que l'existence préalable d'une cellule vésicale, et à plus forte raison d'une poche amincie, fournit une explication plausible de cet accident dans bon nombre de cas où la gangrène et l'ulcération resteraient tout à fait hors de cause. Nous serions fort disposés à croire que, en outre, un certain degré d'inflammation est nécessaire et préparerait la rupture en altérant les éléments constitutifs de la paroi vésicale.

Il est vrai que cette altération préalable n'est pas toujours facile à démontrer, surtout si on la recherche dans les faits de rupture spontanée observés chez le fœtus pendant la vie intra-utérine. Dans celui que l'on doit à W. King (*Guy's Hospital Reports*, 1837), il est dit qu'une solution de continuité de 3 centimètres de long, occupant la face postérieure, un peu au-dessous du sommet, mettait la vessie en communication avec le péritoine. Le fœtus n'avait que quatre mois; l'urèthre était imperforé. La vessie présentait les caractères ordinaires de l'hypertrophie. Au pourtour de la solution de continuité les tuniques étaient amincies, mais il n'est pas question d'une disposition semblable à celle que l'on constate, lorsque des hernies tuniquaires se sont formées entre les faisceaux saillants de la tunique musculaire.

La solution de continuité offrait les mêmes caractères dans les cas de Cock, de Robert Lee (*Medico-chirurgical Transactions*, vol. XIX) et de Malgaigne (Houel, *Des plaies et des ruptures de la vessie*. Thèse d'agrégation, Paris, 1857, p. 57).

Les ruptures spontanées de la vessie sont très rares par rapport aux ruptures traumatiques. On a pu en juger déjà par le nombre considérable de faits sur lesquels nous avons basé nos conclusions dans le chapitre consacré à ces dernières. Aux sept cas rapportés par M. Houel, on en pourrait joindre seulement un petit nombre épars dans les recueils scientifiques français et étrangers, recueillis pour la plupart chez des hommes. C'est avec raison que ce chirurgien avance qu'elles siègent ordinairement sur la face postérieure de l'organe, mais il est trop absolu en ajoutant qu'elles sont toujours sous-péritonéales et respectent la séreuse. L'observation de Bartleet, rapportée à propos de l'ulcère perforant chronique, infirme cette proposition en fournissant un exemple de péritonite par rupture vésicale; on pourrait citer entre autres cas du même genre un des faits contenus dans le travail de M. Mercier. Rien n'est plus facile que de s'expliquer cette perforation par l'adhérence intime des diverses tuniques de la vessie que l'inflammation ulcérative doit ordinairement provoquer. Néanmoins, l'adhérence étant loin d'être constante, on conçoit aussi fort bien que la rupture de la tunique muqueuse, et quelquefois aussi de la musculeuse, ait pour conséquence la production d'une suppuration circonscrite ou diffuse sous-péritonéale.

Ces ruptures se font tantôt tout à fait spontanément, tantôt sous l'influence d'un petit effort, parfois à la suite d'une violence exercée sur la région hypogastrique. Dans quelques cas la distension de la vessie agit comme cause déterminante; mais il y en a où cette circonstance fait entièrement défaut et où l'accident apparaît simplement comme la conséquence fatale du travail pathologique qui l'a préparé.

Le plus souvent il s'annonce par une douleur vive dont le maximum est dans le bas-ventre et qui envoie des irradiations dans les aines, ainsi que dans les régions lombaires. Une syncope peut en être la conséquence immédiate; la marche est absolument impossible ou extrêmement pénible.

S'il y avait auparavant distension de la vessie, le malade se sent momentanément soulagé, quoique la quantité d'urine qui s'échappe du viscère soit généralement moins considérable qu'à la suite des larges déchirures provoquées par les traumatismes.

Pour la même raison, une sonde introduite dans la vessie pourra donner issue à une quantité notable de ce liquide, et l'on reconnaîtra tout de suite qu'à l'inverse de ce qui a lieu en cas de déchirure n'est proprement dite, l'urine présente des caractères normaux et pas teintée de sang.

Rappelons que des phénomènes généraux graves, dont nous avons déjà fait mention, se développent ordinairement à bref délai, lorsque l'épanchement d'urine est important et quel qu'en soit le siège (dépression profonde, état syncopal, sueurs froides, frissons, hoquet, angoisse, etc.).

Au delà de ces diverses circonstances du début, il y a une symptomatologie propre à chacun des accidents consécutifs à la perforation, suivant le point où elle s'est faite. On voit alors apparaître les abcès urineux, l'infiltration d'urine ou la péritonite.

Abcès urineux, infiltration d'urine. — L'épanchement dans le tissu cellulaire est lent ou rapide, peu considérable ou abondant. Une très petite perforation laissant passer seulement quelques gouttes d'urine est le point de départ d'une suppuration circonscrite, dont le foyer s'entoure rapidement d'une couche épaisse d'exsudats plastiques. Nous avons élevé quelques doutes, à propos de la suppuration des cellules, relativement à la genèse de ces cavités qu'on trouve annexées à la vessie, et qui ne sont pas tapissées par la muqueuse de cet organe. Nous nous sommes demandé si elles ne seraient pas simplement de vieilles poches ulcérées ou tapissées à leur face interne d'une membrane pyogénique de nouvelle formation.

Ici, comme plus haut, nous exprimerons les mêmes doutes, tout en faisant des réserves pour les cas où l'on trouve une cavité communiquant, d'une part avec la vessie, d'autre part avec un organe voisin ou avec l'air extérieur, au moyen d'une fistule muqueuse ou cutanée. Dans ce dernier cas, en effet, l'analogie avec les abcès urineux d'origine uréthrale est complète. Ces derniers, après avoir mis un temps quelquefois long à se former, se rapprochent de plus en plus de la surface cutanée et finissent par s'ouvrir à l'extérieur. Si nous avons soin de laisser de côté les poches uréthrales, dont la pathogénie n'est pas du tout comparable à celle de ces abcès, nous pouvons affirmer qu'on ne voit pas une collection due à l'infiltration lente de l'urine rester en communication avec le canal, sans qu'il se fasse tôt ou tard une ouverture du côté des téguments. Ce qui est vrai pour l'urèthre nous paraît devoir l'être pour la vessie. Nous admettrons donc l'abcès urineux à marche lente, chronique ou subaiguë, mais à condition qu'on nous accorde qu'il a une tendance fatale à s'ouvrir à la surface des téguments ou dans un point du tube digestif voisin de la vessie.

Quant à l'*infiltration urineuse*, elle est hors de toute contestation depuis fort longtemps, et se présente avec les symptômes qu'on pouvait facilement prévoir. L'urine, après avoir envahi rapidement le tissu conjonctif au-dessous du péritoine ou sur les parties latérales de la vessie, gagne de proche en proche la couche lâche interposée entre l'aponévrose supérieure du périnée et le péritoine, monte vers les fosses iliaques et vers la région lombaire, s'étale derrière les plans les plus profonds de la paroi abdominale, en développant dans tous les tissus qu'elle touche une inflammation diffuse gangréneuse.

Lorsque le sujet ne succombe pas trop rapidement à ces terribles accidents, lorsque l'infiltration se circonscrit en partie par le développement rapide d'exsudats plastiques sur tout le trajet du liquide irritant, la phlegmasie atteint seulement quelques points des couches tégumentaires, et la suppuration, mêlée d'urine et de débris de tissu conjonctif, se fait jour au dehors par une ou plusieurs ouvertures. De là des fistules plus ou moins persistantes, dont nous aurons à parler plus loin.

L'infiltration gagne aussi les fosses ischio-rectales et le périnée, après avoir passé au travers de l'aponévrose prostato-péritonéale ou dissocié les fibres du releveur de l'anus. Les abcès et les fistules se forment alors au pourtour de cet orifice, en avant et plus encore les côtés.

Le diagnostic des abcès urineux présente de grandes difficultés, tant que le foyer reste circonscrit et que la suppuration n'a pas de tendance à franchir ses limites primitives. A peine les moyens d'exploration que nous avons recommandés pour les poches vésicales pourraient-ils faire soupçonner leur existence. Si, au contraire, c'est une infiltration diffuse que l'on observe, les phénomènes généraux (fièvre septicémique, sécheresse et racornissement de la langue, délire, vomissements), joints aux phénomènes locaux (teinte rouge violacée de la peau, emphysème gangréneux, fluctuation pâteuse), rendent le diagnostic assez facile, d'autant plus que les phlegmons diffus gangréneux de la région du bas-ventre sont bien rares, et que, en dehors de l'infiltration d'urine, il n'y a guère que l'infiltration stercorale qui puisse y donner lieu.

Le pronostic de cet accident est si grave, que l'influence du traitement se réduit à peu de chose. Tout dépend de l'allure primitive de la maladie et de l'étendue des désordres. Plus l'infiltration est diffuse, plus le danger est grand ; plus la marche du mal se rapproche de celle d'un abcès simple, moins il y a à redouter une terminaison fatale : et il est de fait que, dans quelques circonstances, l'ouverture spontanée ou artificielle du foyer permet à la suppuration de se circonscrire, lui ménage un écoulement facile à l'extérieur et améliore rapidement l'état général.

Le traitement consiste avant tout dans les larges débridements; mais l'indication est malheureusement impossible à remplir dans toute la première période de l'infiltration, parce que avant d'atteindre le pourtour de l'anus ou la partie inférieure de l'abdomen, il faut que l'urine traverse le tissu cellulaire du petit bassin. Ce n'est qu'après y avoir produit de graves désordres qu'elle arrive jusqu'à des points accessibles aux instruments.

Péritonite. — Lorsque la perforation de la vessie se fait dans le péritoine, il en résulte inévitablement une inflammation de la séreuse; mais les accidents n'affectent pas toujours la même marche, et les différences tiennent à ce que des adhérences ont pu s'établir antérieurement à la perforation entre la face postérieure de la vessie et les organes voisins. Ce fait se comprend sans peine. La perforation est donc précédée, dans certains cas, d'une péritonite chronique localisée, si bien que l'urine, sortant de son réservoir, rencontre des obstacles à un écoulement abondant et à une infiltration diffuse entre les anses intestinales. L'épanchement se trouve forcément limité, et les accidents prennent une allure moins foudroyante qu'après les ruptures traumatiques.

C'est ce qui s'est passé dans le fait de M. Bartleet, et c'est ce qui explique comment la péritonite, quoique ayant déterminé la mort, a été si peu douloureuse, si peu semblable aux péritonites par perforation d'un organe creux, telles qu'on est accoutumé de les observer.

La mort ne nous en paraît pas moins inévitable, en dépit des assertions risquées de certains auteurs qui ont parlé d'enkystement des épanchements urineux péritonéaux, sans pouvoir fournir du fait une démonstration matérielle, anatomique. Tout au plus peut-on admettre un enkystement momentané, jusqu'à l'établissement d'une fistule intestinale ou rectale; mais il ne faudrait pas qu'un long temps s'écoulât avant que l'urine trouvât de cette sorte une issue vers l'extérieur. En dehors de cette circonstance, nous ne croyons pas à l'enkystement définitif.

La terminaison fatale est encore bien plus certaine, si la face postérieure de la vessie n'est pas réunie par des adhérences aux parties voisines du tube digestif. Une simple fissure de la vessie pourrait ne donner lieu tout d'abord qu'à des accidents de peu d'intensité; mais ordinairement la quantité d'urine qui arrive dans la séreuse abdominale est bien suffisante pour faire naître une inflammation suraiguë et rapidement mortelle.

La thérapeutique est désarmée devant de pareils accidents, et nous ne pensons pas que, dans ces circonstances, il soit permis de songer, même à titre de moyen désespéré, à l'ouverture du ventre, au nettoyage de la cavité abdominale et à la suture de la vessie. L'état morbide antérieur de cet organe, le siège fréquent des perforations à la partie inférieure de la face postérieure, placent le malade dans les conditions les plus mauvaises, au point de vue du succès d'une tentative opératoire aussi hardie.

Fistules urinaires vésicales. — Envisagées comme conséquence des ulcérations de la vessie, les fistules ne sont pas très rares. Il y a une distinction à établir, au point de vue de la pathogénie et du traitement, entre celles qui mettent le réservoir de l'urine en communication directe avec un organe creux du voisinage ou avec la surface cutanée du corps, et celles qui n'établissent cette communication que par l'intermédiaire d'un abcès. Le mode de formation de ces dernières a été suffisamment indiqué dans le paragraphe précédent; quant aux premières, elles peuvent résulter de l'oblitération graduelle du foyer de suppuration, qui se convertit peu à peu en un canal plus ou moins long et d'un calibre plus ou moins régulier; mais le trajet n'est jamais aussi court que lorsqu'une ulcération limitée détruit successivement les parois de la vessie et de l'intestin réunies par des adhérences. Tel est le mécanisme de la formation d'un certain nombre de fistules vésico-intestinales, mais non de toutes; car il est bien avéré que l'ulcération suit assez souvent une marche inverse et qu'elle n'atteint la vessie qu'après avoir au préalable perforé l'intestin. L'affection commence alors par une entérite chronique ulcéreuse limitée, au lieu de commencer par une inflammation vésicale.

Le plus souvent alors ce sont des corps étrangers qui ont été la cause première de l'ulcération intestinale. Les exemples de pépins de raisin, de graines diverses, de noyaux de fruits, etc., ayant ainsi pénétré dans le réservoir urinaire ne sont pas rares dans les anciens auteurs. Le passage des vers intestinaux est également un fait admis, quoique tous ceux qui en ont parlé ne soient pas d'accord sur le mécanisme de leur pénétration. Ne pouvant insister sur le détail de tous ces cas curieux, sur lesquels nous aurons à revenir à l'occasion des corps étrangers et des calculs, nous renvoyons le lecteur à une thèse intéressante concernant ce sujet, où l'on en trouvera un résumé suffisamment complet (Blanquinque, *Étude sur les fistules vésico-intestinales*. Thèse de doctorat, Paris, 1870).

L'ulcération vésicale n'est pas toujours due à un simple travail inflammatoire. Des calculs, des corps étrangers peuvent en être la cause première. L'exemple le plus curieux qu'on en puisse citer est celui du malade lithotritié par M. Caudmont, qui, quatre ans auparavant, s'était introduit dans le canal et jusque dans la vessie un porte-plume long de 10 centimètres. Une fistule vésico-intestinale s'en était suivie (*Bulletins de la Société anatomique*, t. XXVII, p. 354).

Nous mentionnerons simplement les fistules traumatiques, déjà étudiées dans le premier chapitre, et celles qui résultent de l'ouverture dans la vessie d'un abcès aigu et surtout chronique formé dans son voisinage.

Les rapports anatomiques et les circonstances qui occasionnent la formation des fistules par ulcération et d'origine traumatique rendent suffisamment compte de leur bien plus grande fréquence chez l'homme.

Nous laissons de côté pour le moment les fistules vésico-intestinales congénitales, dont nous nous occuperons à propos des vices de conformation de la vessie, et nous nous bornerons à mettre le lecteur en garde contre la confusion qui pourrait être faite entre les fistules urinaires ordinaires de la région ombilicale et celles qui pourraient résulter de la persistance de l'ouraque. M. Gruget, à qui l'on doit une thèse intéressante sur ce sujet, conclut « que la persistance du canal de l'ouraque doit être extrêmement rare, et par conséquent qu'il doit en être de même des fistules urinaires ombilicales auxquelles elle donne lieu » (*Des fistules urinaires ombilicales qui se produisent par l'ouraque resté ou redevenu perméable.* Thèse de doctorat, Paris, 1872).

On ne s'étonnera pas de nous voir rejeter hors de notre cadre les fistules vésico-vaginales et vésico-utérines.

Long ou court, large ou étroit, le trajet fistuleux s'ouvre du côté de la vessie, de la peau ou de l'intestin, par un orifice de dimensions très variables, quelquefois fort petit. Lorsqu'il est large, la muqueuse de la vessie a de la tendance à se renverser en dehors de la cavité et à faire hernie, exactement comme dans le cas de fistule vésico-vaginale. Si le trajet est court, il est recouvert dans toute son étendue par cette membrane; s'il est long, c'est une membrane pyogénique qui le tapisse.

Il s'en faut que l'établissement d'une fistule vésico-intestinale s'annonce toujours par des signes nets. Fort souvent c'est presque par hasard que le diagnostic se fait. Le malade rend un lombric par l'urèthre, ou bien ce sont des matières alimentaires ou stercorales qui sont rejetées avec l'urine par le canal. Alors le doute n'est pas permis. Il n'en est plus de même si des gaz s'échappent pendant ou après la miction, ou bien si, à la suite du cathétérisme avec une sonde d'argent, cette dernière sort de la vessie noircie par de l'hydrogène sulfuré. Les cas où l'on a admis que ce gaz pouvait naître dans la vessie elle-même, lorsque ses parois ou des fongus développés sur elles ont été frappés de sphacèle, ne sont pas toujours assez démonstratifs pour entraîner la conviction; de sorte que, à défaut des autres signes caractéristiques déjà mentionnés, celui-là peut déjà servir de base à de fortes présomptions relativement à une communication anormale.

Nous avons parlé des corps étrangers de provenance intestinale (lombrics, matières alimentaires, matières fécales). Le passage de l'urine dans l'intestin s'observe aussi, mais non toujours.

Lorsqu'il se fait brusquement ou d'une manière continue, et que la communication porte sur un point de l'intestin assez éloigné de l'anus, il en résulte une entérite violente accompagnée de coliques et d'épreintes, qui aggrave considérablement l'état des malades. Les matières mélangées d'urine sont expulsées fréquemment; néanmoins les sphincters empêchent ce liquide de s'écouler dans les intervalles. Il n'y a pas, à proprement parler, d'incontinence.

Chose curieuse, il y a des cas où l'urine passe dans l'intestin sans que réciproquement les matières intestinales pénètrent dans la vessie et soient expulsées par l'urèthre. Il y en aussi où le contraire se voit, et c'est pour être tombé sur une série de ce genre que J. L. Petit pensait que ce fait était l'expression d'une règle presque absolue. Il est remarquable aussi que les deux organes, vessie et intestin, puissent être en communication avec un abcès de la fosse iliaque ou du petit bassin, sans que l'urine et les matières alimentaires ou fécales pénètrent dans le foyer. Cela peut s'expliquer cependant par la disposition des orifices, qui font valvule tantôt dans un sens, tantôt dans l'autre, et rendent ainsi inaccessible à des produits hétéroclites le foyer d'un abcès ou la cavité des organes.

Du côté des téguments, la règle est l'écoulement de l'urine; la fistule n'existerait pas ou ne persisterait pas sans cette circonstance.

Certains malades portent une fistule cutanée ou muqueuse pendant des années, sans que leur santé en souffre beaucoup. Telle est la fistule traumatique de trente années de date qu'ont observée Richerand et Cloquet (*Arch. gén. de médecine*, première série, t. XVIII, p. 282); telle est encore celle dont était atteint depuis dix-sept ans le malade de Demarquay dont M. Blanquinque rapporte l'observation.

En revanche, les troubles intestinaux, l'inflammation vésicale entretenue, créée ou accrue par le passage fréquent ou continuel des matières, engendrent une cachexie rapide, à laquelle succombent beaucoup de sujets.

Les fistules cutanées, quoique moins graves, représentent cependant une affection très sérieuse, sans compter qu'elles condamnent les sujets à une infirmité des plus pénibles n'ayant guère de tendance à la guérison.

Comme complication des plus redoutables des fistules vésico-intestinales, nous devons mentionner encore la péritonite par extension de la perforation, soit par continuation du travail ulcératif antérieur, soit par obstruction du canal intestinal au-dessous de la communication.

Le petit tableau suivant, emprunté à M. Blanquinque, précise le pronostic que nous venons d'esquisser à grands traits :

Sur 30 cas de fistules d'origine inflammatoire, on compte :

4 guérisons (J. L. Petit, Laugier, Guibout, Bertin),

5 restées stationnaires,

3 morts de maladies étrangères à la fistule,

4 morts dans lesquels les détails manquent,

14 morts pour causes multiples (abcès urineux du petit bassin, péritonite, suppuration des muqueuses de l'intestin, de la vessie, de l'urèthre, diarrhée, etc.).

Il ne faut pas perdre de vue que ce tableau comprend les cas de perforation vésicale secondaire par ulcération venant de l'intestin.

Les indications du traitement se réduisent à peu de chose. D'une manière générale, la sonde à demeure, et, mieux encore, le siphon vésical, doivent en constituer la base. C'est au premier de ces procédés que J. L. Petit, Laugier et sans doute plusieurs autres chirurgiens ont dû leurs succès. Cette méthode est la seule applicable aux fistules inaccessibles, comme la fistule vésico-intestinale éloignée de l'anus. Elle ne peut évidemment l'être que dans un nombre limité de cas.

L'orifice externe s'ouvre-t-il à la surface des téguments, les cautérisations au fer rouge, l'autoplastie même peuvent être tentées avec des chances sérieuses de succès, lorsque le trajet est étroit et que la vessie est dans une situation déclive par rapport au point intéressé des téguments.

Enfin, s'il s'agit d'une fistule vésico-rectale ou vésico-périnéale, il faut, suivant le conseil de Desault, qui visait surtout les blessures du rectum pendant la taille, fendre les parties molles entre le fond du trajet, son orifice rectal ou périnéal et la marge de l'anus, en un mot faire une opération analogue à celle de la fistule à l'anus à long trajet, en incisant les parties molles en avant du rectum à une profondeur suffisante. C'est une opération du même genre que Baudens paraît avoir mise en pratique et que M. Guibout a vue réussir sur un malade qui, antérieurement, rendait des gaz par l'urèthre. Il est bien entendu que la sonde à demeure ou le siphon restent, même en cas d'opération, une des conditions fondamentales du succès.

V. — TROUBLES DE LA SENSIBILITÉ ET DE LA MOTILITÉ.

Les sujets dont nous aurons à traiter dans ce groupe appartiennent aux plus ardus de la pathologie urinaire. L'obscurité qui les enveloppe résulte de la multiplicité des circonstances capables d'agir sur la vessie, soit en exagérant la sensibilité de son appareil musculaire aux excitations qui peuvent le mettre en jeu, soit en donnant naissance à des phénomènes douloureux ayant de la tendance à se fixer sur le col et indépendants, dans bon nombre de cas, de toute altération organique. Y a-t-il, entre ce qu'on a appelé l'irritabilité vésicale et le spasme, entre les névralgies du col et les contractures douloureuses, autant de différence qu'ont voulu en établir certains auteurs? L'irritabilité et le spasme sont-ils deux degrés d'un même trouble fonctionnel, la névralgie du col est-elle toujours une contracture douloureuse? Voilà ce qu'il importe d'élucider autant que possible. C'est le désir de porter la plus grande clarté dans cette discussion qui nous a déterminés à lui consacrer un chapitre spécial, qui servira de préambule à celui où nous envisagerons dans son ensemble le spasme de la vessie.

CHAPITRE XII

IRRITABILITÉ VÉSICALE

Suivant la définition de M. Gant (Frederick James Gant, *Irritable bladder*, London, 1872), l'irritabilité de la vessie est un besoin plus ou moins urgent et plus ou moins douloureux de se livrer à la miction. Ce trouble fonctionnel serait un symptôme de plusieurs maladies de siège éloigné et quelquefois aussi la résultante unique de plusieurs influences constitutionnelles; mais il serait aussi sous la dépendance d'un certain nombre de causes locales internes.

Les causes générales, toujours d'après l'auteur anglais, seraient :

diverses formes de dyspepsie résultant d'un régime mal approprié à l'économie et d'une assimilation défectueuse, la négligence habituelle des ablutions et des grands bains, les divers troubles de l'excrétion rénale capables de modifier profondément les qualités de l'urine, le défaut d'exercice, le renouvellement insuffisant de l'air dans les appartements, l'abus du *home*, l'indolence, la position horizontale longtemps prolongée (*sofa life*), l'énervement, l'hystérie, les maladies mentales. A cette nomenclature l'auteur ajoute l'absence des précautions nécessaires pendant la grossesse.

La série des causes locales est encore plus longue. Elle comprend : la constipation habituelle et les affections du rectum, hémorrhoïdes, prolapsus, ulcérations, fissures à l'anus, rectite, rétrécissements, cancer, abcès, fistules; les affections de l'utérus et du vagin ; celles de la prostate et de l'urèthre, hypertrophie prostatique, rétrécissements, etc. ; enfin, les affections de la vessie, cystite aiguë et chronique, cancer, calculs, corps étrangers quelconques, etc. En un mot, toutes les affections capables d'augmenter le nombre des envies d'uriner peuvent être envisagées comme des causes d'irritabilité vésicale.

Que reste-t-il de ce vaste monument étiologique, lorsqu'on se donne la peine d'aller au fond des choses? un mot nouveau qui a eu la bonne fortune d'être adopté un peu partout, sauf peut-être en France, où on lui a fait jusqu'ici l'accueil le moins empressé. Il est vrai que, pour mieux reproduire la pensée des fanatiques de l'irritabilité vésicale, on se sert parfois de la dénomination *vessie irritable*, traduction littérale de la désignation anglaise *irritable bladder ;* mais il s'en faut que cette rigueur apparente soit toujours l'indice d'une réelle conviction. Cependant, du livre de M. Gant et des diverses publications afférentes au même sujet, et qu'il est inutile de citer, se dégage une idée qui vaut la peine d'être discutée, on pourrait même dire une théorie à opposer à celle qui fait de l'irritabilité vésicale le résultat d'une irritation directe de l'appareil musculaire de la vessie. Citons des exemples pour mieux préciser.

Prenons d'abord la maladie la plus banale, la cystite aiguë. Les envies d'uriner fréquentes tiennent-elles à ce que les fibres musculaires sont incitées directement par l'inflammation, ou bien doit-on plutôt les attribuer à une influence réflexe partie de la muqueuse phlogosée? N'est-il pas permis de penser que la théorie de la miction normale reste intégralement applicable aux cas pathologiques? En admettant cette hypothèse, on arriverait à conclure que l'irritabilité vésicale est toujours d'origine réflexe, même lorsque l'affection qui l'engendre siège dans la vessie elle-même.

Il n'est pas facile, on doit le reconnaître, de réfuter cette opinion, d'autant plus que certains faits démontrent à n'en pas douter l'irritabilité d'origine réflexe. Par exemple, quand un enfant atteint de phimosis congénital et de balano-posthite chronique a des envies très fréquentes d'uriner, l'origine éloignée du stimulus irritatif ne saurait être contestée. En revanche, si l'affection primitive s'est développée dans la vessie ou dans un des organes immédiatement voisins, tels que la matrice ou le rectum, on peut bien supposer que la propagation de l'état congestif de ces organes jusqu'au réservoir urinaire a pu suffire pour provoquer la mise en jeu de son appareil contractile, et cette supposition s'abrite derrière un fait physiologique que personne ne conteste, c'est que le passage dans un muscle d'une quantité de sang plus grande que dans l'état normal provoque la contraction de ce muscle; or il n'est pas douteux que la congestion inflammatoire de la vessie ne réalise des conditions analogues, sinon tout à fait semblables.

Donc l'irritabilité de cause directe peut se défendre, en dépit de la loi qui veut qu'un muscle plongé au milieu de tissus enflammés perde sa contractilité. Cette loi peut être relativement exacte, mais elle ne nous paraît guère applicable aux cas où il s'agit de l'inflammation superficielle et nullement exsudative d'une muqueuse.

Veut-on encore un exemple favorable à la théorie de l'irritabilité par action directe, on peut le tirer de ce qui se passe chez certains goutteux. Parfois, chez eux, la fluxion goutteuse se déplace, elle saute d'une articulation à la vessie et détermine une rétention d'urine accompagnée de spasmes violents. Quoique l'on n'ait plus affaire ici à une simple irritabilité, il s'agit d'un phénomène du même ordre. Or n'est-il pas permis de croire que la fluxion est la cause directe de la contracture?

Quelle que soit d'ailleurs la théorie vers laquelle on penche, il est constant que l'irritabilité vésicale, que la *vessie irritable* n'offre aucun caractère spécial nécessitant une séparation complète d'avec le spasme proprement dit. Elle n'est, en réalité, qu'un spasme, mais il faut ajouter un spasme souvent non douloureux, remarquable par son intermittence et sa fréquente répétition, atteignant plutôt encore le corps que le col de la vessie.

Si donc nous gardons la dénomination d'irritabilité vésicale, ce sera pour désigner spécialement les formes non douloureuses et d'origine éloignée; mais, au fond, notre pensée sera toujours que nous avons affaire à des contractions irrégulières et réitérées du corps seul ou de la totalité de la vessie, à qui leurs caractères fondamentaux assignent une place dans le cadre du spasme. Le chapitre consacré à ce symptôme renfermera donc tout ce qui concerne l'irritabilité.

CHAPITRE XIII

NÉVRALGIE DE LA VESSIE

Sous le nom d'*états nerveux du col*, Civiale a décrit jadis divers accidents, parmi lesquels l'élément douleur occupe la principale place. Se fondant sur des raisons plausibles, il a cru pouvoir considérer ces accidents comme caractérisant des névralgies plus ou moins franches, et les a groupés en plusieurs catégories, suivant leur cause présumée et leur degré d'intensité.

Par suite d'un de ces brusques retours d'opinion dont le moindre inconvénient est de plonger les esprits dans la plus grande indécision, la névralgie de la vessie est reléguée dans l'ombre, et la contracture du col a hérité de toute la faveur dont la première a été spoliée.

Afin de chercher de quel côté est la vérité, nous croyons juste de résumer brièvement les idées de Civiale. Sa description s'appuie sur trois catégories de faits.

Ceux de la première sont caractérisés par des envies fréquentes d'uriner, par de la lenteur et des douleurs dans l'émission de l'urine, par des souffrances sourdes et vagues à l'hypogastre, au périnée et au sacrum. Ces divers phénomènes, après avoir été intermittents, deviendraient de plus en plus fréquents, puis ininterrompus.

Les faits de la deuxième catégorie ne diffèrent de ceux-là que par une plus grande intensité et une plus grande résistance au traitement.

Dans la troisième, on trouve les cas les plus caractérisés, pouvant coïncider avec les spasmes et l'hypertrophie de la vessie, les affections de la prostate, l'affection calculeuse et des troubles généraux de la santé.

Quant aux causes présumées des états nerveux de la vessie, ce seraient : le froid, les émotions de l'âme, la résistance au besoin d'uriner, la prédisposition aux névralgies révélée antérieurement par des affections du même genre et de siège différent.

Les causes les plus fréquentes et les mieux avérées seraient : les calculs, la gravelle, les contusions et les blessures du col par des corps étrangers, les lésions organiques de l'urèthre et de la prostate, l'abus du coït, la masturbation, la constipation, les états morbides du rectum en général, les affections de la matrice.

Nous retrouvons dans cette énumération bon nombre des causes assignées à l'irritabilité vésicale. Serait-ce la preuve qu'il s'agit de part et d'autre d'accidents du même genre? Comme dans les travaux les plus modernes sur la contracture du col, la même série de circonstances étiologiques se présente au lecteur, sommes-nous en droit de conclure que la névralgie du col et la contracture ne font qu'un? Bien que ce soit l'opinion qui tende à prévaloir de nos jours, nous considérons la question comme trop délicate pour pouvoir être tranchée sans un examen approfondi.

D'abord, la pathologie générale nous fournit une arme pour la défense de la névralgie. Les viscères pouvant être le siège de phénomènes douloureux indépendants de toute lésion matérielle, il n'y a pas de raison pour que la vessie ne soit pas soumise à cette loi générale. Les névralgies viscérales (gastralgie, entéralgie) sont chose bien commune. Les points névralgiques du col de l'utérus, de la vulve, du clitoris, du méat urinaire chez la femme, sont loin d'être rares. Au col de la vessie ils ne sont pas improbables. A l'anus, les élancements douloureux, les hyperesthésies limitées à un point s'observent assez fréquemment chez les hémorrhoïdaires et ne sont pas toujours accompagnés de contracture des sphincters. Il est ordinairement facile d'arriver, par une recherche minutieuse, à déterminer le siège précis de la douleur, et l'on ne trouve pas toujours dans le point correspondant une ulcération même superficielle. Pourquoi n'en serait-il pas de même du côté de la vessie? Pourquoi aussi, lorsque la contracture n'est pas douteuse, ne pas admettre qu'elle puisse être la conséquence d'une névralgie préalable? Elle serait alors symptomatique de la névralgie, de même que du côté des sphincters de l'anus, lorsqu'il existe un point manifestement hyperesthésié avec ou sans excoriation de la muqueuse marginale.

C'est justement ce raisonnement qui a amené plusieurs chirurgiens à parler, depuis un certain nombre d'années, de fissure au col de la vessie et de contracture douloureuse secondaire; mais ces chirurgiens ont peut-être passé à côté de la vérité, en admettant théoriquement une lésion qu'un seul prétend avoir vue chez une femme (Spiegelberg, *Centralblatt für Chirurgie*, 1875), de préférence à un état morbide qui ne leur semblait pas suffisamment démontré.

Nous-même, nous avons observé, en 1863, à l'hôpital Saint-Louis, un malade qui se plaignait d'une extrême sensibilité du gland au moindre contact. Cet homme, âgé seulement de trente-cinq ans, n'avait eu auparavant aucune affection des organes génito-urinaires. Le cathétérisme ne révéla qu'un peu de sensibilité au col. L'impossibilité de porter un autre diagnostic nous amena à penser que ce sujet avait une fissure au col de la vessie. Trois légères cautérisations au nitrate d'argent avec le porte-caustique de Lallemand mirent fin à l'hyperesthésie du gland. Aujourd'hui, nous n'oserions affirmer que notre diagnostic ait été absolument exact, et nous nous demandons s'il n'existait pas chez cet homme une simple névralgie du col avec irradiation vers le gland, le tout causé par une congestion très peu intense, circonstance qui expliquerait le succès des cautérisations.

En tout cas, chez ce malade, la miction se faisait dans les conditions normales, sans effort, sans fréquence exagérée. Il n'y avait pas de contracture, puisque l'orifice uréthro-vésical s'ouvrait facilement devant l'urine, et n'offrait aucune résistance à la pénétration des instruments.

A vrai dire, les faits manquent pour établir nettement l'existence des névralgies sans lésion matérielle, primitives, rhumatismales, qu'on serait tenté d'affirmer en s'appuyant sur les données de la pathologie générale; mais ce qui n'est pas absolument rare, c'est de rencontrer des sujets atteints, à n'en pas douter, de quelque affection légère du col ou de la prostate, telle qu'une cystite chronique ou une hypertrophie peu développée, et chez qui le phénomène douleur occupe le premier rang. C'est celui dont ils se plaignent avant tout autre, c'est aussi celui qui attire le plus l'attention du médecin, et dont il ne parvient pas toujours aisément à se rendre compte. C'est que, en effet, chez ces sujets, l'urine a gardé sa limpidité ou ne l'a perdue que fort peu, la miction volontaire s'exécute régulièrement ou peu s'en faut, les envies d'uriner ne sont guère plus fréquentes, l'écoulement du liquide se fait sans vives souffrances; mais la douleur est toujours là, tenace, rebelle au traitement, s'éveillant parfois avec une intensité inaccoutumée, se calmant aussi par moments et se laissant oublier pour quelques heures.

Où sont donc, dans cet ensemble, les signes irrécusables de la contracture? Ses premières conséquences, lorsque la douleur a quelque intensité, ne devraient-elles pas être des troubles profonds de la miction, voire même la rétention d'urine, et une certaine résistance au cathétérisme? S'il est vrai que, très fréquemment, un spasme vrai, ou, pour mieux dire, une contracture énergique se joigne aux souffrances, nous pouvons citer des faits où ces dernières ont duré des années, sans que les malades aient éprouvé à aucun moment des difficultés réelles à vider leur vessie.

Par exemple, en 1863, M. X... ressent, à la suite d'un coït, une sorte de petit *choc douloureux* au méat. A cette sensation succéda, à partir des jours suivants, une vive brûlure au moment de la miction. La douleur persistait dans l'intervalle des émissions d'urine; elle se calmait la nuit. Il s'y joignit des douleurs assez franchement intermittentes au testicule droit et dans l'aine du même côté, que le sulfate de quinine fit cesser une première fois.

Un peu plus tard, ces mêmes douleurs se reproduisent à la verge, au testicule droit, à l'aine du même côté, au périnée et à l'anus, à la suite d'un coït, comme la première fois. Les crises duraient quatre à cinq heures, et n'étaient guère calmées que par la position horizontale. L'une d'elles, plus violente que toutes les autres, fut provoquée par une pollution nocturne.

Ayant pratiqué l'exploration de la vessie en 1865, Civiale déclara qu'il n'y avait pas de pierre, et traita le malade par l'introduction réitérée de bougies en gomme, traitement qui aggrava considérablement les douleurs, et qu'il fallut abandonner.

Lorsque le malade se mit entre nos mains, en 1866, il se plaignait de douleurs plus ou moins vives en urinant, surtout vers la fin de la miction. Alors les souffrances se propageaient jusqu'à la malléole interne du pied droit. Elles occupaient toujours, outre la partie latérale droite de la région pubienne, le testicule et l'aine du même côté. Elles étaient accompagnées parfois d'élancements très vifs au périnée, et d'une sensation de tension douloureuse le long du coccyx et de la cuisse droite.

Nous accorderons volontiers que des spasmes du col sont venus se joindre aux autres symptômes à une période avancée de la maladie; mais la coexistence de phénomènes douloureux dans des points tout autres que le col n'imprime-t-elle pas aux souffrances de la vessie leur véritable caractère?

En résumé, nous sommes fort disposés à croire qu'il y a des névralgies essentielles du col de la vessie ; que, si les névralgies primitives, dépendantes ou non de la diathèse rhumatismale, sont difficiles à démontrer, il en existe réellement qui sont symptomatiques d'affections plus ou moins accusées, et qui ne se compliquent pas inévitablement de contracture; néanmoins nous sommes convaincus, comme les chirurgiens dont les opinions se reflètent dans deux thèses récentes, que le plus souvent c'est la contracture du sphincter vésical qui occasionne les souffrances, et que c'est contre cet état anormal de l'appareil musculaire que doivent être dirigés les principaux efforts de la thérapeutique (Sockeel, *De la contracture douloureuse du col de la vessie*, thèse de doctorat, Paris, 1874; et Sebeaux, *Essai sur les contractures du col de la vessie*, thèse de doctorat, Paris, 1876).

Après les considérations qui précèdent, on comprendra que nous ne soyons pas en mesure de donner des névralgies du col une description complète. Nous savons seulement que les sensations des malades ne sont pas toujours les mêmes. Ils éprouvent tantôt une douleur fixe rétro-pubienne, un peu sourde par moments, s'exaspérant sous l'influence de la marche, de la station verticale prolongée, s'apaisant dans la position horizontale, tantôt des élancements aigus qui se transmettent jusqu'au bout du gland ou vers les parties de la vulve voisines du méat et envoient des irradiations vers l'aine, les membres inférieurs, le coccyx, le sacrum, l'anus.

Ces phénomènes douloureux sont loin d'être continus; ordinairement les crises sont séparées par des intervalles plus ou moins longs, et il faut quelque circonstance déterminante, telle qu'un changement de temps, l'action du froid ou de l'humidité, un coït, un excès de table, une fatigue ou une vive impression morale pour raviver les souffrances.

Le diagnostic des états nerveux du col ne peut se faire que par élimination. Par cela même qu'ils sont ordinairement en corrélation pathogénique avec quelque autre altération de nature inflammatoire ou organique, on devra s'attacher à déterminer avec précision les conditions dans lesquelles se sera développée l'affection primitive, de manière à en tirer, en connaissance de cause, les indications du traitement.

Nous indiquerons plus loin comment on peut démêler, dans ces cas, ce qui appartient au spasme et à la contracture.

Le traitement sera conforme à l'idée qu'on se sera faite de la cause des accidents. On dirigera en outre contre l'élément douleur toutes les ressources de la médication antinévralgique : narcotiques en frictions, suppositoires, injections sous-cutanées, injections intra-vésicales, révulsifs de diverse sorte, emplâtres vésicants, pointes de feu, cautères, sans compter les moyens internes, qui parfois rendront de plus grands services.

Il est un moyen que nous n'hésiterions pas à utiliser dans le cas de névralgie rebelle, c'est l'injection sous-cutanée de cinq gouttes d'une solution de nitrate d'argent au quart dans la région hypogastrique. On sait que cette injection est toujours suivie de la formation d'un petit abcès qu'on doit ouvrir par une ponction avec le bistouri au commencement ou dans le cours du cinquième jour. Nous avons beaucoup soulagé, par cette application spéciale de la méthode de Luton (de Reims), un malade atteint de tuberculose testiculaire qui souffrait en même temps d'une névralgie intense du col de la vessie (Le Dentu, *De la révulsion sous-cutanée par les injections de nitrate d'argent*, in *France médicale*, 1877, et *Bull. de la Soc. clinique*, Paris, 1877, p. 57).

Certaines formes de la névralgie du col sont beaucoup améliorées et peuvent être guéries par l'emploi persistant du froid sous forme de lavements, et, mieux encore, de bains de siège ou de grands bains frais; ce sont sans doute celles qu'engendre un état congestif permanent. Pour donner tout ce qu'on peut en attendre, cette médication exige une grande persévérance et doit être prolongée pendant plusieurs mois de suite.

L'électricité offre aussi en pareille circonstance une ressource efficace, plutôt sous forme de courants continus; par l'introduction des instruments nécessaires pour la faradisation on risquerait fort d'exaspérer les souffrances.

Le rôle de l'hygiène est considérable dans le traitement. Un régime sobre, d'où sont exclus tous les excitants, une existence bien réglée, exempte de tout excès et de toute fatigue, sont des conditions auxquelles nul malade ne peut se soustraire sans risque d'aggraver son mal et de neutraliser les efforts de la thérapeutique la mieux appropriée.

CHAPITRE XIV

SPASME DU COL ET DU CORPS DE LA VESSIE

On a appelé spasme du col de la vessie les contractions irrégulières de son sphincter. Mais, d'abord, existe-t-il un sphincter du col ? Les anatomistes qui l'admettent en ont donné des descriptions si différentes les unes des autres, que cette question est encore très controversée. Aujourd'hui, on reconnaît généralement que les agents de constriction chargés de s'opposer à la sortie de l'urine siègent sur la partie la plus reculée du canal de l'urèthre. Ainsi M. Sappey décrit comme sphincter de la vessie un anneau musculaire long de 10 à 12 millimètres sur 6 ou 7 d'épaisseur, entourant la fin du canal. Jarjavay fait partir de la concavité d'une arcade fibreuse sous-pubienne des fibres charnues qui s'entre-croisent au devant de l'urèthre, le contournent de chaque côté et s'entre-croisent encore au-dessous de lui dans un raphé fibreux. Mais quelque opinion que l'on ait sur le point de départ, le nombre, la disposition des fibres musculaires qui constituent le sphincter de la vessie, on reconnaît que celui-ci est placé au-dessous du col et qu'il appartient plutôt à l'urèthre qu'à la vessie elle-même, bien qu'il existe au niveau de l'orifice uréthro-vésical un anneau d'ailleurs peu développé de fibres musculaires que quelques auteurs considèrent comme un sphincter interne.

La dénomination de spasme du col n'est donc point tout à fait juste et nous pensons qu'il serait plus logique de la remplacer par celle de spasme du sphincter.

Le spasme de la vessie détermine toujours des troubles assez grands dans la miction. Les malades qui en sont affectés sont tourmentés par des envies fréquentes d'uriner. Quand le besoin est très pressant, ils ont à peine le temps de prendre un vase et souvent ils souillent leurs vêtements. Plus fréquemment ils éprouvent un temps d'arrêt au moment d'uriner, par suite de la contraction du sphincter, et aussi parce qu'ils ont le pressentiment de la douleur qu'ils vont éprouver. Cette douleur se fait d'abord sentir au niveau du col ; elle se prolonge dans tout le canal et elle est plus ou moins vive, suivant que la muqueuse se trouve plus ou moins enflammée. Elle s'émousse peu à peu et reprend avec une nouvelle force à la fin de la miction. Il n'est pas rare de la voir irradier jusqu'au méat urinaire, au-dessus du pubis, vers l'anus et les aines; elle se prolonge encore pendant quelques instants après que la miction est terminée.

Le premier jet de l'urine est fin, hésitant et parfois subitement interrompu. Si le spasme est peu accentué, le jet reprend vite son volume et sa force ordinaire, mais les dernières gouttes d'urine s'écoulent avec peine et leur émission est toujours passablement douloureuse. Quand il existe depuis un certain temps, il peut devenir assez énergique pour déterminer une rétention complète. Celle-ci cesse ordinairement d'elle-même après quelques heures, mais les malades ne parviennent à rendre une petite quantité d'urine qu'à de courts intervalles, au prix de grands efforts et de vives souffrances. Dans quelques cas le cathétérisme devient nécessaire.

Les urines sont claires dans les premiers jours; elles deviennent bientôt troubles et contiennent même des matières filantes, lorsque la muqueuse du col et de la vessie vient à s'enflammer consécutivement, ce qui n'est pas rare.

Si, pour s'assurer qu'il n'existe pas de rétrécissement, ou pour toute autre raison, on introduit dans l'urèthre une bougie cylindrique en gomme de 4 à 5 millimètres, on la sent arrêtée au commencement de la portion membraneuse du canal qui se contracte. Il ne faut pas user de force, mais presser doucement l'extrémité de la bougie contre l'obstacle. Après quelques instants, la résistance cède, et l'on peut introduire l'instrument, qui est toujours serré, jusque dans la vessie. On a dit qu'après avoir surmonté la contraction de la portion membraneuse, la bougie avançait librement jusqu'au col de la vessie, où elle rencontrait un dernier obstacle; ce n'est pas ce que nous avons constaté. On a prétendu encore qu'une petite bougie de 2 à 3 millimètres était plus difficile à introduire et que son introduction était plus douloureuse que celle d'une grosse bougie. Nous croyons qu'on a mal interprété les faits. Une grosse bougie produit plus de douleur qu'une petite; si elle passe mieux, c'est qu'elle est plus résistante et qu'on la pousse plus hardiment, sans crainte de faire une fausse route.

Lorsqu'on emploie une bougie à boule, il faut en choisir une dont la tige soit creuse, afin d'y placer un mandrin de plomb; de cette façon, sans la rendre trop rigide, on remédie à sa souplesse, qui est un inconvénient quand on doit traverser des parties offrant quelquefois une assez grande résistance.

Les causes du spasme sont très diverses. La plus fréquente est une inflammation des tissus voisins du sphincter et surtout des muqueuses : ainsi une uréthrite chronique dans la région prostatique, une petite ulcération siégeant sur l'ouverture des canaux prostatiques ou éjaculateurs, une érosion simple de la muqueuse produite par l'introduction d'une sonde. Dans tous ces cas l'inflammation est superficielle et trop peu intense pour atteindre le sphincter, mais elle suffit pour l'irriter et le mettre dans un état d'éréthisme qui, sous l'influence du contact de l'urine ou du simple ébranlement produit par les efforts de la miction, se traduit par des contractions irrégulières.

Une petite pierre arrêtée dans le canal agira d'une façon analogue, en irritant la muqueuse et en provoquant dans les fibres de l'urèthre des efforts d'expulsion qui éveilleront l'action synergique du sphincter. Il en sera de même quand un calcul viendra butter contre le col de la vessie. Celle-ci se contracte avec violence pour l'expulser et ses contractions se communiquent au sphincter auquel la rattachent des connexions anatomiques et physiologiques très intimes.

Quelquefois la cause occasionnelle est une inflammation plus profonde ou plus éloignée, comme un abcès ou des tubercules de la prostate, une dysenterie chronique, une ulcération du rectum, des hémorrhoïdes étranglées, une fissure à l'anus, une excitation des organes génitaux par des excès de coït ou de masturbation.

Chez plusieurs malades affectés de maladies des reins ou de la vessie, nous avons vu le spasme déterminé par la sortie de mucosités épaisses et purulentes ou de fausses membranes couvertes d'acide urique. L'expulsion de ces derniers produits est ordinairement assez difficile et des plus douloureuses.

M. Reliquet a insisté avec raison sur la corrélation qui existe quelquefois entre les coliques néphritiques et le spasme de la vessie (*Leçons sur les maladies des voies urinaires*, 1er facs. Paris, 1878).

On a dit que des opérations pratiquées sur des points du corps éloignés de la vessie pouvaient provoquer le spasme. Plus d'une fois nous avons observé des rétentions d'urine qui nous ont semblé se rattacher à une sorte de stupeur de la vessie, causée par l'ébranlement général qui suit les grandes mutilations. Ces rétentions sont analogues à celles qu'on rencontre dans les fièvres graves. Sauf deux fois, dans les cas de ce genre où nous avons été obligés de pratiquer le cathétérisme, nous n'avons pas constaté la moindre contraction du sphincter.

Le spasme peut encore dépendre d'une disposition aux névralgies, d'une diathèse rhumatismale ou herpétique. Cette dernière n'affecte jamais que la muqueuse du canal ; ne déterminant qu'une inflammation superficielle dans le voisinage du sphincter, elle agit de la même façon que l'uréthrite chronique. Dans ces cas, au contraire, la diathèse rhumatismale paraît s'attaquer d'emblée au sphincter. Enfin on a signalé des crises douloureuses localisées au col de la vessie chez des sujets atteints d'affections cérébrales et particulièrement d'affections de la moelle. C'est surtout dans l'ataxie locomotrice que des accidents de ce genre ont été observés.

Ce que l'on appelle la dysurie hystérique est un phénomène du même ordre, probablement en corrélation avec la suractivité sécrétoire dont les reins sont souvent le siège chez les névropathes, ordinairement à la suite des crises convulsives. Cette sorte de dysurie peut se montrer aussi indépendamment des accès, sous l'influence d'une émotion morale et de diverses causes accidentelles.

Le spasme ne se produit pas seulement au moment où l'urine sort de la vessie et dilate l'ouverture de l'urèthre. Nous avons vu des malades qui éprouvaient la sensation de contractions plus ou moins douloureuses, hors le temps de la miction. Ce genre de spasme est difficile à reconnaître. Le plus souvent on est réduit à de simples présomptions fondées sur l'état général des sujets qui ont eu déjà des attaques de rhumatisme ou des névralgies, sur l'absence de troubles antérieurs dans la miction, la rapidité de l'invasion ou la cessation des contractions, en même temps que des accidents de même nature ont cessé ou se reproduisent dans d'autres points du corps. Car c'est un caractère essentiel de ces diathèses, que le changement rapide de leur lieu d'action, que la grande mobilité de leurs manifestations.

Il se peut que le spasme siège principalement dans la couche musculaire du corps de la vessie ; le plus souvent il accompagne celui du sphincter. Il s'accuse aussi par la fréquence des envies d'uriner, mais ordinairement, bien loin d'avoir à faire effort pour expulser l'urine, les malades ont de la peine à la retenir. C'est ce que l'on voit assez souvent chez certains sujets atteints de catarrhe ou de cystite calculeuse. La projection de l'urine que l'on constate alors pendant le cathétérisme, entre la sonde et le canal, ne peut être attribuée qu'à la contraction involontaire des fibres du corps de la vessie.

En présence de la diversité des causes que nous avons indiquées et de la tenacité qu'affecte quelquefois le spasme, on s'explique facilement le grand nombre des moyens thérapeutiques qui ont été proposés pour combattre cette maladie. Chacun d'eux a son utilité, mais à la condition d'être convenablement employé et surtout appliqué avec discernement.

Quand il s'agit d'une pierre dans l'urèthre ou dans la vessie, d'une fissure à l'anus, d'hémorrhoïdes enflammées, la première indication à remplir est d'enlever les pierres, de dilater l'anus et de réduire les paquets hémorrhoïdaux. Dans des cas aussi accentués, il est évident qu'en opérant promptement on aura beaucoup de chances pour faire cesser le spasme. Si l'on a affaire à une uréthrite chronique ou à un catarrhe de la vessie, le traitement de ces maladies est beaucoup plus long et plus incertain. Nous ferons la même remarque relativement aux diathèses.

Si le spasme dépend d'un vice herpétique ou rhumatismal, outre la thérapeutique qui convient à ces deux maladies, on emploiera des révulsifs au-dessus du pubis, au périnée et à la partie supérieure des cuisses. On devra préférer aux vésicatoires ordinaires, même camphrés, des sinapismes énergiques. Nous avons retiré de ce moyen d'assez bons résultats.

Lorsqu'on a à combattre des accidents névralgiques concomitants, on peut encore recourir aux révulsifs, mais on devra administrer en même temps le sulfate de quinine. M. Serres, de Dax, a donné ce médicament en potion à la dose de 1 à 4 grammes : 25 centigrammes par heure. Nous ne conseillons pas des doses aussi fortes. Elles peuvent quelquefois être bien supportées, mais nous avons vu le sulfate de quinine à la dose de 2 grammes en vingt-quatre heures produire chez certains individus des accidents formidables auxquels on ne doit pas s'exposer. Il vaut mieux n'en donner qu'un gramme par jour ; il faut même en cesser l'emploi si, au bout de huit jours, on n'a pas obtenu des résultats satisfaisants.

Quand le traitement dure longtemps sans que le spasme diminue, celui-ci devient lui-même une complication de la maladie première qui en est la cause ; quelquefois même il ne cesse pas quand cette dernière a disparu, sans doute parce que les fibres du sphincter, sous l'influence d'une irritation prolongée, ne se contractent plus seulement d'une façon irrégulière et sont arrivées à l'état de contracture. C'est alors au sphincter lui-même qu'il faut s'adresser.

Hunter a préconisé avec raison l'usage des narcotiques. « ... Quelle que soit, dit-il, la partie de l'urèthre où le spasme ait son siège, il faut, si on a le temps, essayer des moyens internes et externes pour le faire cesser. Les médicaments internes dont on peut dire que l'action est immédiate sont les opiacés et les térébenthines administrés par la bouche ou par l'anus. Leurs effets, et surtout ceux de l'opium sont plus prompts, quand ils sont donnés sous forme de lavements (trad. de Richelot, t. II, p. 364). » Ce sont, en effet, les opiacés qu'il faut employer tout d'abord ; on donnera le matin un quart de lavement avec 10 gouttes de laudanum, et, le soir, on introduira dans le rectum un suppositoire contenant 4 ou 5 centigrammes d'extrait de belladone. En même temps on pourra appliquer un emplâtre de ciguë au-dessus du pubis. Quand ces moyens ne suffisent pas, nous avons l'habitude de faire, au-dessous de l'arcade du pubis, une injection hypodermique de 8 à 15 gouttes d'une solution au cinquantième de chlorhydrate de morphine. Cette injection, répétée matin et soir pendant plusieurs jours, nous a souvent réussi. Cependant, si tous ces moyens ne procurent qu'une amélioration trop lente, il ne faut pas perdre un temps précieux à les continuer. Le mieux est, comme le recommande Hunter, de recourir aux bougies et aux sondes. Il est évident qu'on est forcé de pratiquer le cathétérisme, s'il y a une rétention d'urine, mais nous ne parlons ici de l'emploi des instruments que comme moyen de combattre le spasme.

Voici comment nous procédons :

Le malade ne doit pas avoir uriné depuis quelque temps. On le fait coucher sur son lit dans la position ordinaire pour l'opération du cathétérisme. Alors on introduit lentement, en ayant soin de distraire le malade par des questions pressées, une sonde en gomme de 5 à 6 millimètres, à courbure fixe, terminée par une olive ou à extrémité cylindrique. Quand la sonde rencontre de la résistance, il faut la presser doucement contre l'obstacle ; avec un peu de patience on finit par la faire entrer dans la vessie.

Si la sonde est trop molle, on la munira d'un mandrin de plomb ou de laiton ; si elle provoque des douleurs trop vives, on pourra remettre l'opération à un autre moment. Chez plusieurs malades qui éprouvaient, au moindre contact de l'instrument, des souffrances intolérables, nous avons cru utile de donner du chloroforme. Alors la sonde pénétrait dans la vessie avec la plus grande facilité. Quand les malades étaient revenus à eux-mêmes, ils accusaient plutôt une gêne qu'une véritable douleur. Ce moyen nous semble très utile pour épargner des souffrances inutiles et pour diminuer les chances d'accidents que présente toujours un cathétérisme difficile.

La sonde une fois en place, on la fixe et on en bouche l'extrémité libre avec un fosset. Déjà on a obtenu un premier résultat, qui est de permettre au malade d'uriner quand il le veut et presque sans douleur. Quelquefois, au moment de la miction, il y a encore du spasme, éveillé sans doute par les contractions du corps de la vessie, mais il est peu prononcé. On doit laisser la sonde à demeure pendant quatre à cinq jours. Si le spasme a persisté, il va, chaque jour, en diminuant. Il est rare qu'il n'ait pas complétement cessé dès qu'un écoulement purulent s'est établi dans l'urèthre. Alors on remplacera la sonde par une autre un peu plus grosse qui restera en place pendant six ou huit jours au plus. Quand on jugera à propos de l'enlever, on choisira le moment où la vessie est pleine, afin de voir comment le malade peut uriner sans sonde.

Le spasme peut avoir disparu, mais il faut craindre une récidive. Pour la prévenir, on introduira tous les deux ou trois jours, dans l'urèthre, un cathéter de plomb dont on augmentera chaque fois la grosseur. Le premier devra être du même volume que la sonde en gomme qu'on aura retirée, et le dernier ne devra pas avoir plus de 8 millimètres de diamètre. Au bout d'un mois la guérison est généralement complète.

Avant d'aller plus loin, il est nécessaire d'expliquer le mode d'action de ce traitement.

Le premier avantage des sondes est de remplir le canal et de rendre le spasme moins douloureux, en limitant le champ d'action des contractions.

Le second est de substituer à une irritation une inflammation franche qui paralyse en partie les fibres contractiles du sphincter.

Le troisième, résultant de l'emploi répété de gros cathéters, est de rendre aux parois du canal sa souplesse, qui a été amoindrie par l'inflammation, et de lui conserver son calibre. Nous avons déjà insisté sur ce mécanisme en parlant des rétrécissements du canal (t. I, p. 151).

Dans le cours du traitement par les sondes, on ne doit pas négliger la cause présumée du spasme. Nous avons été amenés très souvent à cautériser légèrement la muqueuse prostatique, à pratiquer des injections dans la vessie, à administrer des narcotiques, etc. De même, il faut apporter beaucoup de discernement et de prudence dans l'emploi des sondes. Ainsi, admettons pour exemple un malade affecté de tubercules de la prostate ou du col de la vessie, on pourra le sonder, s'il ne peut uriner, ou même pour combattre le spasme, mais on ne laissera pas de sonde à demeure. On produirait infailliblement des ulcérations sur tous les points de la muqueuse affectés de tubercules. Il est facile de comprendre que nous ne pouvons énumérer toutes les éventualités qui devront modifier la conduite du chirurgien.

Nous mentionnerons seulement l'emploi des injections froides dans la vessie, les douches froides sur le périnée, les grands bains, les vessies remplies d'eau chaude et appliquées au-dessus du pubis ou au-dessous des bourses, etc. Tous ces moyens indiqués par les auteurs ne nous ont guère donné de résultats sérieux. Nous excepterons de cette disgrâce l'électricité en courants continus à laquelle on pourra recourir avec quelques chances de succès.

Il est une autre série de moyens à qui des essais très récents ont donné un regain d'actualité; ce sont ceux qui agissent par dilatation brusque du sphincter. La méthode est bien ancienne, puisqu'on trouve dans Marianus Sanctus le dessin d'un instrument à deux branches articulées comme des ciseaux, construit en vue de faire cesser le spasme du col produit par le froid et ayant amené une rétention d'urine : « Rostrum arcuatum appello a similitudine rostri animalis... tantæ esse debet longitudinis quanta ut ipsius mentulæ elongatio, ad hoc ut collum vesicæ explicet dilatando... » (Marianus Sanctus Barolitonus, *De lapide vesicæ*, etc., 1540, p. 65.)

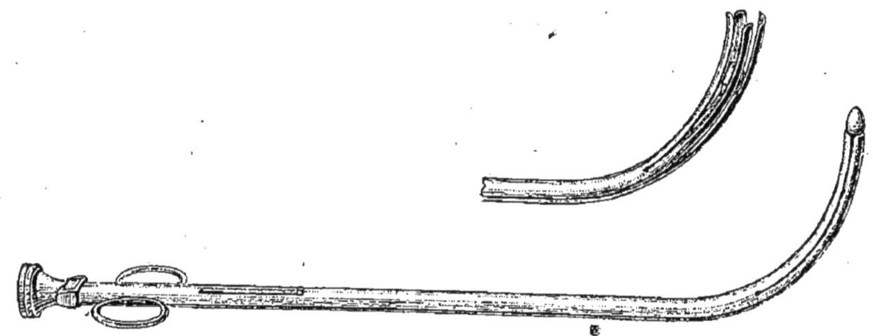

FIG. 34. — Dilatateur du col de M. Tillaux. — Pour faire rentrer l'olive entre les branches, il suffit de faire tourner de gauche à droite le bouton terminal de l'extrémité postérieure.

L'idée était bonne, mais l'instrument très mauvais, puisqu'il devait dilater en même temps les parties profondes du canal et le col. Le but serait, sans contredit, plus facilement atteint avec l'instrument de M. Mercier, déjà décrit à propos des tumeurs de la prostate, et avec celui de M. Tillaux (Sockeel, *De la contracture douloureuse du col de la vessie*, thèse de doctorat, Paris, 1874). Ce dernier a, dans son ensemble, la forme d'un cathéter. Les pièces qui le constituent sont : une sorte de gros mandrin métallique central terminé par une olive, logé dans une gaîne également métallique dont l'extrémité vésicale se divise en quatre languettes de dimensions égales. Au moment de l'introduction de l'instrument, ces quatre languettes sont appliquées sur le mandrin et forment, avec l'olive qui les dépasse, une tige incurvée comme une sonde, parfaitement cylindrique et régulière dans toute son étendue. Si, au moyen de la vis qui termine l'extrémité non vésicale du mandrin central, on fait marcher ce dernier de dedans en dehors, l'olive de son extrémité vésicale écarte et soulève les languettes de la gaîne. Leur pression excentrique sur le col doit en amener la dilatation.

N'ayant pas encore eu l'occasion de nous servir de cet instrument, nous ne saurions dire si réellement il permet d'atteindre au but que s'est proposé son inventeur. Il est à craindre que, par suite de la forme conique qu'il prend au moment de son développement, il ne fuie en arrière du col ou ne le repousse en avant, sans exercer une véritable dilatation. La méthode de dilatation brusque et forcée ne peut donc pas encore être jugée d'une façon sérieuse, dans ses applications au sexe masculin. On en connaît mieux les résultats chez la femme.

Ici un instrument spécial est tout à fait inutile. Le procédé le plus simple et peut-être le meilleur consiste dans l'introduction de l'index jusque dans la vessie; mais auparavant il est indispensable de débrider en deux points opposés l'orifice externe de l'urèthre. On peut ensuite préparer la voie au moyen d'une pince à pansements ou de tel autre dilatateur qu'on voudra; alors on fait pénétrer le petit doigt et l'on termine par l'index. On convertit ainsi l'urèthre en un canal de 2 centimètres de diamètre environ, ce qui est suffisant pour le but que l'on poursuit. Le succès n'est cependant pas toujours assuré par cette méthode. Outre les cas déjà cités de Spiegelberg, outre ceux de M. Reliquet (Maurice Longuet, *De la dilatation de l'urèthre chez la femme*, *Annales de gynécologie*, t. I, 1874, p. 216-287), et de M. Tillaux (Sockeel, *loc. cit.*, p. 37), nous pourrions en citer qui nous sont personnels, et où le résultat a été favorable; mais nous avons échoué sur une malade de l'hôpital Saint-Louis l'année dernière, malgré une chloroformisation très complète qui nous avait permis de faire la dilatation dans d'excellentes conditions. Il y eut même, à la suite de cette distension forcée du col, une réaction inflammatoire intense. Les crises douloureuses ne tardèrent pas à se reproduire avec les mêmes caractères, et la malade nous quitta à peu près dans le même état qu'au moment de son entrée. C'était une hystérique qui, pendant son séjour à l'hôpital, avait eu plusieurs attaques violentes et longues.

C'est dans ces cas rebelles qu'on pourrait songer à recourir à la section du col soit par l'urèthre, soit par le vagin. Ne voulant pas répéter ici ce que nous avons déjà dit des avantages de la taille chez l'homme ou chez la femme en pareille circonstance, nous renvoyons le lecteur au passage où il est question du traitement des cystites chroniques spasmodiques. Bien qu'on ait cité des cas où l'uréthrotomie interne paraît avoir réussi dans le même sens, nous sommes convaincus que cette opération ne mérite pas à cet égard une grande confiance.

CHAPITRE XV

RÉTRÉCISSEMENT DU COL DE LA VESSIE

(VALVULES DU COL)

Nous touchons actuellement à l'une des questions les plus controversées de la pathologie urinaire, à l'une de celles qui ont été l'objet de la polémique la plus vive, à une époque où l'aménité ne présidait pas toujours aux argumentations. Cette question, c'est celle des obstacles au col de la vessie désignés successivement sous les noms de barre, de valvule, de barrière uréthro-prostatique, et pour lesquels nous proposerons à notre tour la dénomination de *rétrécissement du col vésical*.

Le lecteur n'a sans doute pas perdu de vue que nous avons abordé un des côtés de cette question dans notre chapitre relatif aux tumeurs bénignes de la prostate (voy. p. 71). Il nous reste à compléter ce que nous avons dit alors par un exposé général du sujet.

Sans doute, ainsi que Civiale a mis un soin particulier à le démontrer (*Traité pratique sur les maladies des organes génito-urinaires*, t. II, p. 109 et suiv.), plusieurs chirurgiens du dix-huitième siècle, tant en France qu'à l'étranger, avaient fait allusion dans leurs écrits à une déformation spéciale du col de la vessie à laquelle pouvaient participer la muqueuse, les tissus fibreux ou élastiques, ainsi que le lobe moyen de la prostate ; mais il est bien certain que ces notions étaient très vagues et que les mots mêmes dont se servaient ces chirurgiens n'avaient pas sous leur plume la signification qu'ils ont prise depuis les travaux de M. Mercier. Ainsi, lorsque Deschamps parle d'un repli qui fermerait le col vésical, il n'entend désigner qu'un pli transversal de la muqueuse qui serait constant et par conséquent normal, et qui, en s'effaçant, faciliterait l'émission de l'urine (*Traité de la taille*, p. 34). Ce repli serait la luette vésicale de Lieutaud, à cela près qu'au lieu d'être constituée par une sorte de tubercule charnu, prolongement du trigone, elle serait représentée simplement par un pli membraneux, non musculaire.

Il se peut que Everard Home, en parlant du développement du lobe moyen de la prostate, ait dit que son extension en largeur peut donner lieu à la formation d'un repli transversal, et qu'il ait même prononcé à cette occasion le mot de valvule (*Maladies de la prostate*, trad. Marchant. Paris, 1820, p. 17 et *Ibid.*, p. 22) ; mais il ne s'agissait là en réalité que des valvules formées par le tissu prostatique hypertrophié.

Il est vrai encore que Howship avait signalé un pli transversal qui pouvait se former entre les deux orifices des uretères (*Practical treatise*, p. 126, 419) ; mais ce repli transversal, dû à l'hypertrophie du faisceau musculaire appelé muscle des uretères, n'a rien de commun avec la barrière uréthro-prostatique proprement dite que Guthrie est le premier à avoir signalée nettement dans ses leçons de 1830. C'est alors que pour la première fois une distinction fut établie entre les déformations du col par hypertrophie du lobe moyen de la prostate, et celles qui consistent dans la production d'un repli plus ou moins épais de nature muqueuse ou fibreuse.

Le chirurgien anglais appliqua à ces deux dernières déformations la dénomination de *barre* au col vésical, voulant ainsi les différencier entièrement des tumeurs que pouvait faire surgir sur la lèvre inférieure du col le développement exagéré du lobe moyen.

Quant aux *barres* proprement dites, aux barres membraneuses par opposition aux productions glandulaires, Guthrie en décrivit deux espèces, les unes constituées par la muqueuse de la vessie, les autres par les tissus fibreux et élastiques du col, désignation anatomique vague qui demandait à être complétée et qui le fut un peu plus tard par M. Mercier.

Si Guthrie avait bien posé la question et nettement établi les divisions du sujet, il était réservé à l'auteur français de démontrer la participation du tissu musculaire à la constitution de la *barre vésicale.* En multipliant les démonstrations anatomiques, en concentrant son attention sur tout ce qui pouvait contribuer à mettre en évidence le mode de production et les conséquences de cette déformation spéciale du col de la vessie, on peut dire que M. Mercier est, de tous les auteurs qui ont abordé ce sujet obscur, celui dont les recherches ont été les plus fructueuses et les plus démonstratives. Malgré tous les efforts qu'a faits Civiale pour amoindrir le mérite de ce chirurgien, justice lui a été rendue universellement, et l'on aurait mauvaise grâce aujourd'hui à faire revivre une opposition qui n'a pas toujours été empreinte d'une suffisante impartialité.

Néanmoins il importe de bien définir le genre de mérite que l'on doit reconnaître à l'œuvre de M. Mercier, justement parce que cette œuvre prête le flanc à la critique par plus d'un de ses côtés. (*Recherches sur la nature et le traitement d'une cause fréquente et peu connue de rétention d'urine.* Paris, 1844.) Disons-le de suite, le côté anatomique des recherches qui ont amené M. Mercier à écrire l'histoire des *valvules* du col de la vessie, est à coup sûr le moins attaquable. Sur un certain nombre de pièces présentées à la Société anatomique, il montre des valvules formées par le lobe moyen; ce sont les valvules dites prostatiques, facilement reconnaissables à ce que leur bord est généralement irrégulier, bosselé, si bien qu'il est aisé de découvrir sous la muqueuse qui les recouvre de petites tumeurs dépendant du tissu glandulaire. Ces valvules ont un plan supérieur, en continuité avec le trigone vésical, et un plan inférieur qui n'est que la prolongation de la paroi postérieure de l'urèthre. Cette paroi est très excavée, par suite du déplacement de la lèvre postérieure et de l'orifice entier du col vers le pubis, et cette disposition a pour conséquence, sur une coupe antéro-postérieure de la prostate portant également sur les deux lèvres du col, de bien mettre en évidence la forme *valvulaire* de la lèvre postérieure.

Les quelques lignes que nous avons déjà consacrées à cette disposition, qui n'est en quelque sorte qu'un incident de l'hypertrophie de *la prostate* envisagée dans ses diverses parties, nous dispenseront de reproduire ici les raisons qui nous font considérer le mot *valvule* comme impropre.

Sur d'autres pièces, M. Mercier fait aussi devant la Société anatomique la démonstration de ce qu'il appelle la valvule proprement dite, de la valvule musculaire. Ce n'est plus ni un simple repli muqueux allant d'une commissure à l'autre de la lèvre postérieure du col saine ou hypertrophiée, ce n'est pas non plus la bandelette membraneuse que l'on rencontre parfois entre les orifices des deux uretères et dont une des figures insérées plus haut offre un exemple intéressant. (Voy. p. 34 fig. 25 B.) Il s'agit d'un repli épais, étendu en forme de croissant d'un côté à l'autre du méat uréthro-vésical, au niveau de sa lèvre inférieure, recouvrant même un peu sa lèvre supérieure, formé tantôt de tissu musculaire, tantôt de tissu fibreux (1).

Telle serait la vraie valvule, telle que l'a esquissée Guthrie dans ses leçons, telle qu'elle se serait révélée à M. Mercier dans tous les détails de sa constitution anatomique et de son développement.

Nous pouvons le dire sans hésiter, anatomiquement la valvule de M. Mercier existe, elle n'est pas une chimère. Reste à savoir si le mécanisme de sa formation est bien celui qu'a indiqué ce chirurgien, si elle est aussi fréquente qu'il le croit, et surtout, si les caractères cliniques qu'il lui assigne répondent bien à la réalité.

La maladie commencerait par le spasme intermittent du col vésical, le spasme deviendrait contracture permanente, puis les fibres musculaires perdraient leur caractère fondamental et se transformeraient en tissu fibreux.

Cela posé, il reste à expliquer pourquoi la contracture ne porte pas régulièrement sur tout le pourtour de l'orifice, et pourquoi elle semble affecter exclusivement la lèvre postérieure. Ici nous laisserons parler l'auteur lui-même :

« Tout muscle adjacent à un foyer inflammatoire devient le siège d'une contraction involontaire qu'on désigne ordinairement par le nom de contracture. Chacun sait que tel est l'état du sphincter de l'anus, lorsque cet orifice est le siège de fissures douloureuses ou

(1) Voici comment s'exprime M. Mercier : « ... J'appelle valvule du col de la vessie une saillie anormale du bord postérieur ou rectal de cet orifice, saillie telle qu'elle vient recouvrir le bord antérieur et s'oppose, comme le ferait une soupape, à la sortie de l'urine. Ces valvules sont transversales et aplaties de haut en bas. Elles ne proéminent par conséquent pas d'une manière sensible dans la vessie, ce qui fait qu'on ne les a presque jamais remarquées..... Je distingue deux sortes de valvules : les unes, produites par le spasme, la contracture et même la rétraction des fibres musculaires qui ferment le col de la vessie, ne sont qu'une exagération pathologique de l'état normal. Je les appelle musculaires. Les autres sont le résultat de l'hypertrophie régulière et uniforme des granulations de la portion sus-montanale de la prostate. Je les appelle prostatiques..... Tant que la fibre musculaire n'a pas encore subi d'altérations de texture, elles (les valvules) peuvent disparaître avec la cessation de leur cause ; mais quand ce premier état s'est prolongé, le tissu musculaire s'atrophie, se rétracte et la valvule devient permanente (*Recherches sur le traitement des maladies des organes urinaires*, 1856, p. 209) ».

d'hémorrhoïdes enflammées; chacun sait que, lorsque la membrane muqueuse de la vessie est irritée, cet organe se contracte à chaque instant; que, dans la péritonite générale, l'estomac et les intestins sont rétrécis, et qu'il en est de même lorsque la membrane muqueuse qui les tapisse est le siège d'une vive inflammation. Chacun sait encore que cette contraction peut devenir permanente, lorsque l'inflammation persiste un certain temps, et qu'il n'est pas rare de voir, à la suite de cystite ou de gastrite, la vessie ou l'estomac rétrécis; or les mêmes phénomènes peuvent se passer dans les fibres musculaires du col de la vessie, lorsque la muqueuse ou les granulations prostatiques voisines sont le siège d'une inflammation prolongée. » (*Recherches sur la nature et le traitement*, etc., p. 64.)

Sans doute, avant M. Mercier, on connaissait le spasme, la contracture du col de la vessie; mais on n'avait pas établi la corrélation qu'il peut y avoir entre ces états morbides et la production d'un obstacle permanent à la sortie des urines.

Pour compléter l'exposé de la doctrine de M. Mercier, nous allons indiquer sur quelles données anatomiques et physiologiques elle repose.

L'orifice uréthral aurait dans l'état normal la forme d'un triangle dont un bord serait postérieur, tandis que les deux autres seraient obliques et convergents en avant. Le bord postérieur serait même assez souvent un peu saillant en avant dans son milieu, si bien que cet orifice aurait alors la forme d'un croissant concave en arrière, ainsi que le disait Lieutaud. L'introduction du doigt d'arrière en avant ne donnerait pas lieu à la dilatation uniforme de toute la circonférence du méat uréthro-vésical. On observerait alors que c'est la lèvre postérieure qui se laisse refouler en bas, tandis que l'antérieure resterait à peu près fixe.

L'étude attentive des plans musculaires de la région a amené M. Mercier aux conclusions suivantes :

Sous la muqueuse, il existe un plan de fibres longitudinales que l'on voit partir des côtés de la crête uréthrale et se diriger vers les lobes latéraux de la prostate et vers la lèvre postérieure de l'orifice vésical. Les plus excentriques se jettent obliquement sur les faces latérales de la vessie, les plus centrales marchent directement d'avant en arrière, soulèvent la muqueuse au niveau de ce qu'on a appelé la luette vésicale, et se perdent dans le trigone. Les fibres intermédiaires passent de chaque côté des plus centrales sur la lèvre postérieure du col, gagnent le trigone et forment sur les limites latérales deux faisceaux qui aboutissent aux orifices des uretères.

Sous ce plan de fibres longitudinales, il en existe un autre formé de fibres circulaires. Étudié au niveau du trigone, ce plan est composé de fibres postérieures, moyennes et antérieures. Les postérieures relient les orifices des uretères, se jettent ensuite en partie sur ces conduits, en partie sur les faces latérales de la vessie. Les moyennes suivent de chaque côté cette direction et gagnent la face antérieure du réservoir urinaire.

Les fibres antérieures constituent le sphincter vésical. Se réfléchissant de chaque côté du col, elles passent par dessus les lobes latéraux de la prostate et gagnent ensuite la face antérieure de la vessie. Elles se joignent dans leur chemin à des fibres musculaires venues de la prostate, qui se jettent comme les autres sur la face antérieure de la vessie, mais après s'être entre-croisés sur la ligne médiane. Ce raphé représenterait une sorte de point d'appui pour ce système de fibres, si bien que, lorsqu'elles entrent en jeu, elles attireraient en avant la lèvre postérieure du col et la feraient passer par dessus la lèvre antérieure. Cette lèvre ainsi déplacée pourrait être considérée comme une véritable valvule, souple dans l'état normal, rigide en cas de contracture ou de rétraction permanente.

C'est grâce à ce mécanisme que l'urine pourrait être retenue dans son réservoir. Les fibres longitudinales ouvriraient le col en effaçant la courbe de la lèvre postérieure et en l'attirant en arrière. La simple détente des deux ordres de fibres suffirait pour relâcher l'orifice uréthro-vésical et laisser passer l'urine.

Telles sont, en résumé, les opinions de M. Mercier, relativement au rôle physiologique et pathologique des fibres circulaires du col. Un des réels mérites de ce chirurgien a été d'insister sur la nature musculeuse de certaines valvules, alors qu'avant lui les auteurs, y compris Guthrie, n'avaient guère parlé que de tissus fibreux et élastiques; mais il est regrettable qu'il n'ait pas su se garer contre des exagérations qui ont rendu ses observations suspectes aux esprits positifs. Outre que sa théorie de l'occlusion physiologique du col est très attaquable, M. Mercier abuse de l'induction et pousse à l'extrême les conséquences de ses recherches anatomiques. Il n'hésite pas à affirmer rétrospectivement l'existence de valvules musculaires dans des observations dont quelques traits seulement rappellent les symptômes de cette lésion. Certains faits de rétention d'urine rapportés par Lallemand, les tailles pratiquées par Roux sur des malades qui en réalité n'avaient pas de pierre dans la vessie, seraient, à n'en pas douter, des cas de valvules méconnues; valvules encore, les soi-disant névralgies ou rhumatismes du col vésical, valvules, les fameuses chaudepisses sèches qui ont tant occupé les auteurs du dix-huitième siècle, Swediaur plus que les autres.

Il nous appartient de réagir contre cette généralisation outrée d'un fait vrai, d'autant plus que, en France du moins, tous les auteurs, depuis les publications de M. Mercier, n'ont guère fait que répéter ce qu'il avait avancé. M. Thompson, en Angleterre, n'a accepté ses idées qu'avec réserve, tout en reconnaissant que, dans un nombre exceptionnel de cas, elles sont fondées.

D'abord le mécanisme de la miction, qui sert de base à ces opinions, ne peut être accepté. Nous voulons bien que la lèvre postérieure du col jouisse d'une mobilité grâce à laquelle elle se porte en avant, lorsque le sphincter, tel que le comprend M. Mercier, se contracte ; mais, malgré l'existence chez quelques sujets de la petite saillie connue sous le nom de luette vésicale, nous ne croyons pas que le bord postérieur du méat uréthro-vésical joue réellement le rôle d'une valvule. Si l'urine ne s'échappe pas de son réservoir, cela ne tient pas seulement à ce que les fibres orbiculaires du col et de l'urèthre s'y opposent par leur tonicité; cela tient aussi à ce que la vessie peut se laisser dilater passivement par une certaine quantité d'urine, sans réagir en aucune façon. Du moment que la sensation du besoin d'uriner apparaît, ce n'est plus seulement la tonicité musculaire qui s'oppose à l'écoulement de l'urine. La volonté vient à son secours et oppose un nouvel obstacle aux contractions du corps de la vessie. Le mécanisme de l'occlusion du col dans l'état normal n'a donc rien de commun avec le jeu d'une valvule.

Dans les cas pathologiques, lorsqu'une *barre* membraneuse se forme entre les deux lobes de la prostate, mérite-t-elle le nom de valvule ? L'anatomie pathologique nous apprend que ces barres se montrent sous la forme d'une sorte de ruban épais tendu d'un côté à l'autre de la lèvre postérieure du col. Le divise-t-on par une section antéro-postérieure, on constate que, terminé du côté de l'orifice par un bord libre, il s'épaissit de plus en plus vers sa base, de sorte que la coupe a la forme d'un triangle dont un côté est en continuité avec la partie antérieure du trigone. L'épaisseur de ce ruban lui enlevant toute mobilité, comment admettre que la pression de l'urine puisse le refouler en avant et le faire chevaucher par dessus la lèvre antérieure du col? Si les choses se passaient réellement ainsi, le mot valvule serait justifié ; mais ordinairement rien de semblable ne se produit.

D'abord il s'en faut que la rétention d'urine soit la suite inévitable de cette déformation du col. Beaucoup des sujets chez lesquels les hasards d'une autopsie l'ont fait découvrir, n'avaient présenté de leur vivant aucune difficulté sérieuse de la miction. D'autre part, la rétention d'urine qui peut avoir lieu en pareille circonstance, s'explique tout naturellement par un mécanisme différent. La barre uréthro-prostatique représente le dernier terme d'une série de phénomènes qui commence par le spasme, auquel succèdent la contracture permanente, puis plus tard la rétraction. Or cette rétraction, ordinairement due à des altérations matérielles du tissu musculaire, détermine un certain degré de rétrécissement du col vésical. Tout au moins ce dernier perd-il de sa souplesse et ne laisse-t-il échapper l'urine qu'au prix d'efforts plus puissants.

La répétition de ces efforts, dont l'efficacité est contrebalancée par la résistance du col, a pour conséquence de déprimer le bas-fond de la vessie ; d'où un déplacement graduel du point de convergence normal des contractions vésicales. Il se peut qu'alors le trigone, la prostate et le col soient repoussés en masse vers le pubis et que de ce refoulement résulte une plus grande difficulté dans l'émission de l'urine, voire même une rétention complète et brusque ; mais nous aimons encore mieux penser que cette dernière reconnaît pour cause ordinaire en pareil cas une congestion active ou passive, comme il s'en produit si facilement chez les sujets atteints de lésions du col ou de l'urèthre.

Ainsi compris, le rétrécissement du col vésical doit être considéré comme une affection très rare, qui se montre encore plus dans l'âge adulte que dans la vieillesse, tandis que les tuméfactions prostatiques, et par conséquent les valvules ou barres prostatiques, sont inconnues avant l'âge de cinquante à cinquante-cinq ans. Elle paraît succéder ordinairement à l'uréthrite profonde ; mais parfois son étiologie est très obscure. Elle peut se développer en même temps qu'une hypertrophie prostatique portant sur les lobes latéraux.

M. Mercier lui assigne comme signes : une douleur parfois très obtuse au col de la vessie, une certaine sensibilité des lobes prostatiques accompagnée d'une légère tuméfaction, des engourdissements ou des élancements à l'extrémité de la verge, des écoulements muco-purulents accompagnés de pertes séminales ; il ajoute que la miction a de la peine à commencer, que le jet est mal projeté, que la fin de la miction est signalée par des coups de piston fréquents et peu efficaces.

En somme, aucun de ces signes n'a de valeur réelle. Ils appartiennent aussi bien à l'uréthrite profonde, à la prostatite chronique légère, aux congestions du col, et surtout à l'hypertrophie de la prostate. En revanche, si dans les antécédents du sujet on avait relevé les signes du spasme et de la contracture que nous avons énumérés dans le chapitre précédent, il y aurait lieu de présumer qu'une rétraction avec transformation fibreuse des éléments musculaires aurait succédé à ces troubles fonctionnels.

Les indications résultant du cathétérisme ont une plus grande valeur. Lorsqu'on a affaire à une valvule prostatique, aussi bien qu'à un rétrécissement par rétraction, l'introduction de la sonde de M. Mercier dans la vessie n'est possible qu'à condition d'abaisser fortement le pavillon entre les jambes du malade. Puis, lorsque le bec a franchi tout entier l'orifice, un petit ressaut avertit la main de l'explorateur que l'instrument a pénétré dans la vessie; en même temps celui-ci s'enfonce de 2 ou 3 centimètres, presque malgré le chirurgien.

Si l'on tourne le bec de la sonde vers le bas-fond vésical, et qu'on le tire ensuite vers l'urèthre, on constate qu'il accroche solidement la lèvre postérieure du col; mais les sensations ne sont plus les mêmes suivant qu'on a affaire à une valvule prostatique ou à une valvule musculaire.

Dans le premier cas, le plan incliné de la lèvre postérieure est moins abrupt; l'instrument attiré en avant l'accroche moins solidement. Pour faire tourner librement le bec à droite ou à gauche, on est obligé de le repousser un peu en arrière. Enfin, si la valule prostatique est accompagnée de bosselures saillantes vers le trigone, la rotation est fort gênée, et l'on peut, en attirant en avant ou en refoulant légèrement l'instrument, contourner successivement la partie saillante de chacune de ces bosselures. De plus l'exploration rectale fournit d'utiles renseignements sur l'état des lobes latéraux de la prostate.

S'agit-il, au contraire, d'une valvule musculaire, le bec de la sonde est solidement accroché par sa face postérieure, la rotation se fait aisément, sans qu'il soit nécessaire de refouler un peu l'instrument en arrière, enfin le toucher rectal donne des résultats négatifs.

Nous pensons que ces signes permettent de porter parfois ce diagnostic avec une certaine précision, mais nous sommes convaincus que, si M. Mercier n'avait diagnostiqué ses valvules musculaires qu'après les avoir constatés tous, il en aurait moins rencontré dans le cours de sa carrière. Il reconnaît, du reste, que le diagnostic par l'exploration vésicale peut être à peu près impossible (*loc. cit.*, p. 181).

Telles sont, ce nous semble, les seules données utiles qu'on puisse tirer de ce qui a été écrit sur les barres au col de la vessie par M. Mercier ou par ses prédécesseurs. Insister davantage sur ce sujet serait dépasser les limites de l'intérêt pratique qu'il présente. Nous ajouterons seulement quelques considérations relatives au traitement de cette affection.

Sans revenir sur ce que nous avons dit par anticipation plus haut (p. 123 et suiv.) du traitement des valvules prostatiques, nous devons au lecteur des informations plus complètes, relativement à l'opportunité des tentatives opératoires. Il serait important de distinguer dans cette étude critique ce qui concerne les valvules musculaires de ce qui a trait aux autres ; mais M. Mercier donne lui-même l'exemple d'une confusion que nous voudrions bien pouvoir dissiper. Que l'on se reporte aux vingt-quatre observations présentées à la suite des deux premières éditions de ses *Recherches*, et l'on verra que toutes les indications afférentes au diagnostic se résument dans cette unique phrase : *Nous constatons l'existence d'une valvule.* De sorte que, en réalité, il est impossible de savoir si l'opération donne de meilleurs résultats, suivant que l'obstacle à faire disparaître est de telle ou telle nature.

On a vu ce que nous pensons de la compression appliquée aux déformations de la lèvre postérieure du col, qu'il s'agisse de tumeurs ou de barres. C'est dire que nous enveloppons dans le même discrédit toutes les tentatives de ce genre, quel que soit le procédé ou l'instrument employé. Leroy (d'Étiolles) qui ne croyait qu'aux valvules glandulaires, introduisait dans la vessie une sonde soutenue par un mandrin courbe; puis il substituait à ce dernier un mandrin droit, dans l'espoir d'agir par refoulement sur la lèvre postérieure. M. Mercier remplaça le mandrin métallique de Leroy par un mandrin en baleine; mais, après ses premiers essais, et l'on peut ajouter ses premiers insuccès, il eut recours à son inciseur construit tout exprès pour les cas de cette espèce.

Les détails donnés plus haut nous dispenseront de revenir sur le manuel opératoire de l'incision du col. Le maniement de l'instrument de M. Mercier, qui agit comme un emporte-pièce, se comprend aussi aisément. On l'introduit fermé ; puis, après avoir placé le bec derrière le col de la vessie, on tire à soi la branche mâle à qui sa brièveté facilite son passage au travers de l'orifice du col. Lorsque cette branche a été ramenée dans la région prostatique du canal, on la repousse vers l'autre dont elle est actuellement séparée par l'épaisseur de la valvule. Quand tout marche bien, il suffit de rapprocher avec force les deux branches pour emporter une tranche du tissu interposé entre elles. Mais cette manœuvre est-elle toujours aussi facile à exécuter?

D'abord il peut se faire qu'on éprouve une grande difficulté à faire franchir à la branche mâle l'orifice du col, en laissant la branche femelle dans la vessie. D'autre part, il n'est pas aussi aisé qu'on pourrait le penser de saisir la valvule entre les deux branches. Il nous est arrivé une fois de n'extraire que des fragments de parties molles, sans réussir à faire l'excision complète d'un morceau de quelque importance. Ces diverses raisons, jointes aux contre-indications générales des opérations ayant pour but d'inciser ou d'exciser les valvules du col de la vessie, expliquent l'oubli dans lequel sont tombés les instruments de M. Mercier et les opérations pour lesquelles ils ont été imaginés. M. Thompson, par les mains de qui ont passé un très grand nombre de malades, termine le chapitre de son livre consacré à l'étude de la barre au col de la vessie par cette phrase où se résume toute sa pensée : « Je n'ai jamais pratiqué cette opération et je ne me sens disposé à en recommander l'adoption dans aucune circonstance. »

Quant à nous, convaincus que les moyens thérapeutiques autres que les opérations donnent des résultats au moins aussi bons, sans faire courir aux malades autant de dangers, nous ne nous sentons guère tentés de renouveler les essais que nous avons cru devoir faire et nous continuerons jusqu'à nouvel ordre à recourir au cathétérisme, suivant les règles tracées au chapitre des tumeurs bénignes de la prostate, même lorsque nous soupçonnerons que les difficultés de la miction sont causées par une barre musculaire au col de la vessie.

CHAPITRE XVI

ATONIE ET PARALYSIE DE LA VESSIE

Lorsque nous nous sommes occupés de l'atrophie de la vessie, nous avons eu soin de faire remarquer que nous ne désignions sous cette dénomination que l'atrophie des fibres musculaires, et nous avons insisté sur la coïncidence fréquente de cette altération avec certaines apparences d'hypertrophie propres à donner le change. Nous avons mis en relief un point d'anatomie pathologique qui, bien que connu depuis longtemps, doit à des recherches histologiques récentes le caractère d'évidence sous lequel il se présente actuellement; nous voulons parler de cette espèce de sclérose hypertrophique grâce à laquelle les parois de la vessie peuvent acquérir une épaisseur bien plus grande que dans l'état normal, quoique, en réalité, la tunique musculeuse soit frappée d'une atrophie facile à reconnaître.

Nous nous sommes malheureusement trouvés fort embarrassés, lorsqu'il s'est agi de déterminer la nature précise des altérations de la fibre musculaire, et nous avons posé, sans pouvoir la résoudre, la question de savoir si elles consistent dans une simple diminution de volume ou dans une dégénérescence caractérisée par des apparences spéciales, telle que la dégénérescence granulo-graisseuse. Si les lois de l'anatomie pathologique générale nous amènent à penser que les deux genres de lésions peuvent se produire, nous devons nous contenter d'émettre cette supposition sous forme dubitative. En revanche, il nous sera permis d'être plus affirmatifs relativement aux conséquences de ces altérations; car leur influence se révèle toujours, inévitablement, par l'affaiblissement graduel des contractions de la vessie, et elle aboutit à un résultat constant : la stagnation et même la rétention de l'urine, autrement dit la rétention incomplète ou complète. Dans le second cas, la suppression de la miction est absolue; dans le premier, la fonction s'exécute mal, à moitié, et après l'expulsion volontaire d'une certaine quantité de liquide, l'organe, se refusant à de nouveaux efforts, en retient dans sa cavité une quantité au moins égale, jusqu'au moment où, suffisamment distendu, il aura recouvré le ressort nécessaire pour une nouvelle émission.

Il y a des sujets qui, pendant des mois et des années, vivent dans cet état d'insuffisance fonctionnelle, et n'ont recours au chirurgien que contraints par l'impossibilité absolue d'uriner. Ils commencent par l'atonie de la vessie et ils arrivent graduellement à la paralysie complète (1). Faut-il cependant considérer l'atonie du réservoir urinaire comme le premier degré de la paralysie, ou comme un trouble fonctionnel qui ne serait qu'un acheminement vers la paralysie vraie? Si ce dernier terme désigne d'une manière générale et un peu vague l'abolition ou la diminution de la *motricité* volontaire ou involontaire, l'atonie implique surtout la perte plus ou moins complète de la *contractilité*. Dans les paralysies à marche graduelle, cette propriété s'affaiblit au fur et à mesure, si bien qu'elles peuvent être regardées comme l'aboutissant de l'atonie initiale, lorsque la cause primitive du désordre fonctionnel ne réside pas dans le système nerveux; mais quand la motricité volontaire ou involontaire de la vessie est supprimée brusquement, l'ordre des deux facteurs se trouve renversé et la perte de la contractilité est secondaire.

Le mot *atonie* n'est donc pas absolument synonyme de paralysie incomplète; d'ailleurs, comme en clinique il a pris une signification très précise, nous ne voyons que des avantages à le conserver.

Les chapitres qui précèdent nous ont fourni diverses occasions de faire connaître les causes ordinaires de l'inertie vésicale. On l'a vue succéder aux difficultés de la miction, consistant dans un obstacle matériel. Nous avons dit qu'elle pouvait tenir à l'atrophie ou à la dégénérescence des fibres musculaires; mais en outre il est très important de noter qu'elle atteint même des vessies hypertrophiées, dans le vrai sens du mot, des vessies à colonnes saillantes; ce qui prouve que, dans certains cas, elle reconnaît pour cause, non plus la diminution de volume, mais bien une altération de structure de l'élément contractile.

Toutes les fois qu'elle se rattache à la résistance d'un obstacle au cours de l'urine, l'atonie est secondaire; elle est l'expression de l'infériorité de la vessie dans la lutte qu'elle a subie avec désavantage. Mais cet enchaînement de faits est-il constant, et faut-il se refuser absolument à croire que l'atonie puisse être primitive? La

(1) Il n'est pas inutile de faire remarquer que ce que nous appelons atonie de la vessie correspond rigoureusement à ce que bon nombre d'auteurs ont décrit sous le nom d'*inertie*. Nous préférons la première dénomination comme désignant mieux l'affaiblissement ou la perte de la contractilité musculaire, mais nous ne voudrions pas rejeter la sonde; il nous arrivera même plus d'une fois de nous en servir.

réaction qui s'est opérée contre l'opinion contraire soutenue avec un véritable acharnement par Civiale, a sa raison d'être dans la fréquence des circonstances capables d'agir sur la contractilité vésicale. Tant de vieillards sont atteints de lésions au col de la vessie, qu'on est arrivé à nier l'atonie primitive. On se souvient que nous avons trouvé cette négation formulée d'une façon catégorique dans la thèse de M. Jean, inspirée par M. Guyon.

Notre manière de voir est bien voisine de celle-là, sinon tout à fait identique avec elle.

On ne pourrait s'empêcher de penser que Civiale est tombé dans une exagération évidente, alors même qu'on serait disposé à admettre son opinion dans une certaine mesure; mais, malgré certaines analogies avec ce que l'on observe dans d'autres viscères, la preuve de l'atonie primitive de la vessie n'est pas faite.

Les analogies auxquelles nous venons de faire allusion, on les tire de la comparaison avec certains états du cœur ou de l'estomac dont l'étude a beaucoup attiré l'attention des pathologistes depuis quelques années. Voici un passage des remarquables leçons publiées par M. Damaschino sur les maladies du tube digestif, qui semble avoir été écrit en vue de la question que nous agitons actuellement :

« Les altérations des parois de l'estomac capables de causer la dilatation de sa cavité sont de deux ordres. Tantôt, en effet, il s'agit d'adhérences périgastriques, tantôt c'est la tunique musculaire de l'estomac qui est atteinte d'inertie, soit d'emblée, soit secondairement à une infiltration cancéreuse (Brinton); plus fréquemment peut-être cette inertie s'observe à la suite d'une hypertrophie des parois musculaires qui ont longtemps lutté contre un obstacle, par le même mécanisme que dans l'asystolie cardiaque consécutive aux lésions des orifices avec hypertrophie. Dans toutes ces conditions, peut-on affirmer qu'il s'agit d'une lésion constante, toujours semblable à elle-même? Est-ce une paralysie musculaire? Je l'admettrais volontiers pour ces dilatations survenant chez les grands mangeurs, chez certains maniaques atteints de polyphagie. Serait-ce une lésion plus intime de la fibre, telle que la dégénérescence granulo-graisseuse? Serait-ce enfin la stéatose primitive de la fibre musculaire, comme dans l'empoisonnement par le phosphore? Ce sont autant d'hypothèses entre lesquelles il est encore difficile de se prononcer, et qui, peut-être, répondent toutes à certains cas déterminés. Enfin, pendant la convalescence des fièvres graves, on peut voir paraître des distensions rapides et considérables de l'estomac qui, forçant brusquement l'élasticité des parois de ce viscère, donnent lieu à ce qu'on a voulu appeler une dilatation aiguë de l'estomac. » (Damaschino, *Maladies des voies digestives*, Paris, 1880, p. 582.)

On voit que nous avions raison de dire que, par analogie avec ce qui s'observe dans d'autres organes, il est permis de croire à la possibilité de l'atonie vésicale primitive; mais, nous le répétons, la preuve n'en est pas faite.

Il y a encore une raison plausible qu'on a invoquée en sa faveur, c'est l'influence incontestable de l'âge sur les muscles de la vie de relation, et parfois aussi sur ceux de la vie organique. Sous ce rapport, il est vrai, il y a de grandes différences individuelles, et chacun pourrait citer tel vieillard de quatre-vingts ans capable de faire chaque jour plusieurs kilomètres à pied, tandis que tel autre homme beaucoup moins âgé serait incapable de fournir la même marche. Même remarque à faire à l'égard des viscères contractiles. De même que l'atonie du cœur et des organes digestifs nous paraît incontestable, nous pensons que l'affaiblissement graduel de la contractilité vésicale depuis l'enfance jusqu'à la vieillesse ne peut être mis en doute; mais ce qu'il est difficile de prouver, c'est que cette atonie sénile puisse à elle seule déterminer la stagnation de l'urine et dégénérer peu à peu en paralysie complète. N'ayant pas observé un seul cas où ce fait ait pu être reconnu d'une manière incontestable, nous préférons ne pas nous prononcer formellement.

Il y a une cause d'erreur qu'il est important de signaler avec insistance, c'est le début par la vessie seule d'une affection paralytique d'origine cérébrale ou spinale. Aucun phénomène n'a encore attiré l'attention du côté des membres inférieurs, mais le réservoir urinaire a perdu de son ressort, l'urine s'écoule en bavant et incomplètement. Si l'on ne constatait pas d'obstacle matériel à la sortie du liquide, on serait tenté de diagnostiquer une atonie vésicale primitive, et ce n'est qu'au bout de quelque temps que l'erreur se dissiperait.

Nous observons dans ce moment un malade qui est à peu près dans ce cas. La vessie est extrêmement paresseuse et la prostate, loin d'être tuméfiée, est au contraire très atrophiée. Seulement le malade ne se sent pas solide sur ses jambes, celles-ci sont parfois parcourues par des élancements douloureux et certains points des téguments sont devenus moins sensibles. Aussi avons-nous diagnostiqué un commencement de paraplégie avec prédominance marquée des phénomènes du côté de la vessie.

En résumé, il est impossible, dans l'état actuel de la science, d'établir le rôle réel de l'atonie vésicale primitive dans les accidents dus à la stagnation de l'urine; l'atonie secondaire accompagne ordinairement l'atrophie ou l'hypertrophie des fibres musculaires; elle peut être le résultat d'une inflammation aiguë ou chronique, vésicale ou périvésicale, et alors il est probable qu'elle se rattache à des altérations matérielles du tissu musculaire; enfin elle est la conséquence des paralysies d'origine spinale, à partir du moment où la contractilité musculaire est atteinte, et alors elle se confond avec la paralysie proprement dite, comme cause d'impotence fonctionnelle de l'organe.

L'atonie vésicale se reconnaît aux *signes* suivants :

Une tension prolongée des muscles abdominaux est nécessaire pour que la miction commence, l'urine tombe presque verticalement, son écoulement est lent, et lorsque le sujet croit avoir fini d'uriner, il s'échappe encore quelques gouttes retardataires qui ordinairement souillent la chemise et le pantalon.

Pratique-t-on le cathétérisme, on s'aperçoit qu'après la miction aussi complète que peut l'opérer le sujet, la vessie n'est pas vide. L'urine s'écoule sans force par le pavillon de la sonde, son expulsion s'arrête lorsque ce dernier n'est pas abaissé au-dessous du niveau probable du liquide dans la vessie, des pressions violentes sur la région hypogastrique sont nécessaires pour la débarrasser entièrement de son contenu.

Quand on constate de pareilles difficultés dans la miction, on peut bien dire que la vessie est paralysée; le mot atonie serait trop faible pour exprimer une perturbation fonctionnelle poussée aussi loin.

M. Mallez a eu l'idée d'adapter à une sonde un petit dynamomètre qui permet de mesurer la force de propulsion de l'urine et de ramener à une formule précise la détermination de l'atonie vésicale. L'idée est peut-être ingénieuse, mais dans la pratique pareille rigueur n'est pas nécessaire. (Mallez, *Thérapeutique de l'appareil urinaire*, p. 277.)

Le *traitement* de l'atonie vésicale est naturellement subordonné à la cause qui lui a donné naissance; mais, comme moyens s'adressant à elle d'une façon plus ou moins directe, nous citerons : le cathétérisme renouvelé à des intervalles plus ou moins longs, une ou deux fois par jour, ou seulement à quelques jours d'intervalle, les injections fraîches d'abord, puis froides, les préparations de strychnine à l'intérieur, les injections sous-cutanées d'ergotine, les douches froides ou sulfureuses locales sur le périnée et la face interne des cuisses, l'hydrothérapie générale, enfin l'électrisation en courants induits ou continus.

Le cathétérisme évacuateur simple sera pratiqué le moins souvent possible par le médecin ou par le malade lui-même. Cependant, si la vessie le supportait bien, il faudrait en profiter pour faire de fréquentes injections d'eau pure à une température d'abord voisine de celle du corps, qu'on abaisserait graduellement jusqu'à 15 ou 10° au minimum. Il y aurait des inconvénients sérieux à employer d'emblée de l'eau à basse température ; on pourrait ainsi provoquer des réactions inflammatoires violentes qui obligeraient d'interrompre le traitement.

Aux préparations de strychnine ou de cinchonine, dont les effets sont souvent bien obscurs, nous préférons celles d'ergotine. La première idée de ce traitement appartient à M. Allié (de Marcigny), qui le préconisa dans un travail envoyé en 1836 à l'Académie de médecine. Ce médecin ne put employer l'ergotine, qui n'était pas encore découverte à cette époque ; il avait recours à l'ergot de seigle.

Nous considérons les injections sous-cutanées d'ergotine comme la forme définitive de cette médication. Nous nous servons d'une solution au trentième dans parties égales d'eau et de glycérine, et nous injectons par jour deux seringues de Pravaz de cette solution dans des points quelconques du corps. La solution au quinzième, étant ordinairement très irritante, ne peut être employée chez tous les malades.

Enfin, dans les atonies très prononcées, aussi bien que dans les paralysies manifestes de degrés divers, l'électrisation offre une ressource précieuse.

Dans un travail lu devant la Société de chirurgie, Michon attira l'attention de ses collègues sur les avantages qu'on peut y trouver il appuie ses conclusions sur quatre observations, dont deux lui sont personnelles. (*Mémoire et observations sur l'électricité appliquée au traitement de la paralysie de la vessie*, *Mém. de la Soc. de chirurgie*, t. II, p. 101.) L'auteur commence par rappeler que Chopart avait essayé de l'électricité statique pour un de ses malades, en 1784, et qu'après six séances la vessie se vidait à moitié par le seul effort de la volonté.

En 1847, la *Gazette des hôpitaux* rendait compte de traitements tentés à l'hôpital Saint-Georges de Dublin par la faradisation. Michon fut le premier en France à appliquer cette méthode. Il se servait d'une pile de Breton, introduisait une sonde d'homme dans la vessie, et une sonde de femme dans le rectum. En trois séances de quelques minutes, son premier malade fut guéri et la guérison se maintint; pour le second, quatre séances furent nécessaires.

Depuis cette époque de nombreux essais ont été renouvelés, et aujourd'hui cette méthode est à juste titre acceptée dans la pratique, grâce aux perfectionnements dont elle a été l'objet.

On a employé tout d'abord les courants induits, mais les courants continus donnent de meilleurs résultats.

Lorsqu'on se sert des premiers, on applique le pôle positif sur la colonne vertébrale au-dessus de la région lombaire, et l'on établit le courant au moyen d'un conducteur spécial qu'on introduit dans la vessie par l'urèthre. Ce conducteur est un mandrin de métal terminé par une olive et engaîné dans une enveloppe de gomme qui l'isole des parois du canal. Il faut, au préalable, injecter de l'eau dans la vessie. Le courant descendant se dirige, à travers le liquide, de tous les points de la paroi vers l'olive du mandrin.

Il est indispensable de procéder avec la plus grande modération, quel que soit l'appareil employé. Courants faibles et séances courtes de deux à cinq minutes, tous les deux ou trois jours, telles sont les conditions exigibles pour mener à bonne fin cette sorte de traitement.

L'emploi des courants continus est ordinairement préférable. On se sert d'une pile de 20 à 40 éléments, suivant la sensibilité des sujets, et l'on applique le pôle positif soit sur la colonne vertébrale, soit sur le périnée, et le pôle négatif sur la région hypogastrique. Les séances ne doivent pas dépasser dix minutes.

Dans le cas d'échec, on pourrait essayer de porter le courant directement dans la vessie au moyen du conducteur décrit plus haut; seulement, il serait bon de renverser le courant, en mettant le mandrin métallique en communication avec le pôle positif et la plaque sus-pubienne avec le pôle négatif. De cette façon, l'irritation due au passage de l'électricité serait moins grande. Le nombre d'éléments ne serait plus que de 15 à 20, et les séances ne dépasseraient pas trois ou quatre minutes.

Paralysie de la vessie. — N'ayant pas à faire ici la séméiologie de ce symptôme, nous nous contenterons de dire qu'il suffit de se représenter les signes de l'inertie poussés à leur dernière limite pour connaître ceux de la paralysie bien caractérisée. Mais il y a une distinction à faire à divers points de vue entre la paralysie du corps et celle du col. La première donne lieu à la rétention d'urine et à la distension de la vessie. Si le liquide s'écoule malgré la volonté du malade, c'est par regorgement et sans qu'il y ait incontinence vraie. L'exploration de la région hypogastrique et le cathétérisme démontrent que le viscère ne se vide que très incomplètement.

Si, au contraire, c'est le col qui est seul frappé de paralysie, il en résulte une incontinence vraie. L'écoulement de l'urine est continuel, le cathétérisme fait voir que la vessie est vide et revenue sur elle-même. Il y a souvent à la fois paralysie du corps et du col.

Ces faits signalés depuis longtemps, et particulièrement par Ollivier (d'Angers), ne sont pas aussi faciles à interpréter qu'on pourrait le penser. Rien ne serait plus simple, s'il était avéré que les nerfs qui président aux contractions du col ont une autre origine que ceux de qui dépendent celles du corps; mais cette question de physiologie est encore très embrouillée.

D'abord il ne faut pas perdre de vue que la perte de la sensibilité de la muqueuse vésicale peut à elle seule déterminer la rétention d'urine, en supprimant la sensation initiale dans l'acte réflexe qui aboutit à la miction. Il est vrai qu'ordinairement la paralysie des fibres musculaires coïncide avec celle de la muqueuse, et que, si la vessie se laisse distendre par l'urine, c'est qu'elle a perdu son pouvoir contractile.

Que l'on croie, avec M. Büdge, à l'existence d'un centre génito-spinal bien délimité, que l'on pense avec M. Brown-Sequard que ce centre ne diffère des autres foyers médullaires présidant à certains mouvements déterminés des membres, qu'en ce qu'il est un peu moins sous l'influence de la volonté, il n'en faut pas moins admettre que les nerfs vésicaux ont dans la moelle des foyers particuliers d'origine correspondant au point indiqué par M. Büdge, c'est-à-dire environ à la quatrième vertèbre lombaire des chiens et des lapins.

Les expériences de M. Gianuzzi sembleraient prouver que tous les nerfs vésicaux partent de la moelle et vont indistinctement vers le col ou le corps; mais les uns se jetteraient directement dans les plexus hypogastriques, tandis que les autres passeraient par le grand sympathique; l'action de ces derniers serait plus lente.

Kupressow a cherché à démontrer que des fibres tout à fait

spéciales président aux contractions du sphincter de la vessie, et il arrive à placer le point d'origine de ces fibres entre la cinquième et la septième vertèbre lombaire du lapin, tandis que d'après Büdge ce centre serait au niveau de la quatrième lombaire, chez le chien et le lapin.

Quoi qu'il en soit, si ces données ne sont pas rigoureusement applicables à l'homme, on sait du moins que ce sont des lésions médullaires siégeant au-dessus de la douzième dorsale qui donnent lieu à la paralysie du corps de la vessie, tandis que celle du sphincter seul est produite ordinairement par des lésions portant sur des points inférieurs de la moelle ou sur la queue de cheval. (Vulpian. *Dictionnaire encyclopédique des sciences médicales*, art. MOELLE, 2e série, t. VIII, p. 574.)

La paralysie de la vessie peut être la conséquence de compressions exercées sur les nerfs qui s'y rendent, dans leur trajet extra-médullaire, mais le plus souvent elle dépend des diverses affections de la moelle et de l'encéphale que nous n'avons pas à énumérer ici.

Nous avons dit plus haut qu'il n'est pas toujours facile de distinguer l'atonie à un degré avancé de la paralysie vraie. L'examen attentif des membres inférieurs, au point de vue de la sensibilité et de la motilité, fournit généralement des éléments suffisants de diagnostic. Il y a cependant des cas où l'on est forcé de rester dans le doute pendant un temps assez long.

Quant à la thérapeutique de la paralysie vésicale, elle emprunte ses moyens à celle de l'atonie, mais avec des chances de succès beaucoup moindres. En outre, le traitement de la cause présumée a une importance capitale que nous avons à peine besoin de signaler. Ce serait sortir des limites de cet ouvrage que de nous appesantir davantage sur ce sujet.

CHAPITRE XVII

INCONTINENCE D'URINE ESSENTIELLE

L'incertitude qui pèse sur la pathogénie de l'incontinence d'urine essentielle nous engage à lui consacrer un chapitre spécial ; mais nous serons aussi brefs que possible dans l'exposé de ses causes probables et de son traitement.

Les opinions des auteurs se groupent autour de deux idées principales : pour les uns ce trouble fonctionnel est le résultat d'une atonie générale ou locale, pour les autres il serait dû à l'exagération de l'excitabilité vésicale. L'atonie porterait sur l'économie entière, sur le corps de la vessie, ou seulement sur son sphincter; elle pourrait être accompagnée d'un défaut de sensibilité de la muqueuse uréthrale dans la portion profonde du canal. L'excitabilité anormale serait localisée dans les fibres du corps; de plus il se pourrait que l'exagération de l'excitabilité réflexe de la moelle fût la cause primitive et peut-être unique du trouble fonctionnel. Le trouble fonctionnel de la vessie serait franchement secondaire.

Telles sont en bloc les opinions parmi lesquelles il faut chercher la vérité. Un rapide exposé historique nous aidera dans cette tâche difficile.

J. L. Petit, qui le premier aborde la question, fait la part des incontinences nocturnes dues à la paresse de certains enfants qui négligent de prendre leur vase de nuit, ou à des rêves qui leur font croire qu'ils urinent dans un vase ou le long d'un mur. Dans une troisième catégorie de faits, correspondant à la véritable incontinence nocturne, il croit qu'un profond sommeil empêche les enfants de percevoir la sensation du besoin d'uriner, et qu'alors le col s'entr'ouve et laisse passer le liquide.

La théorie de Desault est bien plus précise, quoique complexe. Ce chirurgien pense que l'incontinence peut être le résultat, soit d'une exagération d'excitabilité du corps de la vessie, soit d'un affaiblissement du sphincter, soit d'un certain degré d'insensibilité de la muqueuse du col, d'où suppression ou diminution de la sensation du besoin d'uriner (Desault : *Œuvres chirurgicales : Maladies des voies urinaires*, t. III, 3e ed. p. 95).

Avec Dupuytren, Guersant, Mauricet, la théorie de l'atonie générale tend à l'emporter; Mondière, sans abonder complètement dans ce sens, admet l'atonie limitée à la vessie chez des sujets d'ailleurs assez robustes. (Mondière, *Incontinence d'urine. Dictionnaire en 30 volumes*, 1837, t. XVI.)

Plus tard Trousseau soutient avec son talent habituel que l'irritabilité vésicale est la cause réelle de l'incontinence, et il se base surtout sur l'efficacité de la belladone pour appuyer cette opinion (Trousseau, *Cliniques de l'Hôtel-Dieu*, 4e éd. 1877, t. II, p. 757.) Mais Bercioux, s'en prenant à cette théorie, affirme que la belladone a une certaine efficacité, non en combattant l'irritabilité de la fibre musculaire, mais au contraire en stimulant les fibres du sphincter frappées d'atonie, de même qu'elle active les contractions intestinales (*Gazette hebdomadaire*, 1858, p. 436, 486 et 523).

A partir de cette époque, l'insuffisance d'action du sphincter rallie le plus de partisans; mais à cette notion s'en ajoute une autre déjà formulée par Desault, c'est que la sensation du besoin d'uriner perd de son intensité normale, sans doute parce que la sensibilité du col, et peut-être de la portion profonde du canal de l'urèthre, s'est notablement affaiblie. Cette théorie est soutenue avec conviction par un élève de M. Guyon, dans sa thèse inaugurale (Du Souich, *De l'incontinence d'urine essentielle*. Thèse de doctorat, Paris, 1877). Elle se présente sous une autre forme dans celle de Hertzka, qui attribue l'incontinence à l'insuffisance du muscle compresseur de l'urèthre, désignant sans doute sous cette dénomination le muscle de Wilson (*Zeitung für Kinderkrankheiten,* 1872).

Nous pensons que l'atonie du sphincter est, en effet, la cause ordinaire de l'incontinence d'urine essentielle, mais il nous paraît inutile de faire intervenir en plus un certain degré d'anesthésie de la muqueuse du canal dans ses parties profondes. Quelle serait l'explication à donner de cette anesthésie ? Pourquoi ce trouble d'innervation, qui chez les enfants ne s'observe pas dans d'autres points du corps, serait-il si fréquent dans cette région? Si les sujets n'ont pas toujours conscience du passage de l'urine, s'ils ne sont souvent éveillés que par la sensation de chaleur causée par le contact du liquide, tout de suite après son émission, ou par la sensation de froid occasionnée par le même contact quelque temps après la miction, cela tient peut-être simplement, ainsi que le pensait J. L. Petit pour bon nombre de cas, au sommeil très lourd de l'enfance, à ce sommeil que ne trouble pas l'orage le plus violent.

De nombreuses circonstances ont été invoquées pour expliquer cette infirmité temporaire. Nous avons parlé de l'atonie générale; on l'a fait dépendre du lymphatisme et de la chlorose. Nous citerons encore les frayeurs vives, une grande excitabilité nerveuse, expression d'une prédisposition héréditaire aux affections du système nerveux. Trousseau croyait que chez un certain nombre de petits malades l'incontinence se produisait pendant un court accès d'épilepsie, et il était très enclin à considérer la maladie comme se rattachant à diverses névroses (*loc. cit.*, t. II, p. 99 et 741).

Les changements d'habitudes, les fatigues exagérées, la dentition, l'onanisme, le phimosis, l'abus des boissons alcooliques, l'équitation, les excès vénériens, ont été tour à tour incriminés; mais nous craignons fort que dans certains cas on n'ait confondu les spasmes du corps de la vessie avec l'atonie du sphincter; cette remarque vise surtout les faits d'incontinence observés après la puberté ou chez des adultes.

L'incontinence essentielle est, en effet, presque exclusivement une maladie de l'enfance. Elle se développe dans les deux sexes dès les premières années de la vie et se prolonge ordinairement jusqu'à la puberté, parfois plus tard encore, et par exception jusque dans l'âge adulte.

L'incontinence essentielle est ordinairement nocturne; suivant que l'atonie du sphincter est plus ou moins accentuée, la miction involontaire peut être presque continue ou intermittente à de longs intervalles. Si certains enfants mouillent régulièrement leur lit toutes les nuits, il en est à qui cet accident n'arrive que de temps à autre, souvent après un changement de lieu ou à la suite d'une grande fatigue.

Généralement, l'incontinence se suspend pendant le jour; mais il y a de malheureux enfants chez qui l'infirmité est permanente. C'est à peine s'ils peuvent, en se précipitant en toute hâte au cabinet, éviter l'écoulement involontaire de l'urine, tant le sphincter s'entr'ouvre vite sous l'influence des contractions restées normales du corps de la vessie.

Dans ces conditions, on confondrait facilement le spasme ou l'irritabilité du corps avec l'atonie essentielle du sphincter. Par exemple, les envies fréquentes d'uriner observées chez les enfants atteints de phimosis avec balano-posthite rentrent dans la première catégorie de faits. Le diagnostic différentiel exige de l'attention et n'est pas toujours aussi aisé qu'on pourrait le croire.

L'incontinence diurne, ou simplement les besoins fréquents et impérieux d'uriner observés seulement ou principalement pendant la journée, devront toujours être tenus pour suspects et faire songer aux diverses causes d'irritabilité vésicale énumérées plus haut (voy. p. 346). Il faudra être très circonspect, même lorsque l'incontinence sera diurne et nocturne à la fois.

Après quelques mois ou plusieurs années de durée, la maladie a de la tendance à cesser spontanément. C'est souvent à l'âge de la puberté que la guérison a lieu. Quelquefois son cours est signalé par des rémissions temporaires, à la suite desquelles elle récidive avec la même intensité. On a vu la dentition occasionner des guérisons temporaires ou définitives, de même que des maladies intercurrentes de diverses sortes, pyrexies, fièvres éruptives. Chez des jeunes filles le mariage a eu quelquefois cet heureux résultat.

TRAITEMENT. — Pour être complets, il nous faudrait faire ici une longue énumération des innombrables moyens recommandés contre l'incontinence d'urine essentielle. Certains auteurs se sont plus à en dresser la liste sans commentaires (Devergie, *De l'incontinence d'urine et de son traitement rationnel par la méthode des injections*, 1850, in-8°, et Philips, *Traité des maladies des voies urinaires*, 1860, p. 474). On en trouve un exposé plus raisonné dans une thèse récente (Recullard, *Essai sur l'incontinence nocturne de l'urine chez les enfants*. Thèse de Paris, 1876). Nous nous contenterons d'indiquer les principaux, en les divisant en *indirects* et *directs*.

Dans la première classe nous placerons les moyens moraux, tels qu'une grande frayeur occasionnée à l'enfant, idée détestable qu'il faut condamner irrévocablement; les toniques de toute sorte, les astringents; les irritants, tels que la teinture de cantharides, le pétrole, la créosote, l'acide benzoïque, le nitrate de potasse; des stimulants spéciaux de la fibre musculaire, tels que la strychnine ou l'ergotine (Willimsky, *Influence de l'ergotine sur la vessie*. Dissertation inaugurale, Greisswald, 1874).

Dans un autre ordre d'idées, Trousseau recommandait les préparations de belladone à des doses qui semblent extraordinaires et qui certes ne seraient pas supportées par bien des sujets, puisque chez une jeune fille l'éminent thérapeutiste, après avoir commencé par 1 centigramme d'extrait par jour, put aller jusqu'à 15 centigrammes. Dans ce cas le traitement dura plusieurs mois.

On a remplacé plus récemment l'extrait de belladone par le sulfate d'atropine, mais cette substance est souvent plus difficile à manier que celle dont elle est tirée.

C'est sans doute comme sédatif du système nerveux qu'on a préconisé récemment l'hydrate de chloral (William Touson, *Gazzetta medica italiana Lombardia*, 1871, n° 10).

La médication balnéaire doit être signalée comme une de celles qui donnent les meilleurs résultats, soit qu'on ait recours, comme Baudelocque et Guersant, aux bains froids ordinaires, et, à l'exemple de Dupuytren, aux immersions froides, soit qu'on donne la préférence aux bains aromatiques (Lallemand), aux bains de mer ou à l'hydrothérapie. Diverses eaux minérales seront indiquées, suivant la constitution et le tempérament des malades. M. Debout nous a dit avoir constaté d'heureux effets de l'emploi des eaux de Contrexéville.

Nous appelons moyens *directs* ceux dont l'application se fait sur la région malade ou dans son voisinage très proche. On peut y rattacher les révulsifs sur l'hypogastre, au périnée ou dans la région lombaire; nous citerons encore la cautérisation du méat chez une jeune fille (Chambers); celle du col de la vessie avec le nitrate d'argent (Demaux); les instillations de nitrate d'argent au 1/60e dans la région prostatique (Thompson); les injections stimulantes de diverses sortes portées jusque dans la vessie; l'usage répété de la sonde (Goulard, Mondière, Baudelocque, Civiale, Nélaton), moyen qui agit sans doute en déterminant un peu d'irritation de la muqueuse et des plans musculeux sous-jacents; enfin l'électrisation sous forme d'électricité statique (Weber et Mauduit) ou de courants. Malgré les insuccès de Guersant (*Dictionnaire des sciences médicales*, t. XXIV, p. 281) qui peuvent s'expliquer en partie par un mauvais emploi de la méthode, nous pensons que c'est un des moyens dans lesquels on peut avoir le plus de confiance.

Les courants continus descendants appliqués sur la partie inférieure de la moelle sont recommandés par Legros et Onimus (*Traité d'électricité médicale*, p. 709).

On a eu recours depuis longtemps à l'électrisation vésicale avec des courants induits; mais il est évidemment préférable de n'agir que sur le sphincter uréthro-vésical. Les bougies spéciales de M. Guyon, formées d'un faisceau de fils métalliques recouvert d'une gaine isolante et terminées par un bouton olivaire métallique qu'on peut arrêter dans la portion membraneuse de l'urèthre, sont d'un emploi précis et facile. L'autre pôle doit être appliqué au périnée ou à l'hypogastre (Du Souich, *loc. cit.*, p. 65).

Tous ces moyens thérapeutiques ont donné de bons résultats, mais il n'y en a pas un seul sur lequel on puisse compter d'une manière absolue. Il ne faut pas se leurrer de l'espoir d'obtenir de rapides succès dans le traitement d'une affection aussi tenace et parfois aussi désespérante; la persévérance la plus soutenue est bien loin d'être toujours couronnée de succès.

Pour les cas incurables on a proposé des moyens palliatifs auxquels nous ne consacrerons qu'une courte mention. Les compresseurs mécaniques de la verge, l'occlusion du prépuce avec du collodion (Corrigan, *The Dublin quarterly journal*, Febr. 1870), doivent être compris dans la même réprobation. Leur moindre inconvénient est d'amener forcément à la longue la dilatation des portions profondes du canal et d'augmenter ainsi l'atonie du sphincter. Nous ne connaissons rien de préférable aux divers modèles d'urinals qui s'adaptent plus ou moins exactement à la verge au moyen de lacs disposés autour de l'abdomen. Le plus commode pour le jour est l'urinal infundibuliforme en caoutchouc avec prolongement tubulaire terminé par un robinet, qu'on dissimule dans une des jambes du pantalon.

VI. — ALTÉRATIONS ORGANIQUES DIVERSES TUMEURS BÉNIGNES

Nous nous sommes trouvés dans la nécessité de rapprocher les unes des autres des altérations organiques qui n'ont guère de rapports entre elles; mais il était bien difficile de les rattacher aux catégories qui précèdent ou qui suivent. La dénomination de *tumeurs bénignes* caractérise à nos yeux des productions qui, eu égard à leur texture, s'éloignent considérablement des néoplasmes dont tout le monde reconnaît la malignité, au double point de vue de l'anatomie pathologique et de la clinique. Elle n'implique pas que ces productions soient toujours inoffensives; mais les dangers qu'elles entraînent sont des accidents plus ou moins prévus, et non des conséquences fatales de leur évolution. Il s'en faut qu'elles causent inévitablement la mort; elles peuvent rester stationnaires ou rétrograder, tandis que le propre des affections malignes est de se développer sans discontinuité et de se terminer infailliblement d'une manière funeste.

CHAPITRE XVIII

ÉPAISSISSEMENT PARTIEL DES PAROIS — VARICES DE LA VESSIE

Épaississement partiel des parois. — Nous avons, à diverses reprises, mentionné la sclérose vésicale, c'est-à-dire l'hyperplasie conjonctive disséminée d'une façon ordinairement régulière et occasionnant une pseudo-hypertrophie facile à confondre avec l'hypertrophie vraie. Il arrive parfois que l'hyperplasie conjonctive est un phénomène local et aboutit à la formation de noyaux ou de plaques dures franchement fibreuses, tout à fait comparables à celles qui se développent dans la paroi de certains kystes ovariques, et y forment tantôt des disques biconvexes d'une étendue souvent considérable, tantôt des masses globuleuses appendues à la poche. Ce sont ces productions qui ont été décrites par Philips sous le nom de *tumeurs dans l'épaisseur des parois vésicales* (*Traité des maladies des voies urinaires*, 1860, p. 372).

Les sections portant sur leur épaisseur totale montrent que les couches constituantes de la vessie ont disparu à leur niveau et que leur tissu a souvent un aspect lardacé ayant quelque analogie avec celui des squirrhes. Leur volume, quelquefois très peu considérable, peut atteindre à des proportions sérieuses. C'est alors qu'elles deviennent perceptibles à travers la paroi abdominale; mais il serait facile de les prendre pour des poches remplies ou non par un calcul. Nous renvoyons à ce que nous avons dit antérieurement relativement au diagnostic des poches; quant aux calculs, il pourrait bien arriver qu'on les méconnût. Peut-être la pression sur la cavité qui les contiendrait déterminerait-elle de la douleur, tandis que l'épaississement fibreux partiel n'occasionne pas de souffrances.

Cette sorte de lésion est le résultat de l'irritation interstitielle des parois vésicales et succède ordinairement à la cystite chronique simple ou calculeuse. Elle n'a d'intérêt qu'au point de vue de l'anatomie pathologique.

Varices de la vessie. — On a certes plus de fois mentionné cette lésion qu'on n'en a observé d'exemples authentiques. Signalées par Bonet (*Sepulchr.*, liv. III, sect. 25, obs. 22), Morgagni (*Epist.* 63, art. 13), Desault, Chopart, les dilatations variqueuses des veines de la vessie ont été considérées par ces auteurs et par d'autres encore comme capables de donner lieu à des symptômes de cystite chronique et à des hématuries inexplicables autrement. Par exemple, Desault dit avoir observé des émissions de sang rebelles chez des sujets ayant résidé longtemps aux Antilles, et il n'hésite pas à attribuer cet accident à des ruptures successives de veines variqueuses. S'il avait connu, comme on les connaît actuellement, les hématuries chyleuses ou non chyleuses des pays chauds, ses conclusions n'auraient certes pas été aussi formelles. La guérison de ces malades par la sonde à demeure ne peut en rien confirmer l'hypothèse de l'illustre chirurgien. Ses observations sont, en réalité, dénuées de valeur.

Il ne faut pas confondre avec les varices proprement dites l'augmentation de vascularité par ampliation des capillaires que nous avons signalée comme une des conséquences ordinaires de la cystite chronique du col et du corps.

Ici comme partout les varices vraies sont constituées par des veines d'un volume anormal et flexueuses. Plusieurs observateurs en ont rencontré dans des autopsies. Outre les cas anciens, nous pouvons en citer deux relatés par Duplay père dans son travail déjà mentionné sur les altérations séniles des vésicules séminales. Des vaisseaux flexueux et de dimensions exagérées entouraient la prostate et le col de la vessie. Des altérations analogues se voyaient dans le système vasculaire des vésicules séminales et des cordons spermatiques. Chez les deux sujets le varicocèle était très volumineux. Il n'est pas question, dans ces faits, de varices saillantes du côté de la muqueuse.

Il n'en était pas de même dans le fait de Laugier, dont parle Vidal (de Cassis) (*Traité de path. externe*, t. V, p. 61), et que M. Guyon a communiqué à la Société anatomique (*Bull. de la Soc. anat.*, 1854, t. XXIX, p. 286). Un malade entré dans le service du chirurgien de l'Hôtel-Dieu pour une affection du genou eut un jour une hématurie abondante qui fut suivie de plusieurs autres assez graves pour entraîner la mort. A l'autopsie on trouva des varices très développées au col de la vessie. L'une d'elles était largement ulcérée. C'est par cette perte de substance que s'étaient faites les hémorrhagies. Donc pas de doute possible relativement à leur point de départ, et, sous ce rapport, l'observation est intéressante. Elle l'est encore à un autre point de vue. Ce même malade avait eu, neuf ans auparavant, une myélite qui avait occasionné une paraplégie accompagnée de paralysie vésicale, accidents qui n'existaient plus qu'à un léger degré au moment où les hématuries avaient commencé. On n'a peut-être pas oublié le cas de catarrhe aigu de la vessie rapporté page 257, qui a présenté à l'autopsie, entre autres particularités intéressantes, une dilatation très évidente des veines vésicales et des ecchymoses multiples sous-muqueuses. Nous pouvons nous demander si, dans l'observation de M. Laugier, comme dans la nôtre, l'ectasie veineuse ne devait pas être rattachée à la paralysie des vaso-moteurs, et si ces deux cas ne suffiraient pas pour démontrer l'influence des altérations de la moelle dans la pathogénie des varices vésicales. Nous pensons que quelquefois elle expliquerait bien l'apparition rapide des lésions.

Tout récemment, en 1877, M. Baraduc a fait, à l'hospice des Ménages, l'autopsie d'un homme de soixante-dix ans, mort à la suite d'hématuries répétées. Un plexus veineux abondant entourait le col de la vessie et la prostate. La muqueuse était soulevée dans toute la zone voisine du col par une multitude de saillies formées par des tronçons de veines. Cette disposition s'étendait jusqu'à une bonne partie du corps. Plusieurs fissures indiquaient nettement les sources de l'hémorrhagie. M. Baraduc a été frappé surtout de ce que cet homme avait des hémorrhoïdes anales très développées, et il conclut de ce fait que tous les phénomènes vésicaux doivent s'expliquer chez les hémorrhoïdaires par l'extension de la même lésion aux veines vésicales.

Nous pensons, avec M. Richet, que cette interprétation peut être vraie assez souvent, mais elle n'est certainement pas d'une application générale. Une simple congestion rend aussi bien compte de ce qu'éprouvent du côté de la vessie la plupart de ces malades. (Baraduc, *Des varices vésicales en rapport avec les hémorrhoïdes chez l'homme*. Paris, 1877.)

De notre côté nous avons observé, chez des sujets atteints de varicocèle volumineux, certains symptômes qui nous amenaient à penser que des dilatations variqueuses devaient exister simultanément du côté du col vésical; mais aucune autopsie ne nous a encore fourni la preuve matérielle de ce fait.

En admettant que les varices vésicales déterminent quelquefois ces deux symptômes, pesanteur douloureuse et envies fréquentes d'uriner, auxquels nous ajouterons les hématuries répétées, ils sont insuffisants pour le diagnostic; l'hématurie elle-même n'a pas de valeur réelle, tant sont nombreuses, par rapport aux varices, les causes capables de la provoquer. Même si le cathétérisme avait eu un résultat négatif, on aurait encore plus de chances de tomber juste en s'arrêtant à l'idée d'un polype villeux. On verra plus loin que des tumeurs de cette nature passent bien souvent inaperçues, malgré l'exploration la plus rigoureuse. On devra tenir compte, mais dans une mesure restreinte, de l'existence d'hémorrhoïdes anales et de varices des membres inférieurs.

Chez le malade autopsié par Bonet on avait soupçonné la présence d'un calcul.

Le traitement comporte plusieurs indications. On combattra l'état congestif du col au moyen des laxatifs, des bains frais, des révulsifs cutanés faibles. S'il existe des hémorrhoïdes anales, on agira sur elles soit en y faisant de petites ponctions, soit en appliquant des sangsues dans leur voisinage.

En cas d'hématurie, on ajoutera aux moyens internes la glace sur la région hypogastrique, les injections vésicales de nitrate d'argent et même les cautérisations avec le nitrate d'argent solide. La sonde à demeure constituerait peut-être parfois une ressource efficace. Nous avons entendu M. Mercier proposer à un malade de lui broyer le point d'où venait le sang au moyen de l'emporte-pièce destiné aux valvules. Il faudrait avoir bien du bonheur pour tomber juste sur la fissure vasculaire; autrement, la malechance aidant, on serait exposé à agir par tâtonnement sur toute la circonférence du col, avant d'atteindre le point malade. C'est ce qui condamne ce moyen et le rend aussi incertain que les autres.

CHAPITRE XIX

VÉSICULES — KYSTES — TRICHIASIS ET PILIMICTION TUMEURS ÉRECTILES — MYOMES

Vésicules. — On trouve la mention de cette sorte de production dans les deux ouvrages d'anatomie pathologique de J. Cruveilhier. « La production des vésicules à la surface libre des membranes muqueuses est une lésion que je n'ai rencontrée que dans la vessie; rien n'est plus fréquent que de voir au bas-fond de la vessie de femmes mortes de cancer utérin, une multitude de vésicules ou bulles pédiculées, à moitié vides, ou bien entièrement vides, et comme flétries, à parois excessivement minces et transparentes. » (*Anat. path. du corps humain*, t. IV, 39e livr. p. 4.)

Après avoir hésité sur le siège de ces productions, Cruveilhier les considère définitivement comme des dilatations folliculaires : « Le développement kysteux des follicules de la vessie et surtout du bas-fond de cet organe n'est pas fort rare; je l'ai surtout observé dans le cas de cancer du col de l'utérus; jamais ces kystes n'acquièrent un grand volume. » (*Traité d'anatomie pathologique générale*, t. III, p. 357). A cette interpétation on peut objecter que les follicules ne sont rien moins que démontrés dans la région du bas-fond.

Kystes. — Outre les dilatations vésiculeuses dont il vient d'être question, on a rencontré dans l'épaisseur des parois vésicales des cavités kystiques d'un caractère douteux et dont l'interprétation n'est pas facile. En 1840, M. Boucher a présenté à la Société anatomique une vessie portant vers son sommet un kyste contenant un liquide gras, très isolé de la paroi et faisant saillie sous le péritoine. Il communiquait avec la vessie par un petit orifice. La muqueuse était surmontée de fongosités dans toute son étendue.

De quelle nature était ce kyste? Bien qu'on en ait fait l'étude d'une façon très imparfaite, on peut se demander s'il ne s'agissait pas d'un kyste dermoïde congénital; mais, pour trancher cette question, il faudrait savoir si le liquide contenait des poils et si le sujet en avait expulsé avec l'urine pendant la vie (*Bull. de la Soc. anat.*, 1840, p. 376).

Il est question dans Civiale d'un fait encore plus difficile à interpréter. Middleton pratiqua, en 1739, la taille à un jeune nègre de quinze ans. « On croyait avoir senti une pierre avec la sonde, mais les tenettes ne la rencontrèrent pas. A l'autopsie on trouva, vers la partie postérieure et latérale du fond de la vessie, un kyste osseux gros comme une châtaigne, qui formait un corps rond et dur, dont le choc était entendu lorsqu'on le frappait avec la sonde. » (Civiale, *Traité pratique*, etc., 3e édit., 1860, t. III, p. 120.) Comment s'était formé ce kyste osseux? La relation de ce fait est trop incomplète pour qu'on puisse en tirer aucune déduction.

Beaucoup plus récemment, M. Robert Knox a rappelé deux faits encore plus obscurs (*Some Remarks on the formation of membranous cysts in the interior of the uninary bladder. Med. Times and Gazette*, 1862, t. II, p. 104). Chez une dame qu'avait soignée M. Spencer Wells pour des rétentions d'urine répétées et qui avait fini par succomber, on trouva à l'autopsie, outre les traces d'une violente inflammation de la vessie, un sac formé, selon toute apparence, par la membrane muqueuse de la vessie, et qui adhérait à la face interne du viscère. Il était à supposer qu'il y avait eu séparation des couches constituantes de la paroi pendant le cours de la maladie.

L'auteur rapproche de ce fait un autre plus singulier encore qu'il avait observé avec Liston. Ce chirurgien, ayant sondé un malade qui présentait des troubles de la miction, avait remarqué que le bec de l'instrument repoussait de l'orifice du col vers la cavité de la vessie quelque chose de souple qui reprenait sa place dès qu'on retirait la sonde. Ce signe lui suffit pour diagnostiquer un kyste ou une fausse membrane de la forme de la vessie elle-même, et, se basant sur ce diagnostic, il pratiqua dans la région sus-pubienne une incision vésicale par laquelle s'échappa avec l'urine une membrane qui tomba dans les mains de M. Knox lui-même.

La pièce, déposée par Liston au musée du Collège des chirurgiens, ayant été examinée plus tard au microscope par M. Knox, assisté de M. Henry Thompson, ces observateurs arrivèrent à conclure qu'ils avaient sous les yeux une portion de la muqueuse doublée d'une couche évidente de fibres musculaires.

Telle est, en effet, selon nous, la seule interprétation rationnelle qu'on puisse donner de ce fait et du précédent. Il n'y avait donc pas là de kystes véritables, mais un simple décollement, comme nous en avons signalé antérieurement à propos de la cystite chronique et de la gangrène de la vessie. On peut, de plus, en tirer cette conclusion que ces décollements peuvent avoir lieu parfois sans mortification préalable et par le seul fait de l'infiltration séreuse des couches sous-jacentes à la muqueuse. On se rappelle que les examens histologiques pratiqués dans les cas auxquels nous venons de faire allusion avaient démontré l'existence de fibres musculaires nombreuses dans ces débris membraneux. Nous ne pensons donc pas qu'on puisse, à l'exemple de M. Gussenbauer, se demander si les éléments contractiles rencontrés dans la pièce de M. Liston étaient de formation nouvelle, et s'il y aurait un rapport quelconque à établir entre ce fait et le remarquable cas de myôme vésical dont il sera longuement parlé un peu plus loin.

Trichiasis et pilimiction. — Un certain nombre d'observations, dont quelques-unes déjà fort anciennes, signalent la présence dans l'urine de poils rejetés au dehors avec ce liquide. Sans insister ici sur l'histoire de ces faits curieux, nous rappellerons qu'elle a été tracée d'une façon aussi complète que possible par Rayer (*Mém. de la Soc. de biologie*, 1850) et par Broca, à l'occasion d'un cas nouveau et des plus intéressants, dont ce chirurgien fit part en 1868 à la Société de chirurgie (*Bull. de la Soc. de chirurgie*, 1868, p. 260).

Rayer, tout en émettant des doutes sur le trichiasis simple, c'est-à-dire sur la formation de poils à la surface de la membrane interne des calices, des bassinets, des uretères et de la vessie, avait fait une large concession aux idées défendues par d'anciens auteurs et par Bichat, en séparant ces faits de ceux où la communication de la vessie avec un kyste fœtal expliquait facilement la pilimiction; mais il pensait que cette interprétation n'était applicable qu'au sexe féminin, parce que, selon lui, ces kystes fœtaux étaient des produits de conception ovarique et non des inclusions. Il niait donc leur congénialité, et du coup il rendait impossible l'explication de la pilimiction dans le sexe masculin par une communication anormale du même genre.

Le fait de Broca a entièrement changé la face de la question, en démontrant la vraisemblance d'une théorie unique commune aux deux sexes. Son malade avait rendu, en effet, en même temps que des poils faciles à reconnaître, de petits corps qu'on avait pris pour des concrétions calculeuses, et qui étaient en réalité des lamelles de cartilage en voie d'ossification. Ces débris ne pouvaient provenir que d'un kyste fœtal congénital ouvert dans la vessie.

Broca conclut de ce fait que, s'il est impossible de nier absolument le trichiasis simple, ce dernier n'est encore établi sur aucune preuve certaine; et, d'autre part, il est de toute évidence que la théorie de l'inclusion avec ouverture consécutive du kyste dans la vessie est vraie dans les deux sexes. La plus grande fréquence de ce fait dans le sexe féminin est incontestable.

Des cas dus à Delpech et à M. Larrey sont remarquables à plus d'un titre. Le premier, après avoir fait la dilatation de l'urèthre, retira de la vessie un corps gros comme un œuf de poule constitué par un lambeau de peau, des poils et un petit os sur lequel était implanté une dent. Le second eut à traiter une femme chez qui une tumeur du même genre s'était ouverte dans la vessie et dans la région de la fosse iliaque gauche. Une fistule tégumentaire fut débridée et permit d'arriver dans la cavité kystique, puis dans la vessie, et d'en retirer des poils, de la matière grasse et un volumineux calcul. La malade guérit comme celle de Delpech.

Ainsi que le fait remarquer Broca, ces deux faits sont aussi probants que des autopsies. En voici un autre qui nous est personnel, et par l'exposé duquel nous terminerons ce paragraphe.

Une jeune femme de vingt-cinq ans fut admise à l'hôpital Saint-Antoine en février 1878, pour une affection de la vessie. Née en province, elle était venue à Paris à l'âge de vingt et un ans. A la suite de courses nombreuses et réitérées, elle avait vu se développer dans la partie latérale droite de la vulve un abcès qui s'ouvrit de lui-même, et finit par se tarir; mais chaque mois, au moment des règles, il se reproduisait en partie. Elle eut, dès le début de ces accidents, de la leucorrhée, et commença à souffrir de la vessie.

Il y a dix-huit mois, apparut une première hématurie, suivie de plusieurs autres, qu'on combattit par la térébenthine, l'eau de Contrexéville et les injections de nitrate d'argent. Le ténesme, très fréquent jusqu'alors, diminua un peu.

Au 19 février 1878, elle nous raconte qu'elle a maigri de trente-quatre livres, que la miction occasionne des douleurs très vives à l'hypogastre et dans la partie latérale gauche de l'abdomen. La défécation réveille ces douleurs, d'un caractère lancinant.

Elle urine vingt ou trente fois par nuit. Au fond du vase où elle conserve son urine, il y a un dépôt abondant de muco-pus qui donne, par l'acide nitrique, un précipité trouble, floconneux, que ne redissout pas le réactif en excès.

L'introduction de la sonde occasionne un spasme horriblement douloureux; la vessie ne contient pas de corps étranger. La pression dans l'hypogastre et dans la fosse iliaque gauche cause de vives souffrances. Il y a des irradiations vers les uretères et les reins. Par le toucher vaginal, on constate un peu d'empâtement à gauche, mais on ne sent pas de tumeur proprement dite, non plus que par le palper abdominal.

La malade affirme avoir rendu jadis un assez grand nombre de poils avec son urine. Cette circonstance nous amène à penser que nous avons affaire à un kyste pileux du petit bassin ouvert dans la vessie et probablement aussi à l'entrée du vagin, kyste pileux siégeant sans doute dans l'ovaire gauche ou dans son voisinage.

Nous employons successivement les pointes de feu dans la région hypogastrique, à deux reprises, une injection sous-cutanée de nitrate d'argent dans la région iliaque gauche, qui ne produit qu'une amélioration passagère, des lavements quotidiens de chloral, qui ne soulagent que momentanément. Malgré des recherches répétées, nous ne trouvons pas de poils dans l'urine; néanmoins n'ayant aucune raison de douter de la véracité de la malade, nous maintenons notre diagnostic, et nous réalisons, le 21 juin, un plan d'opération exploratrice conçu les jours précédents.

La malade étant chloroformisée, nous pratiquons la dilatation rapide de l'urèthre. Après avoir fait un débridement de chaque côté de l'orifice externe, nous introduisons dans le canal un dilatateur utérin à trois branches, puis le petit doigt, et enfin l'index. La vessie est libre, ses parois sont épaissies; dans la partie latérale gauche il est facile de sentir un orifice assez large qui ne conduit pas dans une cavité, mais paraît être l'orifice inférieur d'un trajet fistuleux inaccessible. Le doigt ne rencontre aucun corps étranger appréciable, ni cheveux, ni dents.

Jugeant prudent d'arrêter là ces recherches et de ne faire aucune tentative de dilatation immédiate et d'exploration vers la cavité kystique présumée, nous nous bornons à constater qu'il n'y a pas de doute à avoir sur l'exactitude du diagnostic.

Les quatre jours qui suivent l'opération sont signalés par des souffrances vives et par un état fébrile très caractérisé; les règles surviennent le 22 au soir. Le 25, la malade aperçoit dans son urine *quelques petits poils* qu'elle nous montre le lendemain matin. Ils ont à peine un centimètre, sont bruns comme ceux des autres parties du corps, et rappellent en petit ceux du pénil. Une disparition presque complète des douleurs coïncide avec l'élimination de ces poils. Il y a toujours du pus dans l'urine; l'abcès vulvaire grossit de nouveau.

Le 10 juillet, apparaît un gonflement inflammatoire à la grande lèvre gauche, qui devient rouge et très sensible. Le lendemain 11, une incision dans ce point donne issue à du pus verdâtre, très liquide, abondant, sans odeur spéciale, ne contenant pas de poils.

Le 15 juillet, vingt-quatre jours après l'opération, les douleurs vésicales ont disparu; la pyurie est bien moindre, il n'y a pas d'incontinence d'urine. Parfois, lorsque la malade est levée, il sort du pus en masse par l'urèthre.

Le 18, les douleurs vésicales réapparaissent, mais à un degré bien moindre; on fait à la malade des injections de morphine.

Le 30 juillet, la malade quitte l'hôpital, améliorée mais non guérie.

Tumeurs érectiles. — Il n'existe pas un seul cas probant de production de cette espèce dans la vessie. Broca croit cependant en avoir observé un chez une femme morte à la Salpêtrière, après avoir eu des hématuries pendant dix ans. « Il y avait dans le bas-fond une petite tumeur rouge, parfaitement circonscrite, nettement pédiculée, grosse comme une noisette, limitée à la membrane muqueuse et exclusivement constituée par un lacis de vaisseaux capillaires dilatés. » (Broca, *Traité des tumeurs*, t. II, p. 211.) Ce sont les caractères des polypes villeux qui seront décrits plus loin, et que nous ne croyons pas devoir rattacher aux tumeurs érectiles proprement dites, malgré la quantité considérable de vaisseaux qui entrent dans leur constitution. Ordinairement, à côté des vaisseaux, il existe une trame conjonctive facile à reconnaître; de plus, la surface de ces tumeurs est hérissée de villosités qu'on ne peut quelquefois distinguer qu'avec l'aide du microscope; elle est recouverte d'un épithélium. Nous ajouterons que si l'on a observé dans la vessie des tumeurs pédiculées ressemblant plus ou moins à des tumeurs érectiles, on n'en a jamais vu qui fussent reliées au reste de l'organe par des ramifications vasculaires diffuses, ainsi qu'il arrive pour bon nombre de tumeurs érectiles vraies de la peau ou des muqueuses. Enfin, jamais dans ces productions à leur début on n'a signalé de *granulations* de Porta, seul caractère anatomique devant lequel toute hésitation se dissiperait.

Ces objections s'adressent également à un fait publié par M. Gross et dû à M. Cheeseman. Une femme de soixante-douze ans avait eu, pendant trois années, des hématuries répétées qui avaient fini par l'épuiser. Après sa mort on trouva sur le bas-fond de la vessie une tumeur molle, spongieuse, d'un rouge vermeil, d'environ deux pouces de diamètre. « Elle semblait naître de la membrane muqueuse; sa surface était hérissée, irrégulière, analogue à celle d'un chou-fleur. » (Molinier, *Essai sur le fongus villeux*, thèse de doctorat, Paris, 1870, p. 66.) On trouvera des détails plus circonstanciés dans l'original (S. D. Gross, *A practical treatise on the urinary organs.*, 2e édit., Philadelphia, 1855, p. 326); mais le résumé qui précède n'est-il pas suffisant pour montrer que la tumeur n'était, en réalité, qu'un fongus villeux?

Pour nous, la tumeur érectile vraie de la vessie n'est pas démontrée, et nous faisons rentrer dans le cadre des papillomes vasculaires ou des angiomes villeux les deux cas relatés plus haut, dont l'interprétation ne nous paraît pas exacte.

Nous pouvons, du reste, faire constater en passant que Broca ne se faisait pas des fongus de la vessie une opinion très juste, puisque, d'après lui, ces espèces de productions sont presque toujours cancéreuses (*loc. cit.*, t. II, p. 211). On verra plus loin combien cette manière de voir s'éloigne des idées admises aujourd'hui par la plupart des histologistes et des chirurgiens.

Myômes. — La seule observation publiée jusqu'à ce jour est celle dont M. Gussenbauer, chef de clinique de M. Billroth, a donné le détail dans les archives de Langenbeck. (Carl Gussenbauer, *Extirpation eines Harnblasenmyoms nach vorausgehendem tiefen und höhen Blasenschnitt. Heilung.* Arch. für klin. Chirurgie, t. XVIII, p. 411.)

Un enfant de douze ans éprouvait depuis environ dix mois des douleurs après la miction, localisées dans la région de la vessie et dans le gland ; à la suite de ces premiers symptômes survint un ténesme tel que le jeune malade ne pouvait toujours s'opposer à l'écoulement subit de l'urine. Il présentait donc les signes rationnels de la pierre. Tel fut le diagnostic porté par un médecin qui pratiqua le cathétérisme. C'est pour subir l'opération de la taille que l'enfant fut amené par son père à la clinique de Billroth.

Ce chirurgien, après trois explorations pratiquées avec soin, arriva à reconnaître les particularités suivantes :

On sentait dans la partie latérale gauche du petit bassin une tumeur de la grosseur du poing qui semblait dépendre de la vessie et qui avait la consistance d'un fibrome. On arrivait sur elle par le toucher rectal, et l'on avait de ce côté aussi les mêmes sensations. Par le cathétérisme, on reconnaissait que la vessie était en partie remplie par une masse assez dure implantée sur sa face postérieure ; le bec du cathéter, après avoir buté sur son point saillant, se dirigeait ensuite à droite ou à gauche vers sa base, au niveau de sa onction avec la paroi vésicale.

Écartant le diagnostic porté antérieurement, Billroth pensa avoir affaire à une tumeur de la vessie dont il ne pouvait autrement préciser la nature ; car si la consistance de la tumeur rendait probable le fibrome, sa marche relativement rapide (dix mois) ramenait vers le sarcome. Malgré des hésitations très naturelles en pareil cas, il résolut d'enlever la tumeur et arrêta le plan opératoire suivant :

Pratiquer la taille périnéale pour s'assurer du mode d'implantation de la tumeur ; faire la taille hypogastrique pour rendre l'extirpation plus facile ; employer l'écraseur pour sectionner le pédicule ; en cas de blessure du péritoine, appliquer immédiatement des sutures.

Ce plan opératoire fut suivi d'aussi près que possible. La taille latérale montra que la masse, insérée sur la paroi postérieure de la vessie, s'approchait du col par sa partie saillante. La taille hypogastrique permit l'extirpation, mais elle présenta de grandes difficultés. Il fallut couper en travers l'insertion des muscles grands droits de l'abdomen et débrider obliquement à droite et à gauche la plaie tégumentaire ; l'application de la chaîne d'écraseur ayant été reconnue impraticable, le chirurgien se contenta d'arracher la tumeur avec les doigts, après avoir attiré vers la plaie la paroi vésicale en partie inversée, et il plaça sur ce qui restait du pédicule une ligature en masse dont les bouts furent ramenés à l'extérieur par l'hypogastre. Deux ligatures furent jetées sur des artères assez volumineuses. Un tube à drainage, dont le bout supérieur sortait au-dessus du pubis, et dont le bout inférieur passait par la plaie périnéale, assurait l'écoulement continu de l'urine. C'est à cette précaution que le chirurgien allemand attribue le résultat favorable de l'opération.

Nous allons dire maintenant quels étaient les caractères de la tumeur :

Elle avait 8 centimètres de long sur 4 de large, et, dans sa partie la plus volumineuse, une circonférence de 13 centimètres; sa base, dont la circonférence était de 7 centimètres, s'implantait dans la tunique muqueuse de la vessie. Sa surface était polie, quoique bosselée; en aucun point il n'y avait d'ulcération. Elle ne semblait pas recouverte d'une muqueuse. Un examen très superficiel fit reconnaître au microscope que c'était un myôme. Dans beaucoup de points on trouvait exclusivement des fibres musculaires lisses, dans d'autres c'était l'élément qui dominait. Les noyaux étaient très évidents dans les préparations traitées par les réactifs; mais la tumeur présentait, dans certaines parties, la structure du sarcome et du carcinome. Parmi les fibres musculaires, il y avait un grand nombre de cellules disséminées au hasard ou par groupes plus ou moins considérables, au milieu d'une trame alvéolaire d'autant plus prononcée que les cellules étaient plus abondamment pressées les unes contre les autres.

En conséquence, la tumeur devait, eu égard à sa richesse en fibres musculaires, être considérée comme un myôme, comme un myo-sarcome et même comme un myo-carcinome, à cause de la néoformation de cellules aux dépens du tissu conjonctif et des vaisseaux; c'était en réalité une tumeur mixte avec prédominance de l'élément musculaire.

Elle avait donc du rapport avec un myo-carcinome du fond de la vessie que décrit Virchow. (*Krankhaften Geschwülste*, III Bd, I Hälfte. S. 121.) Justement pour cette raison nous serions bien aises de connaître la fin de l'histoire de ce malade, si la tumeur a récidivé ou si, au contraire, la guérison s'est maintenue. Quoi qu'il en soit, nous reconnaissons que l'opération pratiquée par M. Billroth était justifiée par les souffrances très vives du petit malade, par son âge, qui excluait l'idée d'un fongus proprement dit ou d'un cancer véritable, et par le soin que le chirurgien avait porté à préciser autant que possible son diagnostic. Il serait fâcheux qu'une récidive eût réduit à néant les heureux résultats d'une thérapeutique chirurgicale àlaquelle l'événement a, au moins provisoirement, donné pleinement raison.

CHAPITRE XX

VÉGÉTATIONS — POLYPES — FONGUS

Il se développe quelquefois à la face interne de la vessie des productions de forme, de volume et de consistance variables, qu'on trouve décrites dans les auteurs sous les noms de *végétations*, de *caroncules*, de *carnosités*, de *squirrhosités*, de *tubercules*, de *fongosités*, de *polypes* et de *fongus*. Toutes ces dénominations s'appliquent-elles à un même tissu, et les différents aspects sous lesquels il se présente marquent-ils simplement les divers degrés d'une évolution unique? Nous le pensons dans une certaine mesure, mais non d'une manière absolue. Nos réserves nous sont inspirées par la très grande dissemblance des caractères assignés à ces productions, suivant les cas. Par exemple, elles peuvent être très petites ou très volumineuses, uniques ou multiples, fermes ou molles, peu vasculaires ou riches en vaisseaux, pédiculées ou sessiles. Il serait peu logique de penser que toutes ces tumeurs sont réunies par un lien naturel, si l'histologie n'avait en cette circonstance prêté à la clinique un utile concours; mais, hâtons-nous de le dire, la difficulté n'est résolue qu'à moitié. On verra par la suite combien il reste à faire pour jeter un jour suffisant sur cette question embarrassante.

Anatomie pathologique. — Ces productions s'observent sous certains aspects bien tranchés, qui établissent entre elles des différences notables au point de vue macroscopique. Laissons de côté pour le moment l'étude de leur texture, pour ne nous attacher qu'à ces caractères extérieurs qui ont jusqu'ici servi de base à toutes les descriptions.

Il y en a qui ressemblent à des végétations et qui en sont réellement. Qu'on jette seulement les yeux sur la figure 33, et l'on comprendra de suite la justesse de cette assimilation. Autour de la perforation spontanée de la paroi antérieure de la vessie, et même à une certaine distance de ce point, il existe un grand nombre de productions pour la plupart allongées dans leur ensemble et com-

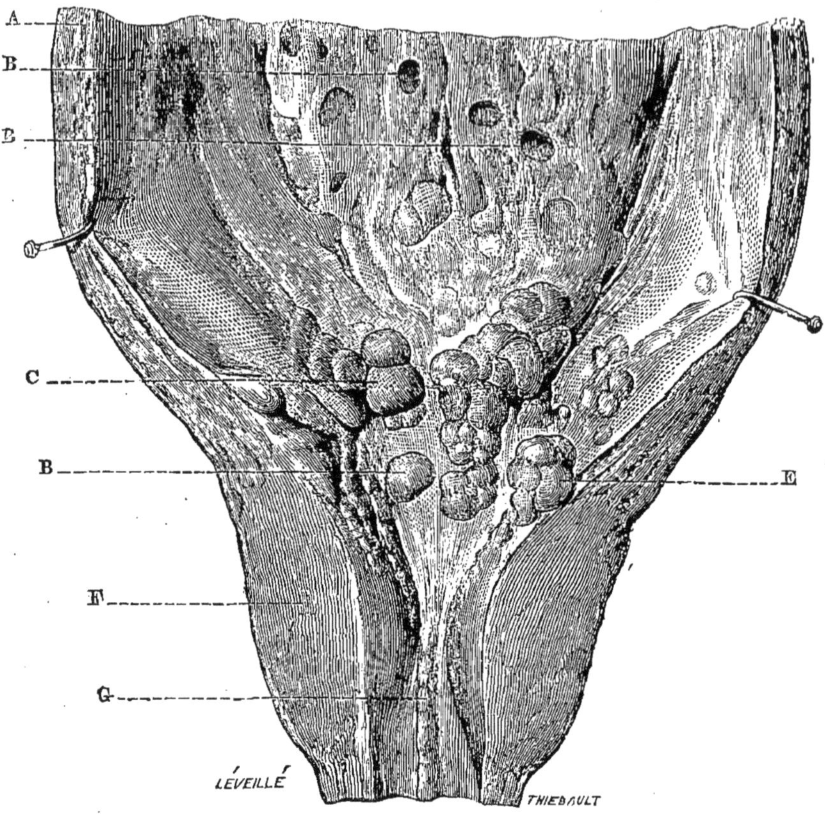

Fig. 35. — Polypes au début.

A. Corps de la vessie ouverte sur sa ace antérieure. — Parois épaisses.

BB. Lacunes nombreuses.

C. Polypes situés en arrière du col; il y a un commencement de réunion entre les deux tumeurs.

D. Polypes au niveau du col; plusieurs groupes de polypes d'inégale grosseur.

E. Polypes déjà fusionnés.

F. Prostate.

G. Verumontanum.

(Pièce de la collection de M. Voillemier.)

posées d'une foule de petits mamelons arrondis, dont la surface est irrégulière et fongueuse. Dans d'autres cas, ces végétations ont une base plus resserrée, elles sont plus aplaties d'une face vers l'autre, leurs mamelons sont séparés par des scissures plus profondes et sont subdivisés en petits mamelons offrant les uns par rapport aux autres les mêmes dispositions. Alors la ressemblance avec la *crête de coq* devient frappante, tandis que dans le premier cas les productions se rapprochent davantage des condylomes simples. Les deux groupes peuvent être confondus sous la dénomination de *végétations*, qui a le mérite d'être précise et de rappeler un mode de formation bien défini.

Le deuxième type est représenté par la figure ci-contre (fig. 35). Des tumeurs multiples occupent le pourtour du col et le trigone. Les unes sont formées par une masse uniforme, régulièrement sphérique, pédiculée; les autres par la juxtaposition de plusieurs mamelons offrant les caractères des tumeurs isolées. Les unes et les autres sont remarquables par leur surface polie, par leur tendance à la pédiculisation, par leur développement au voisinage du col. En faisant abstraction des autres parties de la figure, ne dirait-on pas qu'on a sous les yeux ces agglomérations de polypes des fosses nasales qui envahissent la muqueuse sur une large surface, restent confondus par leur base et sont d'autant plus difficiles à arracher que leur implantation est plus étalée? La dénomination de *polypes* nous semble donc parfaitement légitime, en ce qui concerne les productions de ce genre trouvées dans la vessie; mais l'augmentation de volume de ces masses modifie bientôt leur aspect et leurs rapports avec la muqueuse. Les unes se pédiculisent de plus en plus, tandis que les autres se développent aussi bien en largeur qu'en élévation; elles semblent s'implanter de plus en plus dans les couches sous-jacentes, en même temps qu'elles englobent la muqueuse. Largement sessiles, elles sont immobilisées par leurs connexions avec les tuniques de la vessie. Les mamelons de leur surface, en grande partie confondus, acquièrent l'importance de lobes véritables peu saillants, en connexion intime les uns avec les autres. Les mamelons polypiformes ont disparu pour faire place aux productions que tous les auteurs ont appelées *fongus* de la vessie. Le fongus diffère donc du polype par plusieurs caractères fondamentaux qui sont : la disposition en une masse unique, la lobulation seulement à la surface, l'implantation plutôt sessile que pédiculée, l'immobilité par rapport à la paroi. Il se peut cependant qu'il y ait dans une vessie plusieurs fongus tout à fait indépendants l'un de l'autre.

Le polype, au contraire, est constitué par une masse dont les éléments sont plus distincts; souvent il est tout à fait régulier, sphérique, ovoïde, conique; son implantation peut être sessile, et alors ce sont ses autres caractères qui en font un polype plutôt qu'un fongus; mais très fréquemment il est pédiculé au point même

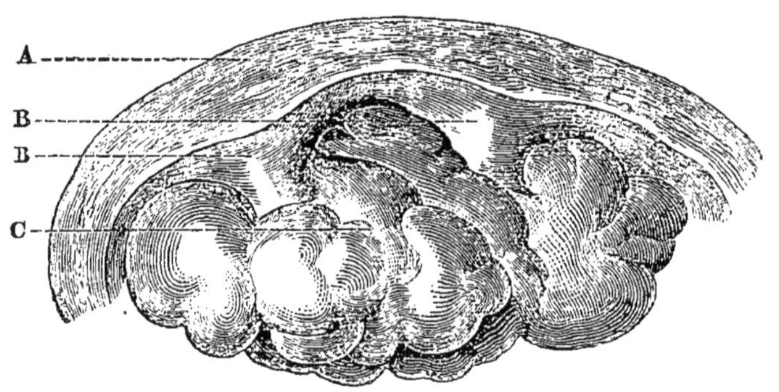

FIG. 36.

A. Paroi épaissie de la vessie.
B. B. Muqueuse de la vessie.
C. Fongus étalé à large implantation et à lobulation superficielle

d'être très mobile, et de pouvoir, ainsi que cela a été noté plusieurs fois, s'engager dans l'orifice interne du canal de l'urèthre.

Quand les polypes sont uniques et à pédicule grêle, le reste de la muqueuse peut être tout à fait sain; au contraire, lorsqu'une masse fongueuse s'est développée dans un point de la vessie, outre qu'elle est fréquemment constituée par plusieurs fongus confondus par leur base, il n'est pas rare que des points éloignés de la muqueuse portent des végétations, des polypes, des fongus naissants ou à un degré avancé de développement.

Il est une forme de polype dont nous n'avons encore rien dit, bien qu'elle s'observe fréquemment, c'est le *polype villeux*. Beaucoup de polypes ou même de fongus portent à leur surface des prolongements multiples, comparables à des franges, ayant aussi une réelle ressemblance avec les villosités intestinales vues à un fort grossissement. De cette association résultent des productions complexes qu'on ne peut désigner que par un terme également com-

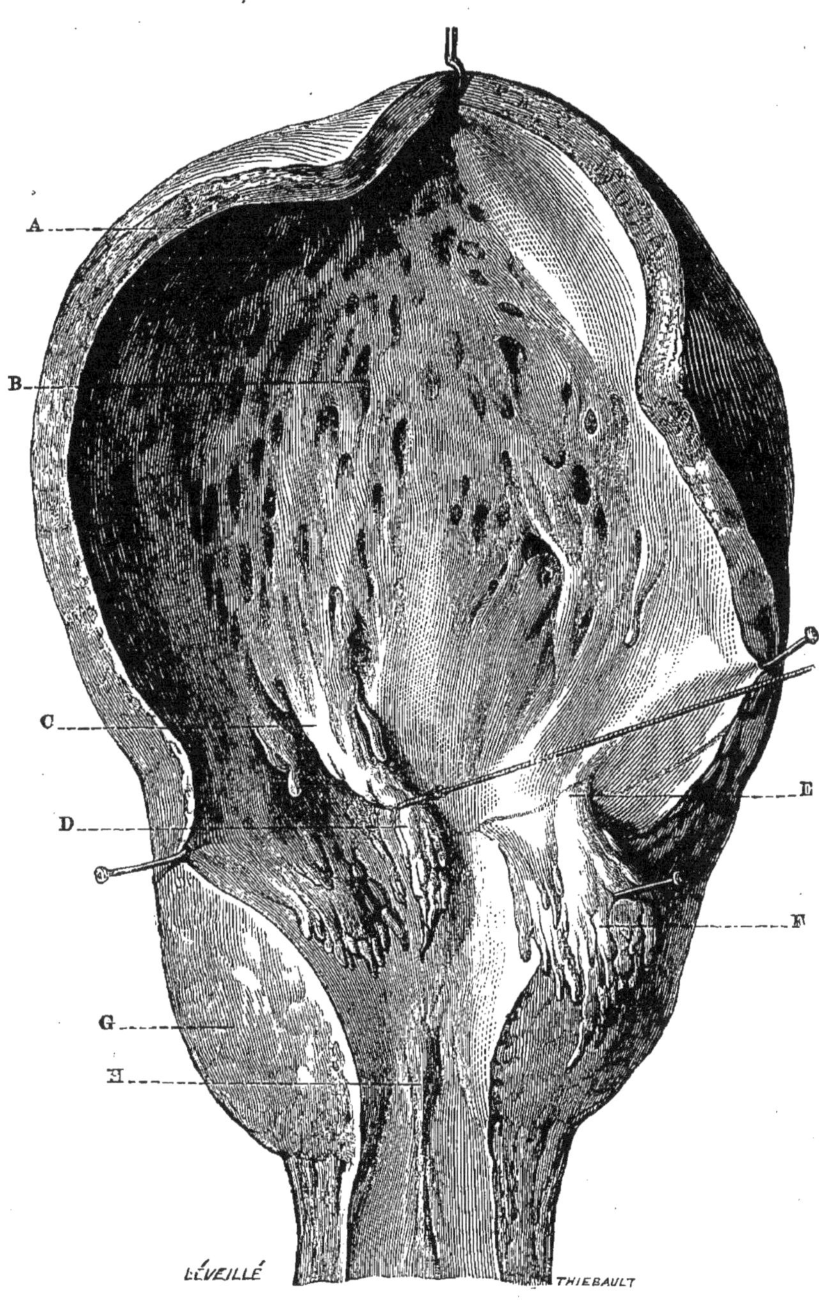

Fig. 37.

EXPLICATION DE LA FIGURE 37

A. Corps de la vessie ouverte par la face antérieure. Ses parois ont 5 millimètres d'épaisseur.

B. Lacunes nombreuses.

C. Villosités soutenues par un pédicule partant du milieu de la paroi postérieure de la vessie.

D. Autre villosité avec pédicule plus large.

E. Deux autres villosités avec pédicule épais et large.

F. Toutes ces villosités d'inégale longueur ont un aspect charnu. Elles sont plus larges à leur base qu'au sommet ; elles présentent des sortes de renflements irrégulièrement disposés.

G. Corps de la prostate tuméfiée.

H. Verumontanum.

(Pièce de la collection de M. Voillemier.)

plexe, tel que polype ou fongus villeux; mais il y a des cas où les villosités constituent la plus grande partie de la production. Implantées par une base étroite ou par un pédicule grêle, elles s'allongent en franges innombrables et d'une longueur remarquable, véritables tentacules qui flottent dans l'urine et s'accrochent parfois aux calculs au point de contracter avec eux de véritables adhérences. La trame solide se réduit à peu de chose dans leur texture, et les vaisseaux y acquièrent un tel développement qu'ils semblent en constituer la totalité.

La figure ci-contre (fig. 37) représente un beau type de polype villeux, on pourrait presque dire d'angiome villeux, tant les franges sont nombreuses et allongées. Il y a pourtant des cas où elles sont remarquables par des dimensions plus considérables et par une plus grande ténuité.

La définition histologique de ces diverses productions ne laisse pas d'être embarrassante. Cependant, en s'appuyant sur l'autorité de MM. Virchow, Cornil et Ranvier, il est permis de considérer au moins quelques-unes d'entre elles comme se rattachant au groupe des fibromes papillaires verruqueux ou villeux de l'auteur allemand, des papillomes et des angiomes villeux des histologistes français.

« Le point essentiel de la production papillaire est que le tissu superficiel (d'une membrane) produise, de quelque manière que ce soit, une masse qui apparaît d'abord, à la surface, comme un petit bouton arrondi ou comme une petite proéminence aplatie... Les premiers bourgeons de ces produits morbides sont minimes, amorphes, granulés et homogènes; les cellules n'y apparaissent que plus tard. Ils s'accroissent peu à peu par l'augmentation des cellules, et ils peuvent finir par former de grandes papilles ou villosités... Des papilles de formation nouvelle peuvent aussi donner des bourgeons, des grosseurs et des excroissances, et se transformer finalement en végétations énormes à ramifications multiples. » (Virchow, *Traité des tumeurs*, trad. Aronssohn, t. I, p. 332.) « La muqueuse de la vessie, de la vésicule biliaire, les membranes synoviales ne renferment que peu de papilles, et cependant elles sont le point d'élection par excellence de ce genre d'excroissance. » (Virchow, *ibid.*)

Veut-on maintenant bien se rendre compte de la nature du travail qui aboutit à ces productions? qu'on lise le passage suivant : « Cette production papillaire débute par une multiplication des parties cellulaires ou une augmentation de la substance intercellulaire. La production cellulaire peut devenir si abondante qu'il se forme un véritable état de granulation, comme dans les petites caroncules que présente le tissu connectif proliférant du fond d'une plaie sous forme de granulations et de papilles, et qui, lorsqu'elles se développent encore davantage, forme ce que l'on appelle des *fongosités.* » (Virchow, *loc. cit.*, p. 334.) Voilà une comparaison qui peut fixer les idées sur la nature de certaines formes de fongus remarquables par leur mollesse et leur rapide prolifération.

En ce qui touche le développement des vaisseaux, le même auteur s'exprime de la manière suivante : « Lorsque la petite masse primitive de tissu conjonctif a atteint une certaine grosseur, il s'y développe de bas en haut une anse vasculaire, ou lorsque la papille grossit et devient piriforme à son extrémité, un réseau capillaire complet. » (*Ibid.*, p. 335.)

La description des *papillomes muqueux* de MM. Cornil et Ranvier est conforme, sauf la désignation, à ce qui précède. « L'analogie de leur structure avec celle des bourgeons inflammatoires fait supposer que leur mode de formation est analogue; cependant on ne peut pas non plus assimiler les papillomes aux bourgeons inflammatoires, car ceux-ci tendent à la guérison par l'organisation de leurs éléments en tissu conjonctif cicatriciel. » (Cornil et Ranvier, *Manuel d'histologie pathologique*, p. 289.) Puis plus loin, on lit : « Sur la muqueuse de la vessie et de l'urèthre se développent des papillomes constitués par de longues papilles villeuses très minces, très vascularisées, qui bourgeonnent au bas-fond de la vessie et à l'ouverture uréthrale. » (*Ibid.*, p. 290.)

Cette variété de fongus est celle sur laquelle M. Molinier a particulièrement fixé son attention et pour laquelle il propose, sur le conseil de Muron, la dénomination d'*angiome villeux*, pour rappeler que ces productions sont constituées presque exclusivement par une masse de vaisseaux recouverte d'une couche épithéliale. (Molinier, *Essai sur le fongus villeux ou angiome villeux de la vessie*, thèse de Paris, 1870.)

Il découle de ce qui précède que le fongus proprement dit n'est pas un cancer; ce n'est pas non plus, au point de vue pratique, une production bénigne, puisqu'il peut tuer par des hémorrhagies répétées; mais sa texture microscopique ne le range pas parmi les néoplasies malignes, pas même parmi les sarcomes, qui s'en rapprochent le plus. C'est donc tout à fait à tort que Rokitansky et

Plusieurs autres auteurs l'ont appelé *cancer villeux*, malgré ses analogies avec le *siphonoma*, ou *tumeur à tuyaux* de Henle. (Henle, *Zeitschrift für rationnelle Medicin*. 1845, t. III, p. 130.) L'existence de vaisseaux vides dans la trame de la production peut donner le change et faire croire à l'existence d'un tissu spécial. Ce qu'on a étudié comme *siphonoma* de la vessie « est ou bien une forme de verrue vasculaire, ou un véritable cancer ». (Virchow, *loc. cit.*, p. 336.)

Est-ce à dire que les polypes et les fongus de la vessie ne dégénèrent jamais? Ici la question s'embrouille et les histologistes sont muets. A en croire les auteurs qui n'ont pu recourir aux examens microscopiques, cette dégénérescence ne serait pas rare; mais nous craignons qu'ils n'aient tout simplement pris pour des tumeurs dégénérées des productions ayant plus ou moins l'aspect des néoplasies malignes, ou qu'ils n'aient considéré comme ayant été primitivement des fongus de véritables cancers n'ayant jamais eu d'autres caractères histologiques que ceux du cancer, même à leur période initiale.

Quoi qu'il en soit, nous tenons à bien affirmer que, selon nous, un sarcome, un carcinome ou un épithélioma, devenus fongueux, n'ont aucun rapport avec le fongus proprement dit, et nous excluons de ce chapitre tout ce qui s'éloigne du type histologique défini plus haut.

Nous devons aussi éliminer les tumeurs que leurs caractères microscopiques distinguent des cancers et permettent de classer dans les productions bénignes. Nous faisons allusion en ce moment au myôme que M. Billroth a extirpé de la vessie d'un enfant de douze ans et dont nous avons parlé plus haut. Nous pensons également qu'un certain nombre de soi-disant polypes implantés à la surface du trigone, uniques, fermes, d'un tissu rosé, n'étaient que des tumeurs d'origine prostatique, nées de la couche la plus superficielle de la glande, qui se seraient pédiculées peu à peu, comme les corps fibreux utérins qui ne tiennent plus à la matrice que par un pédicule grêle et se meuvent librement dans la cavité abdominale. En tout cas, ces sortes de tumeurs sont tellement différentes de celles qui méritent réellement le nom de polypes ou de fongus, que nous croyons devoir mettre en suspicion la désignation sous laquelle elles ont été jusqu'ici signalées.

Cette arrière-pensée n'est-elle pas suffisamment légitimée par la figure empruntée à Ch. Bell par Civiale (*loc. cit.*, p. 108), ainsi que par celle qui est représentée dans l'ouvrage de Hunter (*trad. fran-*

çaise de Richelot, p. 15)? Dans l'une et l'autre on voit que la production avait des connexions intimes avec la partie postérieure de la prostate.

N'oublions pas de signaler les polypes et les fongus qu'on a trouvés superposés à des tumeurs prostatiques saillantes dans la cavité vésicale, mais non pédiculées. (Crosse, *Traité des calculs urinaires*, pl. 19.)

Les polypes et les fongus de la vessie se développent de préférence au pourtour du col, sur le trigone, au voisinage des uretères, parfois au bas-fond ou dans les autres points de l'organe. C'est sur la partie antérieure qu'ils sont le plus rares. Ils naissent de la muqueuse et leurs racines apparentes ne dépassent pas cette tunique, lorsqu'ils sont encore à leur période initiale ou que leur pédicule est grêle; mais il n'en est plus de même dans les conditions inverses. On les voit alors plonger dans les autres couches par une implantation profonde, et l'aspect fibreux du tissu qui leur sert de base tranche avec celui des couches vésicales.

La couleur de ces productions se rapproche d'autant plus du rouge ou du violet qu'elles sont plus vasculaires; en général elles sont d'un gris rosé, qui peut faire place à une teinte verdâtre ou noirâtre, lorsqu'elles sont frappées partiellement de mortification.

Leur volume peut être considérable. On en a vu envahir une grande partie et presque la totalité du réservoir urinaire. Baillie, Lobstein, Fabrice de Hilden, Slotanus mentionnent des faits de ce genre. Civiale pense que ces tumeurs ne peuvent atteindre à de pareilles dimensions que si elles sont dégénérées; cette assertion, bien qu'émise sans preuves suffisantes, a cependant quelque vraisemblance. (Civiale, *loc. cit.*, t. III, p. 110.)

Ajoutons que très souvent les polypes et les fongus vésicaux sont incrustés de concrétions calcaires qui ont donné lieu à plus d'une erreur de diagnostic. Au dire de Civiale, Dupuytren aurait trouvé dans la vessie d'une femme morte dans son service en 1828 une tumeur pédiculée, grosse comme un œuf de dinde, et entièrement ossifiée; ce qui sans doute veut dire calcifiée; cette tumeur n'avait pas été reconnue pendant la vie, probablement parce qu'un prolapsus complet de l'utérus avait dévié le fond de la vessie vers le vagin (*loc. cit.*, p. 121).

Etiologie. — Les polypes et les fongus de la vessie s'observent bien plus souvent chez l'homme que chez la femme. Cependant, outre les cas de productions polypeuses de l'urèthre à implantation cervicale, dont nous avons déjà parlé dans le premier volume, il existe des exemples de polypes proprement dits parmi lesquels le plus curieux est celui que l'on doit à M. Birkett. La malade avait cinq ans; une masse multilobée, implantée au voisinage du col, en partie procidente au dehors par l'urèthre, en partie rejetée vers le bas-fond, avait pris naissance sur la muqueuse considérablement hypertrophiée. Cette enfant avait succombé à la suite de rétentions d'urine répétées. (Birkett, *Med. chirurg. Transactions*, London, 1878, 2ᵉ série, t. XXIII, p. 316.)

Des productions polypeuses ou fongueuses ont été vues chez des enfants par Deschamps, Baillie, Walter; mais c'étaient des calculeux, qui réalisaient par conséquent les conditions ordinaires du développement de ces sortes de tumeurs. On comprend sans peine que les frottements réitérés des calculs sur les tissus voisins du col puissent avoir pour résultat l'apparition de néoplasies ordinairement d'origine irritative.

Le catarrhe vésical agit de même et indépendamment des productions calculeuses; mais il y a aussi des cas où l'apparition des tumeurs n'a pu s'expliquer par aucune des causes connues d'irritation et paraissait tout accidentelle. Ce sont des exceptions par rapport aux autres.

Civiale se demande si, chez les malades présentant en même temps une sensibilité excessive du col, la névralgie a précédé les fongus ou *vice versa*. Pour trancher la difficulté, il ne faut pas invoquer les faits d'où il résulte que la taille a fait cesser les douleurs. Ils démontrent simplement que la névralgie dépendait de l'affection calculeuse. Il se peut que certaines de ces tumeurs deviennent le siège d'une hyperesthésie véritable, comme les tumeurs vasculaires de l'urèthre chez la femme; mais très probablement les douleurs doivent tenir le plus souvent à l'inflammation chronique concomitante du col de la vessie.

SYMPTÔMES. DIAGNOSTIC. — Les signes des végétations, des polypes et des fongus de la vessie sont souvent très vagues; parfois rien n'en indique l'existence. L'accident auquel ces productions donnent lieu le plus ordinairement est l'hématurie; elle s'observe surtout dans le cas de polypes villeux; car la moindre éraillure de l'épithélium qui recouvre les houppes vasculaires, peut atteindre des vaisseaux capillaires ou des artérioles d'un petit volume, et l'hémorrhagie qui en résulte trouve dans le milieu liquide et chaud où baignent ces houppes des conditions malheureusement très favorables à sa prolongation. Pour la même raison, elle a de la tendance à se reproduire fréquemment. Il n'est pas besoin pour cela que les tumeurs soient volumineuses; il suffit que le pourtour du col soit garni de petites végétations villeuses comparables à ces bourgeons charnus devenus fongueux qui saignent au moindre contact ou même spontanément.

Ces pertes de sang répétées épuisent rapidement les malades, surtout lorsqu'ils ont subi depuis longtemps les souffrances dues aux calculs vésicaux ou au catarrhe. Leurs forces déclinent, leur teint devient jaunâtre, d'où la méprise si fréquemment commise consistant à diagnostiquer chez eux un cancer de la vessie; d'où aussi la tendance qu'ont eue certains auteurs à considérer les fongus comme des cancers villeux. Ces phénomènes graves s'expliquent fort bien par l'aglobulie consécutive aux hémorrhagies, et l'on ne peut s'étonner que la mort puisse survenir par leur fait seul et en un temps quelquefois très court.

Tout vague qu'il est, l'hématurie est le meilleur signe, lorsque par exclusion on a pu s'assurer qu'elle n'était l'indice d'aucune autre affection. Quant aux douleurs au niveau du col ou dans le gland, présentant le caractère névralgique, on ne peut leur attribuer aucune valeur sérieuse.

Quelquefois le développement de productions analogues sur la muqueuse de l'urèthre peut, chez la femme, mettre sur la voie du diagnostic, cette coïncidence ayant été notée un certain nombre de fois.

Chez certains malades des fragments de tumeurs sont expulsés avec l'urine. L'examen microscopique peut seul alors faire connaître la structure exacte de ces débris, et il est indispensable d'y recourir, pour ne pas être exposé à prendre pour des portions de fongus ce qui ne serait qu'un fragment de cancer ou un caillot enveloppé de mucosités concrètes.

L'extrême fétidité de l'urine, tout à fait comparable à celle qu'on observe chez les cancéreux, la présence dans ce liquide de gaz qui noircissent les sondes d'argent, ont été notées chez certains malades; ces signes ne se présentent guère qu'à un degré avancé de la maladie.

Quelquefois aussi le jet de l'urine s'interrompt brusquement, comme chez les calculeux, et les malades remarquent que ce fait ne se produit guère que lorsqu'ils urinent debout. La cause en est dans l'engagement d'un polype à pédicule long et grêle dans l'orifice vésical de l'urèthre. Cet accident, plus fréquent, au dire de certains auteurs, chez la femme que chez l'homme, a été signalé déjà par Covillard (*Obs. iatro-chirurgicales*, p. 125). Il a été observé également par Ludwig, par Echart, et Civiale en cite plusieurs exemples. Celui de Birkett, que nous avons rapporté plus haut, est un des plus curieux que nous connaissions.

Une rétention d'urine complète suivie de mort peut en être la conséquence. La rétention d'urine peut se produire lentement, au fur et à mesure que l'émission du liquide est gênée par le développement des masses fongueuses au voisinage du col, et si les uretères sont comprimés, c'est l'urémie qui met rapidement fin aux jours du malade, ainsi qu'il arrive souvent dans le cancer vésical.

Les explorations de la vessie permettent chez un certain nombre de sujets de porter quelque précision dans le diagnostic; mais il importe de ne les pratiquer, autant que possible, que dans les moments où les malades n'ont pas d'hémorrhagie et ne se plaignent pas de souffrances trop vives. Elles sont, du reste, indispensables, pour faire savoir que les symptômes observés ne sont pas dus à la présence d'une pierre.

On peut les pratiquer avec plusieurs instruments, avec les diverses sondes dont nous avons plus d'une fois parlé, ou avec un brise-pierre. Civiale recommande beaucoup le trilabe pour cette sorte de recherche, et expose ainsi la manière de s'en servir :

Une fois l'instrument introduit, on fait saillir les trois branches de leur gaîne en les poussant vers la paroi postérieure de la vessie; on fait tourner le trilabe sur lui-même, de manière à faciliter l'engagement de la tumeur entre deux des branches; alors on attire ces dernières vers le col de la vessie. Dans ce mouvement, s'il y a un fongus ou un polype pris entre deux branches, on éprouve une résistance. L'instrument ne peut se refermer, et sa rotation devient impossible.

La recherche des fongus avec le lithoclaste se fait comme celle des calculs. Cet instrument aurait sur les sondes l'avantage de fournir des données précises sur le volume et la consistance des tumeurs.

Les explorateurs métalliques ordinaires indiqueraient simplement la présence des tumeurs, et c'est à peine si parfois on pourrait arriver à en apprécier les caractères et les dispositions, en suivant leurs contours au moyen du bec de l'instrument et en répétant les manœuvres déjà décrites à l'occasion des productions prostatiques saillantes dans la vessie.

La lecture du chapitre de Civiale laisse une impression de confiance exagérée de l'auteur dans les moyens de diagnostic qu'il prône. Et cependant l'efficacité qu'il reconnaît au trilabe n'a pas sauvé cet instrument de l'oubli dans lequel il est tombé. Quant à l'emploi du lithoclaste, il est passible de plusieurs objections. Il passe facilement à côté des tumeurs sessiles sans les saisir, il glisse sur les tumeurs pédiculées et les repousse hors de sa course, et quand il les agrippe entre ses mors, il se peut que le chirurgien les écrase sans s'en douter, tant ces productions sont quelquefois molles. Enfin, il y aurait souvent grand inconvénient à déchirer un polype ou un fongus très vasculaire, à cause des hémorrhagies que l'on provoquerait infailliblement de cette façon. L'emploi du lithoclaste ne serait guère justifié que chez les sujets qui n'auraient pas eu antérieurement plusieurs hématuries. Dans les conditions inverses, et l'on peut dire, dans la grande majorité des cas, les explorateurs divers de la vessie méritent la préférence, mais bien souvent ils ne fournissent que des données insuffisantes ou fausses.

Les végétations, les polypes naissants, multiples et sessiles ne se diagnostiquent guère ; une tumeur même assez volumineuse peut n'être pas sentie. Si les fongus sont incrustés de sels calcaires, on les prend facilement pour des pierres ; bon nombre d'auteurs, Zacutus, Houstet, Dalechamp, Portal, Leblanc, Crosse, citent des exemples de cette méprise. Enfin, si des masses considérables obstruent l'orifice du col, si la sonde butte contre des productions résistantes et qu'il faille abaisser fortement le pavillon pour la faire pénétrer, on peut se demander si l'obstacle n'est pas une simple hypertrophie de la prostate ou si l'on n'a pas affaire à un cancer de la vessie.

On aura beau se rappeler que dans la première hypothèse les hématuries sont ordinairement plus rares et moins abondantes, que le toucher rectal permet de constater la déformation et la tuméfaction de la glande, on restera hésitant dans certains cas mal tranchés. Quant au diagnostic avec le cancer, il est d'autant plus difficile que l'on peut se demander si les fongus assez gros pour encombrer la vessie n'ont pas subi une dégénérescence qui les rapproche des plus mauvaises formes du cancer. (Voy. au chapitre *Cancer de la vessie.*)

En résumé, rien n'est aussi difficile que de reconnaître les polypes ou les fongus de la vessie avec quelque certitude, et, d'autre part, insister sur les explorations propres à rendre ce diagnostic possible serait bien fréquemment exposer le malade à des accidents graves, sans pouvoir lui offrir la compensation d'un traitement efficace.

PRONOSTIC. — Le pronostic diffère suivant la nature de la production. Les végétations simples, les polypes au début, les fongus dans la texture desquels l'élément connectif l'emporte sur l'élément vasculaire, ne présentent une gravité réelle que s'ils gênent l'émission de l'urine et acquièrent un développement considérable. Le catarrhe vésical, qui en est la conséquence, leur mortification partielle, la compression des uretères et les altérations rénales consécutives sont des complications redoutables pouvant amener la mort à bref délai. Mais les hématuries répétées sont à craindre avant tout; ce sont elles qui font du polype villeux et de toutes les productions très vasculaires nées de la muqueuse des affections d'un caractère presque aussi sérieux que le cancer lui-même. Ce sont elles aussi qui occasionnent les nombreuses erreurs de diagnostic auxquelles nous avons déjà plus d'une fois fait allusion.

M. Marjolin nous a dit avoir observé en 1837, dans le service de Blandin, un homme qui succomba à des hématuries successives et chez qui on trouva une toute petite tumeur villeuse du bas-fond de la vessie.

TRAITEMENT. — Nous devons distinguer les moyens palliatifs de ceux qui ont été recommandés pour la cure radicale des polypes et des fongus. Les premiers combattent le catarrhe et les hémorrhagies; nous n'avons qu'à renvoyer à ce que nous avons dit à l'occasion de la cystite chronique. Contre les hématuries, nous recommandons les astringents pris par la bouche (eaux hémostatiques, infusion de matico, alun, perchlorure de fer), la glace appliquée sur le bas-ventre, les injections de nitrate d'argent à la dose de 10,15 centigrammes pour 100 grammes d'eau, répétées tous les jours si les malades les supportent bien, ou moins souvent dans le cas contraire. La dose sera augmentée progressivement. Ce moyen est celui que nous considérons, avec M. Thompson, comme le plus efficace. Il est bien supérieur aux injections d'eau et de perchlorure de fer, qui ont l'inconvénient de coaguler les mucosités et d'en rendre l'expulsion fort difficile.

Les douleurs seront calmées par les opiacés à l'intérieur, en lavements, en suppositoires, ou en injections intra-vésicales (10 à 40 centigrammes d'extrait thébaïque pour 100 grammes d'eau).

Lorsque les productions fongueuses de la vessie se sont développées sous l'influence des frottements d'un calcul, le broiement ou l'ablation de ce calcul par la taille peut suffire pour en déterminer l'atrophie, ou au moins pour en arrêter le développement. Il n'est donc pas toujours indiqué, lorsque, dans une cystotomie, on rencontre une tumeur implantée sur la paroi vésicale, d'en pratiquer l'arrachement. Cette opération, surajoutée à la première, ne serait justifiée que si la tumeur était ferme, à pédicule grêle et probablement peu vasculaire. Autrement il vaudrait mieux n'y pas toucher. Il ne faudrait pas trop se laisser entraîner par l'exemple de chirurgiens tels que Covillard, Colot et Desault, qui, à bon escient ou sans le savoir, ont fait de ces arrachements; car des hémorrhagies très graves et un redoublement d'inflammation pourraient résulter de ces manœuvres pratiquées intempestivement.

Que dire maintenant des opérations par la voie uréthrale prônées par Civiale et par plusieurs autres chirurgiens, si ce n'est que les difficultés du diagnostic les rendent bien souvent aléatoires, et que, même au cas où l'on aurait pu reconnaître la lésion avec une précision suffisante, il est ordinairement préférable de s'abstenir?

Ces moyens peuvent se ranger sous plusieurs chefs : la *ligature*, l'*arrachement*, l'*écrasement*, la *cautérisation*.

Qu'on ait recours pour la *ligature* au trilabe de Civiale avec porte-ligature central, au porte-ligature de Leroy d'Étiolles ou à l'anse de Jacobson, la difficulté est toujours la même. Comment saisir avec quelque sûreté une production dont on connaît à peine le volume, le point et le mode d'implantation? Les opérés, d'autre part, supporteraient-ils aisément la gaîne du porte-ligature, qui est ordinairement rectiligne, et qu'on serait obligé de laisser à demeure, si la section ne se faisait pas instantanément?

L'*arrachement* pourrait se pratiquer au moyen du trilabe; il suffirait de tirer l'instrument au dehors, après avoir fait la manœuvre d'exploration exposée au paragraphe du diagnostic. Le lithoclaste pourrait servir au même usage; il y sert quelquefois malgré le chirurgien, parce que des tumeurs du col peuvent s'engager à la place de la pierre entre ses mors. Civiale considère cet incident comme de peu d'importance et l'érige en mode régulier de traitement, et son enthousiasme n'est pas tempéré par le cas d'un ecclésiastique à qui il arracha un fongus, et qui eut les jours suivants des accès de fièvre, des difficultés d'uriner, et rendit pendant plusieurs jours des urines fortement teintées de sang (*loc. cit.*, p. 153). Plusieurs séances d'arrachement eurent lieu ultérieurement, et trois mois après, le malade, âgé de *soixante-dix ans*, succombait à une *fièvre typhoïde*. N'est-ce pas bien tard pour être atteint d'une maladie de cette nature?

L'*écrasement* est le procédé opératoire auquel Civiale dit avoir recouru le plus souvent, en se servant ordinairement du trilabe et sans avoir eu à le regretter.

Quant à la *cautérisation*, il faudrait la considérer comme un procédé exceptionnel, ayant pour but de faire disparaître les traces du pédicule non atteint par l'arrachement ou le broiement.

Les mêmes préceptes seraient applicables aux fongus du corps de la vessie, mais le lithoclaste devrait être substitué au trilabe qui ne peut guère agir que latéralement.

Nous nous résumerons en disant que c'est une prétention mal fondée que de s'imaginer qu'on pourra à volonté, ou peu s'en faut, diagnostiquer les fongus, les arracher, les broyer, les cautériser. Il est déjà bien malaisé de les reconnaître. C'est faire de la théorie que de donner des règles précises pour mener à bonne fin toutes les manœuvres énumérées plus haut. Nous dirons simplement que, quand le hasard pousse entre les mors d'un brise-pierre une tumeur molle, pédiculée, on peut en profiter pour la broyer séance tenante; mais nous pensons qu'il n'est permis de le faire que quand la tumeur paraît bien pédiculée, qu'elle n'est pas trop grosse et qu'on a quelques chances de la détruire immédiatement. En revanche, nous déconseillons toute tentative dirigée contre les polypes multiples, très vasculaires, sessiles, siégeant au bas-fond ou sur la face postérieure de la vessie. Les malades n'auront qu'à gagner à la prudence du chirurgien.

Chez la femme, la thérapeutique de ces productions est rendue plus facile par la possibilité de dilater le col et d'arriver ainsi à agir sur la production sans trop s'en rapporter au hasard. L'arrachement, le broiement, l'exérèse au moyen d'un serre-nœud deviendraient alors applicables avec de réelles chances de succès.

Les difficultés de la miction et la rétention d'urine complète occasionnées par l'engagement des fongus dans l'urèthre ou par leur développement excessif nécessitent le cathétérisme. L'orifice vésical du canal se trouvant ordinairement remonté au-dessus de son siège normal, c'est à des sondes très longues et à grande courbure qu'il faut avoir recours, et non à des sondes peu coudées, ainsi que le conseille Civiale. S'il s'agit simplement de repousser la masse morbide dans la vessie, l'introduction de l'instrument peut n'être contrariée par aucun obstacle sérieux, et alors on peut se contenter de répéter le cathétérisme de deux à quatre fois par vingt-quatre heures. Si, au contraire, le col est déformé, et que le cathétérisme présente chaque fois de grandes difficultés, la nécessité de la sonde à demeure s'impose absolument.

Il peut même arriver que le cathétérisme soit tout à fait impossible. Alors il faut choisir, suivant les circonstances propres à chaque cas, entre la ponction capillaire de la vessie avec aspiration, que l'altération de l'urine par des matériaux solides pourra empêcher de réussir, la ponction vésicale ordinaire avec maintien de la canule à demeure, et le cathétérisme forcé suivant les règles que nous avons exposées plus haut (voy. p. 115).

On doit à Chopart une observation de cathétérisme forcé que le nom de l'opéré et le succès de cette tentative hardie ont rendue célèbre. Lafaye, ayant été appelé auprès d'Astruc atteint de rétention d'urine et n'étant pas parvenu à le sonder, traversa, au moyen d'une sonde à dard, la tumeur qui faisait obstacle au passage de l'urine et des instruments. Par la fausse route ainsi pratiquée, dans laquelle le premier instrument employé fut laissé à demeure une quinzaine de jours, on put ultérieurement faire passer d'autres sondes plus volumineuses et opérer à volonté le cathétérisme.

Les soins de Lafaye valurent au malade dix années d'existence; l'autopsie montra qu'un fongus résistant, de la grosseur du poing, occupait les deux tiers de la vessie et envoyait un prolongement jusque vers le verumontanum. On retrouva la fausse route par laquelle se faisait la miction.

Plusieurs autres faits rapportés par Chopart montrent les avantages qu'on peut tirer du cathétérisme forcé, et doivent encourager à imiter l'exemple de cet éminent chirurgien, lorsqu'une rétention complète d'urine menace les jours du malade.

VII. — PRODUCTIONS MALIGNES

Les productions dont il va être question dans les deux chapitres qui suivent sont de mauvaise nature à tous les points de vue, aussi bien par leur marche clinique que par leurs caractères histologiques. Qu'il s'agisse de la tuberculose ou du cancer, la vie est en jeu. Le péril ne résulte pas seulement des accidents possibles pendant l'évolution du mal; il réside dans le mal lui-même et dans sa tendance fatale vers une mort plus ou moins prompte.

CHAPITRE XXI

TUBERCULOSE DE LA VESSIE

Mentionnée par les auteurs classiques, mais très incomplètement étudiée, la tuberculose vésicale n'a été réellement bien décrite que dans ces dernières années. Récemment, en effet, on s'est beaucoup occupé des phthisies localisées, et, parmi celles-ci, la phthisie urinaire, considérée comme une des plus graves et des plus importantes, a été l'objet d'une attention toute spéciale.

De nombreuses communications la concernant ont été faites aux sociétés savantes, à la Société anatomique en particulier; des travaux importants, sous forme de notes ou de mémoires originaux, lui ont été consacrés. De nombreuses leçons de M. Guyon ont beaucoup contribué à vulgariser les connaissances acquises pendant le cours des dix dernières années. On en trouve un résumé intéressant dans un Mémoire de M. Tapret, (*Archives générales de médecine* 1878, t. I. p. 513, et t. II, p. 57, et 1879, t. III, p. 403), et dans une note de M. E. Monod, un autre élève de M. Guyon, insérée il y a peu de temps dans le *Progrès médical* (9 et 16 août 1879).

Grâce à ces divers travaux, on connaît à peu près complètement aujourd'hui l'histoire de la phthisie urinaire, et de la tuberculose vésicale en particulier. Aussi peut-on faire de cette dernière une étude suffisamment exacte, et même la séparer nettement des nombreuses affections chroniques de la vessie, avec lesquelles on la confondait autrefois.

Anatomie pathologique. — Les lésions constituantes de la tuberculose peuvent occuper les divers points de la surface interne de la vessie. Toutefois certaines régions de la muqueuse en sont plus spécialement le siège. Ce sont le trigone vésical, et, en particulier, les angles de ce trigone, orifice interne de l'urèthre, embouchure des uretères dans la vessie.

Quant à l'évolution même du tubercule dans la muqueuse vésicale, elle ne diffère pas sensiblement de celle que l'on a étudiée dans les autres muqueuses, dans celle des bronches et de l'intestin, par exemple.

Le processus tuberculeux suit dans la vessie les mêmes phases que dans les autres organes, et souvent on peut avoir l'occasion de trouver réunies, chez un même sujet, les diverses formes anatomiques de ce processus, depuis la granulation grise demi-transparente, jusqu'aux vastes foyers caséeux et aux larges ulcérations.

Il nous faut rapidement passer en revue toutes ces altérations :

Ce sont d'abord de fines granulations, tantôt disséminées, tantôt confluentes et intéressant une partie plus ou moins grande de la muqueuse. Les granulations demi-transparentes peuvent exister seules, et constituer l'unique manifestation de la tuberculose dans le réservoir urinaire. Ce fait est toutefois bien rare, et ne s'observe guère que si le malade a été emporté rapidement par une affection intercurrente, on s'il a succombé à une granulie généralisée.

En même temps que ces granulations, on rencontre quelquefois des tubercules plus avancés dans leur évolution, sous forme d'élevures comparables, tantôt à des pustules varioliques, tantôt à des follicules intestinaux hypertrophiés (Tapret). La base de ces tubercules est indurée, et à leur périphérie la muqueuse est remarquable par un état de vascularisation des plus accentués.

Souvent la matière tuberculeuse se présente sous forme d'infiltrations jaunâtres superficielles.

Enfin la muqueuse peut être le siège d'ulcérations de forme et de grandeur variables.

Le processus tuberculeux est, dans certains cas, tellement envahissant qu'une bonne partie de la muqueuse disparaît. Dans une observation de Chenet (*Bull. de la Soc. anat.*, mai 1875), publiée dans les bulletins de la Société anatomique, la vessie présentait « une surface inégale et déchiquetée, la muqueuse était détruite dans une grande partie de son étendue ». Dans un autre fait de Golay et Garcia, publié dans le même recueil (*Bull. de la Soc. anat.*, 1876), la muqueuse était rongée par des tubercules dans toute son étendue, profondément ulcérée surtout au niveau du trigone, etc. ». Mais ces ulcérations sont souvent moins étendues, limitées au trigone, principalement au niveau de l'embouchure de l'un des uretères, et surtout au niveau du col de la vessie.

Il peut alors arriver que l'ulcération se continue avec une perte de substance de même nature, soit du côté de l'urèthre, soit du côté de la partie inférieure de l'un des uretères.

Ces ulcérations sont superficielles ou profondes.

Les premières n'intéressent qu'une couche fort mince de la muqueuse. Elles ressemblent à l'herpès génital, sont isolées ou confluentes. Dans leur voisinage, on rencontre soit quelques granulations demi-transparentes, soit de petits foyers d'infiltration jaunâtres et superficiels. La présence de ces éléments permet seule d'affirmer la nature spéciale de ces ulcérations; car, par elles-mêmes, elles n'ont aucun cachet tuberculeux (Tapret).

Mais, le plus souvent, et pour peu que la maladie ait une certaine durée, on rencontre d'autres ulcérations sur la nature desquelles on ne peut guère se méprendre. Elles sont irrégulières, d'un gris jaunâtre, souvent déchiquetées sur leurs bords, à parois anfractueuses ou taillées à pic. Dans leur voisinage, on rencontre soit des foyers d'infiltration tuberculeuse, soit de gros îlots caséeux.

Telles sont, rapidement exposées, les différentes formes de la tuberculose vésicale. Chacune d'elles est bien rarement isolée, et souvent, ainsi que nous l'avons déjà fait remarquer, on les rencontre réunies sur le même sujet. La muqueuse est criblée de granulations demi-transparentes, ou de tubercules miliaires infiltrés de masses caséeuses jaunâtres, plus ou moins profondément ulcérées, surtout dans la région du trigone, et en particulier vers l'embouchure des uretères, ou au niveau du col vésical.

Indépendamment de ces lésions qui sont liées à l'évolution même du tubercule, on constate presque toujours certaines modifications de la vessie, liées à l'existence d'une cystite chronique souvent très accusée.

La muqueuse est épaissie, hypertrophiée autour des ulcérations tuberculeuses. Sa surface interne est d'une teinte ardoisée grisâtre, quelquefois rouge vif. La tunique musculaire est aussi très hypertrophiée, et la muqueuse est soulevée par les colonnes charnues de cette tunique considérablement épaissie.

Enfin toute l'étendue des parois vésicales a également augmenté d'épaisseur. Ces parois sont dures, lardacées, rigides, au point que, chez certains sujets, leur consistance est presque cartilagineuse.

La vessie a diminué de capacité et souvent on la trouve rétractée et ratatinée derrière le pubis.

Souvent aussi sa surface extérieure est le siège d'un développement vasculaire exagéré, et quelquefois elle est reliée au tissu cellulaire adjacent par des adhérences intimes.

Enfin, il peut même se développer autour du réservoir urinaire de véritables phlegmons. Des abcès se forment et s'ouvrent dans des points divers, soit au périnée, soit du côté de la paroi abdominale, soit à la partie supérieure de la vessie (Tapret).

Symptomatologie. — La tuberculose vésicale donne lieu à des symptômes assez divers; mais aucun d'eux n'est véritablement pathognomonique. La plupart même se rencontrent à des degrés variables dans bon nombre d'affections chroniques de la vessie. Toutefois, quelques-uns ont, par eux-mêmes, une valeur séméiologique réelle; de plus, leur apparition sur des sujets jeunes, le mode souvent spécial de cette apparition, enfin leur coexistence fréquente avec certaines manifestations tuberculeuses évidentes fixées dans d'autres organes, tels que le testicule, la prostate, etc., permettront le plus souvent de les rattacher à leur véritable cause.

La cystite tuberculeuse peut être primitive et isolée; cette forme, considérée d'abord comme très rare, existe réellement. Toutefois, nous devons faire remarquer que la tuberculose vésicale marche souvent de pair, soit avec la tuberculose rénale, soit même avec celle de l'urèthre. Aussi serait-il peut-être préférable d'englober dans une même description l'histoire générale de la phthisie urinaire.

De même l'apparition du tubercule dans la muqueuse vésicale est souvent consécutive à la tuberculisation des organes génitaux; mais qu'elle soit primitive ou secondaire, isolée ou compliquée, la cystite d'origine tuberculeuse se manifeste toujours par un certain nombre de symptômes communs, liés aux altérations vésicales elles-mêmes. Seulement, la marche diffère dans les diverses formes. Aussi nous aurons soin d'insister sur ces différences après l'étude des symptômes.

Les envies fréquentes d'uriner sont une des premières manifestations de la cystite tuberculeuse. Modérées au début, elles ne tardent pas à devenir un réel sujet de tourment pour les malades.

Elles surviennent le jour et la nuit, sont même plus opiniâtres pendant la nuit, et privent quelquefois le malade de tout sommeil. Fait important à noter, le repos est absolument sans influence sur leur apparition et leur disparition.

Bientôt la miction devient difficile, s'accompagne de vives douleurs soit au commencement, soit plus souvent encore à la fin. Au moment de l'émission des dernières gouttes d'urine, les malades éprouvent une sensation de brûlure, de chaleur âcre au niveau du col, avec irradiations du côté du méat et du rectum.

Souvent aussi ils sont tourmentés par un symptôme des plus pénibles, nous voulons parler de la contraction spasmodique du col. Celle-ci peut être spontanée, à caractère névralgique ; souvent elle se manifeste avec toute son intensité au moment de la miction, et elle est toujours considérablement exaspérée par le passage d'un instrument explorateur. Dolbeau et M. Guyon ont particulièrement insisté sur la contraction spasmodique du col, et lui ont accordé une grande importance pour le diagnostic de l'infiltration tuberculeuse.

Du reste, ce ne sont pas là les seules manifestations douloureuses auxquelles soient soumis les patients. La région hypogastrique est presque toujours endolorie. Les malades éprouvent derrière le pubis une sensation de barre, de pesanteur ; quelquefois la douleur est plus aiguë, paroxystique, irradiant vers les lombes, le périnée, le rectum. La pression sur l'hypogastre est elle-même très pénible, il en est de même de la pression sur le bas-fond vésical, lorsque l'on vient à pratiquer le toucher rectal.

La miction est non seulement douloureuse, mais encore souvent très difficile, et la dysurie peut aller jusqu'à la rétention d'urine absolue. Celle-ci n'est pas très rare dans la cystite tuberculeuse, il arrive même qu'elle en constitue la *première manifestation*. La rétention d'urine reconnaît plusieurs causes. D'abord elle peut être produite par une véritable constriction spasmodique du col, et si l'on introduit une sonde, on ne parvient à franchir le col qu'avec beaucoup de peine et en déterminant les plus vives souffrances. Elle peut être produite aussi par une cause d'un tout autre ordre. Après une hématurie, un caillot s'engage à travers l'orifice interne de l'urèthre et ne peut le franchir. Mais cette cause toute spéciale de rétention d'urine est plus rare que la précédente.

A la rétention succède quelquefois l'incontinence. Celle-ci est souvent, dans ce cas, une véritable incontinence par regorgement. Au contraire, apparaît-elle tardivement, à la dernière période de la maladie, on doit alors l'expliquer, soit par une certaine atonie des parois vésicales, soit même par une véritable paralysie. L'incontinence est moins fréquente que la rétention; elle a, du reste, une importance beaucoup moindre.

Il n'en est pas de même de l'hématurie. Celle-ci apparaissant chez un sujet jeune, sans cause déterminante bien appréciable, doit toujours être considérée comme suspecte, et éveiller l'attention du chirurgien sur l'existence possible d'une tuberculose urinaire. Elle peut se montrer dès le début de l'affection, et, dans certains cas même, constituer *sa première manifestation*. On conçoit alors quelle importance elle acquiert au point de vue du diagnostic. Elle se trouve aussi parmi les symptômes de la période d'état, et chez certains malades elle se renouvelle assez fréquemment à intervalles variables, jusqu'à la terminaison fatale. Tantôt très abondante, elle peut être réduite parfois à quelques grammes de sang. Elle s'effectue sans douleurs, ou s'accompagne de ténesme et d'épreintes très douloureuses. Le sang est rendu mélangé à l'urine, ou bien il est pur, l'hématurie ayant lieu entre deux mictions. Enfin, caractère fort important, il arrive que certains malades, éprouvant tout à coup une violente envie d'uriner, accompagnée de ténesme et d'épreintes, expulsent avec grande peine quelques gouttes de sang. Une hématurie se présentant dans de telles conditions est, on le conçoit, fort précieuse pour le diagnostic de l'infiltration tuberculeuse du col.

Enfin le sang, au lieu de sortir liquide du réservoir urinaire, peut se prendre en caillots, après avoir séjourné dans le réservoir. Ces caillots sont expulsés difficilement. En parlant de la rétention d'urine, nous avons vu que leur présence pouvait, par un mécanisme tout particulier, donner lieu à cet accident.

Dans la cystite tuberculeuse, les urines ne tardent pas à subir de profondes modifications. D'abord claires et limpides, mais déjà un peu alcalines au moment de leur émission, elles deviennent rapidement purulentes. Recueillies dans un vase, elles se partagent en deux couches, une couche superficielle, aqueuse et plus ou moins trouble, une couche profonde, formée par un dépôt blanchâtre, épais, souvent strié de sang. Ordinairement alors elles exhalent une odeur ammoniacale des plus prononcées. Quelquefois elles renferment des débris floconneux blanchâtres, quelquefois même des grumeaux caséeux, dont la véritable nature peut être décelée par l'examen microscopique.

Tels sont les principaux symptômes rationnels, auxquels donne lieu la tuberculose vésicale.

M. Terrillon, dans un mémoire publié tout récemment dans le *Progrès médical* (février 1880), insiste tout particulièrement sur la présence très fréquente des végétations polypiformes de l'urèthre chez les femmes atteintes de tuberculose urinaire. Il fait remarquer avec soin qu'il ne s'agit pas là d'une vulgaire coïncidence, et il pense que ces végétations, souvent rebelles au traitement le plus judicieux, sont produites et entretenues par l'écoulement incessant qui accompagne la cystite et l'uréthrite tuberculeuses. Lors donc que l'on constatera la présence de ces végétations, on devra pratiquer un examen minutieux de l'urèthre et de la vessie, et l'on pourra, peut-être, reconnaître ainsi l'existence d'une affection plus profonde méconnue jusqu'alors. La valeur de ce signe, qui ne sera jamais que relative, est subordonnée au contrôle auquel il devra être soumis dans l'avenir.

Les symptômes physiques proprement dits sont beaucoup moins importants. Souvent obscurs, ils ne peuvent guère fournir de données certaines sur l'existence de l'affection. Parfois même ils causent des erreurs de diagnostic.

Dans certains cas, la palpation abdominale fait constater au-dessus du pubis et sur la ligne médiane une tumeur ovoïde, dure, douloureuse, qui n'est autre que la vessie, dont les parois ont acquis une grande épaisseur.

Lorsqu'il y a cystite tuberculeuse du col, le cathétérisme détermine une douleur vive, avec sensation de brûlure. Parfois, avec le bec de l'instrument, on éprouve une sensation de résistance spéciale, au niveau du bas-fond vésical. L'instrument frotte sur une surface dure, inégale, pouvant même faire croire à la présence d'un calcul.

Le toucher rectal fournit des renseignements analogues. Le bas-fond présente des inégalités, avec des points durs et résistants.

Marche et terminaisons. — La tuberculose vésicale est, en général, une maladie à longue échéance. On doit cependant établir une distinction entre la forme primitive et isolée, et la forme qui apparaît soit dans le cours d'une tuberculisation générale, soit pendant l'évolution de la phthisie pulmonaire.

La première forme se montre chez des sujets jeunes, ses symptômes éclatent souvent au milieu de la plus florissante santé, chez des personnes indemnes de toute lésion pulmonaire. Ce n'est qu'au bout d'une très longue période que son évolution propre est modifiée par l'apparition de quelque complication du côté des organes génitaux ou du côté des voies respiratoires. Enfin, elle peut rester isolée jusqu'à la fin ; on voit alors survenir des rémissions, des temps d'arrêt pendant lesquels les malades semblent guéris. La durée de l'affection est, dans ce cas, presque indéterminée, et la mort ne survient que longtemps après le début des premiers accidents.

Si, au contraire, l'affection est consécutive à quelque lésion de même nature des organes génitaux ou des poumons, sa physionomie est bien différente, sa marche plus rapide ; les malades, déjà frappés par une manifestation de la diathèse, arrivent beaucoup plus vite à cet état de cachexie et de marasme auquel aboutit presque fatalement toute tuberculose à tendance extensive.

Du reste, qu'elle soit primitive ou secondaire, la phthisie vésicale ne peut durer bien longtemps sans porter une profonde atteinte à l'organisme. Les malades perdent l'appétit, maigrissent ; bientôt survient de la diarrhée, la fièvre hectique s'allume, et ils finissent par succomber, épuisés par la douleur, par l'insomnie, par des pertes incessantes de pus et de sang.

Souvent aussi l'appareil respiratoire, qui pouvait jusqu'alors être indemne de toute lésion, se prend à son tour. Une telle complication donne à l'affection primitive une nouvelle impulsion qui précipite le dénouement.

Enfin certains malades sont emportés brusquement, soit par une affection intercurrente, soit par une granulie généralisée.

Diagnostic. — Souvent fort difficile, quelquefois même impossible, le diagnostic de la tuberculose vésicale peut cependant être formulé assez rigoureusement dans un grand nombre de cas. Il existe toutefois quelques différences dans les difficultés que l'on peut être appelé à rencontrer.

Certaines cystites tuberculeuses passent presque forcément inaperçues ; ce sont d'abord celles qui se développent à la période ultime de la phthisie pulmonaire ; ce sont, en outre, ces poussées rapides de tubercules vésicaux qui accompagnent la granulie aiguë et généralisée.

Parmi les autres formes, celle qui succède à la tuberculisation des organes génitaux sera assez facilement reconnue, par cela même qu'elle aura été précédée de manifestations palpables du côté de ces organes.

Quant à la forme primitive, elle est d'un diagnostic beaucoup plus délicat. Souvent difficile à reconnaître, elle devra en outre être séparée de nombreuses affections qui ont avec elle certaines ressemblances symptomatiques.

L'âge des sujets, les envies fréquentes d'uriner, opiniâtres et persistantes, la contraction spasmodique du col, des hématuries spéciales, survenant tout à coup chez une personne jeune et en bonne santé apparente, quelquefois enfin la brusque apparition d'une rétention d'urine, tels sont les divers symptômes qui pourront faire penser à l'existence d'une cystite tuberculeuse.

Les affections avec lesquelles on pourrait la confondre sont assez nombreuses; nous citerons en particulier la *cystite simple*, la *névralgie du col*, certains *rétrécissements*, quelques *uréthrorrhagies*, les *calculs*, le *fongus* et le *cancer*.

La *cystite simple* s'accompagne de douleurs pendant la miction, de ténesme, quelquefois d'hématurie, comme la cystite tuberculeuse. Mais outre qu'il est généralement facile de savoir à quelle cause on doit la rapporter, sa marche et sa terminaison le plus souvent favorables la différencieront toujours de la cystite tuberculeuse.

La *névralgie du col* essentielle, si tant est qu'il en existe, est extrêmement rare. On la rencontre chez certains sujets névropathes, présentant un état nerveux complexe. Du reste, l'apparition d'autres symptômes propres à la tuberculose permettra de ne pas hésiter longtemps entre les deux affections.

Certains rétrécissements des parties profondes de l'urèthre, accompagnés de dysurie, de rétention d'urine, et quelquefois même d'hématurie, pourraient peut-être en imposer pour une cystite tuberculeuse. Mais une exploration attentive avec la bougie à boule olivaire écarterait bientôt l'erreur.

Dans la tuberculose vésicale, les malades rejettent parfois du *sang pur* par l'urèthre, après l'expulsion des dernières gouttes d'urine. Chez d'autres l'hématurie survient spontanément entre deux mictions. On serait tenté de croire alors à une simple uréthrorrhagie. Mais celle-ci est habituellement consécutive à quelques traumatismes; de plus, elle a lieu sans effort, sans douleur, sans être précédée des épreintes, du ténesme qui accompagnent l'hématurie d'origine vésicale. Aussi, nous pensons qu'il est difficile de commettre une pareille méprise. D'ailleurs l'hémorrhagie spontanée de l'urèthre, indépendante de toute violence et de la blennorrhagie, ne peut guère être attribuée qu'à une altération de même nature de la prostate. Nous avons constaté ce fait cette année même, à l'hôpital Saint-Louis, chez un jeune homme qui perdit beaucoup de sang de cette façon.

Une affection qui présente beaucoup plus de ressemblance avec la cystite tuberculeuse, est l'affection *calculeuse* de la vessie. Envies fréquentes d'uriner, ténesme vésical, épreintes douloureuses, irradiations pénibles au bout du gland, hématuries, etc., se rencontrent dans les deux maladies. Mais quelles différences dans les modes d'apparition et de succession des symptômes !

Tout est spontané dans la tuberculose vésicale ; les symptômes se manifestent sans cause occasionnelle, le repos est impuissant à les modifier. Au contraire, dans l'affection calculeuse, les symptômes apparaissent surtout pendant la marche, sont inévitablement exaspérés par les fatigues, cessent pendant la nuit et sont toujours très sensiblement amendés par le repos. Du reste, le cathétérisme explorateur avec la sonde métallique viendrait bientôt lever tous les doutes. Car, s'il est quelquefois possible de constater certaines duretés, certaines inégalités du bas-fond dans la cystite tuberculeuse, on ne percevra jamais cette sensation toute spéciale du choc caractéristique de la présence d'un calcul.

Le *fongus bénin* est une affection rare, ses symptômes sont assez obscurs. Il se manifeste quelquefois par des hématuries abondantes et prolongées, dont les caractères ne diffèrent pas toujours assez de ceux des hématuries d'origine tuberculeuse.

Le *cancer*, enfin, devra aussi être distingué de la cystite tuberculeuse. Celle-ci se développe chez des sujets jeunes, de 20 à 30 ans. Le cancer se montre aux deux extrêmes de la vie, chez de jeunes enfants ou chez des vieillards. Il donne lieu à une cachexie spéciale bien différente de la cachexie tuberculeuse. Enfin, il se manifeste par des symptômes physiques et une marche qui n'ont aucune ressemblance avec les symptômes physiques et la marche de la tuberculose vésicale. (Voy. au chapitre suivant.)

PRONOSTIC. — Ce que nous avons dit de la marche de la tuberculose vésicale nous dispensera d'entrer dans de longs détails sur l'étude du pronostic. Il est naturellement fort grave. Est-il toujours fatal ? Nous n'oserions pas l'affirmer. Car si, dans un certain nombre de cas, la guérison de la tuberculose pulmonaire n'est pas douteuse, pourquoi ne pourrait-on pas espérer quelquefois une heureuse terminaison dans la tuberculose vésicale? Cependant la forme primitive et isolée nous paraît seule susceptible d'un pareil dénouement. Les complications rénales et pulmonaires sont toujours redoutables et assombrissent considérablement le pronostic.

Traitement. — Il devra être à la fois général et local. Une hygiène bien entendue, la médication tonique, le séjour dans un climat doux, rempliront les indications du premier.

Le second devra être prudent et conduit avec beaucoup de réserve, si l'on veut en obtenir de bons résultats. Tout d'abord on devra s'abstenir de toute intervention chirurgicale trop active.

Les bains de siège, les bains généraux, les balsamiques, etc., seront utilement prescrits. Contre les douleurs vives, le ténesme, les épreintes si douloureuses de la tuberculose du col, on mettra en usage les différentes préparations calmantes, que nous offre l'arsenal thérapeutique : opium et belladone à l'intérieur, lavements laudanisés, injections hypodermiques de morphine, suppositoires belladonés, etc.

Contre les hématuries on recommandera surtout le repos au lit, les préparations astringentes et anti-hémorrhagiques, les injections sous-cutanées d'ergotine, la glace. Le cathétérisme sera évité autant que possible.

CHAPITRE XXII

CANCER DE LA VESSIE

Le cancer peut envahir primitivement la vessie ou l'atteindre secondairement, après avoir pris naissance dans des organes voisins ou éloignés. De là la distinction entre le cancer primitif et le cancer secondaire. Ce dernier est plus commun chez la femme que chez l'homme, par suite de la grande fréquence des cancers de l'utérus qui se propagent très facilement au réservoir urinaire. Indépendamment de la matrice, le rectum et le côlon en sont les points de départ ordinaires. Il faut savoir encore que, lorsque l'affection cancéreuse se généralise, les parois vésicales peuvent être intéressées au même titre que le foie, l'estomac, le poumon.

Dans un travail récent, basé sur 37 cas de cancer primitif ou secondaire de la vessie, M. Heilborn a établi que 33 des sujets étaient des femmes et que 30 fois le mal avait débuté par l'utérus. Le cancer avait été primitif 7 fois. (Heilborn, *Krebs der Harnblase*, Dissertation inaugurale. Berlin, 1868.)

Le cancer primitif de la vessie n'a trouvé sa place dans les livres classiques que depuis peu de temps, après avoir passé par trois phases historiques distinctes. Jusqu'au seizième siècle, les auteurs ne signalent pas le développement d'affections vésicales capables d'amener la mort par leur malignité propre.

A partir du seizième siècle, les mots de *fungus*, *caroncules*, *carcinome*, *squirrhe* de la vessie apparaissent dans les observations et dans les ouvrages de Lacuna, Ferry, Severin, Morgagni, etc.; mais on confond ce qui appartient à la vessie avec ce qui dépend de la prostate, ce qui est bénin avec ce qui est malin. Chopart, Desault, Boyer eux-mêmes n'échappent pas complètement à cette méprise. Du reste, pour ces auteurs, le cancer vésical primitif est très rare. Lallemand admet cette rareté, se fondant sur ce que Chopart et Desault n'en ont observé chacun qu'un exemple.

Ce n'est guère qu'à partir de 1820 que les Recueils périodiques et les Bulletins des Sociétés savantes enregistrent des faits indéniables de cancer primitif de la vessie publiés ou communiqués par Howship Amussat, (*Bulletin de l'Académie de médecine*, 1830). Bergeon (*Bull. Soc. anat.*, 1830), etc. Le cancer primitif de la vessie est dès lors admis, et il ne se trouverait plus de chirurgiens pour souscrire à l'opinion de Sœmmering, qui « nie complètement ce que » les auteurs ont appelé squirrhe et cancer de la vessie, ne les ayant » vus que coïncidant avec ceux de l'utérus, à moins de regarder » comme tels avec M. Nauche les ulcères, les excroissances ou enfin » l'épaississement des membranes de la vessie. » Civiale le décrit longuement; mais, sous l'empire d'idées théoriques qui ne sont plus acceptables aujourd'hui, il regarde l'apparition du cancer comme le résultat de la dégénérescence d'une autre production antérieurement développée. Rayer l'indique dans son livre; enfin tous les traités récents de pathologie interne lui consacrent un court chapitre.

Étiologie. — Il est difficile d'échapper à la banalité que l'on retrouve dans tous les chapitres consacrés à l'étiologie du cancer, quel que soit l'organe où on le considère. Nous n'avons guère à signaler, en effet, que l'influence de l'hérédité, de l'âge et du sexe. L'examen des observations publiées prouve que beaucoup de malades atteints de cancer primitif de la vessie ont des antécédents héréditaires nettement cancéreux ou tout au moins suspects; que les vieillards y sont plus exposés que les jeunes gens ou les adultes; enfin que les hommes sont peut-être plus souvent frappés que les femmes.

Il est cependant une question qui a beaucoup préoccupé certains auteurs et qu'il ne nous paraît pas impossible de résoudre : nous voulons parler de la coïncidence du cancer de la vessie avec certaines lésions du rein et avec la pierre. Pour ce qui est des lésions rénales, il est bien certain qu'elles n'ont aucune influence sur le développement du néoplasme vésical; elles sont, au contraire, secondaires à la maladie de la vessie et se produisent par un mécanisme bien étudié aujourd'hui.

Ce mécanisme n'a, du reste, rien de spécial à l'affection qui nous occupe. Civiale a longtemps insisté sur ce fait, que le cancer de la vessie se développe surtout chez les calculeux ; et, dans la plupart des observations qu'il rapporte, la coexistence des deux maladies est évidente. D'ailleurs, pour ce chirurgien, les éléments cancéreux n'envahissent les parois du réservoir urinaire que lorsque le terrain a été en quelque sorte préparé par une maladie primitive. Ici encore nous renverserions volontiers la proposition de Civiale, et, sans être aussi affirmatifs que pour les lésions rénales, nous pensons néanmoins que la présence d'un cancer de la vessie, en troublant profondément l'excrétion urinaire et en altérant les urines, favorise beaucoup la production de certains calculs, des calculs phosphatiques, par exemple.

Anatomie pathologique. — L'anatomie pathologique du cancer de la vessie est loin d'être suffisamment connue : il y a là de nombreuses lacunes que seules pourront combler des observations nouvelles appuyées d'examens histologiques minutieux.

Les auteurs classiques décrivent trois formes de cette maladie : l'encéphaloïde, le squirrhe et le cancer colloïde.

L'encéphaloïde se présente sous la forme d'une tumeur à large base, mamelonnée, d'un gris blanchâtre, d'une consistance médiocre, souvent très friable, tantôt ulcérée superficiellement, tantôt creusée d'anfractuosités à parois végétantes et remplies de détritus. La masse de la tumeur fait saillie dans la vessie, exceptionnellement sous le péritoine. On rencontre parfois dans l'intérieur du néoplasme de petits foyers sanguins.

Le squirrhe peut avoir envahi la presque totalité des parois vésicales; il en augmente de beaucoup l'épaisseur et leur donne une consistance lardacée : c'est une sorte de cancer en nappe. Mais il se montre aussi sous forme de véritables tumeurs, offrant un relief très marqué sur la muqueuse, pouvant occuper une grande partie du réservoir urinaire et rétrécir beaucoup sa cavité, dures, ayant peu de tendance à s'ulcérer, présentant en un mot tous les caractères du cancer squirrheux.

Le cancer colloïde n'a été observé que très rarement. L'observation publiée par M. Linhart sous la rubrique de myxome de la vessie nous paraît manquer de valeur, parce que l'examen microscopique de la tumeur n'a pas été fait (Linhart, *Wiener medicinische Presse*, 1867, p. 225).

Pour certains chirurgiens, le col de la vessie serait le siège ordinaire du cancer de cet organe; pour d'autres, le fond et la paroi postérieure seraient plus souvent affectés; viendraient ensuite le trigone et la paroi antérieure.

On n'est guère mieux renseigné sur le point de départ exact de la néo-formation dans les tuniques vésicales.

L'épithélioma se développe-t-il dans la vessie? Nous voudrions pouvoir répondre à cette question par des observations personnelles, mais nous n'avons pas encore eu l'occasion de soumettre à l'examen du microscope une tumeur de la vessie supposée de nature épithéliomateuse. Cependant certains auteurs étrangers paraissent ne pas avoir de doutes à cet égard. M. Heilborn (*loc. cit.*) dit que le tissu était généralement du cancroïde, mais cela est-il aussi vrai pour le cancer primitif que pour le cancer secondaire?

Cet auteur croit à la malignité de certaines tumeurs villeuses, en s'appuyant sur trois cas qu'il pense pouvoir interpréter dans ce sens.

On a vu que Rokitansky rangeait les polypes villeux dans la grande classe des cancers médullaires sous le nom de cancers villeux. Schah en faisait un épithélioma et Gerlach un cancroïde. Cette opinion a perdu beaucoup de terrain aujourd'hui. Sebley, Moore, Thompson, Hutchinson, séparent le papillome du cancer, d'abord parce qu'il ne s'ulcère pas, et ensuite parce qu'on ne le voit pas se généraliser. Cependant, pour MM. Cornil et Ranvier, il ne serait pas impossible que les tumeurs villeuses dégénérassent en épithéliomas. (Molinier, *loc. cit.*) D'autres tumeurs bénignes subissent peut-être une dégénérescence analogue. Le myôme que Billroth a extirpé par la taille hypogastrique avait par places l'apparence histologique d'un myo-sarcome et d'un myo-carcinome (voy. p. 399).

Nous avons observé plusieurs cas de cancer primitif de la vessie en 1855, 1856 et 1876. Les deux premiers malades sont morts à l'hôpital Lariboisière ; le sujet de la troisième observation était une femme à laquelle nous avons donné des soins à la Salpêtrière. On peut voir (fig. 38) la disposition des lésions dans l'un de ces cas. Entré à l'hôpital le 17 juillet 1855, à la suite d'hémorrhagies abondantes dont le début ne remontait qu'à trois mois, ce malade, âgé de soixante-dix ans, succomba le 31 juillet. L'autopsie montra que chez lui le néoplasme occupait le col de la vessie et commençait à empiéter sur la prostate.

Chez la malade de la Salpêtrière, le début s'était annoncé également par des hématuries répétées que rien ne pouvait arrêter. Il nous fallut peu de temps pour pouvoir formuler un diagnostic précis. L'existence d'un cancer ne fit plus bientôt de doute pour nous. Une incontinence d'urine permanente nous permit d'affirmer que le col, envahi par la dégénérescence, était converti en un anneau rigide incapable de se fermer dans l'intervalle des mictions. La mort eut lieu six mois après le début et à la suite d'accidents urémiques à forme comateuse, auxquels nous nous attendions.

A l'autopsie, nous trouvâmes la cavité vésicale réduite aux dimensions d'une grosse noix. Les parois étaient envahies dans toute leur étendue par les éléments morbides, avec une régularité telle que leur épaisseur, qui était d'un centimètre et demi, était la même partout, et que l'infiltration n'avait en aucun point dépassé les limites de l'organe. Il n'y avait de noyaux cancéreux dans aucune autre région. Le cancer était donc primitif. Le tissu offrait l'aspect d'un encéphaloïde encore ferme ; malheureusement la pièce ayant été égarée, examen histologique n'a pu être fait. A la suite de ces cas de cancer primitif, nous en citerons un qui emprunte un intérêt particulier à la nature du tissu constitutif du néoplasme. Chez un homme mort à l'hôpital Lariboisière en 1857 et qui portait sur différents points du corps, principalement au cou, un certain nombre de tumeurs mélaniques, nous avons trouvé dans les parois de la vessie plusieurs masses offrant les dispositions suivantes :

L'une d'elles, du volume d'une grosse amande, située au sommet de l'organe, sur la ligne médiane, faisait une saillie considérable dans la cavité péritonéale et ne proéminait nullement dans la vessie. Brunâtre dans le tiers de son étendue, elle était grisâtre dans ses autres parties. Une deuxième tumeur, du volume d'un pois d'iris, d'une couleur noire très franche, se remarquait aussi sur la ligne médiane, à un centimètre et demi au-dessus du col. Elle ne faisait non plus aucune saillie dans l'intérieur de l'organe. Une troisième masse, du volume d'une pomme d'api, constituée par plusieurs tumeurs agglomérées, s'observait sur la moitié latérale gauche de la vessie, dans l'épaisseur de ses parois; elle proéminait fortement sur ses deux faces. Elle était bosselée, molle et fluctuante; elle avait beaucoup d'analogie comme consistance avec les deux précédentes. L'une de ses faces soulevait la muqueuse; l'autre la tunique musculeuse, dont les faisceaux dissociés permettaient dans certains points le contact direct de la masse mélanique avec la séreuse péritonéale. Dans le tissu cellulaire périvésical on observait encore deux petites masses très noires et bien circonscrites. Les renseignements fournis par le malade nous ont laissés dans le doute relativement au siège primitif de cette mélanose devenue générale.

SYMPTOMATOLOGIE. — Presque toujours le début du cancer primitif de la vessie est insidieux et le mal s'accuse déjà par une cachexie assez avancée, lorsque le diagnostic est porté. Pendant un temps variable se montrent des troubles urinaires qui n'ont rien de pathognomonique : mictions fréquentes, douleurs en urinant, sensation de pesanteur au périnée, etc. Ces troubles s'établissent insensiblement et peuvent durer assez longtemps, jusqu'à ce qu'une hématurie abondante, se produisant sans douleur et sans cause appréciable, vienne augmenter les inquiétudes du malade. Cette hématurie peut rester unique jusqu'au moment où la période ultime de l'affection s'ouvrira; ce symptôme peut même manquer; plus souvent le malade urine du sang à des intervalles assez rapprochés, et, dans un certain nombre de cas, on voit la maladie s'annoncer plus brusquement par des hématuries et par un ensemble de signes que nous allons passer en revue.

Ces signes peuvent se diviser en signes physiques et rationnels, accompagnés les uns et les autres de phénomènes généraux importants.

Les douleurs sont vives, sans avoir toujours le caractère lancinant noté dans certaines observations. Les malades les rapportent au périnée, à l'hypogastre, au fondement, aux testicules, à l'extrémité

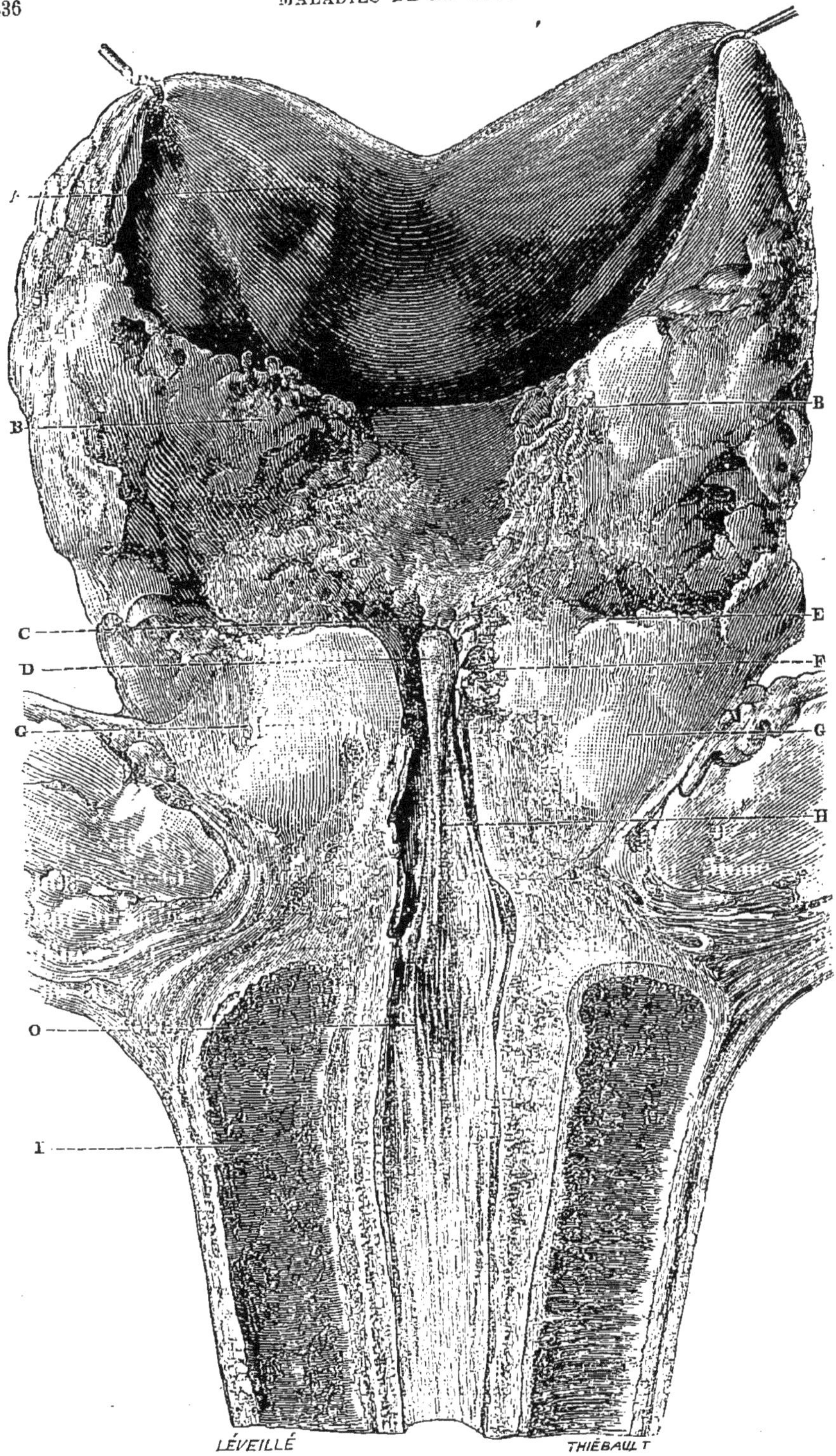

FIG. 38. — Cancer de la vessie.

EXPLICATION DE LA FIGURE 38.

A. Face postérieure de la vessie intacte.

BB. Tissu cancéreux ulcéré et surmonté de végétations de mauvaise nature.

C. Autres végétations cancéreuses, très voisines du verumontanum.

D. Verumontanum.

E. Limites de l'ulcération cancéreuse sur le lobe gauche de la prostate.

F. Portion du lobe gauche de la prostate très voisine du verumontanum, envahie par la dégénérescence.

GG. Portions saines des lobes de la prostate.

H. Prolongement antérieur du verumontanum.

I. Corps caverneux.

O. Région bulbaire de l'urèthre:

(Pièce de la collection de M. Voillemier.

de la verge. Ces sensations sont analogues à celles que provoquent les calculs vésicaux. Dans certains cas rares on a vu les phénomènes douloureux se propager tout le long d'un des membres inférieurs par compression des troncs nerveux due à l'extension secondaire de la tumeur : les malades ne pouvaient se coucher que du côté opposé. Certaines névralgies sciatiques rebelles n'ont pas d'autre cause; il est vrai que cette particularité appartiendrait plutôt au cancer de la prostate. Les douleurs sont donc la règle dans le cancer de la vessie; parfois cependant on rencontre des malades qui ne se plaignent presque pas. La cause de cette indolence relative nous paraît résider soit dans le siège et la forme du cancer, soit surtout dans la moindre sensibilité du sujet. Peut-être dans la dernière période faut-il tenir compte de la dépression urémique, dont nous aurons à reparler.

La miction redouble les souffrances des malades, en faisant contracter les parois vésicales sur des masses morbides plus ou moins ulcérées. Civiale insiste beaucoup sur ces contractions douloureuses; il a remarqué que des douleurs aussi vives sont souvent en disproportion avec les efforts que les malades font pour uriner, et qu'elles se produisent surtout lorsque la capacité de la vessie est diminuée. Du reste, la miction est profondément troublée; les besoins sont fréquents, et il n'est pas rare de voir le jet s'arrêter brusquement par l'arrivée sur l'orifice uréthral d'un champignon cancéreux pédiculé, comme cela s'observe dans certains cas de calculs mobiles; au bout de quelques instants le jet reparaît. D'autres fois le néoplasme entretient au niveau du col un état de spasme continu, et les malades se livrent sans résultat aux efforts les plus pénibles.

En général, les urines sont déjà profondément modifiées, lorsque les malades viennent se soumettre à l'observation du médecin. Leur consistance est augmentée par des dépôts muqueux et muco-purulents; leur couleur altérée par le sang qui, suintant peu à peu de la surface ulcérée, se mélange intimement avec elles. Assez souvent de petits caillots sont rendus par l'urèthre après les mictions. Parfois les urines ont une couleur d'un noir uniforme, qui rappelle la coloration produite par l'acide phénique. Elles peuvent répandre une odeur particulière, *odeur de macération*, *de chair pourrie*, qu'il faut bien connaître, et qui est distincte de l'odeur des urines fortement ammoniacales.

Nous avons déjà parlé de ces hématuries du début que souvent les malades indiquent comme le phénomène initial de leur affection. Il va sans dire que, à mesure que le cancer se développe et s'ulcère, l'hémorrhagie devient plus fréquente; elle peut se produire journellement et même plusieurs fois par jour, tantôt sans cause appréciable, tantôt sous l'influence d'une fatigue ou d'une exploration intempestive. Dans ces cas le cathétérisme, même pratiqué avec prudence et habileté, peut amener des résultats très fâcheux. Du reste, hématurie et douleur sont deux phénomènes qui sont exagérés par le mouvement et calmés par le repos; mais cette influence du mouvement et du repos est moins grande que pour les calculs.

On a vu des fragments de la tumeur cancéreuse tomber dans la vessie et être expulsés au dehors avec les urines. Dans un cas observé par Nélaton, cette circonstance permit de confirmer d'une façon irrécusable le diagnostic déjà porté : le malade ayant rendu quelques portions de matière noirâtre ou rougeâtre à l'extérieur, d'un blanc grisâtre à l'intérieur, qu'il désignait sous le nom de *caillots ;* on fit examiner ces corps suspects par M. Robin, et le savant histologiste y trouva tous les caractères de la matière encéphaloïde.

La tumeur peut manquer à l'hypogastre; mais il faut toujours la rechercher avec soin. Comme la paroi abdominale est ordinairement amaigrie, si l'on pratique le palper avec patience, en plaçant le malade dans une situation convenable, on arrive quelquefois à reconnaître la présence d'une masse profondément placée derrière le pubis. Cette masse, de forme et de volume variables, tantôt occupe exactement la ligne médiane, tantôt se prolonge à gauche ou à droite. Dans certains cas, le petit bassin est comme obstrué par la tumeur; mais alors la vessie n'est pas seule intéressée. Plus rarement, au lieu d'une vraie tumeur, on sent une sorte d'empâtement qui enveloppe la vessie : c'est que, les parois du réservoir urinaire s'étant ulcérées, une péritonite partielle à marche lente s'est déclarée, amenant la formation de fausses membranes périvésicales. Cette inflammation secondaire a quelquefois pu s'étendre assez loin sur les parties latérales du bassin pour causer une névralgie crurale.

Le toucher rectal et vaginal ne doit jamais être négligé; il faut examiner avec soin non seulement le rectum et la matrice, mais encore le cæcum, les parois pelviennes et la région lombaire de la colonne vertébrale. Par là on peut juger si le cancer a gagné les organes voisins et dans quelle mesure cette extension s'est faite.

Par là on constate l'état des ganglions lombaires; mais assez rarement on arrive à sentir la tuméfaction de ces ganglions. La combinaison du toucher rectal ou vaginal avec le palper abdominal est un précieux moyen d'exploration, qui permet parfois de contourner complètement la tumeur.

Il existe une particularité curieuse qui peut être fort embarrassante et que nous devons signaler avec soin. Chez certains vieillards, la vessie, chroniquement enflammée, a des parois très épaisses, qui reviennent sur elles-mêmes, de façon à former une masse dure donnant la sensation d'une vraie tumeur. Ces malades ont des troubles de la miction plus ou moins marqués; qu'une hématurie survienne (nous connaissons une observation de ce genre dans laquelle il s'agissait d'une cystite fongueuse), et l'erreur pourra être commise; elle ne sera évitée que par l'examen des antécédents du sujet, de la marche de la maladie, par une exploration attentive et répétée.

Ce que nous avons dit des causes occasionnelles de l'hématurie dans le cancer vésical montre suffisamment qu'il faut être très réservé dans l'emploi du cathétérisme. On y a surtout recours au début pour établir le diagnostic. Il vaut mieux n'introduire l'instrument qu'après avoir préalablement développé la vessie avec une injection d'eau tiède. En faisant décrire au bec de la sonde des arcs de cercle de droite à gauche et de gauche à droite et en le ramenant d'avant en arrière dans divers sens, on peut arriver à acquérir sur le siège, la forme, le volume et la consistance de la tumeur des notions utiles. On a noté que les instruments en argent prenaient une couleur noirâtre dans les vessies cancéreuses; pour nous, il n'y a rien de spécial au cancer dans ce fait, qui s'explique par l'action de l'hydrogène sulfuré provenant d'éléments organiques en putréfaction. Quand on est forcé d'employer le cathétérisme, il est bon d'avertir l'entourage du malade qu'on ne recourt à ce moyen que parce qu'on ne peut pas faire autrement, et que, si une hématurie survient, il ne faudra pas en être trop étonné.

Nous n'insisterons pas sur la cachexie qu'entraîne une pareille affection : émaciation, perte des forces, teint jaune paille, etc. A la malignité du cancer s'ajoutent les hémorrhagies et les troubles graves qui résultent toujours de l'émission incomplète et de la décomposition des urines. Une *phlegmatia alba dolens* se développe parfois dans un des membres inférieurs; il ne faut pas toujours l'imputer à la seule cachexie, car on a vu des masses cancéreuses partir de la vessie, comprimer une des veines iliaques, et amener ainsi un œdème unilatéral.

La mort est constante : exceptionnellement elle survient par une péritonite suraiguë due à une perforation vésicale et à l'irruption brusque dans le péritoine des productions contenues dans la vessie. Assez souvent elle est le fait de la cachexie cancéreuse. Plus souvent peut-être elle paraît produite par les altérations rénales. En effet, longtemps avant que la pathologie du rein fût connue comme elle l'est aujourd'hui, les observateurs avaient noté que les malades atteints de cancer vésical mouraient *dans un coma prolongé, sans fièvre, ou au milieu d'accidents convulsifs :* ces malades mouraient d'urémie. Dans la dernière période, il est ordinaire de voir l'urémie se manifester d'une façon évidente et masquer en quelque sorte les signes propres à l'affection vésicale. Il y a même lieu de distinguer deux ordres de faits : tantôt les malades meurent réellement urémiques, avec une température basse ou des convulsions ; tantôt ils sont emportés par une crise inflammatoire aiguë et ultime se manifestant par de la fièvre et des frissons. C'est dans ces derniers cas que les reins présentent des abcès multiples d'origine récente, surajoutés aux lésions anciennes de la néphrite interstitielle.

Diagnostic. — Les auteurs se sont efforcés de trouver des signes pathognomoniques du cancer de la vessie ; mais ce qui prouve combien peu ils y ont réussi, c'est leur désaccord sur la détermination et la valeur de ces signes. Tandis que Lallemand accorde une haute importance aux douleurs lancinantes de la région sus-pubienne, Mercier regarde l'hématurie comme un phénomène des plus caractéristiques. Civiale, de son côté, avait noté que les douleurs lancinantes ne s'observent pas constamment. L'examen « des lambeaux de *chair pourrie* » à l'aide du microscope peut donner des résultats certains; mais rarement on a l'occasion de recourir à ce moyen. C'est surtout de l'ensemble des symptômes et de la marche de la maladie que découle presque toujours le diagnostic.

On a confondu le cancer de la vessie avec un calcul; si au début cette erreur n'est pas impossible, alors que la tumeur n'est pas ulcérée et que la cachexie ne s'est pas montrée, plus tard elle nous paraît plus difficile encore à commettre, comme le prouve bien ce fait rapporté par Desault : « Un homme sain jusqu'alors éprouve tout à coup, à la région du pubis, une douleur sourde, intermittente d'abord, bientôt continue et lancinante; il consulte : force émollients sont appliqués sur la partie malade; la douleur ne diminue pas; au contraire, elle fait chaque jour des progrès; des chirurgiens sont de nouveau appelés, ils sondent et *croient reconnaître une pierre, parce que la tumeur, dure et comme cartilagineuse, faisait éprouver au malade un choc semblable à celui de ce corps étranger.* Le malade vient à l'Hôtel-Dieu... Desault reconnaît le cancer..., et à l'autopsie on trouva une tumeur plus grosse que les deux poings, qui prenait naissance au col de la vessie, et dont la nature était la même que celle des autres carcinomes. »

La plupart des symptômes sont communs aux deux affections; quelques différences néanmoins méritent d'être notées. La cachexie du cancer a quelque chose de spécial; les hématuries et les douleurs des calculeux redoublent par les mouvements et se calment par le repos; les cancéreux sont moins sensibles à cette influence. Par contre, si l'on peut souvent sonder impunément un calculeux, pourvu qu'on le fasse avec habileté et prudence, le cancéreux supporte très mal le cathétérisme, et nous avons déjà dit combien il fallait être réservé à cet endroit.

Les tubercules de la vessie seront facilement distingués du cancer. L'âge a ici une véritable importance; car si le cancer est le triste apanage des vieillards, la tuberculose atteint surtout les jeunes gens et les adultes. De plus, cette affection est rarement limitée à la vessie; presque toujours la prostate, les testicules, les reins, sont malades, et l'on est en présence d'une phthisie génito-urinaire dont le diagnostic peut en général être posé avec certitude. Dans les cas embarrassants, il faut se rappeler que dans la tuberculose vésicale, outre l'absence de tumeur, les hématuries sont moins abondantes, sont accompagnées de crises douloureuses et décroissent avec les progrès de la maladie.

A-t-on affaire à une cystite chronique avec urines sanguinolentes, l'embarras ne saurait être de longue durée. Le cathétérisme, le palper abdominal et le toucher rectal fourniront des renseignements négatifs. L'hématurie se traduira parfois simplement par quelques stries sanguinolentes mêlées à d'abondants dépôts de mucus et de pus. Les altérations de l'urine constituent les principaux signes de la maladie. Lorsque la quantité de sang contenue dans l'urine sera considérable, les signes directs ne seront pas toujours suffisants pour écarter tous les doutes.

Mais les difficultés deviennent parfois insurmontables lorsqu'il s'agit de différencier le fongus bénin du cancer. Un vieillard éprouve des troubles variés du côté de la miction, il pisse du sang et se cachectise; par le toucher rectal et le cathétérisme on constate la présence d'une tumeur dans la vessie; cette tumeur est-elle bénigne ou maligne? La réponse à cette question est le plus souvent impossible. On doit alors baser son jugement sur les antécédents du sujet et sur la durée du mal; mais bien souvent, surtout quand le cathétérisme a eu un résultat négatif et que tout se réduit aux hématuries et à la cachexie, on est obligé de rester dans le doute.

Enfin, il faut savoir distinguer le cancer vésical du cancer de certains organes voisins : nous voulons parler de celui des reins et de la prostate.

S'agit-il d'un cancer du rein, on ne doit pas attendre le diagnostic de l'examen des urines, rendues brunes ou vermeilles par le sang qu'elles contiennent; l'intimité du mélange n'est pas caractéristique d'une lésion rénale, et on la retrouve dans les hématuries produites par les néoplasmes de la vessie. L'existence de douleurs lombaires, l'apparition d'urines colorées sans troubles graves dans l'excrétion, jointes à une cachexie profonde, doivent conduire à placer ailleurs que dans la vessie le siège du mal. Si le cathétérisme et le toucher rectal ne révèlent rien dans la vessie, on sera bien près d'admettre un cancer du rein; mais on ne sera certain du diagnostic que si, en même temps que tous ces signes, on constate une tumeur dans la région rénale.

Le toucher rectal fera reconnaître le cancer de la prostate, en laissant constater que le néoplasme est manifestement limité à la glande tout entière ou à un de ses lobes. Dans les cas où ce précieux moyen d'exploration n'aura pas fourni de renseignements suffisants, par suite du trop grand développement de la tumeur ou de son extension, il faudra tenir compte des différences symptomatiques suivantes: le cancer de la prostate peut atteindre les enfants même très jeunes; il donne lieu à des hématuries peu abondantes; les douleurs paraissent liées à des difficultés ou à une impossibilité mécanique d'excrétion; les ganglions inguinaux sont parfois dégénérés; la constipation et une sensation de pesanteur du côté du rectum sont fréquentes : toutes choses qui ne s'observent pas ou s'observent rarement dans le cancer de la vessie.

Pronostic. — La mort est la terminaison constante de cette maladie. Sa durée est relativement courte : pour les uns elle serait de douze mois; pour les autres, moitié moindre. Cette différence d'évaluation s'explique par les variations de la période du début; période latente, sur laquelle on n'a jamais que des renseignements assez vagues.

TRAITEMENT. — Le chirurgien est complètement désarmé en face de cette terrible affection. Le traitement est purement palliatif. Les principales indications sont les suivantes :

1° Relever et soutenir les forces par le traitement général, et, si des phénomènes d'urémie se montrent, avoir recours au régime lacté, plutôt mixte qu'exclusif, car les malades accepteront difficilement ce dernier.

2° Diminuer les douleurs par le chloral, par les opiacés à l'intérieur et les applications topiques calmantes. Les injections sous-cutanées de morphine rendent de grands services.

3° Vider la vessie si la miction devient impossible; essayer d'abord du cathétérisme, et, pour peu qu'il soit mal supporté, recourir à la ponction aspiratrice.

VIII. — CORPS ÉTRANGERS DE LA VESSIE — CORPS ÉTRANGERS PROPREMENT DITS — CALCULS

On trouve dans la vessie des corps étrangers de deux espèces : les uns, venus du dehors ou de la cavité d'un organe voisin, s'y sont introduits par l'urèthre, par la voie d'une blessure ou par un trajet fistuleux; les autres, descendus des reins ou développés de toutes pièces dans le réservoir urinaire, sont les différentes sortes de pierres connues. Après ces deux grandes classes, nous devons mentionner une espèce mixte, la pierre dont le noyau est constitué par un corps étranger venu du dehors ou de la cavité d'un organe voisin. Il en a déjà été question à l'occasion des blessures de la vessie ; nous aurons à en parler de nouveau dans les chapitres que nous abordons.

La pierre vésicale représentant bien souvent le dernier terme d'une série d'actes morbides qui commence par la présence d'un excès de matières salines dans le sang, certains auteurs ont cru devoir embrasser sous la dénomination générale d'affection calculeuse tout ce qui concerne l'histoire des formations anormales de nature pierreuse. L'influence éloignée d'une diathèse qui dominerait l'ensemble de cette évolution pathologique donnerait entièrement raison à cette manière de voir, si elle s'exerçait dans tous les cas indistinctement; mais n'est-il pas bien démontré que la formation de certaines pierres dépend d'influences purement locales, qu'elle se rattache à des altérations de l'urine provenant elles-mêmes de lésions ordinairement inflammatoires de la muqueuse vésicale, et qu'elle n'a rien de commun avec une prédisposition héréditaire ou acquise de nature diathésique? Comme, d'autre part, l'indication d'où découle toute la thérapeutique actuelle des calculs de la vessie est l'ablation, par la lithotritie ou par la taille, du corps irrégulier, volumineux ou pesant, qui occasionne des troubles de diverses sortes, on est amené naturellement à rapprocher les calculs, quels qu'en soient le mode de formation et l'origine, des corps étrangers proprement dits, introduits accidentellement dans la vessie, et dont la présence fait naître exactement la mêmei ndication thérapeutique. Voilà pourquoi nous pensons pouvoir réunir dans le même groupe les uns et les autres; cela ne nous empêchera pas, lorsque nous nous occuperons des pierres vésicales, de faire une large part dans l'étiologie aux influences éloignées dont les chirurgiens sont unanimes à reconnaître la très grande importance.

CHAPITRE XXIII

CORPS ÉTRANGERS VENUS DU DEHORS OU DE LA CAVITÉ D'UN ORGANE VOISIN

On a trouvé dans la vessie des corps étrangers de toute sorte : ce sont tantôt des morceaux de métal, tels que des tiges de fer, de cuivre, de plomb, de verre; tantôt des substances animales, telles que des crochets d'ivoire ou d'os, des lanières de cuir, des lombrics, des débris de fœtus; tantôt enfin des substances végétales, comme des fèves, des haricots, des baies, des tiges de plantes, des épis de graminées, des morceaux de bois. Ces corps sont ordinairement allongés ou arrondis, lisses, peu volumineux; mais ils diffèrent trop les uns des autres par leur nature, leur volume et leur forme, pour qu'il soit possible de les comprendre tous dans une bonne classification.

Presque toujours les corps étrangers de la vessie y arrivent par l'urèthre. A la suite d'une manœuvre opératoire, le mors d'un lithotriteur, une branche de la pince de Hunter, la curette d'un porte-caustique, peuvent se briser; une bougie, et surtout une sonde laissée pendant longtemps à demeure, peut se rompre, et le fragment détaché de ces instruments restera dans la vessie. Mais, dans la grande majorité des cas, ce sont des enfants qui, par amusement, ou des adultes qui, par suite d'habitudes lascives et d'une singulière perversion d'esprit, s'introduisent dans le canal des corps étrangers et les laissent échapper de leurs doigts.

Pareil accident n'est pas très rare. Ordinairement le corps étranger est unique. Ce fait s'explique par la frayeur qu'éprouve le malade en voyant disparaître dans son urèthre le corps qu'il y avait introduit; il ne lui vient guère à l'idée d'en introduire un autre.

Cependant Bordenave raconte qu'un jeune homme de vingt et un ans, ayant de la difficulté à uriner et souffrant depuis trois mois, eut l'idée d'élargir son canal en y mettant trois fèves de haricot. Celles-ci, poussées jusque dans la vessie, devinrent les noyaux de trois pierres, qu'il retira heureusement par la taille (Morand, *Mém. de l'Acad. de chir.;* nouvelle édition, 1819, t. III, p. 522).

Nous avons extrait de la vessie d'un enfant de neuf ans, en les écrasant avec un brise-pierre à cuiller, dix petits pois qui s'y trouvaient depuis trois semaines. Aucun d'eux n'était recouvert de matière calcaire. Dans un autre cas, dont nous aurons à parler plus loin, nous avons retiré de la vessie d'un malade de l'hôpital Lariboisière, âgé de quarante et un ans, deux boucles d'oreilles en or.

Lorsqu'il s'agit d'un crochet, dont la pointe est tournée du côté du méat urinaire, ou d'épis de graminées dont les barbes sont dirigées du même côté, on comprend que ces objets ne peuvent plus revenir en arrière et s'acheminent forcément vers la vessie. Mais il est plus difficile de ce rendre compte de la progression dans le même sens d'un haricot, d'une tige de verre très polie. On a cru pouvoir expliquer ces faits par une espèce de mouvement anti-péristaltique de l'urèthre qui tendrait à attirer vers la vessie les divers corps qui y sont engagés (Chopart, t. II, p. 102). En s'exprimant ainsi, ce chirurgien ne faisait que reproduire l'opinion générale, sans trop la défendre. Mais si cette hypothèse toute gratuite ne peut être acceptée, les faits n'en restent pas moins exacts. En voici, selon nous, la véritable explication qui nous a été suggérée par l'interrogatoire minutieux auquel nous avons soumis plusieurs malades.

Tous nous ont raconté qu'ils avaient été très effrayés en voyant le corps étranger leur échapper; qu'ils n'avaient pas eu l'idée de le fixer dans le canal en le serrant avec leurs doigts, mais qu'ils s'étaient *tiraillé* la verge dans l'espoir de le ramener en avant. Or, c'est précisément ce tiraillement qui, en imprimant à la verge des mouvements alternatifs d'allongement et de raccourcissement, refoule le corps étranger en arrière et le porte vers la vessie, comme un passe-lacet dans la coulisse d'un vêtement.

Les corps étrangers peuvent aussi entrer dans la vessie en perçant ses parois. Un homme veut passer par-dessus une haie ou un treillage de bois; le pied lui manque et il tombe sur l'extrémité aiguë d'un des piquets qui, entrant par l'anus ou déchirant les parties voisines, traverse la cloison recto-vésicale. Si alors le blessé se relevait directement, il n'aurait qu'une plaie profonde; mais son corps, s'inclinant dans un sens ou dans un autre, brise le piquet, dont le bout reste dans la vessie. Ces cas ne sont pas extrêmement rares.

Lorsque la chute a lieu d'un point élevé sur l'extrémité obtuse d'un bâton très solide, il se peut que celui-ci perfore le périnée sans se rompre, mais il pourra chasser devant lui des lambeaux de vêtements et les porter jusque dans la vessie. Le fait de ce genre le plus extraordinaire que nous connaissions a été rapporté par M. le docteur Thouvenin de Vézelise.

Un homme de trente ans, monté sur une échelle double qui s'ouvrit, fut empalé par le pied d'une chaise qui était renversée. Le sphincter fut déchiré et le pied de la chaise pénétra jusque dans la vessie, entraînant avec lui un morceau de pantalon enlevé comme par un emporte-pièce. Une sonde, introduite le premier jour dans l'urèthre, pénétrait tantôt dans la vessie seulement, tantôt jusque dans le rectum. Le lit était constamment mouillé par l'urine qui s'échappait par derrière. On avait essayé de laisser une sonde à demeure, mais elle ne put être supportée. Après deux mois de repos, les urines sortaient entièrement par le canal. Pendant une dizaine de jours le malade avait été pris plusieurs fois d'une impossibilité d'uriner qui avait cessé par suite d'efforts ou par l'emploi du cathétérisme, lorsque, une nuit, après plusieurs heures de souffrances, le malade projeta au dehors une sorte de bouchon qui n'était autre chose que le morceau de drap enlevé de son pantalon. Cette pièce de drap avait 6 à 7 centimètres carrés (*Bulletins de la Société de chir.*, année 1872, p. 513).

On a rapporté des cas assez nombreux où le corps étranger avait pénétré dans la vessie à la suite d'une blessure par arme à feu; ordinairement c'est une balle de plomb. Garengeot en donne une observation très intéressante, pour montrer que les plaies de la vessie ne sont pas essentiellement mortelles. « M. Maréchal, dit-il, écuyer, conseiller et premier chirurgien du Roy, a traité un officier qui avait reçu un coup de mousquet dans la région de la vessie. La balle ayant échancré la crête de l'os des isles, se perdit dans la vessie. On fut convaincu de cette vérité par l'urine qui sortait par la plaie. Et, comme dans la suite des pansements l'os fut longtemps à s'exfolier et que l'urine continuait toujours à suinter par la plaie, on crut qu'elle deviendrait fistuleuse. Elle guérit néanmoins, et l'officier se trouva, au bout de dix ans, attaqué de douleurs et autres symptômes qui firent présumer qu'il avait la pierre. Il fut sondé par le même opérateur, et ayant trouvé une pierre dans la vessie, il lui fit l'opération de la lithotomie et tira une pierre dont le noyau était la balle qui, dix ans auparavant, avait fait une plaie à la vessie. » (Garengeot, t. I, p. 170.)

En 1858, nous avons traité un sous-officier qui avait reçu un coup de feu dans le bas-ventre six ans auparavant. La branche horizontale du pubis à droite avait été brisée et il était encore très facile de sentir une forte dépression au niveau de la cicatrice. Le malade assurait qu'on avait retiré la balle de la plaie le jour même de l'accident. Cependant, ajoutait-il, il avait dès le lendemain rendu une partie de ses urines par la plaie. Il ne fut guéri complètement qu'au bout de cinq mois, mais sans pouvoir reprendre son service. Ce fut en 1856 qu'il éprouva pour la première fois des douleurs en urinant, pour lesquelles il vint nous consulter. Nous trouvâmes une pierre dans sa vessie, et certain, d'après le récit du malade, qu'elle ne pouvait avoir la balle pour noyau, nous lui fîmes la lithotritie. Le calcul était assez friable. Mais un jour nous sentîmes entre les mors de l'instrument un corps qu'il fut impossible d'écraser, ce qui nous fit penser, en songeant à la fracture comminutive du pubis, que nous avions peut-être affaire à une esquille. Nous nous servîmes alors d'un lithotriteur fenêtré, et dans une seule séance il nous fut facile, en effet, de briser un morceau d'os dont les débris s'éliminèrent sans accident.

F. de Hilden (art. 3, obs. 77, p. 250) rapporte, d'après Paul Offrendi, un fait que le trajet suivi par la balle rend plus singulier encore. Un jeune homme de vingt et un ans reçut un coup de feu à la partie postérieure du bassin. Le coccyx fut fracturé. Après la cicatrisation de la plaie il éprouva des douleurs dans la vessie et de la difficulté à uriner. On le sonda et on constata l'existence d'une pierre. Au bout de quinze années, il fut pris d'accidents urinaires graves, et mourut. A l'autopsie, on trouva une pierre du volume d'un œuf ayant pour noyau une balle de plomb.

Dans tous les cas précédents, le corps étranger avait pénétré brusquement dans la vessie sous l'influence énergique de la cause vulnérante; mais il peut aussi y arriver lentement à la suite d'un travail ulcératif ayant eu pour conséquence la perforation des parois de ce viscère.

Fr. Colot rapporte qu'en 1669 il opéra de la pierre une dame âgée de soixante-quatorze ans. « Après avoir chargé ma tenette, dit-il, je ne pouvais plus distinguer le corps étranger qui s'y était engagé... Je tirai hardiment et je trouvai dans l'instrument une tente de linge grosse et longue comme le petit doigt, et qui était d'une odeur insupportable; ce qui était particulier, c'est que dans le séjour qu'elle avait fait dans la vessie, elle s'était revêtue d'une assez grande quantité de matières graveleuses pour se faire une croûte d'une demi-ligne. Cette croûte s'était brisée à l'endroit où je l'avais pincée, de sorte que je tirai du linge et non pas une pierre. M. d'Alencé, instruit de ce qui s'était passé depuis trente-quatre ans, nous raconta que cette dame, à l'âge de quarante ans, avait eu un abcès en la région hypogastrique droite et supérieure; le fond de cet abcès approchait assez de la vessie au-dessous du pubis; l'intestin avait été ouvert par le séjour et par l'acrimonie de la matière qui faisait une éminence avec fluctuation; cet abcès s'ouvrit de lui-même et fournit une assez grande quantité de pus. On avait fait tout ce qui dépendait de la chirurgie pour guérir la malade, et cela se trouva impossible à cause de la trop grande déperdition de substance du boyau. Il lui resta donc une fistule par laquelle il sortait insensiblement des matières tantôt fécales, tantôt chyleuses. L'odeur de ces matières était devenue insupportable; aussi on avait pansé la malade avec une tente de linge retenue par une compresse et par une bande, pour empêcher la sortie de ces excréments. M. d'Alencé ajouta enfin que, depuis sept à huit mois, en visitant le fond de la fistule à cause de quelques douleurs survenues, il avait ôté cinq de ces tentes qui s'y étaient perdues par mégarde... » (Colot, *Traité de l'opér. de la taille*, 1727, p. 50.)

La malade de Colot n'avait été soumise à aucune violence: une tente de charpie a trop peu de consistance pour avoir pu ulcérer par son contact les parois de la vessie. Il faut bien admettre que l'abcès pelvien, qui s'était ouvert seul au dehors, s'était porté en même temps du côté de la vessie, en vertu de la loi générale qui fait que les collections purulentes ont une grande tendance à perforer les viscères creux qui les avoisinent.

On ne peut encore s'expliquer que de cette façon la présence de débris de fœtus dans la vessie. Le kyste qui renferme ces débris peut rester stationnaire pendant un temps très long; mais du moment où il vient à s'enflammer, il se comporte comme un véritable abcès, et comme il est d'ordinaire assez profondément placé, il tend à s'ouvrir dans l'intestin, le vagin ou la vessie. On a rapporté des observations nombreuses mentionnant des cheveux ou des paquets de cheveux, des dents, des os servant de noyau à des calculs ou rendus par l'urèthre. Si la plupart de ces faits peuvent être mis en doute, quelques-uns sont indéniables et ils suffisent pour établir ce que nous venons de dire. On en trouvera le détail dans un travail intéressant de M. Denucé auquel nous renvoyons le lecteur. (*Mémoire sur les corps étrangers introduits dans la vessie. Journal de Médecine de Bordeaux*, 1856, p. 25.)

On a vu également des individus rendre par l'urèthre des pépins de raisin, de petits noyaux de fruits, des gaz stercoraux, des matières fécales, des vers, etc., etc. Évidemment il existait chez ces malades une communication entre la vessie et l'intestin, mais comment s'était-elle produite? Très probablement par un mécanisme analogue, sinon entièrement semblable, à celui dont nous avons parlé à propos des kystes renfermant des débris de fœtus. Pourtant il serait difficile de dire s'il s'était formé un abcès dans les parois de la vessie ou dans le tissu cellulaire extra-vésical, si cet abcès s'était ouvert à la fois dans la vessie et dans l'intestin, si le travail ulcératif avait marché de la vessie à l'intestin ou de l'intestin vers la vessie. Ni la lecture des observations, le plus souvent incomplètes, qui ont été publiées sur ce sujet, ni l'examen de trois malades que nous avons eu l'occasion d'étudier, ne nous ont renseignés à cet égard.

Le premier de ces malades était une femme de trente-cinq ans, caissière en province. Elle ne savait pas au juste à quelle époque remontait son infirmité, car elle n'avait jamais été malade. Elle n'avait eu qu'un enfant et ses couches n'avaient rien présenté de particulier. Nous ne l'avons vue qu'une fois en 1846 et nous ne savons ce qu'elle est devenue.

Quant aux deux hommes, l'un et l'autre avaient passé la quarantaine. Leur santé avait toujours été bonne ; c'est par hasard qu'ils avaient soupçonné leur infirmité : l'un parce qu'il avait des urines très puantes, l'autre parce qu'il avait rendu des pépins de raisin par le canal. Ils présentaient des symptômes presque identiques. Au commencement de la miction ils expulsaient par l'urèthre des gaz qui s'échappaient par saccades, exactement comme par l'anus. Puis les urines sortaient claires et naturelles ; ce n'est qu'à la fin de la miction qu'elles étaient fétides, troubles, jaunâtres, plus souvent très brunes, entraînant avec elles de petits flocons de matières fécales. Quand ces matières étaient abondantes, ils éprouvaient des envies fréquentes d'uriner et des douleurs à la fin de la miction. Dans la saison des fruits ils avaient quelquefois de la diarrhée ; c'est alors surtout qu'ils rendaient de petits corps étrangers solides et des matières jaunâtres. Lorsqu'ils étaient constipés, ils évacuaient plutôt des gaz et des matières brunes. Ils nous ont affirmé plus d'une fois qu'ils ne perdaient pas d'urine avec les selles. Nous avons eu le tort de ne pas nous en assurer. En tout cas ce ne pouvait être qu'en petite quantité ; car, leur attention étant éveillée sur ce point, ils s'en seraient certainement aperçus. Nous avons observé ces deux malades pendant plusieurs années sans avoir à constater le moindre accident. Nous avons perdu de vue l'un d'eux et nous avons appris que l'autre était mort à Paris d'une affection pulmonaire et que l'autopsie n'avait pas été faite.

Les chapitres consacrés aux traumatismes de la vessie et à la pilimiction renferment un complément anticipé à ce que nous venons de dire des corps étrangers tombés dans la vessie. (Voyez p. 201 et 367.)

Symptomes. — Les accidents provoqués par le corps étranger varient suivant son volume, sa forme et la place qu'il occupe. S'il est petit, rond, lisse et en partie caché dans le cul-de-sac rétro-prostatique, il sera plus facilement supporté que s'il est gros, irrégulier, pointu et placé de façon à irriter le col vésical. Il peut rester des mois et même des années sans déterminer le moindre trouble. Quelques malades ne se doutent point de la gravité de leur position, comme dans les cas cités plus haut où il s'agit de balles de plomb lancées par la poudre ou d'une tente de charpie tombée dans la vessie à la suite d'un pansement mal fait. D'autres, n'éprouvant rien, vont jusqu'à oublier ou ne se souviennent qu'imparfaitement qu'ils se sont introduit un corps étranger dans l'urèthre.

Le plus souvent le malade, effrayé ou tourmenté par de vives douleurs, a recours aux soins d'un chirurgien. Mais, quand par négligence, honte ou pusillanimité, il cache l'accident qui lui est arrivé, il s'expose à des dangers sérieux; après quelques jours, une cystite aiguë se déclare, l'inflammation gagne tout l'appareil urinaire et la mort arrive. Alghisi a donné la figure d'un gros calcul traversé de part en part par une aiguille d'ivoire, dont toute la pointe était libre, et qu'on trouva dans la vessie d'une jeune paysanne qui avait succombé au milieu des plus affreuses douleurs. (*Trattato di lithotomia*, p. 12, pl. 3, fig. 4.)

Cependant les accidents aigus peuvent s'amender d'eux-mêmes ou sous l'influence d'un traitement antiphlogistique énergique, mais c'est pour faire place à une inflammation chronique, entretenue par la présence du corps étranger. Le malade, épuisé par le pus qu'il urine en grande quantité, ne tarde pas à tomber dans le marasme et finit par succomber. Margagni en rapporte un très bel exemple : (*Lettre* 42, § 28.) Un paysan de quarante ans était affecté depuis longtemps d'une grande difficulté d'uriner, lorsqu'il entra à l'hôpital. Il était d'une extrême maigreur qui faisait des progrès de jour en jour ; celle-ci étant parvenue au dernier degré, il succomba. Au moment de mourir, il demanda qu'on fît son autopsie, pour voir la cause des violentes douleurs qu'il éprouvait depuis longtemps dans la vessie ; il avouait que deux ans auparavant il s'était introduit dans l'urèthre une aiguille à tête de cuivre et qu'il ne savait pas s'il l'avait rendue. A l'autopsie, on trouva la vessie contractée, de forme irrégulière, car à la partie supérieure droite elle portait un sac de forme cubique communiquant avec le viscère par une large ouverture. L'intérieur du sac et les parois de la vessie présentaient tous les signes d'une inflammation chronique.

On trouva dans le sac un calcul du volume d'une petite noix formé sur une aiguille. Celle-ci sortait par un des côtés du calcul, très près de l'une de ses extrémités, et elle s'élevait de deux travers de doigt au-dessus de la surface, tandis que son autre partie qui s'étendait jusqu'à sa tête était cachée profondément dans la substance calcaire. La pointe de l'aiguille, qui était très forte et très aiguë, se portait obliquement en bas, hors de l'orifice du sac, et se trouvait fichée dans le côté gauche de la paroi inférieure du corps de la vessie.

Heureusement cette terminaison funeste est rare. Le plus souven le corps étranger s'incruste, s'enveloppe de matières calcaires et le malade n'est plus exposé qu'aux accidents ordinaires dus à la présence d'un calcul dans la vessie. Les faits de ce genre sont très nombreux. Cependant il faut signaler une exception pour les corps étrangers d'une certaine longueur et dont un des bouts est taillé en pointe ; tels sont des épingles à cheveux, de longues aiguilles à coudre, etc. Presque tous les auteurs ont noté que le dépôt calcaire se fait d'abord sur le milieu du corps étranger, qu'il s'étend ensuite du côté de son talon qu'il enveloppe d'une croûte souvent très épaisse et laisse sa pointe libre dans une étendue variable. Probablement cette disposition singulière tient à ce que la pointe du corps étranger, étant très fine, présente une surface moins favorable au dépôt calcaire. Il résulte de là que les pierres, d'où proémine une pointe aiguë, blessent les parois de la vessie et déterminent généralement des douleurs beaucoup plus vives que celles que produit un simple calcul. Il peut même y avoir des hématuries à la fin de la miction. Nous en avons vu de très abondantes chez un jeune homme de dix-huit ans que nous avons opéré et guéri par la taille médiane en 1860. Sa pierre, grosse comme une forte noix, s'était formée sur une aiguille longue de quatre centimètres, en laissant la pointe libre dans l'étendue de 4 millimètres.

En 1878 nous avons extrait de la vessie d'une jeune fille de vingt ans, entrée dans notre service à l'hôpital Saint-Antoine, une épingle à cheveux qu'elle s'était introduite deux mois auparavant. Des dépôts calcaires considérables l'enveloppaient déjà en grande partie ; c'était vers le milieu de l'épingle qu'ils avaient leur plus grande épaisseur. Les pointes étaient libres, le coude avait disparu sous les inscrustations, mais un sillon longitudinal indiquait encore l'intervalle des deux branches. L'épingle était couchée transversalement dans la vessie ; les pointes étaient appliquées contre la paroi mais sans y être engagées (fig. 39).

Quelquefois cette saillie du corps étranger devient un obstacle à son extraction. Chopart raconte qu'en 1773 il vit opérer, à l'hôpital de la Charité, un homme de quarante ans, dans l'urèthre duquel une fille avait introduit une aiguille pendant qu'il était ivre. Depuis quatre ans, ce malade éprouvait des douleurs piquantes au fondement et au périnée, principalement lorsqu'il marchait ou allait à la selle. Les incisions faites pour la taille, on porta dans la vessie une tenette ordinaire qui entraîna seulement de petites portions de matière calculeuse incrustée sur l'épingle. On reconnut ensuite, avec le doigt mis dans la vessie, que le corps étranger, situé obliquement près du col de ce viscère, était enfoncé par une extrémité dans la prostate et appuyait par l'autre contre le pubis. On tâcha alors de le dégager de cette glande, au moyen d'une pince à polype, en le soulevant et en le repoussant dans la vessie ; puis on en fit l'extraction qui fut très douloureuse. Cette épingle était de cuivre,

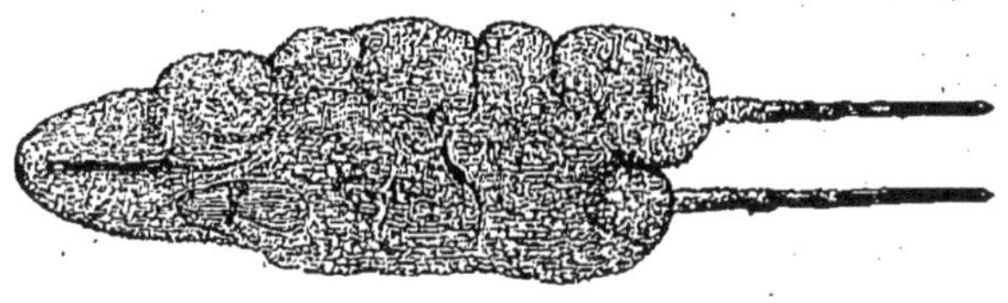

Fig. 39.

droite, de quatre pouces de longueur, lisse et sans incrustations vers la pointe qui était fichée dans la prostate. (Chopart, vol. II, p. 111.)

Les corps étrangers peuvent sortir de la vessie par les mêmes voies qu'ils avaient suivies pour y entrer, c'est-à-dire en passant par les voies naturelles ou en traversant les parois de ce viscère.

On a cité plusieurs jeunes filles qui avaient rendu par l'urèthre des aiguilles et des épingles qu'elles avaient dans la vessie depuis quelques jours. Nous avons vu un homme rejeter spontanément un bout de sonde dont nous avions constaté la présence et que nous devions lui extraire le lendemain. Chez deux autres malades affectés de rétrécissement, la petite bougie conductrice détachée de l'uréthrotome était restée dans la vessie. L'un d'eux la rendit le troisième jour et l'autre le quatrième.

Alors même que le corps étranger a séjourné un certain temps dans la vessie et s'est incrusté de matières calcaires, il peut sortir spontanément par l'urèthre. On lit dans Claudinus (*Resp. med., resp.* 40.) qu'un jeune enfant qui avait rendu à plusieurs reprises de petites pierres, fut pris d'une grande difficulté d'uriner et rejeta avec de grands efforts une épingle à tête, longue de plus de deux travers de doigt, enchâssée dans un calcul grisâtre du volume et de la forme d'une grosse olive. On trouve dans les essais d'Edimbourg (t. IV, p. 360) l'histoire d'une petite fille de quatre ans qui, éprouvant depuis deux années de grandes difficultés à uriner, expulsa avec de vives souffrances une pierre ovalaire, du poids d'une demi-once, traversée par une aiguille à coudre dont les deux bouts étaient libres dans l'étendue de quelques lignes.

Nous avons dit que les corps étrangers pouvaient être rejetés à travers les parois de la vessie. Morgagni en rapporte un exemple très remarquable (*Lettre* 42, § 20). Une jeune fille de la campagne, âgée de quatorze ans, s'introduisait souvent depuis quatorze mois dans l'urèthre une aiguille à tête en cuivre coudée à angle droit dans son milieu. Un jour cette aiguille lui échappa et tomba dans la vessie. Malgré les vives douleurs qu'elle éprouvait, elle garda le silence sur cet accident presque jusqu'à sa mort. Il se forma à l'hypogastre, dans la partie voisine des flancs, une tumeur qui s'ouvrit dans deux points, à droite et à gauche. Dans cet état elle fût reçue à l'hôpital de Padoue. Là on remarqua que l'urine sortait avec le pus par les deux ouvertures. Un stylet introduit par celle de gauche, qui communiquait avec un large foyer, rencontrait un corps dur. Morgagni, tenant compte de la sortie des urines par l'ouverture hypogastrique et du pus que la malade rendait par l'urèthre, pensa qu'il s'agissait d'un corps étranger.

Après lui avoir opposé des dénégations formelles, la jeune fille n'avoua ce qui lui était arrivé qu'après qu'on eut ouvert le foyer par une légère incision des téguments et mis à nu la pointe et une grande partie de l'aiguille. Celle-ci ne pouvait plus être retirée, parce qu'il s'était formé un calcul sur la portion qui était dans la vessie, et on laissa la malade, qui était déjà très amaigrie, mourir d'épuisement.

Le cadavre ressemblait à un squelette couvert d'une peau. La poche purulente était située sous les muscles. La partie supérieure droite de la vessie, que l'épingle avait traversée, était adhérente aux parois abdominales..., le bord inférieur de l'épiploon était très étroitement attaché à la portion du péritoine voisine de la vessie. Aussi n'y avait-il aucun épanchement dans le ventre. Le calcul avait un peu plus de deux travers de doigt de long; il était un peu plus gros que le pouce et de forme ovale. Son sommet regardait les parties supérieures, ainsi que la pointe de l'aiguille et toute la partie de celle-ci qui s'étendait jusqu'à l'angle dont il a été parlé.... La partie restante de l'aiguille était presque tout entière au dehors du calcul, tandis qu'il n'y avait que la petite tête et quelque portion voisine qui fût incrustée. La vessie, dont les parois étaient épaissies, était très contractée sur le calcul. Les reins et les uretères étaient en très mauvais état.....

En dehors des autres particularités intéressantes de cette observation, il en ressort que le corps étranger avait perforé les parois vésicales. Malgré les incrustations dont il était couvert, peut-être serait-il parvenu à sortir tout à fait, si la vessie et les reins n'eussent pas été profondément atteints, et si les forces de la malade se fussent soutenues plus longtemps.

Les faits de ce genre sont très rares et tendent chaque jour à le devenir davantage à cause des progrès de la chirurgie, comme nous le montrerons plus loin en parlant de la conduite à suivre dans des cas analogues.

Traitement. — Les instruments imaginés pour extraire les corps étrangers de la vessie sont très nombreux. Nous avons examiné avec le plus grand soin tous ceux que nous avons pu nous procurer; mais, au lieu d'encombrer ces pages de leur stérile énumération, nous avons cru être plus utiles au lecteur en ne décrivant que ceux dont l'usage nous a semblé réellement pratique.

Il trouvera les détails complémentaires qu'il pourrait désirer dans l'*Arsenal de la Chirurgie contemporaine* de MM. Gaujot et Spillmann, t. II, p. 851.

Tous les auteurs ont reproduit l'observation dans laquelle Lamotte (*Œuv. de chir.*, t. II, p. 376) raconte que, ayant à traiter une vieille fille qui s'était introduit une grande et grosse épingle dans la vessie, il commença par s'assurer avec une sonde de la présence du corps étranger et tenta vainement à plusieurs reprises de l'attirer au dehors. Au quatrième cathétérisme l'épingle se trouva saisie en travers dans les deux trous de l'instrument. Éprouvant de la résistance, Lamotte introduisit le médius de la main droite dans le vagin, de manière à soutenir l'épingle, pendant qu'avec la main gauche il retirait la sonde. L'aiguille, dont la pointe dépassait les yeux de l'instrument, déchira légèrement l'urèthre et produisit des douleurs assez vives, mais elle fut extraite et la malade guérit.

Leroy (d'Étiolles) ayant brisé un mors de lithotriteur dans la vessie d'un enfant de quatre ans, se servit pour l'extraire d'une sonde d'argent qui avait, à la place des yeux, des ouvertures longitudinales de sept à huit lignes de longueur. Après quelques tentatives, il sentit le morceau d'acier engagé dans une de ces ouvertures et l'attira à lui; mais celui-ci s'arrêta vers le bulbe et ce n'est que le lendemain qu'il fut retiré avec une petite pince à trois branches. (Leroy, *Recueil de lettres et mémoires*, 1844, p. 254.)

Ces faits heureux, dans lesquels le hasard a plus de part que l'habileté du chirurgien, ne doivent pas servir d'exemple. Que serait-il arrivé si le corps étranger eût été placé dans les yeux de la sonde, de façon à ne pouvoir entrer dans l'urèthre, et si, en même temps, il eût été fixé dans l'instrument assez solidement pour qu'il fût impossible de l'en dégager?

Les instruments à *crochet*, formés d'une tige métallique droite dont l'extrémité est plus ou moins courbée, sont très infidèles. On ne les a guère employés que chez les femmes, pour extraire de petits corps allongés, comme des épingles, des aiguilles. Ils permettent de saisir assez facilement le corps étranger, mais celui-ci glisse dans le crochet et s'échappe à la moindre traction, ou bien sa pointe se fiche dans les parois de la vessie. De là des recherches répétées qui ne sont pas sans inconvénients.

Les instruments à *anse* ne sont pas meilleurs; composés d'un long fil métallique dont les chefs, introduits dans une sonde ouverte par les deux bouts, peuvent être attirés ou tordus par une sorte de treuil placé sur le talon de la sonde, ils représentent un véritable serre-nœud. Il est très difficile de passer leur anse autour du corps étranger. Si celui-ci, qui est généralement allongé, est pris par une de ses extrémités, on peut, dans quelques cas, l'amener au dehors; mais il est presque toujours saisi vers son milieu et il est impossible de l'extraire. Quand les chefs du fil métallique ont été seulement attirés dans la canule, de façon à rétrécir l'anse, il est facile de les relâcher et de laisser retomber le corps étranger dans la vessie; mais s'ils ont été tordus, le cas devient très embarrassant.

Une jeune fille de dix-huit ans s'était introduit dans la vessie un bâtonnet d'ivoire, long de 6 centimètres, à bouts mousses, et servant à faire du filet. Après quelques tentatives inutiles, on parvint à le faire passer dans l'anse d'un serre-nœud dont on tordit les fils; mais le bâtonnet se présentait en travers au col de la vessie et on ne pouvait l'extraire. Le médecin de la jeune malade nous ayant fait appeler, nous fîmes nos efforts pour changer la direction du corps étranger, soit en mettant un doigt dans le vagin, soit en le faisant basculer avec un porte-mèche introduit par l'urèthre; nous ne pûmes y réussir. Il ne nous restait d'autre ressource que de serrer fortement le treuil du serre-nœud et d'en briser l'anse. C'est ce qui eut lieu. Le corps étranger, étant redevenu libre, fut retiré facilement avec des pinces à polype.

En résumé, les instruments à crochet ou à anse peuvent, à la rigueur, être employés pour les femmes; pour les hommes ils seraient dangereux.

Leurs défenseurs, il est vrai, ont limité leur utilité aux cas de nécessité, quand on n'a pas d'autres instruments sous la main. Mais les accidents que détermine la présence d'un corps étranger dans la vessie ne sont pas d'ordinaire si urgents qu'on n'ait pas le temps de se procurer des instruments plus convenables. Alors même que le malade éprouverait de vives douleurs et qu'il y aurait un commencement de cystite, il vaudrait mieux, au lieu d'opérer dans ces conditions fâcheuses, employer les antiphlogistiques généraux et locaux avec une énergie en rapport avec les forces du patient. Il serait temps d'agir quand l'inflammation aiguë serait tombée, et on n'aurait pas perdu pour attendre.

On a proposé encore, pour extraire les corps étrangers, des pinces de toutes sortes: pinces à charnière, à coulisse, à gaîne, à ressorts, à deux, trois ou quatre branches. Dans la pratique, les plus simples sont les meilleures ; elles ne peuvent naturellement servir que pour les femmes.

Lorsqu'on est appelé auprès d'un homme qui s'est introduit un corps étranger dans la vessie, il faut l'interroger avec la plus grande bienveillance, afin d'obtenir des aveux toujours un peu pénibles. On cherchera à connaître la nature du corps étranger, son volume, sa longueur, sa forme et sa consistance; on s'informera depuis combien de temps il est dans la vessie, s'il gêne la miction ou la rend douloureuse. En outre on tiendra compte de la constitution du malade, de son âge et de l'état probable de son appareil urinaire. Ces renseignements sont de la plus grande importance pour le choix de l'opération à pratiquer et des instruments à employer. Avant de rien tenter de définitif, il faut commencer par s'assurer de l'état du canal, en y passant une sonde ordinaire avec la plus grande douceur; car le corps étranger, surtout quand son introduction est de date récente,peut n'être pas encore arrivé jusque dans la vessie, et son extraction serait alors beaucoup plus facile.Lorsqu'on ne trouve rien dans l'urèthre, il n'en faut pas moins continuer le cathétérisme, afin de s'assurer de la présence du corps étranger et d'acquérir quelques notions précises sur son volume, sa dureté et sa position dans la vesssie. Ces renseignements sont souvent incomplets; mais, dans certains cas, ils peuvent être utiles soit par eux-mêmes, soit pour servir à contrôler ceux qui ont été fournis par le malade.

Dans les cas douteux où le petit volume du corps étranger rendra cette exploration délicate, on se servira avec avantage du nouvel instrument de M. Collin (fig. 40); muni à son extrémité postérieure d'un petit tambour renfermant une sorte de trembleur, il se termine en avant par deux petits mors plats dont l'un (celui de la branche mâle) porte une petite pédale à ressort qui s'engage dans une ouverture verticale de la branche femelle, lorsqu'aucun objet n'est placé entre les deux branches; mais l'interposition du corps le plus mince, par exemple, d'une feuille de papier, détermine une pression sur le ressort et met en jeu le trembleur.

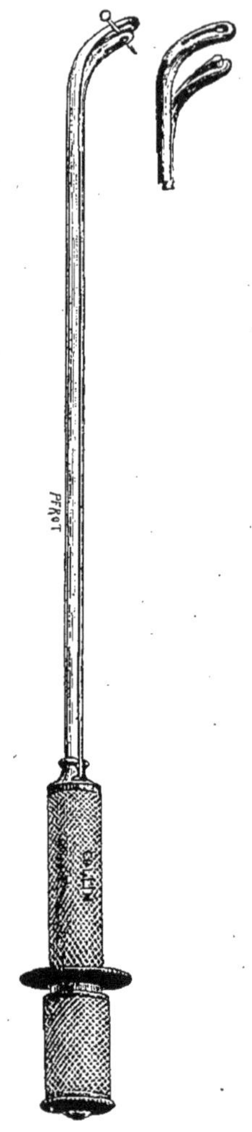

Fig. 40.

L'extraction étant décidée, il faudra placer le malade sur un lit, comme s'il allait être lithotritié. Après avoir vidé sa vessie, on y injectera de l'eau, une décoction de racine de guimauve ou mieux encore de l'huile en quantité suffisante pour la dilater modérément. Quant au choix de l'instrument, il dépendra du corps étranger auquel on pensera avoir affaire.

S'il s'agit de corps plus ou moins arrondis, mous, comme des pois, des haricots, des fèves, un lithotriteur ordinaire suffira pour les réduire en une sorte de bouillie qui sera en partie retirée avec l'instrument et en partie rendue avec les urines. De petites boules de métal, en fer ou en or, n'ayant pas plus de 5 millimètres de diamètre, pourraient être extraites avec le même instrument. Des dimensions plus considérables ne s'opposent pas toujours au succès. L'un de nous a réussi, en 1859, à amener au dehors, au moyen du brise-pierre, une boucle d'oreille en métal ayant 1 centimètre de diamètre dans sa partie la plus renflée et environ 3 centimètres de long, mais ce fut seulement après cinq tentatives infructueuses. Le corps étranger arrêté dans l'urèthre fut extrait au moyen de pinces en pansement. La pression de l'instrument l'avait tordu deux fois sur son axe. Malgré un écoulement sanguin de quelque importance et deux ou trois accès de fièvre, le malade, opéré le 1er février, était guéri le 11 du même mois.

Les corps allongés, mous, flexibles, tels que des tiges ou des épis de graminées, des lanières de cuir, des morceaux de corde, etc. sont facilement extraits avec un petit lithotriteur à mors plats qui agit à la façon d'une pince coudée. Nous nous sommes servis de cet instrument avec succès pour débarrasser plusieurs malades de bouts de sonde brisées à 8 ou 10 centimètres de leur extrémité. Chez un jeune homme de dix-huit ans, nous avons retiré ainsi un épi de seigle déjà incrusté de matières calcaires.

Ces corps sont ordinairement saisis par leur milieu et se présentent en travers au col de la vessie. Ils ne pourraient suivre l'instrument, si leurs deux bouts ne s'infléchissaient en arrière par le fait même de la résistance qu'ils rencontrent à l'entrée du canal; ils s'engagent tout pliés dans l'urèthre. Mais leur volume se trouve ainsi doublé ; c'est pourquoi il est important de choisir un instrument suffisamment solide, quoique d'un petit diamètre.

Quand on a lieu de supposer que le corps étranger est d'une certaine épaisseur, il vaut mieux employer le plicateur de Leroy d'Étiolles dont nous allons parler. Il nous a été très utile chez un charretier ayant depuis quinze jours dans sa vessie une épaisse lanière de cuir qu'il avait détachée de son fouet et roulée en tire-bouchon. Saisie très facilement avec un lithotriteur ordinaire, elle n'avait pu s'engager dans l'urèthre; avec l'autre instrument, quoique non sans peine, nous parvînmes à l'extraire. Cette lanière de cuir avait 12 centimètres de longueur et 1 centimètre et demi dans sa plus grande largeur.

Quand le corps étranger est rigide, sans avoir une très grande résistance, comme une épingle à cheveux, une tige de laiton, une tige ligneuse, une plume, etc., si on le pliait par le milieu avec un lithotriteur ordinaire, les deux extrémités se porteraient en avant et s'opposeraient à son extraction. Dans ces cas il est nécessaire d'employer le *plicateur* de Leroy d'Étiolles (fig. 41). Cet instrument a la forme d'un lithotriteur à pignon. Le mors de la branche femelle est largement fenêtré, pour donner passage au mors de la branche mâle qui peut facilement dépasser le premier de 2 centimètres et plus. La branche mâle ne saisit plus le corps étranger en le pressant d'avant en arrière contre la branche femelle, mais en le ramenant d'arrière en avant vers cette dernière. On exécute cette manœuvre en agissant fortement sur le pignon ; grâce à ce mouvement, le corps étranger est plié en deux, de façon que ses deux bouts sont portés en arrière. Alors on le retire assez facilement, car ses deux moitiés accolées font pour ainsi dire suite à l'instrument et ne sont plus appliquées latéralement contre ses branches, ce qui arrive lorsqu'on se sert d'un simple lithotriteur.

On nous appela un jour pour opérer un enfant de douze ans qui s'était, assurait-il, introduit une longue épingle dans l'urèthre; le corps étranger était tombé dans la vessie. Déjà plusieurs tentatives d'extraction avaient été faites inutilement avec des instruments

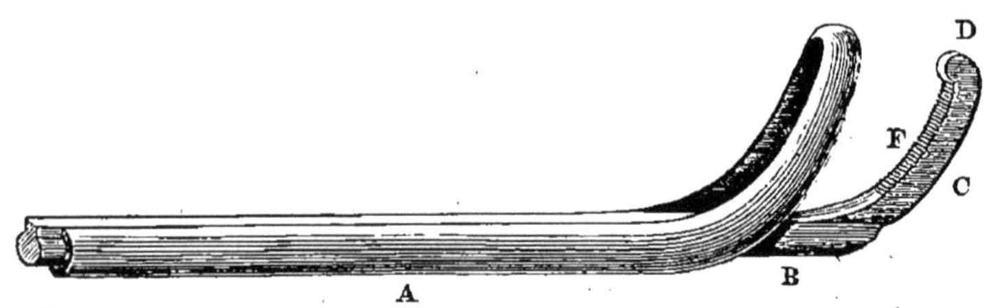

FIG. 41. — Plicateur de Leroy d'Etiolles.

A. Branche femelle, au bec largement fendu, de manière à laisser passer la branche mâle d'avant en arrière.
B. Branche mâle, après qu'on l'a fait glisser en arrière dans la coulisse de la branche femelle.
C. Face postérieure de son bec regardant la paroi postérieure de la vessie.
D. Crochet mousse tourné vers la branche femelle et destiné à empêcher le corps étranger de se dégager par en haut.
F. Face antérieure du bec de la branche mâle, strié transversalement pour empêcher le glissement du corps étranger.

redresseurs. Le petit malade était extrêmement fatigué et son canal très sensible. Comme il nous avait affirmé qu'il s'agissait d'une épingle, nous eûmes recours au plicateur de Leroy. Nous saisîmes du premier coup le corps étranger, mais pendant que nous cherchions à le plier, il se produisit un bruit sec qui ne nous laissa aucun doute sur sa rupture. L'instrument ayant été retiré avec douceur, notre étonnement fut grand en voyant les deux moitiés d'une longue aiguille d'acier brisée fortement serrées entre les parois du mors fenêtré et celles du mors plein. Il ne faut guère compter sur de pareils hasards, ni perdre de vue que les corps métalliques de petit calibre, épingles à cheveux, aiguilles, passe-lacets, se brisent avec la plus grande facilité, lorsque on cherche à les plier. Il en résulte une objection sérieuse contre l'emploi des instruments qui agissent de cette façon.

L'instrument de M. Mercier qui est aussi un plicateur, dont la branche mâle est terminée par un crochet, trouve aussi son emploi dans certains cas ; mais nous le croyons inférieur à celui de Leroy d'Étiolles (fig. 42).

Lorsque les renseignements donnés par le malade ont appris au chirurgien qu'il s'agit d'un corps allongé, dur et cassant, tel qu'une aiguille d'acier, un tuyau de pipe, un tube de verre, ou un corps

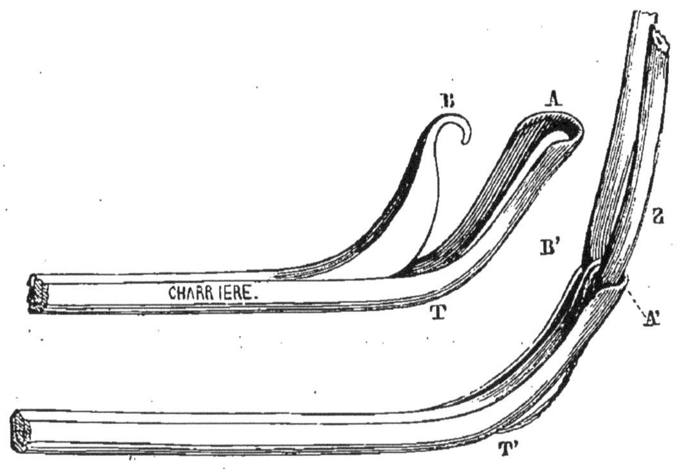

Fig. 42. — Plicateur à crochet de M. Mercier,

A. Branche femelle fenêtrée.
B. Crochet terminal de la branche mâle.
T. Tige de l'instrument.
A'. Extrémité de la branche femelle formant gouttière, arrêtant le crochet et le corps étranger.
B'. Crochet ayant saisi un bout de sonde par son milieu.
S. Sonde pliée en deux.
T' Tige.

très dur, sans être cassant, comme un porte-plume, un crayon, un crochet à tapisserie en ivoire, il se servira d'un *redresseur*.

Ces instruments, dont le mécanisme est ordinairement très ingénieux, après avoir pris le corps étranger en travers, le font pivoter de manière à le placer en long et à le ramener dans un sens parallèle à leur axe. Le premier a été imaginé par Leroy d'Étiolles; il était volumineux et assez imparfait. Plusieurs autres ont été construits d'après le même principe, et modifiés avec bonheur par MM. Mathieu, Robert et Collin.

La manœuvre de ces instruments est difficile, même pour les

mains les plus habiles. La position du corps étranger, sa longueur, son volume nécessitent souvent des tentatives répétées, avant qu'on parvienne à le saisir. Quand on l'a pris par son milieu, ce qui est le plus ordinaire, la partie qui doit se coucher dans la gouttière du redresseur est quelquefois trop longue et reste placée sur son côté. On doit alors desserrer un peu les mors de l'instrument, en même temps qu'on le retire légèrement à soi. Par suite

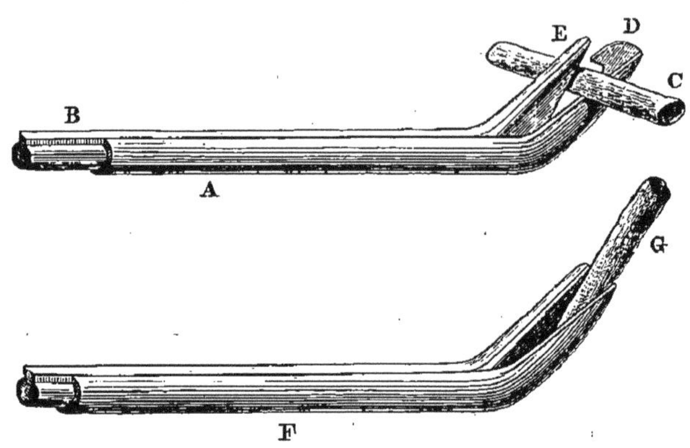

Fig. 43. — Extracteur à bascule.

L'instrument est d'abord représenté après la prise du corps étranger.

A. Branche femelle, terminée par un bec incliné à 45 degrés. Une des parois latérales de la gouttière du bec a été supprimée en grande partie.

D. Crochet résultant de cette suppression partielle.

B. Branche mâle dont le bec est taillé en plan incliné du côté correspondant à l'échancrure de la branche femelle.

CE. Corps étranger saisi en travers.

La deuxième figure représente le corps étranger après son redressement. Celui-ci se produit par la rencontre du crochet D et par le glissement du corps étranger le long du plan incliné de la branche mâle.

de cette manœuvre, le corps étranger, rencontrant les bords du col vésical, est repoussé en arrière entre les mors du redresseur; son bout, tout à l'heure trop long, est devenu plus court. Il peut alors accomplir entièrement son mouvement de rotation et se placer dans la gouttière de l'instrument.

C'est pour parer à cet inconvénient que M. Collin a construit un nouvel extracteur à bascule évidemment supérieur au précédent (fig. 44). La principale modification consiste dans une tige intérieure terminée en arrière par une rondelle C, et à son autre extrémité par un bouton qui fait saillie entre les deux mors et à leur base.

Cette tige glisse librement d'avant en arrière ou d'arrière en avant. Son mouvement s'arrête si l'on serre la vis B. La vis A permet de fixer les deux branches une fois que le corps étranger a été saisi. Il suffit de pousser et de retirer successivement un certain nombre de fois la tige C pour imprimer au corps étranger un mouvement ascensionnel qui a pour résultat de le placer dans la gouttière de la branche femelle. On est averti de son redressement complet par le choc du bouton avec le fond de la gouttière de la branche mâle.

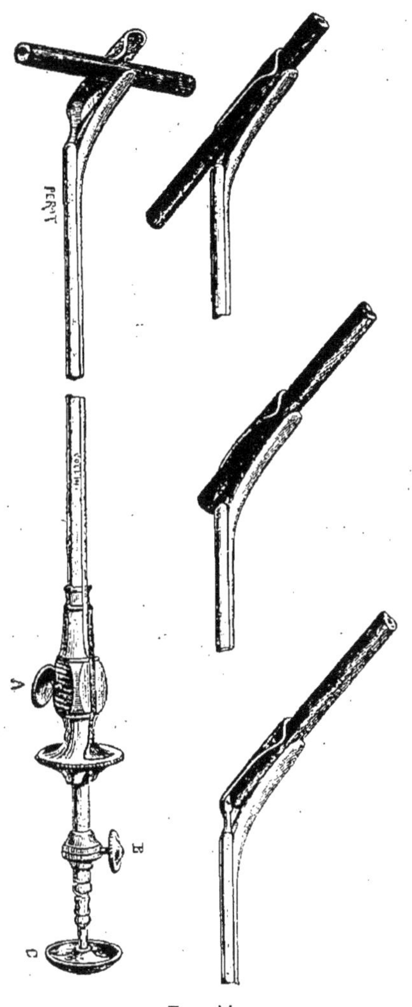

FIG. 44.

Dans quelques cas rares le corps étranger est long et très résistant. Il est impossible de le déplacer, parce que la vessie irritée se contracte sur lui avec force; des injections assez abondantes pour dilater ce viscère ne seraient pas supportées; la situation est des plus délicates. Alors on pourra tenter de couper le corps étranger s'il n'est pas trop dur et si les forces du malade le permettent; car il ne faut pas oublier que, pour le morceler et retirer ses fragments, on devra recourir à des manœuvres laborieuses et répétées.

Leroy d'Étiolles le premier, employa sur un malade de l'Hôtel-Dieu un sécateur assez imparfait de son invention, pour couper un morceau de bois de 6 centimètres de long qui était devenu le noyau d'un calcul. Après avoir morcelé, trituré les fragments, il parvint, à la suite de plusieurs séances très pénibles, à les retirer tous et la guérison eut lieu. (*Recueil de Lettres et Mémoires*, 1844, p. 251.) Pour pratiquer cette opération, si on la jugeait opportune, il faudrait se servir du sécateur de M. Caudmont. Il a la forme d'un lithotriteur à pignon. Le mors de la branche femelle est creusé en cuiller et présente une fente longitudinale ; celui de la branche mâle est armée d'une forte lame taillée en biseau, qui, placée sur un de ses côtés, se trouve cachée dans la fenêtre étroite du mors femelle, quand l'instrument est fermé.

Lorsqu'on ne peut couper le corps étranger ou qu'on ne juge pas opportun, pour une raison quelconque, de faire cette opération, il faut recourir à la taille. Quant au choix du procédé, le doute ne nous paraît pas possible. On doit employer la taille médiane. Elle est moins dangereuse que les autres et facile à pratiquer ; l'ouverture qu'elle donne est suffisante pour porter le doigt indicateur dans la vessie, s'assurer de la position du corps étranger et la changer au besoin, et enfin pour le diviser par le milieu si cela est nécessaire, afin d'en extraire les fragments plus facilement.

Nous insistons encore sur ce point qu'il ne faut pas seulement avoir pour but de retirer le corps étranger, et qu'on ne devrait guère se féliciter du résultat obtenu, si, à la suite des manœuvres qu'exigerait son extraction, on devait laisser la vessie dans un état déplorable. Plutôt que de s'exposer à ces conséquences fâcheuses, la taille médiane serait bien préférable.

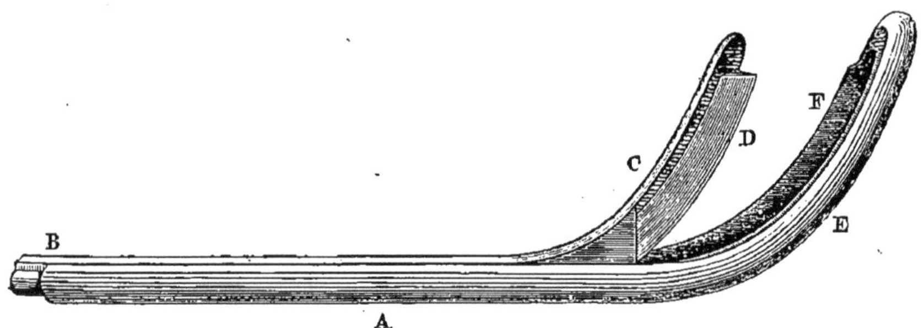

FIG. 45. — Sécateur de Caudmont.

A. Branche femelle.
B. Branche mâle.
C. Partie non coupante du bec de la branche mâle.
D. Lame taillée en biseau sur sa face gauche.
E. Bec de la branche femelle.
F. Biseau de la branche femelle correspondant à celui de la branche mâle.

Dans quelques cas, après l'incision des téguments et de la portion membraneuse du canal, la dilatation de la prostate et du col permettrait de pratiquer l'extraction de corps étrangers même assez volumineux. Cette méthode présenterait d'autant plus d'avantages que souvent sans doute il ne serait pas nécessaire de porter la dilatation jusqu'à ses extrêmes limites. On se servirait d'un des dilatateurs dont nous aurons occasion de parler à propos de la lithotritie périnéale.

Pour les circonstances imprévues il n'y a plus de règles fixes; il faut obéir aux indications particulières qui se présentent. M. Denucé raconte qu'un homme âgé de cinquante-sept ans, qui portait une canule hypogastrique, la vit un jour tomber dans sa vessie. Le chirurgien qui le soignait se contenta d'agrandir légèrement la plaie fistuleuse et retira l'instrument; connaissant le volume du corps étranger, ayant déjà au-dessus du pubis une voie pour ainsi dire naturelle, sa conduite était toute tracée. Mais on ferait un singulier abus de mots en donnant à cette opération, consistant en un simple débridement, le nom de taille hypogastrique.

Dans l'observation de Morgagni rapportée plus haut où l'on a vu qu'une aiguille en cuivre coudée avait traversé les parois de la vessie et produit un vaste abcès au-dessus du pubis, on pouvait saisir le corps étranger par son extrémité saillante; mais on n'osa pas le retirer, parce que l'autre extrémité, incrustée de matière calcaire, faisait obstacle à sa sortie, et que la malade était dans un état de faiblesse extrême. Malgré ces circonstances défavorables, on aurait dû débrider l'ouverture faite par l'épingle, puisqu'il n'y avait pas d'autre chance de salut. Dans ce cas encore on n'aurait pu considérer cette petite opération comme une taille hypogastrique.

Un dernier point, que nous regardons comme très important, consiste à savoir si un calcul que son volume permettrait de lithotritier, dans des conditions ordinaires, doit être retiré par la taille, parce qu'il a pour noyau un corps étranger. La solution de la question dépend uniquement de la nature et de l'état de ce dernier. Quand il s'agit d'une balle ou de tout autre corps qu'il est impossible d'extraire par l'urèthre, ce qu'on peut quelquefois savoir d'avance, la taille est de toute nécessité, puisqu'il faudrait y recourir après avoir broyé le calcul. C'est encore la taille qu'on devra pratiquer quand le noyau de la pierre est un bout de crayon, un porte-plume ou un morceau de bois épais. Nous avons montré suffisamment que l'extraction de ces corps est toujours difficile et laborieuse; à plus forte raison serait-elle dangereuse si elle avait été précédée des manœuvres indispensables au broiement.

Il en est autrement, quand le noyau du calcul est un épi de graminée, une épingle, une aiguille ou tout autre corps dont l'extraction ne présenterait pas trop de difficultés. En voici les raisons: Dans tous les cas de ce genre que nous avons observés, le calcul avait peu de consistance; c'est que les corps étrangers ne restent pas longtemps dans la vessie sans s'encroûter de matières calcaires; aussi croyons-nous pouvoir poser en principe que la friabilité de ces dépôts est en raison directe de la rapidité de leur formation. D'autre part le corps étranger, enveloppé par ces matières calcaires, subit presque toujours une altération notable, surtout quand c'est une tige de métal. Pourquoi, dans ces cas, aurait-on recours à la taille, puisque, d'une part, on est certain de broyer promptement le calcul, et, d'autre part, de ne rencontrer aucune difficulté à extraire le corps étranger?

Traitement chez les femmes. — Chez les femmes l'ampleur de la vessie, l'absence de prostate, la brièveté et la souplesse de l'urèthre permettent plus facilement que chez les hommes le passage et la manœuvre des instruments, la recherche et l'extraction.

Par un sentiment de honte assez naturel, les femmes ont une grande répugnance à dire qu'elles se sont introduit un corps étranger dans l'urèthre. Presque toujours elles cachent cet accident jusqu'au moment où elles éprouvent des douleurs insupportables, et quand elles se résignent à l'avouer, elles dissimulent souvent une partie de la vérité. Aussi est-il nécessaire de les interroger avec le plus grand soin pour connaître la nature, le volume, la forme du corps étranger et pour savoir au juste depuis combien de temps il est dans la vessie.

Au moment d'opérer la malade, on la place en travers sur un lit, comme pour la tailler par le périnée. Si elle n'est pas vierge, on commencera par explorer, avec l'indicateur de la main droite porté dans le vagin, l'urèthre et le bas-fond de la vessie. Cette exploration préliminaire, souvent employée par les anciens chirurgiens, est peut-être trop négligée de nos jours. En permettant de reconnaître la position du corps étranger, elle fournira un renseignement très utile au point de vue de l'opération à pratiquer. Nous aurons occasion de le montrer plus loin.

Les instruments qu'on devra avoir à sa disposition et les circonstances qui devront décider de leur choix sont à peu près les mêmes que pour les hommes. Si le corps étranger est flexible, on se servira du plicateur de Leroy d'Étiolles qui est préférable à celui de Courty, à cause de ses larges mors; cependant ce dernier instrument pourra dans bien des cas être substitué au précédent dont il est en quelque sorte la réduction; s'il est cassant, on emploiera le redresseur de Collin ou celui de Mathieu; si sa longueur et sa ténacité exigent qu'on le coupe, on aura recours au sécateur de Caudmont. A défaut de ces instruments on devra se contenter d'un lithotriteur ordinaire ou de pinces à polype; et nous devons dire que celles-ci seront presque toujours suffisantes. Nous nous en sommes servis chez huit malades et nous avons retiré sans grande peine de leur vessie deux grosses têtes d'épingle en verre, trois

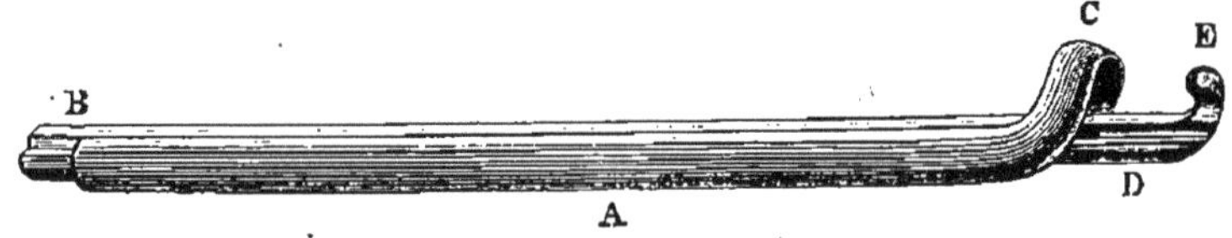

Fig. 46. — Plicateur de Courty.

A. Branche femelle, largement fenêtrée pour laisser passer d'avant en arrière le bec de la branche mâle.
B. Branche mâle.
C. Bec de la branche femelle.
D. Branche mâle, dépassant en arrière la branche femelle.
E. Crochet terminal du bec de la branche mâle.

aiguilles, une épingle à cheveux double, un passe-lacet et un crochet à tapisserie.

Lorsque l'opération s'annonce comme devant être très laborieuse, il ne faut pas hésiter à dilater l'urèthre avec le doigt introduit dans la vessie; on changera la position du corps étranger s'il est placé en travers; on dégagera son extrémité si elle est fichée dans les tissus, enfin on pourra manœuvrer les instruments avec sûreté. Quant à la manière de pratiquer la dilatation du canal, nous renvoyons à ce que nous en avons dit à propos des névralgies du col; ici nous nous contenterons de résumer en quelques mots les raisons que nous avons exposées. La dilatation lente par les éponges préparées est très douloureuse et inefficace; la dilatation brusque expose trop souvent à une incontinence d'urine, mais, pratiquée concurremment avec l'emploi du chloroforme, elle peut être faite avec une certaine lenteur et donne les meilleurs résultats.

Quand le corps étranger est dans la vessie depuis un temps assez long pour être devenu le noyau d'un calcul, il y aura quelquefois avantage, comme chez l'homme, à le débarrasser au moyen de la lithotritie des matières calcaires qui l'enveloppent, avant de songer à l'extraire. En 1859, l'un de nous fut appelé pour opérer la femme d'un coiffeur qui souffrait cruellement depuis deux semaines d'une pierre d'un médiocre volume. Neuf mois auparavant elle s'était introduit dans l'urèthre une épingle à cheveux et n'en avait jamais rien dit. La lithotritie fut pratiquée, il ne s'était présenté rien de particulier, lorsqu'à la troisième séance les mors de l'instrument saisirent un corps dur qui, tout en permettant le rapprochement presque complet, s'opposait à sa sortie. La malade, inquiète et poussée par nos questions, nous avoua l'accident qui lui était arrivé. Nous réussîmes avec quelque peine à dégager le lithotriteur, et le lendemain, remplaçant le lithotriteur par le duplicateur de Leroy d'Étiolles, nous retirâmes l'épingle. La malade fut parfaitement guérie.

Ce que nous fîmes dans cette occasion a dû être fait plus d'une fois, même avant que la lithotritie ne fût découverte. Chopart en rapporte un exemple des plus curieux. Une fille de seize ans se titillait le méat urinaire avec la tête d'une longue épingle noire à cheveux. L'ayant introduite dans l'urèthre, elle la sentit lui échapper et tomber dans la vessie. Il se déclara bientôt des douleurs si aiguës et si continuelles qu'elles privèrent la malade de sommeil. Enfin, au bout de quelques mois, cette fille tomba dans le marasme, ayant le dos courbé, la poitrine portée en avant. Les remèdes qu'on lui donnait avaient d'autant moins d'efficacité qu'elle cachait la cause de sa maladie. Elle se plaignait cependant de douleurs à la région de la vessie et de l'urèthre, et disait qu'elle avait une épingle dans le ventre. Ses urines étant remplies de matières graveleuses, on conçut l'idée de la présence d'une pierre dans la vessie. On s'en assura par la sonde, et la malade confessa l'origine de son mal. On procéda à l'extraction du corps étranger, en employant le procédé de la dilatation de l'urèthre et du col de la vessie. Les tentatives furent longues, pénibles et très douloureuses. On introduisit successivement et graduellement des tenettes de différente grosseur. Ayant saisi la pierre qui paraissait avoir le volume d'un moyen œuf de poule, on la brisa; ensuite avec des tenettes plus étroites et qui faisaient moins souffrir la malade, on enleva successivement les gros débris, et l'on se servit de curettes pour entraîner les plus petits fragments. L'opération était sur le point d'être terminée, qu'on n'avait pas encore rencontré l'épingle; alors le chirurgien porta son doigt dans la vessie, sentit ce corps étranger, en reconnut la situation, et, au moyen de tenettes recourbées, il la retira dès la première tentative. Cette épingle avait trois pouces de longueur; sa pointe portait sur la partie de la vessie qui répond à l'os pubis, et sa tête reposait dans la partie inférieure et postérieure de ce viscère ; elle était encore incrustée de quelques matières calculeuses. Après l'opération, la malade rendit beaucoup de petits débris pierreux, plutôt en urinant que par le moyen des injections; elle fit usage de bains, et se rétablit. L'opération aurait été rendue moins longue, moins douloureuse et plus sûre, par l'incision de l'urèthre et du col de la vessie. (*Journal de Médecine de Paris*, t. LX, p. 229.)

L'occasion de retirer un corps étranger à travers les parois de la vessie se présente rarement. On lit dans les *Actes de Leipsick*, année 1700, qu'on a extrait de la vessie d'une jeune fille une aiguille ou tige d'ivoire, de quatre pouces de longueur. Cette aiguille avait percé la paroi de telle manière, qu'une partie était contenue dans la cavité du viscère, et que l'autre en sortait et faisait saillie sous les téguments de l'abdomen à l'hypogastre. Il y avait près de neuf semaines qu'elle avait été introduite dans la vessie, lorsqu'elle fut extraite par une section pratiquée au-dessus du pubis. On remarqua que l'extrémité la plus obtuse, restée dans la vessie, était enveloppée de tous côtés d'une matière calculeuse, tandis que l'extrémité pointue, fixée au dehors de ce viscère, était demeurée absolument lisse et polie. La malade disait que cette aiguille lui avait malheureusement échappé des mains, un jour qu'elle avait voulu s'en servir pour se titiller le pharynx dans le dessein de se faire vomir. Son récit passa pour un conte qu'elle aurait imaginé pour ne pas convenir qu'elle s'était introduit ce corps étranger dans la vessie.

Plus fréquemment le corps étranger se porte vers le vagin; s'il est pointu, il peut ulcérer ou traverser la cloison vésico-vaginale. On lit dans les *Comptes rendus de l'Académie des sciences de Paris*, 1735, le fait suivant : Une jeune fille, d'environ vingt ans, s'était introduit dans la vessie une épingle d'ivoire longue comme le doigt; elle souffrait cruellement depuis cinq mois, lorsqu'elle fit demander un chirurgien. Celui-ci, ayant porté le doigt dans le vagin, découvrit la pointe de l'épingle incrustée de matières pierreuses qu'il se contenta d'enlever. Les douleurs continuant, on demanda un autre chirurgien qui sonda la malade, reconnut la présence d'un corps dur dans la vessie et prescrivit à la patiente de boire beaucoup d'huile d'olive. Au bout de quelques jours, l'aiguille incrustée de substances calcaires parut à l'entrée du vagin, et on la tira avec la main sans avoir besoin d'instrument. Dans ce cas, l'aiguille avait traversé par sa pointe la cloison vésico-vaginale, et serait sortie facilement, si son volume n'eût été augmenté par les dépôts calcaires dont elle était recouverte. Mais sa présence dans l'épaisseur de la cloison vésico-vaginale avait déterminé un travail ulcératif et produit une perforation assez grande pour qu'elle s'échappât d'elle-même de la vessie. Aussi sa sortie fut-elle suivie de la formation d'une fistule et d'une incontinence d'urine.

Cet accident n'est guère à craindre quand le corps étranger n'est pas abandonné à lui-même. M. Denucé, appelé pour voir une jeune ouvrière de dix-huit ans, qui avait un crochet à broder dans la vessie depuis douze jours, constata que la pointe de cet instrument était engagée dans l'épaisseur de la paroi postérieure de l'urèthre, et faisait une saillie assez marquée du côté du vagin. Il introduisit dans la vessie une pince à pansement et parvint à saisir le crochet; mais les tentatives qu'il fit pour l'extraire ne servant qu'à l'enfoncer plus profondément dans les tissus, il se décida à le pousser dans le vagin où il saisit sa pointe avec une autre pince et le retira tout entier. Une sonde fut placée à demeure pendant deux jours, après lesquels la guérison fut complète.

En 1851, nous vîmes une jeune femme de vingt-cinq ans qui éprouvait des souffrances atroces causées par une longue épingle d'acier introduite depuis onze jours dans la vessie. En pratiquant le toucher, notre doigt rencontra la pointe de l'épingle qui était saillante de quelques millimètres dans le vagin, à dix centimètres environ de la vulve. La saisissant avec des pinces, nous pûmes la tirer à l'extérieur. Mais l'épingle avait une tête en verre assez grosse pour s'opposer à sa sortie complète. Il nous répugnait beaucoup d'inciser la cloison vésico-vaginale, dans la crainte d'une fistule. Nous nous décidâmes à briser l'épingle au ras de cette cloison; la tête, devenue libre dans la vessie, fut extraite très facilement avec des pinces à polype.

Dans ces diverses opérations on a été guidé par des indications toutes particulières, et on n'a fait qu'achever la sortie du corps étranger commencée par les seuls efforts de la nature.

Maintenant que dirons-nous de la taille? Nous avons vu qu'on est quelquefois obligé d'y recourir chez les hommes; mais chez les femmes, à moins de circonstances exceptionnelles impossibles à prévoir, cette opération toujours sérieuse doit être proscrite, surtout parce qu'elle est inutile.

CHAPITRE XXIV

CONCRÉTIONS ET CALCULS DE LA VESSIE

Aussi loin que peuvent remonter dans le passé les recherches historiques, on trouve mentionnées les pierres de la vessie. C'est, en effet, une des affections les plus anciennement connues. Ici, comme dans toutes les branches de l'art, le progrès a marqué ses principales étapes, soit par de nombreuses recherches portant sur la nature précise et l'évolution clinique de l'affection, soit par d'importantes innovations dans la thérapeutique. Nous croyons bien faire en laissant dans l'ombre pour le moment toute la partie historique du sujet. Elle viendra mieux à sa place à l'occasion des deux grandes méthodes opératoires qui se partagent le traitement des calculs de la vessie.

Les anciens et même les modernes n'avaient pu avoir qu'une idée très approximative de la constitution des pierres vésicales, jusqu'au jour où la chimie est sortie de sa période d'enfantement. Les premières analyses dignes d'intérêt appartiennent à la fin du dix-huitième siècle ; il restait encore bien des notions nouvelles à acquérir pour que la science eût dit à peu près son dernier mot sur ce point.

En même temps que l'étiologie et l'anatomie pathologique bénéficiaient du rapide développement de la chimie, l'observation clinique gagnait en précision, l'appareil instrumental se perfectionnait chaque jour davantage ; aussi peut-on affirmer légitimement que la question des calculs de la vessie est actuellement, et sous tous les rapports, une des plus avancées de la chirnrgie.

Étiologie. — Les causes se partagent en deux groupes, selon que des influences *générales* ou *locales* ont déterminé la formation des calculs. Le groupe des influences générales est passablement complexe ; car il comprend tout ce qui concerne les climats, les nationalités, l'hérédité, le sexe, l'âge, le régime, le genre de vie, ainsi que certaines prédispositions congénitales et diathésiques.

Les climats froids semblent devoir favoriser la production des calculs, en réduisant à fort peu ou à rien le rôle de la peau, en tant qu'émonctoire physiologique. La grande fréquence de l'affection calculeuse en Angleterre et en Hollande montre que l'association du froid et de l'humidité crée des conditions très propices au développement de cette maladie. En revanche, la concentration de l'urine permet de se rendre compte du grand nombre des calculeux dans certaines régions à climat chaud, bien que cette influence ne soit sans doute pas la seule à invoquer. Par exemple, en Égypte, en Asie Mineure, en Syrie, en Perse, le nombre en est considérable. Pour cette dernière région, les statistiques de MM. Tholozan et Pollak en font foi. De 1852 à 1860, ce dernier chirurgien a pratiqué 158 lithotomies, dont 118 sur des sujets de moins de quatorze ans. (*Bull. Soc. de chirurgie*, 2e série, t. II, p. 278.) Il fait intervenir, comme causes probables de cette fréquence, l'usage du lait et surtout du lait acide, des fruits acides et verts et du vin ; nous ajouterons la vie sédentaire et une alimentation à peu près exclusivement végétale.

Il est remarquable, d'autre part, que dans les climats très chauds des zônes tropicales, où l'urine est à l'état de concentration permanente, le nombre des calculeux est relativement faible, sans doute à cause de l'abondance extrême de la transpiration cutanée dans un milieu où l'air est constamment saturé de vapeur d'eau.

Le défaut d'exercice, la suppression ou le ralentissement des actes nutritifs qui amènent le renouvellement rapide des tissus, déterminent, aussi bien qu'une alimentation trop azotée, trop animale, la surabondance de l'acide urique dans le sang; d'où la formation dans les reins ou dans la vessie des concrétions constituées par de l'acide urique pur et par des urates. D'autre part, une alimentation presque uniquement végétale introduit dans le torrent circulatoire une grande quantité d'acide oxalique, sel qui ne se retrouve pas seulement dans l'oseille, mais aussi dans les tomates, les haricots verts, les petits pois, le céleri, les navets, le cresson d'eau, les raisins de Malaga frais, les fruits verts, les pommes, les poires. (Raoul Leroy, d'Étiolles, *Traité de la gravelle.*) Il y en aurait encore dans les bières riches en acide carbonique (Schmidt), dans les cidres et dans certains vins mousseux (Lehman).

Si donc il est vrai que l'alimentation trop animalisée engendre la diathèse urique, en introduisant dans le sang une trop grande quantité de matériaux azotés, dont la combustion forcément incomplète ne va pas jusqu'à la formation de l'urée, il est exact aussi que l'ingestion de substances contenant de l'oxalate de chaux ou de l'acide oxalique peut être considérée de son côté comme facilitant la production des pierres vésicales ; seulement, dans le premier cas, ce sont des calculs d'acide urique pur ou combiné à des bases qui ont de la tendance à se déposer, tandis que dans le second, l'acide oxalique, uni aux mêmes bases, domine ou forme presque entièrement la masse de la concrétion.

Ce serait cependant une erreur de croire que le passage de l'oxalate de chaux dans la vessie en quantité exagérée puisse toujours se ramener à un phénomène aussi simple que la filtration à travers le rein. Il est bien démontré aujourd'hui que la diathèse oxalique est, comme la diathèse urique, le résultat d'une altération des actes nutritifs, et que l'acide oxalique formé en excès provient peut-être aussi bien des substances animales que des substances végétales. Il appartient à la chimie biologique de pousser plus loin ses recherches sur ce terrain où il reste encore tant à faire.

L'accumulation dans le sang d'acide urique et d'acide oxalique est loin de rendre compte de la formation de tous les calculs ne dérivant pas d'influences purement locales, telles que les altérations inflammatoires des organes urinaires. Par cela même qu'il se produit chez certains sujets une gravelle blanche constituée en grande partie par des sels calcaires, comme l'état anatomique du rein ne peut pas toujours être mis en cause, il faut bien admettre qu'il y a dans l'urine, au moment même de son excrétion, un excès de ces sels, et que le sang est lui-même modifié dans les proportions de ses éléments constitutifs. La phosphaturie joue donc aussi un rôle dans l'étiologie chimique des calculs, soit que le mode d'alimentation introduise dans l'organisme un excès de phosphates, soit que des influences morbides diverses empêchent la fixation de ces sels dans les tissus et provoquent leur élimination dans des proportions exagérées.

Il est à noter que l'excès de phosphates dans le sang n'a pas été attribué exclusivement à une alimentation trop végétale, mais que, d'après certains auteurs, une alimentation trop animalisée pourrait tout aussi bien être incriminée. Relativement au carbonate calcaire, on pense généralement que l'ingestion d'une grande quantité des acides végétaux malique, pectique et citrique en favorise la production.

Quelques auteurs, remontant plus haut et plus loin, n'attribuent pas seulement aux troubles des transformations chimiques normales, ayant pour siège les tissus et l'économie entière, la formation surabondante de certains sels; pour eux, la dyspepsie exercerait une influence capitale, et les modifications de l'urine seraient dues avant tout aux altérations des sucs digestifs. M. Mercier se range parmi les partisans les plus chauds de cette théorie. (Mercier, *Traitement préservatif et curatif des sédiments, de la gravelle et de la pierre urinaires*. Paris, 1872.) Ces auteurs n'auraient-ils pas pris l'effet pour la cause? Cela nous paraît probable, vu les rapports étroits qu'admet la généralité des médecins entre la dyspepsie et la diathèse urique.

Pour compléter ces considérations relatives à la genèse de la lithiase rénale, nous renvoyons le lecteur au livre fort instructif de M. Lecorché. (*Traité des mal. des reins*. Paris, 1875, p. 458.)

L'influence de l'hérédité, admise par quelques auteurs, n'est pas absolument démontrée. Cependant, celle de la diathèse urique ne pouvant être révoquée en doute, il est probable que l'affection calculeuse, qui en est souvent l'aboutissant, obéit dans certains cas à la même loi.

Relativement au sexe, les notions acquises ont une précision suffisante. On sait que la pierre est beaucoup plus rare, on pourrait dire infiniment plus rare, chez la femme que chez l'homme. Celse est le premier qui ait parlé de cette affection dans le sexe féminin. Aétius, Rhazès, Albucasis surtout, lui consacrent quelques lignes. Un long intervalle de temps s'écoule jusqu'à ce que Franco reprenne la question et l'agrandisse. A partir de ce moment, tous les chirurgiens ou lithotomistes y reviennent, mais aucune statistique n'établit la fréquence comparative de la maladie dans les deux sexes. A force de recherches, Paul Hybord a réuni 55 cas de calculs chez la femme, dans sa thèse remarquable. (*Des calculs de la vessie chez la femme et les petites filles*. Th. inaug., Paris, 1872.) Depuis lors il en a été publié un certain nombre d'observations, dont plusieurs sont insérées dans les Bulletins de la Société de chirurgie.

La rareté de la maladie dans le sexe féminin a été attribuée à plusieurs raisons : à la sobriété ordinaire de la femme, à la brièveté du canal de l'urèthre qui permet aux concrétions descendues des reins d'être éliminées avec une grande facilité.

L'influence de l'âge se révèle de deux façons. A envisager les choses d'une manière absolue, il y a presque autant de calculs chez des enfants de moins de quatorze ans que chez les vieillards; mais, si l'on tient compte de la progression de la mortalité depuis l'enfance jusqu'à la vieillesse, on constate une différence notable en plus du côté des vieillards. En effet, d'après la table de mortalité de Deparcieux, dont l'application à nos jours a été rendue possible par les remaniements de Mathieu, sur 1286 individus nés dans une même année, un seul atteint l'âge de quatre-vingt-quatorze ans.

La statistique de Civiale, portant sur 5383 calculeux, se décompose ainsi :

Jusqu'à 10 ans	1946
De 10 à 20 ans	943
De 20 à 30 ans	460
De 30 à 40 ans	336
De 40 à 50 ans	392
De 50 à 60 ans	513
De 60 à 70 ans	577
De 70 à 80 ans	199
Au-dessus de 80 ans	17
Total	5383

Veut-on, d'après ces chiffres et ceux de la table de mortalité, établir le véritable rapport de l'âge et de l'affection calculeuse, voici comment il faut procéder :

Nous prenons la moyenne des vivants, de 0 à 10 ans. Les deux chiffres extrêmes étant 1286 et 879, la moyenne est 1082. D'autre part, la moyenne des vivants de 51 à 70 ans, période où la pierre est le plus fréquente chez le vieillard, est de 440. Le rapport de 440 à 1082 est 2,45.

Le nombre des calculeux de la statistique de Civiale, jusqu'à 10 ans, est de 1946. La somme des calculeux de 51 à 70 ans est 1090. Pour avoir le rapport exact de ce chiffre à celui des calculeux d'avant 10 ans, il faut multiplier ce dernier chiffre par 2,45, qui représente le rapport du nombre des vivants de 0 à 10 ans à celui des vivants de 51 à 70 ans. Cette multiplication donne 2670,50, chiffre supérieur à 1946; ce qui permet de dire que de 50 à 70 ans, le nombre des calculeux est d'une manière absolue plus considérable que de 0 à 10 ans. On peut faire le même calcul pour chacune des séries énoncées plus haut, en se reportant pour la période analogue à la table de mortalité. Celle-ci étant dressée pour chaque année, il faut se baser sur la moyenne des chiffres de chaque période de dix ans.

Voici les résultats de ce calcul : En supposant que la moyenne des individus vivants, compris dans chaque période de 10 ans depuis la naissance jusqu'à 80 ans, soit toujours de 1082, et en établissant le rapport de ce chiffre à chacun de ceux du tableau de Civiale, on trouve que le nombre absolu des calculeux serait :

De 0 à 10 ans	1946
De 10 à 20 ans	1207
De 20 à 30 ans	644
De 30 à 40 ans	524
De 40 à 50 ans	686
De 50 à 60 ans	1072
De 60 à 70 ans	1580
De 70 à 80 ans	1054

Il reste donc exact que, par rapport à toutes les autres séries de dix ans, c'est la première partie de l'existence qui est la plus chargée ; mais si l'on oppose la vieillesse à l'enfance, sans indication de périodes bien déterminées, un avantage marqué appartient à la première. D'ailleurs ces appréciations, basées sur une seule statistique et sur une table de mortalité d'une valeur discutable, ne doivent être considérées que comme approximatives.

Il est extrêmement important d'ajouter à tout ce qui précède que les chiffres sont considérablement influencés par le milieu social auquel appartiennent les sujets. Ainsi, tandis que les enfants pauvres sont très sujets à la pierre, les enfants riches y sont beaucoup moins exposés ; la loi inverse s'applique aux vieillards. Ce sont surtout les riches qui sont atteints.

D'après la statistique de Gross, de Philadelphie (*loc. cit.*), sur 6042 cas recueillis en Angleterre, en France et en Russie, il y aurait eu 2334 enfants de 1 à 10 ans. Prout donne de son côté quelques chiffres intéressants. Sur 1103 calculeux, 594 avaient moins de 14 ans (Prout, *On gravel*, p. 210). Enfin, M. H. Thompson conclut du relevé de 1827 tailles faites dans les hôpitaux anglais :

1° Que le tiers des calculeux observés dans les hôpitaux appartient aux six ou sept premières années de la vie.

2° Que la moitié du nombre total se montre avant 12 ans.

Ces conclusions pèchent en ce que, si on laisse de côté les cas de lithotritie, opération qui se pratique chez l'adulte et le vieillard plus souvent que la taille, l'enfance est représentée par un nombre de cas évidemment supérieur à la réalité (H. Thompson, *loc. cit.*, p. 722).

Les influences *locales* qui président au développement ou à l'augmentation de volume de la pierre sont de diverses sortes. Elles se rattachent à la stagnation de l'urine ou à l'irritation inflammatoire des voies urinaires, souvent aux deux causes réunies. Par exemple, un sujet atteint de paraplégie incomplète vide mal sa vessie ; les sels de l'urine ont de la tendance à se déposer. Mais qu'une inflammation catarrhale soit la conséquence de la stagnation, et alors les concrétions se formeront beaucoup plus facilement, parce que certains sels contenus dans l'urine normale se précipitent abondamment lorsque le milieu où ils sont à l'état de dissolution cesse d'être acide ; tels sont particulièrement les phosphates (Würtz).

C'est de la même manière que s'explique le dépôt de couches relativement friables, sur un gravier descendu de l'un des reins ou sur un calcul d'acide urique ou d'urate formé d'emblée dans la vessie. De même les zônes constituées par des phosphates et des carbonates, alternant dans un calcul composé avec des zônes formées par des urates et de l'oxalate de chaux, correspondent chronologiquement à autant de poussées inflammatoires ayant eu pour résultat de modifier par moments la réaction de l'urine.

A ce point de vue, toutes les causes de stagnation étudiées antérieurement agissent de même, surtout lorsqu'il y a en même temps atonie vésicale. De même aussi les corps étrangers deviennent le noyau de formations calculeuses, soit par suite d'une lente incrustation, soit en provoquant l'inflammation de la vessie ; sous ce rapport les petits calculs descendus des reins et non expulsés par l'urèthre doivent être rapprochés des véritables corps étrangers venus du dehors. C'est ainsi que commencent beaucoup de pierres dites vésicales, qui sont en réalité des concrétions rénales arrêtées dans leur migration vers l'extérieur.

Outre les corps venus du dehors ou de la cavité d'un organe voisin, introduits par l'urèthre ou par le trajet d'une blessure, il faut mentionner les dépôts fibrineux résultant d'hématuries antérieures, peut-être aussi des fragments détachés de tumeurs bénignes ou malignes. Ces corps mous, après avoir servi de centres de formation, se désagrégeraient, suivant certains auteurs, et disparaîtraient même entièrement dans quelques cas. Ainsi s'expliquerait l'existence d'une cavité centrale dans un certain nombre de calculs. Il se peut que l'explication soit quelquefois exacte, mais il ne faut pas perdre de vue que la même particularité s'observe dans des formations cristallines toutes différentes des calculs urinaires, où l'on trouve une cavité centrale désignée ordinairement sous le nom de géode. En pareil cas, une coupe de la cavité montre souvent sur la paroi des aiguilles rayonnant vers le centre, disposition dont on aurait peine à se rendre compte si l'on s'attachait trop à l'hypothèse de la disparition d'un noyau fibrineux désagrégé. Celle-ci peut parfois trouver son application aux cas où l'on trouve dans la cavité une matière pulvérulente sèche.

Anatomie pathologique. — *Caractères physiques et chimiques des calculs.* — Chez les enfants il n'y a généralement qu'un calcul; chez les adultes il n'est pas rare d'en trouver deux ou trois; mais la proportion des cas de pierres multiples par rapport à ceux de pierre unique n'a pas encore été établie. On a enregistré quelques exemples célèbres de multiplicité portée à un degré extraordinaire. La vessie de Buffon contenait 55 pierres (Portal); Roux en a rencontré 193 chez un sujet antérieurement taillé par Boyer; Desault, Ribes, en ont trouvé 200 et 300 (Civiale, *Traité de l'affection calculeuse*). Comme fait plus moderne, nous pouvons citer celui que M. Maisonneuve a communiqué à la Société de chirurgie. Ce chirurgien a rencontré dans une seule vessie 307 calculs ayant la forme de petites dragées. (*Bull. de la Soc. de chirurgie,* 1855, t. VI, p. 265.)

Le volume des calculs est ordinairement en raison inverse de leur nombre. Quelquefois il est si peu considérable et leur friabilité est en même temps si grande, que le nombre des concrétions ne saurait être précisé. On pourrait rapprocher de ces cas ceux où les parois de la vessie sont incrustées de petits grains ou de plaques calcaires.

Lorsque les calculs sont au nombre de deux, trois ou quatre, leurs dimensions peuvent être égales ou inégales; on les voit atteindre le volume d'une grosse noix. Ordinairement les calculs très gros sont uniques. On peut dire que, relativement à leur développement, il n'y a de limites que celles de la vessie elle-même; mais comme cet organe est susceptible d'une dilatation plus ou moins grande suivant les sujets et plus encore suivant l'état de ses parois, il y a entre les pierres qui l'emplissent entièrement des différences très considérables. Deschamps rapporte un certain nombre d'exemples remarquables de pierres volumineuses (*Traité de la taille.* Paris, 1796, t. I, p. 91.) Une pierre de 7 à 8 centimètres de long sur 5 de large peut être considérée comme grosse, bien qu'on en ait vu souvent qui dépassaient ces dimensions. Beaucoup de celles auxquelles on a affaire ont 4 ou

5 centimètres de long sur 3 de large ; mais les auteurs citent plusieurs exemples de pierres grosses comme une orange. On verra plus loin quelles difficultés opératoires résultent de dimensions aussi exagérées.

Le poids des calculs est influencé par leur volume, par leur composition chimique et par le mode d'agrégation de leurs molécules constituantes. Plusieurs de ceux dont parle Deschamps dépassaient 500 grammes. Il y en a dont le point était supérieur à 1 kilogramme. Sous le numéro 283 du catalogue du musée Dupuytren, on peut voir un calcul provenant de la vessie d'un ecclésiastique du diocèse de Bourges, qui mourut à la Charité en 1690. Son poids était de 1596 grammes.

La collection très intéressante de ce musée renferme quelques autres spécimens remarquables sous le même rapport. On y voit des pierres de 802 grammes, de 472 grammes, de 276 grammes, de 116 grammes.

Le poids de ce qu'on peut appeler un calcul moyen, ayant par exemple 2 ou 3 centimètres sur 4 ou 5, est ordinairement compris entre 20 et 40 grammes.

Nous rappellerons, à titre de remarque générale applicable à tous les calculs, et que Morgagni a été le premier à faire, que le poids d'un calcul frais est toujours supérieur à ce qu'il est après dessiccation. La différence est ordinairement en rapport avec la rétraction qu'il subit par le fait même de la dessiccation. En même temps la dureté augmente considérablement.

La forme des calculs est sujette à des variations infinies. Uniques, ils sont limités par des surfaces sphériques, elliptiques, paraboliques. Multiples, ils se façonnent les uns sur les autres et sont munis à leur point de contact réciproque de facettes ordinairement planes, plus ou moins étendues. Cependant Boyer insiste sur le danger qu'il y aurait à considérer un calcul comme unique par cela seul qu'il ne présenterait pas de facettes. Quelquefois leur juxtaposition donne lieu à des dispositions remarquables ; ainsi M. H. Larrey a rencontré dans la vessie d'un homme cinq calculs tétraédriques égaux, formant par leur groupement une sorte de rosace très régulière. (*Bulletin de la Société de chirurgie* 1851, 1re série, t. IV. p. 593.)

Envisagés dans leur forme générale, les calculs sont lenticulaires, discoïdes, ovoïdes, ovales, elliptiques, sphériques ou irréguliers. Sauf dans ce dernier cas, il y a lieu de leur reconnaître trois diamètres, un longitudinal, un transversal, et un troisième correspondant à leur épaisseur. C'est qu'en effet la forme ovoïde pure appartient surtout aux petites concrétions ; elle est plus rare dans les gros calculs. Ces derniers semblent souvent un peu aplatis dans leur milieu, et on peut y reconnaître deux faces quelquefois planes, ordinairement convexes, dont l'une est en rapport constant avec la paroi inférieure de la vessie.

Le très gros calcul dont nous avons parlé plus haut, comme pièce curieuse du musée Dupuytren, est remarquable par sa forme, assez régulièrement ovoïde.

La forme triangulaire, ou plutôt tétraédrique, n'est pas rare, surtout lorsque l'angle antérieur est engagé dans le col de la vessie et dans la portion prostatique du canal. Des prolongements irréguliers s'observent sur les pierres qui, développées dans une poche vésicale, font saillie par l'orifice de celle-ci dans la cavité de la vessie.

Des rigoles existent quelquefois dans les points correspondant aux orifices des uretères ; elles sont le résultat du passage réitiré de l'urine. Une disposition analogue se rencontre dans la partie qui confine au col de la vessie, et quelquefois elle est la conséquence de cathétérismes fréquents avec une sonde métallique.

On a trouvé des calculs percés dans leur centre comme des pessaires en gimblette. Cette étrange particularité, attribuée par quelques auteurs à la soudure par juxtaposition d'un certain nombre de pierres primitivement isolées, est bien difficile à interpréter dans quelques cas ; nous reconnaissons cependant que l'hypothèse mentionnée à l'instant est la plus plausible.

Tout récemment un chirurgien anglais publiait une observation de calcul vésico-prostatique d'une forme curieuse, présentant plusieurs perforations pour le passage de l'urine (T. Sympson. *Brit. med. Journal*, 23 mars 1878).

La surface des calculs est lisse, rugueuse, mamelonnée ou tuberculeuse, autant d'aspects qui correspondent ordinairement à des différences dans la composition chimique, exactement comme la consistance des pierres considérées dans leur ensemble ou dans leurs diverses couches. Ces corrélations seront étudiées plus fructueusement, après que nous aurons fait connaître les substances dont la chimie y a révélé l'existence. L'aspect poli de la surface est quelquefois dû aux frottements réciproques des pierres multiples ; mais ceci n'a rien d'absolu.

La configuration intérieure des calculs est facilement démontrée par des coupes pratiquées suivant leurs diamètres, au moyen d'une scie fine. Il y a quelquefois avantage à briser la pierre avec un petit marteau. Ordinairement il existe un noyau central qui tranche sur le reste par une coloration plus foncée. Certains calculs possèdent plusieurs noyaux. Lorsqu'il n'y en a qu'un, il s'en faut qu'il soit toujours central; on le trouve ordinairement plus près de l'extrémité la plus saillante (fig. 47). Le plus souvent il est en continuité par

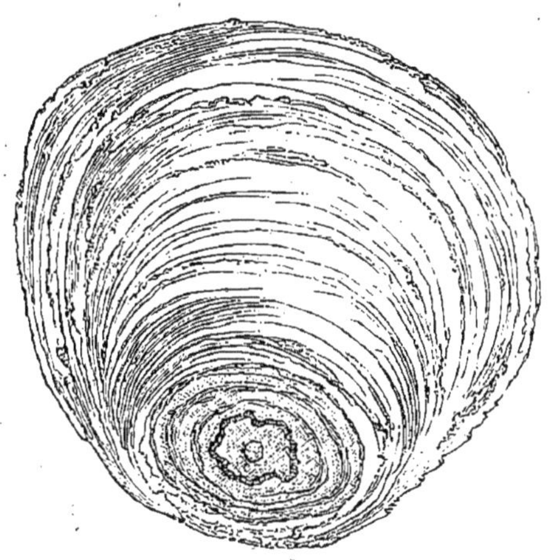

FIG. 47. — Culcul à noyau excentrique composé d'acide urique, d'oxalate de chaux et de phosphate ammoniaco-magnésien. (Musée Dupuytren n° 250).

adhérence intime avec les couches qui l'enveloppent; lorsque c'est un corps étranger dur qui le constitue, l'adhérence n'existe pas toujours. Cela s'observe quelquefois, même lorsque le noyau est de nature saline; alors, après avoir brisé le calcul, on retire de son centre une concrétion qui s'y trouvait logée dans une cavité moulée sur sa propre forme.

Nous avons déjà dit que le centre de certains calculs était constitué par une de ces cavités vides qu'on nomme des géodes et qui sont quelquefois remarquables par la disposition rayonnée de leur paroi. Ces géodes, dont on a expliqué la formation par la disparition d'un corps mou organique, tel qu'une concrétion fibrineuse, ayant représenté primitivement le noyau, pourraient bien être la reproduction, dans les pierres vésicales, de ce qui s'observe dans le cours de la cristallisation de certains minéraux.

Le reste de la surface de section, du centre à la périphérie, présente des aspects variés. Elle peut avoir l'aspect du marbre ou être grenue. Rarement tout à fait homogène, elle est remarquable, dans la très grande majorité des cas, par la présence de stries quelquefois convergentes comme des rayons, ou éparpillées sans direction bien déterminée. Cependant les stries forment ordinairement de petites bandes curvilignes parallèles aux faces. De là à une stratification

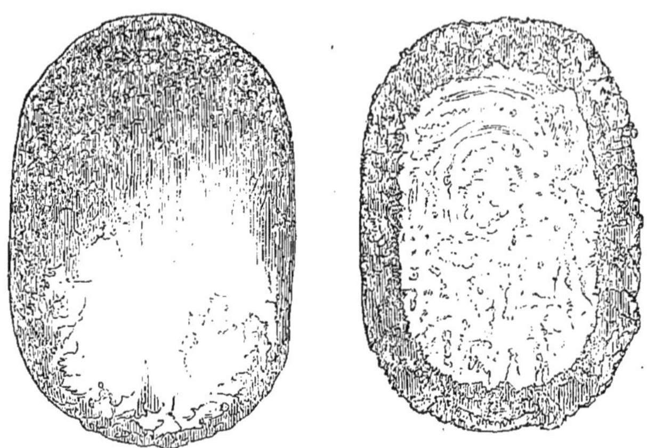

FIG. 48. — Calcul composé d'acide urique à la périphérie et de phosphate de chaux au centre (surface et coupe). (Musée Dupuytren, n° 131.)

régulière il n'y a qu'un pas ; mais le nombre et l'épaisseur des couches varie singulièrement. Tandis que, pour certains calculs, une

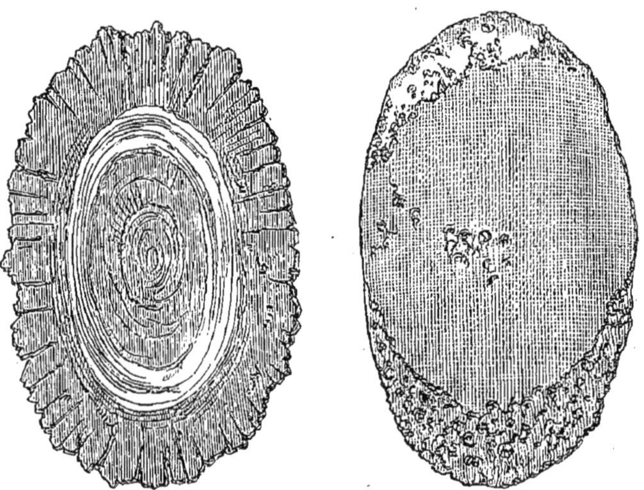

FIG. 49. — Calcul composé d'acide urique, de phosphate, et d'oxalate de chaux (coupe et surface). (Musée Dupuytren, n° 128.)

croûte superficielle représente la seule couche hétérogène, (fig. 48) il en est d'autres (les plus nombreux de beaucoup) où des couches concentriques de composition différente tranchent les unes sur les autres par leur coloration ; de là une très grande variété, suivant que ces couches sont nombreuses ou rares, de couleur très disparate ou presque semblable. C'est sur cette disposition qu'est fondée la comparaison de certaines pierres avec un oignon de lys.

Quant aux nuances de ces colorations diverses, elles se groupent autour de six ou sept tons qui sont : le blanc, le blanc jaune, le blanc gris, le gris cendré, le fauve, le jaune brunâtre, le brun clair ou foncé. Certaines pierres bigarrées réunissent toutes ces colorations ; d'autres sont remarquables par une teinte uniforme. La chimie va nous apprendre à l'instant à quoi tiennent toutes ces

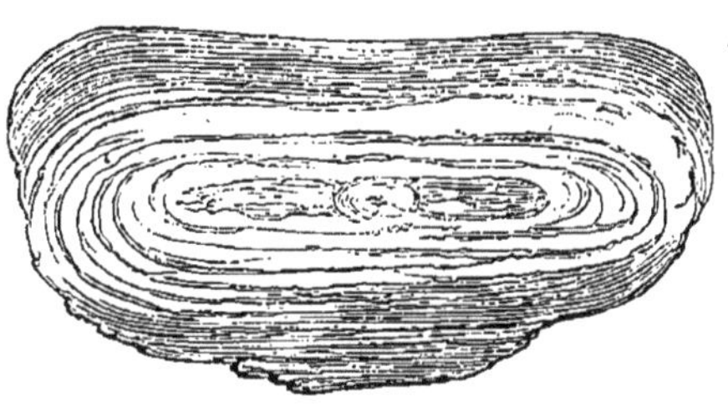

Fig. 50. — Calcul de phosphate de chaux et de phosphate ammoniaco-magnésien, avec traces d'acide urique. (Musée Dupuytren, n° 219).

différences d'aspect. On a mentionné parfois comme des spécimens exceptionnels des calculs verts, noirs ou même bleus.

Composition chimique. — Les premières analyses sérieuses des calculs de la vessie datent de la fin du dix-huitième siècle et du commencement du dix-neuvième siècle. On les doit à Fourcroy et à Vauquelin. Les recherches de ces chimistes ont ouvert la voie à Pearson, Wollaston, Braude, Marcet, Smith, Henry, Yelloly, Rapp, Gmelin et Bigelow.

La classification de Fourcroy, la plus pratique de toutes, admet : 1° des calculs simples ; 2° des calculs composés ; 3° des calculs ayant pour noyau un corps étranger.

D'autres auteurs, prenant pour base un caractère d'une importance bien relative, ont divisé les calculs en fusibles et non fusibles, en combustibles et non combustibles, et ont fait une classe à part de ceux qui ne brûlent que partiellement en laissant un résidu.

M. Bigelow, dont les remarquables recherches ont porté sur 179 calculs appartenant au musée Dupuytren, considérant que les uns se composent de principes immédiats et les autres de principes médiats, en fait deux catégories : les calculs organiques et les calculs inorganiques. (Bigelow, *Recherches sur les calculs de la vessie*. Th. de Paris, 1852.)

Aux yeux de certains chimistes, c'est la nature de l'acide trouvé seul ou en combinaison avec diverses bases, qui imprime aux calculs leur caractère fondamental ; mais cette classification qui les partage en quatre groupes, suivant que c'est l'acide urique, l'acide oxalique, l'acide phosphorique ou l'acide carbonique dont les analyses révèlent la présence, a l'inconvénient de laisser à l'écart, dans une classe qui ne se rattache nullement aux quatre autres, les pierres constituées par la cystine, par l'acide xanthique ou par des bases associées à des acides moins bien définis que les précédents.

Sans doute les classifications purement chimiques ont un grand intérêt, mais elles multiplient peut-être un peu trop les divisions. Il nous semble, comme à Nélaton, que celle de Fourcroy répond mieux aux besoins de la pratique ; d'ailleurs toutes les variétés connues trouvent naturellement leur place dans les deux groupes fondamentaux qu'elle admet, à savoir : les calculs simples et les calculs composés.

Quant aux calculs ayant pour noyau un corps étranger, on peut dire de cette classe qu'elle représente une variété clinique avant tout, car les couches qui entourent le noyau ne diffèrent en rien chimiquement de certaines des variétés comprises dans les deux classes précédentes. Il ne suffit pas, pour en faire une catégorie tout à fait distincte, que certains sels constituent les dépôts salins à l'exclusion des autres.

Fourcroy, Vauquelin et Wollaston avaient trouvé dans les calculs les corps suivants : l'acide urique, l'urate d'ammoniaque, le phosphate de chaux, le phosphate tribasique ammoniaco-magnésien, l'oxalate de chaux, la silice, la cystine et l'oxyde xanthique ou xanthine.

A cette série les analyses plus récentes ont ajouté les urates de soude, de potasse, de magnésie, le bicarbonate de potasse, le fer. On a signalé encore l'urate de chaux, le phosphate de magnésie, les carbonates de chaux et de magnésie, le benzoate et le chlorhydrate d'ammoniaque, l'urée, même le mica, sans compter des matières organiques, telles que le sang, le mucus, diverses matières colorantes et des matières grasses.

Un certain nombre de ces corps ne se rencontre que très exceptionnellement. Ceux qui constituent le plus ordinairement la masse des calculs sont : l'acide urique, les urates, l'oxalate de chaux, les carbonates, les phosphates, la cystine et la xanthine.

Nous n'entrerons pas dans le détail des procédés chimiques propres à révéler la présence de l'acide urique. Il suffit au praticien de savoir que, à l'état de pureté, il est blanc et très peu soluble dans l'eau froide, soluble au 1/2000e dans l'eau chaude. La couleur rouge, sous laquelle il se présente ordinairement, ne lui appartient pas en propre; elle dépend de son imbibition par la matière colorante de l'urine. Ses formes cristallines sont variables; tantôt ce sont des aiguilles, tantôt des rhomboèdres plus ou moins réguliers. D'autres fois, les cristaux rappellent davantage un prisme rectangulaire, un losange, une dent canine, une baïonnette, un poignard, une épine, un clou (Méhu, *Urine normale et pathologique*, Paris, 1880) (fig. 51, 52, 53).

L'urate de soude offre sous le microscope l'aspect de dépôts granuleux, formés de petites sphères juxtaposées (fig. 54). Les cristaux d'urate d'ammoniaque sont remarquables par leur forme sphérique et par les pointes aiguës qui les hérissent. On voit souvent deux de ces sphères réunies par un pédicule commun (fig. 56).

L'oxalate de chaux est toujours cristallisé en octaèdres brillants très réguliers, transparents et réfractant fortement la lumière (Yvon). On les a comparés, lorsqu'ils sont vus perpendiculairement, à des enveloppes de lettre (fig. 54). Leurs angles sont très accusés. Ce sont, avec les cristaux de phosphate ammoniaco-magnésien, les plus caractéristiques de tous ceux qu'on peut rencontrer dans l'urine. La forme de sablier s'observe aussi asssez fréquemment.

Les cristaux de phosphate bibasique de chaux forment des aiguilles groupées en étoiles. Ceux de phosphate tribasique ammoniaco-magnésien ont la figure de gros prismes droits à base rhomboïdale. Leur ressemblance avec un catafalque explique la dénomination de *sel en tombeaux* sous laquelle est quelquefois désigné le phosphate ammoniaco-magnésien (fig. 57).

Des lamelles ou tables hexagonales à six pans représentent la forme cristalline de la cystine (fig. 58); mais une évaporation rapide des liquides qui en contiennent peut la faire beaucoup varier. Quant à la xanthine, elle se présente sous l'aspect de pierres à aiguiser (triangle très allongé à bords latéraux curvilignes).

Variétés de constitution chimique des calculs. — Calculs simples et composés. — Les calculs *simples* sont constitués par une seule substance. Cette définition n'est pas toujours rigoureusement exacte, attendu que l'on peut trouver dans ces calculs des traces de substances autres que celle qui en forme la plus grande partie. Elle reste juste,

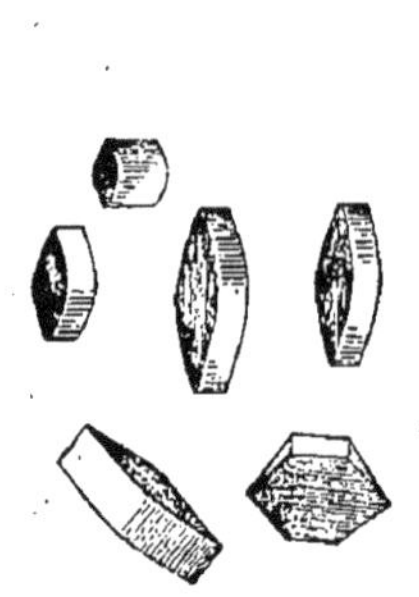

FIG. 51. — Cristaux d'acide urique.

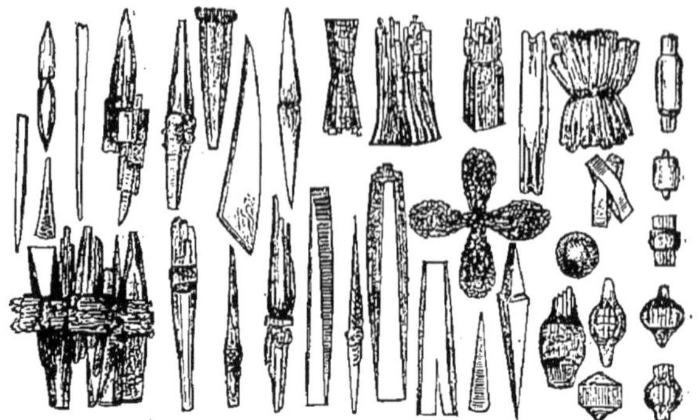

FIG. 52. — Cristaux d'acide urique.

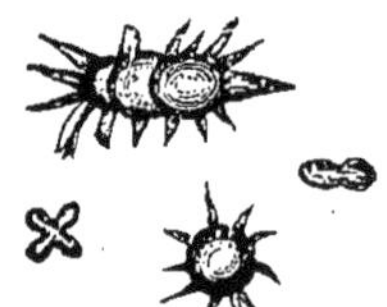

FIG. 54. — Cristaux d'urate de soude.

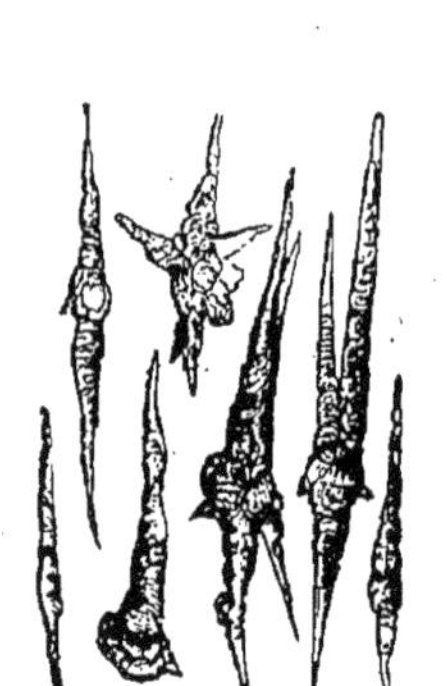

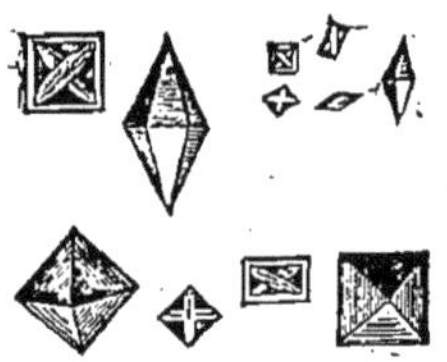

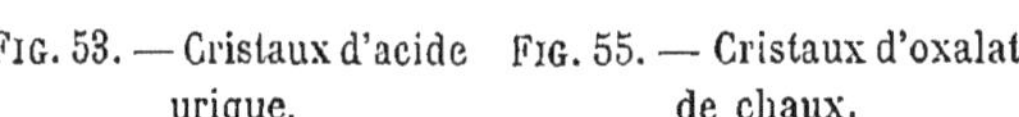

FIG. 53. — Cristaux d'acide urique.

FIG. 55. — Cristaux d'oxalate de chaux.

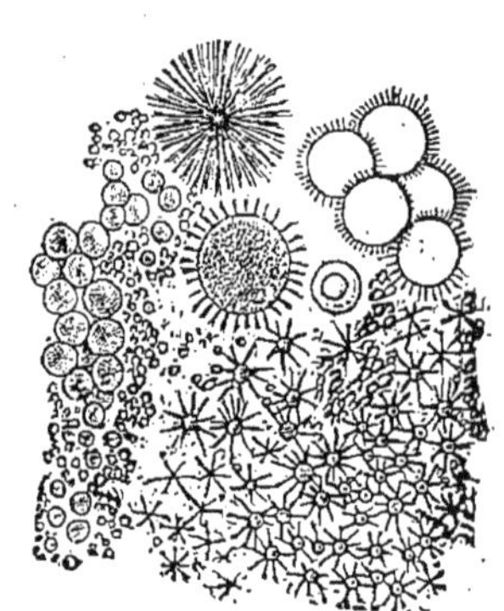

FIG. 56. — Cristaux d'urate d'ammoniaque.

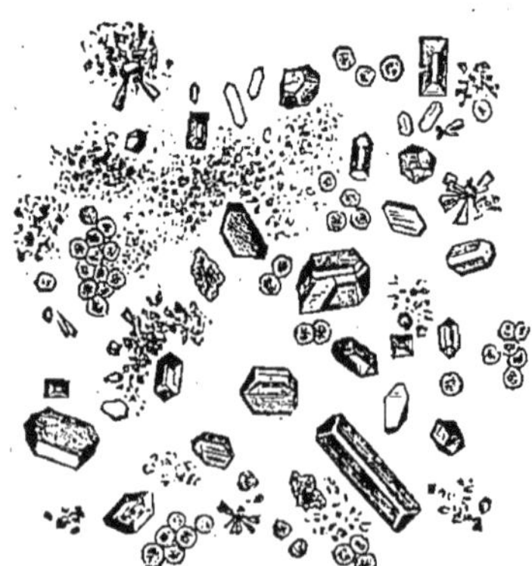

FIG. 57. — Cristaux de phosphate ammoniaco-magnésien.

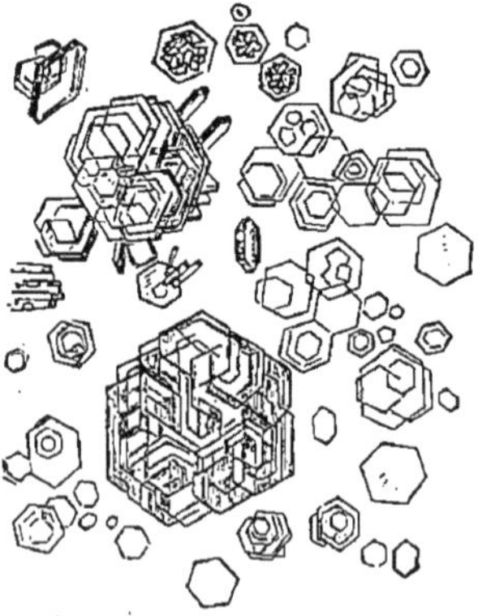

FIG. 58. — Cristaux de cystine.

si l'on sous-entend qu'il y existe une substance de beaucoup prédominante, à côté de laquelle les autres ne représentent qu'une masse tout à fait insignifiante.

La collection du musée Dupuytren comprenait, à l'époque de la publication du manuel de M. Houel, 70 calculs simples sur 179. Les substances dont ils sont formés sont :

1° L'acide urique. Il en existait 42 dont 13 purs.

2° L'urate d'ammoniaque. Ceux-ci sont très rares, il n'y en avait que 2 dont la pureté fût complète.

3° L'urate de magnésie. Une seule pièce représentait cette variété.

4° L'oxalate de chaux. Le musée ne possédait également qu'un spécimen de cette espèce, pouvant être considéré comme pur.

5° Le phosphate de chaux et le phosphate ammoniaco-magnésien. 4 pièces étaient des exemples de calculs de phosphate ammoniaco-magnésien pur.

6° La cystine, représentée à l'état de pureté par une pièce.

Un calcul de xanthine, du volume d'un œuf de pigeon, a été extrait par Langenbeck de la vessie d'un enfant.

D'autres exemples de calculs purs ont été publiés depuis cette époque ; nous citerons entre autres un cas de calcul de cystine communiqué à la Société de chirurgie par M. Gaujot.

Après avoir rappelé que, d'après Beale, les calculs de cystine existeraient dans une proportion de 5 pour 100 par rapport aux autres pierres vésicales, chiffre jugé avec raison exagéré par les traducteurs, MM. A. Ollivier et G. Bergeron, que Taylor n'en a vu que 2 sur 129 calculs, que Civiale n'en a rencontré que 4, que Leroy d'Étiolles père n'en a observé que 4 et H. Thompson qu'un seul, M. Gaujot donne avec soin le détail des caractères physiques et chimiques de celui dont il a fait l'extraction. Son grand diamètre était de 0m,044, son petit de 0m,032, son épaisseur de 0m,026 ; il pesait 28 grammes. Son homogénéité était remarquable, sa substance grasse au toucher, comme cireuse.

L'analyse chimique a établi qu'il était composé de cystine presque pure. Sa combustion se faisait avec une flamme rougeâtre. Les matières accessoires étaient de l'eau, du phosphate de chaux, des traces de chlorates, des sulfates, du mucus, des matières grasses, représentant ensemble, par rapport à la masse entière, 12 parties sur 46. (*Bulletins et mémoires de la Société de chirurgie*, nouvelle série, t. IV, 1878, p. 177.)

Nous trouvons dans des journaux étrangers deux autres exemples de calculs de cystine publiés dans ces dernières années. L'un d'eux est dû à M. Southam (*Brit. med. Journal*, 27 déc. 1876, p. 817), et l'autre à M. Trendelenburg (*Berlin. klin. Woch.*, 1879, p. 297).

M. Spencer T. Smith rapporte un fait d'élimination spontanée d'un calcul de *carbonate de chaux* chez une femme (*Brit. med. Journal*, 30 Juin 1877).

Nous citerons à titre de curiosité un cas de calcul d'*indigo* trouvé daus un *rein* par M. Bloxam. L'analyse chimique faite par M. Ord a montré que toutes ses couches périphériques étaient constituées par de l'indigo pur, le reste par du phosphate de chaux en faibles proportions. Ce fait, resté unique jusqu'ici, est très-difficile à interpréter (*Berliner klinische Wochenschrift*, 1878, p. 365).

Les calculs *composés* sont des combinaisons en proportions variables et ordinairement en couches et zônes distinctes des substances énumérées plus haut. M. Houel classe de la manière suivante les spécimens du musée Dupuytren :

1° Acide urique et phosphate terreux en couches distinctes ; 9 pièces.

2° Phosphates terreux mélangés : 19 pièces. Ces calculs, appelés fusibles, fondent en effet sous l'influence de la flamme du chalumeau.

3° Oxalate de chaux et phosphate de chaux en couches distinctes : 18 pièces.

4° Oxalate de chaux et acide urique en couches distinctes, quelques-uns avec adjonction d'urate d'ammoniaque : 15 pièces.

5° Acide urique et urate d'ammoniaque en couches distinctes : 5 pièces.

6° Urate d'ammoniaque et phosphate terreux : 6 pièces.

7° Urate de magnésie et phosphate terreux : 4 pièces.

8° Oxalate de chaux, acide urique ou urate de magnésie et phosphate terreux : 12 pièces (1).

Pour compléter ce que nous venons de dire des calculs composés, nous devons une mention à ceux qui sont connus sous la dénomination bizarre de calculs d'uro-stéalithe qu'on doit à Neubauer et Vogel (*De l'urine et des sédiments urinaires*. trad. de M. Gautier. Paris, 1870, p. 463). Leur composition est complexe et en somme assez variable. Ceux qu'a rencontrés Moore et qui sont déposés au musée des chirurgiens de Londres, sont formés par une combinaison de chaux et de matière grasse (*Dublin quarterly Journal*, t. XVII,

(1) Cette collection s'est enrichie d'un certain nombre de pièces nouvelles. (Voy. *Catalogue des pièces du Musée Dupuytren*, par M. Houel, t. IV, p. 153.)

p. 473). Dans le fait rapporté par Heller en 1844 (*Heller's Archiv.*, 1844, p. 97 et 1845 p. 1) les concrétions, de la grosseur d'un pois, molles, élastiques à l'état frais, dures, friables, cireuses à l'état sec, étaient constituées par des phosphates terreux et par une matière grasse.

L'observation récente de M. Chauvel, communiquée à la société de Chirurgie, porte à trois le nombre des cas de ce genre aujourd'hui connus. Ce chirurgien trouva dans la vessie d'un homme de quarante-six ans, mort d'un cancer du rectum, dix ou quinze concrétions dont les plus grosses représentaient des disques aplatis de 1 et demi à 2 centimètres de diamètre : « Leur couleur était jaune rougeâtre, leur consistance, celle du savon un peu mou ; sous la pression du doigt leur enveloppe se brisait facilement et laissait voir un noyau un peu plus pâle et très friable. »

L'examen chimique, fait par M. Vidau, a montré que ces concrétions étaient constituées par « une véritable graisse, de la consistance du suif, tachant le papier, et présentant les caractères physiques des corps gras », et par du carbonate et du phosphate de chaux mélangés d'une faible quantité de magnésie. « L'enveloppe solide était formée par du carbonate et du phosphate de chaux. » (*Bull. et mém. de la Soc. de chir.* Nouv. série, t. II, 1876, p. 791.)

Ces faits sont difficiles à interpréter. Il est fort douteux qu'on puisse les expliquer par des injections de savon dans la vessie (Méhu, *Urine normale et pathologique*, p. 369).

Nous ajouterons, en terminant l'énumération des variétés de calculs signalées jusqu'ici dans la vessie humaine, que M. Schultzen y a trouvé un calcul biliaire de 2 centimètres de long et de 15 millimètres de large. M. Liebreich en a rencontré un formé par de la bilirubine cristallisée (*Berlin. klin. Wochenschrift*, 1871, n° 49). Divers autres cas du même genre sont décrits dans les archives de Virchow (t. LXV, p. 410 et t. LXVI, p. 126-273). On ne peut se rendre compte de la présence de calculs biliaires dans la vessie que par une migration à travers un trajet fistuleux. Il paraît cependant que la constatation de cette lésion n'a pas toujours eu lieu. Peut-être y avait-il eu cicatrisation d'un trajet ancien.

A la suite des deux séries rapportées plus haut, M. Houel mentionne 16 cas de calculs développés autour de corps étrangers divers, balles de plomb, sondes de plomb, de gomme ou de verre, morceaux de bois, queue de poire, tuyaux de pipe, aiguille d'ivoire, lardoire, épingle en fer, portions de squelette de fœtus.

Cette série reste ouverte, tant l'imagination humaine pervertie par d'étranges obsessions a multiplié et multiplie encore chaque jour les variétés de corps introduits dans les voies génitales de l'homme et de la femme.

Nous renonçons à citer tous les cas de ce genre publiés jusqu'à ce jour. Que le lecteur veuille bien se reporter aux chapitres des plaies compliquées et des corps étrangers. Il y trouvera une nomenclature déjà assez étendue de faits de ce genre. Nous ajouterons ici, comme exemple récent et curieux, un cas de calcul formé dans la vessie d'un homme autour d'une alène de cordonnier de 6 centimètres de long (Fleury, *Bulletins et mémoires de la Société de chirurgie*, 1878, t. IV, p. 394).

Caractères physiques des calculs dans leurs corrélations avec leur constitution chimique. — Dans les calculs composés, la coloration, la consistance n'ont rien de très caractéristique. Elles dépendent de la prédominance de certaines substances. Ce que nous allons dire ne s'appliquera donc qu'aux pierres dans lesquelles la prédominance est très accentuée ou à celles qui sont pures ou presque pures.

Les calculs d'acide urique sont ordinairement fauves, ceux où dominent les urates, gris cendré, cannelle, jaune citrin, jaunâtres, quelquefois verdâtres.

Les calculs d'oxalate de chaux sont généralement bruns, rougeâtres, quelquefois d'un brun noir ou presque noirs.

Les calculs de phosphate de chaux ou tribasique sont d'un blanc plus ou moins pur, grisâtres ou brun piqueté de blanc ou de gris.

Ceux de carbonate de chaux possèdent une couleur blanche plus ou moins pure. La cystine est d'un gris ou d'un jaune assez franc, la xanthine a une teinte cannelle ou jaunâtre très prononcée.

On a trouvé quelquefois des calculs d'un rouge plus ou moins vif ou d'un noir presque pur. Certains auteurs ont attribué la première teinte à l'imbifition de la pierre par la matière colorante du sang ; quant à la seconde, elle est due à la présence de traces de fer réparties dans toute la masse.

L'aspect extérieur des calculs varie aussi suivant leur composition chimique. Les plus lisses sont ordinairement formés par de l'acide urique ou par des urates, les pierres grenues le sont généralement par des phosphates ou des carbonates ; la cystine pure affecte souvent le même aspect extérieur.

La surface des calculs constitués par de l'oxalate de chaux est hérissée de saillies plus ou moins volumineuses, véritables mamelons séparés par de profondes et multiples anfractuosités. Elle rappelle celle d'une mûre; c'est pour cette raison qu'on les appelle des calculs mûraux (fig.59).

Ces derniers sont ordinairement remarquables par leur fermeté, de même que quelques-uns des calculs lisses formés d'acide urique

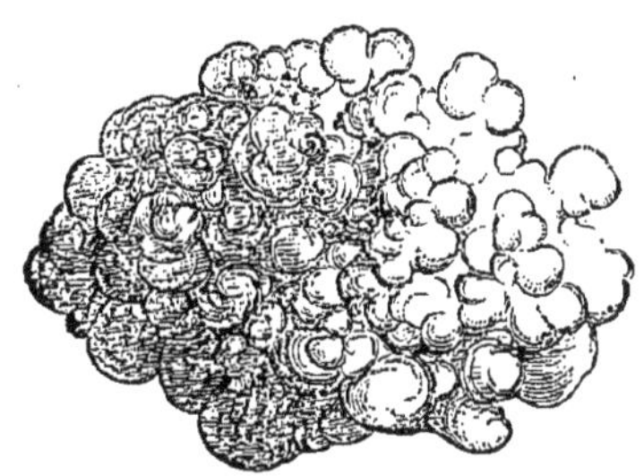

FIG. 59. — Calcul d'oxalate de chaux. (Musée Dupuytren)

ou d'urates. Cette dureté, pouvant atteindre à celle du marbre, défie parfois les instruments les plus puissants.

Les pierres grenues ou mamelonnées, constituées par du carbonate de chaux ou par des phosphates, sont le plus souvent assez ou très friables; mais il est certain que le mode de cristallisation est un élément dont il faut tenir compte relativement à la dureté des pierres. Autrement on ne s'expliquerait pas pourquoi, dans certains calculs, la consistance n'est nullement en rapport avec la composition chimique.

Rapports des diverses espèces de calculs avec les qualités de l'urine et l'état anatomique de la vessie. — Il est à remarquer qu'en général, lorsque l'urine a gardé son acidité et que la vessie n'est pas trop enflammée, la pierre est formée d'oxalate de chaux, d'acide urique ou d'un urate. Les conditions inverses indiquent ordinairement la présence d'une pierre formée de carbonate de chaux ou de divers phosphates. Mais que d'exceptions à cette régle générale à peine applicable aux pierres simples! Que le contact prolongé d'un calcul d'oxalate engendre une cystite chronique, et voilà les qualités de l'urine en opposition avec la nature de la concrétion. D'autre part, la concrétion qui deviendra le noyau d'une pierre, constituée par des urates, de l'acide urique ou de l'oxalate de chaux, se recouvre à un moment donné de coûches hétérogènes qui en modifient considérablement l'aspect extérieur et la composition superficielle. La règle énoncée plus haut n'est donc guère applicable qu'aux pierres de médiocre volume ou de composition très simple; elle souffre en réalité plus d'une exception.

Les lésions engendrées dans la vessie par la présence des calculs ont été déjà étudiées dans les chapitres précédents; ce sont, tantôt les diverses formes de l'inflammation, tantôt les productions polypeuses ou fongueuses dont le pourtour du col est le siège de prédilection. Nous n'avons pas à y revenir, non plus que sur les dégénérescences des reins et des uretères se rattachant à l'état phlegmasique du réservoir urinaire; mais nous devons signaler certaines déformations de cet organe qui sont manifestement en corrélation avec la présence d'un corps étranger volumineux. Par exemple, chez beaucoup de sujets, le bas fond est déprimé d'une façon anormale en une sorte de sac où la pierre reste ordinairement logée. Cette disposition est plus fréquente chez les vieillards, parce qu'à l'influence du poids de la pierre, comme cause de déformation, se joint celle de l'hypertrophie du lobe moyen de la prostate, comme cause de saillie exagérée de la lèvre postérieure du col. Chez la femme il se forme fréquemment un double bas-fond, peut-être à cause de la saillie médiane constituée par la face antérieure de l'utérus.

Du reste, la position des calculs dans la vessie est sujette à de fréquentes variations. Les plus petits se déplacent facilement dans l'urine, lorsque le viscère est à peu près rempli; au repos, ils gagnent le bas-fond. Lorsque la pierre est grosse et la vessie racornie, ses parois peuvent être constamment appliquées sur le corps étranger. Certaines pierres sont en rapport ordinaire avec le col et s'y engagent même partiellement; d'où une forme conique très accusée de leur partie antérieure. Il en est qui se placent au-dessus du col, position difficile à comprendre si l'on n'admet pas qu'en même temps il y a une élévation de la paroi postérieure et un certain degré de distension de la paroi antérieure. Certaines pierres ont des prolongements en forme de clou, engagés dans les cellules vésicales et entre des colonnes charnues; elles sont ainsi maintenues dans un contact permanent avec la paroi. C'est là un des modes possibles d'adhérence. Il en existe d'autres. Nous avons déjà dit que des franges vasculaires appartenant à des polypes villeux s'insinuaient comme des tentacules entre les mamelons de certains calculs; il peut aussi se faire que la même matière visqueuse qui infiltre parfois les pierres et leur donne une consistance pâteuse, forme entre elles et la paroi vésicale une couche agglutinante capable de s'opposer à leur déplacement, du moins dans une certaine mesure. D'autres fois, l'adhérence tient à l'incrustation de la surface grenue des calculs entre les granulations rudimentaires des ulcérations vésicales. (Drouineau. *Bull. de la Soc. de chirurgie*, 2e série, 1867, t. VIII, p. 396).

Enfin, il y a des pierres *enchatonnées* et *enkystées*. Les premières sont celles qui occupent une grande cellule ou une poche vésicale. Si l'orifice de cette dernière n'est pas plus étroit que le fond, le corps étranger peut s'en échapper par moments, tomber dans la vessie, puis rentrer dans la poche, suivant l'attitude du malade. Quand l'orifice est plus étroit que le fond, l'enchatonnement est complet et la pierre devient fixe. Il peut alors arriver que la portion tournée vers la cavité vésicale continue à se développer, qu'elle s'étale en champignon par dessus le pourtour de l'orifice et qu'au bout de quelque temps elle acquière la forme d'une gourde étranglée en son milieu.

Le Dran a vu une pierre enchatonnée dans le sommet de la vessie dont toutes les tuniques constituaient la poche, où elle était maintenue; un goulot rétréci établissait la communication entre cette poche et le réservoir urinaire.

Leroy (d'Étiolles) parle d'un calcul qui était en quelque sorte suspendu dans la partie supérieure de la vessie et qu'on touchait difficilement avec le bec de la sonde métallique.

Meckel a rencontré également un calcul retenu en contact avec la paroi antérieure de la vessie, au-dessus du col, par une bride muqueuse transversale.

Les calculs enkystés ont été l'objet des interprétations les plus diverses. On se rappelle ce que nous en avons dit à propos des poches vésicales (p. 320). Avant Littre on croyait à un enkystement véritable, c'est-à-dire à la formation d'une membrane par-dessus la surface libre du calcul, membrane dont le développement progressif finissait par enfermer la pierre dans une poche complète, limitée profondément par la muqueuse vésicale. Cette interprétation est tombée devant la démonstration par Littre d'un mode d'enkystement auquel on n'avait pas songé. Ce chirurgien, ayant fait l'autopsie d'un jeune homme, « trouva qu'il y avait de l'inflammation au dedans de la vessie depuis son col jusqu'à l'embouchure de l'uretère gauche, de la largeur de deux pouces. Cette embouchure était plus large que celle de l'uretère droit; il y avait tout autour de la dureté, et à sa partie inférieure un ulcère de quatre lignes de largeur et d'une ligne de profondeur; sept lignes au-dessous de la même embouchure, il aperçut deux petites tumeurs éloignées l'une de l'autre d'un demi pouce, formées chacune par une petite pierre contenue dans les parois de la vessie, près de la membrane interne. Littre observa dans l'uretère, à l'endroit où il traverse les parois de la vessie, de l'inflammation, du rétrécissement, et un trou de deux lignes de diamètre dont les bords étaient calleux et qui communiquait par un conduit particulier avec chaque pierre ; l'un et l'autre de ces conduits avaient le même diamètre que le trou, et leurs parois étaient un peu calleuses. Ce célèbre anatomiste pense que ces pierres avaient pris naissance dans le rein gauche, qu'après avoir parcouru l'uretère, elles s'étaient arrêtées dans la partie de ce conduit qui rampe entre les tuniques de la vessie ; qu'elles avaient excité dans cette partie de l'uretère une inflammation suivie d'ulcération et qu'elles s'étaient avancées peu à peu entre les tuniques de la vessie, jusqu'au lieu où elles s'étaient arrêtées. » (Boyer, *Traité des maladies chirurgicales*, 4e édit., t. IX, p. 299.)

A propos de l'extraction des pierres enkystées, Boyer, qui adopte l'interprétation de Littre cite un cas des plus curieux. Ce chirurgien pensant avoir affaire à une pierre « chatonnée » tira doucement à lui la tenette en la faisant tourner sur elle-même ; au bout de dix minutes il l'amena au dehors.

« La pierre avait le volume d'une noix ordinaire ; elle était composée de deux parties : l'une était un noyau presque rond, très dur, et l'autre une écorce épaisse d'environ trois lignes, qui, quoique moins dure, ne s'était pas écrasée sous la tenette. Cette écorce n'enveloppait guère que la moitié du noyau et en était séparée par une membrane très mince qui n'était autre chose qu'une portion de la membrane muqueuse de la vessie. A l'endroit où l'écorce finissait, on voyait le bord frangé et déchiré de cette portion de membrane. Quand la pierre fut sciée, on reconnut que cette membrane n'était percée d'aucune ouverture et que, dans aucun point, la face concave de l'écorce n'était en contact immédiat avec la surface du noyau. Il est évident, d'après cela, que ce noyau était enkysté, et que la matière pierreuse dont l'écorce était composée, s'était déposée sur la tumeur que formait dans l'intérieur de la vessie le noyau que couvrait la membrane interne de ce viscère. » (Boyer, *loc. cit.*, p. 424).

Sous ce titre : *Calcul vésical enkysté recouvert par des couches nombreuses et épaisses de fibrine et de mucus coagulé*, M. Marjolin a fait connaître à la Société de chirurgie un cas offrant un réel intérêt. Chez un enfant mort de néphrite purulente, existait un petit calcul de 1 centimètre de long, qui se dérobait sous une enveloppe molle dont le microscope a fait connaître la constitution. C'était en effet de la fibrine stratifiée. On est en droit de se demander ce que seraient devenues ces couches enveloppantes, si elles se seraient désagrégées ou si, au contraire, elles se seraient organisées. La vieille théorie de l'enkystement, antérieure à celle de Littre, ne trouverait-elle pas un appui dans la communication de M. Marjolin? En tout cas il lui manquerait toujours la consécration du fait matériellement prouvé.

Pour l'étude plus complète du sujet nous renvoyons au mémoire très intéressant de Housset (*Mém. de l'Acad. de Chirurgie.* Nouv. éd., 1819, t. I, p. 293) et au remarquable ouvrage de Deschamps que nous aurons plus d'une fois l'occasion de citer. Des faits beaucoup plus récents se sont ajoutés à la série déjà longue des pierres enchatonnées et enkystées; nous ferons remarquer que les auteurs confondent souvent ces deux variétés, tenant ainsi fort peu de compte de l'existence d'un orifice par lequel la poche communique avec la vessie. Dans l'enkystement vrai cet orifice manque; il est constant dans l'enchatonnement, mais il peut être réduit à de très petites dimensions, et alors la pierre est presque enkystée.

Nous devons les faits récents, auxquels nous venons de faire allusion, à MM. H. Thompson (*The Lancet*, 1874, t. II, p. 150), Piccinini (*Lo Sperimentale*, oct. 1878), Wyeth (*New-York med. Journ.*, avril 1879), Simonin (*Rev. méd. de l'Est*, janv. 1880), James Tison (*Philadelphia med. Times*, mars 1880). M. Lemaire a rencontré un cas du même genre dans une autopsie faite à l'hôpital Saint-Antoine, thèse inaugurale, Paris, 1877.

Nous rappellerons pour mémoire la possibilité de l'usure des poches vésicales par une pierre fortement enchatonnée (*Voy. Chap. XI*).

A la suite des pierres chatonnées ou enchatonnées et enkystées, nous devons une mention à celles qui se développent dans une cavité anormale annexée à la vessie, que ce soient ces vastes poches qui perdent à la longue les caractères des hernies tuniquaires proprement dites, ou des foyers d'abcès communiquant avec la vessie.

Dans un travail intéressant, sur lequel Dolbeau a été chargé de faire un rapport, M. Raoul Leroy d'Étiolles a exposé ses recherches sur le développement des pierres dans les cystocèles. Il en ressort d'abord que cette complication est fort rare, car il n'a pu en rassembler que 16 cas, dont 10 de cystocèle vaginale et 6 de cystocèle inguinale. (*Bull. de la Soc. de chirurgie*, 2e série, 1864, t. V, p. 262).

Enfin, M. Nicaise a rapporté un exemple curieux de calcul vésical chez une femme atteinte de fistule vésico-vaginale avec oblitération du vagin; l'extraction de ce calcul a pu être pratiquée par l'urèthre préalablement dilaté. (*Bull. et Mém. de la Soc. de chirurgie*, nouvelle série, 1876, t. II, p. 146.)

SYMPTÔMES. DIAGNOSTIC. — De tous les signes connus de la présence d'une pierre dans la vessie, il n'y en a qu'un qui ait par lui-même, et indépendamment de tous ceux qui peuvent l'accompagner, une valeur absolue : c'est le frottement ou le choc sur le corps étranger du bec d'un instrument métallique introduit par le canal de l'urèthre. Les autres signes doivent une signification importante bien plus à leur association qu'à leur nature. A ceux-là on applique ordinairement la dénomination de signes rationnels. Isolés ou réunis, ils impriment au diagnostic un simple caractère de probabilité; la certitude ne peut naître que de l'exploration directe par le cathétérisme, et encore il y a des circonstances capables de réduire à néant la valeur de ce moyen de constatation.

Signes rationnels. — Les signes rationnels considérés à juste titre comme les plus ordinaires sont : des troubles variés dans la miction, des sensations ou des douleurs présentant des caractères spéciaux, l'hématurie, une altération plus ou moins profonde de l'urine.

Disons de suite que chez certains sujets tous ces signes font défaut, et que la pierre peut atteindre à des proportions considérables sans s'être révélée au médecin ni même au malade par les caractères habituels. Bien que rares, les faits de ce genre sont incontestables. Ils n'avaient pas échappé à nos devanciers.

Troubles de la miction. — La fréquence des envies d'uriner est une des premières particularités qui attirent l'attention du malade. En même temps apparaissent certaines sensations capables de fournir d'utiles indications. Dans certains changements de position du corps, lorsque, par exemple, le malade quitte son lit ou passe de la position assise à la station, il éprouve comme un léger choc dans la profondeur du bas-ventre, lequel est suivi immédiatement d'une irradiation à peine douloureuse dans la verge et jusque vers la base du gland. Les secousses de la voiture donnent lieu aux mêmes sensations souvent plus nettes et franchement douloureuses. Toute fatigue, de quelque nature qu'elle soit, aboutit ordinairement au même résultat.

Déjà, à cette période, le malade sent bien que sa vessie est menacée ou atteinte de quelque altération sérieuse, et le médecin consulté en pareille occurrence peut être suffisamment mis sur la voie du diagnostic par les indications qui lui sont données.

Cependant les troubles de la miction s'accentuent bientôt. La fréquence des besoins augmente; il arrive assez souvent que le jet de l'urine s'arrête brusquement; puis, après quelques moments d'interruption, l'écoulement recommence; ou bien encore, le malade, malgré de puissants efforts, ne peut triompher de la résistance que rencontre l'urine au col de la vessie, et il lui faut attendre un quart d'heure, une demi-heure ou davantage, avant de pouvoir se soulager entièrement.

Le plus grand nombre des auteurs attribuent cette particularité au déplacement de la pierre qui viendrait, poussée par l'urine, boucher le col de la vessie, comme la balle de plomb qui, dans certaines canules trachéales, fait l'office d'une soupape. Sans contester la valeur de cette interprétation, nous pensons qu'on l'a trop généralisée et nous sommes disposés à croire que bien souvent la cause réelle de l'interruption du jet de l'urine est une contraction brusque du sphincter qui peut persister un certain temps. Nous le croyons d'autant plus que la contracture du col est loin d'être toujours douloureuse. D'ailleurs, elle est provoquée par le déplacement ou par le contact plus intime de la pierre avec la muqueuse du col.

Le spasme persistant détermine la rétention d'urine complète, ce qui est pour nous une confirmation de l'explication que nous croyons applicable peut-être à la majorité des cas.

La rétention est due aussi quelquefois à l'atonie ou à la paralysie du corps de la vessie, comme chez les sujets qui n'ont pas de pierre et chez qui l'inertie se rattache à la tuméfaction hypertrophique de la prostate.

Entre la rétention par spasme et la pierre vésicale, il existe une corrélation bien plus directe qu'entre cette dernière et la rétention par inertie; car, dans le premier cas, il y a une irritation immédiate sur le col, tandis que, dans le second, on peut invoquer des causes multiples et n'attribuer au calcul qu'une faible part dans l'accident.

L'incontinence d'urine, qui n'est pas extrêmement rare, peut s'expliquer de deux façons; tantôt par l'inertie du col accompagnant celle du corps, tantôt par l'engagement de la pierre dans la prostate. Il se forme alors un prolongement conique qui gêne le fonctionnement des fibres musculaires du sphincter, surtout si ce prolongement n'est pas parfaitement régulier sur tout son pourtour, et s'il est creusé d'une rigole longitudinale.

Chez les enfants l'incontinence est parfois le premier signe qui attire l'attention des parents; mais on peut se demander si, au lieu d'être due à l'inertie du sphincter, elle ne s'expliquerait pas encore mieux par des contractions incessantes du corps de la vessie. Chez les enfants qui souffrent beaucoup, cette deuxième explication nous semblerait préférable, tandis que nous admettrions plus volontiers l'atonie du sphincter chez ceux dont l'incontinence n'est pas accompagnée par de vives souffrances.

Sensations diverses. Douleurs. — Nous avons indiqué plus haut quelques-unes des sensations qui révèlent l'existence d'une pierre; nous avons parlé d'une sensation de choc déterminée par les changements de position et suivie fréquemment d'une irradiation à peine douloureuse le long de la verge et vers la base du gland. Ces phénomènes représentent une des formes atténuées de la souffrance chez les calculeux. Quelques-uns éprouvent une sensation permanente de pesanteur dans le bas-ventre, au périnée et jusque dans le rectum. Il peut s'y joindre par moments des douleurs proprement dites, survenant dans l'intervalle des mictions ou immédiatement après l'émission de l'urine.

Dans le premier cas, ce sont des élancements douloureux qui se transmettent jusqu'à l'extrémité de la verge en partant de la région périnéale profonde; dans le second, le maximum de la douleur siège plutôt au niveau du col de la vessie. La souffrance, d'abord sourde, augmente rapidement et de son foyer primitif irradie dans des points du corps quelquefois fort éloignés. Les irradiations vers le gland, le périnée, l'anus, la région hypogastrique et les lombes se comprennent aisément. Lorsqu'elles ont lieu dans les bourses, dans les testicules, dans les aines, dans la région sacrée, au niveau du coccyx ou des ischions, le long des uretères, c'est encore dans les limites de ce qu'on peut appeler la zone génito-urinaire; mais si ces irradiations s'étendent aux membres inférieurs, sous forme de crises aiguës siégeant dans les muscles et se reproduisant avec une périodicité régulière, ainsi que Civiale en a observé des exemples, ce fait est plus singulier et difficile à interpréter, en dehors d'une influence réflexe ou du moins d'un ébranlement atteignant les points de la moëlle d'où émergent les nerfs de la vessie.

Nous avons tout récemment taillé un malade qui se plaignait avec insistance de crampes dans les deux jambes.

Ainsi, sensation de poids, chatouillement, picotement, douleurs sourdes, élancements, le tout accompagné d'irradiations proches ou éloignées, telles sont les formes multiples de la souffrance chez les calculeux. Ajoutons que son intensité est parfois excessive, que certains malades sont pris après la miction d'un tremblement nerveux accompagné ou suivi d'un malaise extrême. Une sueur abondante couvre leur visage; quelques-uns ont une syncope ou une simple défaillance, d'autres se congestionnent d'une façon inquiétante. On a même parlé d'apoplexie survenant chez ceux qui sont obligés de faire de grands efforts pour uriner; mais il ne faut pas perdre de vue que chez des calculeux atteints de lésions rénales, l'urémie peut se manifester brusquement sous la forme apoplectique. Certains malades ont des souffrances continues, avec des exacerbations réitérées, qui leur arrachent des cris et épuisent leurs forces.

Beaucoup de ces sensations, faibles ou intenses, peu douloureuses ou horriblement pénibles, sont dues au spasme de la vessie. Cela est vrai surtout pour les crises qui suivent la miction, et même pour celles qui surviennent spontanément. L'extrême sensibilité de la muqueuse, de celle du col principalement, tient sans cesse en éveil l'irritabilité des fibres musculaires, et l'on peut dire que, en général, les douleurs sont d'autant plus intenses que la vessie est plus contractile, qu'elle est plus directement appliquée sur la pierre et que celle-ci est plus volumineuse ou plus irrégulière. Voilà pourquoi chez les enfants les crises qui suivent la miction sont ordinairement si pénibles, tandis que chez les sujets dont la vessie est frappée d'atonie ou de paralysie, la pierre ne se révèle souvent par aucun indice.

L'incontinence d'urine, chez les calculeux à grosse pierre engagée en partie dans le col, devient cause de souffrances très vives, en déterminant un contact continuel entre le calcul et la muqueuse; si, au contraire, elle est le résultat de l'atonie générale de l'organe, il se peut que les malades tolèrent sans trop de peine la présence du corps étranger.

Ce qui prouve, d'ailleurs, que les spasmes du col et même du corps de la vessie, sont la cause la plus ordinaire des douleurs, c'est que celles-ci cessent quelquefois brusquement, soit par suite du déplacement de la pierre, soit sans cause avérée.

Les sensations douloureuses des calculeux sont influencées par certaines circonstances bien connues. Ainsi ordinairement, du moins dans la période de début, le repos dans la position horizontale diminue la fréquence des envies d'uriner, atténue ou fait entièrement disparaître les douleurs, tandis que, debout et surtout assis, les malades souffrent davantage. Ils supportent difficilement la voiture, mais ils ressentent moins violemment les cahots dans les véhicules pesants. La marche, tout en les fatiguant assez vite, reste possible à beaucoup d'entre eux pendant bien longtemps; mais c'est toujours dans le décubitus dorsal et au lit qu'ils se trouvent le mieux, circonstance à laquelle nous devons donner dès maintenant le plus possible de relief, parce que, en général, les malades qui souffrent d'une tuméfaction de la prostate ont des envies plus fréquentes d'uriner lorsqu'ils sont couchés que lorsqu'ils sont debout, et souffrent davantage.

Hématurie. — L'hématurie est fréquente chez les calculeux. Elle a lieu dans l'intervalle des mictions ou tout de suite après. Lorsqu'elle est spontanée, elle est le résultat de l'état fongueux de la muqueuse ou elle résulte de la déchirure d'une frange vasculaire de polype villeux. Ordinairement elle est provoquée par les déplacements de la pierre sous l'influence des mouvements du malade et des contractions de la vessie. C'est pour cette dernière raison qu'elle suit souvent de près l'émission de l'urine. Le sang est alors d'un rouge vif; il n'est point mélangé à l'urine, tandis qu'il est rouge brun ou noirâtre, lorsqu'il a séjourné quelque temps dans la vessie, mélangé avec une urine déjà bourbeuse et quelquefois avec les débris des fongus frappés de gangrène partielle. Des caillots plus ou moins altérés sont fréquemment éliminés en même temps que ces détritus.

L'urine a des caractères très différents suivant les cas. On ne s'en étonnera pas, si l'on se rappelle que la formation de certaines pierres se rattache uniquement aux altérations préalables de ce liquide sous l'influence d'un catarrhe ancien et avancé. En se basant sur cette notion, on a pu dire que chez les sujets à urine acide et relativement peu altérée, on pouvait présumer que la pierre était constituée par de l'acide urique, des urates ou de l'oxalate de chaux, tandis que des urines alcalines, très chargées de phosphates et bourbeuses étaient l'indice ordinaire des calculs formés de phosphates de chaux et ammoniaco-magnésien.

Cette sorte de proposition serait trop formelle si on la prenait à la lettre, mais elle ne manque pas de vérité, à cela près cependant qu'elle n'est applicable qu'aux calculeux à pierre petite et moyenne; car toute pierre, fût-elle constituée par l'acide urique le plus pur ou par de l'oxalate de chaux exclusivement, peut à la longue engendrer le catarrhe vésical le plus accentué. Que devient alors la valeur diagnostique attribuée aux caractères de l'urine ? Rien ou presque rien. Dans une mesure variable, la cystite chronique est la conséquence inévitable du développement des pierres; seulement, chez certains sujets, sans qu'on puisse savoir pourquoi, la complication ne dépasse jamais un certain degré d'intensité.

La cystite dite calculeuse peut donc être considérée comme la règle, mais ce qu'elle offre de spécial, ce sont ses retours intermittents séparés par des périodes parfois longues d'accalmie, ce sont aussi les douleurs intenses qu'elle provoque, c'est la rétention d'urine que peut déterminer le spasme du col, c'est le type intermittent qu'affecte souvent la fièvre qui l'accompagne. L'association de ces diverses particularités la caractérise en tant que cystite *du col;* mais pour être plus encore dans la vérité, on pourrait dire que, sourde et latente lorsqu'elle occupe principalement le corps de la vessie, elle se complique de temps à autre de poussées inflammatoires siégeant au col et affecte alors le type violent propre aux phlegmasies de cette portion de l'organe.

Nous n'avons pas à insister sur les caractères de l'urine observés en pareille circonstance; qu'il nous suffise de renvoyer le lecteur à l'étude que nous en avons faite à l'occasion des cystites aiguës et chroniques.

Nous signalerons encore, comme particularité fréquente chez les calculeux, un développement exagéré du pénis et un état d'érection presque continue; d'où parfois le priapisme le plus intense. La congestion persistante des plexus vésicaux fournit de ce phénomène une explication suffisante. C'est surtout chez les enfants qu'il a été remarqué, parce que, chez eux, la précocité de développement des organes sexuels frappe beaucoup. De plus, les vieillards aussi bien que les enfants prennent l'habitude d'exercer des tractions sur leur verge, sans doute parce qu'ils trouvent dans cette sorte de manœuvre un soulagement à leurs souffrances.

Tels sont les signes rationnels de la pierre. Loin de se présenter toujours réunis chez le même sujet, ils peuvent, ainsi que nous l'avons fait pressentir au commencement de ce chapitre, faire entièrement défaut; l'association la plus fréquente est celle des troubles de la miction avec les différentes formes de la douleur. L'altération de l'urine suit ordinairement de près ces deux signes fondamentaux, à des degrés divers. L'hématurie est la conséquence ordinaire de la cystite chronique avec ou sans poussées aiguës. Cependant la congestion simple de la muqueuse peut en être la cause; elle manque souvent chez les sujets jeunes, chez les enfants; chez la femme elle est certainement moins commune que chez l'homme.

La *valeur diagnostique* de ces signes rationnels locaux dépend donc non seulement de leur mode d'association, mais encore de certaines circonstances telles que l'âge et le sexe des sujets, ainsi que de l'état fonctionnel de la vessie.

Chez les enfants ils ont une grande importance; l'incontinence essentielle d'urine, l'irritabilité vésicale due au phimosis congénital et à la balano-posthite concomitante, sont les seuls troubles fonctionnels capables de donner le change. A peine est-il nécessaire de faire une réserve pour les affections organiques de la vessie, qui occupent dans la pathologie urinaire de l'enfance une place extrêmement restreinte. Si à ces troubles s'ajoutent les douleurs, sous la forme de crises violentes survenant à la fin de la miction, le doute n'est guère possible; le diagnostic de la pierre peut se faire avant l'exploration vésicale.

On pourrait en dire presque autant de la femme, si l'état spasmodique du col n'était assez souvent provoqué chez elle par des affections des organes voisins ou de la vessie elle-même, telles que les végétations de l'urèthre, les métrites, le vaginisme, les fissures à l'anus, la cystite chronique, ou par un état nerveux constitutionnel à manifestations éloignées et multiples (hystérie).

Chez l'homme adulte, les affections capables de dérouter le diagnostic sont principalement les uréthrites liées ou non à un rétrécissement du canal, les cystites du col simples ou tuberculeuses, les concrétions rénales et les douleurs quelquefois sourdes qui, par leur irradiation des reins vers la vessie, provoquent les spasmes du col.

Enfin, chez les vieillards, à ces causes déjà multiples d'erreur se joignent les affections de la prostate et leurs conséquences multiples du côté du col et du corps de la vessie; si bien qu'on peut dire qu'à partir de cinquante ans les signes rationnels de la pierre perdent de plus en plus de leur valeur. Le cathétérisme et l'exploration de la vessie sont les vrais et, l'on pourrait dire, les seuls moyens de diagnostic. Sans eux on ne peut rien affirmer, parce que, malgré les plus grandes probabilités, il arrive encore assez souvent que la recherche de la pierre avec les instruments appropriés donne des résultats absolument négatifs.

Quelle est donc l'affection qui peut ainsi faire croire à l'existence d'une pierre et provoque des symptômes analogues ? C'est le spasme du col associé ou non à la névralgie vésicale. Il peut comme la pierre déterminer des troubles de la miction (fréquence, douleurs, interruption brusque du jet), des douleurs au bas-ventre, au périnée, dans le fondement, avec des irradiations le long de la verge et jusqu'à la base du gland, et le doute est encore plus permis lorsque le sujet est atteint de gravelle rouge ou blanche; car s'il est vrai que cette circonstance, relevée dans les antécédents morbides du sujet ou constatée dans le moment même où on est appelé à lui donner des soins, est considérée à juste titre comme ayant de la valeur, relativement à l'existence probable d'une pierre dans la vessie, lorsque les autres signes rationnels énumérés plus haut sont réunis chez ce même sujet, le spasme pur et simple développé dans ces circonstances et sous l'influence même de la lésion rénale, peut facilement induire en erreur. Ici plus que jamais l'exploration vésicale est indispensable pour le diagnostic.

Le toucher rectal, auquel on serait tenté d'attribuer à priori une certaine valeur, n'en a guère chez l'adulte ni chez le vieillard. A moins que la pierre ne soit très volumineuse ou ne présente un prolongement uréthral, l'extrémité du doigt n'arrive pas ordinairement à la sentir nettement. Il n'en est plus de même chez les enfants et chez les adolescents. Le développement encore très incomplet de la prostate, les dimensions relativement faibles des organes par rapport au doigt permettent d'atteindre le bas-fond de la vessie. Chez la femme, le toucher vaginal aurait une valeur réelle, si le diagnostic par la sonde n'était ordinairement d'une extrême simplicité. Il recouvrerait une grande importance en cas de cystocèle.

L'utilité réelle du toucher rectal chez le vieillard consiste en ce qu'il permet de s'assurer de l'état de la prostate. Il ne faut donc jamais négliger cette sorte d'exploration, et souvent il y a avantage à la combiner avec le cathétérisme.

Exploration vésicale. Recherche directe du calcul. — Bien souvent le cathétérisme explorateur ne peut pas être pratiqué le jour même où pour la première fois on se trouve en présence du malade. Auparavant, il faut de toute nécessité en faire l'examen au point de vue de son état général et renoncer à un cathétérisme quelconque, même avec des instruments souples, s'il a de la fièvre, si ses douleurs sont très vives, s'il a uriné récemment ou s'il urine encore du sang. Dans le cas où l'on serait arrêté par ces diverses circonstances, il faudrait attendre que la situation se fût améliorée, et prescrire pour obtenir ce résultat une médication propre à faire cesser les accidents aussi tôt que possible.

D'une manière générale, il y a avantage à ne pas sonder le malade dès le premier jour, même s'il est dans d'assez bonnes conditions. S'il arrive de province ou de l'étranger, il faut lui laisser tout le temps voulu pour se reposer, lui prescrire des bains généraux, des laxatifs, une hygiène sévère. Le chirurgien doit, s'il a le choix du lieu, éviter d'examiner le malade dans son cabinet; il est préférable que ce dernier soit chez lui, au lit et à jeûn.

L'exploration préalable de l'urèthre est de toute rigueur, afin de s'assurer qu'il n'existe pas de rétrécissement. Une bougie à boule nº 16 à 18 est donc le premier instrument à employer.

Chez certains sujets la sensibilité du gland et du canal est tellement exagérée que tout contact provoque de réelles souffrances. Ce n'est qu'avec de grandes précautions qu'on peut faire tolérer à la muqueuse uréthrale l'introduction d'un instrument quelconque. Alors ce n'est jamais avec un instrument métallique qu'il faut commencer. Après la bougie à boule doivent venir la bougie cylindro-conique en gomme d'un volume faible, nº 15 ou 16, puis les mandrins Béniqué. Cette introduction doit être répétée plusieurs jours de suite avec des numéros de plus en plus forts, jusqu'à ce que la sensibilité se soit émoussée et que la vessie n'ait plus de tendance à se contracter spasmodiquement. Malheureusement chez certains sujets ce résultat ne peut pas être obtenu; la chloroformisation devient indispensable. Il en est de même chez les enfants très indociles qui ne se prêtent pas volontairement à l'exploration.

Après ces soins préliminaires, on peut procéder à la recherche de la pierre avec les instruments métalliques; mais il arrive souvent que le frottement des bougies en gomme sur la surface rugueuse du calcul a déjà permis de faire le diagnostic.

Le malade doit éviter d'uriner pendant une ou deux heures avant le moment fixé pour l'exploration; lorsque la vessie contient environ 100 à 150 grammes de liquide, ses parois sont moins exposées à être froissées par le bec des sondes exploratrices.

On peut se servir de divers instruments, soit de la sonde de Leroy d'Étiolles, soit de celle de Mercier, soit d'un de ces explorateurs plus modernes, dont la forme générale rappelle celle de la sonde de Leroy d'Étiolles. Nous faisons allusion à la sonde exploratrice de M. Thompson et à celle de M. Guyon. La première a la courbure et la longueur de bec de celle de Leroy d'Étiolles, seulement le bec est un peu renflé en massue à son extrémité. La partie correspondant au pavillon des sondes ordinaires est munie d'un tambour allongé et rayé longitudinalement à sa surface. Un petit

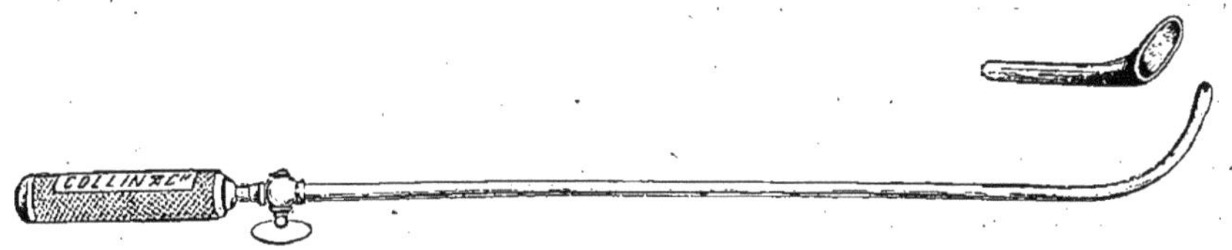

Fig. 60. — Explorateur de Thompson modifié par M. Guyon. — Bec du même instrument terminé par une sorte de talon pour repousser les fragments de calculs dans la vessie.

curseur mobile sur la portion du corps de la sonde voisine du tambour, qui présente une graduation par centimètres, permet de mesurer approximativement les calculs. Enfin le tambour est perforé selon son axe, et par ce canal qui est en continuité avec celui de la sonde, on peut pousser une injection dans la vessie ; un bouchon métallique spécial s'adapte à l'orifice extérieur du tambour. M. Guyon a fait modifier par M. Collin l'instrument de M. Thompson, en remplaçant le fosset métallique par un robinet (fig. 60).

Ces deux instruments ont sur la sonde de Leroy d'Étiolles l'avantage d'être d'un calibre moins fort et d'une très grande légèreté. De plus le tambour annexé à leur pavillon amplifie pour la main et pour l'oreille les frottements et les chocs.

Le malade doit être étendu sur un lit ou sur un canapé un peu dur, les jambes légèrement écartées et fléchies ; il faut au préalable placer sous ses fesses un coussin ferme ne débordant pas en avant la racine des bourses. Le chirurgien se place à sa droite ; il est nécessaire de tremper les instruments métalliques dans de l'eau chaude, afin d'éviter de provoquer des spasmes par une sensation de froid trop vif.

Quel que soit l'instrument auquel on aura donné la préférence, on doit prêter attention à la façon dont il se comporte, lorsque son bec parcourt la portion prostatique du canal et franchit le col vésical. Sa déviation à droite ou à gauche, les difficultés du temps de pénétration dans la vessie renseignent sur l'existence d'une tuméfaction prostatique siégeant dans les lobes latéraux ou à la lèvre postérieure du col. Le toucher rectal permet, ainsi que nous l'avons dit plus haut, de préciser ce diagnostic.

Si l'on reconnaît une déformation notable de l'orifice uréthro-vésical caractérisée par l'élévation de la lèvre postérieure et par l'existence d'une valvule transversale, glandulaire ou musculeuse, il est préférable de recourir de suite à la sonde de Mercier, parce qu'elle permet de mieux franchir l'obstacle et d'explorer plus complètement le trigone et le bas-fond.

Lorsque l'instrument a pénétré dans la vessie, le chirurgien doit le tenir immobile un instant pour ne pas provoquer des contractions spasmodiques du réservoir urinaire. Si ce petit accident se produit, il vaut mieux laisser couler l'urine ; puis on la remplace par une quantité égale d'eau tiède, qu'on injecte très lentement et en s'arrêtant chaque fois que le malade accuse un commencement d'envie d'uriner. Si l'on ne peut en faire pénétrer plus de 60 à 100 grammes, l'exploration n'en est pas moins praticable.

Cela fait, on pousse doucement le bec de la sonde jusque sur le fond de la vessie; on imprime à l'instrument un mouvement de rotation vers le côté gauche du malade, et tandis qu'on le ramène lentement au dehors, on frappe à de courts intervalles la paroi correspondante de l'organe avec le bec. Ces petits chocs, combinés avec de légers frottements, fournissent au chirurgien des notions précises sur l'état anatomique de la paroi, en même temps qu'ils lui font savoir si un calcul existe dans les points explorés.

Dès qu'on sent le bec arrêté par le col, il faut éviter toute pression violente sur son pourtour et le repousser de nouveau jusque vers la paroi postérieure. Alors on recommence la même manœuvre, en inclinant le bec vers la partie latérale droite de la vessie.

Pour explorer le bas-fond et le trigone, il faut imprimer à la sonde une demi-rotation, de manière que le bec regarde directement en bas. Cette rotation est beaucoup facilitée par l'abaissement du pavillon. On le relève ensuite plus ou moins, suivant que le bas-fond est plus ou moins profond ; l'élévation exagérée aurait pour inconvénient de causer des frottements trop rudes du bec sur la muqueuse de ces régions.

Pour l'exploration de la partie supérieure de la vessie, il est bon de laisser couler l'eau ou l'urine qui distend le réservoir urinaire. La paroi vient alors s'appliquer d'elle-même sur l'extrémité de l'instrument. Lorsque la vessie est trop vaste et peu rétractile, et qu'on soupçonne l'existence de poches plus ou moins spacieuses, capables de renfermer un calcul de quelque importance, il y a avantage à compléter l'exploration au moyen d'une sonde à grande courbure ou d'une bougie de gomme terminée par un bouton métallique.

Le choc produit par la collision d'un instrument métallique avec une pierre peut être assez fort pour être perçu par l'oreille des assistants et par le malade lui-même; mais il n'en est pas toujours ainsi, et diverses circonstances donnent lieu parfois à de très grandes difficultés de diagnostic.

En général, lorsqu'on a pratiqué méthodiquement l'exploration, et qu'on n'a rien rencontré, on est en droit de penser qu'il n'y a pas de pierre; mais il y a des causes d'erreur qu'il faut bien connaître, afin de savoir s'en méfier. On peut croire à l'existence d'une pierre lorsqu'il n'y en a pas, ou inversement ne pas sentir assez nettement le corps étranger pour pouvoir en affirmer l'existence.

Lorsqu'il existe dans la portion la plus profonde de l'urèthre des saillies prostatiques mamelonnées et fermes, lorsque la musculature de la vessie est très développée et que des colonnes charnues font sur sa face interne un relief considérable, il se peut que le bec de l'instrument donne la sensation d'un contact rugueux et dur. Si quelques grains phosphatiques ou uratiques se logent dans un rudiment de cellule à fleur de la muqueuse, le frottement sur la concrétion s'ajoute au frottement rude sur la colonne charnue pour donner lieu à une erreur. Avec de l'attention on arrive à reconnaître que cette sensation vient du contact de l'instrument avec un point très limité de la paroi. Dans le doute, on complètera l'exploration au moyen d'un petit brise-pierre, moyen qui convient à tous les cas difficiles, et qui, du reste, représente, même dans les cas simples, le dernier acte de l'exploration méthodique, acte indispensable, si l'on veut être bien renseigné sur les qualités physiques de la pierre, sur son volume et sur sa consistance.

Diverses circonstances peuvent faire penser que la vessie ne renferme pas de calcul, alors qu'elle en contient réellement un ou plusieurs. Une pierre petite dans une grande vessie se dérobe facilement à l'instrument explorateur. En laissant l'urine ou l'eau injectée s'écouler au dehors, on assure mieux le contact de l'algalie avec la concrétion ou le calcul. Les pierres molles, demi-solides, ne se révèlent pas par un choc net, ni même par un frottement rude. Pour peu qu'elles soient enveloppées de mucus ou de caillots fibrineux, le contact devient encore moins immédiat et la sensation de plus en plus obscure. Des injections avec de l'eau tiède légèrement alcalinisée doivent être faites dans le but de dissocier les caillots et de dissoudre une partie du mucus concrété.

D'autres fois la difficulté provient des altérations matérielles et des déformations de la vessie. Si le bas-fond est déprimé en une poche profonde ayant un peu la forme d'un filet à papillon, et si, en même temps, la lèvre postérieure du col est très élevée au-dessus du plan normal du trigone, il se peut que le bec court de l'explorateur de Mercier n'atteigne pas sa face supérieure. Si l'on soupçonne cette disposition il faut beaucoup élever le bassin du malade, et même, si cela ne suffit pas, l'engager à se mettre à quatre pattes; ce changement de position aura ordinairement pour résultat le déplacement de la pierre vers la paroi antérieure ou vers le col.

Quand la pierre est enchatonnée, il faut que le bec de l'instrument arrive juste sur l'orifice de la poche qui la contient, pour qu'on ait la sensation de son contact avec le corps métallique; et encore le hasard est pour beaucoup dans cette rencontre, surtout lorsque l'orifice de communication de la poche avec la vessie est trop étroit pour laisser sortir la pierre. Si des conditions inverses existent, il faut engager le malade à varier ses attitudes, de manière à faire tomber le corps étranger dans le fond de la vessie. C'est ce qui a lieu spontanément pour certaines pierres, et c'est sans doute la raison pour laquelle il est arrivé à des chirurgiens expérimentés de rencontrer un jour un calcul au bout de leur sonde et de ne plus le trouver le lendemain ou un des jours suivants. Cela s'explique très bien par la rentrée du corps étranger dans la poche où il s'était primitivement développé.

Enfin, si la pierre était véritablement enkystée, c'est-à-dire séparée de la cavité vésicale par la muqueuse plus ou moins amincie, sa rencontre avec la sonde ne pourrait être révélée que par un choc obscur ou par un frottement médiat, et il faudrait une grande habitude de ces sortes d'exploration pour oser affirmer l'existence d'une pierre; à plus forte raison, si, quoique enkystée, elle se recouvrait, comme dans le cas de Boyer rapporté plus haut, de concrétions superposées à la muqueuse.

Il se peut aussi que la pierre soit maintenue comme suspendue vers le sommet de la vessie par un spasme de cette portion de l'organe.

Lorsque beaucoup de points de la muqueuse vésicale sont incrustés de sels calcaires, on en est averti par la sensation de contact et de frottement rugueux transmise par le bec de la sonde, dans quelque direction qu'on fasse tourner l'instrument. On remarque en outre que la vessie dans ces points se laisse déprimer, tandis qu'une pierre résiste et se laisse difficilement déplacer, lorsqu'elle a un certain volume.

Nous avons dit plus haut, que l'exploration avec le brise-pierre était le complément indispensable de l'exploration avec les sondes métalliques, et nous avons ajouté que dans bon nombre de cas douteux, c'était le meilleur moyen d'arriver à la connaissance de la vérité. En effet, une pierre qui échappe aux recherches, parce que ses petites dimensions et sa légèreté la rendent très mobile, ou parce que du mucus épais ou des caillots fibrineux l'enveloppent de toute part, peut venir se placer d'elle-même entre les mors du brise-pierre ou bien être saisie dans le bas-fond vésical, dans une poche rétro-prostatique.

D'autre part, il ne suffit pas d'avoir perçu par la main ou par l'oreille le choc de la sonde sur le calcul, il ne suffit pas, pour en apprécier les dimensions, de constater que le contact se prolonge plus ou moins longtemps, pendant qu'on retire l'instrument au dehors, et de mesurer la longueur de sonde qui pendant la durée du frottement sort du méat. Le brise-pierre seul peut fournir des notions précises relativement au nombre des calculs, à leurs dimensions, à leur consistance et aussi à la composition chimique de leurs couches superficielles. On peut se servir, tantôt du petit explorateur à deux branches et à tambour, que l'on doit à M. Colin,

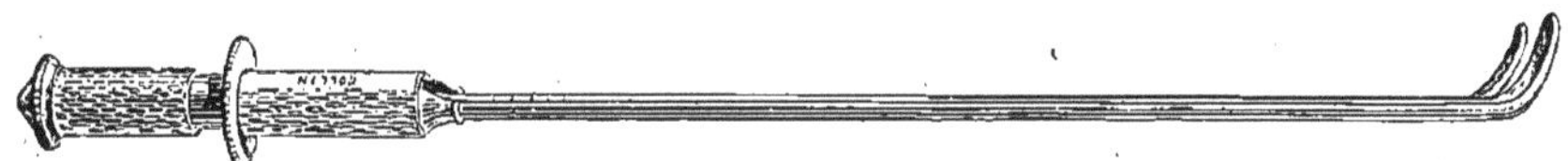

FIG. 61. — Explorateur à deux branches.

(fig. 61) tantôt d'un brise-pierre ordinaire de dimensions proportionnées au volume présumé de la pierre.

L'explorateur à deux branches glissant l'une sur l'autre comme celles du brise-pierre, a tous les avantages d'un instrument léger et de faible calibre, incapable, par conséquent, d'exercer une violence réelle sur le canal ou sur la vessie ; mais, en revanche, les becs de ses deux branches sont trop courts pour bien saisir un calcul ayant plus de 2 centimètres de diamètre. Aussi, dans la généralité des cas, le brise-pierre n° 1 et même le n° 2 sont-ils nécessaires. Pour les calculs volumineux, le gros calibre seul peut convenir; lorsqu'il est insuffisant, la lithotritie doit être entièrement rejetée. (Voy. plus loin au chapitre de la *Lithotritie*.) La taille reste comme unique ressource, et alors la mensuration précise perd un peu de son importance. Il faut néanmoins arriver à savoir par tous les moyens possibles si le calcul est extrêmement volumineux. L'exploration de l'hypogastre et le toucher rectal fournissent, à cet égard, des renseignements importants, sans compter que généralement l'incontinence d'urine est alors, sinon la règle, du moins un fait excessivement fréquent.

La notion du nombre des calculs est fournie par la manœuvre suivante : l'instrument en a saisi un. On doit alors le fixer solidement entre les mors, sans le broyer, et explorer les différents points de la vessie. Un nouveau choc avertirait de l'existence d'une seconde pierre. Le diagnostic de pierres multiples repose ordinairement sur une simple hypothèse plus ou moins plausible.

Pour apprécier la consistance du calcul, il faut exercer une certaine pression avec la branche mâle du brise-pierre. On sent si elle s'enfonce un peu dans la couche superficielle, ou si cette dernière ne se laisse nullement entamer. D'ordinaire il y a une relation assez précise entre la consistance et la nature du choc perçu par la main. Un choc sonore ou très net indique une pierre dure ou demi-dure; un choc obscur ou un simple frottement a une signification inverse.

La nature du frottement permet de savoir assez exactement si la surface est grenue ou lisse. Si d'autre part on a reconnu que la pierre est dure ou friable, on peut, de l'association du choc sonore avec la sensation d'une surface grenue, conclure que la pierre est formée principalement par de l'oxalate de chaux; on peut encore établir sa nature phosphatique ou uratique, en se basant sur ce que la consistance est molle et la surface grenue, ou bien sur ce que la consistance est assez ferme et la surface polie. De plus, les débris rapportés au dehors par les mors du brise-pierre fournissent *de visu* quelques indications sur la composition de l'écorce.

A vrai dire, tout cela paraît un peu théorique, lorsqu'on se trouve en présence des cas difficiles, et même dans les cas moyens, une aussi grande précision n'est pas toujours possible. Les sensations sont plus ou moins nettes, suivant la façon dont la pierre se présente à l'instrument, et la composition si complexe des calculs vésicaux enlève beaucoup de valeur aux notions fournies par l'exploration, relativement à la composition chimique de l'écorce.

Que dire maintenant des cas compliqués, où tout semble conspirer à la difficulté du diagnostic? Le malade est en proie à une grande surexcitation nerveuse, ou à un état fébrile incessant; il est tombé dans un marasme plus ou moins profond. Le gland, le canal sont d'une sensibilité exagérée, au moindre attouchement un spasme violent de l'urèthre et de la vessie rend impossible l'introduction de n'importe quel instrument. Toute tentative d'exploration est immédiatement arrêtée par une appréhension poussée aux dernières limites ou par des souffrances réelles. Nous avons dit plus haut quel traitement préparatoire amène peu à peu l'apaisement de cet éréthisme local et général, quels soins et quelles précautions triomphent de cette série de difficultés. Malheureusement il y a des cas où tous les efforts restent stériles. En pareille circonstance il faut ou renoncer à toute intervention, ou profiter d'une période de répit pour pratiquer la taille.

Un troisième parti conviendrait peut-être dans ces situations difficiles. Il consisterait à administrer le chloroforme, à faire l'exploration vésicale, et à pratiquer, séance tenante, la taille ou la lithotritie rapide en une seule séance, ou *litholapaxie*, suivant le procédé de M. Bigelow, dont nous aurons à parler longuement plus tard.

Trancher ici cette question, ce serait empiéter sur le chapitre des indications comparées des diverses méthodes opératoires entre lesquelles le chirurgien a le choix. Contentons-nous de dire que l'assistance fournie par le chloroforme dans ces circonstances difficiles n'est pas du tout ce qu'on pourrait penser.

Qu'on le sache bien, une vessie très irritable avant l'administration de l'agent anesthésique ne se calme guère sous son influence. La douleur est supprimée, mais le spasme persiste et avec lui bon nombre des difficultés qui rendent l'exploration incomplète ou même impossible, à savoir l'évacuation immédiate de l'urine et l'accolement de la paroi vésicale sur la surface de la pierre. Les injections préliminaires deviennent impraticables et les manœuvres de préhension sont entravées au point de devenir périlleuses. Telle est l'opinion de Dolbeau (*Traité pratique de la pierre dans la vessie*, p. 79 et suiv.) et de M. Reliquet (*Leçons sur les maladies des voies urinaires*, 1er fascicule, p. 137).

Les avantages de l'anesthésie chloroformique correspondent,

selon nous, à d'autres indications. Elle est utile chez les sujets très nerveux, qui appréhendent beaucoup l'exploration, et chez les enfants dont l'indocilité rendrait les recherches difficiles et quelquefois tout à fait impossibles. Elle l'est rarement, et par exception, quand le but poursuivi est l'abolition du spasme vésical; ce qui permet de dire qu'en réalité son utilité est très bornée.

Dans ces circonstances il faut se tenir prêt à pratiquer la taille séance tenante; il faut avoir prévu le cas où l'on ne trouverait pas de calcul et où l'on penserait devoir faire quand même la cystotomie, dans le but de faire cesser le spasme du col. On se rappelle que, nous basant sur un certain nombre de guérisons obtenues de cette façon, parmi lesquelles celle d'un malade opéré par M. Verneuil, a été une des plus nettes (*Bull. de la Soc. de chirurgie*, 2e série, t. XII, 1871, p. 6), nous avons conseillé la cystotomie dans le cas de cystite chronique spasmodique, mais nous avons eu soin d'ajouter qu'il était d'une extrême importance de s'assurer au préalable de l'état des reins.

Phénomènes généraux. — Il est rare que la présence d'un ou de plusieurs calculs dans la vessie n'ait pas un certain retentissement sur l'économie entière ou sur l'un des systèmes organiques. Les douleurs répétées, sourdes ou sous forme de crises aiguës, amènent une dépression générale et à la longue un affaiblissement notable. Des troubles digestifs divers (inappétence, dyspepsie) portent bientôt atteinte à la nutrition, soit qu'ils résultent d'une action purement nerveuse sur le tube gastro-intestinal, soit qu'ils aient pour cause le catarrhe muco-purulent de la vessie et des altérations profondes des reins. Enfin, la fièvre s'observe fréquemment, comme conséquence des poussées de cystite aiguë auxquelles les calculeux sont très sujets, ou des lésions vésicales et rénales entretenues et aggravées graduellement par la présence du corps étranger.

De là deux types fébriles bien tranchés : le type continu à exacerbations vespérines, commun aux inflammations franches, le type intermittent à accès périodiques séparés par des intervalles réguliers ou irréguliers. On verra au chapitre des *accidents fébriles compliquant les affections des voies urinaires*, ce que nous pensons de ce symptôme.

Disons de suite que les accidents généraux de la pierre peuvent faire entièrement défaut, et que, loin d'être continus, ils s'amendent chez bon nombre de sujets, pendant des périodes assez longues. Leur retour est souvent provoqué par quelque circonstance spéciale, telle que la fatigue, les excès, le froid, les manœuvres d'exploration imprudentes ou brutales.

Arrivée à un certain degré de développement, la pierre les entretient ordinairement à l'état à peu près continu. Alors le malade est obligé de renoncer à son existence habituelle ; il prend le lit et ne recouvre une santé générale satisfaisante qu'en se soumettant à de sévères prescriptions.

Parmi les accidents éloignés de la pierre, Civiale a signalé les intermittences cardiaques, la congestion cérébrale et l'apoplexie. Il faudrait être certain que le premier de ces symptômes ne tenait pas à la coïncidence d'une affection cardiaque avec l'affection calculeuse ; cependant on comprend qu'une perturbation profonde du système nerveux, déterminée par de vives souffrances, puisse porter atteinte à la régularité du rhythme cardiaque, indépendamment d'une lésion organique réelle. Quant à ce qui est des phénomènes congestifs et apoplectiques, nous avons dit plus haut combien leur interprétation devait être difficile à une époque où les diverses formes de l'urémie étaient à peine soupçonnées.

Marche. Durée. — L'affection calculeuse ne suit pas, de son commencement à sa fin naturelle, qui serait bien souvent la mort si la chirurgie n'intervenait à temps, une marche uniformément réglée. C'est une maladie à périodes alternantes d'exacerbation et de répit. Lorsqu'elle est congénitale, elle s'annonce souvent dès les premiers temps de la vie par des crises douloureuses auxquelles succombent un certain nombre de petits malades. Chez beaucoup de sujets la formation des calculs vésicaux est précédée par des coliques néphrétiques. Si ces dernières se développent chez un malade déjà atteint de la pierre, des phénomènes vésicaux se joignent aux phénomènes rénaux, phénomènes nerveux ou inflammatoires, spasme ou cystite, avec toutes leurs complications possibles (rétention d'urine, phlegmons périvésicaux, péritonite, etc.).

Certains organismes se montrent particulièrement prédisposés à ces divers accidents ; d'autres y échappent pendant toute la durée ou une partie de la durée du développement de la pierre. Il y a des malades qui se relèvent vite de chacune de ces crises, tandis que d'autres voient leurs souffrances se prolonger et leur santé subir une altération rapide. Entre ceux chez qui les phénomènes réactionnels locaux et généraux manquent entièrement et ceux dont l'organisme se révolte dès le début contre l'affection locale, on observe tous les degrés intermédiaires. C'est là une des raisons des différences énormes de durée qu'on observe dans l'évolution de l'affection calculeuse ; mais il y en a bien d'autres.

La principale réside dans la plus ou moins grande facilité avec laquelle l'organisme produit des substances salines, et dans le plus ou moins de tendance qu'ont ces substances à perdre leur solubilité, à former des concrétions ou des dépôts. Nous avons vu que cette double disposition échappe souvent à l'analyse ; nous avons signalé à propos de l'étiologie cette importante lacune.

Une fois constituée, une concrétion rénale ou vésicale peut garder bien longtemps son volume primitif ; à un moment donné de nouvelles couches se déposent sur elle, l'enveloppent de toute part, en déterminent le grossissement graduel. Elle est devenue alors le noyau d'un calcul qui atteindra peut être des proportions colossales, après avoir passé par bien des périodes d'arrêt et de développement, qui peut-être aussi ne grossira plus à partir d'un certain moment. Les troubles vésicaux subissent chaque fois le contre-coup des modifications survenues du côté du calcul, s'aggravant ou s'amendant par périodes alternantes. Donner des limites précises de durée à cette série de phénomènes est tout à fait impossible, pour la raison bien simple que rien n'est plus variable. On peut dire cependant que, sauf les concrétions et pierres phosphatiques qui se forment quelquefois avec une rapidité surprenante, parce qu'elles sont le résultat et non la cause des lésions vésicales, en général la durée du développement d'un calcul, depuis le jour où il n'est encore représenté que par un petit gravier jusqu'à celui où il occasionne la mort, est de plusieurs années ; mais pendant une période d'un même nombre d'années, tel calcul deviendra énorme, tandis que tel autre ne dépassera pas des dimensions moyennes. Nous n'insisterons pas davantage sur ce point ; l'étude étiologique que nous avons présentée plus haut donne la clef de ces grandes différences pour la majorité des cas.

L'élimination spontanée des petites concrétions est un fait banal rentrant plus encore dans l'histoire clinique de la gravelle que dans celle des calculs proprement dits. Il en a été question dans le premier volume de cet ouvrage à l'occasion des calculs de l'urèthre. Tant que les dimensions des concrétions sont en rapport avec celles du canal, ce fait ne peut causer le moindre étonnement ; mais on a enregistré quelques cas remarquables par le volume considérable du calcul. On les a ordinairement observés dans le sexe féminin. Sans compter ceux où l'élimination se fait à travers une ulcération ou une rupture de la vessie et du vagin (Barbieri, *Gaz. des hôpitaux*, juin 1840), il y en a davantage où elle a lieu par l'urèthre. Parmi ceux que rapporte Paul Hybord (*loc. cit.*, p. 32) le plus curieux est dû à Ségalas. La malade, âgée de soixante ans, rendit après « *des douleurs vives et des efforts très grands d'excrétion* » un calcul pesant trois onces et demie, plus de 100 grammes !

Dans le sexe masculin les exemples d'élimination spontanée de calculs volumineux sont plus rares. M. Marjolin en a communiqué un fort curieux à la Société de chirurgie en 1855. Le sujet, âgé de soixante-quatorze ans, atteint de gravelle depuis dix ans, avait rendu à diverses reprises des graviers gros comme des lentilles. Celui qui fut montré à la Société de chirurgie avait 2 centimètres 1/2 de long sur 1 centimètre de diamètre transversal. C'était, d'après le présentateur un calcul de l'urèthre (*Bull. de la Soc. de chirurgie*, 1e série, t. V, 1855, p. 85).

L'élimination spontanée de grains assez volumineux et entiers n'est donc pas contestable. Il n'en est peut-être pas de même de celle de graviers multiples résultant de la fragmentation spontanée d'un calcul. On a cité quelques faits de ce genre, parmi lesquels un de ceux qui offre le plus d'authenticité a été communiqué à la Société de chirurgie par M. Guéniot :

Un vieillard de quatre-vingt-trois ans avait expulsé pendant deux ans des débris calculeux. A sa mort on trouva dans la vessie « six corps étrangers, c'est-à dire trois pierres, et trois fragments de pierres. Deux de ces derniers paraissent provenir de l'une des pierres, dont la masse offre des pertes de substance sensiblement correspondantes. Le troisième fragment semble être aussi une portion détachée de l'une des deux autres pierres. Ce sont probablement des calculs phosphatiques. » (*Bull. de la Soc. de chir.*, 2e sér., t. VIII, 1867, p. 299).

On peut voir au Musée Dupuytren un certain nombre de fragments catalogués sous le n° 314 et donnés au Musée par le professeur J. Cloquet. D'après ce chirurgien ils proviendraient de la fragmentation spontanée de plusieurs calculs. Ces pièces manquent des commentaires nécessaires pour en établir la véritable signification. N'ayant pas observé de faits de ce genre, nous restons dans le doute relativement à la réalité de ce phénomène et à l'explication qu'il conviendrait de lui donner.

Pronostic. — De tout ce qui précède il résulte que le pronostic de l'affection calculeuse est grave; sauf quelques exceptions, le sujet qui en est atteint arrive insensiblement à la mort, en passant par une série de complications plus redoutables les unes que les autres. En vain certaines d'entre elles, après avoir mis en danger les jours du malade, s'arrêtent brusquement et permettent ainsi l'intervention chirurgicale qu'on avait jugée auparavant inopportune et périlleuse. Ces guérisons momentanées ne durent qu'un temps et les accidents sévissent de nouveau avec une nocuité d'autant plus grande qu'on n'aurait pas su profiter de l'occasion pour débarrasser le patient de sa pierre. On voit, certes, des vieillards porter jusqu'à la fin de leur existence des calculs assez volumineux qui n'occasionnent chez eux que peu de désordres; mais rien ne prouve qu'ils soient de formation très ancienne. Il est présumable, au contraire, que la concrétion lithique est de date récente et que la vie ordinairement très tranquille de l'homme âgé le met quelquefois à l'abri des complications qui sont la conséquence ordinaire des pierres vésicales; de sorte que si l'on voit des vieillards mourir avec un calcul de la vessie et non par ce calcul, on doit penser que souvent ils n'ont pas encore assez vécu pour que les accidents aient eu l'occasion d'apparaître.

En résumé, le calcul bien supporté est l'exception; celui qui cause de graves accidents et qui tue, est la règle.

Traitement. — Le traitement de la pierre est presque exclusivement chirurgical. Les moyens médicaux ne sont ordinairement que des adjuvants ou des palliatifs. Il est à peine besoin de rappeler les circonstances où on doit y avoir recours. Les poussées inflammatoires du côté de la vessie ou des reins, les souffrances, les troubles digestifs, les complications vésicales, telles que le catarrhe et l'hématurie, font naître autant d'indications spéciales. D'autre part, la nécessité de bien préparer le malade aux opérations qu'il aura à subir impose au chirurgien une thérapeutique raisonnée qui s'inspirera de l'hygiène aussi bien que des indications spéciales auxquelles nous venons de faire allusion. Inutile d'insister sur l'efficacité du repos, des bains, des laxatifs, des tisanes légèrement diurétiques, émollientes ou stimulantes, des calmants, d'une nourriture choisie, dans cette période préparatoire du traitement.

Après avoir exposé brièvement l'état de la question relativement à la prophylaxie de l'affection calculeuse et à la médication dissolvante, nous décrirons successivement dans les paragraphes suivants la lithotritie, la litholapaxie, les divers procédés de taille, la lithotritie périnéale. Nous terminerons par l'étude des avantages comparés de chacune de ces méthodes opératoires.

I. — PROPHYLAXIE. — LITHONTRIPTIQUES.

Prophylaxie. — Le traitement prophylactique de la pierre se déduit de la connaissance des principales causes de lithiase urinaire. Il est basé tout entier sur les règles d'hygiène propres à annuler l'influence de ces causes.

Par exemple, pour prévenir le développement de la diathèse urique, on conseillera une alimentation variée, où les viandes blanches et les végétaux occuperont une place importante, la marche, les exercices du corps, dans le but de faciliter l'oxydation des produits d'assimilation et de désassimilation, l'usage périodique des alcalins (eaux minérales prises à jeûn ou aux repas pendant une dizaine de jours par mois), les bains ordinaires et les bains d'étuves, dont le résultat est de rendre plus actif le fonctionnement de la peau, les laxatifs et les purgatifs à doses faibles, mais réitérées. Enfin, la dyspepsie étant fréquente chez les sujets prédisposés à la production exagérée d'acide urique, les organes digestifs devront être l'objet d'une sollicitude spéciale.

Au dire de certains auteurs, les urates en excès indiqueraient de la paresse hépatique. C'est sur cette donnée qu'est basé le traitement dans lequel M. Thompson paraît avoir une grande confiance. (*Leçons cliniques*, trad. française, p. CLXIII). Voici en quoi il consiste :

Le malade commence par prendre un soir, en se couchant, trois ou quatre grains de pilules bleues, dont l'effet est complété le lendemain matin par l'ingestion de 250 à 300 grammes d'eau de Friedrichshall. A partir de ce jour, pendant une à trois semaines, il devra absorber une quantité décroissante de la même eau, depuis 150 ou 200 grammes jusqu'à quelques grammes seulement, de manière à avoir une ou deux garderobes liquides.

Alors vient le tour d'un mélange d'eau de Friedrichshall et d'eau de Carlsbad dans les proportions de 3 contre 5. Enfin celle de Carslbad seule terminera le traitement, qui devra durer six à neuf semaines et être repris après une suspension de deux ou trois mois.

Quel que soit le laxatif employé, il est positif que son action prolongée sur le tube digestif exercera une influence heureuse sur les fonctions digestives et sur la nutrition en général, à condition toutefois de ne pas tomber dans une exagération préjudiciable.

Le malade devra s'abstenir autant que possible des alcooliques, des matières grasses ou sucrées, ou n'ingérer ces dernières qu'en faible quantité.

Ne voulant pas insister démesurément sur ces questions, qui concernent l'affection calculeuse dans son ensemble, nous renvoyons de nouveau le lecteur à l'ouvrage déjà cité de M. Lecorché, où il trouvera d'utiles renseignements.

Dissolvants ou lithontriptiques. — Il y a bien des siècles que l'idée de dissoudre les calculs dans la vessie s'est fait jour; nous pouvons dire de suite que cette pierre philosophale de la chirurgie n'a pas encore été découverte, et certes ce n'est pas faute d'efforts répétés.

La première mention des tentatives dirigées dans ce sens se trouve dans Pline. Le grand naturaliste recommande les cendres de coquilles d'escargots. Arétée préconise la chaux vive dans de l'eau sucrée avec du miel. Le sang de bouc prend faveur plus tard, au dire de Paul d'Egine. Tous les médecins ou chirurgiens, à partir du dixième siècle, emploient des substances alcalines plus ou moins impures, telles que les carbonates de potasse et de chaux. La nomenclature de tous ces moyens serait fastidieuse et sans intérêt pratique (voy. *Bulletin de l'Académie de médecine*, Paris, 1839, t. III).

Les uns étaient tirés du règne animal, les autres du règne végétal, mais la base du remède restait toujours à peu près la même. Lorsque le Parlement anglais acheta, en 1739, au prix de cinq mille livres, soit 125 000 francs, le remède dont Joanna Stephens faisait grand mystère, on crut sans doute qu'une nouveauté allait sortir de la divulgation du secret. Il n'en fut rien. Dans la poudre, la décoction et les pilules, représentant les modes d'administration du médicament, on retrouva les coquilles d'œufs et d'escargots, associées au savon et aux produits de la décoction d'un certain nombre de plantes. Les imitateurs de Joanna Stephens employèrent des solutions de potasse et de chaux, tant en Angleterre qu'en France. Quelques autres substances s'adjoignirent peu à peu à celles-là, dans la composition des lithontriptiques. Telle est la soude, qui figurait également dans les préparations de Madame Stephens, et le chlorure de sodium (voy. H. Thompson, *Leçons cliniques*, traduction française, p. CLXXVI).

Les progrès de la chimie et l'exploitation en grand des eaux minérales alcalines engagèrent la question dans une voie plus scientifique; aussi voit-on figurer dans la période moderne les noms de Fourcroy, de Vauquelin, de Darcet. L'eau de Vichy entre en scène avec Fourcroy et trouve plus tard en Ch. Petit (1834) un chaud défenseur.

La pensée d'utiliser les acides pour la dissolution de certaines pierres n'est pas non plus de date récente ; on la trouve exprimée dans l'ouvrage de Crollius (*Basilica chimica*, page 117, 166, 220, 247, Francfort, 1608). Enfin Daniel Sennert, non content de préconiser l'usage interne des alcalins, recommande de les injecter dans la vessie au moyen d'une sonde (*Praxis medica*, Lib. III, part. VIII, § I, cap. II, 1650). Introduites par la même voix les solutions acides furent bientôt reconnues trop énergiques pour être tolérées par la vessie, ou trop faibles pour agir sur les calculs d'une manière sérieuse.

Nous laissons de côté beaucoup de travaux relatifs à la question des lithontriptiques, pour arriver de suite à l'exposé de son état actuel. Nous avons à nous demander : 1° si les calculs de la vessie se laissent attaquer réellement par les dissolvants connus; 2° s'il y a quelque assimilation à établir entre ce qui se passe dans la vessie d'un individu soumis à la médication lithontriptique et les résultats des expériences de laboratoire.

Nous répondrons à la première question par les expériences de Roberts de Manchester, qui offrent un véritable intérêt. Voulant étudier l'action des solutions de potasse sur les calculs d'acide urique, il plonge des pierres constituées par cet acide dans une pinte d'eau contenant une quantité variable de carbonate de potasse, et il remarque que de fortes ou de faibles quantités de ce sel attaquent bien moins les calculs qu'une quantité relativement moyenne. On en jugera par ce qui suit :

12 grammes	de carbonate de potasse :		résultat nul.	
8 grammes	—	—	résultat nul.	
6 grammes	—	dissolvent 3	p. 100 d'un calcul par jour.	
3 grammes	—	20	p. 100	—
1gr,50	—	11,9	p. 100	—
0gr,50	—	6,5	p. 100	—
1gr,05	—	1,2	p. 100	—

Si les solutions trop concentrées n'agissent pas, c'est qu'il se forme rapidement à la surface du calcul une couche de biurate de soude, qui protège les couches sous-jacentes.

Il résulte encore des expériences de Roberts, que le pouvoir dissolvant des solutions moyennes est rendu plus actif par l'écoulement continu de ces solutions à la surface des calculs, détail important à noter, puisque l'auteur, dans cette deuxième série d'expériences, se met dans des conditions analogues à celles que réalise l'excrétion incessante de l'urine. Ainsi, tandis que 15 pintes d'eau, contenant chacune $1^{gr},50$ de carbonate de potasse, ne dissolvent que 13 pour 100 d'un calcul dans le même temps (vingt-quatre heures), 8 pintes avec écoulement continu en dissolvent 15 pour 100.

Malheureusement les choses ne marchent pas aussi vite, lorsque l'expérience est renouvelée sur le vivant, que la vessie est le vase à expérience et l'urine le véhicule. Lorsque Morand, envoyé en Angleterre pour étudier la taille de Cheselden, déclarait à son retour en France n'avoir pas vu guérir par la méthode de Madame Stephens un seul des malades qu'on y avait soumis pour le convaincre de son efficacité, il prononçait peut-être l'arrêt définitif des lithontriptiques. Le fait est qu'on ne pourrait pas plus citer aujourd'hui qu'à cette époque un cas irrécusable de guérison par cette méthode. Néanmoins, nous ferons connaître les règles préconisées par Roberts, à l'usage de ceux qui voudraient y recourir.

Déclarant inférieures les solutions de soude recommandées par certains médecins français, Roberts et quelques autres médecins anglais leur préfèrent les solutions à base de potasse ou de lithine, et plus spécialement le citrate, l'acétate et le carbonate de potasse. Le médecin de Manchester fait prendre aux adultes 12 à 16 grammes de citrate de potasse, dans une potion de 120 grammes, par huitièmes toutes les trois heures. La dose de 6 à 12 grammes serait suffisante pour les enfants.

Les intervalles de trois heures seulement entre les diverses prises auraient pour avantage de régulariser le passage du principe alcalin dans l'urine; mais quel inconvénient pour une médication dont la durée se compte par semaines et par mois !

En résumé, il se peut qu'à la longue on puisse obtenir la diminution d'un calcul d'acide urique, mais il n'existe aucun cas authentique de disparition totale d'une concrétion même petite descendue dans la vessie. Cette médication est donc illusoire, relativement au but poursuivi; si elle détermine quelquefois une amélioration notable, c'est par l'influence bienfaitrice que tout le monde reconnaît aujourd'hui aux alcalins, indépendamment de toute action dissolvante.

La prolonger trop longtemps, c'est entretenir les malades dans des espérances sans issue et éloigner inutilement l'intervention chirurgicale, seule ressource sérieuse en présence d'un calcul bien avéré. Que dire maintenant de l'action des acides, lorsque la pierre est formée de phosphate ou de carbonate de chaux? D'abord il faudrait être sûr de sa composition, et l'on sait que, sous ce rapport, l'exploration la plus scrupuleuse ne fournit souvent que des renseignements tout à fait insuffisants. Et puis, en présence des pierres complexes, que pourraient faire les acides ou les alcalins?

On sait d'ailleurs combien est rare la lithiase calcaire d'origine constitutionnelle. L'ingestion quotidienne de quelques gouttes d'acide peut-elle modifier l'état de la membrane des tubuli rénaux et des calices? Non sans doute. Il en sera de même, si c'est la vessie qui est malade. Les injections d'eau acidulée ne sauraient avoir une plus grande efficacité, en partie à cause des raisons qui précèdent, en partie à cause du danger qu'il y aurait à se servir de solutions trop irritantes.

Nous dirons donc que la médication lithontriptique n'a pas encore donné ce qu'elle promettait, relativement à la dissolution des calculs de la vessie, et qu'elle convient tout au plus aux concrétions rénales de très petit volume. Dans ce cas seulement, elle a peut-être réellement l'efficacité que lui reconnaissent certains auteurs.

Le corollaire de ces conclusions est que l'intervention opératoire est la véritable thérapeutique des calculs vésicaux. Avant d'étudier les indications et contre-indications des méthodes entre lesquelles les chirurgiens ont à choisir, nous en devons au lecteur un exposé complet.

Nous dérogerons à l'usage et à une sorte de tradition consacrée en donnant le pas sur la taille, la plus ancienne de toutes, aux méthodes dont le broiement de la pierre représente l'idée dominante et en quelque sorte la base. C'est à elles, en effet, que l'on recourt le plus fréquemment aujourd'hui. C'est à elles que l'on doit songer tout d'abord, lorsqu'on est appelé à donner des soins à un calculeux, et il n'est permis de pratiquer la lithotomie que lorsque des contre-indications précises rendent la lithotritie impossible. Nous ne pensons pas devoir, pour le moment, justifier davantage cette façon de penser; car elle répond à l'opinion du plus grand nombre, sinon de tous les chirurgiens.

II. — LITHOTRITIE.

L'opération qui consiste à briser un calcul dans la vessie et à en faire sortir les fragments par le canal de l'urèthre a reçu les noms de *lithotripsie*, *lithoprinie*, *lithocénose* et *lithotritie*. Aucune de ces expressions n'en donne une idée exacte ; la moins défectueuse, dans l'état actuel de la science, serait celle de *lithotripsie*. Cependant nous nous servirons du mot *lithotritie*, parce qu'il est le plus généralement usité.

La définition que nous venons de donner de la lithotritie la différentie essentiellement d'une manœuvre opératoire très anciennement connue, par laquelle, dans la taille périnéale, on brisait le calcul quand il était trop volumineux et on le retirait en morceaux par la plaie du périnée.

Nous distinguerons trois périodes dans l'étude de la lithotritie : 1° une période *historique* ; 2° une période de *transition ;* 3° une période *pratique.*

A. *Période historique.* — Depuis les premiers âges de la chirurgie jusqu'au commencement de notre siècle, on avait considéré la taille comme le seul moyen de guérir les calculeux. Aussi n'a-t-on fait mention d'aucune autre opération dans nos traités d'histoire de la chirurgie. Mais, du moment où l'on s'occupa sérieusement de la lithotritie, plusieurs savants se mirent à fouiller les vieux livres pour y découvrir quelques traces de cette opération nouvelle, et aujourd'hui nous possédons des documents assez intéressants sur ce sujet.

Le plus ancien remonte au neuvième siècle. Il a été publié dans l'*Abeille médicale d'Athènes* par M. Olympios, qui l'a découvert dans le panégyrique du moine Théophanès. En voici la traduction telle que l'a donnée M. René Briau, dans le neuvième numéro de la *Gazette hebdomadaire*, (1858). « .... Théophanès se rendit auprès de Léon l'Arménien, quoiqu'il fût tourmenté par une maladie chronique des reins et par une dysurie. En effet, des instruments avient été introduits dans la vessie par le conduit naturel, et, après avoir broyé les pierres qui s'y trouvaient, les apportaient au dehors et permettaient à l'urine la libre sortie, autant que possible. »

On a également rapporté un passage curieux d'Alsaharavius (Albucasis), écrivain du douzième siècle, sur la rétention d'urine. « ... Curatio ejus, quando fuit lapidus parvus, vel si habuerit grossitudinem et impulsus est jam ad collum vesicæ aut ad aliquem transitum virgæ et impedit urinam, est quod sedeat patiens in âqua decoctionis aneti, meliloti, camomillæ, radicis alteæ, fenugreœ, seminis lini, et liniatur virga cum pinguedine gallinæ, vel cum oleo syrag, vel oleo camomillæ et clisterizetur virga cum oleo aneti, vel cum oleo scorpionis quod fortius omnibus est; et si cum hoc regimine non exierit, studeat implere ipsum cum instrumento quod nominatur anul apud viam transitus, vel accipiatur instrumentum subtile quod nominant mashaba rebilia, et suaviter intromittatur in virgam et volve lapidem in medio vesicæ, et, si fuerit mollis, frangitur et exibit. Si vero non exiverit cum iis quæ diximus, oportet incidi..... » (*Liber theoricæ necnon practicæ*, in-4°, f. XCIV, 1519.)

Au quinzième siècle, Benedetti (Alexandre), médecin de Padoue, publia les lignes suivantes dans son ouvrage ayant pour titre *De singulis corporum morbis* : « Cum vero his præsidiis (dissolventibus) lapis non comminuitur, nec nullo modo eximitur, curatio chirurgica adhibeatur, et per fistulam, priusquam humor profusus dolores levet, aliqui intus sine plagâ lapidem conterunt ferreis instrumentis, quod equidem tutum non invenimus. »

Près d'un siècle plus tard, Sanctorius, dans ses *Commentaires sur Avicenne*, écrivait sur ce même sujet ce passage remarquable : « Quod si calculus per ureteres, ad vesicam dejectus spatio hebdomadæ circiter cum urinâ non ejiciatur, extrahendus est, ne per moram magnus evadet, quod ut fieret. Excogitavimus syringam quæ in vesicam immittendo est quando lotio est referta (longitudo syringæ in viro est unius spithaminis cum dimidia) eâ immissâ, tunc instrumentum, quod unit tres cuspides (dum est in syringa) aliquanto plus impellitur ut tricuspides separentur et dilatentur : deinceps extrahitur instrumentum. Quo peracto, statim ab urina lapis cum impetu ad sinum syringæ ferri solet : qui inclusus inter illas cuspidines statim extrahitur per syringam. Si vero accideret quod urinæ impetus non ferret lapillum ad tricipitis sinum : tunc cum syphone per vim vacui attrahetur. » (*Commentaria*, fasc. 1, libri *canonis Avicennæ* Vienne, 1626.)

Déjà Leroy (d'Étiolles) père, commentant les derniers textes que nous venons de citer, avait montré combien la signification qu'on a voulu leur donner est forcée, que le grand Haller lui-même a commis une erreur singulière en regardant comme un perforateur la tige métallique dont Sanctorius se servait pour tenir réunies ou pour écarter les branches de son *tricuspides*. Nous pouvons en dire autant du document produit par M. Olympios. Le panégyrique du moine Théophanès a été écrit par un homme étranger à la chirurgie qui, dans l'opération dont il parle, n'a vu que des pierres broyées, tirées par le canal, et dont l'extraction permit, autant que possible, la libre sortie des urines. Mais d'où venaient ces pierres ? Étaient-elles dans la vessie ou dans la partie profonde de l'urèthre? Le chirurgien qui a opéré Théophanès ne s'est-il pas borné à employer le procédé si bien décrit par Albucasis pour extraire les pierres du canal? Que les anciens aient eu l'idée de briser des calculs dans la vessie, cela est très vraisemblable; mais, en l'absence de faits détaillés et de toute description d'instruments, il est impossible de prouver que la lithotritie leur était connue. Plus on examine les textes, plus on y réfléchit et plus on demeure convaincu que tout ce qu'ils ont écrit sur le broiement des calculs se rapporte aux calculs de l'urèthre.

Deux faits appartenant presque à notre époque ont une importance beaucoup plus grande. C'est d'abord un moine de Cîteaux qui, pour se guérir de la pierre, s'était imaginé de se servir d'une sonde creuse et flexible qu'il introduisait dans sa vessie. Puis il faisait glisser dans cette sonde une longue lime d'acier ronde, ayant le bout taillé en biseau, et, lorsqu'il parvenait à rencontrer sa pierre, il la limait ou détachait les morceaux en frappant à petits coups secs le talon de l'instrument avec un marteau d'acier. C'est encore un colonel Martin, qui avait entrepris de se limer une pierre située dans la vessie, à l'aide d'une canule flexible par laquelle passait un long stylet d'acier qui présentait sur sa convexité une lime bien trempée.

Ces deux malades portaient évidemment des calculs vésicaux. Le premier avait été examiné par Hoin père, chirurgien de Dijon, qui voulait le tailler, et le second avait été vu par le chirurgien Scott. Mais ces faits, sur lesquels nous ne possédons que des détails très incomplets, étaient passés inaperçus.

B. *Période de transition.* — Le premier chirurgien qui ait conçu nettement la possibilité de la lithotritie et imaginé des instruments pour la pratiquer, est Gruithuisen,[1] de Salzbourg. Son travail fut publié dans la *Gazette médico-chirurgicale* de cette ville, en 1813; mais, ainsi qu'il le dit lui-même, il s'en occupait depuis cinq ans, attendant l'occasion de pratiquer sur le vivant l'opération telle qu'il l'avait conçue. Sans perdre de vue la dissolution de certains calculs, ce qui était l'objet principal de ses recherches, il avait tenté également de les broyer. Après avoir montré dans des expériences publiques que rien n'était plus facile que d'introduire un cathéter droit dans la vessie, il avait inventé un appareil composé de pièces assez compliquées pour *perforer* les calculs et les *briser*. « ...On introduira, dit-il, dans une grosse sonde préalablement engagée dans la vessie, une vrille en fer de lance ou une espèce de petite couronne de trépan dont la tige sera contenue dans un second tube ; celui-ci, destiné à être passé à travers le tube principal, remplira exactement ce dernier. L'intérieur du petit tube sera assez large pour laisser passer, par les parties latérales de la tige qu'il renferme, les deux extrémités d'un fil de métal d'un diamètre semblable à celui d'une corde de piano de grosseur moyenne, lequel sort par deux ouvertures pratiquées en devant sur les côtés du petit tube, pour aller former une anse au-devant de la vrille ou de la couronne de trépan... C'est avec cette anse de fil métallique, qui peut être agrandie à volonté, que l'on doit chercher à saisir la pierre... La pierre étant engagée dans l'anse, on la tire vers la grosse sonde et on la fixe ainsi contre la vrille ; puis on se met à faire jouer celle-ci au moyen d'un archet... Le calcul étant percé d'un trou, on retitre le perforateur pour faire sortir de la vessie, par une injection, la pierre et les débris de la pierre. Cela fait, on cherche à retourner le calcul à l'aide d'un fil d'archal un peu recourbé en avant, en même temps qu'on relâche un peu l'anse de fil qui le retenait. »

Gruithuisen cherchait ainsi à perforer la pierre dans plusieurs points. « Si, ajoute-t-il, on réussissait à réduire la pierre en morceaux au moyen de la vrille et de la couronne de trépan, ce qui n'est nullement une chose impossible, on essayerait d'en diviser les fragments en parties plus petites au moyen du brise-pierre introduit dans la grosse sonde. » Il voulait encore, dans les cas difficiles, favoriser la désagrégation de la pierre par des injections et l'emploi du galvanisme (Heurteloup, *De la lithotripsie sans fragments*, traduction du mémoire de Gruithuisen, 1846.)

Il est facile de voir, par l'inutilité évidente de ces derniers moyens et par l'imperfection des instruments dont nous venons de donner un aperçu, que la conception de Gruithuisen était toute théorique et d'une application très douteuse. Mais il n'en est pas moins vrai que la lithotritie existe en germe dans ce court exposé.

A cette époque, dans le fond d'une province de France, un jeune médecin, Fournier de Lempdes, se proposait le même but que Gruithuisen ; mais il ne publia alors aucune note qui puisse infirmer les titres de priorité du médecin bavarois. Cependant, pour être justes, nous devons dire que des certificats authentiques des hommes les plus honorables de Clermont-Ferrant prouvent qu'en l'année 1812 Fournier de Lempdes fit fabriquer par deux ouvriers mécaniciens de cette ville un instrument pour détruire les pierres dans la vessie, composé : 1° d'un tube très mince en acier destiné à renfermer une pince ; 2° d'une pince à cinq branches élastiques pouvant être rapprochées au moyen d'un fil passant par un trou percé à l'extrémité de chacune d'elles ; 3° d'une tige d'acier termi-

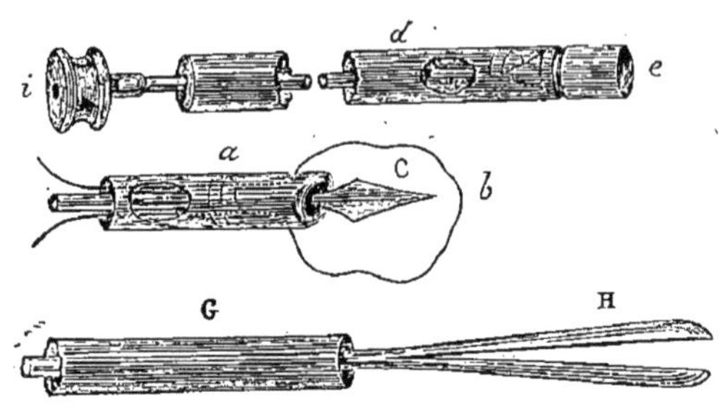

Fig. 62. — Instruments de Gruithuisen.

a Canule double dont les deux tubes s'emboîtent exactement.
b Fil métallique formant une anse pour saisir le calcul et le fixer à l'extrémité de la canule.
c Fer de lance pour perforer le calcul.
d Canule double.
e Petite couronne de trépan.
i Talon de l'instrument sur lequel on applique l'archet.
G Canule d'une pince destinée à écraser les petits fragments.
H Branches de la pince.

née par trois branches triangulaires pouvant être réunies comme celles de la pince au moyen d'un fil et taillées en râpe pour limer le calcul. D'autres certificats de Richerand et de Biett attestent qu'en 1817 Fournier de Lempdes essaya plusieurs fois ses instruments à l'hôpital Saint-Louis.

Ces essais avaient été publics et, pour tout dire, il est probable qu'ils servirent de point de départ aux recherches d'Amussat, de Leroy (d'Etiolles) et de Civiale, qui faisaient alors leurs études médicales. Ce qui tendrait encore à le faire croire, c'est l'inexpérience avec laquelle ces jeunes chirurgiens procédèrent, imaginant instruments sur instruments, sans s'inquiéter de ce qui avait été fait avant eux. Ainsi Amussat, en 1822, donne et fait accepter comme chose nouvelle la possibilité de pénétrer dans la vessie avec une tige droite, tandis qu'il lui aurait suffi des moindres recherches pour voir que le cathétérisme rectiligne était connu depuis longtemps. Joseph Rameau avait écrit, en 1729, que la structure de l'urèthre se prêtait parfaitement au passage de sondes droites. Trente ans plus tard, Lieutaud donnait même la préférence aux sondes droites sur les sondes courbes. Thomassin, Santarelli, Lassus, Gruithuisen, non-seulement disaient qu'on pouvait se servir d'instruments droits, mais encore ils enseignaient, dans ses moindres détails, la manière de pratiquer ce mode de cathétérisme. Civiale et Leroy (d'Etiolles) inventaient à grand'peine des pinces informes et inapplicables sur le vivant pour saisir les calculs dans la vessie, tandis qu'en ouvrant les ouvrages de Ferri, Franco, André de la Croix, Thomassin, F. de Hilden, Halles, Hunter, ils eussent trouvé le modèle de pince qu'on a été obligé d'adopter un peu plus tard.

Cette pince, dite pince à trois branches, sur laquelle on fondait alors tout l'avenir de la lithotritie, a été revendiquée par Civiale et Leroy (d'Etiolles) ; elle a été l'objet d'une polémique ardente à laquelle plusieurs membres éminents de l'Institut ont été mêlés. Aussi sommes-nous dans la nécessité d'en parler avec quelques détails.

Le premier travail de Civiale sur l'affection calculeuse date de 1823 ; il a pour titre : *Nouvelles considérations sur la rétention d'urine.* L'auteur y donne la description, avec figures, d'une pince composée de deux cylindres métalliques creux et s'emboîtant. Le plus petit porte à son extrémité vésicale quatre branches ou plus. Chacune d'elles est fixée au cylindre par une charnière et formée de deux petites tiges métalliques, articulées entre elles de la même façon. Elles n'ont, dans toute leur longueur, ni la même forme, ni la même direction. Il est facile de voir que ces branches reliées par des charnières manquaient presque entièrement d'élasticité. Aussi Civiale ajoute-t-il : « Le stylet constitue une partie fort essentielle dans notre lithotriptique. Il a deux objets principaux à remplir : aider l'élasticité des branches pour en opérer l'écartement et attaquer le calcul quand on est parvenu à le saisir... De son mode d'action sur les branches, en le tirant à soi, résulte à volonté l'écartement qu'on désire. » (pages 149 et suiv.)

Treize ans plus tard (*Parallèle des divers moyens de traiter les calculeux,* 1836), Civiale, oubliant la date de son premier ouvrage, écrit qu'en 1820, il ne donne plus que trois branches à sa pince au lieu de quatre (p. 37). Il omet, ajoute-t-il, quelques détails sur la forme et la disposition des branches, sur l'appareil extérieur destiné tant à mouvoir les diverses parties de l'instrument qu'à faire agir le perforateur et empêcher l'écoulement du liquide pendant l'opération, enfin sur la substitution de l'archet à la manivelle à rouage... (p. 41). Il omet ces détails pour ne point parler des articulations à charnière dont il avait sans doute compris le vice, du stylet dont la tête servait à écarter les branches, de l'action de la main pour enfoncer le stylet dans le calcul, et qu'il avait déclarée meilleure que la manœuvre avec un archet. (*Nouv. Considér. sur la rétent. d'urine*, p. 159.)

Et cependant il ne craint pas de dire : «*Tel était, en* 1823, *l'appareil instrumental à l'exécution duquel près de cinq années avaient été consacrées*. Il suffit de jeter un coup d'œil sur les ouvrages que nous venons de citer et de comparer les dates pour voir quelle foi

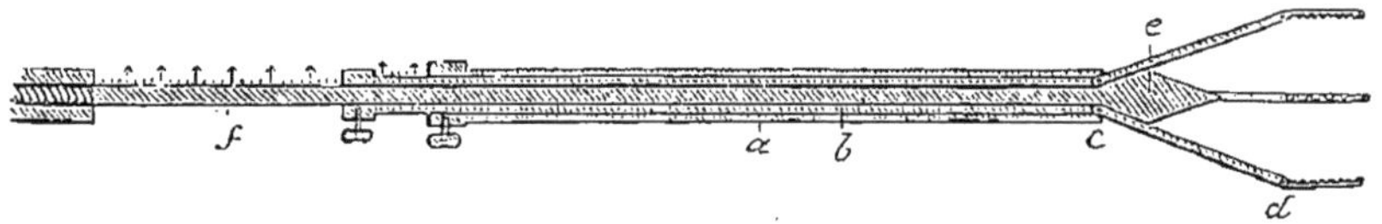

FIG. 63. — Pince à trois branches de Civiale.

a. Première canule extérieure.
b. Seconde canule intérieure portant trois branches à son extrémité vésicale.
c. Charnière articulant les branches sur la canule.
d. Charnière articulant les sections des branches.
e. Stylet en fer-blanc.
f. Corps du stylet

on doit accorder à de telles assertions. Sans contredit, c'est une tâche pénible d'avoir à signaler de pareils faits, mais c'est aussi un devoir.

Leroy (d'Etiolles) imagina, à la même époque (1821 et 1822), son

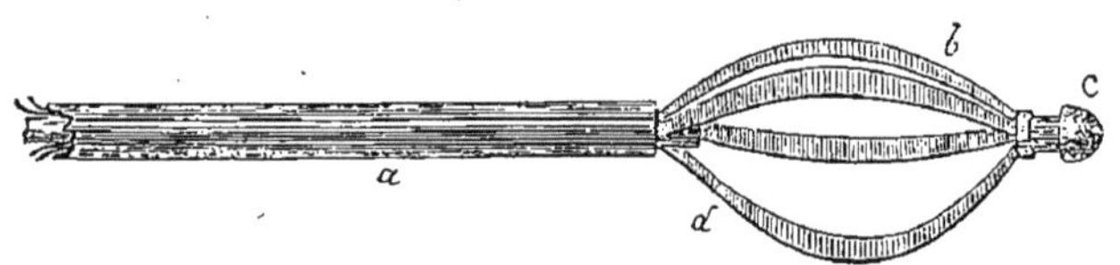

FIG. 64. — Instrument de Leroy (d'Étiolles) père.

a. Canule extérieure ou gaîne renfermant une seconde canule.
b. Ressorts de montre terminant l'extrémité de la canule intérieure.
c. Bouton sur lequel sont fixés les ressorts.
d. Ressort mobile dont on peut augmenter la courbure à volonté.

lithoprione, instrument composé de deux tubes emboîtés et laissant entre eux un intervalle d'une demi-ligne séparé en quatre coulisses, pour le glissement d'autant de ressorts de montre qui sont fixés à un bouton mobile formant l'extrémité du second tube, comme le bouton de la sonde de Bellocq. Quand on chasse en avant le second tube, les ressorts se développent par leur élasticité naturelle et forment une cage destinée à renfermer le calcul ; mais, l'intervalle qui existe entre eux ne permettant pas le passage de la pierre, un des ressorts est mobile et peut être plus développé que les autres pour augmenter cet intervalle.

Cet instrument, très-imparfait, ne valait pas la pince de Civiale. Leroy le reconnut lui-même, et, dans un mémoire qu'il présenta à l'Académie de chirurgie, le 15 avril 1823, il s'exprime ainsi : « Des expériences sur le cadavre ont démontré que l'on peut, avec cet appareil, saisir une pierre, la perforer à plusieurs reprises et la mettre en morceaux... Des craintes ont été élevées sur la solidité des ressorts de montre, et ces craintes n'étaient pas sans fondement. De plus, leur vacillation pouvait faire appréhender que la couronne de trépan dépassât la pierre et, ne rencontrant pas le bouton, blessât la vessie. Je reconnus sans difficulté la justesse de ces reproches et je cherchai dans l'arsenal de la chirurgie si quelque instrument

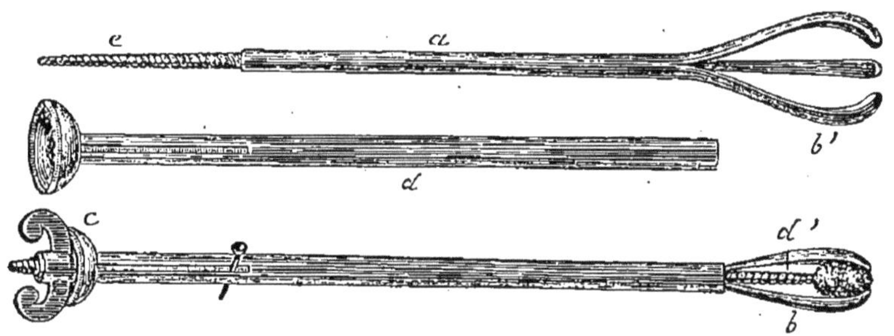

Fig. 65. — Instruments de Fabrice de Hilden pour briser les calculs de l'urèthre.

a. Pince à trois branches.
b. Canule servant de gaine à la pince.
c. Instrument complété par un tire-fond avec écrou destiné à briser le calcul saisi dans la pince.

pourrait me fournir les idées et les moyens de parer à ces inconvénients ; je reconnus bientôt que je m'étais donné beaucoup de peine pour trouver ce que j'avais pour ainsi dire sous la main. En effet, le tire-balle d'Alphonse Ferri me fournissait un moyen simple et solide de saisir la pierre ; et, pour faire arriver jusqu'à elle le perforateur, il suffisait de transformer en une canule creuse la tige qui, dans le tire-balle, porte les branches. C'est ce que j'ai fait, et voici le nouveau *lithoprione* que j'ai obtenu. »

Ce passage, que nous avons cité textuellement, ne peut laisser aucun doute : Leroy, comme il le dit lui-même, n'a pas inventé la pince à trois branches, qui était connue depuis longtemps ; mais il a eu le mérite, en la modifiant, de la faire servir à la pratique de la lithotritie. Civiale fut le premier qui ait appliqué cet instrument sur le vivant ; là doivent se borner ses prétentions (1).

A dater de ce moment, la lithotritie fut acceptée comme une opération capable de rendre dans l'avenir de véritables services ; mais, pour la substituer à la taille et pour obtenir des résultats heureux et incontestables, il restait beaucoup à faire. Il ne suffisait pas d'être parvenu à saisir la pierre solidement, il fallait encore trouver le meilleur moyen de la détruire et de la retirer de la vessie. C'est sur ce point que se concentrèrent les efforts de tous ceux qui s'occupaient de ce sujet. Pendant quelques années, on imagina une foule d'instruments dont la plupart sont tombés dans l'oubli, et beaucoup de procédés que nous réunirons sous trois chefs : 1° la *perforation* et l'*éclatement ;* 2° l'*évidement excentrique ;* 3° la *destruction concentrique*.

1° *Perforation.* — *Éclatement.* — Nous décrirons ce procédé avec quelques détails, parce qu'il a été employé pendant plus de dix ans, constituant à lui seul presque toute la lithotritie.

L'appareil nécessaire pour pratiquer la perforation se compose : 1° d'une pince à trois branches ; 2° d'un perforateur ; 3° d'un tour en l'air avec son archet, et de quelques autres instruments accessoires.

a. La *pince à trois branches* est formée de plusieurs pièces : c'est d'abord une canule extérieure ou gaîne ; elle est très mince, longue de 30 à 33 centimètres, avec un calibre de 7 à 8 millimètres. A son extrémité vésicale, elle est garnie d'un cercle d'acier qui se confond avec ses parois, dont elle augmente la solidité. A son talon existe un renflement carré avec des languettes, qui doit être reçu dans la lunette du tour, et une boîte à cuir servant à empêcher le liquide contenu dans la vessie de s'écouler au dehors pendant l'opération. C'est ensuite une seconde canule en acier, moins grosse que la première, dans laquelle elle doit entrer, et plus longue de 8 à 9 centi-

(1) Charrière, qui a fabriqué la plupart des instruments imaginés à cette époque, nous a assuré que Civiale se servait, pour opérer sur le vivant, d'une autre pince que celle représentée dans son livre ; qu'il incline à croire ses droits mieux fondés que ceux de Leroy (d'Étiolles) ; et enfin que la décision de l'Institut en faveur de ce dernier doit être attribuée à l'influence de Dupuytren, qui avait à se plaindre de Civiale...

Nous nous croyons obligés de rapporter ici ce témoignage désintéressé, tant nous sommes désireux de rendre à chacun ce qui lui appartient. Mais il est facile de comprendre qu'on ne peut faire l'histoire de l'art que d'après des documents écrits.

mètres. Elle se termine en avant par trois branches très élastiques qui s'écartent fortement les unes des autres, quand elles ne sont point renfermées dans la première canule. Ces branches sont légèrement excavées en dedans, crochues à leur extrémité pour mieux embrasser le calcul. Comme cette dernière disposition les aurait empêchées de se rapprocher, on leur a donné une longueur un peu inégale, d'où il résulte que les crochets chevauchent les uns sur les autres. Le talon de la canule porte un pas de vis et est reçu dans une rondelle servant de poignée. Il est aussi garni d'une boîte à cuir.

b. Le *perforateur* est une tige d'acier, ronde, de 3 centimètres; il est plus long que la seconde canule, dans laquelle il doit entrer aisément. Sa tête est armée de dents et creusée sur les côtés de rainures destinées à recevoir les branches de la pince qui, de cette façon, n'augmentent pas de volume par leur rapprochement. Son talon se termine en pointe. On y adapte, à l'aide d'un tourne-vis ou d'une clef, un cuivrot ou poulie brisée, destiné à limiter sa course dans la canule et permettant de lui imprimer des mouvements de rotation.

c. Tour en l'air. — Cette pièce de l'appareil ne présente rien de particulier ; c'est le tour dont se servent les horlogers, avec quelques légères modifications. Il en est de même de l'archet.

Outre ces instruments principaux, il est important d'en avoir d'autres, tels qu'une pince de Hunter, plusieurs perforateurs de volume et de forme divers, pour les cas où surviendrait quelque accident pendant la manœuvre.

Manuel opératoire. — Le malade est placé sur un lit dans le décubitus dorsal. Sa tête doit être soutenue par un traversin, son bassin un peu élevé au moyen d'un coussin enveloppé d'un drap, et ses cuisses légèrement fléchies.

Le chirurgien, placé à la droite du malade, commence par introduire une sonde dans la vessie et y pratique une injection d'eau tiède simple ou mucilagineuse, afin de pouvoir manœuvrer facilement dans la cavité de cet organe. Cela fait, il arme le lithotriteur de la façon suivante : « Pour réunir les différentes pièces, dit Civiale, après avoir enduit le litholabe d'un corps gras, on le glisse dans la gaîne, puis on place sa rondelle ; ensuite, on introduit le perforateur, sur l'extrémité pointue duquel on fixe la poulie, de telle sorte que la tête du foret ne dépasse point l'extrémité des branches de la pince ; on s'assure que les boîtes à cuir embrassent exactement le litholabe et le perforateur, sans rendre le jeu de l'instrument difficile; on fait rentrer la pince dans la gaîne jusqu'à ce que les branches du litholabe soient logées dans les entailles latérales du perforateur; enfin, avec un mélange de cire et d'huile, on couvre les inégalités qui résultent du rapprochement des branches. L'instrument étant ainsi monté, on l'introduit dans la vessie, on charge la pierre, on l'écrase, ou, si l'on ne peut y parvenir, on adapte la partie carrée de l'instrument au tour en l'air portant une contre-poupée ou lunette qui sert de moyen d'union, et une poupée ou pièce mobile à laquelle est adaptée une boîte à pompe, dont le ressort en spirale a pour usage de pousser le perforateur contre la pierre, à mesure qu'il est mis en mouvement par l'archet. » (*Parall. des divers moyens de traiter les calculeux*, p. 57.)

L'introduction de l'instrument dans la vessie est assez facile, quand l'urèthre a été suffisamment dilaté. Le chirurgien, saisissant la verge avec la main gauche, comme dans le cathétérisme ordinaire, la soutient dans une direction perpendiculaire au tronc. Avec la main droite, il introduit le lithotriteur dans l'urèthre et le laisse pour ainsi dire descendre de lui-même jusqu'au-devant de l'aponévrose moyenne. Alors, il abaisse doucement l'instrument entre les cuisses, en même temps qu'il l'enfonce dans le canal, et, par ce double mouvement, qui est d'autant plus prononcé que la partie profonde de l'urèthre est plus courbe, il le fait pénétrer dans la vessie.

La manœuvre nécessaire pour saisir le calcul est très différente suivant qu'il est plus ou moins volumineux. S'il est assez gros, l'extrémité de l'instrument le rencontre facilement et va butter contre lui. Le chirurgien ne doit pas enfoncer le lithotriteur plus profondément. Il desserre la vis qui réunit les deux canules et tire la plus extérieure en arrière, en même temps que le perforateur. De cette façon il dégage les branches de la seconde canule, qui s'écartent et forment une sorte d'entonnoir dans lequel le calcul vient se loger de lui-même. On peut encore favoriser son entrée dans la pince en poussant celle-ci vers le bas-fond de la vessie, quand ses branches sont suffisamment développées. On achève de saisir fortement la pierre en chassant la gaîne sur la seconde canule, dont les branches sont ainsi rapprochées; alors on serre la vis qui, placée sur le talon de l'instrument, réunit fortement les deux canules.

Reste à pratiquer la perforation. Pour cela, on enfonce le foret jusque sur la pierre; on le fixe au tour en l'air, qu'un aide est chargé de tenir solidement, et, avec l'archet, on lui imprime un mouvement de rotation qui doit être continué jusqu'à ce que sa course soit arrêtée par le point d'arrêt marqué d'avance. Puis le chirurgien ramène le perforateur en arrière, desserre la vis qui réunit les deux canules, retire un peu la première pour relâcher les branches de la seconde. Par un léger mouvement, il cherche à changer le calcul de place et recommence la manœuvre que nous venons de décrire, pour le perforer sur un autre point. Il arrive ainsi à le cribler de trous, de manière qu'une pression un peu forte de la pince suffit pour le briser en fragments assez nombreux.

L'opération n'est point terminée. La poussière produite par le perforateur et les petits morceaux sont entraînés au dehors par les urines. Quant aux fragments plus gros, il faut aller les saisir et les écraser avec la pince, s'ils sont peu résistants, ou les broyer avec le perforateur, comme on l'a fait pour le calcul lorsqu'il était entier.

Si le calcul est petit, on le rencontre rarement avec l'extrémité de l'instrument, et il faut quelquefois des recherches prolongées pour le saisir. Dans ce cas, après avoir développé les branches de la pince, on les promène lentement dans le bas-fond de la vessie, afin que le calcul s'engage dans leur intervalle, et, lorsqu'on croit qu'il s'y est engagé, on les resserre doucement. Quand on a réussi à le prendre, on le perfore comme nous venons de le dire.

Il est facile de voir par ce seul exposé que la lithotritie par perforation est une opération des plus laborieuses; encore n'est-elle pas toujours aussi simple que nous l'avons décrite. Tantôt le calcul plat s'engage dans les intervalles qui séparent les branches de la pince, et il est très difficile de l'en dégager; tantôt, après l'avoir attaqué, on ne peut le changer de position, et le perforateur tombe constamment dans les premiers trous qu'on a pratiqués; d'autres fois le calcul est dur, et sa perforation exige beaucoup de temps. Il faut bien le dire, ces manœuvres longues et répétées ne sont pas sans inconvénients sérieux.

2° *Évidement excentrique.* — Pour éviter un des principaux inconvénients que nous venons de signaler, l'étroitesse des trous produits par le perforateur, et, comme conséquence, la multiplicité des séances, on a imaginé l'évidement. On a donné ce nom à un procédé par lequel on cherche à creuser le calcul et à en faire une sorte de coque qu'il serait facile de briser par la seule action des branches de la pince. Pour obtenir ce résultat, Civiale avait donné une légère courbure à la tige du perforateur, tout près de la tête. Leroy avait fait confectionner plusieurs forets connus sous le nom de *forets à développement*. L'un d'eux était formé de deux parties réunies par une canule ; le calcul perforé, il suffisait de retirer la canule pour que ces deux parties s'écartassent l'une de l'autre par leur élasticité et élargissent de plus en plus le trou déjà creusé. Dans un autre, les deux moitiés de la tête du foret s'écartent par l'introduction entre elles d'une pièce moyenne agissant à la manière d'un coin. Plusieurs forets articulés ont encore été proposés par Amussat, Heurteloup, Greiling, Charrière, etc. ; mais ils ont tous l'inconvénient d'avoir une solidité beaucoup moins grande que les forets simples, et sont par conséquent très sujets à se briser.

3° *Destruction concentrique.*—Nous nous bornerons à mentionner ce procédé, imaginé dans le but d'éviter le morcellement de la pierre. Il consiste à attaquer le calcul par sa surface et à l'user peu à peu, jusqu'à ce qu'il n'en reste qu'un noyau qu'il serait possible d'écraser. Les instruments, ingénieux du reste, proposés par Tanchou, Meyrieux, Récamier, etc., sont oubliés ; il serait même difficile d'en retrouver les modèles.

C. *Période pratique.* — Si la lithotritie n'avait eu à son service que les procédés dont il vient d'être question, elle serait restée une opération exceptionnelle et utile seulement dans quelques cas simples. Le plus souvent, et surtout dans les cas compliqués, la taille aurait conservé toute sa supériorité.

Mais, en 1832, Heurteloup commença la publication de plusieurs mémoires qui présentèrent la lithotritie sous une face toute nouvelle : il avait trouvé la lithotritie par *percussion* et par *écrasement*,

Sans doute, quelques tentatives dans ce genre avaient déjà été faites, mais sans grand succès. Comme nous l'avons déjà dit, il arrivait souvent, après la lithotritie par perforation, d'achever l'opération en écrasant avec la pince à trois branches les petits fragments restés dans la vessie. Amussat avait imaginé une forte pince à deux branches, qui, par un mouvement de va-et-vient, pouvait briser des pierres de petit volume, grâce à une double action d'usure et de pression. Rigal avait modifié cet instrument en le faisant agir au moyen d'une vis de rappel, pour éviter le mouvement de va-et-vient. Colombat, pour le rendre plus facile à manier, y avait ajouté des volants, et avait fixé une petite chaîne à l'extrémité de ses mors, afin de les ramener au dehors sans danger, dans les cas où ils se seraient brisés. Velpeau raconte qu'un habile coutelier, sir Henry, avait fabriqué une pince à trois branches sans crochets, mais garnie de dents, et pourvue d'une telle force qu'elle pouvait briser les pierres les plus dures. Enfin, Heurteloup lui-même avait fait connaître, sous le nom de *brise-coque*, une pince dont les mors frottent l'un sur l'autre avec un encliquetage qui permet de les faire rentrer dans une gaîne avec une telle force, qu'ils font voler en éclats les calculs les plus résistants. Tous ces instruments n'étaient guère employés. Le volume qu'on était obligé de leur donner, pour en

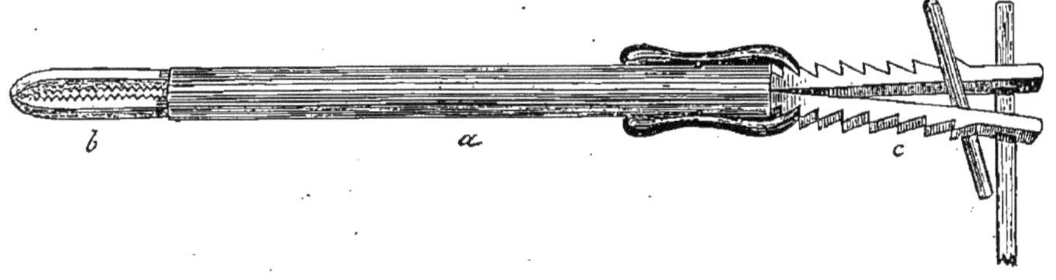

Fig. 66. — Pince d'Amussat.

a. Canule.
b. Mors de la pince dentelés et très solides.
c. Encliquetage destiné à imprimer aux mors un mouvement de va-et vient.

augmenter la puissance et en prévenir la rupture, rendait difficile leur introduction dans la vessie ; leur forme droite était un obstacle sérieux à la recherche du calcul ; quelques autres défauts secondaires, tels que la difficulté de garder le calcul entre les mors de la pince et la rupture possible des branches, justifient encore l'oubli complet dans lequel ils étaient tombés.

Une seule exception doit être faite en faveur du brise-pierre articulé de Jacobson, présenté à l'Académie des sciences en 1830. Cet instrument a la forme et le volume d'une grosse sonde (Voy. p. 128). Il est composé d'une canule ou gaîne en argent et d'une tige d'acier. Celle-ci est divisée dans toute sa longueur en deux lames qui sont rattachées, à leur extrémité vésicale, par une charnière à goupille. Cette sorte d'articulation forme le bec de l'instrument. La lame antérieure fixe est d'une seule pièce, et s'étend jusqu'au talon de la canule, où elle est arrêtée par un renflement. La postérieure, mobile, dépasse beaucoup le talon de la canule ; dans cette partie, elle est cylindrique, creusée d'un pas de vis pourvu d'un écrou ailé, et présente une échelle graduée ; son extrémité vésicale est brisée en deux pièces articulées, au moyen de deux fortes charnières. Quand cette lame postérieure est appliquée sur l'extérieure, l'instrument est fermé et présente la forme d'une sonde à petite courbure. C'est dans cet état qu'on l'introduit dans la vessie, et on l'incline de divers côtés pour rechercher le calcul. Quand on l'a trouvé, on pousse en avant la lame mobile dont la portion articulée se développe et forme une anse qu'on abaisse transversalement dans le bas-fond de la vessie, ou qu'on porte sur les côtés pour embrasser la pierre. On peut s'assurer que le calcul est pris, en faisant rentrer dans la canule la lame mobile; car on éprouve de suite une résistance, et, au moyen de l'échelle graduée placée sur le talon du lithotriteur, on voit approximativement quel est le volume du corps étranger. Si l'instrument n'a saisi la pierre que par un de ses bords et la laisse échapper, il faut l'ouvrir plus largement et plonger davantage son anse dans le bas-fond de la vessie, en élevant la main. Lorsque la dépression du bas-fond de la vessie est considérable, et qu'il faut aller chercher la pierre derrière le col, le mouvement de rotation de l'anse doit être plus marqué, et ce n'est qu'en lui faisant décrire un demi-cercle qu'on parvient à saisir le calcul. Alors on commence par faire marcher l'écrou ailé sur le pas de vis, pour diminuer l'ouverture de l'anse et embrasser la pierre solidement. Par un léger mouvement de rotation, on ramène celle-ci dans le milieu de la vessie, et, pour la briser, il suffit de continuer à faire marcher l'écrou en avant. On reprend les fragments de la même façon, et l'opération est terminée.

Le brise-pierre de Jacobson, quoique préférable aux instruments du même genre, présentait de notables inconvénients. L'espèce de chaîne formée par les brisures de la branche mobile pouvait se rompre quand le calcul était trop résistant, et les deux bouts, plus ou moins faussés, seraient rentrés difficilement dans la canule. Leroy remédia à ce défaut en modifiant la charnière de la branche fixe. Quand la pierre brisée, formant un épais mastic, s'accumulait dans l'angle des deux branches, celles-ci ne pouvaient être entièrement rapprochées, et l'écrou devenait impuissant à les ramener dans la gaîne. C'est encore Leroy qui para à cet inconvénient en plaçant à la face interne de la branche fixe une espèce de râteau propre à enlever les débris du calcul. Malgré ces perfectionnements, le lithotriteur de Jacobson était encore défectueux; car, s'il permettait facilement de prendre une pierre entière, il exigeait des recherches nombreuses pour en saisir les fragments.

Cependant, Heurteloup, sortant inopinément de la fausse voie dans laquelle on était engagé depuis des années, et renonçant aux tiges droites, qui semblaient indispensables à la plupart des chirurgiens pour pratiquer la lithotritie, imagine une sorte de pince coudée, à branches très solides, semblable au podomètre dont se servaient les cordonniers. Avec cet instrument, il saisit la pierre avec la plus grande facilité et la réduit en nombreux fragments, à l'aide d'une force appliquée directement sur une des branches de la pince. Mais avec le marteau il peut imprimer des secousses dangereuses pour la vessie, et il invente un lit à plusieurs plans mobiles

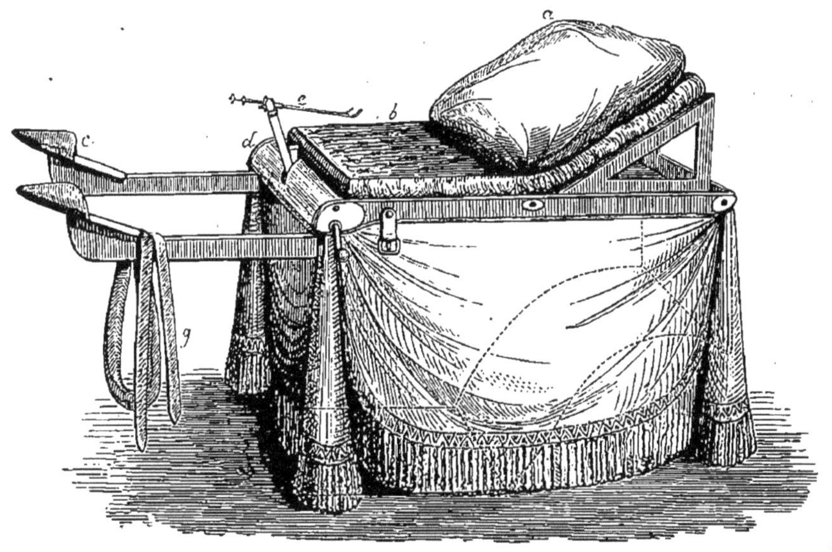

FIG 67. — Lit rectangle d'Heurteloup.

a. Oreiller reposant sur un plan oblique.
b. Plan mobile sur lequel le bassin repose.
c. Sandales pour les pieds du malade.
d. Support transversal de l'étau.
e. Lithotriteur placé dans l'étau.
g. Courroies pour fixer le malade.

permettant de varier les positions du malade qui est couché dessus. Il y fixe un étau qu'il immobilise à volonté; quand il a saisi la pierre, il fixe, à son tour, le lithotriteur dans l'étau, et il peut alors frapper sur son talon avec force, sans imprimer aux organes le moindre ébranlement. De ce moment, la lithotritie, la véritable lithotritie pratique, était trouvée.

On a dit depuis lors que cet instrument n'était pas nouveau, qu'il avait été vu entre les mains d'un médecin de Vienne; qu'il se trouvait dessiné dans le catalogue d'un fabricant d'instruments de Londres. Nous ne savons ce qu'il y a de vrai dans ces assertions. Mais ce qu'on oublie de dire, c'est l'objet précis pour lequel l'instrument avait été fabriqué. Leroy s'est montré beaucoup plus juste envers Heurteloup, et nous l'en félicitons. Car on éprouve un sentiment pénible à voir contester, sans preuve, son invention à un homme qui a rendu à la chirurgie un si grand service. Voici le procédé auquel Heurteloup a donné pour titre : *Lithotritie par percussion* pratiquée avec un *percuteur courbe à marteau*.

« Le percuteur est extrêmement simple, et ressemble beaucoup

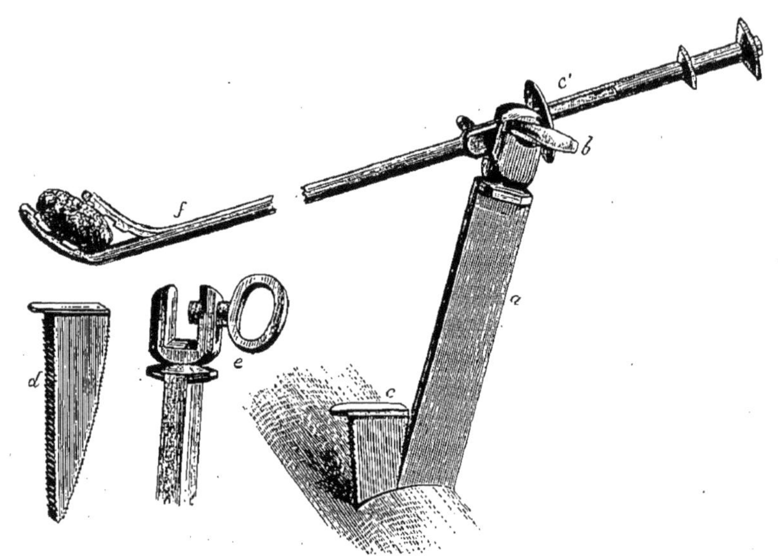

Fig. 68. — Pièces du lit rectangle propres à fixer le lithotriteur.

a. Montant de l'étau.
b. Vis destinée à fixer le lithotriteur dans l'étau.
c. Coin fixant l'étau sur son support.
d. Le même coin sorti du support de l'étau.
e. Partie supérieure de l'étau avec la vis.
f. Lithotriteur placé dans l'étau.

à un cathéter. Il est en acier, composé de deux pièces, dont l'une, dite branche femelle, est creusée d'une gouttière en forme de queue d'aronde destinée à recevoir l'autre branche, dite branche mâle. Son extrémité vésicale recourbée présente deux mors garnis de dents. La branche femelle porte vers son talon un renflement carré destiné à être placé dans un étau ; la branche mâle est garnie à son talon de deux rondelles.

» Le lit rectangle, ou plutôt l'appareil par lequel il a été remplacé, se compose de deux plans inclinés : l'un, horizontal, sur lequel on place le bassin du malade, et l'autre, incliné à 45 degrés, sur lequel son dos repose. Les pieds sont supportés par deux sandales qui se rapprochent ou s'éloignent à volonté, suivant que le malade se trouve avoir les muscles de l'abdomen, des cuisses et des jambes dans le relâchement le plus complet... Ces deux plans peuvent s'élever ou s'abaisser alternativement, car ils sont mobiles sur deux tourillons placés au point d'intersection, et qui, fixes, commandent à ces plans un mouvement toujours uniforme. Le plan sur lequel repose le bassin du malade, trouve un point d'appui fixe quand il arrive à la position horizontale ; celui sur lequel repose le dos trouve aussi un point d'appui, mais seulement quand il arrive à faire avec la ligne horizontale un angle égal à celui que fait avec la même ligne le plan sur lequel repose le bassin.

» Le point d'appui qui sert à asseoir le plan qui correspond au dos du malade n'est pas solide comme celui qui correspond au bassin ; au contraire, il est rendu élastique au moyen de deux ressorts droits, qui permettent de donner à l'appareil des secousses légères qui se communiquent aux pierres que contient la vessie. Ces deux plans sont calculés de manière qu'ils se balancent mutuellement avec une très petite force ; le malade opéré, lorsqu'il est en position, est aussi balancé avec la plus grande facilité. » (Heurteloup, *De la lithotritie sans fragments*, p. 106, 1846.)

A l'extrémité du plan sur lequel repose le bassin, se trouve un étau, qui est fixé à volonté dans la position qu'on juge convenable, et c'est dans cet étau que le percuteur, enchâssé par son talon carré, se trouve immobilisé. Quand la pierre a été placée entre les mors du percuteur, il suffit de quelques coups de marteau, appliqués sur le talon de l'instrument, pour la briser.

Plus tard, Heurteloup imagina un autre instrument, destiné à extraire les morceaux de calcul de la vessie, et lui a donné le nom de *percuteur à cuillers*. « En place des aspérités, dit-il, dont était armé l'intérieur des branches de mon percuteur, j'ait fait pratiquer des excavations dans toute la longueur et dans toute la largeur des plans. Ces excavations donnent aux deux branches la forme de deux cuillers, dont les creux, marchant l'un vers l'autre, tendent à emprisonner une quantité de pierre proportionnelle à leur capacité. Si la pierre ou les pierres sont très petites, elles se trouvent emprisonnées sans être brisées ; si elles sont plus volumineuses, une portion est retenue entre les cuillers, et l'autre portion s'échappe. Si on rapproche ces deux cuillers après avoir saisi un fragment de pierre volumineux, au moyen d'une pression morte, telle que celle que produit une vis tournant dans un écrou, elles ne peuvent se fermer, quelle que soit la force employée. Si la force est trop grande, elles s'écartent, se faussent ou se brisent; si, au contraire, on les rapproche au moyen d'une force *vive* et *alternative*, comme celle que fournit un marteau, on voit les cuillers se rappro-

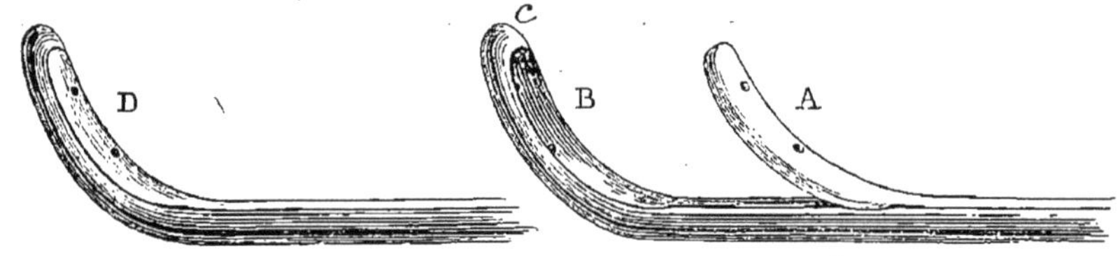

FIG. 69. — Lithotriteur à cuillers d'Heurteloup.

A. Lithotriteur ouvert. — Branche mâle.
B. Branche femelle en forme de cuiller.
C. Extrémité arrondie.
D. Lithotriteur fermé.

cher avec un mouvement progressif en proportion de rapidité avec la force employée. Le trop-plein s'évacue par petits jets de poudre si la pierre est sèche, et sous la forme d'une pâte fine et liquide quand la pierre est humide. Après quelques moments d'une percussion faite à coups pressés, mais puissants, les bords des cuillers s'affrontent en coupant les fragments qui les dépassent, et l'instrument, plein de pierre et fermé, présente exactement le même volume, la même forme, le même poli qu'avant de l'avoir mis en usage. » (Heurteloup, *De la lithotritie*, etc., p. 99.)

Le brise-pierre d'Heurteloup était primitivement composé de trois pièces. Modifié ou plutôt perfectionné très habilement par Charrière, il présentait des avantages si évidents qu'il se trouva accepté immédiatement. Il n'en fut pas de même du lit rectangle, qui était coûteux, embarrassant et d'un maniement difficile. On tenta de le remplacer par des supports de toute sorte. Celui d'Amussat, remarquable par sa simplicité, est formé d'une sphère métallique de la grosseur d'une bille de billard, s'ouvrant en deux parties pour s'adapter à la portion carrée du lithotriteur, et muni de trois branches que devaient soutenir des aides. Un autre, de Leroy, est composé de deux pièces de fer, qui ressemblent à l'outil au moyen duquel les tonneliers écartent les douves d'un tonneau pour en placer le fond. Le brise-pierre est reçu dans une rainure qui règne dans une portion de la longue branche, laquelle s'engage sous une planche carrée qu'on place sous le siège du malade. On a imaginé d'autres supports qui ont été bientôt délaissés. On croyait remplacer avec ces instruments le lit d'Heurteloup, tandis que leur mode d'action était entièrement différent. Ils avaient les inconvénients du point fixe sans en avoir les avantages. Le seul support dont on se sert encore quelquefois est celui d'Amussat.

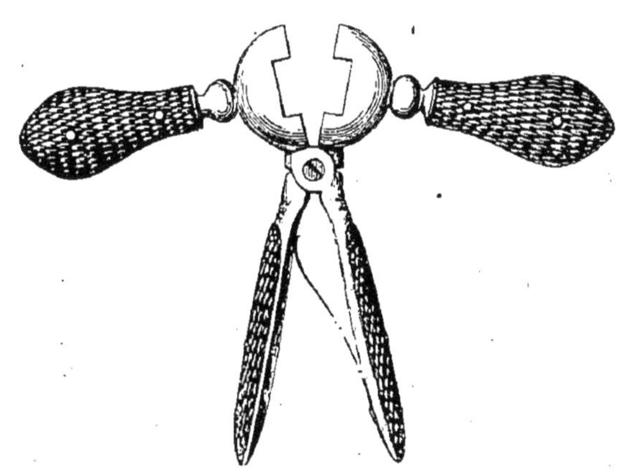

FIG. 70. — Etau à main d'Amussat.

Les calculs très durs n'étant pas très communs, et beaucoup de petites pierres pouvant être écrasées par la seule action de la main sur l'instrument, on songea bien vite à remplacer par une pression puissante la percussion, dont l'exécution avait toujours quelque chose d'effrayant pour les malades et même pour les chirurgiens.

M. Touzai est le premier qui, en 1832, fit fabriquer par M. Greiling un appareil à pression, qui consistait dans un écrou s'adaptant par deux prolongements sur le pavillon de la pièce fixe du brise-pierre à coulisse, et dépassant l'extrémité de la branche mobile sur laquelle agit, par une pression directe, une vis munie d'une poignée. Heurteloup prétend avoir imaginé, en 1831, une compression semblable, mais il ne l'a publié qu'en 1833. Du reste, l'écrasement de la pierre par compression était connu; peu importait l'instrument avec lequel on devait le pratiquer, à moins que cet instrument n'apportât dans l'exécution de l'opération un véritable avantage. Aussi ne tiendrons-nous aucun compte des divers compresseurs qui ont été proposés à cette époque, et ne parlerons-nous que du brise-pierre à pignon et de l'écrou brisé, que l'on doit à Charrière, notre habile fabricant d'instruments.

Dans le premier de ces instruments, une crémaillère creusée sur la face supérieure de la branche mobile, un anneau fixé sur l'extrémité de la branche fixe, interrompu au niveau de la crémaillère et destiné à laisser passer une clef à pignon, constituent l'appareil à pression. La branche mâle est indépendante, et avec la main on peut la faire mouvoir à volonté pour aller à la recherche du calcul. Quand celui-ci est saisi, on maintient immobiles les branches avec la main

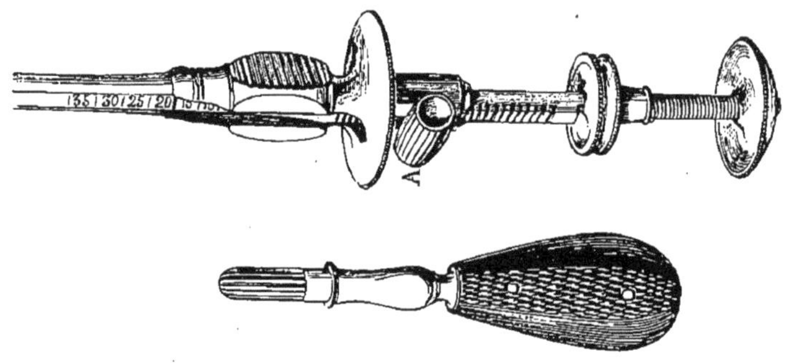

FIG. 71. — Brise-pierre à pignon et à crémaillère.

gauche ; avec la droite, on introduit la clef à pignon dans l'anneau A pour l'engrener sur la crémaillère, et, en lui imprimant un mouvement de rotation, on rapproche avec une grande force les mors du brise-pierre.

La pression qu'on obtient avec le pignon est peut-être moins puis-

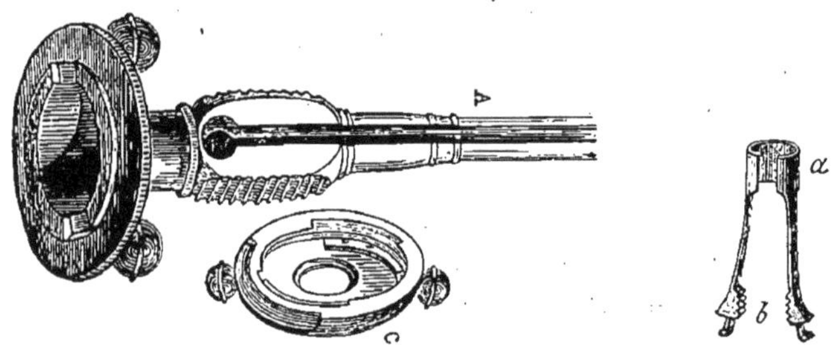

FIG. 72. — Écrou brisé de M. Charrière.

A. Talon de la tige femelle avec rondelle fixe.
C. Rondelle mobile complétant la boîte où se trouve renfermé l'écrou brisé.
a. Partie annulaire de l'écrou brisé.
b. Les deux moitiés de l'écrou écartées.

sante qu'avec une vis et un écrou simple. Mais ce dernier avait l'inconvénient d'enlever à la branche mâle la mobilité nécessaire pour saisir le calcul dès qu'on l'avait rencontré. On a corrigé ce défaut au moyen de l'écrou brisé, dû à Charrière, qui a rendu par ce perfectionnement un véritable service à la lithotritie. Un écrou est ordinairement formé d'une seule pièce ; il en a fait un en deux moitiés qui, étant supportées par des lames élastiques, tendent à s'écarter l'une de l'autre. Quand elles sont libres, elles s'éloignent de la vis de la tige mâle du lithotriteur, et celle-ci peut alors glisser facilement dans la tige femelle. Mais, à l'aide d'un mécanisme fort simple, il est facile de rapprocher les deux moitiés de l'écrou et de les appliquer sur la vis de la tige mâle du brise-pierre, qui ne peut plus avancer ou

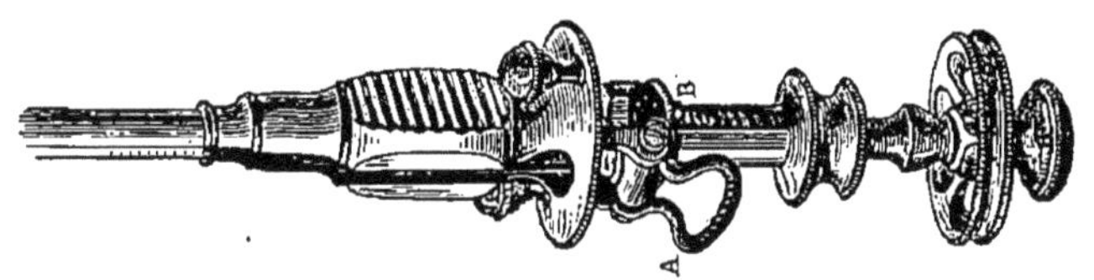

FIG. 73. — Écrou brisé de Robert et Collin.

A. Anneau en forme de levier, pour rapprocher ou écarter les deux moitiés de l'écrou brisé.

B. Vis de la branche mâle du lithotriteur.

reculer que si on imprime un mouvement de rotation à la vis placée sur son talon.

Ce changement, dans l'éloignement ou le rapprochement des deux parties de l'écrou, s'opérait en tournant à droite ou à gauche une rondelle mobile qui, adaptée à une autre rondelle fixe de la tige femelle, formait une sorte de boîte. MM. Robert et Collin ont substitué à la rondelle mobile une sorte de petit levier en forme d'anneau, qu'il suffit d'abaisser ou de relever pour réunir ou écarter les pièces de l'écrou (fig. 72). M. Thompson rend l'écrou mobile au

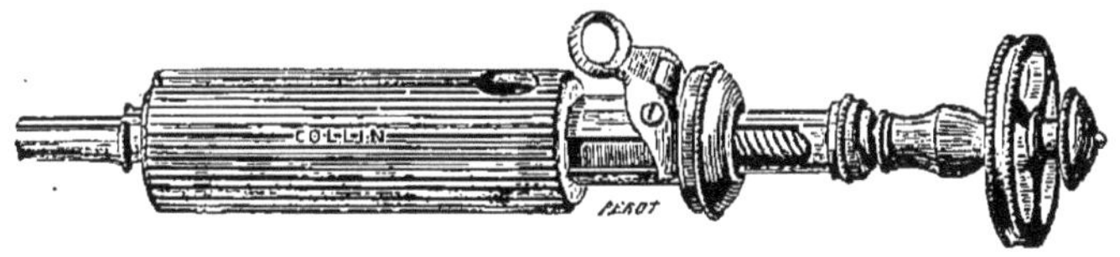

FIG. 74. — Modèle actuel de M. Collin.

moyen d'un bouton qu'on pousse ou qu'on retire en arrière à volonté. Mais le principe de l'écrou brisé reste le même ; le mécanisme de la manœuvre est seulement un peu plus simple.

Nous ne voudrions pas encombrer cet article de la description de tous les mors de brise-pierre qui ont été imaginés, depuis que la lithrotitie est entrée dans sa phase pratique. Beaucoup ne sont que des dérivés de l'instrument de Heurteloup, figuré plus haut. Dans cet instrument, le bec de la branche femelle présente un certain nombre de dépressions et de saillies dans lesquelles viennent s'emboîter des dépressions et des saillies rigoureusement correspondantes de la branche mâle. Il en résulte une série de porte-à-faux éminemment favorables au broiement de la pierre, disposés verticalement le long des bords de chaque mors.

Le second instrument de Heurteloup est très différent du premier, en ce que les bords des deux mors ne présentent pas de saillies; les deux branches sont excavées en cuillers.

Ainsi, tandis que le premier est construit sur le principe du porte-à-faux, le second émane d'une autre idée, qui est d'emmagasiner les débris pulvérulents du calcul dans la cavité constituée par le rapprochement des deux mors.

Il n'y a pas témérité à affirmer que tous les instruments plus modernes sont contenus en germe dans les deux modèles précédents, y compris tous les brise-pierre à mors fenêtrés, qui sont des réalisations plus ou moins heureuses du principe du porte-à-faux. Sir Henry est le premier qui ait eu l'idée de ménager dans la cuiller du bec femelle plusieurs ouvertures destinées à laisser passer les débris les plus fins du calcul. Charrière alla plus loin en supprimant entièrement le fond de la cuiller. Il en résulta une longue ouverture, ayant toute la hauteur du bec, et limitée par des montants assez solides pour résister à la pression des fragments refoulés par la branche mâle. Les bords de ce mors fenêtré tournés vers la branche mâle sont ordinairement munis de fines dentelures (fig. 74).

L'instrument à mors fenêtré de M. Thompson rappelle beaucoup celui de Charrière. Les branches du mors femelle sont plus arrondies et moins larges.

Certains inconvénients, parmi lesquels le plus sérieux serait, pour les uns, de laisser passer des fragments trop volumineux, pour les autres, d'exposer beaucoup à pincer la muqueuse vésicale, ont provoqué des modifications diverses du mors femelle portant sur l'étendue et le nombre des fenêtres. Tandis que certains chirurgiens ou fabricants réduisaient la grande fenêtre de Charrière à un orifice plus ou moins considérable, situé au voisinage du talon (fig. 76), d'autres revenaient aux ouvertures multiples. Cette disposition se retrouve dans l'instrument déjà ancien de MM. Robert et Collin, qui possède six ouvertures.

Elle se retrouve encore dans l'instrument plus moderne de M. Reliquet. Le mors de la branche femelle y est percé d'une grande fenêtre ininterrompue du haut en bas; mais les dents dont les deux faces internes des montants sont munies rétrécissent cette fenêtre

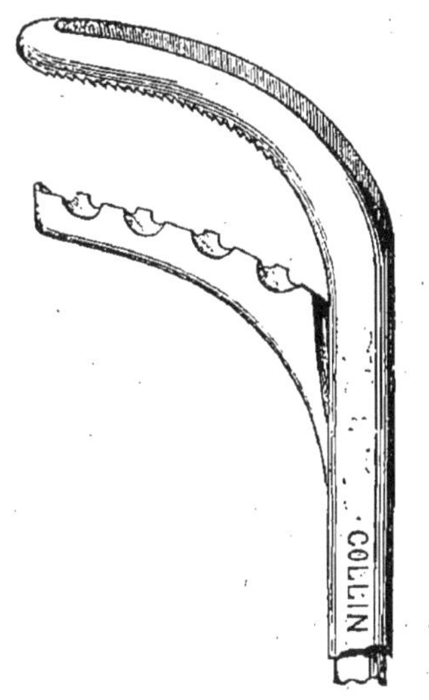

FIG. 75. — Bec à grande fenêtre de Charrière.

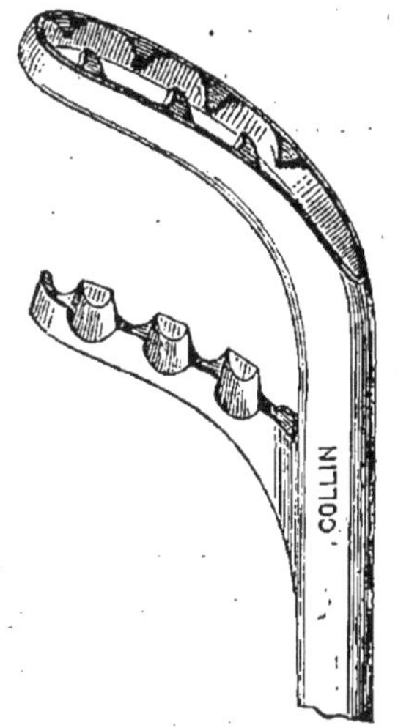

FIG. 76. — Mors de Reliquet.

et lui donnent une forme sinueuse, grâce à laquelle elle ne peut donner passage qu'à des fragments de très petit volume (fig. 75).

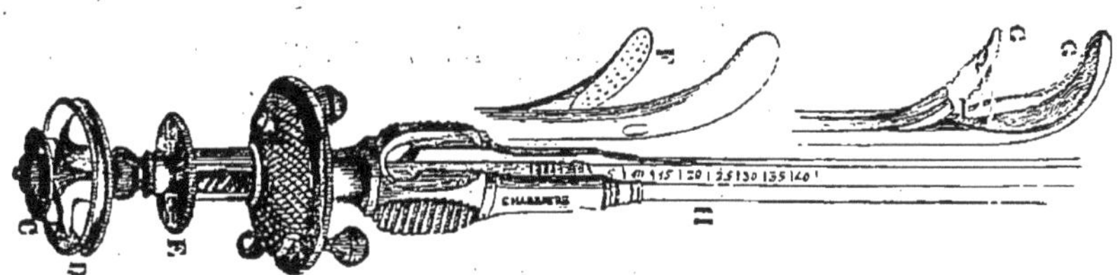

FIG. 77. — Mors de Civiale.

C. Bouton terminal de la branche mâle pouvant servir pour la percussion.
D. Volant.
E. Rondelle terminale de la branche femelle.
F. Mors mâle à surface hérissée de petites saillies.
GG. Les deux mors écartés l'un de l'autre.

Parmi les becs qui procèdent plus ou moins directement des becs à cuiller de Heurteloup, nous citerons ceux de Civiale, de M. Mercier, de M. Guillon. Dans l'instrument de Civiale, la branche femelle est profondément creusée, les bords sont fortement relevés, et la branche mâle, un peu saillante en avant, surtout à sa base, un peu moins large que l'intervalle des bords de la branche femelle, remplit complètement l'excavation de cette dernière. Grâce à cette disposition, on est certainement moins exposé à pincer la muqueuse vésicale qu'en se servant de l'instrument de Heurteloup.

M. Mercier a donné à son instrument des mors plats, munis, du côté de leurs faces correspondantes, de petites saillies disposées en quadrille, et, sur leurs bords, de dentelures formées par la terminaison des séries de saillies des faces. Le talon du bec mâle est

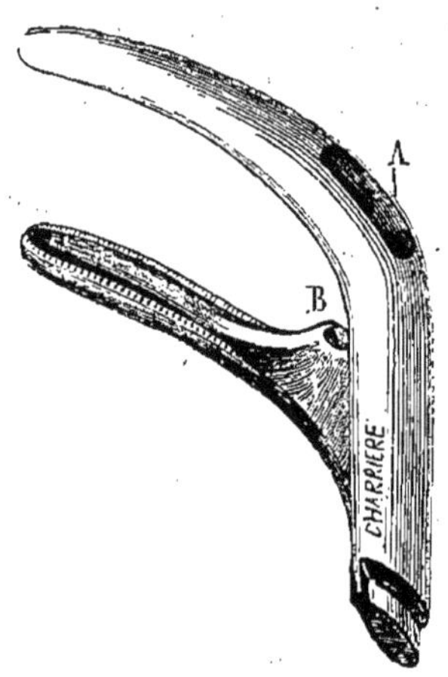

Fig. 78. — Mors de Mercier.

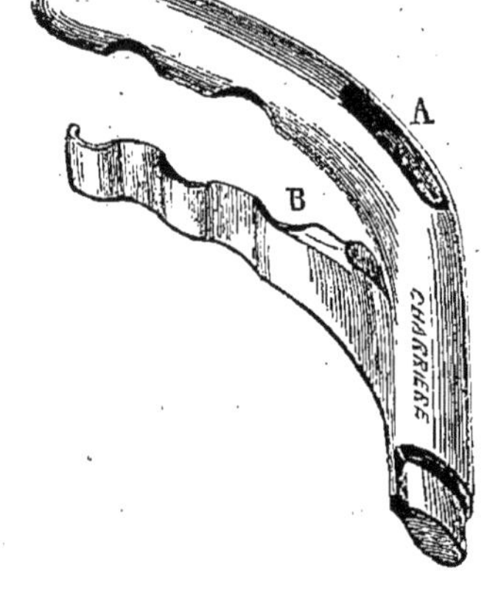

Fig. 79. — Bec de Ségalas à branche mâle ondulée.

renflé en une sorte d'éperon B qui s'emboîte dans une petite fenêtre A du bec femelle (fig. 77).

On ne doit pas employer indifféremment tous les instruments dont nous venons de donner une courte description.

Dans un très grand nombre de circonstances, le brise-pierre à écrou brisé (modèle Collin), à mors plats ou excavés, doit suffire. Certains chirurgiens disent même, comme M. Thompson, avoir à peu près renoncé aux mors fenêtrés, parce qu'on est très exposé à pincer la muqueuse de la vessie et qu'à ce titre ces mors sont dangereux. Néanmoins, pour le broiement des calculs volumineux et durs, les mors fenêtrés sont quelquefois les seuls ayant la puissance voulue. Au système de l'écrou brisé, on est amené quelquefois à préférer le pignon et même le marteau. Dans ce dernier cas, on pourrait, ainsi que nous le redirons plus loin, se servir de l'étau à main d'Amussat; mais il nous semble encore plus sûr de maintenir la branche femelle en place, en la saisissant à pleine main et en appuyant l'avant-bras-gauche sur l'épine iliaque droite du malade. On peut être sûr, de cette façon, d'empêcher l'instrument de blesser la paroi postérieure de la vessie, et de limiter l'ébranlement transmis aux parties profondes du canal de l'urèthre.

On comprend que, suivant les dimensions du calcul, suivant sa consistance et le plus ou moins de régularité de sa surface, les dimensions des mors et des branches doivent varier. On a essayé, dans ces derniers temps, de ramener à des règles fixes ce qui, jusqu'alors, était livré à l'appréciation des fabricants. Car c'est à eux qu'il appartient d'assurer aux instruments la solidité et la puissance désirables, en proportionnant la résistance des branches et des mors à la force déployée par le volant.

Dolbeau a ramené à trois types principaux les brise-pierre ordinairement employés. Selon ce chirurgien, le brise-pierre explorateur doit avoir les dimensions suivantes :

Diamètre de la canule (tige de la branche femelle)	5	millimètres.
Largeur du bec (en cuiller)	8	—
Longueur du bec	20	—

Le brise-pierre ou lithoclaste n° 1, qui convient pour les pierres de 1 à 3 centimètres, doit avoir :

Diamètre de la canule	6	millimètres.
Largeur du bec	8	—
Longueur du bec	24	—

Les dimensions du n° 2 sont :

Diamètre de la canule	7	millimètres.
Largeur du bec	10	—
Longueur du bec	30	—

Enfin, le n° 3 de cette série est un lithoclaste fenêtré à grandes dimensions, à savoir :

Diamètre de la canule	5	millimètres.
Largeur du bec	8	—
Longueur du bec	37	—

Ajoutons à ces quatre modèles celui dont on se sert pour les enfants, et qui est proportionné aux dimensions de l'urèthre entre huit et douze ans :

Diamètre de la canule	5	millimètres.
Largeur du bec	6	—
Longueur du bec	18	—

Nous croyons qu'il y a avantage à adopter cette nomenclature. Il en résulte des facilités de désignation qui ne sont pas à dédaigner; il suffit de se rappeler que le n° 0 correspond au calibre le plus faible et le n° 3 au plus fort.

Examen du malade. — La lithotritie est toujours une opération sérieuse; dans certains cas, elle est même aussi grave que la taille. Si on a vu quelquefois la simple introduction d'une sonde ou d'une bougie dans l'urèthre déterminer des accidents mortels, à plus forte raison faut-il se mettre en garde contre ces tristes résultats et ne négliger aucune précaution, quand il s'agit d'introduire dans la vessie des instruments volumineux, et d'opérer des manœuvres répétées et souvent longues pour saisir une pierre, la broyer et l'extraire.

Avant tout, le chirurgien devra rechercher si le malade ne présente pas une affection organique qui contre-indique l'opération et s'il a une santé qui lui permette de résister aux accidents qui peuvent se manifester dans le cours du traitement; dans le cas contraire, il lui donnera tous les soins nécessaires pour le mettre dans des conditions meilleures. En même temps, il étudiera l'état des reins, de la vessie, de la prostate et de l'urèthre; car il trouvera dans cet examen des notions utiles et presque indispensables. Chacun de ces organes peut se trouver dans des conditions pathologiques qui constituent des complications sérieuses sur lesquelles nous aurons à revenir. Mais supposons pour l'instant le cas le plus simple où ils sont à l'état normal, et où l'on a affaire à un calcul de médiocre volume et peu dur; voici comment la lithotritie doit être pratiquée.

Manœuvres de la lithotritie. — Le lit sur lequel le malade sera couché ne doit pas être trop bas, parce que le chirurgien, obligé de se courber, se trouverait dans une position fatigante et serait moins libre de ses mouvements; il sera plat et assez dur pour que le corps ne s'y enfonce pas, car alors il est très difficile de bien se rendre compte de la position du malade. Celui-ci est couché sur le dos, les épaules et la tête soutenues par des oreillers, les cuisses et les jambes à demi fléchies pour relâcher les muscles. Le bassin doit être élevé au moyen d'un coussin épais et solide. Cette position est très-importante, en ce qu'elle abaisse le bas-fond de la vessie par rapport au col et permet au calcul d'y glisser comme sur un plan incliné; elle permet aussi au chirurgien de manœuvrer plus facilement le lithotriteur, dont l'extrémité externe, qu'on est toujours forcé d'abaisser pour pénétrer dans la vessie, ne risque plus de toucher le plan formé par le lit.

Le chirurgien, placé à la droite du malade, fait d'abord dans la vessie une injection d'eau tiède, dans des conditions sur lesquelles nous insisterons davantage un peu plus loin. Puis il saisit la verge au-dessous du gland, entre l'annulaire et le médius de la main droite ou de la main gauche. Tandis qu'avec le pouce et l'index il écarte les lèvres du méat urinaire, avec l'autre main, il tient le brise-pierre comme une sonde et l'introduit dans l'urèthre, en suivant les règles du cathétérisme ordinaire. L'instrument, étant assez lourd, descend, pour ainsi dire, de lui-même jusque dans le cul-de-sac du bulbe. Alors le chirurgien abaisse ses deux mains entre les cuisses du malade, en même temps qu'il enfonce doucement le brise-pierre, dont le bec, en se relevant, suit la direction courbe du canal. Ce dernier temps n'est pas très difficile, mais il faut, pour l'exécuter, une assez grande habitude du cathétérisme; si l'on s'est servi en commençant de la main gauche, il est préférable de changer l'instrument de main dans ce deuxième temps.

Lorsqu'on est arrivé dans la vessie, on embrasse tout le talon du brise-pierre avec les doigts allongés, de manière que son extrémité réponde au creux de la main droite, et l'on va à la recherche du calcul. Si on le trouve directement en arrière, on saisit la branche femelle sur les côtés avec le pouce et l'index de la main gauche, et, tandis qu'on l'enfonce doucement, de façon à déprimer le bas-fond de la vessie, on tire avec la main droite la branche mâle en sens inverse jusqu'à la rencontre du col. Dans beaucoup de cas, il suffit de cette simple manœuvre pour que le calcul vienne se placer de lui-même entre les mors du lithotriteur. Alors on le saisit en poussant la branche mâle avec la paume de la main droite, et avec le pouce et l'indicateur ou le médius de la même main, on tourne et on ferme l'écrou. Il ne reste plus qu'à faire marcher le pas de vis pour briser la pierre. Ce mouvement doit être exécuté lentement et avec beaucoup de précautions, pour ne pas s'exposer à briser l'instrument ou à faire éclater la pierre avec trop de force. Puis on va à la recherche des fragments, qu'on brise de la même façon, en ayant toujours soin de ramener le bec du lithotriteur dans le centre de la vessie avant d'en serrer la vis, afin d'éviter d'en léser les parois.

Il s'en faut que les choses se passent toujours aussi simplement. Très fréquemment, le calcul ne vient pas se placer de lui-même entre les mors du lithoclaste et il faut véritablement aller à sa recherche. Les manœuvres nécessitées par les diverses positions de la pierre se réduisent à un petit nombre auquel certains auteurs ont consacré un luxe de description peut-être exagéré. Il vaut d'ailleurs mieux pécher par excès que par défaut de méthode.

Nous avons dit plus haut qu'il suffisait parfois de refouler légèrement le bas-fond de la vessie avec la branche femelle, alors que la branche mâle est en contact avec le col, pour que le calcul vienne de lui-même se placer entre les mors. Souvent, dans les recherches qui suivent immédiatement l'introduction du brise-pierre, on le trouve à droite ou à gauche.

Supposons le cas où il occupe la partie latérale droite de la vessie. Il faut alors imprimer à l'instrument non ouvert un léger mouvement de rotation vers la *gauche* du malade, puis, lorsque la branche femelle est en contact avec le bas-fond, attirer la branche mâle vers le col. Une fois cette manœuvre terminée, on ramène les mors ouverts dans le plan vertical, ou on les incline vers la *droite* du malade avant de les rapprocher.

La même manœuvre convient, mais en sens inverse, lorsque la pierre occupe le côté gauche de la vessie.

Enfin, si elle est logée derrière le col vésical, dans un enfoncement plus ou moins prononcé du bas-fond, ce dont on est averti par le frottement du talon du bec sur sa face supérieure, la manœuvre nécessaire consiste dans une demi-rotation complète ou à peu près complète, qui ramène l'extrémité des mors en bas et en arrière, et les met en contact avec la face latérale droite ou gauche du calcul. On ouvre alors l'instrument, et, lorsque l'écartement des mors a été porté aussi loin que possible, on les incline vers le calcul et l'on tâche d'insinuer le mors mâle entre le col et lui, et le mors femelle entre son extrémité postérieure et la paroi postérieure de la vessie.

Telles sont les quatre manœuvres fondamentales de la lithotritie. Elles ont lieu dans l'aire de deux plans, dont l'un est vertical et l'autre horizontal et qui se coupent à angle droit; mais il est rare qu'on puisse porter cette rigueur mathématique dans tous ses mouvements.

Ainsi, lorsque le calcul est très mobile, il faut éviter d'imprimer à l'instrument de trop grands déplacements. L'une des branches doit être maintenue en contact avec lui, et ce sera la branche femelle, si le calcul est très en arrière, et la branche mâle, s'il est très en avant.

En revanche, s'il est fixé au voisinage du col, il faut, lorsque le contact est établi, tâcher de le refouler un peu avec le mors femelle, qu'on pousse en arrière, et profiter de ce refoulement pour glisser le mors mâle entre lui et la face postérieure du col.

Par ces différentes manœuvres, on arrive à faire des prises directes ou indirectes, en laissant la pierre se placer d'elle-même entre les mors, en la contournant ou en la déplaçant.

Malheureusement, chez certains malades, le calcul se laisse difficilement saisir, pour diverses raisons dont les principales sont : son volume considérable, la petitesse et l'extrême sensibilité de la vessie, l'existence de colonnes charnues, qui gênent le jeu de l'instrument en s'interposant entre les mors, et de poches profondes où la pierre se loge par moments, la profondeur et l'étroitesse du bas-fond, l'hypertrophie de la prostate, l'élévation du col par une valvule glandulaire ou musculaire.

Sans préjudice des contre-indications formelles constituées par plusieurs de ces circonstances, on peut arriver à en triompher par certains artifices.

Quelquefois, un simple ébranlement imprimé au corps du malade par la main du chirurgien suffit pour amener le calcul entre les mors. C'est la main gauche qui doit alors frapper à plat sur la hanche droite du malade, tandis que la main droite maintient l'instrument ouvert.

Si une série de secousses n'amène aucun résultat, il faut varier la position du coussin sur lequel reposent les fesses. En le plaçant plus en avant ou en augmentant sa hauteur, on exagère l'inclinaison du bas-fond et on provoque le glissement de la pierre en arrière. En le tirant à droite ou à gauche, on incline le bassin du malade en sens inverse. C'est pour arriver au même résultat qu'ont été inventés les lits mobiles de Heurteloup, de Leroy (d'Étiolles) et de M. Reliquet, dont l'inconvénient principal est d'être peu transportables et par cela même peu pratiques.

On réussit chez certains malades en leur faisant prendre diverses attitudes, immédiatement avant de les placer dans la position définitive. On les fait mettre à quatre pattes ou sur le ventre, et on a des chances, de cette façon, de déplacer le calcul, s'il est logé dans une poche à large goulot.

Cependant la pierre présente quelquefois une dureté telle, qu'il

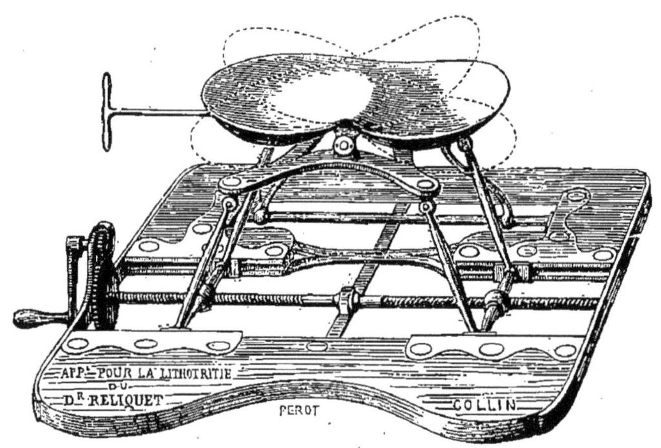

FIG. 80. — Lit de Reliquet.

est dangereux ou impossible de l'écraser, et la percussion devient nécessaire. Le principal inconvénient de ce procédé consiste dans l'ébranlement qu'on imprime à la vessie et surtout à la prostate. C'est alors qu'on comprend bien l'utilité du lit imaginé par Heurteloup; car, avec lui, le lithotriteur est rendu tellement immobile que les malades ressentent à peine l'ébranlement produit par le choc du marteau. Mais il n'est presque aucun chirurgien qui possède ce lit; et, pourrait-on se le procurer, il serait assez dangereux de s'en servir, à moins d'en avoir une grande habitude. Nous en dirons autant des autres lits dérivés de celui-là.

Comme nous l'avons dit plus haut, on peut les remplacer par un étau à main, dans lequel on fixe solidement la partie carrée que la branche femelle du brise-pierre présente vers son talon. Il est pourvu de trois fortes branches, dont deux, transversales, sont confiées à un aide qui les tient immobiles, en ayant soin de prendre un point d'appui solide sur le lit avec les coudes. Le chirurgien saisit le talon de la branche femelle dans la paume de sa main gauche; et, comme l'écrou n'est point fermé, il tient entre le pouce et l'index de la même main la branche mâle pour l'empêcher de reculer; puis, avec la main droite armée d'un marteau, il frappe de petits coups secs et répétés sur l'extrémité de l'instrument. Il est bien rare qu'on ne vienne pas à bout de briser le calcul par ce moyen.

Il y a loin de cet étau au lit de Heurteloup. Avec quelque soin qu'il soit maintenu par les aides, il n'offre pas un grand degré de fixité et, en appuyant sur le lit sa branche inférieure, non seulement on n'a pas un point d'appui bien solide, mais encore on risque de porter l'extrémité de l'instrument contre les parois de la vessie. Quand on a la main assez ferme, il est préférable de s'en servir pour immobiliser le brise-pierre, parce qu'on a mieux conscience de sa position et des déplacements de son bec. Mais il faut, comme nous l'avons dit, ne frapper avec le marteau que de petits coups secs, ne produisant qu'un médiocre ébranlement.

Quand la pierre est brisée, ses fragments ne présentent pas une résistance qui ne soit facilement surmontée par la puissance de la vis. On peut donc dans le cours d'une séance se servir successivement de deux ou trois brise-pierre différents.

Pour mener à bonne fin les manœuvres décrites plus haut, il est certaines précautions indispensables et faciles à prendre. En général, l'introduction de l'instrument doit être lente. S'il y a du spasme de l'urèthre, il faut attendre qu'il ait cessé. S'il est vrai que quelquefois le meilleur moyen de le prévenir est d'arriver rapidement jusqu'à la vessie, afin de surprendre le canal avant qu'il ait eu le temps de se contracter, il ne faut procéder ainsi que lorsque l'on connaît très bien les conditions matérielles de l'urèthre qu'il s'agit de parcourir.

D'une manière générale toutes les manœuvres doivent être douces; le refoulement du fond de la vessie doit se faire avec précaution et il faut éviter d'appuyer en avant sur le col. Son seul contact doit suffire pour l'orientation de l'instrument.

Quand le bec de l'instrument est tourné en haut, il faut que son corps soit dirigé obliquement en bas et en arrière vers le bas-fond. Au contraire, quand, par suite d'une demi-rotation complète, les mors ont leur extrémité dirigée en bas, il y a avantage à exagérer un peu la bascule du manche, pour éviter un contact trop rude des mors avec la muqueuse.

Lorsque, pendant le rapprochement des branches, on ne saisit pas la pierre intacte ou l'un de ses fragments, il est inutile de les amener au contact complet; c'est la meilleure manière d'éviter le pincement de la paroi vésicale ou d'une colonne charnue, surtout si on a laissé l'instrument incliné à droite, à gauche ou en arrière pendant ce mouvement.

Si la pression continue des mors sur la pierre, par suite d'une rotation lente imprimée au volant, ne suffit pas pour la briser, il est permis de procéder par saccades, en agissant brusquement et rapidement, à condition de ne pas déployer une force excessive.

Une fois la fragmentation de la pierre opérée, il faut tâcher de réduire en très petits morceaux et même en poussière quelques fragments, en réservant les autres pour les séances ultérieures.

Enfin, avant de retirer l'instrument, il faut ouvrir l'écrou brisé, de manière à rendre les branches indépendantes, et faire glisser rapidement plusieurs fois de suite la branche mâle dans la branche femelle. Le choc répété et sec des deux mors l'un sur l'autre facilite le dégorgement de la cuiller. Il faut quand même retirer l'instrument très doucement, pour le cas où quelques débris irréguliers en déborderaient le bec.

Durée et nombre des séances. — La durée de chaque séance n'a rien de fixe. Ordinairement de trois à cinq minutes, elle peut être plus courte ou plus longue. Chez certains malades, les moindres manœuvres provoquent des contractions de la vessie ; les urines s'échappent avec violence le long du lithotriteur, qu'il faut se hâter de retirer, quoiqu'on ait eu à peine le temps de briser quelques fragments du calcul. Chez d'autres, la vessie, très dilatée et peu irritable, permet des manœuvres prolongées sans inconvénient. Il faut profiter de cette tolérance ; car mieux on aura écrasé les fragments du calcul, moins on aura à craindre les accidents inflammatoires qui résultent souvent des premières tentatives de lithotritie. Il nous est arrivé plussieurs fois de débarrasser un malade d'une pierre de plusieurs centimètres en une seule séance.

Il en est du nombre des séances comme de leur durée. On ne peut le connaître à l'avance, parce qu'il varie suivant la tolérance de la vessie, le volume du calcul, sa consistance, la difficulté que présente la sortie des fragments. En général, il vaut mieux multiplier les séances que de les faire trop longues. Mais des circonstances nombreuses et tout à fait imprévues, que le chirurgien appréciera, peuvent modifier cette règle de conduite.

Beaucoup de calculs sont détruits en deux, trois ou quatre séances ; pour d'autres il en faut huit ou dix et même davantage.

Que dirons-nous encore de l'intervalle de temps qu'il faut laisser entre elles? Il est évident qu'il n'y a aucun inconvénient à les rapprocher si le malade supporte parfaitement l'opération, puisqu'il y a un grand avantage à débarrasser la vessie le plus promptement possible. Mais si des accidents se manifestent, il est indispensable de les calmer avant de recommencer les manœuvres.

En général, lorsque tout marche à souhait, l'intervalle doit être de quatre à cinq jours. Les rapprocher davantage, c'est s'exposer à provoquer des phénomènes inflammatoires intenses. Nous ne voyons que des inconvénients à cette méthode suivie par quelques chirurgiens étrangers. Il y en aurait moins, selon nous, à faire des séances prolongées avec évacuation immédiate, le malade ayant été au préalable soumis à l'anesthésie chloroformique. (Voyez plus loin au chapitre de la *Lithotritie rapide*).

Évacuation des fragments. — Quand on a brisé un calcul, et même quand on est parvenu à le réduire en fragments nombreux, on est loin d'avoir tout fait; il reste encore à en débarrasser la vessie, et ce n'est pas la partie la moins délicate de l'opération. Nous avons vu plus d'un malade dont la vessie était parfaitement saine, l'urèthre large et peu irritable, rendre, après chaque séance, des débris abondants et des morceaux assez volumineux de calcul, se lever, continuer leurs occupations quelquefois assez pénibles et guérir sans avoir éprouvé le plus petit accident. Mais ces faits sont exceptionnels. Dans les cas qui se présentent comme les plus simples, on doit encore se tenir sur ses gardes ; car il n'est pas rare de voir se manifester tout à coup, et au moment où on s'y attendait le moins, les complications les plus graves. C'est qu'en effet un malade qui vient d'être soumis à une première séance de lithotritie se trouve momentanément dans de moins bonnes conditions que celles où il était antérieurement. Avant l'opération il n'avait dans la vessie qu'un calcul, généralement arrondi, tandis qu'après, il a plusieurs calculs, présentant des arêtes, des pointes plus ou moins aiguës et capables de léser sérieusement les parois de la vessie, quand ils sont pressés contre son col, ou de déchirer les parois de l'urèthre, quand ils s'y engagent.

Dans l'espérance de remédier à ces inconvénients, Heurteloup recommandait, dès l'année 1847, de briser le calcul en fragments aussi nombreux que possible dans la première séance, de laisser les malades couchés sur le dos, afin qu'au moment de la miction les urines n'entraînassent qu'une poussière fine ou de très petits débris, tandis que les gros fragments devaient rester dans le bas-fond de la vessie. De plus, il cherchait à extraire une grande partie de la pierre avec son lithotriteur, dont les mors excavés, pleins et s'affrontant par leurs bords, formaient une sorte de boîte oblongue, capable de renfermer une assez grande quantité de débris. Il avait, en agissant ainsi, la prétention de terminer l'opération sans que des morceaux de calcul un peu gros eussent à traverser l'urèthre; mais nous savons que, dans beaucoup de cas, il se comportait tout différemment.

A vrai dire, il n'y a pas à cet égard de règle de conduite absolue; on peut seulement donner des conseils généraux qui varient avec les circonstances.

Quelques chirurgiens, après avoir retiré le brise-pierre, engagent les malades à uriner, pour provoquer l'expulsion de fragments de calcul. En cela ils commettent une double faute. D'une part, l'urèthre et le col de la vessie, ébranlés par les manœuvres auxquelles ils viennent d'être soumis, se contractent avec force et ne laissent passer que des détritus insignifiants; d'autre part, si la muqueuse du canal a été légèrement déchirée, comme il arrive souvent, au moment où on a retiré le lithotriteur, le passage de l'urine sur ces déchirures peut produire des accidents.

Ordinairement, c'est après un, deux ou trois jours que les organes reposés permettent la sortie de fragments quelquefois assez nombreux et volumineux. C'est donc cette détente qu'il faut favoriser par tous les moyens; et on l'obtiendra par le repos au lit et par de larges cataplasmes appliqués sur le ventre. Quelques chirurgiens ont pensé pouvoir tirer de grands avantages du cathétérisme répété ou de la sonde à demeure. Celle-ci devrait être assez grosse pour bien remplir le canal et pourvue d'yeux assez grands pour laisser passer les morceaux de pierre les plus petits. Placée à demeure pendant plusieurs jours, elle aurait l'avantage d'écarter du col de la vessie les fragments de calcul; mais sa présence prolongée dans l'urèthre pourrait déterminer des ulcérations graves, surtout chez des vieillards dont les forces sont épuisées. On éviterait ce dernier accident en pratiquant le cathétérisme toutes les fois que le malade aurait besoin d'uriner; mais ces envies sont souvent très fréquentes et l'introduction répétée d'une sonde aurait également ses dangers.

En présence de ces inconvénients, on a voulu réduire le calcul tout entier en une poussière assez ténue pour passer dans l'urèthre sans le blesser, ou encore retirer les fragments avec un lithotriteur. Le premier de ces moyens exigerait des manœuvres prolongées, pour peu que le calcul fût gros. Le second n'est pas d'une application plus facile. Il n'est pas de praticien qui ne sache combien on a de peine à extraire un calcul par morceaux sans déchirer l'urèthre, tantôt parce que les détritus amassés entre les mors du lithotriteur les tiennent écartés outre mesure, tantôt parce qu'ils dépassent les bords des cuillers et présentent des pointes très aiguës. Heurteloup avait très bien compris cette double cause d'accidents, et, pour la prévenir, il avait imaginé l'instrument dont nous avons parlé plus haut. Au moyen du marteau, il tassait les détritus entre les deux cuillers, qu'il parvenait à rapprocher, et comme celles-ci s'affrontaient par leurs bords, les fragments de calcul se trouvaient coupés et ne faisaient aucune saillie. Aussi, pouvait-il dire avec raison que son lithotriteur ne présentait pas, au moment où on le retirait du canal, plus de volume qu'au moment de son entrée. Mais cette manœuvre, si bien exécutée qu'elle soit, ne laisse pas d'imprimer à la vessie un ébranlement fâcheux.

Dans un but semblable, et surtout pour éviter l'engorgement qui empêche de rapprocher entièrement les deux mors, M. Guillon a placé dans la cuiller de la tige femelle de son lithotriteur à levier une lame d'acier qu'on peut soulever au moyen d'un stylet qui se prolonge jusqu'au talon de l'instrument. On détache ainsi les détritus tassés dans la cuiller et on les rejette dans la vessie. M. Mathieu a simplifié très heureusement ce brise-pierre, en articulant à l'extrémité du mors de la branche femelle une languette d'acier qui reste couchée dans le fond de la cuiller au moment où l'on brise le calcul, et qui, se relevant par sa propre élasticité, lorsque l'on tire en arrière la branche mâle, soulève les détritus et les rejette de côté. L'un de nous a imaginé de fixer sur la branche mâle, à l'endroit où elle se coude, un petit ressort de montre de 2 à 3 centimètres qui glisse dans le fond de la cuiller de la branche femelle et la débarrasse très facilement. On a reproché à la plaque d'acier de MM. Mathieu et Guillon de diminuer la profondeur de la cuiller du lithotriteur; on a dit encore qu'elle pouvait être faussée ou brisée sous la pression énergique exercée par la branche mâle. Ce reproche pourrait viser aussi la modification que nous avons proposée.

On emploie encore, pour extraire les débris de calcul, des sondes dites évacuatrices. L'instrument le plus simple en ce genre est une sonde élastique de gros calibre, percée de grands yeux. Il suffit d'injecter dans la vessie une certaine quantité de liquide qui, en s'échappant, entraîne la partie de la pierre réduite en poudre et quelquefois des fragments d'un petit volume. Leroy (d'Étiolles), un des premiers, a fait construire une sonde en argent assez grosse, présentant au commencement de sa courbure une ouverture oblongue fermée par un clapet. Un stylet articulé avec ce clapet et mû par un bouton placé sur le talon de l'instrument permet de fermer et d'ouvrir à volonté l'ouverture de la sonde. Les détritus sortent assez facilement par cette voie; mais comme des débris dépassant le calibre de la sonde auraient pu se trouver arrêtés dans sa cavité, l'instrument est armé d'un mandrin à tête fraisée pour les briser.

L'instrument suivant est préférable. C'est une sonde métallique à courbure ordinaire, présentant près de son bec deux grandes

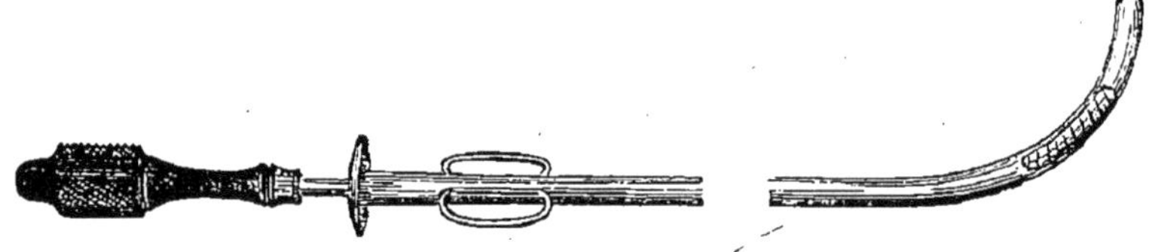

FIG. 81. — Sonde évacuatrice de Pasquier à mandrin en tire-bouchon.

fenêtres allongées qui ne se correspondent pas. Un mandrin métallique en tire-bouchon remplit la cavité de la sonde pendant son introduction. On le retire pour pousser les injections dans la vessie.

M. Mercier a transformé, pour le même usage, sa sonde à cour-

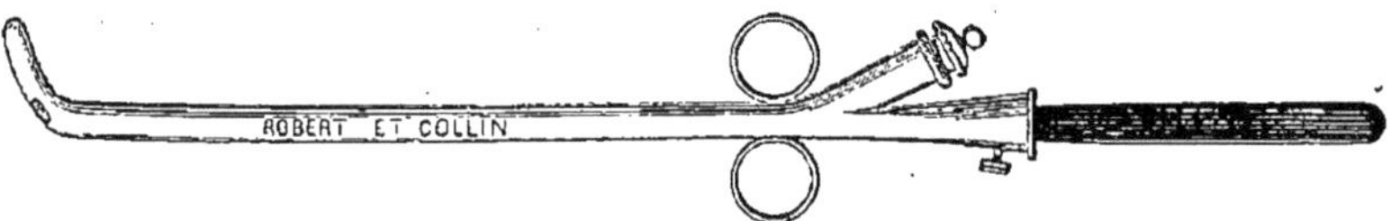

FIG. 82. — Sonde évacuatrice de Mercier.

bure brusque en une sonde à double courant portant, au commencement de sa courbure, une ouverture qui se trouve fermée par l'extrémité d'un mandrin de baleine. Quand l'instrument est dans la vessie, on retire le mandrin et on injecte par le second conduit de l'eau, qui, passant par plusieurs petits trous dont le bec de la sonde est percé, établit un courant destiné à entraîner les détritus calculeux au dehors. Cette sonde, moins compliquée que celle de Leroy, vaut aussi beaucoup mieux ; mais on peut adresser à l'une et à l'autre le même reproche : c'est que leur ouverture vésicale, ne dépassant pas le calibre de la sonde, est évidemment trop petite.

Pour éviter cet inconvénient, l'un de nous a imaginé une sonde toute différente. Elle se compose de deux gouttières qui, en glissant l'une sur l'autre, se complètent pour former un instrument cylindrique courbe à son extrémité. La gouttière inférieure, munie d'une double paroi pour en faire une sonde à double courant, est beaucoup plus profonde que l'autre ; elle porte sur ses bords une rainure, dans laquelle on fait glisser la gouttière supérieure comme un tiroir. Mais il fallait que celle-ci pût se plier à la courbure que présente l'autre. M. Mathieu est parvenu très habilement à résoudre

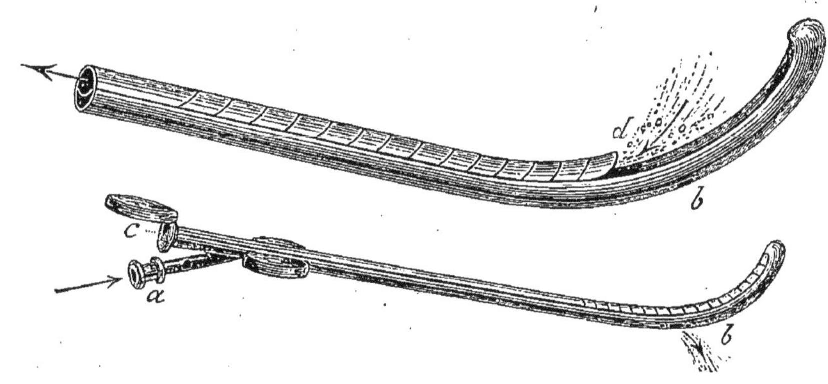

Fig. 83. — Sonde évacuatrice de Voillemier.

a. Tube servant à injecter de l'eau dans la vessie.
b. Ouvertures par lesquelles l'eau s'échappe dans le bas-fond de la vessie.
c. Segment supérieur de la sonde, garni d'un anneau à son talon et formé de pièces articulées en avant.
b'. Gouttière ouverte du segment inférieur de la sonde.
d. Direction du liquide sortant de la vessie pour entrer dans la sonde.

cette difficulté en formant son extrémité de plusieurs petites pièces transversales, mobiles les unes sur les autres, semblables à celles de certains bracelets. Quand l'instrument est fermé, il représente une sonde ordinaire de gros calibre. Après l'avoir introduit dans la vessie, on tire à soi la pièce supérieure, qui est garnie d'un anneau sur son talon, et la gouttière inférieure se trouve découverte dans toute sa portion courbe qui est dans la vessie. Alors, au moyen d'un petit tube disposé pour recevoir l'extrémité d'une seringue, on injecte, dans le conduit formé par la double paroi de la gouttière inférieure, de l'eau qui, s'échappant par de petits trous dans la vessie, détermine une espèce de remous qui ramène les détritus de calcul dans la sonde.

Dans ces derniers temps, M. Clover a fabriqué en Angleterre un instrument avec lequel on extrait les fragments de calcul par aspiration. Il se compose d'une sonde ordinaire, dont l'extrémité vésicale, courbe dans la longueur de 3 centimètres et dépourvue de paroi supérieure, forme une sorte de gouttière. On remplace cette paroi par un mandrin de baleine légèrement aplati, au moment où on pratique le cathétérisme, afin de ne pas blesser le canal. La sonde une fois placée dans la vessie, on retire la baleine et on adapte à son talon une poche de caoutchouc dont on a rapproché les parois; celles-ci s'écartent dès qu'on les abandonne à elles-mêmes et aspirent les liquides chargés de détritus.

MM. Robert et Collin ont remplacé la poche de caoutchouc, dont

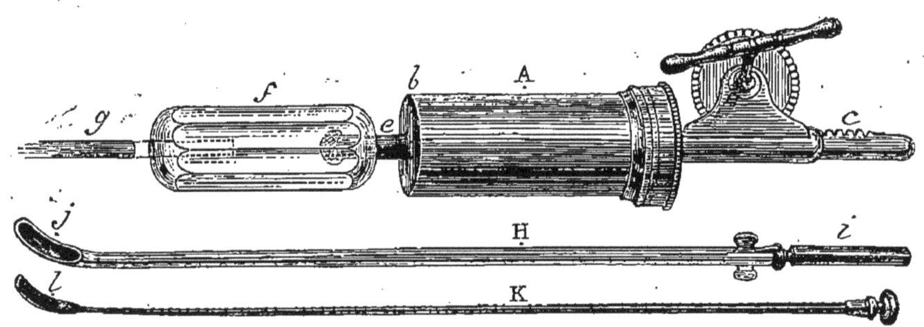

Fig. 84. — Appareil évacuateur de MM. Robert et Collin.

A. — Appareil aspirateur.
b. Corps de pompe.
c. Tige de fer garnie d'une crémaillère.
d. Roue destinée à mouvoir cette tige.
e. Extrémité du corps de pompe pénétrant dans un manchon de verre.
f. Manchon de verre percé à ses deux bouts.
g. Talon d'une sonde pénétrant dans le manchon.

H. — Sonde évacuatrice.
i. Talon de la sonde.
j. Bec de la sonde aplati et formant gouttière.

K. — Mandrin de baleine.
l. Extrémité aplatie remplissant la gouttière de la sonde, quand on introduit celle-ci dans la vessie.

la force d'aspiration ne leur paraissait pas suffisante, par un gros tube de verre auquel est attaché un corps de pompe dont on fait marcher le piston au moyen d'une crémaillère et d'une roue. A l'aide de cet appareil, on peut injecter du liquide dans la vessie et l'en retirer à plusieurs reprises avec une force qu'il est facile de graduer. Chaque aspiration du liquide ramène des débris dans le tube de verre, où ils se déposent sans pouvoir être repoussés dans la vessie, le tube ayant dans son milieu un diamètre plus grand que celui des ouvertures placées à ses deux bouts.

Tous ces appareils évacuateurs sont peu employés. Ils exigent des manœuvres fréquentes et longues qui ne sont pas exemptes de danger; de plus, ils ne donnent ordinairement passage qu'à de la poussière ou à de petits fragments de pierre, qui auraient pu sortir d'eux-mêmes et sans inconvénients par l'urèthre. Ils ne sont véritablement utiles que si, par suite d'une paresse de la vessie ou d'une hypertrophie de la prostrate, les fragments s'accumulent en arrière de cette glande sans pouvoir sortir.

Dans les cas ordinaires, on peut s'en fier aux contractions de la vessie pour l'élimination des débris. Cette expulsion spontanée cause rarement des déchirures dans le canal. Ce qui est plutôt à craindre, c'est qu'un morceau de pierre un peu gros ne s'engage dans l'urèthre sans pouvoir le traverser. Nous reviendrons plus loin sur cet accident sérieux, que nous ne faisons que mentionner ici.

A. *Difficultés spéciales. — Etroitesse de l'urèthre.* — Il n'est pas rare de rencontrer un méat urinaire assez petit pour empêcher le passage d'une sonde de volume ordinaire. Dans ces cas, il faut l'ouvrir largement, en pratiquant une incision dans son angle inférieur avec un bistouri boutonné. Cette petite opération est indispensable et ne présente aucun danger. D'autres fois, il existe un véritable rétrécissement siégeant sur un point variable du canal, et, avant tout, on doit en avoir raison pour pratiquer la lithotritie avec quelque sécurité. Car il ne suffirait même pas qu'on pût introduire un brise-pierre dans la vessie; il faut encore que la route soit largement ouverte pour le manœuvrer avec facilité, soit en procédant à la recherche du calcul, soit en le retirant, lorsque ses mors, écartés par de petits fragments, présentent un plus gros volume. Quant au traitement du rétrécissement, il variera avec l'étroitesse et les autres conditions de structure de celui-ci. On emploiera, suivant les cas, la simple dilatation, la divulsion ou l'uréthrotomie. Mais il ne faut pas oublier qu'on aura un grand avantage à agir rapidement, parce que tout retard tend à aggraver l'état de la vessie.

B. *Irritabilité de l'urèthre.* — Quelquefois, l'urèthre est parfaitement libre, mais il a acquis une sensibilité telle que l'introduction d'un corps étranger dans sa cavité détermine des contractions douloureuses et violentes, qui deviennent un obstacle sérieux au passage des instruments. Il est indispensable de faire cesser ce spasme, que l'on combattra à l'aide des moyens que nous connaissons, tels que les émollients généraux et locaux, les opiacés, des cautérisations légères de la muqueuse, et l'introduction dans le canal de bougies de plus en plus volumineuses, laissées à demeure pendant quelques instants. Quoique, dans beaucoup de cas, le spasme ait pour principale cause la présence d'une pierre dans la vessie, et que la meilleure manière de le calmer soit l'extraction de ce corps étranger, les moyens que nous avons indiqués sont loin d'être inutiles, et, en les employant avec discernement et patience, on vient presque toujours à bout de rendre le canal assez tolérant pour permettre la lithotritie.

C. *Hypertrophie de la prostate.* — Lorsqu'il existe une hypertrophie de la prostate, le chirurgien doit l'avoir reconnue dans les premiers examens qu'il a faits du malade. Si, portant principalement sur la portion la plus reculée de la glande, elle n'a eu pour résultat que de courber brusquement la fin du canal, elle n'apportera pas un grand obstacle au cathétérisme. On n'aura besoin, pour franchir le col de la vessie, que d'abaisser assez fortement le talon du brise-pierre. Mais si l'hypertrophie est considérable et comprend toute la glande, de façon à augmenter notablement la longueur de la portion prostatique de l'urèthre, le cathétérisme devient assez difficile, parce que le bec de l'instrument presse fortement contre la paroi supérieure du canal. Dans ces cas, il ne faut abaisser le talon du brise-pierre qu'avec lenteur, et à mesure qu'on le sent cheminer vers la vessie. Quelquefois même, il vaut mieux se servir d'un lithotriteur, dont l'extrémité, pliée moins brusquement, suit plus facilement la courbe allongée du canal.

D. *Petitesse de la vessie.* — Il est de règle de ne commencer la lithotritie qu'après s'être assuré que la vessie peut contenir assez de liquide pour permettre la manœuvre facile du brise-pierre. Cette quantité varie de 200 à 300 grammes. Quand le malade se trouve dans ces conditions favorables, il est inutile de recourir aux injections; il suffit de lui recommander de boire assez copieusement et de retenir ses urines pendant les deux ou trois heures qui précèdent le moment de l'opération.

Quelques praticiens, au lieu d'essayer de ce moyen très simple, conseillent de vider la vessie au moment de l'opération et de remplacer l'urine par une quantité égale d'eau. Cette conduite ne nous paraît pas rationnelle. Si on n'injecte qu'une quantité de liquide égale à celle de l'urine qu'on a retirée, on n'a rien gagné. De plus, une injection, avec quelque lenteur qu'elle soit pratiquée, produit toujours un certain ébranlement de la vessie et provoque ses contractions bien plus que l'urine qui s'est amassée lentement dans sa cavité. Si l'on a des raisons de croire que la quantité d'urine n'est pas assez considérable, il vaut encore mieux, au lieu de vider la vessie, y injecter la portion de liquide dont on croit avoir besoin.

Mais, chez les calculeux, surtout quand la maladie date de loin, la vessie est ordinairement petite, à cause des envies fréquentes d'uriner que provoque la présence d'un corps étranger volumineux. Quelquefois, elle n'a plus que la capacité nécessaire pour contenir le calcul qu'elle coiffe exactement. On comprend combien il est difficile alors de développer les branches du lithotriteur assez largement pour saisir le calcul. Cette manœuvre devient même impossible quand les parois vésicales sont en même temps hypertrophiées, ce qui n'est pas rare. Le chirurgieu devra s'armer de patience; car ce n'est qu'à l'aide de soins assez longs et en combinant avec un grand tact divers moyens, qu'il finira par rendre à la vessie, non sa capacité normale, mais une capacité suffisante pour permettre l'opération.

Dans beaucoup de cas, on a un double obstacle à vaincre ; car la vessie n'a pas seulement perdu l'habitude de se laisser dilater par l'urine, elle a encore acquis une contractilité pathologique analogue au spasme de l'urèthre. Voici comment nous avons coutume de combattre ces dispositions fâcheuses. Nous recommandons au malade de prendre, le matin, un lavement simple pour vider le rectum, et, immédiatement après, un quart de lavement opiacé qui sera gardé. Une heure après, quand nous supposons que l'action narcotique du laudanum, qui aura été donné à la dose de 10 à 12 gouttes, est complète, nous introduisons dans la vessie une sonde qui nous sert à y faire une injection d'eau tiède, un liquide chaud ou froid serait moins bien supporté. L'injection doit être poussée très lentement, pendant qu'on cherche à distraire le malade; mais, dès qu'elle provoque des envies d'uriner, il ne faut pas la continuer, sous peine de réveiller le spasme et d'amener une légère hémorrhagie. Nous insistons beaucoup sur ce point, parce que nous avons vu souvent ces exsudations sanguines de la muqueuse suivies, après vingt-quatre ou quarante-huit heures, d'urines purulentes. Chaque jour, on augmente peu à peu la quantité de liquide injecté, mais toujours en prenant pour guide la tolérance de la vessie.

Quand celle-ci oppose une résistance considérable, nous injectons dans sa cavité un liquide narcotique composé ordinairement de 100 grammes d'eau et de 1 décigramme de chlorhydrate de morphine. L'action stupéfiante de cette solution, étant plus directe, est aussi plus énergique et donne les meilleurs résultats. Chez quelques personnes, on peut augmenter sans danger, en la graduant, la dose de la morphine, et la porter, pour la même quantité d'eau, à 2 décigrammes et plus. En même temps, nous recommandons au malade de rester couché pendant quelques heures. Souvent même, nous laissons pendant tout ce temps la sonde à demeure, pour tenir, autant que possible, le calcul éloigné du col de la vessie.

Dans ces cas difficiles, des chirurgiens, au lieu de recourir à ces moyens, d'un emploi toujours assez lent, préfèrent *opérer à sec*. Il nous est arrivé plusieurs fois de pratiquer la lithotritie de cette façon pour des calculs peu volumineux et assez faciles à briser, mais ce ne fut qu'après avoir essayé inutilement de dilater la vessie. Pour être justes, nous devons dire que nous n'avons pas eu d'accidents. Mais nous nous garderions bien d'ériger en règle ce procédé. Non-seulement on éprouve de grandes difficultés à bien saisir le calcul, mais encore on court trop de risques de blesser la vessie. Il n'est permis d'agir ainsi que dans les cas d'absolue nécessité. Il faut alors se servir d'un brise-pierre à cuillers très courtes, car il serait difficile et dangereux d'employer les instruments ordinaires.

Dans quelques cas exceptionnels, et quand les moyens que nous venons d'indiquer ont échoué, on peut employer le chloroforme, qui permet de faire dans la vessie une injection plus abondante que si le malade était éveillé. Mais il ne faut pas oublier que cet agent ne diminue que très-peu les contractions vésicales. L'injection sera rejetée avec force, si on ne confie pas à un aide le soin de serrer la verge sur le brise-pierre. La lithotritie, dans ces conditions défavorables, est assez difficile à pratiquer. On comprend surtout que les séances doivent être très courtes. Cependant, nous ne rejetons pas l'emploi du chloroforme, parce que dans plusieurs circonstances il nous a été très utile et nous a permis de conduire l'opération à bonne fin. (Voy. au chap. *Litholapaxie*.)

Accidents de la lithotritie. — La lithotritie peut être suivie d'accidents locaux et généraux. Il en est qui se produisent pendant le cours de l'opération. Commençons par ceux-là.

Nous avons vu comment on peut éviter le froissement ou le pincement de la paroi vésicale et les déchirures de la muqueuse. Cet accident aurait pour conséquences immédiates de la douleur et un écoulement de sang qui pourrait n'être qu'un suintement; répété, il causerait de l'inflammation.

L'*écoulement de sang* se rattache bien plus souvent à l'état fongueux de la muqueuse ou à quelque dégénérescence organique de la vessie que des explorations antérieures auraient ordinairement permis de reconnaître. Il n'est réellement à craindre que dans ces dernières conditions. Dès qu'on s'en aperçoit, il faut suspendre la séance et pratiquer immédiatement une injection froide et astringente. Si l'hémorrhagie continue avec une intensité inquiétante, on lui appliquera le traitement ordinaire des hématuries graves, tel que nous l'avons déjà indiqué chemin faisant et tel que nous le formulerons plus loin dans un chapitre spécial.

Un accident beaucoup plus fâcheux consiste dans la *rupture des mors du brise-pierre.* Il est heureusement assez rare. C'est presque toujours la branche mâle qui se brise, et la rupture porte sur le point où la portion droite se recourbe. Le fragment n'a donc pas plus de 2 à 3 centimètres de longueur. Si l'on s'aperçoit, en examinant l'instrument, que la rupture est due à un défaut dans l'acier, on peut essayer de retirer le mors brisé de la vessie; si on y parvient, on devra continuer l'opération en se servant d'un brise-pierre plus solide. Au contraire, si l'accident est dû à la résistance du calcul, il vaut mieux recourir de suite à la taille, qui permet de retirer du même coup la pierre et le morceau d'acier.

Quelquefois les mors du brise-pierre, au lieu d'être brisés, se faussent et restent écartés l'un de l'autre. Avec un peu d'habitude, on s'en aperçoit facilement, car on sent que la pierre n'a pas été brisée, bien qu'on ait fait avancer la vis de plusieurs tours. Il faut s'arrêter immédiatement, puis ramener la vis en arrière pour dégager le calcul, et enfin retirer l'instrument. On sera exposé, en pratiquant cette manœuvre, à violenter l'urèthre; pourtant, on pourra l'exécuter, sans trop de danger, dans la plupart des cas. Mais si l'écartement des mors est très considérable, il ne restera d'autre ressource que la taille sus-pubienne. Cette opération permettra de retirer le brise-pierre dont on aura scié tout le talon et dont on tournera le bec en haut. On procédera ensuite à l'extraction du calcul.

Les séances de lithotritie, les premières surtout, exposent à un certain nombre d'accidents *consécutifs* de gravité variable qu'il nous reste à énumérer.

Notons d'abord des accidents presque immédiats, survenant dans la journée même ou dans les quarante-huit premières heures. Ce sont des douleurs assez vives, caractérisées par une sensation de brûlure au col et tout le long du canal, pendant les premières mictions; des spasmes de l'urèthre et du col, mettant obstacle au libre écoulement de l'urine et déterminant quelquefois une rétention complète ordinairement momentanée; des troubles nerveux généraux, sous la forme de frissons soudains et violents, suivis généralement d'accès de fièvre d'une intensité très variable.

La sensation de brûlure est souvent de courte durée. Elle est combattue avec succès par les émollients en boissons et en topiques. Les spasmes et la rétention d'urine par contracture du col cèdent fréquemment au cathétérisme avec une petite sonde et à l'emploi des opiacés à l'intérieur, en lavements ou en injections hypodermiques. Quant aux frissons, s'ils sont purement nerveux, ils ne résistent guère aux boissons chaudes et aux moyens calorifiques extérieurs. S'ils sont le prélude de la fièvre, ils rentrent dans le cadre des cas qui seront étudiés plus loin avec le soin qu'ils méritent, sous le titre général d'accidents fébriles liés aux affections des voies urinaires. Ils peuvent également annoncer le début d'une phlegmasie franche, à localisation bien précise, telle qu'une prostatite, une cystite du col ou du corps, une néphrite aiguë. En pareille circonstance, il ne s'écoule pas un long temps avant que les symptômes spéciaux de chacune de ces phlegmasies se soient manifestés.

D'autres fois, ce sont des accidents infiniment moins sérieux qui se montrent. Nous citerons l'œdème inflammatoire du prépuce et du gland, l'uréthrite avec tuméfaction des lèvres du méat, quelquefois l'orchite ou plus souvent encore l'épididymite.

Nous terminerons cette énumération en mentionnant l'infiltration urineuse, conséquence des déchirures du canal par les débris de calcul qui engorgent les cuillers du brise-pierre. Nous n'avons pas besoin d'insister sur le pronostic fâcheux d'une pareille complication.

Enfin, la liste ne serait pas complète si nous négligions de parler de l'engagement des graviers dans l'urèthre, accident que nous avons déjà étudié en détail dans le premier volume de cet ouvrage et qui est bien loin d'être rare. Sa production exige plusieurs conditions inhérentes à l'état fonctionnel de la vessie et à l'état anatomique de l'urèthre; mais hâtons-nous de dire qu'il s'observe même chez des sujets dont la vessie et l'urèthre sont tout à fait sains. Sa seule cause est alors le passage dans le canal de débris supérieurs à son calibre, ou d'une forme irrégulière, peu favorable à leur cheminement rapide jusqu'au méat. Ils s'arrêtent plus particulièrement derrière certains points du canal, naturellement moins extensibles, tels que le collet du bulbe, le coude sous-pubien, le méat. Leur engagement est favorisé par l'imprudence commise par certains malades, consistant à uriner debout et en faisant des efforts violents.

Chez certains sujets, c'est au spasme de la vessie qu'il faut attribuer cet accident; c'est une des raisons pour lesquelles la lithotritie chez les enfants est rejetée par beaucoup de chirurgiens. Dans les premières années de la vie, l'extrême irritabilité de cet organe est la règle; elle enlève à la lithotritie une bonne part de la sécurité qu'elle inspire chez l'adulte.

Les conditions anatomiques de l'urèthre constituant des prédispositions sont : les déviations de la portion prostatique par tuméfaction hypertrophique de la glande, les rétrécissements insuffisamment dilatés, les lacunes en forme de fossettes ou de sillons, bordées par des freins ou par des valvules.

Des douleurs vives, des spasmes violents, des difficultés de la miction allant jusqu'à la rétention d'urine complète, une uréthrite intense et des ulcérations du canal, causées par le séjour prolongé du corps étranger dans le même point; tels sont les accidents locaux de l'engagement des gros graviers. Ajoutons-y des accès fébriles intermittents ou rémittents et un état pyrétique continu, si l'on ne parvient pas à dégager rapidement l'urèthre.

Nous ne reviendrons pas sur les moyens employés en pareille occurrence. On en trouvera l'énumération dans le tome Ier (page 507). Rappelons seulement que le traitement comporte deux indications principales : refouler le gravier avec une sonde métallique ou le petit instrument spécial de M. Guyon (fig. 60), s'il est encore dans la portion prostatique; l'extraire ou le broyer s'il a franchi l'aponévrose moyenne du périnée. Ordinairement l'extraction est infiniment plus simple que le broiement. La pince de Hunter, modifiée par Civiale, les instruments de MM. Mathieu et Collin, qui sont d'un maniement très commode, amènent facilement les graviers au dehors, lorsqu'ils ont des dimensions inférieures ou égales à celles du canal.

III. — Litholapaxie ou lithotritie rapide

Dans l'article qui précède, nous avons étudié la lithotritie classique, telle qu'elle a été pratiquée par tous les chirurgiens, sauf quelques nuances dénuées d'importance, depuis son invention jusqu'à nos jours. L'année 1875 a vu naître une nouvelle méthode dérivée de celle-ci, mais qui s'en éloigne beaucoup par plusieurs points. On peut même dire qu'elle est presque la négation de l'ancienne, car tous les principes sur lesquels elle est basée sont en opposition complète avec ceux que des générations de chirurgiens ont appliqués avec rigueur. On va juger si nous disons vrai.

Brièveté des séances, ménagements extrêmes dans les manœuvres, emploi d'instruments incapables, malgré leur volume assez considérable, de violenter l'urèthre : telle est dans ses éléments fondamentaux la lithotritie classique. Séance unique, autant que possible, de une à deux heures s'il le faut, manœuvres multiples de fragmentation et d'évacuation, avec des instruments d'un calibre énorme : telle est la lithotritie nouvelle, inventée par M. Bigelow, et qui, d'après M. Keyes, n'a été suivie de mort que 6 fois sur 120 opérations pratiquées tant en Europe qu'en Amérique.

L'emploi du chloroforme, généralement inutile pour la lithotritie ordinaire, devient une condition fondamentale de la méthode américaine.

Une méthode qui débute aussi brillamment mérite un sérieux examen. C'est pourquoi nous en devons au lecteur un rapide exposé.

L'idée de l'intolérance et de la susceptibilité de la vessie aux opérations, inculquée par Civiale dans l'esprit de ses contemporains, a donné le change relativement à la vraie cause des accidents consécutifs à la lithotritie et a fait trop perdre de vue que leur véritable cause est le séjour dans la vessie de fragments qui la froissent et provoquent l'apparition de la cystite. D'autre part, il n'est pas rare qu'une première séance de lithotritie ordinaire occasionne des accidents capables d'empêcher toute intervention ultérieure. On voit ainsi succomber rapidement des sujets qui auraient peut-être vécu si on les avait débarrassés d'un coup de leur pierre.

La lithotritie étant, dans bon nombre de cas, préférable à la taille, il fallait arriver à résoudre le problème du broiement en une séance; mais la condition fondamentale était l'évacuation immédiate et complète de tous les fragments. Pour y arriver, sans donner à cette séance unique une durée exagérée, il fallait faciliter l'issue au dehors de fragments d'un certain volume, et employer, par conséquent, des instruments évacuateurs volumineux.

M. Bigelow paraît avoir heureusement réalisé toutes ces conditions; nous allons le suivre dans la description de son brise-pierre, de son appareil évacuateur et des divers temps de l'opération, telle qu'il l'a conçue et telle qu'il la pratique.

Le brise-pierre de M. Bigelow a des mors spéciaux. Celui de la branche femelle, percé d'une fenêtre oblongue près de son talon, a des bords très bas qui permettent aux fragments de s'en échapper facilement en glissant sur eux; celui de la branche mâle offre une

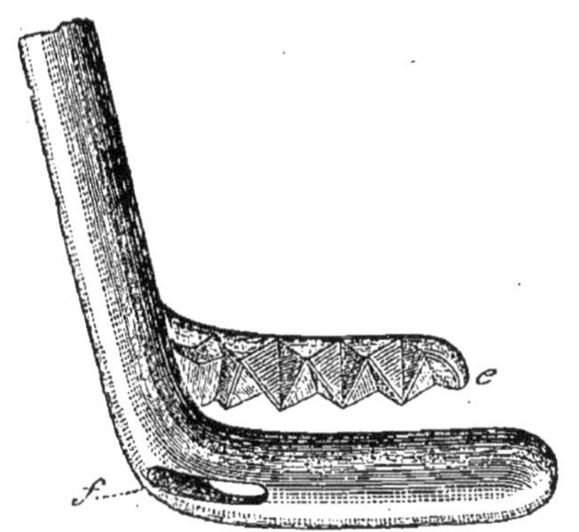

Fig. 85. — *e*. Branche mâle à entailles triangulaires alternantes. *f*. Fenêtre de la branche femelle laissant passer les débris non rejetés latéralement par les entailles triangulaires.

série d'entailles triangulaires alternantes, dont les plans inclinés rejettent latéralement les débris du calcul.

A l'autre extrémité, le volant est remplacé par une boule métallique; une rondelle large agissant sur l'écrou coiffe le manche ou tambour, un petit ajutage latéral permet de faire une injection par l'intermédiaire d'un canal creusé dans les branches.

L'appareil évacuateur se compose de plusieurs pièces : des tubes évacuateurs et de la pompe.

Que l'on adopte ou non l'opinion de Otis, d'après laquelle le calibre vrai de l'urèthre normal correspondrait environ au n° 33 de la filière Charrière, il n'est pas douteux qu'il puisse admettre des instruments beaucoup plus volumineux que le tube de Clover ou que les appareils français. Pour atteindre le but, les tubes évacuateurs doivent avoir un calibre correspondant aux n°s 28, 29, 30, 31 et même 32 de la filière Charrière. Le tube de caoutchouc, qui relie le cathéter au vase cylindrique, doit avoir une capacité supérieure à celle du cathéter.

Le meilleur tube évacuateur est le droit; celui qui est représenté avec une courbure doit être employé de telle sorte que son bec est ramené en bas, l'orifice tourné vers le pubis.

L'extrémité a la forme d'un ongle. La paroi du canal intérieur

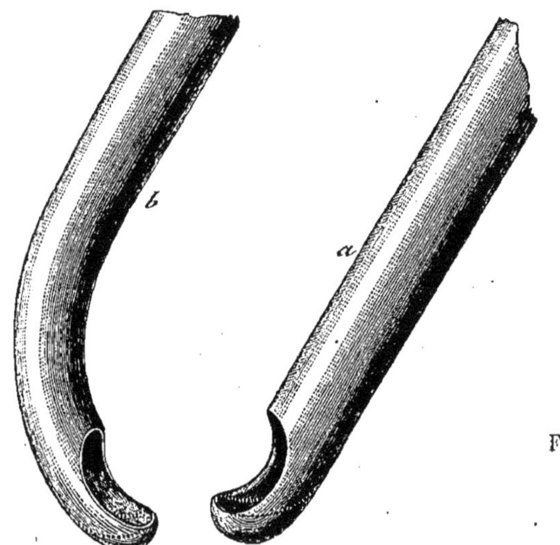

FIG. 86. — Tubes évacuateurs à extrémité unguiforme. — *a*. Tube droit. — *b*. Tube incurvé.

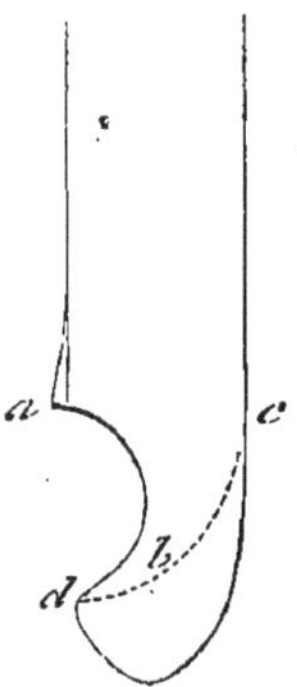

FIG. 87. — Schéma montrant la disposition intérieure du canal du tube droit. — *a d*. Ouverture d'un diamètre à peine supérieur à celui du tube. — *c b d*. Surface courbe qui commence au point extrême de l'orifice et conduit les graviers vers le tube.

commence juste au niveau du rebord de l'orifice. Ces instruments sont en argent; leur paroi est mince.

Avant de les introduire, il faut s'être assuré de la capacité de l'urèthre et de la vessie et avoir au besoin pratiqué la divulsion du canal. On commence par injecter de l'huile dans ce dernier pour faciliter le glissement; la vessie doit être complètement vidée.

La pompe évacuatrice est formée d'une poire de caoutchouc montée sur un cylindre de verre et en continuité à son autre extrémité avec un tube en caoutchouc. Avant de l'adapter au tube évacuateur, on la remplit d'eau, en ayant soin qu'il n'y reste pas d'air. La capacité de l'appareil entier est de dix onces d'eau; le rapprochement total des parois opposées de la poire déplace cinq onces de liquide. Il suffit, quand tout marche bien, de chasser deux onces d'eau dans la vessie; ce n'est qu'en cas d'obstruction des tubes que des déplacements plus considérables sont nécessaires.

L'arrivée rapide de l'eau dans la vessie disperse les fragments; quand ils sont encore nombreux, il ne faut pas placer le bec du tube dans le bas-fond; cette position n'est avantageuse que quand il reste très peu de débris.

Pendant ce temps de l'opération, le chirurgien se place, soit entre les jambes du patient, soit à sa droite, la main gauche appuyée

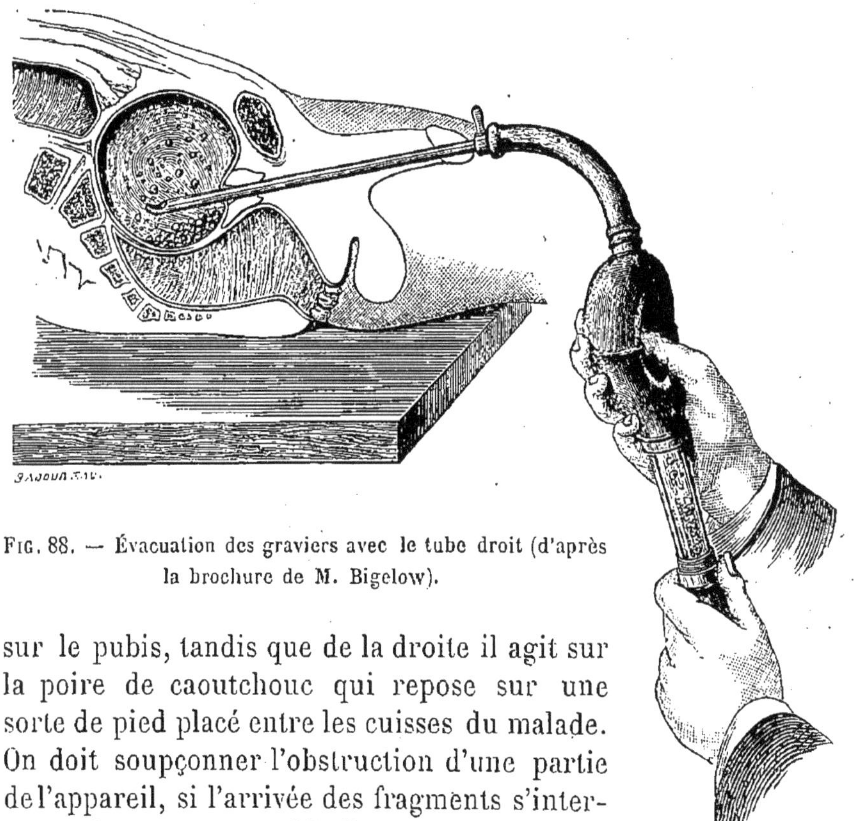

FIG. 88. — Évacuation des graviers avec le tube droit (d'après la brochure de M. Bigelow).

sur le pubis, tandis que de la droite il agit sur la poire de caoutchouc qui repose sur une sorte de pied placé entre les cuisses du malade. On doit soupçonner l'obstruction d'une partie de l'appareil, si l'arrivée des fragments s'interrompt brusquement, si l'effacement de la poire de caoutchouc se fait difficilement, si son expansion est lente ou nulle.

L'obstruction est due : à un coude accidentel du tube élastique, à l'engorgement de l'orifice interne, à celui du tube lui-même, à l'aspiration de fragments trop gros pour entrer dans le tube et faisant valvule, à l'engagement de la muqueuse vésicale dans l'orifice.

Après une douzaine d'aspirations ou davantage, tous les fragments capables de passer par le tube ont été évacués ; alors, on introduit de nouveau le brise-pierre, et son action est de nouveau suivie de celle de l'aspirateur.

Telle est, en résumé, la méthode de M. Bigelow. Ses avantages principaux seraient de permettre le broiement de pierres plus volumineuses que celles qu'on attaque généralement par la lithotritie et de soustraire la vessie à une cause sérieuse d'irritation, en la débarrassant de tous les fragments, ordinairement en une seule séance. C'est le mode d'évacuation qui la caractérise avant tout, ou plutôt c'est le principe de l'évacuation rapide au moyen d'instruments volumineux. De là lui vient sa dénomination spéciale (λίθος, pierre ; λαπαξις, évacuation), dénomination pleinement justifiée par le dernier fait rapporté par M. Bigelow. Il réussit à extraire de la vessie d'un homme de soixante-cinq ans trente-cinq petits calculs d'acide urique, dont les deux plus volumineux avaient onze millimètres de diamètre. Treize d'entre eux furent évacués au moyen d'un tube n° 31 de la filière Charrière ; vingt-deux, une fois engagés, s'y arrêtèrent. Il fallut faire dix introductions successives (Bigelow, *Litholapaxy or rapid lithotrity with evacuation*. Boston and New-York, 1878).

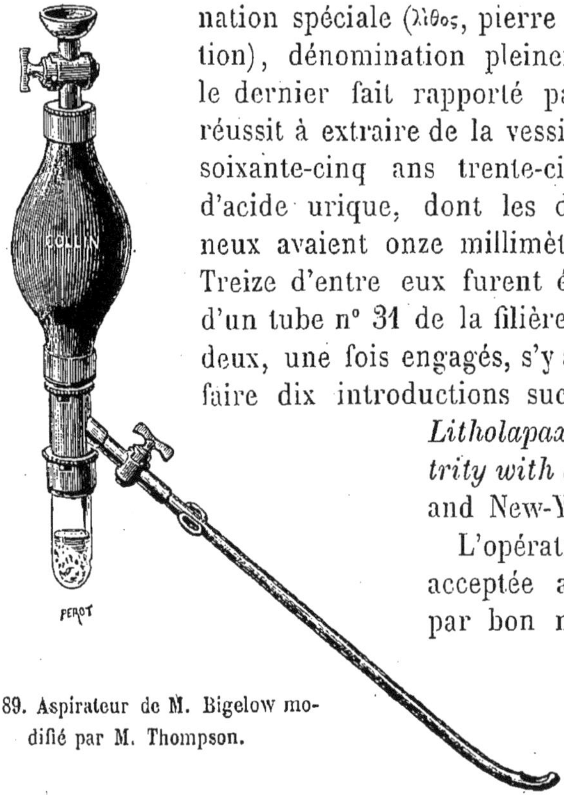

FIG. 89. Aspirateur de M. Bigelow modifié par M. Thompson.

L'opération de M. Bigelow, acceptée avec enthousiasme par bon nombre de chirurgiens américains et anglais, aurait été déjà pratiquée 120 fois, d'après M. Keyes, et il est certain qu'au moment où nous écrivons ce nombre s'est accru de plusieurs cas nouveaux. Nous reproduisons ici intégralement la statistique dressée par ce chirurgien, qui a fait une étude sérieuse de la méthode et apporté quelques modifications de détail à l'appareil instrumental primitif (*American Journal of the medical Sciences*, April 1880).

Le nombre total des opérations pratiquées jusqu'à la date du 15 février 1880 est le suivant :

	OPÉRATIONS.	MORTS.
Bigelow	21	1
Thompson	31	0
Van Duren et Keyes	21	1
Cadge	5	0
Coulson	4	0
Curtis	3	0
Weir	4	2
G. Buckston Brown	3	0
Thos. Smith	2	0
Wynkoop	2	1
Sands	2	0
Chirurgiens divers	9	1
	107	6

Il faudrait ajouter à cette liste 13 autres cas recueillis par M. Keyes depuis la publication de son premier travail, qui portent à 120 le nombre total, sans changement du chiffre des morts.

Ainsi, 114 succès et 6 morts, tel serait le bilan actuel de la litholapaxie, c'est-à-dire un vingtième seulement, ou 5 pour 100 de mortalité ! (Edward L. Keyes, *Litholapaxy. Annals of the anatomical and surgical Society*. Brooklyn, n° 6, 1880).

Le *British medical Journal* contient, dans son numéro du 11 décembre 1880, un relevé de 48 lithotrities rapides faites par M. Thompson, dont deux seulement auraient été suivies de mort.

Contentons-nous pour le moment d'enregistrer sans commentaires ces résultats surprenants. Le moment sera mieux choisi pour les discuter alors que nous présenterons le parallèle des diverses méthodes de traitement de la pierre.

A côté de la lithotritie en une seule séance, nous devons mentionner la lithotritie rapide en plusieurs séances, dont les résultats, entre les mains de M. Guyon, ont été favorables. Le malade est chloroformisé chaque fois ; les débris sont extraits avec l'aspirateur de M. Bigelow ou avec le même instrument modifié par M. Thompson. Mais les séances, au lieu de durer une heure, une heure et demie ou deux heures, ne sont pas prolongées au-delà d'un quart d'heure à vingt minutes (S. Coutinho. *De l'évacuation des fragments calculeux après la lithotritie.* Th. Paris, 1880). Les tubes évacuateurs, moins gros que ceux du chirurgien américain, sont des sondes de Pasquier d'un fort calibre.

Les chirurgiens français s'arrêteront-ils à ce moyen terme, ou se rallieront-ils franchement à la méthode américaine? L'avenir le dira; mais la question est encore trop neuve pour que nous nous croyions autorisés à la trancher dans un sens ou dans l'autre. Elle vient d'être résumée dans une revue critique de M. Rousseau (*Arch. gén. de Médecine*, 1881, p. 199).

IV. — Taille

Les divers procédés de taille (excepté la taille hypogastrique) se touchent par des points si nombreux qu'il est difficile d'en établir une bonne classification. Nous nous contenterons de les exposer, en tenant compte, tantôt de l'ordre chronologique de leur invention, tantôt de leurs ressemblances.

Le nom de *taille*, donné à une opération sanglante ayant pour but de retirer un calcul de la vessie, est un mot de convention. Mais il n'est pas un médecin qui n'en comprenne parfaitement le sens; aussi l'emploierons-nous de préférence aux expressions incomplètes et fausses de *cystotomie* et de *lithotomie*.

La taille était connue aux temps les plus reculés de la chirurgie. Hippocrate faisait jurer à ses disciples de ne pas la pratiquer, soit parce qu'il la regardait comme trop meurtrière, soit, comme le pense Dujardin, parce qu'il croyait plus honnête de la laisser faire à ceux qui en avaient une très grande habitude. (Dujardin, *Hist. de la chir.*, t. I., liv. III, p. 295.) En effet, à son époque et longtemps après lui, la taille était devenue une sorte de spécialité entre les mains de quelques chirurgiens.

Taille de Celse (*petit appareil*). — Il faut arriver jusqu'à Celse, près de trois cents ans après Hippocrate, pour trouver quelques détails précis sur le manuel opératoire de la taille. Ce que dit à ce sujet le grand écrivain latin est si important et a été interprété par quelques traducteurs d'une façon si étrange, que le passage mérite d'être reproduit textuellement.

«..... Il ne faut apporter, dit-il, aucune hâte dans cette opération. On ne doit pas la pratiquer en tout temps, à tout âge et dans tous les cas, mais seulement au printemps et sur des enfants de neuf à quatorze ans..... Un homme vigoureux et intelligent, assis sur un siége élevé, prend l'enfant sur ses genoux; il lui fait ensuite plier les jambes, l'oblige à tenir les mains appliquées aux jarrets en les écartant le plus possible, et lui-même le maintient dans cette situation..... Le chirurgien, dont les ongles doivent être coupés courts, introduit avec précaution dans l'anus, d'abord l'index, puis le médius de la main gauche qu'il a huilés. En même temps il appuie la main droite sur le ventre avec douceur, de peur que les doigts, pressant ainsi le calcul par deux points opposés, ne blessent la vessie..... On commencera par chercher le calcul autour du col, et, s'il s'y trouve, il est moins difficile de l'extraire..... S'il n'est point arrivé là, il faut explorer le fond de la vessie avec les doigts de la main gauche, et de la main droite, appuyée doucement sur le ventre, en suivre tous les mouvements. Lorsqu'on a rencontré la pierre, qui ne peut manquer de s'offrir au doigt, il faut la conduire vers le col avec d'autant plus de soin qu'elle est plus petite et plus lisse, et qu'en la laissant échapper on fatiguerait trop souvent la vessie. Ainsi donc, la main droite, placée comme on l'a dit, s'oppose au retour de la pierre en arrière; les doigts de la main gauche la poussent en avant jusqu'à ce qu'elle soit arrivée au col. Une fois là, si le calcul est oblong, on le pousse dans le sens de sa longueur; s'il est plat, on le place en travers; s'il est carré, on le fait reposer sur deux de ses angles; s'il est plus gros d'un côté que de l'autre, on le présente par le bout le plus mince. Lorsqu'il est rond, il est indifférent de le placer d'une façon ou d'une autre, à moins qu'il ne soit plus uni sur un point, car ce serait cette partie qu'il faudrait engager la première. Quand le calcul est arrivé là, on fait aux téguments, près de l'anus, une incision semi-lunaire qui doit aller jusqu'au col de la vessie et dont les extrémités sont un peu tournées vers les hanches; puis, dans cette plaie courbe, on fait sous la peau une autre incision transversale qui ouvre le col vésical, de façon à agrandir la voie de l'urine et à obtenir une ouverture qui dépasse un peu le volume du calcul. Ceux qui, par crainte d'une fistule, ménagent trop l'incision, tombent dans cet inconvénient et le rendent plus grave, parce que le calcul tiré avec force est obligé de se frayer une voie s'il ne la trouve pas faite ; c'est un danger qui peut devenir encore plus grand par la forme et les aspérités du calcul..... Le col de la vessie étant ouvert, on aperçoit le calcul...... S'il est d'un petit volume, on peut, en le poussant en avant avec les doigts d'une main, l'extraire avec l'autre main ; mais, s'il est trop gros, on applique à sa partie supérieure un crochet disposé pour cette opération..... Quand on voit qu'on ne pourra le retirer sans déchirure du col, il faut le fendre en deux. Ammonius est l'inventeur de ce procédé, qui lui a valu le surnom de *lithotomiste*, et qu'on exécute de la manière suivante : Le crochet doit d'abord embrasser la pierre assez fortement pour la maintenir au moment de la percussion et l'empêcher de fuir en arrière. On prend ensuite un instrument d'une grosseur médiocre et qui va en s'amincissant par un bout pour former une pointe émoussée. C'est cette extrémité qu'on appuie sur la pierre, tandis qu'on frappe sur l'autre bout pour le diviser. » (Celse, *Traité de la médecine*, liv. VII.)

Celse a résumé admirablement la chirurgie de son temps, mais il ne la pratiquait pas. Autrement, il aurait vu que la main appliquée sur le bas-ventre d'un enfant ne pouvait pénétrer dans le bassin assez profondément pour exercer une action quelconque sur le calcul; qu'il était impossible de reconnaître avec les doigts introduits dans le rectum si le calcul était rond, oblong, carré, et surtout s'il avait une partie de sa surface rugueuse; qu'il était très difficile de le faire entrer dans le col de la vessie, à moins qu'il ne fût très petit; enfin que, privé d'un guide certain, on ne pouvait être assuré de porter l'instrument tranchant sur le col de la vessie.

Mais, fait important, il indique la nécessité de faire une grande incision, afin d'éviter, au moment de l'extraction du calcul, la contusion des parois de la plaie.

Deschamps raconte qu'ayant répété l'opération de Celse sur des cadavres d'enfants, il réussit une seule fois à engager un calcul très petit dans le col de la vessie. Dans les autres cas, en coupant sur la pierre, il ouvrit la vessie près son col ou dans son bas-fond; mais il n'aurait pu dire, avant l'autopsie, quelles parties il avait divisées. Presque toujours il avait intéressé les vésicules séminales ou le canal déférent, qui lui semble impossible à éviter. (*Traité pratique et historique de la taille*, vol. II, p. 20.) Nous avons fait les mêmes expériences sur des cadavres d'adultes. Il est très difficile de sentir le calcul par l'intestin et impossible de l'accrocher; mais les doigts peuvent arriver jusqu'à la base de la prostate; et si on a soin d'abaisser fortement le talon du bistouri et de porter sa pointe en avant et en haut, on divise facilement la prostate en travers et dans toute sa hauteur; mais le plus souvent, au lieu d'inciser le col de la vessie, on passe un peu au-dessous de lui.

L'opération de Celse présente encore ceci de curieux, c'est qu'elle renferme le principe de la taille la plus parfaite de notre époque, de la taille bilatérale.

Paul d'Égine reproduit une partie des conseils donnés par Celse. Il recommande de faire l'incision de sorte que *par dehors la plaie soit large et par dedans n'ayt plus d'ouverture qu'il suffit pour donner issue à la pierre.* Il taille les adultes, et non plus seulement les enfants de neuf à quatorze ans; au lieu de l'incision semi-lunaire pratiquée au-devant de l'anus, *la faisons*, dit-il, *non sur le milieu de l'entre-fesson, mais à côté, près de la fesse gauche et de biais.*

Jusqu'au seizième siècle, il n'y a plus dans les écrits des chirurgiens que confusion et préjugés, résultats inévitables d'une tradition incertaine et souvent interrompue. Rhasès fait une petite incision transversale à gauche, sans toucher le raphé, blessure qui, dit-il, serait mortelle. Albucasis et d'autres écrivains de l'époque donnent le même précepte, sans qu'aucun d'eux apporte la moindre raison à l'appui de cette singulière opinion. Ils étaient ainsi obligés, par les petites dimensions de la plaie, de faire usage des brise-pierre. Ali-Abbas revient aux grandes incisions et veut qu'on coupe les tissus assez largement pour laisser sortir la pierre. Roger, Rolan, Brunus conseillent une incision droite, tandis que Salial la fait oblique. Ainsi, la manœuvre opératoire varie suivant les époques et le caprice des chirurgiens, sans même qu'on se donne la peine de justifier ces changements par quelque raison.

Cependant la méthode de Celse, dont on retrouvait encore quelques vestiges dans les écrits des Arabistes, était tombée dans un oubli complet. Bien plus, quand Guy de Chauliac, en 1363, décrivit dans un court chapitre la manière *du tailler pour la pierre*, on regarda son procédé comme nouveau; de là le nom de taille guydonienne que lui ont donné quelques écrivains. Sans vouloir diminuer le mérite de ce savant chirurgien, c'était lui faire un trop grand honneur; car il s'était borné à reproduire la pratique de Paul d'Egine, avec ses imperfections et les préjugés d'Avicenne.

«.... Lors, dit-il, en pressant le ventre avec le poing par-dessus la vessie et mettant les doigts par le fondement, la pierre soit amenée tant qu'on pourra au col de la vessie entre le fondement et les testicules. Cela fait, on taille d'un rasoir, selon que vont les rides, en lieu éloigné de la commissure ou suture (d'autant que ce lieu est mortel, comme dit Avicenne), quelque peu à gauche, jusqu'à la pierre tant qu'elle puisse aisément être tirée d'un crochet mousse. » (Guy de Chauliac, 1578, p. 588.)

Celse avait été si mal compris que beaucoup de chirurgiens croyaient suivre son procédé, tandis qu'ils pratiquaient celui de Paul d'Égine. Au lieu d'ouvrir transversalement le bas-fond de la vessie, ils l'incisaient sur le côté et faisaient de cette façon une taille *latérale* que nous verrons reproduite, mais réglée, en 1727, par Foubert.

Grand appareil. — *Taille de Giovani de Romani ou de Marianus.* — Le procédé de taille désigné sous le nom de grand appareil, à cause du nombre d'instruments qu'il nécessite, était connu, dit-on, dès la fin du quatorzième siècle, par quelques-uns des habitants de l'ancienne Norcia, qui étaient réputés pour de très habiles chirurgiens. M. Bonino assure que ses recherches dans les archives de Turin lui font penser que le véritable inventeur de cette opération se nommait Battista da Rapallo. Toutes ces assertions sont très discutables. Mais ce qui est incontestable, c'est que Giovani de Romani pratiquait cette taille et la montra à son élève Mariano Santo, qui, ne s'attribuant que le rôle modeste d'interprète, la fit connaître en l'année 1520 ou 1525. Octa da Villa, qui exerçait la chirurgie à Rome, l'avait apprise à son tour de Mariano et s'était fait une si grande réputation qu'on l'appelait quelquefois à l'étranger. C'est dans une de ces excursions que, passant par la petite ville de Trainel près Troyes, il se lia d'amitié avec Laurent Colot, à qui il montra le procédé de Giovani. Pendant près d'un siècle la taille par le grand appareil resta entre les mains de la famille des Colot, comme un monopole dont le secret fut surpris, vers la fin du seizième siècle, par les élèves de l'hôpital de la Charité, qui avaient percé le plafond de la salle où François Colot opérait. Mais il est juste de dire que l'ouvrage de Marianus, publié à Venise en 1535 et à Paris en 1540, était connu de quelques praticiens instruits, tels que Franco, A. Paré et autres; mais la taille de Giovani était loin d'être acceptée dans la pratique. Jusque vers la fin du dix-septième siècle, on lui préférait encore le procédé de Celse ou plutôt celui de Paul d'Égine, c'est-à-dire la taille latérale.

François Colot simplifia l'appareil instrumental de la taille de Giovani, mais il l'exécutait, à quelques modifications près, selon les règles données par Mariano. « Un bon opérateur, dit-il, laisse libres les bras et les mains du malade; il se contente d'une écharpe qui soutient les membres..... L'incision se fait sur une sonde qui est crénelée sur sa courbure; elle doit être assujettie de sorte que la concavité regarde plus le côté de la cuisse que la ligne directe; celui qui opère ouvre l'accélérateur droit dans sa partie la plus charnue, le plus près de la cuisse qu'il lui est possible, s'approche de l'anus sans toucher le rectum, en sorte qu'il n'y ait que la partie basse de l'urèthre incisée, sans que le col ni le corps de la vessie soient touchés; il coule son premier conducteur qui est pointu, mais émoussé et aplati, le long de la lame du bistouri, jusque dans le creux de la sonde, et la tenant de la main droite, et de la gauche le conducteur, il fait jouer l'un et l'autre ensemble, sans les séparer, et d'un coup de main de bas en haut il les pousse tous deux et il les fait entrer dans la capacité de la vessie; alors il ôte la sonde et avec un second conducteur, qui est fourchu par le bout, il embrasse le premier et il l'introduit au même endroit. Il met ensuite son dilatatoire entre deux; il y est arrêté au moyen d'un petit enfoncement limé qu'il a de chaque côté de sa pointe, afin qu'il ne s'échappe pas, à cause d'une assez grande force qu'il faut apporter pour le faire entrer dans la vessie; dans cet instant l'opérateur serre la main plus ou moins, selon qu'il a besoin de dilatation, et il le retire pour faire place à la tenette qu'on introduit de même entre les deux conducteurs; elle se trouve en liberté après qu'on les a retirés, et c'est alors que celui qui opère se trouve être le maître du maniement de ce dernier instrument, de même que de la vessie, de son orifice, de son col et de la pierre; il peut la tirer sans blesser aucune des parties, c'est-à-dire sans risque et sans péril..... La canule, qu'on doit laisser pendant les vingt-quatre premières heures après l'opération faite, doit être d'une longueur suffisante pour pénétrer dans la capacité de la vessie; elle doit être courbée par le bout; les canules courtes et droites causent des suppressions d'urine, la rétention du sang dans la vessie et plusieurs autres accidents dans la suite; on n'a pas la liberté de nettoyer la vessie des matières, des chairs et des fragments de pierres dont elle se trouve chargée. » (Colot, *Traité de l'opération de la taille*, 1727, p. 316.)

Le véritable caractère de cette taille, c'est la dilatation de la prostate et du col de la vessie.

Beaucoup de chirurgiens du temps de Colot, au lieu de se servir du dilatatoire, se contentaient d'écarter l'un de l'autre les deux conducteurs mâle et femelle, une fois qu'ils étaient parvenus dans la vessie, et n'obtenaient de cette façon qu'une dilatation insuffisante; d'autres se servaient seulement d'un gorgeret ou du doigt; d'autres enfin s'abstenaient de toute dilatation préparatoire, se contentant de celle que devaient produire les tenettes en sortant de la vessie.

« En rejetant le dilatatoire, dit Tolet, on ne prétend pas bannir la dilatation; mais on a dessein de donner l'idée de dilater d'une manière sûre et utile : car ce dilatatoire élargit les parties externes où il n'est pas nécessaire, et il ne peut pas être porté aux endroits intérieurs où la dilatation pourraît être requise. De plus, si l'on considère avec attention l'effet des deux conducteurs à figure d'épée, l'on connaîtra que dans le temps de l'introduction de la tenette entre eux, l'urèthre et le col de la vessie pourront être dilatés suffisamment; enfin, par l'ouverture de la tenette et lorsque la pierre est chargée, et en la tirant, ces parties-là s'étendent autant que la nature de leur substance le permet, ce qui ne peut être exécuté par un autre dilatatoire, à cause de la courbure de l'urèthre, dans lequel le dilatatoire ne peut pas être conduit, ce qui a donné lieu d'en bannir l'usage. » (Tolet, *Traité de la lithotomie*, p. 190 et 191 ; 1708). Il suffit de jeter un coup d'œil sur le dilatatoire de Colot pour voir que les réflexions de Tolet étaient en grande partie fondées.

Cependant Colot blâmait énergiquement ces diverses pratiques. « L'usage du dilatatoire, dit-il, est tout le secret de notre opération; il dispose l'orifice de la vessie, qui est naturellement très serré, en relâchement; il aide à manier les autres instruments..... Celui qui opère ménage la dilatation selon le volume de la pierre..... Cette méthode conduit au succès; mais, sans ce ferrement, tout est à craindre et incertain. » (Colot, *loc. cit.*, p. 315).

La crainte des hémorrhagies et des blessures de la vessie, qu'on regardait comme mortelles ou du moins extrêmement graves, avait sans doute conduit Giovani à imaginer son procédé; mais il n'avait réussi qu'incomplètement à éviter ces deux accidents. Quoique Colot recommande d'inciser l'urèthre dans sa partie basse, en analysant avec soin la manière dont il opérait, on voit qu'il devait bien souvent inciser le bulbe. Il rapporte lui-même quelques cas d'hémorrhagies qui n'avaient certainement pas d'autre cause. Quant aux lésions de la vessie, elles sont presque invariables lorsqu'il s'agit d'extraire une pierre volumineuse. Ainsi Bertrandi cite un cas où les efforts de traction opérés sur la pierre avaient détaché l'urèthre du col de la vessie. (Bertrandi, *Opérations de chirurgie*, p. 167). On a observé des déchirures de la prostate et des canaux éjaculateurs, des infiltrations d'urine, des abcès profonds du bassin, des fistules urinaires, et plus d'une fois la mort déterminée par ces accidents. Aussi Velpeau dit-il que le grand appareil, pratiqué exactement comme le décrit Marianus, est une des plus mauvaises méthodes qui aient été inventées. (Velpeau, *Médecine opératoire*, vol. IV, p. 502.) C'est qu'en effet, du temps de Colot, on n'avait que la sonde ordinaire pour apprécier le volume du corps étranger renfermé dans la vessie, et à tout instant on était exposé à rencontrer une pierre trop grosse pour être extraite. Alors on se trouvait pris entre deux nécessités également fâcheuses : ou de rompre la pierre et de la retirer par fragments, opération si dangereuse que Marianus ne voulut pas même décrire l'instrument (*frangens*) qui servait à la pratiquer, ou de recourir à la taille hypogastrique, que Franco n'avait pas encore fait connaître. Mais si l'on songe qu'au commencement du seizième siècle on taillait presque au hasard, lorsque Giovani apporta avec le cathéter cannelé un guide assuré pour inciser l'urèthre et introduire par cette voie des instruments dans la vessie, on est forcé de reconnaître que le grand appareil fut un véritable progrès. Le Dran connaissait très bien les inconvénients de ce procédé, et cependant il l'employait; mais il n'avait pas, comme Colot, la prétention d'attaquer l'urèthre dans sa partie basse; il coupait le bulbe et incisait largement le canal; à la place du dilatatoire, il commençait par introduire dans la vessie un gorgeret terminé par un bec mousse, et glissait l'index dans la gouttière de cet instrument pour dilater doucement le col vésical.

En 1728 et 1729, il opéra de cette façon, à l'hôpital de la Charité, 16 malades, dont plusieurs avaient des pierres du poids de huit onces (250 grammes), et tous guérirent.

Nous dirons plus : c'est qu'au milieu de nos procédés de taille si perfectionnés aujourd'hui, le grand appareil doit encore trouver place. Il peut se présenter dans la pratique des cas particuliers où il serait d'un grand secours.

Nous citerons pour exemple le fait intéressant rapporté par Colot. M. Usson, avocat célèbre, avait eu des douleurs néphrétiques; il en était arrivé à un état de maladie qui ne lui permettait plus d'uriner que par gouttes. « Le 17 janvier 1691, dit le célèbre chirurgien, je l'opérai, et je n'eus pas plutôt ouvert l'urèthre sur la sonde creuse que l'abcès se trouva percé, et il en fournit plus de 10 onces de pus, mais d'une odeur si puante qu'il me fut impossible de me servir d'une perruque qui en avait été mouillée. Le dixième jour, les parties s'étant dégagées, je lui tirai de la vessie 35 pierres grosses comme des fèves de haricot. Enfin, M. Usson étant hors de danger et sa plaie prête à se cicatriser, prévoyant ce qui pourrait arriver dans la suite, je lui conseillai de tenir sa plaie ouverte, pour y entretenir seulement une petite canule, qui dans l'occasion donnerait une entière liberté de faire des injections pour nettoyer la vessie de toutes les immondices, et pour qu'on pût enlever les nouvelles pierres qui pourraient se former. Il prit ce parti, et il se trouva bien durant cinq années qu'il a vécu depuis avec assez de santé; mais à trois différentes reprises je me suis vu obligé de lui retirer jusqu'à 10 autres pierres qui s'étaient formées dans sa vessie; une petite sorte d'éponge préparée mise pendant quelques heures dans la fistule à la place de la canule me facilitait l'entrée d'une très petite tenette. M. Usson s'habillait dans ce moment et il sortait pour aller partout où ses affaires l'appelaient. » (*Loc. cit.*, p. 188.)

Pour la première fois, en 1845, l'un de nous pratiqua une opération semblable, sur un vieillard de soixante-dix-huit ans; une incison de 2 centimètres ayant été faite au-devant de l'anus, la région membraneuse de l'urèthre fut ouverte largement avec un bistouri droit. Un bouton fut glissé dans la cannelure du cathéter. Celui-ci ayant été retiré, et le conducteur servant de guide, une petite tenette fut introduite dans la vessie. Nous nous étions assuré avec un lithotriteur que nous trouverions plusieurs pierres, mais d'un petit volume; et en effet, il y en avait sept, dont la plus grosse était du volume d'une noisette. Comme il existait un catarrhe très ancien et très abondant, nous laissâmes une canule d'argent dans la plaie pendant vingt et un jours; des injections émollientes, puis balsamiques furent pratiquées dans la vessie quatre fois par jour. Le vingt-deuxième jour, la canule fut retirée et remplacée par une sonde à demeure dans l'urèthre. Au bout de cinquante-deux jours la plaie périnéale était cicatrisée. Le malade était guéri, mais forcé de se sonder pour uriner, comme avant d'être opéré.

Était-ce réellement la taille par le grand appareil que nous avions pratiquée? N'était-ce pas plutôt l'opération connue sous le nom de boutonnière?

Taille médiane. — L'opération connue sous le nom de taille médiane n'est qu'une modification du grand appareil. Tous les contemporains de Colot témoignaient une grande répugnance pour la dilatation, et ceux qui y avaient recours ne l'employaient qu'avec une certaine réserve. La plupart même l'avaient abandonnée et cherchaient à la remplacer en donnant plus d'étendue à l'incision de l'urèthre. Ainsi, Tolet faisait observer que souvent on n'ouvrait pas assez le canal, qu'il fallait appuyer fortement le bistouri dans la cannelure du cathéter, sans le pousser si avant qu'il puisse intéresser le corps de la vessie. (Tolet, *loc. cit.*, p. 175.) Voilà le commencement de la taille médiane.

Plus tard, Maréchal, opérant avec plus de hardiesse, ouvre d'abord l'urèthre dans sa partie membraneuse; puis, au moyen du *coup de maître*, c'est-à-dire en abaissant le pavillon du cathéter et le manche du lithotome, il enfonce celui-ci jusque dans la vessie. Déjà il a coupé les tissus d'avant en arrière ou plutôt de bas en haut, mais c'était principalement en ramenant à lui le lithotome qu'il agrandissait la plaie. Si l'on songe que la lame de ce lithotome a peu de longueur et qu'elle se termine en pointe, comme une lancette assez étroite, on restera convaincu que Maréchal ne faisait qu'effleurer le col de la vessie et n'incisait que la prostate. Cette remarque n'avait pas échappé à Deschamps : « Par ce procédé, dit-il, Maréchal prétendait ouvrir le col de la vessie, qu'il pouvait à peine toucher et qu'il n'aurait pu inciser sans intéresser le rectum, ainsi qu'il est plusieurs fois arrivé à ceux qui ont voulu porter trop loin la pointe du lithotome. » (Deschamps, *loc. cit.*, t. II, p. 55.) Sans doute, c'était pour éviter cet accident que Boudou inclinait le cathéter un peu à droite pour inciser le col de la vessie latéralement.

Le procédé de Vacca Berlinghieri diffère bien peu de celui de Maréchal. Le chirurgien italien se sert d'un petit couteau qu'il enfonce de 25 millimètres dans la vessie; puis, relevant le manche de son instrument, auquel le cathéter, qui est resté en place, fournit un point d'appui, il le retire pour diviser le col de la vessie et la prostate.

Le manuel opératoire proposé par M. Bouisson, dans un excellent travail où il cherche à réhabiliter la taille médiane, diffère peu des précédents. Le chirurgien de Montpellier se sert d'un cathéter à *large cannelure*, d'un bistouri étroit boutonné ou du lithotome caché. Après avoir ouvert la portion membraneuse du canal, il enfonce l'instrument tranchant jusque dans la vessie; il le retire ensuite en relevant son manche. On entame, dit-il, légèrement la prostate et le col de la vessie ou seulement la partie antérieure de la prostate. (Bouisson, *Tribut à la chir.*, t. I, 1858, p. 278.) Ainsi, dans le premier cas, il divise les mêmes parties que Vacca, et, dans le second, celles que coupait Maréchal. Seulement, au lieu de faire l'incision exactement sur la ligne médiane, il la porte un peu à gauche, dans le but d'éviter le verumontanum et les canaux éjaculateurs. Pour extraire la pierre, il recommande, à l'exemple de Vacca, de placer la tenette de façon à ce que la convexité des cuillers regarde les angles de la plaie, afin d'empêcher les aspérités de la pierre de blesser le rectum.

Le seul avantage de la taille médiane est d'exposer très peu aux hémorrhagies. Il faut toutefois qu'elle soit pratiquée avec habileté ; autrement, et surtout chez les vieillards, on risquerait beaucoup d'intéresser le bulbe. Elle a, au contraire, plusieurs inconvénients : c'est d'abord que l'incision de la prostate est faite dans le sens du plus petit diamètre de cette glande. Cependant Vacca a prétendu qu'elle était suffisante pour livrer passage à des calculs assez volumineux. M. Bouisson, qui partage cette opinion, dit avoir retiré une pierre pesant 160 grammes. Mais n'a-t-on pas vu Le Dran extraire des pierres de 250 grammes, sans avoir pratiqué aucune incision? C'est que, dans ces cas, l'incision de la paroi postérieure de la prostate sert bien peu à la sortie du calcul; c'est surtout par la dilatation des parties qu'on parvient à l'extraire.

Le danger d'ouvrir le rectum est beaucoup plus grand. C'est pour cette raison que les chirurgiens ne débridaient le col de la vessie qu'avec réserve, que Boudou l'incisait de côté et que beaucoup de praticiens se contentaient d'inciser la prostate; mais on retombe alors dans un des plus sérieux inconvénients du grand appareil, celui de dilater outre mesure et même de déchirer le col de la vessie, si la pierre est grosse.

M. Bouisson recommande bien de faire l'incison un peu à gauche de la ligne médiane, pour éviter le verumontanum et les canaux éjaculateurs; mais, outre que cette manœuvre ne s'exécute pas avec sûreté, elle ne met pas à l'abri de cet accident.

Cependant la taille médiane jouit d'une grande faveur auprès d'un assez grand nombre de chirurgiens.

Nous dirons plus loin, à propos de la lithotritie périnéale, que sous une forme un peu modifiée elle figure dans plusieurs procédés mixtes de taille offrant une combinaison de l'incision médiane du périnée et la dilatation de la prostate. Déjà, plusiears années avant l'invention de l'opération de Dolbeau, plusieurs chirurgiens étrangers, parmi lesquels on compte, en Italie, Manzoni, Borsa, Rizzoli, en Angleterre, Allarton, Elliot, Wright, Fergusson, pratiquaient une opération qui s'en rapproche beaucoup. (Chauvel, *Dictionnaire encyclopédique des sciences médicales*; 1re série. T. XXV. *Article* CYSTOTOMIE). Nous aurons à rechercher avec impartialité si la lithotritie périnéale n'est qu'un procédé de cette méthode mixte, ou si elle mérite vraiment la dénomination de méthode nouvelle sous laquelle Dolbeau l'a présentée.

Taille latéralisée. —Quiconque aura suivi avec attention le mouvement de l'esprit chirurgical de la fin du seizième siècle et du dix-septième sera frappé de ce fait que les hommes les plus éminents de cette époque n'avaient adopté aucune règle générale dans la pratique de la taille, comprenant l'insuffisance du procédé de Paul d'Égine et les inconvénients de celui de Marianus; ils empruntaient au grand appareil l'incision médiane et le cathéter cannelé, en même temps qu'ils rejetaient le dilatatoire. Ils gardaient le premier de ces instruments pour arriver sûrement au col de la vessie; mais ils se refusaient à violenter les tissus. Chaque jour, on imaginait quelque instrument nouveau, on modifiait légèrement la direction ou l'étendue de l'incision; en un mot, on avait en quelque sorte le pressentiment de quelque procédé meilleur, mais on n'arrivait pas encore à le découvrir.

Cependant, un chirurgien provençal, l'illustre Franco, retiré à Berne, avait publié, en 1561, dans son célèbre *Traité des hernies*, un procédé très supérieur aux précédents; mais la plupart des chirurgiens ne connaissaient pas son livre ou l'avaient oublié.

« Il faut avoir, dit Franco, une canule d'argent, laquelle sera de la figure de la sonde, hormis qu'elle doit être ouverte au dehors et d'assez large ouverture et non pas trop seulement, afin que le rasoir y puisse entrer et suivre le long d'icelle, comme elle est ici figurée. Il faut passer la dite canule dans la verge..., l'ayant mise jusques au vuide de la vessie, un serviteur la tiendra ferme, en l'appuyant aucunement en bas contre la commissure, ou perinium, étant toutes fois tournée un peu vers le côté droit, afin de faire l'incision droitement dedans icelle, et afin aussi que le rasoir y entre plus facilement, d'autant qu'il vient aucunement du côté gauche, là où communément est faite l'incision (1). Étant le rasoir à l'endroit de la dite canule, il faut couper le col de la vessie sur la cavité d'icelle. Ce fait, on ramènera le dit rasoir par dedans icelle, lequel, comme avons dit par ci-devant, coppera des deux côtés,

(1) Velpeau dit qu'il est possible que Franco ait voulu parler de la droite du chirurgien, ce qui correspondrait à la gauche du malade (*Médecine opératoire*, vol. IV, p. 505); mais il se trompe, car Franco dit expressément : « Aucunement du côté gauche, *là ou communément est faite l'incision.* » Et, en effet, on a vu plus haut que Paul d'Égine et les autres lithotomistes incisaient toujours de ce côté.

ayant fait assez bonne ouverture vers la capacité de la vessie et contre la verge, grande selon la pierre. Iaçoit que la moindre incision soit la meilleure, pourvu que la pierre y puisse passer ; et pareillement ne soit pas trop petite tant qu'il faille que la pierre sorte avec grande violence. Bref, il est requis de tenir médiocrité. Cela fait, il faut ôter le rasoir et prendre le gorgeret, et de sa pointe aller trouver la canule, mettant la pointe du gorgeret dedans icelle. Pour ce, faut baisser la canule du devant, ce que fera celui qui la tient, afin qu'elle le suive en haut au dedans pour donner par ce moyen plus facile entrée dans la vessie. Alors faut pousser le gorgeret, en suivant toujours de sa pointe la canule jusqu'à tant que le dit gorgeret sorte hors de la fente de la canule. Étant donc le gorgeret dedans la vessie, et bien assuré qu'il y est, faut retirer la canule dehors, demeurant le gorgeret bien avant dedans la vessie. Puis on prendra les tenailles, lesquelles on mettra dedans le gorgeret, et par la capacité d'y celui on les poussera jusqu'en la capacité de la vessie. Où étant, l'on retirera le gorgeret dehors et maniera les tenailles en les ouvrant et fermant jusques à ce quand la pierre soit dedans et que les tenailles l'aient empoignée. Étant la pierre dedans, il faut tenir ferme la tenaille, en la tirant hors, avec la plus grande dextérité que faire se pourra, et tournant aucunement çà et là... Ces tenailles s'élargissent fort peu par devant, ce néanmoins elles demeurent étroites en derrière, en telle sorte qu'elles ne font point d'oppression ou lésion à la chair, d'autant qu'elles ne se dilatent point par trop (1). » (Franco, *Traité très ample des hernies*, 1561, p. 132.)

Nous avons cru devoir citer textuellement ce passage, afin que le lecteur puisse contrôler par lui-même le jugement que nous allons porter. L'opération de Franco diffère sans doute de la taille latéralisée que nous connaissons aujourd'hui : il faisait l'incision à droite, ce qui était très incommode ; il n'indiquait point les parties que l'instrument devait couper pour arriver à la prostate, mais il est incontestable que Franco pénétrait dans l'urèthre, débridait sûrement le col de la vessie, divisait la prostate obliquement, en un mot qu'il faisait la taille latéralisée.

La diffusion des connaissances était encore bien lente au seizième

(1) Le mode d'articulation de ces tenailles, qui sont de l'invention de Franco, est très ingénieux, puisqu'il permet d'ouvrir les cuillers sans presque écarter les branches qui correspondent à l'ouverture extérieure de la plaie. C'est sur ce principe que sont construites nos tenettes et beaucoup d'autres instruments. (Voy. fig. 105.)

siècle. Aussi ne faut-il pas s'étonner en voyant que le livre de Franco n'était connu que d'un très petit nombre de chirurgiens, près de cent cinquante ans après sa publication. Il est même probable que la taille latéralisée aurait mis bien longtemps encore

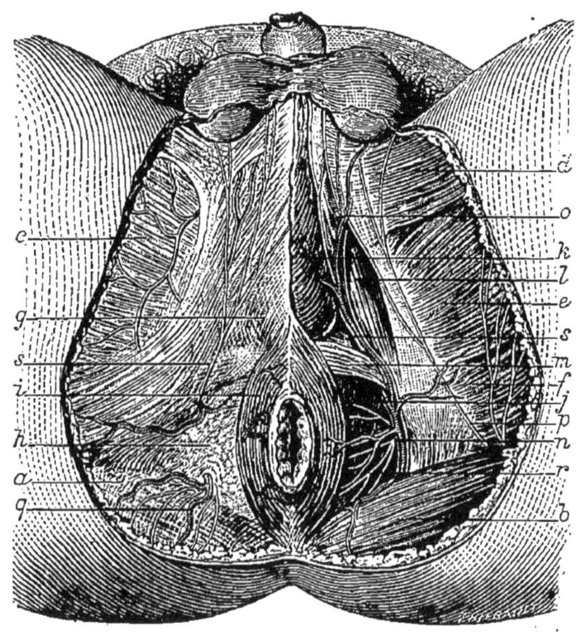

Fig. 90. — Région périnéale chez l'homme (plans superficiels).

a. Aponévrose du grand fessier.
b. Muscle grand fessier.
c. Aponévrose de la cuisse.
d. Muscle droit interne.
e. Muscle grand adducteur.
f. Muscle demi-tendineux.
g. Aponévrose périnéale superficielle.
h. Tissu adipeux du creux ischio-rectal.
i. Sphincter externe de l'anus.
j. Muscle releveur de l'anus.
k. Muscle bulbo-caverneux.
l. Muscle ischio-caverneux.
m. Muscle transverse.
n. Artères honteuses internes et hémorrhoïdales inférieures.
o. Artère périnéale superficielle.
p. Branche périnéale du petit nerf sciatique.
q. Branche cutanée fessière du petit nerf sciatique.
r. Branche ano-cutanée du nerf honteux interne.
s. *s*. Nerf périnéal superficiel.

avant d'entrer dans la pratique, sans des circonstances tout à fait fortuites.

A la fin du seizième siècle, on faisait indifféremment la taille par le petit ou par le grand appareil, lorsque parut sur la scène chirurgicale un homme doué d'un certain génie, mais complètement dénué d'instruction, Jacques de Beaulieu, plus connu sous le nom de frère Jacques. Il avait été attaché pendant quelques années à un nommé Pauloni qui parcourait la province, taillant de la pierre, du boyau et du testicule. Il le quitta et se mit à travailler pour son propre compte. Précédé d'une grande réputation que lui avaient acquise quelques opérations heureuses, il vint de Besançon à Paris. Après un premier succès, qui fut l'objet d'un rapport favorable de la part de Méry, il eut de tels revers que celui-ci, après avoir autopsié avec soin plusieurs des taillés de frère Jacques, n'hésita pas à publier un second rapport où il énumérait tous les inconvénients du nouveau procédé :

En 1698, frère Jacques avait taillé 18 malades à la Charité et 42 à l'Hôtel-Dieu, en tout 60, sur lesquels il en avait perdu 25, tandis que les chirurgiens des mêmes hôpitaux en avaient opéré 22 et n'en avaient perdu que 3. Méry, à l'hôpital de la Charité, ouvrit devant lui cinq de ses malades, dont quatre étaient morts dans les vingt-quatre heures qui avaient suivi l'opération. Il s'était déjà assuré que frère Jacques taillait sans règles et ne se rendait pas bien compte de ce qu'il faisait. Celui-ci, en effet, après avoir introduit un cathéter plein dans la vessie, et sans autre guide que cet instrument, avec lequel il prétendait aller inciser sûrement le col, ne faisait, le plus souvent qu'une taille latérale, compliquée des plus graves désordres. Ainsi Méry a constaté quil divisait tantôt l'urèthre complètement, tantôt le bas-fond de la vessie et même le rectum ; chez quelques individus, il trouva des lésions telles qu'il était difficile de les préciser.

Cependant frère Jacques, ému par ses revers, éclairé par les avis de Félix, de Fagon et de Méry lui-même, qui lui avait conseillé de remplacer son cathéter plein par un cathéter cannelé, se mit à étudier l'anatomie du périnée, répéta souvent la taille sur des cadavres, et Duvernoy, qui les ouvrait ensuite, assura que les incisions étaient régulièrement faites, et qu'il ne manquait plus rien à l'opération. En résumé, frère Jacques avait fini par apprendre à pratiquer la taille latéralisée. Pourtant, il est impossible de dire au juste ce qu'il faisait. La courte description qu'il a donnée de son procédé, et que Morand a reproduite dans ses opuscules, est trop incomplète. Mais on peut dire qu'il s'était fait un très grand changement dans sa manière de tailler, puisque, très peu de temps après ses grands revers dans les hôpitaux, il opéra en 1701, à Versailles, 38 calculeux, sans en perdre un seul, et, en 1703, 22 autres avec le même succès dans l'hôtel du maréchal de Lorges.

Ainsi le procédé de Franco était publié depuis cent cinquante ans et tout le monde semblait l'ignorer. Un aventurier se présente et se dit inventeur d'une taille nouvelle ; son opération est mal conçue ; lui-même ne s'en rend pas bien compte, mais peu importe. L'attention publique est éveillée, tous les hommes éminents en France et à l'étranger ne s'occupent que de la nouvelle taille. On multiplie les recherches et les expériences sur le cadavre. Enfin, on arrive à établir la taille latéralisée. Mais n'est-ce pas étrange que, si souvent, une erreur annoncée avec fracas devienne l'origine de découvertes qui, sans cela, se seraient fait attendre pendant bien des années?

Procédé de Garengeot et de Perchet. — Un illustre chirurgien, Cheselden, avait, disait-on, imaginé un procédé avec lequel il obtenait les résultats les plus heureux. Morand partit pour l'Angleterre, afin de voir par lui-même et d'étudier la manière de faire de ce grand praticien. Mais, pendant son absence, Garengeot et Perchet, à l'aide de recherches intelligentes sur le cadavre, avaient trouvé la taille latéralisée et décrit avec une grande précision son manuel opératoire. Et lorsque Morand, de retour d'Angleterre, publia le procédé de Cheselden, qui se rapprochait beaucoup de celui de Garengeot, ce qu'il rapportait de l'étranger n'avait plus rien de nouveau.

Voici l'opération de Garengeot :

Le malade étant convenablement placé, on lui introduit dans l'urèthre un cathéter cannelé qui est confié à un aide chargé de le tenir solidement et qui est tourné de façon que sa rainure regarde vers la gauche du malade. Le chirurgien fait une incision qui commence à un travers de doigt du raphé et la conduit *jusqu'à la tubérosité de l'ischion.* Velpeau se trompe en disant que Garengeot faisait une incision oblique du *raphé vers le milieu de l'espace qui sépare l'ischion de l'ouverture anale* (*Médecine opératoire*, vol. IV, p. 506). Avec l'index de la main gauche, il va chercher le cathéter et enfonce l'ongle dans sa rainure. L'ongle lui sert alors de guide pour diviser

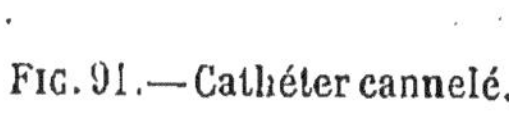

FIG. 91. — Cathéter cannelé.

la portion membraneuse du canal ; faisant glisser le bistouri le long du cathéter, il le pousse au-delà du col vésical ; puis, en le retirant, il coupe le col et la prostate obliquement. Il quitte son bistouri et, prenant un gorgeret, il l'introduit dans la vessie, en lui faisant suivre la rainure du cathéter qui est resté dans l'urèthre. Celui-ci devenu inutile est retiré, mais le gorgeret est resté dans la vessie.

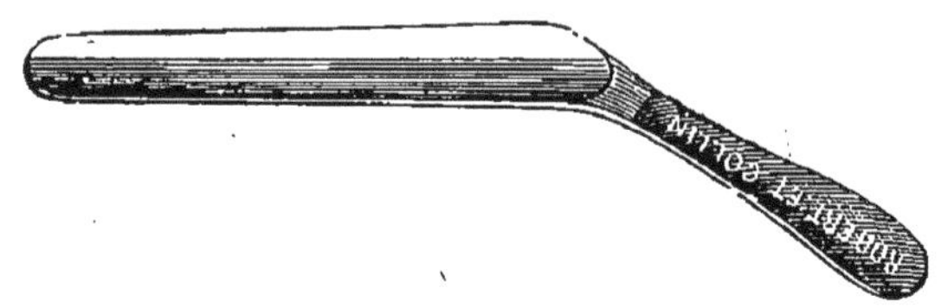

FIG. 92. — Gorgeret ordinaire.

Le chirurgien le maintient dans cette position avec la main droite, tandis qu'il fait glisser dans sa gouttière l'index de sa main gauche, avec lequel il va dilater doucement le col de la vessie. Il retire ensuite le doigt, introduit des tenettes dans le viscère à l'aide du gorgeret et procède à l'extraction de la pierre (Garengeot, *Traité des opérations*, vol. II, p. 210 et suiv.)

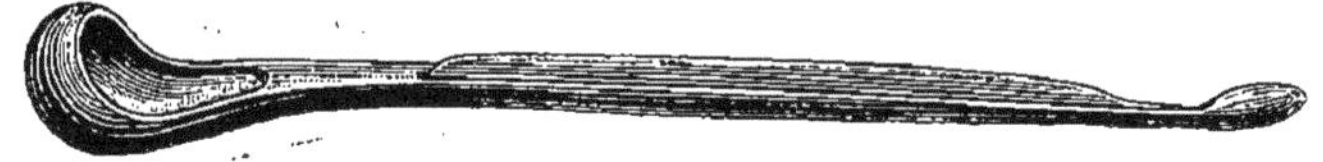

FIG. 93. — Curette et bouton.

En 1729, l'année même où Garengeot et Perchet avaient publié leur procédé, ce dernier l'employa sur un jeune enfant de huit ans. Le succès couronna leurs espérances.

Presque tous les chirurgiens en renom à cette époque voulurent avoir une manière particulière de pratiquer la taille latéralisée. Mais si l'on examine avec soin leurs procédés, on voit qu'ils diffèrent peu du précédent et qu'ils sont pour la plupart moins bons. D'abord, quand il s'agit d'une opération où la précision de la manœuvre a une si grande part, comment juger le procédé de Cheselden, qui changea trois fois sa manière de faire, et dont la dernière fut publiée seulement en 1730 par Morand, qui n'avait rapporté d'Angleterre que des renseignements incertains ? Et que voit-on dans cette publication ?

Cheselden faisait une incision extérieure de 7 à 8 centimètres, de façon à tomber entre les muscles bulbo et ischio-caverneux et à découvrir l'urèthre jusqu'au sommet de la prostate. Repoussant l'anus à droite et en arrière avec l'index de la main gauche, porté

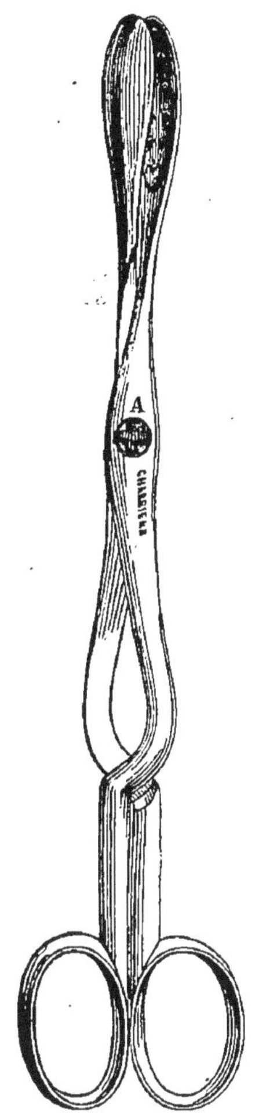

Fig. 94. — Tenette droite.

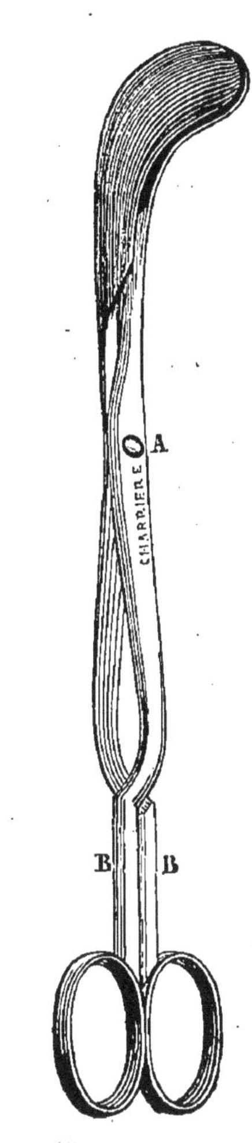

Fig. 95. — Tenette courbe.

dans l'angle inférieur de la plaie, il glissait sur l'ongle de ce doigt un bistouri légèrement convexe jusqu'au col de la vessie, en suivant la face antérieure du rectum, arrivait dans la cannelure du cathéter pour diviser, d'arrière en avant et de bas en haut, la prostate dans toute son étendue. Quelle analogie existe-t-il entre cette taille et celle de Garengeot? Que l'on consulte le procédé de Cheselden rapporté par Morand, Douglas ou Scharp, on n'y trouve qu'un manuel opératoire incertain et d'une exécution difficile, ayant surtout la prétention de prévenir une blessure du rectum qu'il est très facile d'éviter.

Que dirons-nous encore du procédé de Raw ? Il n'est connu que par ce qu'en a dit un intermédiaire, Albinus, dont la relation, peut-être très inexacte, ne contient du reste aucun détail nouveau, aucune manœuvre précise. Le chirurgien hollandais se contentait de présenter son opération comme merveilleuse. Il annonçait un nombre de succès si considérable qu'il est impossible d'y ajouter foi. Il faisait un secret de son procédé et mourut sans le faire connaître. L'histoire ne peut le juger trop sévèrement.

Morand, Le Dran, Moreau, Lecat et bien d'autres chirurgiens ont voulu avoir une manière spéciale de tailler, mais leurs procédés ne diffèrent de celui de Garengeot et Perchet que par des nuances sans intérêt aujourd'hui. Nous devons pourtant mentionner le précepte donné par Lecat de pratiquer une incision profonde petite et une large incision extérieure. Velpeau fait remarquer avec raison que ce conseil renferme une vérité importante, confirmée par les connaissances anatomiques actuelles : c'est que la taille renfermée dans le cercle de la prostate est infiniment moins dangereuse que celle qui en dépasse les limites. (Velpeau, *loc. cit.*, p. 510). Cependant, il ne faudrait pas exagérer le précepte de Lecat. Généralement, le col de la vessie, même sans être incisé, se prête à une dilatation assez grande, comme on l'a vu à propos du grand appareil. Mais quelquefois, faute d'avoir été débridé, il se contracte avec une telle force, qu'il gêne la manœuvre de la tenette et l'extraction du calcul. Nous avons assisté avec Michon à une opération de taille bilatérale où Jobert, ayant mal développé les lames du lithotome, éprouva la plus grande peine dans la recherche du calcul. Il le rencontrait avec la tenette et ne pouvait le saisir. Au bout de vingt minutes, il fit reporter le malade dans son lit, espérant que la pierre sortirait d'elle-même ; mais la mort eut lieu dans la nuit. Ce qui avait frappé les assistants, c'était la difficulté de mouvoir la tenette.

Quant aux instruments imaginés, soit pour faire l'incision, soit pour extraire le calcul, ils sont encore plus nombreux que les procédés. Un seul mérite de fixer l'attention, c'est le lithotome caché de frère Côme. (*Journal de Verdun*, 1748.)

Tous les lithotomes employés jusqu'à cette époque avaient la forme d'une grande lancette à deux tranchants ; on se servait encore d'un bistouri droit ou convexe, d'un gorgeret tranchant sur un de ses bords, etc. La lame de ces instruments, étant toujours plus large que le canal, déjà rempli par le cathéter, coupait nécessairement les tissus de l'extérieur vers l'intérieur. Cette première incision, si peu profonde qu'elle fût, était au moins inutile ; car il était difficile qu'elle se confondît avec celle qui devait donner passage à la pierre. De plus le chirurgien, en ramenant à lui le lithotome, était exposé à faire une incision trop petite ou trop grande, parce qu'il n'avait d'autre guide que son habileté. Enfin, les instruments n'étaient pas assez longs pour permettre de diviser sûrement et dans une étendue convenable le col de la vessie, qu'on ne pouvait attaquer qu'avec leur pointe.

Le lithotome de frère Côme remédie à tous ces inconvénients.

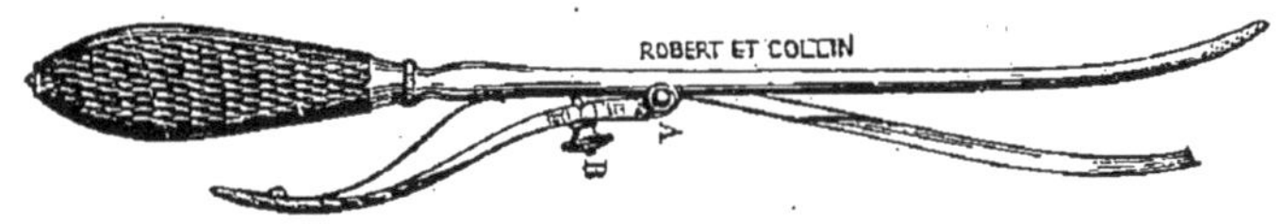

Fig. 96. — Lithotome caché.

Depuis son apparition, il a subi quelques légers perfectionnements. Le voici tel que nous le connaissons aujourd'hui ; long de 25 centimètres, il se compose de deux pièces : 1° le porte-gaine ; 2° la lame. La première est formée d'une tige métallique de la grosseur d'une sonde ordinaire, aplatie transversalement, diminuant de volume de sa base à sa pointe et légèrement courbée du côté de son dos, dans son tiers antérieur. Sa pointe est mousse, pleine et longue d'un centimètre. Son corps présente une fenêtre longue de 12 centimètres, large de 3 millimètres, et portant en arrière sur ses côtés deux petits mentonnets, dont nous dirons l'usage. Son manche est formé d'une tige métallique presque carrée, terminée par un morceau d'ébène d'environ 7 centimètres, à quatre faces.

La seconde pièce est également une tige métallique coudée vers son milieu, de façon à faire un angle très obtus. La moitié extérieure est formée par une lame coupée carrément à son extrémité, large de 4 millimètres, et assez mince pour se loger dans la fenêtre que présente le corps de l'instrument. Son talon, placé entre les deux mentonnets du porte-gaîne, leur est relié par une vis qui les traverse et fournit à la lame un axe autour duquel elle peut tourner. Il existe donc dans ce point une sorte d'articulation. La moitié postérieure, qui peut être considérée comme le manche de la lame, formant avec celle-ci un angle obtus, se détache du porte-gaine, de telle sorte que son extrémité en est distante de 3 centimètres. Elle est aplatie d'avant en arrière. En dessous, elle porte un petit ressort de montre dont le bout mobile glisse sur la face antérieure du porte-gaine et l'en tient éloignée. Il résulte des dispositions précédentes que les mouvements de la lame et de son prolongement sont solidaires les uns des autres en sens inverse. Quand l'instrument est au repos, la lame est cachée dans la gaîne et la branche qui est à la suite de son talon est écartée du manche de l'instrument. Si l'on presse sur cette branche, on détermine un mouvement de bascule qui la rapproche du porte-gaîne et fait saillir la lame. Tout près des mentonnets, elle est percée d'une fente de 2 centimètres où est engagé un petit curseur qui, suivant qu'on le porte en avant ou en arrière, limite plus ou moins l'abaissement de la branche et la saillie de la lame. Le chirurgien peut donc à l'avance déterminer la profondeur de l'incision qu'il doit faire et la pratiquer avec une précision mathématique.

Les critiques ne manquèrent pas à ce lithotome. On prétendit que Bienaise et Franco avaient imaginé avant frère Côme des lames cachées dans une gaîne. Mais si on connaissait ces instruments, pourquoi n'en avait-on pas tiré le même parti que frère Côme ? On lui a encore reproché d'être sujet à s'échapper de la cannelure du cathéter, à glisser entre la vessie et les parties voisines, à blesser le rectum, à couper les vaisseaux honteux et surtout à perforer la vessie au moment où elle se vide.

Velpeau, au lieu de combattre ces reproches injustes, se contente de dire : « Comme cet instrument n'a, en dernier analyse, que l'avantage d'inciser, dans une étendue déterminée, les mêmes parties qu'on divise avec les autres lithotomes, il a pu être loué ou rejeté tour à tour avec une apparencee de raison. » (*Médecine opératoire*, vol. IV, p. 511). Il est vrai qu'il dit, quelques pages plus loin : « Reste l'instrument de frère Côme, auquel on ne peut véritablement refuser une grande sûreté, une grande simplicité dans le mécanisme. » (*Loc. cit.*, p. 519). A ces opinions incertaines et presque contradictoires dont Velpeau a l'habitude, nous opposerons la grande autorité de Boyer : « ... Le lithotome caché, dit-il, est sans contredit un des instruments les plus ingénieux de la chirurgie. La perfection de la taille latéralisée consistant dans l'incision de la glande prostate et dans celle du bourrelet que la base de cette glande forme sur le col de la vessie, pour ouvrir une voie à la sortie de la pierre, on fera cette incision plus sûrement et plus facilement avec le lithotome caché qu'avec la plupart des autres instruments... On a dit qu'il exposait à blesser le bas-fond et la paroi postérieure de la vessie, à intéresser l'intestin rectum, à couper l'artère transverse du périnée et les branches de la honteuse interne; mais, avec un peu de réflexion, il est facile de voir que ces reproches tombent moins sur l'instrument lui-même que sur la maladresse de l'opérateur. » (Boyer, *Mal. chir.*, t. IX, p. 405 et suiv.)

Certains chirurgiens ont imaginé des gorgerets tranchants capables, à leurs yeux, de remplacer le lithotome. Le plus connu est celui d'Hawkins. Leur défaut commun est de couper de l'extérieur

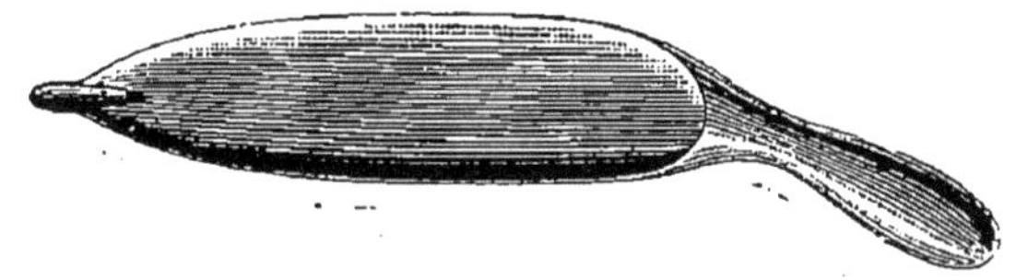

FIG. 97. — Gorgeret tranchant de Hawkins.

vers l'intérieur, procédé défectueux qui expose au refoulement de la prostate et du col vésical, et aux sections insuffisantes.

Les instruments de ce genre sont démodés; mais, tandis que les chirurgiens français sont restés fidèles au lithotome, beaucoup de chirurgiens étrangers lui préfèrent le bistouri.

La taille latéralisée est certainement une des meilleures que nous possédions; aussi essayerons-nous d'en exposer le manuel dans ses moindres détails.

Le matin du jour où le malade devra être taillé, on lui rasera le périnée et on lui fera donner un ou deux lavements simples pour vider le rectum. Avant de commencer l'opération, il est très important d'examiner les pièces de l'appareil et surtout de s'assurer si tous les instruments sont en bon état. Quand tout est préparé convenablement, on place le malade sur un lit un peu élevé. L'anesthésie ayant été poussée jusqu'à la résolution musculaire, on met le malade dans la position qu'il doit garder pendant tout le temps de l'opération; son siège doit dépasser un peu le bord du lit ou de la table sur laquelle il est couché. Un aide debout à chacun de ses côtés lui fléchit les cuisses à angle droit sur le tronc, lui ramène les jambes contre les cuisses, saisit un des pieds avec une des mains, tandis qu'avec l'autre il appuie contre sa poitrine le genou correspondant. Les cuisses doivent être un peu écartées l'une de l'autre ; grâce à cette précaution le périnée est suffisamment tendu et l'opérateur a ses aises.

Il est généralement inutile de fixer le malade dans cette position au moyen de lacs ou de pièces de cuir qui embrassent les pieds, les mains et la racine des cuisses.

Le chirurgien, debout en face du malade, le sonde avec un cathéter cannelé en pratiquant le tour de maître ou autrement. Quand l'instrument est entré dans la vessie, il en place la tige perpendiculairement à l'axe du corps, l'incline un peu vers l'aine droite du malade et imprime à sa plaque un léger mouvement de rotation, de façon que la partie courbe du cathéter soit tournée vers le côté gauche du périnée. Alors il le confie à un aide qui est debout derrière celui qui tient la cuisse gauche, et lui recommande de maintenir l'instrument dans la position qui lui a été donnée. Velpeau dit que l'inclinaison du cathéter vers l'aine droite ne change pas la direction des parois de l'urèthre dans ses rapports avec l'axe du canal, et qu'il importe peu si on incise celui-ci sur le côté ou sur la ligne médiane. A. Cooper et Scarpa pensent qu'il vaut mieux n'incliner l'instrument ni à droite ni à gauche. Malgré ces grandes autorités, nous conseillons aux praticiens d'adopter le double mouvement d'inclinaison et de rotation du cathéter. Nous nous sommes assurés, sur le cadavre, que cette manœuvre bien exécutée permettait d'inciser plus facilement l'urèthre et d'éviter le bulbe.

Presque tous les auteurs disent que le chirurgien doit se tenir debout pour faire l'opération. Mais il sera dans une position plus commode en s'agenouillant ou en s'asseyant. Ayant la tête à la hauteur du périnée, il voit mieux ce qu'il fait. D'autre part, le lit n'ayant pas besoin d'être très élevé, les aides et surtout celui qui est chargé du cathéter seront plus à leur aise.

Tout ayant été ainsi disposé, le chirurgien place le bord cubital de la main gauche sur le côté droit du périnée et au-dessous des bourses, pour tendre la peau dans un sens opposé à celui de l'incision qu'il va pratiquer. Avec la main droite armée d'un bistouri qu'il tient comme une plume à écrire, il fait, à 2 centimètres de l'anus et à 5 millimètres du raphé, une incision qui, dirigée obliquement de haut en bas et de dedans en dehors, doit tomber sur le milieu d'une ligne allant de l'anus à la tubérosité ischiatique. Il coupe la peau et les tissus sous-jacents plus ou moins avant, selon l'embonpoint du malade. Lorsqu'il juge l'incision assez profonde, il y porte l'indicateur de la main gauche tourné en pronation et va à la recherche du cathéter. S'il le trouve encore recouvert d'une couche épaisse de parties molles, il continue son incision, mais s'il

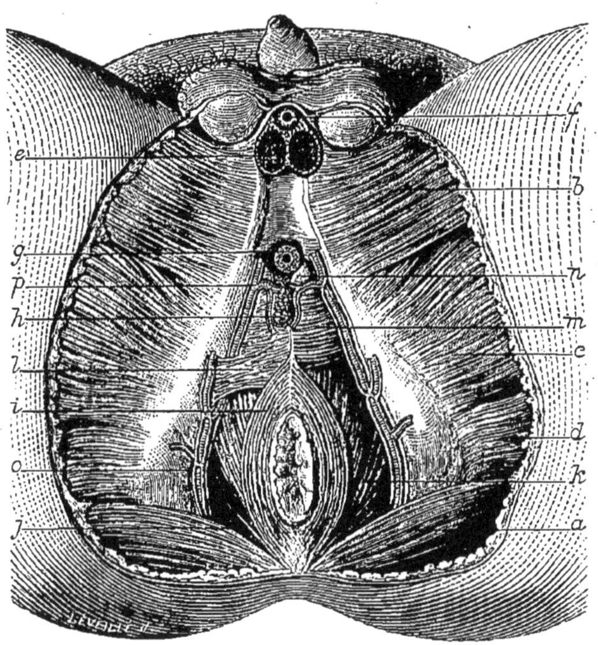

Fig. 98. — Région périnéale chez l'homme (plans profonds).

a. Muscle grand fessier.
b. Muscle droit interne.
c. Muscle grand adducteur.
d. Muscle demi-tendineux.
e. Coupe des corps caverneux.
f. Coupe de la portion spongieuse de l'urèthre.
g. Coupe de la portion membraneuse de l'urèthre.
h. Bulbe de l'urèthre.
i. Sphincter externe de l'anus.
j. Muscle ischio-coccygien.
k. Muscle releveur de l'anus.
l. Muscle de Guthrie.
m. Muscle de Wilson.
n. Glande de Méry ou de Cowper.
o. Vaisseaux et nerf honteux internes.
p. Artère transverse du périnée.

le sent assez découvert, il enfonce son ongle dans la cannelure. Cet ongle lui sert alors de conducteur : il en suit la surface avec le bistouri posé à plat, il pousse ce dernier dans la cannelure et après la ponction incise un peu vers la prostate, de manière à ouvrir la portion membraneuse de l'urèthre dans une étendue de 10 à 15 millimètres. L'index suit la pointe du bistouri dans ce mouvement; l'ongle doit être introduit de suite dans la fente qui vient d'être faite. L'opérateur quitte alors son bistouri, prend le lithotome avec la main droite et le tient par le manche, les trois derniers doigts placés en dessous, le pouce en dessus et le doigt indicateur allongé sur la tige de l'instrument dont la concavité regarde en dedans et en haut. Il en fait glisser la pointe mousse entre les parties charnues et l'ongle de l'index jusque dans la cannelure du cathéter.

Boyer conseille de prendre, à ce moment, le cathéter des mains de l'aide et, par un mouvement d'élévation, d'en porter la courbure vers la symphise du pubis, afin de laisser entre sa cannelure et la paroi inférieure de l'urèthre un espace qui rendra plus facile le passage du lithotome. Autrement, celui-ci pourrait se trouver arrêté dans l'angle postérieur de la plaie du canal et pourrait même se fourvoyer entre la vessie et le rectum. Il ajoute qu'on doit le faire glisser dans la cannelure jusqu'au cul-de-sac qui la termine.

Pour éviter les dangers dont parle Boyer, il suffit de ne pas faire courir la languette du lithotome dans la cannelure du cathéter. Il faut, au contraire, la tenir solidement en contact avec la cannelure. Le chirurgien abaisse la platine du cathéter et le manche du lithotome, en même temps qu'il pousse les deux instruments en arrière et les fait entrer dans la vessie. Cette manœuvre est très facile à exécuter.

On retire alors le cathéter. L'opérateur, avec sa main gauche devenue libre, saisit le lithotome dans son milieu au niveau de son articulation, le pouce placé en dessus et les autres doigts en dessous; puis, il le porte vers la symphise des pubis, tout en lui conservant sa direction oblique. Alors, mettant le pouce de la main droite sur le côté du manche et les autres doigts sur la queue de la lame, il fait sortir graduellement celle-ci de sa gaine, en même temps qu'il retire le lithotome. Ces deux mouvements doivent être combinés avec une grande prudence; car si la lame sortait de la gaine sans qu'on retirât le lithotome, elle n'agirait que par pression et couperait mal; bien plus, elle risquerait de se briser. Quand on s'aperçoit, au défaut de résistance des parties, qu'on a divisé le col de la vessie et la prostate, on laisse la lame rentrer doucement dans sa gaine, tout en continuant à retirer le lithotome, qui doit être fermé au moment où il sort de la plaie.

Quelques chirurgiens conseillent, au contraire, de retirer le lithotome tout ouvert, afin d'avoir une plaie extérieure très large.

Mais la plaie doit être déjà suffisamment grande, si elle a été faite convenablement avec le bistouri.

L'opération est terminée. Il ne reste plus qu'à retirer la pierre comme nous l'indiquerons plus loin, après avoir terminé l'exposé des tailles périnéales.

Taille latérale. — Nous devons rapprocher de la taille latéralisée une autre opération qui a été plus d'une fois confondue avec elle, c'est la taille dite latérale (1). Cependant ces deux opérations diffèrent par un point essentiel. Dans la première, on ouvre l'urèthre pour arriver dans la vessie et on incise du même coup, en allant d'avant en arrière ou d'arrière en avant, la prostate et le col de la vessie. Dans la seconde, on attaque directement le corps de ce dernier organe, en laissant de côté l'urèthre et la prostate.

Ainsi Celse attaquait la vessie dans son bas-fond, Paul d'Égine sur le côté. Quoiqu'ils crussent inciser le col vésical, on a pu voir par ce que nous avons dit de leurs procédés, qu'ils incisaient le corps même de la vessie.

Foubert est le premier qui accepta cette opération, en se rendant parfaitement compte de ce qu'il faisait, et en décrivit un manuel opératoire tout particulier. Le malade étant placé comme pour toute taille périnéale, le chirurgien enfonce un long trois-quarts à 6 ou 8 millimètres de la tubérosité de l'ischion, obliquement en haut, en dedans et en avant, jusque dans la vessie. A l'instant, une petite quantité d'urine s'écoule le long d'une cannelure dont l'instrument est muni. Sur cette même cannelure Foubert glissait jusque dans la vessie un long bistouri, un peu convexe et coudé sous un angle de 20 à 30 degrés près de son manche, du côté du tranchant; puis il le ramenait parallèlement à la branche ischio-pubienne, c'est-à-dire obliquement de derrière en devant et de dehors en dedans, donnant à la plaie des dimensions en rapport avec le volume présumé de la pierre.

Thomas, chirurgien de la Salpêtrière, enfonçait le trois-quarts dans le point où Foubert terminait son incision, et divisait les tissus de haut en bas et de dedans en dehors. Le manuel était plus commode, mais le résultat était le même.

Cette opération a trouvé peu de partisans, à cause des nombreux inconvénients qu'elle présente. La couche de tissus qu'il faut tra-

(1) Il ne faut pas perdre de vue que les chirurgiens anglais continuent à nommer taille *latérale* celle que nous appelons taille *latéralisée*.

verser est si épaisse que le trois-quarts peut facilement se fourvoyer, intéresser le rectum, les vésicules séminales, les uretères, et pénétrer dans le péritoine. On s'expose encore à un danger plus grand, même quand l'opération a été faite convenablement. L'ouverture de la vessie se trouvant placée en dehors et au-dessus de la prostate, entre le péritoine et le fascia pelvis, l'urine, qui doit parcourir un trajet assez long pour s'échapper au dehors, peut s'infiltrer dans le tissu cellulaire et déterminer un abcès urineux dans le bassin ou sous le péritoine, accident presque toujours mortel.

Taille bilatérale. — Nous avons déjà parlé de l'incision courbe et transversale que Celse pratiquait sur le périnée au devant de l'anus. Comme ses successeurs, tout en copiant textuellement presque tout ce qu'il avait écrit sur la taille, faisaient une incision oblique à gauche, on confondit le procédé de Celse avec celui de Paul d'Égine; et les esprits étaient tellement prévenus, qu'on en était arrivé à torturer le texte du grand écrivain latin pour le plier à l'opinion généralement reçue. Cependant Cochu, sous l'inspiration de Davier, en 1734, Normand en 1741, Heister en 1744, Portal en 1768 entrevirent l'erreur et prouvèrent que Celse avait été mal interprété. Mais ce ne fut que dans les premières années du dix-neuvième siècle que Sabatier se livra à quelques recherches pratiques sur ce sujet.

Après avoir incisé les parties molles jusqu'en arrière du bulbe avec un scalpel, il avait songé à se servir d'un cathéter à double cannelure pour diviser un des lobes de la prostate ou tous les deux, dans le cas où on aurait besoin d'une large ouverture; il avait même pensé à se servir d'un lithotome double, tout en préférant une sonde cannelée. Sabatier attachait peu d'importance à ces essais, qui ne furent connus que le jour où Morand les exposa dans une thèse publiée en 1805. Plus tard, en 1813, Béclard reproduisit les idées de ce dernier chirurgien, se bornant à proposer quelques instruments nouveaux. Il dit qu'on peut employer un lithotome double et imagina un gorgeret à peine concave, un peu large et coupant des deux côtés, ou un couteau ayant la forme d'une feuille de sauge. Avec ces instruments, on pouvait couper les deux lobes de la prostate, mais en travers. De plus, on incisait d'avant en arrière; or, nous avons déjà dit que c'était un mauvais moyen de pratiquer une incision régulière.

Tous ces essais incomplets, et dont les règles étaient mal formulées, ne pouvaient lutter contre la taille latéralisée, dont la supériorité était généralement reconnue. Le seul défaut de cette dernière opération était de ne pas donner une ouverture assez grande dans les cas de calcul volumineux. Aussi quelques chirurgiens, vers la fin du dix-huitième siècle, et, plus tard, Boyer, Senn et autres avaient déjà recommandé d'agrandir la plaie, en incisant l'autre lobe de la prostate avec un bistouri boutonné. Mais il est facile de comprendre les inconvénients attachés à cette manière de pratiquer l'opération en plusieurs temps et avec des instruments différents. Chaussier et Béclard avaient songé à se servir d'un lithotome double; on connaissait aussi la tenaille incisive de Franco (Chauvel, *loc. cit.*, p. 29); mais avec ce dernier instrument on n'aurait pu obtenir qu'une plaie moins grande en incisant un des lobes prostatiques obliquement, et l'autre transversalement. Ce qu'il fallait, c'était une double taille latéralisée.

Dupuytren l'avait parfaitement compris et, avec l'aide de notre habile fabricant Charrière, il finit par avoir un instrument pouvant couper les deux lobes de la prostate en même temps et dans le sens

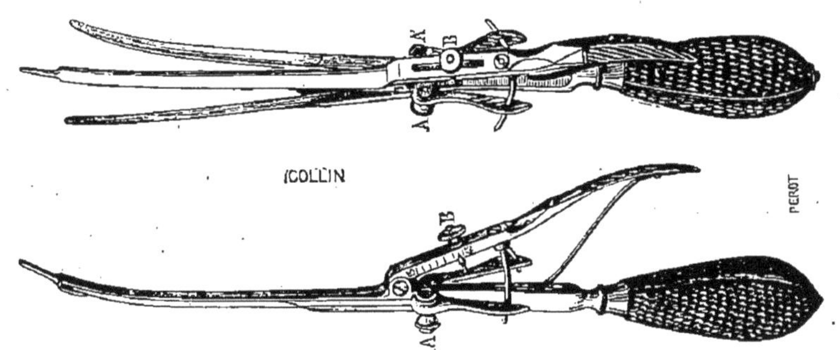

Fig. 99. — Lithotome double de Charrière.

de leur plus grand diamètre. C'est un lithotome construit sur les mêmes principes que celui de frère Côme. Il se compose d'une gaîne de forme triangulaire, ouverte sur les côtés pour recevoir deux lames qu'on peut faire saillir à volonté, en appuyant sur une bascule qui leur est commune. Mais ces lames ne s'échappent pas directement en dehors. En arrière de leur point d'articulation, elles se continuent dans l'étendue de 4 centimètres sous la forme d'une lamelle aplatie. Chacun de ces deux prolongements est percé d'un petit trou dans lequel s'engage une petite tige arrondie de l'épaisseur de 2 millimètres, dirigée en dehors et obliquement en avant, de telle sorte qu'au moment où on presse sur la bascule, les lames sont obligées de suivre une direction inverse par rapport aux tiges, et se portent en bas et en dehors. On pourrait dire qu'on a réuni dans un seul instrument deux lithotomes de frère Côme. Nous croyons inutile de mentionner tous les essais qui ont été faits avant l'invention de cet ingénieux instrument.

Avec ce nouveau lithotome, la taille bilatérale ou bioblique était réellement trouvée et devait prendre place dans la pratique.

Quant au manuel de cette opération, il diffère peu de celui de la taille latéralisée : Le malade doit être couché sur un lit élevé et soutenu par des aides, comme dans toutes les tailles périnéales. Le chirurgien, placé en face du périnée, commence par introduire un cathéter dans la vessie.

Dupuytren se servait d'un cathéter ayant une courbure un peu plus prononcée que celle des sondes ordinaires, et présentant, vers le milieu de cette courbure, dans une étendue d'environ 6 centimètres, un renflement qui lui permet de remplir exactement l'urèthre. Sa cannelure est large, profonde, à bords arrondis, écartés et pour ainsi dire renversés, de manière à être facilement sentis à travers une épaisseur même considérable de parties molles. Sans nier les avantages de cet instrument, nous nous servons, ainsi que presque tous les chirurgiens, du cathéter ordinaire. Dupuytren voulait encore qu'on employât, pour inciser les tissus, un bistouri à double tranchant; mais il est difficile de conduire cet instrument sur le doigt, quand celui-ci est enfoncé dans le fond de la plaie du périnée.

L'opérateur doit donc prendre avec la main droite un bistouri droit et à manche fixe, et, tandis qu'avec le bord cubital de la main gauche, placée en travers au-dessous des bourses, il tend modérément la peau du périnée, il pratique en travers, à 15 millimètres environ au-devant de l'anus, une incision courbe à concavité postérieure. Il divise la peau, le tissu cellulaire sous-cutané, l'aponévrose superficielle du périnée, la pointe du sphincter externe, et, passant au-dessous du bulbe, qu'il est assez difficile de ne pas intéresser dans sa partie postérieure, il arrive au commencement de la région membraneuse de l'urèthre. Dupuytren conseille avec raison de ne pas perdre de vue la direction du canal et ses rapports avec l'intestin, et de conduire le bistouri suivant une ligne qui s'étendrait de l'anus à la face antérieure de la vessie et à l'hypogastre; autrement dit, de donner à l'incision une direction très légèrement oblique de bas en haut et d'arrière en avant.

Lorsque le chirurgien croit être arrivé vers la partie postérieure du bulbe, il plonge dans la plaie le doigt indicateur de la main gauche portée en pronation et va à la recherche du cathéter. Dès qu'il le sent distinctement, il enfonce l'ongle de l'index dans sa cannelure; puis, conduisant le bistouri sur son ongle, il pointe l'urèthre, dont il coupe la portion membraneuse dans l'étendue de 6 à 8 millimètres.

L'ongle de l'index a suivi le bistouri dans son mouvement d'avant en arrière et le remplace dans la plaie que celui-ci a faite. On quitte le bistouri pour prendre le lithotome par le manche avec la main droite, en ayant soin d'en diriger la concavité en haut. Le chirurgien l'introduit au fond de la plaie le long de son doigt, et, le glissant sur l'ongle, comme il a fait pour le bistouri, il loge son extrémité dans la cannelure du cathéter. Alors il prend avec la main gauche la plaque du cathéter et l'abaisse. Le lithotome doit suivre ce mouvement et pénétrer avec le cathéter dans la vessie. Celui-ci est devenu inutile et on le retire.

Alors, le chirurgien fait tourner le lithotome sur son axe pour que sa concavité regarde en bas; il le saisit avec la main gauche, au niveau de son articulation, le pouce placé en dessus et l'index en dessous, et l'élève vers la symphise du pubis. Dégageant ses trois premiers doigts du manche de l'instrument, il les porte sur les branches des lames; puis il abaisse le talon du lithotome, et, en même temps qu'il fait saillir ses lames, il le retire tout ouvert de la plaie.

Taille recto-vésicale. — Cette opération fut imaginée en 1816 par Sanson. A peine eut-elle été publiée qu'on en chercha l'origine dans quelques observations de fistules vésico-rectales produites par des calculs de la vessie qui étaient sortis spontanément par le rectum. En 1830, Clot publia dans la *Gazette médicale* un article où on lisait que cette taille était connue depuis longtemps en Égypte; mais le mérite de Sanson reste le même.

La taille recto-vésicale peut être pratiquée de deux manières différentes : avec l'une, on divise ou on intéresse le rectum, la partie postérieure de l'urèthre, la prostate et le col de la vessie; avec l'autre, on n'incise que le rectum et le bas-fond de la vessie.

Premier procédé. — Le malade est placé et maintenu dans la position ordinaire, quand il s'agit d'une taille périnéale. L'aide chargé du cathéter, doit le tenir très exactement sur la ligne médiane et l'appuyer assez solidement sur le périnée. Le chirurgien enfonce dans l'anus le doigt indicateur gauche, préalablement graissé, dont la face palmaire est tournée en avant, et l'ongle en arrière du côté du sacrum. Puis, avec la main droite, il glisse à plat, le long de la face palmaire de l'index, un bistouri étroit, très aigu et à manche fixe. Quand cet instrument est arrivé à 15 ou 20 millimètres de l'anus, on tourne son tranchant en avant, en même temps qu'on abaisse son manche pour enfoncer sa pointe dans la paroi antérieure du rectum. L'index est resté dans l'anus; il presse sur le dos du bistouri dont on relève fortement le manche en le retirant à soi, de manière à couper la paroi antérieure du rectum, le sphincter externe et le rebord extérieur de l'anus.

L'opérateur porte dans le fond de la plaie l'extrémité de l'index, dont le côté cubital est tourné vers la symphise des pubis, et cherche à reconnaître le cathéter au niveau de la région membraneuse de l'urèthre. L'ongle introduit dans la cannelure de cet instrument sert de guide pour y conduire le bistouri, qu'on glisse, le tranchant dirigé du côté du sacrum, jusque dans la vessie. Le chirurgien, sans retirer le cathéter, relève en avant le manche du bistouri, de manière à porter son tranchant en arrière et de façon à inciser de haut en bas le col de la vessie et la prostate suivant son rayon postérieur.

La plaie qu'on obtient est oblique de bas en haut et d'arrière en avant, de telle sorte que, la section intestinale ne s'élevant pas jusqu'à la hauteur du col vésical, la paroi antérieure du rectum forme une espèce de valvule appliquée sur la partie ouverte de la prostate.

Deuxième procédé. — Le malade est placé comme il vient d'être dit. L'indicateur, introduit dans l'anus, guide le bistouri de la même manière, mais l'incision doit remonter plus haut dans le rectum; elle doit avoir 25 millimètres et découvrir la face postérieure de la prostate dans toute sa longueur. Lorsqu'on a reconnu le cathéter à travers la couche de tissus qui est assez mince, on enfonce le bistouri à quelques millimètres au-delà de la base de la prostate, jusque dans la vessie, dont on divise le bas-fond dans une étendue de 25 millimètres en retirant l'instrument.

Dans le cas de prostate volumineuse, on serait obligé, si on voulait absolument pratiquer ce procédé, de plonger le bistouri dans la portion la plus reculée de l'urèthre et de couper le col de la vessie. Ce serait une combinaison des deux procédés; mais alors il vaudrait mieux employer le premier. Le second procédé, que du reste Sanson avait abandonné, est tellement inférieur au premier, que peut-être n'en aurions-nous point parlé si, à une époque encore peu éloignée, il n'avait pas été préféré par quelques chirurgiens italiens très distingués. Cette taille n'expose pas aux hémorrhagies bulbaires, il faut le reconnaître, mais peut-être n'a-t-elle pas d'autre avantage.

Sanson insistait beaucoup sur la simplicité du manuel et la rapidité de l'opération. En effet, la route à suivre est directe et on peut arriver promptement dans la vessie; quant au manuel, il n'est pas si simple qu'il le paraît au premier abord. On manœuvre dans une cavité étroite, sans autre guide que le doigt, et on agit sur une muqueuse lâche, qui échappe facilement au tranchant du bistouri. Avec le premier procédé, il est encore assez aisé de trouver la région membraneuse et la pointe de la prostate pour entrer dans l'urèthre. Avec le second, il est plus difficile, surtout chez les sujets qui ont de l'embonpoint ou une prostate volumineuse, de porter sûrement la pointe du bistouri plus haut que cette glande. En opérant sur le cadavre, nous avons vu bien souvent la partie postérieure de la prostate et le col de la vessie divisés. Lorsqu'on est arrivé dans la vessie, une autre difficulté plus grande se rencontre: c'est de diviser cet organe dans une longueur convenable. Généralement, on pratique une incision un peu courte, parce qu'on agit à une profondeur considérable, et avec l'extrémité du bistouri, qu'on n'enfonce pas assez ou dont on ne relève pas suffisamment le manche. D'un autre côté, on risque, pour éviter ce dernier écueil, de faire remonter l'incision trop haut et d'intéresser le cul-de-sac du péritoine. C'est ce qui est arrivé chez un des malades du docteur Geri de Turin.

On a dit aussi que cette taille, pratiquée dans la partie la plus évasée du petit bassin, entre les ischions, ouvrait une large voie à la pierre; mais, ainsi que Scarpa l'a fait remarquer avec raison, ce ne sont jamais les branches du pubis qui peuvent apporter un obstacle à la sortie de la pierre, ce sont les petites dimensions de l'incision des parties molles. Si, dans le procédé où on ouvre le bas-fond de la vessie, l'ouverture est assez grande pour laisser passer un calcul assez volumineux, il n'en est plus de même dans celui où on pénètre dans la vessie par l'urèthre, puisqu'on divise la prostate suivant son plus court rayon.

Enfin, si l'incision portait exactement sur la ligne médiane, on pourrait ne blesser aucun des organes voisins, mais cette précision dans la marche de l'instrument tranchant est impossible. Avec le premier procédé, on divise toujours un des canaux éjaculateurs; avec le second, on est aussi très exposé à couper ces canaux et même les vésicules séminales.

Pour bien apprécier la différence qui existe entre les deux procédés de Sanson, on peut les comparer aux tailles latérale et latéralisée. La première a été repoussée parce qu'elle ouvrait le corps de la vessie; on lui préféra la seconde, qui n'intéressait que le col. Sans partager la manière de voir des anciens, qui regardaient toute plaie du corps de la vessie comme mortelle, il faut reconnaître que ces plaies sont toujours graves.

L'existence d'une fistule est l'accident le plus fréquent après la taille vésico-rectale. Dans les premiers jours qui suivent l'opération, surtout quand elle a été pratiquée avec incision de l'urèthre, il n'est pas rare de voir l'urine passer par le canal en assez grande quantité. Cela tient au gonflement des bords de la plaie; mais, à mesure qu'il diminue, l'urine passe en abondance dans le rectum. La fistule vésico-rectale temporaire est la conséquence obligée de l'opération; souvent on le voit guérir spontanément ou avec les secours de la chirurgie, mais il n'est pas rare d'en rencontrer qui sont incurables.

Cet accident ne constitue pas seulement une infirmité dégoûtante. Le passage des matières fécales dans la vessie et de l'urine dans le rectum peuvent entraîner la mort. Scarpa, dans une lettre à Maunoir, lui dit qu'il a vu deux malades succomber peu de temps après l'opération, par suite d'une gangrène de la vessie. Arrighetti parle de deux malades opérés par son maître Guidetti, de Genève, qui moururent d'une diarrhée chronique produite par le passage de l'urine dans le rectum. Sanson, sur dix malades qu'il opéra, en perdit deux dont le rectum était très enflammé. Dans ces cas, les malades, épuisés par un flux séreux abondant qui amène des selles fréquentes le jour et la nuit, traînent une vie misérable et ne tardent pas à périr.

L'infiltration urineuse est un accident assez fréquent. Quoique le rectum soit largement ouvert, une plaie irrégulière et dont les bords sont tuméfiés par l'inflammation peut apporter assez d'obstacles au cours de l'urine pour que celle-ci pénètre dans le tissu cellulaire. Senn rapporte que, des dix malades opérés par Dupuytren, trois sont morts d'infiltration urineuse.

Après ce qui vient d'être dit, il est aisé de comprendre pourquoi la taille recto-vésicale est abandonnée. Il faut des circonstances toutes particulières pour excuser son emploi. Ainsi frère Côme, ayant un malade affecté d'une fistule vésico-rectale entretenue par la présence d'un calcul, débride la fistule, retire le calcul, et la guérison ne se fait pas attendre. Un matelot qui était tombé d'un mât sur des éclats de bois dont quelques-uns lui avaient traversé la paroi recto-vésicale vient consulter Camper. Celui-ci essaya de retirer ces morceaux de bois par l'anus, mais sans y parvenir. Alors il cherche quel obstacle peut exister du côté de la vessie, et il constate la présence d'une pierre. Aussitôt il débride la fistule et retire par l'anus deux petits morceaux de bois, dont l'extrémité qui était dans la vessie se trouvait enveloppée de matière calcaire. La guérison fut prompte.

Mais il ne nous semble pas possible de comparer la sortie spontanée d'une pierre, qui se fraye à travers les tissus une route limitée par une inflammation adhésive, ou le débridement d'une fistule produite par une lésion traumatique de la paroi recto-vésicale, à l'opération réglée qui vient d'être décrite.

Taille prérectale. — Cette opération, qui est due à Nélaton, n'est pas autre chose que la taille bilatérale de Dupuytren, moins la simplicité du manuel.

Le malade étant placé comme pour les autres tailles périnéales, le chirurgien introduit dans le rectum l'index gauche, qui, au moyen d'une légère traction, tend la partie postérieure du périnée. Avec la main droite, armée d'un bistouri, il pratique, à 15 millimètres au-devant de l'anus, une incision courbe dont les extrémités dépassent de 2 centimètres les parties latérales de cet orifice. On peut faire l'incision de la peau en deux temps : on commence par une incision transversale de 3 centimètres, et, à mesure qu'on coupe les diverses couches du sphincter, on fait partir des deux extrémités de cette incision transversale deux incisions obliques qui se terminent à 2 centimètres des parties latérales de l'anus.

« La peau coupée, on saisit la lèvre postérieure de la plaie avec le pouce de la main gauche appuyé contre l'index de la main qui se trouve dans le rectum. Cela se fait pour tendre le sphincter et faire la section de sa pointe d'une manière facile. Le sphincter est coupé avec lenteur et pour ainsi dire couche par couche. A ce moment, l'opérateur fait, s'il le juge convenable, pour se mettre plus à son aise et pratiquer, pour ainsi dire, en plein jour, *une incision verticale*, c'est-à-dire suivant le raphé même, d'une étendue de 3 centimètres environ, et qui viendra tomber au milieu de la lèvre antérieure de la plaie. Chaque coup de bistouri doit être suivi d'un coup d'éponge, et, pendant cette section des fibres du sphincter, l'opérateur doit avoir soin de s'éloigner du bulbe et de se rapprocher du rectum, dont il constate la position exacte à l'aide du doigt introduit dans l'anus.

» On agira avec lenteur pendant cette section, afin de bien surveiller l'action de l'instrument.

» Lorsque les fibres du sphincter sont coupées, toute la paroi antérieure du rectum s'abaisse avec facilité, et le fond de la plaie se met à découvert; on arrive facilement sur le sommet de la prostate et sur l'urèthre.

» Cela fait, on attaque les voies urinaires. On introduit dans la plaie un bistouri à lame longue et étroite, à pointe un peu mousse et à dos très gros, de façon que le tranchant regarde la lèvre antérieure de la plaie; le dos de cet instrument vient s'appuyer contre la paroi antérieure du rectum soutenue par le doigt introduit dans cet organe. L'extrémité de ce doigt et l'œil de l'opérateur reconnaissent la pointe de la prostate, et l'on ponctionne l'urèthre précisément dans le point où il va traverser cette glande. Cette ponction se fait à ciel ouvert, si le sujet n'a qu'un embonpoint médiocre; si le périnée est très épais, on la fait avec la même facilité; il n'y a qu'à préciser, avec le doigt introduit dans le rectum, le sommet de la prostate; on sent le cathéter très bien dans cette partie de la glande, comme nous l'avons déjà dit. Cela fait, on repousse avec ce doigt, *à travers la portion antérieure du rectum*, la portion du dos du bistouri qui avoisine la pointe, de manière à couper l'urèthre en s'aidant d'un léger mouvement de bascule de l'instrument, qui agit comme un levier de premier genre. Cette petite manœuvre est si facile que, malgré l'épaisseur du périnée, on la fait toujours aussi bien qu'à ciel ouvert.

» On glisse par la cannelure du cathéter la pointe du lithotome double, et tout se passe dans la taille prérectale comme dans la taille bilatérale de Dupuytren. » (Nélaton, *Éléments de pathologie chirurgicale*, t. V, p. 229.)

Est-ce donc une véritable opération de taille que cette dissection lente et inutile du périnée? Pourquoi faire en plusieurs temps l'incision courbe au-devant de l'anus? A quoi bon une incision verticale de 3 centimètres abaissée sur cette incision courbe? Pourquoi introduire le doigt dans le rectum pour inciser les tissus avec le bistouri? Est-ce pour préserver cet organe? Mais ce n'est jamais dans ce temps de l'opération qu'on peut le blesser; c'est en retirant le lithotome. Quelle singulière manœuvre que de diriger le bistouri dans la cannelure du cathéter avec le doigt resté dans le rectum, quand il est si facile de le retirer de l'anus et de le porter dans la plaie? Et tout cela pour remplacer le manuel si simple de Dupuytren. La taille de Dupuytren n'était donc pas une taille *pré-rectale?* Tout le travail de dissection dans le premier temps de l'opération a pour objet, dit Nélaton, d'éviter le bulbe, qu'on intéresse presque toujours en arrière dans la taille bilatérale; mais on doit toujours l'éviter dans une opération bien faite, lorsque les incisions ont une bonne direction.

Nous ne parlerons que pour mémoire de certains procédés de taille qui ne diffèrent que par des nuances de ceux que nous venons de décrire; telle est la taille quadrilatérale de Vidal de Cassis, qui incisait la prostate suivant ses quatre diamètres obliques; la taille médio-bilatérale de Civiale, médiane par l'incision superficielle, bilatérale par l'incision prostatique qui divisait la glande suivant ses deux rayons transverses; tel est encore le procédé des débridements multiples de la prostate. Nous ne ferons que mentionner certaines opérations qui ne se distinguent des autres que par la forme du cathéter employé; telle est la taille de Buchanan, qui se servait d'un cathéter coudé à angle droit; celle de Key, dont le cathéter est rectiligne. M. Reliquet coupe l'urèthre sur un cathéter dont la

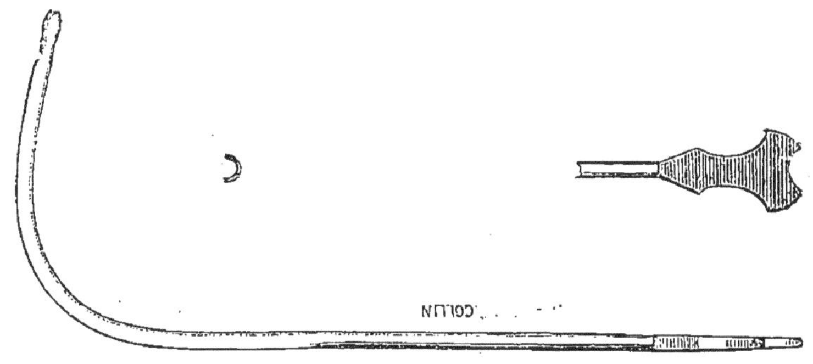

FIG. 100. — Cathéter de M. Reliquet.

partie recourbée est beaucoup plus longue que dans le cathéter ordinaire, et possède un rayon de courbure plus grand. Cette forme spéciale n'est réellement avantageuse que chez les sujets dont la prostate est très hypertrophiée dans le sens antéro-postérieur. M. Gritté (de Milan), se sert d'un cathéter ayant la forme d'une sonde de Mercier et portant une cannelure sur la face correspondant à l'angle de la tige et du bec. On imprime à l'instrument une demi-rotation après son introduction, et la cannelure conduit dans la vessie le bistouri avec lequel on incise la prostate et le col. (Chauvel, *loc. cit.*, p. 47.)

Nous nous bornerons à signaler en passant la taille avec l'écraseur, qui ne nous paraît pas digne de Chassaignac, son inventeur.

C'est aussi à dessein que nous avons gardé le silence à l'égard des conducteurs destinés à servir de guide dans la ponction de la portion membraneuse du canal et des nombreux bistouris de forme spéciale que l'Angleterre a vus se multiplier extraordinairement. Tous ces instruments sont rendus inutiles par la connaissance précise de l'anatomie du périnée. Nous dirons seulement, relativement à la forme et au volume du cathéter, que le choix du chirurgien doit se baser sur les conditions matérielles du canal de l'urèthre.

Nous ne quitterons pas la description des tailles périnéales sans revenir sur une question qui a pour le chirurgien un grand intérêt pratique; nous voulons parler des rapports des incisions prostatiques avec les divers rayons de la glande. On sait à quel point cette question a passionné les anatomistes et les chirurgiens de ce siècle; on ne peut nier que ce soit à juste titre.

Rapport des incisions prostatiques avec les divers rayons de la glande. — Deschamps avait reconnu dans ses expériences cadavériques que la dilatation de l'orifice vésical de l'urèthre pouvait être portée jusqu'à 16 millimètres de diamètre, ce qui donne pour la circonférence 48 millimètres. (*Traité de la taille*, t. III). M. Richet a poussé cette dilatation jusqu'à 45 millimètres en circonférence, résultat qui se rapproche beaucoup du précédent. (*Traité pratique d'anatomie médico-chirurgicale*, 3e éd., p. 749).

Senn était arrivé à un chiffre inférieur (27 millimètres de circonférence); mais il attribuait au rayon oblique postérieur une longueur de 22 à 25 millimètres, au rayon transversal 18 à 20 millimètres, et il pensait qu'on pouvait ouvrir aux pierres la voie la plus large possible, sans dépasser les limites de la prostate, en incisant la glande, d'un côté suivant son diamètre transversal, de l'autre suivant son rayon oblique postérieur. Voici sur quel étrange calcul était basée cette opinion.

D'après cet auteur, les incisions une fois faites devaient s'ouvrir au point de se convertir en segment de cercle, de sorte que, par exemple, une incision de 20 millimètres représentait en réalité

40 millimètres de circonférence à ajouter aux 27 millimètres dus à la dilatation du col. L'incision du diamètre transverse devait donc donner de 36 à 40 millimètres, celle du diamètre oblique inférieur, 44 à 50 millimètres. En sectionnant la prostate suivant ses deux diamètres obliques postérieurs, la voie ouverte pour le passage de la pierre devait donc atteindre au minimum 115 millimètres, au maximum 127 millimètres de circonférence. C'est pour éviter la

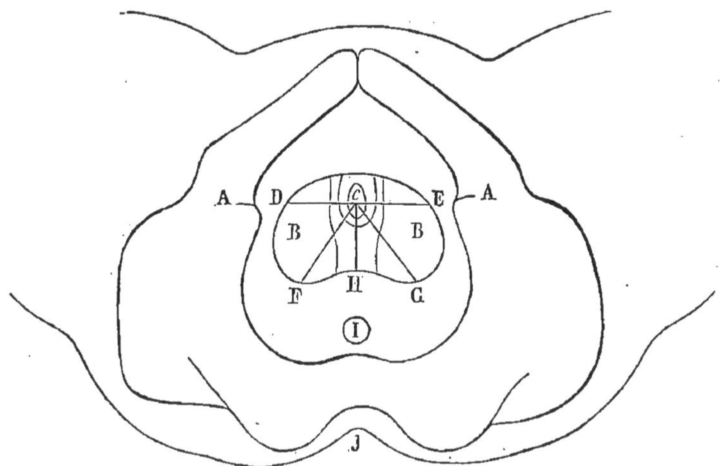

FIG. 101. — Bassin et prostate. Diagramme d'après Senn.

AA. Branches descendantes du pubis.
BB. Prostate.
c. Urèthre.
I. Rectum.
J. Coxys.

DE. Taille bilatérale transversale.
c G. Taille latéralisée.
F*c* G Taille bilatérale oblique postérieure.
c H. Taille médiane.

forme valvulaire que doit faire prendre à la partie postérieure de la prostate la double section oblique postérieure, et sans doute aussi pour faciliter le développement des incisions, que Senn a proposé de combiner l'incision oblique postérieure avec l'incision transversale. (Senn, *Recherches sur les diverses espèces de taille*. Thèse inaugurale. Paris, 1825.)

Malgaigne a fait justice de ces calculs fantaisistes dont Scarpa avait donné l'exemple (Scarpa, *Mémoire sur la taille latérale*, traduction française, p. 5). Comment admettre, en effet, ce développement des incisions et cet effacement des angles sur lesquels sont fondées toutes les conclusions de Senn ? Aussi, comme Malgaigne (*Traité d'anatomie chirurgicale*, 2e éd., t. II, p. 472), M. Richet se refuse-t-il à croire qu'on puisse extraire une pierre, même de faibles dimensions, sans être obligé de faire porter les incisions au-delà des limites de la prostate. Outre que Senn prête à la glande une souplesse qui lui permettrait de changer entièrement de forme, il lui reconnaît des diamètres un peu supérieurs à la réalité. Ainsi, pour M. Sappey, ses dimensions réelles seraient :

Rayon inférieur..................	1	millimètres.
Rayon transverse.................	15	—
Rayon oblique postérieur.........	22	—

Dupuytren était tombé dans la même exagération, en donnant au diamètre transverse 42 à 50 millimètres d'étendue. Lui aussi était préoccupé de l'idée de ne pas dépasser les limites de la prostate. Cette illusion ne peut plus se soutenir aujourd'hui. La vérité est que, chez les enfants, et presque toujours chez l'adulte, la glande est sectionnée ou déchirée dans toute son épaisseur et souvent au-delà, quel que soit le procédé de taille employé. Veut-on limiter les incisions et leur donner très peu de profondeur, on retombe dans tous les inconvénients de la dilatation rapide et violente, avec ou sans débridement préalable du col, démontrés par les expériences de Deschamps.

On produit des déchirures irrégulières dont il est impossible de prévoir les limites. Il est donc préférable, une fois connu approximativement le volume de la pierre, de lui ouvrir d'emblée une voie suffisante avec le lithotome simple ou double. La graduation du manche permet de donner aux lames à leur extrémité un écartement connu d'avance, et pouvant aller jusqu'à 18 ou 20 millimètres à partir de l'axe de l'instrument; mais il faut toujours rabattre plus ou moins du chiffre prévu, et compter avec la résistance des tissus. Celle-ci a pour conséquence de s'opposer à la pénétration des lames dans toute la profondeur correspondant à l'écartement théorique et de mettre en jeu leur élasticité. Le tissu de la prostate se défend souvent contre les incisions, et il arrive alors que les lèvres de ces incisions ne s'écartent pas facilement. La dilatation par le doigt, par les instruments et par le calcul lui-même est seule capable de les éloigner l'une de l'autre.

Taille au thermo-cautère. — La pensée de parer aux dangers de la section de la prostate au-delà de ses limites a fait naître dans l'esprit de certains chirurgiens l'idée de pratiquer la taille avec le thermo-cautère. Plusieurs ont borné l'emploi de cet instrument aux incisions superficielles; mais M. Théophile Anger, préoccupé des hémorrhagies dont la source est ordinairement dans les artères du col, a imaginé un appareil instrumental qui permet de faire l'opération tout entière sans bistouri et sans lithotome.

Les sections superficielles, la dissection des couches sous-cuta-

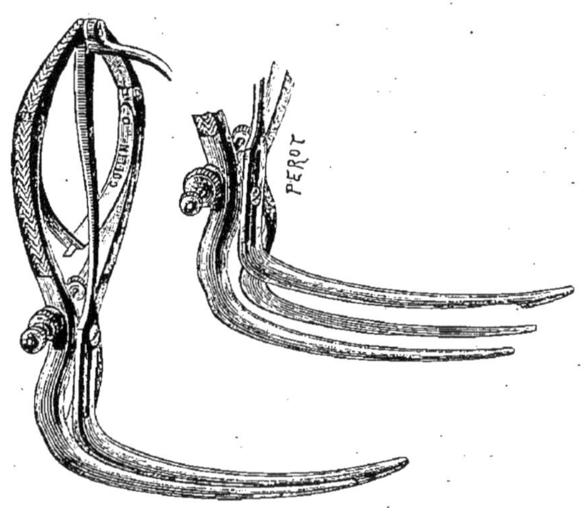

Fig. 102. — Dilatateur à trois branches.

nées, la ponction de l'urèthre sont pratiquées au moyen du thermocautère ordinaire. Alors l'opérateur glisse jusque dans la vessie, sur la rainure du cathéter, une sorte de dilatateur à trois branches qu'on introduit le manche tourné en haut. Le cathéter étant retiré,

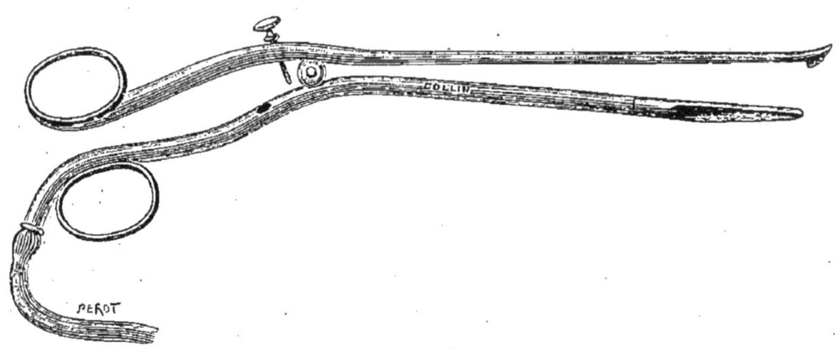

Fig. 103. — Lame incandescente guidée par un conducteur.

un mécanisme spécial permet d'éloigner les branches les unes des autres; il en résulte que le canal prostatique est distendu plutôt que dilaté, ce qui facilitera l'action du couteau de platine incandescent servant aux sections. Dans son ensemble cet instrument ressemble à des ciseaux, mais les branches ne sont pas croisées;

l'inférieure seule communique avec le flacon d'essence minérale au moyen d'un tube de caoutchouc. La supérieure sert à prendre un point d'appui sur la paroi du canal, afin de faire les sections avec toute la précision désirable. Une vis, placée un peu en arrière de l'articulation, limite l'écartement des branches à la volonté de l'opérateur.

On introduit l'instrument fermé ; ce n'est qu'en le retirant qu'on écarte les branches, et alors on leur donne la position voulue pour couper directement en arrière ou obliquement. Si l'on veut faire une section bilatérale, on réitère cette manœuvre. Le reste de l'opération a lieu comme dans la taille ordinaire.

M. Anger a employé ses instruments spéciaux plusieurs fois avec succès. Après avoir assisté à l'une de ses opérations, nous pouvons déclarer qu'au point de vue instrumental, la méthode est bien comprise et d'une exécution facile. Reste à savoir si les résultats sont supérieurs à ceux des autres procédés de taille. On a reproché, peut-être à juste titre, au thermo-cautère, de retarder la cicatrisation définitive de la plaie. Cela est possible, mais si en revanche les malades devaient être plus à l'abri des hémorrhagies graves, des infiltrations urineuses et des érysipèles, nous trouverions que la lenteur relative de la guérison perdrait beaucoup de son importance comme élément d'infériorité. Ajoutons que, pour éviter une réaction inflammatoire trop vive, il faut que l'action du contenu incandescent soit aussi rapide que possible.

Extraction de la pierre.—Les tailles périnéales par le petit et par le grand appareil sont abandonnées; les tailles prérectale et quadrilatérale ne méritent que d'être mentionnées; les seules qui soient restées dans la pratique sont la taille médiane, la taille latéralisée et la taille bilatérale. C'est donc surtout à ces trois dernières opérations que se rapporte ce que nous avons à dire sur l'extraction des pierres.

Une question préalable doit être posée. Faut-il extraire la pierre aussitôt après que l'opération est finie, ou remettre cette extraction à une époque plus ou moins éloignée, et faire, comme on l'a dit, la taille en deux temps?

Maret, de Dijon, est le premier qui posa en principe qu'après avoir pratiqué la taille, il fallait attendre plusieurs jours avant de retirer la pierre. Cette opinion a trouvé quelque appui dans Louis, Camper et plusieurs autres chirurgiens. On devait attendre que l'inflammation, suite nécessaire de l'opération, fût en partie calmée, pour aller à la recherche de la pierre, et on pouvait espérer que pendant ces quelques jours d'attente, celle-ci, venant s'engager dans la plaie, serait plus facile à retirer, que peut-être elle sortirait d'elle-même, comme on l'avait observé plusieurs fois.

D'abord, on pourrait dire que, dans les cas où la pierre s'engage dans la plaie et sort spontanément, elle doit être peu volumineuse, que son extraction serait des plus simples et qu'il n'y a aucune raison pour la différer. Ensuite, n'y a-t-il aucun inconvénient à laisser dans la vessie, pendant plusieurs jours, un corps étranger qui l'irrite? Même si l'on attendait que l'inflammation ait en partie cessé, l'introduction des tenettes serait très douloureuse. Et si le volume de la pierre exige des efforts de traction, n'est-il pas évident que son passage difficile à travers ces tissus en pleine suppuration pourrait amener des accidents sérieux?

Sans doute Maret avait puisé son idée dans la pratique suivie par Franco et F. Colot; mais il n'avait pas assez tenu compte des circonstances qui avaient dirigé la conduite de ces grands chirurgiens. Ils ne différaient l'extraction de la pierre que s'ils s'y trouvaient forcés. « ..... Le patient, dit Franco, est faible et débile; à cause de la douleur et sang qui peut être flué; tellement que le maître ne l'ose plus presser, encore qu'il trouve autre pierre, au moins s'il est homme de bien. Car aucuns ont tant tenu les patients en leurs mains, qu'ils sont demeurés morts. Il vaudrait mieux le faire à deux fois que de les précipiter à la mort. » (Franco, *Traité très ample des hernies*, p. 129.)

La taille en deux temps n'offre aucun avantage et elle a beaucoup d'inconvénients; elle doit donc être rejetée. Il n'y aurait d'exception que dans les cas où le malade serait épuisé par une opération laborieuse et par des tentatives inutiles pour saisir la pierre. Alors on se bornerait à modérer l'inflammation, à prévenir ou au moins à atténuer les accidents qui pourraient résulter de la présence de la pierre dans la vessie, tout en se tenant prêt à terminer l'opération dès que les circonstances le permettraient.

Lorsque le chirurgien a retiré le lithotome, il doit porter l'indicateur de la main gauche dans la plaie pour reconnaître l'état des parties et surtout pour s'assurer que le col a été suffisamment ouvert; car il arrive assez souvent qu'en retirant le lithotome on n'a pas fait saillir assez à temps ses lames et que leur développement complet n'a eu lieu qu'au-dessous du col vésical. De là une très grande difficulté à manœuvrer les instruments dans la vessie, à saisir la pierre et à l'amener au dehors. Dans ces cas, il ne faudrait pas hésiter à glisser sur le doigt un long bistouri boutonné pour compléter l'incision du col.

Si on juge que les tissus ont été convenablement divisés, il faut aller à la recherche de la pierre.

Chez les enfants et les jeunes sujets, le doigt peut toucher le calcul et fournir des renseignements utiles sur sa position, son volume et sa forme; il peut même servir de conducteur pour introduire la tenette dans la vessie. Mais chez les individus gras et chez les vieillards, dont la prostate est ordinairement volumineuse, le doigt est beaucoup trop court. Pourtant, c'est un guide excellent qui servira à conduire dans la plaie d'autres instruments plus longs, soit un gorgeret, soit un bouton.

L'index de la main gauche étant placé dans l'angle inférieur de la plaie, on prend, de la main droite, le gorgeret par son manche, on applique sa concavité sur le bord radial du doigt, et on le fait glisser de bas en haut et de dehors en dedans. Quand il est entré dans la vessie, on retire l'index et on fait tourner l'instrument sur son axe, de manière à ramener sa concavité en haut. Alors, on le saisit par le manche avec la main gauche et on le maintient solidement dans cette position.

Quand le doigt ne va pas jusque dans la vessie, le gorgeret, dont l'extrémité a des bords assez minces, peut rencontrer quelque difficulté à franchir le col vésical. Aussi donnons-nous la préférence au bouton. Cet instrument est constitué par une tige métallique longue de 25 centimètres, grosse comme un crayon ordinaire, aplatie transversalement, terminée à son talon par une curette et en avant par un bouton. Il porte sur son corps une arête mousse, mince, haute de 4 millimètres et longue de 12 centimètres. On prend le bouton de la main droite, le pouce placé dans la curette et l'indicateur allongé sur le côté. On le glisse le long de l'index gauche et on le pousse dans la vessie; son extrémité antérieure, grosse comme un pois, mousse et lisse, passe toujours facilement par le col. Alors on le prend de la main gauche; avec la main droite tournée en pronation, on saisit la tenette comme une paire de ciseaux, et on en glisse les cuillers, qui laissent entre elles un écartement de 3 millimètres, sur l'arête du conducteur.

Que le chirurgien prenne pour conducteur le doigt, le gorgeret ou le bouton, il doit peser légèrement sur l'angle inférieur de la plaie, afin de laisser un passage aussi libre que possible aux instruments. Il embrasse les anneaux de la tenette avec le pouce et les trois derniers doigts de la main droite en pronation, en allongeant l'indicateur sur ses branches. Puis, il la fait glisser sur le conducteur, en ayant soin que chacune des cuillers regarde, par sa face convexe, une des lèvres de la plaie. Quand l'instrument est arrivé dans la vessie, ce dont on est averti par un défaut de résistance très appréciable, on retire le conducteur.

On saisit de chaque main un des anneaux de la tenette; si le calcul vient butter contre son extrémité, il suffit d'écarter les cuillers, en les poussant un peu en avant, pour qu'il vienne se placer dans leur intervalle; s'il se trouve au-dessus, on change la direction des mors et il tombe entre eux, par son propre poids; s'il est en dessous, on fait tourner la tenette autour de son axe et on le ramasse, pour ainsi dire; enfin, quand il est petit et flotte dans une vessie ample, il fuit devant l'instrument; mais, avec de la patience et en procédant avec lenteur, on finit par s'en emparer.

Une fois que le calcul est saisi, on imprime à la tenette quelques légers mouvements, pour s'assurer qu'il est mobile et que la muqueuse de la vessie n'a pas été prise avec lui; on l'engage dans la plaie, et, s'il est d'une grosseur médiocre, il sort sans peine. Dans le cas où son volume rendrait l'extraction difficile, il faut prendre la tenette à deux mains et lui imprimer de légers mouvements à droite et à gauche, en haut et en bas, afin de dégager successivement les parties. On peut encore, dans le même but, déprimer l'angle inférieur de la plaie avec l'indicateur de la main gauche. Il est encore important que les cuillers regardent, l'une à droite et l'autre à gauche, afin que les parties du calcul qui débordent correspondent aux angles de la plaie.

Quelques chirurgiens ont conseillé, sans en dire la raison, d'appliquer la main gauche sur le périnée, pendant qu'on retirait l'instrument avec la main droite. Nous avons constaté plusieurs fois l'utilité de ce moyen. C'est qu'en effet, en soutenant les tissus, on laisse à la plaie toute sa largeur, tandis qu'autrement on l'allonge et on la rétrécit en raison directe de l'allongement.

Chez les vieillards, ayant une prostate volumineuse, le bas-fond de la vessie est quelquefois si déprimé qu'il forme une sorte de poche en arrière et un peu au-dessous de la base de la glande. Si, comme nous en avons rencontré plusieurs exemples, le calcul est logé dans cette cavité, la tenette passera au-dessus de lui sans le rencontrer, ou bien elle en frottera la face supérieure, mais sans pouvoir le saisir. Dans ces cas, on se sert d'une tenette courbe, dont on dirige le bec en arrière, aussitôt qu'elle a pénétré dans la vessie. Il est facile d'arriver sur le calcul, qui occupe une place fixe, mais il est nécessaire de le saisir avec précaution, pour ne pas prendre en même temps la muqueuse qui l'entoure d'une sorte de bourrelet. Aussi, quand on le tient, faut-il s'assurer qu'il est entièrement dégagé et mobile, en tournant le bec de la tenette en avant. On l'engage ensuite dans la plaie, et on termine son extraction en élevant les anneaux de l'instrument avec la main droite, pendant qu'avec la main gauche on appuie sur ses branches en les ramenant à soi.

En 1845, nous assistions Jobert dans une opération de taille latéralisée qu'il pratiquait sur un vieillard. Il avait essayé plusieurs fois de prendre la pierre sans y réussir; nous lui proposâmes d'introduire le doigt dans l'anus et de refouler le bas-fond de la vessie; ce qu'il accepta. Cette manœuvre très simple eut un plein succès. Soit que la pierre eût été chassée de sa cavité, soit qu'elle fût devenue seulement plus saillante, Jobert la saisit du premier coup.

Chez certains malades, la vessie revient sur elle-même avec force, aussitôt que l'urine s'est échappée, et il devient très difficile de glisser les cuillers de la tenette sur les deux faces de la pierre, sans s'exposer à léser la muqueuse. Quand il s'agit d'un enfant, Le Dran conseille de dégager le calcul avec l'indicateur, de l'amener près du col et de réintroduire la tenette pour le saisir. Il vaut mieux, selon nous, laisser le doigt dans la vessie, et maintenir le calcul contre le col, jusqu'à ce qu'on l'ait pris solidement avec une pince étroite, mais forte. Chez un adulte, et surtout chez un vieillard, le doigt est trop court pour pratiquer cette manœuvre. Il faut ouvrir peu à peu la tenette, en même temps qu'on la pousse en avant, et raser les deux faces opposées du calcul. Dès qu'on juge que celui-ci est pris solidement, on la retire.

Quelquefois, le calcul qu'on croyait saisi convenablement s'échappe d'entre les mors de l'instrument et retombe dans la vessie; il faut recommencer l'opération. Mais s'il est déjà engagé assez avant dans la plaie, ce dont on doit s'assurer par le toucher, on risquerait de le repousser dans la vessie en voulant le prendre avec une tenette ordinaire dont les cuillers sont trop épaisses; de très petites tenettes, ou même des pinces à polype, vaudraient mieux, quand même on devrait aider la sortie du calcul par de légers débridements qu'on ferait avec un bistouri boutonné.

Il arrive assez fréquemment qu'on soit obligé de recourir à des débridements sur la peau, quand la première incision n'a pas été faite assez grande.

Un chirurgien expérimenté se rendra bien compte de la consistance de la pierre. S'il la trouve dure et polie, il la prendra solidement, de peur qu'elle ne lui échappe ; dans le cas contraire, il devra la serrer modérément et l'extraire avec lenteur, afin de ne pas la briser. Cet accident est assez rare, depuis que nous possédons des instruments lithotriteurs qui permettent d'apprécier avant l'opération le volume et la consistance des calculs. Hors des circonstances exceptionnelles, on ne taillera pas un malade dont la pierre est assez peu consistante pour se briser sous la pression d'une tenette ; mais supposons un de ces cas, et la pierre brisée : il faudra extraire les gros fragments avec une tenette, les petits avec une curette et faire de larges injections dans la vessie pour entraîner au dehors les graviers et la poussière qui auraient échappé aux instruments. On explorera de nouveau la vessie et on y fera encore des injections, avant que l'inflammation de la plaie ne rende ces manœuvres trop douloureuses.

Lorsque la pierre est retirée, il faut l'examiner avec soin. Si elle a une forme régulière, il est à présumer qu'elle est seule, ce qui ne doit pas empêcher de s'en assurer avec le bouton ; ce serait une grande faute de négliger cette précaution. On a vu trop souvent des opérateurs laisser dans la vessie une ou plusieurs pierres dont ils ne soupçonnaient pas l'existence, et être obligés, après quelque temps, de recommencer l'opération. Si le calcul présente une ou plusieurs facettes, c'est qu'il n'est pas seul. On en trouvera toujours un autre et quelquefois deux ou trois ; il faudra les extraire comme le premier. Quand il en existe un très grand nombre, le chirurgien ne sera pas surpris si, comme il le doit, il a pratiqué le cathétérisme avant l'opération, et il aura préparé les instruments nécessaires pour les extraire. Boyer conseille, si l'ouverture du col de la vessie est assez grande, de se servir d'une grosse tenette avec laquelle on pourra retirer plusieurs calculs à la fois, ce qui abrégerait l'opération. Cette considération est peu importante. Il nous semble plus utile de ne pas s'exposer à contondre les tissus, puisqu'une tenette ordinaire à cuillers peu épaisses est très suffisante. Dans une première séance, on retire le plus possible de pierres. Si la fatigue du malade ou toute autre circonstance force à suspendre l'opération, on la reprendra le lendemain ou les jours suivants. On peut espérer que, dans cet intervalle, quelques pierres sortiront spontanément; ce résultat heureux n'aurait-il pas lieu, que la suppuration de la plaie, amenant une détente de l'inflammation des tissus, rendrait de nouvelles recherches plus faciles. Avec quelque soin qu'on ait exploré la vessie, un ou plusieurs fragments très petits, cachés dans les replis de la muqueuse ou dans les vacuoles que présentent si souvent les vessies malades, peuvent échapper à l'action des instruments. Il ne faudrait pas trop s'en inquiéter. Car si on ne peut empêcher un nouveau calcul de se former autour de ces fragments, on pourra toujours en prévenir le développement avec la lithotritie, en surveillant le malade.

L'extraction d'un calcul volumineux est encore plus laborieuse. Au premier abord, il semble singulier qu'on entreprenne une taille avant de s'être assuré au moyen d'un lithotriteur que le calcul pourra passer par la plaie périnéale, dont on connaît d'avance les dimensions. Mais, d'une part, cet instrument n'en indiquera généralement que le plus petit diamètre; d'autre part, beaucoup de malades ont une incontinence d'urine, ou urinent si souvent que la vessie ne contient pas assez de liquide pour qu'on puisse y développer un lithotriteur. Dans ces cas, on n'a que des présomptions, et il est facile de se tromper. Ces sortes d'erreur étaient beaucoup plus fréquentes autrefois qu'aujourd'hui, quand les chirurgiens n'avaient à leur disposition qu'une sonde d'argent pour explorer la vessie. Aussi avaient-ils imaginé des instruments pour briser le calcul et l'extraire par morceaux.

Celse dit que, si la pierre est trop grosse pour qu'on ne puisse la retirer sans déchirer le col de la vessie, il faut la fendre en deux, et il décrit le procédé d'Ammonius : « Le crochet, dit-il, doit d'abord embrasser le calcul assez fortement pour le maintenir au moment de la percussion et l'empêcher de fuir en arrière. On prend ensuite un instrument d'une grosseur médiocre et qui va s'amincissant par un bout pour former une pointe. C'est cette extrémité qu'on appuie sur la pierre, tandis qu'on frappe sur l'autre bout pour le diviser. » (Celse, *Traité de la médecine*, liv. VII.)

Marianus, le promoteur du grand appareil, tout en notant qu'il existe un instrument, dit *frangens*, avec lequel on peut briser la pierre, croit devoir s'abstenir d'en donner la figure et de le décrire. Il le regarde comme très dangereux et employé seulement par des hommes plus audacieux que savants. « *Quapropter de eo nullam faciam mentionem.* » (Marianus, cap. XII.) Franco, qui paraît avoir ignoré l'existence du *frangens* de Marianus, a donné la figure d'un instrument destiné à couper la pierre, mais qui devait bien plutôt la briser. La double courbure de ses branches devait en faciliter l'introduction, mais rien ne prouve qu'il ait répondu à ce que l'inventeur en attendait. (fig. 104). La tenette à dents

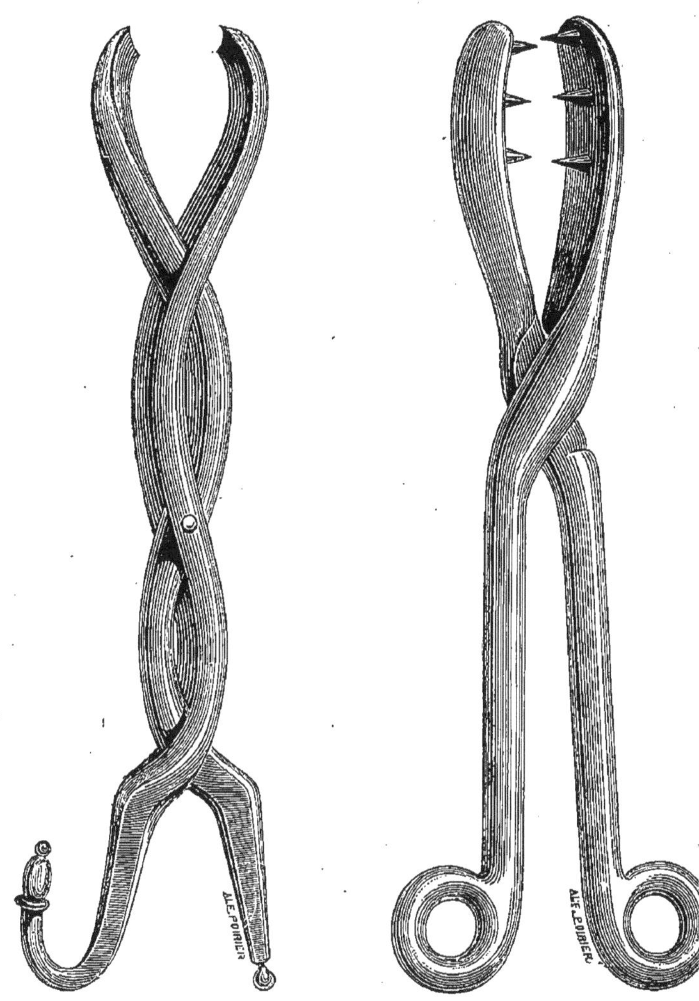

Fig. 104. — Tenette de Franco. Fig. 105. — Tenette à dents de frère Côme

d'A. Paré ne paraît pas supérieure à la pince de Franco. L'introduction d'un pareil instrument, la préhension de la pierre par ces longues dents qui augmentaient beaucoup l'épaisseur des branches devaient présenter la plus grande difficulté. La tenette à quatre branches réunies par un mécanisme compliqué, qu'on doit au même chirurgien, mais qui ne semble pas avoir été appliquée au morcellement des pierres, réalise pourtant mieux la facilité d'introduction, qui est une des principales conditions de succès pour les instruments de ce genre. Les tenettes à dents de frère Côme se rapprochent davantage de certains brise-pierre modernes; en imaginant un forceps casse-pierre, le grand lithotomiste a fait faire un pas en avant à l'outillage, mais ses tenettes lui paraissaient suffisantes pour le plus grand nombre des cas; il réservait le forceps pour les pierres très volumineuses.

Plus tard, Heister inventa un nouveau casse-pierre à clous, à branches articulées à la façon d'un davier, ce qui permettait de le manier d'une seule main. Mentionnons seulement les tenettes à vis de Lecat, qui sont à peu près la répétition de celles d'Ambroise Paré.

L'idée de la perforation des pierres naît avec Franco. Il propose dans ce but l'emploi du foret de Guy de Chauliac. Lecat prête son appui à cette idée, mais Deschamps lui porte un rude coup en recommandant de pratiquer la taille hypogastrique, plutôt que de recourir à la fragmentation.

Elle renaît avec la lithotritie, ou plutôt avec l'invention du brise-pierre dont Heurteloup dote la chirurgie. Plusieurs chirurgiens modernes brisent par la plaie périnéale, et au moyen de cet instrument, des calculs trop volumineux pour franchir le col et la prostate. Mais, ainsi que le fait remarquer Dolbeau avec raison (*Lithotritie périnéale*, p. 77), la préhension et le broiement des pierres avec le brise-pierre, par une plaie périnéale, est loin d'être aussi simple que le dit M. Bouisson. Il n'est donc pas surprenant que l'on soit revenu à l'idée d'un brise-pierre spécial, approprié à la direction de la plaie périnéale et à la brièveté du trajet à parcourir; mais les instruments modernes sont remarquables par l'association des tenettes et du perforateur. Celui de Nélaton réalise assez heureusement cette combinaison dans sa construction. Le perforateur à fraise A glisse dans une coulisse B, et reçoit son mouvement d'une vis qu'on fait tourner au moyen de la poignée D. Le manche E permet d'assujettir l'instrument de la main gauche, tandis que de la droite on agit sur l'écrou C (fig. 106).

L'instrument de Civiale se compose de tenettes ordinaires portant une coulisse longue de plusieurs centimètres, dans laquelle on peut faire glisser un foret, après qu'elles ont été introduites dans la vessie et lorsque le volume de la pierre rend son extraction impossible. Un mécanisme assez compliqué permet l'adaptation de ce foret et sa mise en mouvement. Le tout est lourd et difficile à manier. Le casse-pierre à perforateur de Robert et Collin est ingénieusement construit; mais la courbe très accentuée de la branche destinée à embrasser le calcul doit en rendre l'introduction et la manœuvre fort difficiles, sans compter que la pierre, soutenue d'un seul côté, doit échapper aisément à l'action du perforateur. (Dolbeau, *loc. cit.*, p. 63-84).

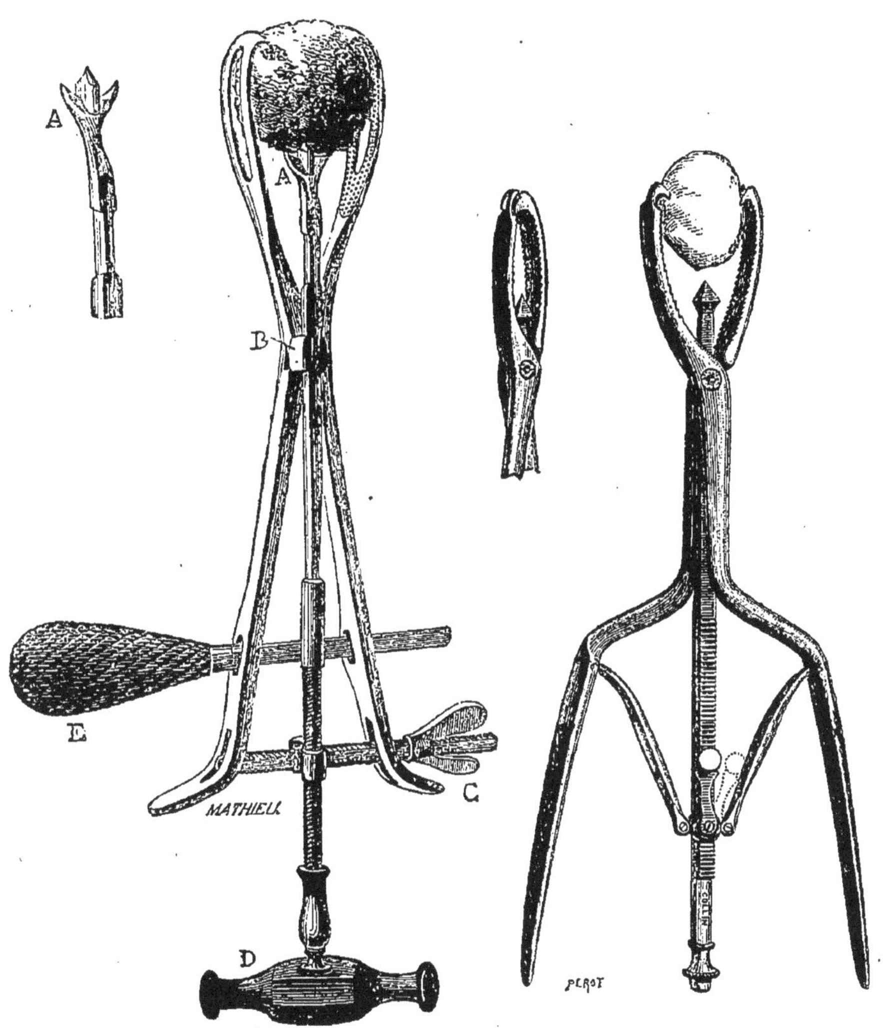

Fig. 106. — Casse-pierre à perforateur de Nélaton.

Fig. 107. — Casse-pierre de M. Collin.

L'instrument plus moderne de M. Collin représente sans doute le modèle le plus puissant de tous ceux qu'on a imaginés; mais nous le croyons moins facile à manier que les brise-pierre de Dolbeau, construits en vue de la lithotritie périnéale. (*Voir plus loin.*)

Avec cette dernière opération, la lithoclastie entre dans une nouvelle phase. Elle devient l'aboutissant d'une série de manœuvres préparatoires à la fragmentation. L'opération est conduite en vue de faciliter cette dernière, tout en ménageant autant que possible les parties molles intermédiaires à la vessie et aux téguments. Ce n'est plus le broiement par la plaie ordinaire de la taille, c'est le morcellement par une voie aussi étroite que possible, créée par la dilatation et non par l'incision. Nous nous réservons de discuter plus tard cette opération, d'en étudier les moyens et le but et de décider si elle mérite la généralisation à laquelle Dolbeau la croyait destinée.

Accidents des tailles périnéales. — Les accidents des tailles périnéales sont assez nombreux. Nous ne parlerons pas des *douleurs excessives* et des *convulsions* qu'on a observées quelquefois chez des malades nerveux et pusillanimes; elles ne sont plus à craindre depuis l'emploi du chloroforme.

L'hémorrhagie doit être citée en première ligne. Elle est d'autant plus à craindre que le chirurgien le plus habile et le plus instruit n'est pas assuré de l'éviter, parce que les artères et surtout les branches de la honteuse interne présentent de fréquentes anomalies. Le sang peut provenir de l'artère superficielle du périnée, de la transverse, mais jamais du tronc de la honteuse, qui, placée entre deux feuillets de l'aponévrose moyenne, et comme accolée aux os pubis, est à l'abri de toute blessure; les plexus veineux qui enveloppent la portion musculeuse de l'urèthre et le col de la vessie fournissent aussi quelquefois une quantité considérable de sang.

Lorsque l'hémorrhagie a lieu avant que l'instrument n'ait pénétré dans les couches profondes du périnée, c'est l'artère superficielle qui est intéressée. Quoique l'écoulement de sang ne soit pas très abondant, Boyer conseille d'en pratiquer la ligature avant de continuer l'opération. Les raisons qu'il donne à l'appui de cette pratique ne sont pas très concluantes. C'est, dit-il, que la position superficielle du vaisseau permet assez facilement de le découvrir et de le lier; c'est encore parce que le calcul, surtout s'il est volumineux, produira en sortant une contusion des surfaces de la plaie, une sorte de déchirure des parties. Alors l'hémorrhagie aura lieu en nappe et on ne pourra plus retrouver le bout du vaisseau lésé. Mais n'y a-t-il pas à craindre que ce calcul, assez gros pour qu'on ne puisse le retirer sans employer la force, au point de contondre les tissus, n'arrache la ligature? Quand l'écoulement de sang se produit au moment où le bistouri est arrivé à la région membraneuse de l'urèthre, il provient d'une blessure de la transverse. Il serait bien difficile d'aller porter une ligature sur le vaisseau à cette profondeur. Plutôt que de perdre du temps en tentatives inutiles, il vaut mieux terminer l'opération aussi rapidement que possible. Boyer recommande, dans les cas où on aurait de la difficulté à trouver et à saisir la pierre, d'ordonner à un aide de porter un doigt dans la plaie, sur le point d'où on présume que le sang s'échappe, et, si ce moyen ne réussit pas, de suspendre l'opération pour pratiquer le tamponnement, remettant à plus tard l'extraction du calcul. Il ne faudrait agir ainsi que si on y était absolument forcé ; car il est facile de prévoir à quels dangers on exposerait le malade.

En 1853, Lenoir, chirurgien de l'hôpital Necker, pratiquait la taille latéralisée sur un vieillard de soixante-huit ans. Il avait incisé les tissus assez profondément, sans toutefois avoir ouvert le canal, lorsque le sang s'échappa en grande abondance. Le doigt porté dans la plaie ne faisait que suspendre pour quelques instants l'hémorrhagie, qui reparaissait dès qu'il était retiré. L'un de nous, présent à l'opération, conseilla à Lenoir de ne point la continuer, ce qu'il fit aussitôt. Des bourdonnets de charpie, imbibés d'une solution de perchlorure de fer à 30 degrés, furent enfoncés dans la plaie et soutenus par un bandage en T. L'écoulement cessa ; la guérison était complète le dix-neuvième jour. Deux mois après, Lenoir tailla de nouveau le malade avec plein succès. Il s'agissait ici d'une plaie simple, peu profonde et terminée par un cul-de-sac. On était à peu près certain d'arrêter l'hémorrhagie, sans provoquer aucune des complications qui accompagnent quelquefois le tamponnement, quand l'urèthre et la vessie sont ouverts.

Lorsque l'hémorrhagie a lieu après que l'opération est terminée, il faut tenir compte, dans le choix des moyens destinés à l'arrêter, de son abondance, de l'âge et des forces du malade. Si celui-ci est jeune et vigoureux, s'il n'a perdu qu'une quantité de sang médiocre, on peut se contenter d'appliquer des compresses imbibées d'eau fraîche sur le bas-ventre, les cuisses et le périnée ; au besoin, on injecterait un liquide froid et styptique dans la plaie. Boyer fait même observer que la guérison, assez ordinaire dans ces cas, est due à cette sorte de saignée locale qui prévient une inflammation trop vive. Mais si le malade est âgé et d'une constitution faible, et si la perte de sang menace d'être considérable, on doit recourir de suite au tamponnement. Auparavant, il est nécessaire de s'assurer avec le doigt qu'il ne reste pas dans la vessie des caillots dont la sortie indispensable rendrait l'opération inutile.

Le tamponnement ne se fait pas ici comme dans une plaie ordinaire, parce qu'il faut avant tout assurer la sortie de l'urine. On se sert d'une canule en argent, cylindrique, longue de 11 centimètres, de 8 à 9 millimètres de diamètre, dont le talon est garni de

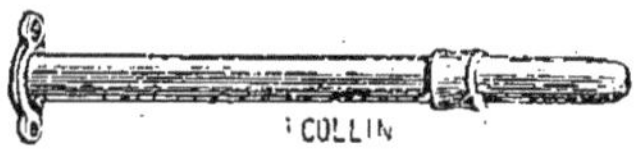

FIG. 108. — Canule de Dupuytren.

petits anneaux dans lesquels sont passés des rubans étroits destinés à l'assujettir, et dont l'autre bout est percé au sommet d'un trou rond et, sur les côtés, de deux ouvertures ovalaires. A 2 centimètres de son extrémité antérieure, elle présente une gorge transversale. C'est sur cette gorge qu'on lie fortement les bords d'une sorte de chemise de toile qui enveloppe la canule à la manière d'un entonnoir. On introduit le bout de ce petit appareil assez profondément pour que la partie de la canule qui est percée de trous soit tout entière dans la vessie; puis, on enfonce entre le corps de la canule et la chemise qui la recouvre des bourdonnets de charpie, jusqu'à ce que la plaie soit bien remplie. Quand ces bourdonnets sont placés avec soin dans le fond du cône de la chemise, et en nombre suffisant pour exercer une véritable compression sur les surfaces saignantes, ils arrêtent presque toujours l'hémorrhagie; mais, pour plus de sûreté, il vaut mieux qu'ils soient imbibés d'une solution de perchlorure de fer plus ou moins diluée.

M. Guyon se sert d'une sonde de gomme entourée d'une sorte de sac en caoutchouc qu'on peut distendre par insufflation.

Lorsque le tamponnement n'a pas été fait convenablement, le sang continue à sortir par la plaie, ou, ce qui est beaucoup plus sérieux, il s'écoule du côté de la vessie. Bientôt, le malade est pris de malaise, il pâlit, son corps se couvre d'une sueur abondante et froide. Une syncope est imminente. Averti par cet ensemble de symptômes caractéristiques d'une hémorrhagie, le chirurgien doit examiner le ventre. Il trouvera la région hypogastrique douloureuse au toucher, et immédiatement au-dessus du pubis une tumeur globuleuse formée par la vessie remplie de caillots de sang. Dans ce cas, il faut se hâter d'enlever le tamponnement. On introduit l'index de la main droite et au besoin une curette dans la plaie pour morceler les caillots accumulés ou réunis en une sorte de masse, pendant qu'avec la main gauche ouverte, appliquée sur l'hypogastre, on comprime doucement la vessie dans le but de favoriser ses contractions et de l'aider à se vider. Si cette manœuvre très simple ne suffit pas, on fera avec modération des injections d'eau abondantes, afin de dissoudre et d'entraîner les caillots. Quand la vessie est revenue sur elle-même, on peut encore laver ses parois et celles de la plaie au moyen d'une dernière injection astringente. La perte de sang et la syncope plus ou moins complète qui en est la suite a quelquefois pour résultat d'arrêter l'hémorrhagie. Aussi faut-il se contenter de surveiller le malade avec soin et ne recommencer le tamponnement que dans le cas d'absolue nécessité.

Un tamponnement bien fait réussit assez souvent, quand le sang s'échappe d'une ou de plusieurs branches artérielles ouvertes à la surface de la plaie ; mais il est presque toujours impuissant quand le sang provient des plexus artérioso-veineux compris dans la section du col de la vessie, parce que la compression ne peut s'étendre jusque-là. Alors on est réduit à l'emploi des injections styptiques.

Dans les cas où le tamponnement a été fait avec succès, il a encore ses inconvénients. La compression exercée sur les surfaces de la plaie détermine toujours une inflammation assez vive qui peut se propager tantôt du côté de la vessie, tantôt dans le tissu cellulaire, du bassin. D'ordinaire on n'enlève le tamponnement que vers le quatrième ou cinquième jour, quand on est à peu près certain que l'écoulement de sang ne se reproduira pas. Mais si l'inflammation de la plaie est trop vive et commence à s'étendre au-delà de ses limites, il faut attendre moins longtemps. Cette opération exige de grandes précautions. Si on ôtait d'un seul coup le petit appareil, on risquerait beaucoup de ramener l'hémorrhagie, parce que la chemise est encore adhérente à la surface de la plaie. Il est plus prudent d'humecter d'abord les bourdonnets avec de l'eau tiède, et de les retirer un à un en commençant par ceux qui sont les plus rapprochés de la canule. Par ce moyen, la compression est considérablement diminuée, et, si la chemise était encore trop adhérente aux tissus, on pourrait la laisser en place et ne l'enlever avec la canule qu'un peu plus tard.

L'hémorrhagie n'a guère lieu qu'après les tailles latéralisée et bilatérale. Cependant, elle peut se produire dans le grand appareil par suite d'une lésion du bulbe, et dans la taille médiane, où le col de la vessie est nécessairement incisé, outre qu'on est également exposé à blesser le bulbe.

En décrivant le manuel opératoire de la taille, nous avons insisté sur la nécessité de faire une incision en rapport avec le volume du calcul ; quand celui-ci ne peut être extrait qu'à l'aide de manœuvres violentes, il contond ou déchire nécessairement les parois de la plaie. De là une *inflammation* intense qui se propage aux parties voisines et constitue une des complications les plus graves. Boyer va jusqu'à dire que la mort des trois quarts au moins des malades qui succombent est due à cet accident. Dans ces cas graves, il conseille d'employer les antiphlogistiques avec la plus grande énergie. Plus d'une fois il fit appliquer sur le ventre soixante, quatre-vingts et cent-cinquante sangsues en vingt-quatre heures, et n'eut qu'à se louer de ce moyen. Sans pousser aussi loin l'emploi des antiphlogistiques, nous pouvons assurer qu'il n'est pas de médication plus efficace au début de l'inflammation, qui a lieu dans les deux ou trois premiers jours après l'opération.

Nous rapprocherons de ces phlegmasies un accident qui a été souvent confondu avec elles et que les auteurs ont à peine mentionné : c'est l'*inflammation des veines* qui enveloppent la partie membraneuse de l'urèthre, la prostate et le col de la vessie. Ces veines sont si nombreuses et si volumineuses, surtout chez les vieillards, qu'il est impossible de ne pas les intéresser dans l'opération de la taille. En outre, plusieurs d'entre elles, passant à travers des aponévroses, restent béantes après qu'elles ont été coupées. Cette disposition, signalée par Lenoir, est si favorable au développement d'une phlébite qu'on peut s'étonner que cet accident ne soit pas plus fréquent. Il est vrai, comme nous avons été à même de le constater, qu'elle est assez souvent confondue avec une inflammation des parties contenues dans le bassin. Pourtant elle se manifeste plus lentement ; elle est accompagnée d'accidents du côté du foie ou des poumons, et surtout de symptômes généraux graves que ne peut expliquer l'état de la vessie et de la plaie.

L'*infiltration d'urine* s'observe chez certains opérés. Elle reconnaît ordinairement pour cause l'irrégularité de la plaie, la déchirure de la prostate ou son incision au-delà de ses limites réelles, l'oblitération momentanée des parties superficielles de la plaie par un caillot ou par le gonflement inflammatoire. Elle a pour conséquence une cellulite pelvienne gangréneuse qui se termine toujours par la mort.

Cet accident ne se rencontre pas sur les enfants. A cela il y a plusieurs raisons : chez eux, la pierre est rarement assez volumineuse pour que son extraction soit laborieuse; le périnée étant beaucoup moins épais que chez l'adulte, l'incision qu'on pratique de la peau à la vessie est plus nette ; enfin, la plaie est moins profonde. De toutes ces conditions il résulte que l'urine s'échappe facilement au dehors, tandis que dans la plaie souvent irrégulière et anfractueuse des adultes, elle rencontre des obstacles qui sont la cause la plus ordinaire de l'infiltration.

La *blessure du rectum* est assez rare. Cependant, quand cet intestin est considérablement dilaté, comme cela arrive chez quelques individus ordinairement constipés, on risque beaucoup de l'intéresser. Cet accident est arrivé à Boyer, à Dupuytren et à bon nombre de chirurgiens très habiles. Aussi ne faut-il négliger aucune des règles du manuel. Tantôt on ouvre le rectum dès le commencement de l'opération, en divisant les tissus avec le bistouri, tantôt en achevant l'incision avec le lithotome. Dans le premier cas, on est averti de la faute qu'on a commise par la sortie des gaz ou d'une petite quantité de matières fécales; dans le second, bien que des gaz ou des matières puissent également s'échapper par la plaie, on ne s'aperçoit le plus souvent de l'ouverture du rectum qu'après quelques jours, sans doute parce que la lésion de l'intestin est située plus profondément.

Lorsque la blessure du rectum est petite et rapprochée de l'anus, elle se ferme d'elle-même, surtout chez les malades pourvus d'embonpoint. Autrement, elle devient fistuleuse, et il suffit, pour la guérir, d'inciser le pont de tissus qui existe entre le périnée et l'anus, comme dans une fistule anale ordinaire. Si le rectum a été blessé par le lithotome ou par une pierre de forme irrégulière dont l'extraction a été laborieuse, l'ouverture est ordinairement large, et siège au niveau de la pointe de la prostate, c'est-à-dire à une assez grande distance de l'anus ; il en résulte une fistule tout à la fois stercorale et urinaire, presque toujours incurable. Si la plaie extérieure vient à se fermer, il reste encore une communication entre l'urèthre et le rectum, et des matières fécales peuvent sortir en petite quantité par le canal ; mais on voit plus souvent les urines passer dans le rectum, quoiqu'elles s'échappent en grande partie par leur voie naturelle. Quelques chirurgiens ont conseillé de fendre toute la partie du rectum comprise entre la fistule et l'anus; mais la plaie de l'urèthre n'étant point guérie, on ne ferait que rendre l'infirmité du malade plus insupportable. La seule conduite indiquée consiste, dès qu'on s'est aperçu de la blessure de l'intestin, à vider souvent le rectum au moyen de lavements, à favoriser le cours de l'urine par l'urèthre en y plaçant une sonde à demeure, à prévenir le passage de ce liquide dans le rectum, en introduisant par la plaie une canule dans la vessie. Sans doute la présence de ces deux instruments dans ce viscère n'est pas sans inconvénients, mais au bout de quatre ou cinq jours on retirera la canule, et pendant ce temps la plaie du rectum, si elle n'est pas trop grande, aura quelque chance de se cicatriser.

Chez les sujets maigres et très affaiblis, la guérison de la plaie après l'opération de la taille a lieu toujours lentement. Quelquefois même, elle se transforme en trajet fistuleux, bien que l'opération ait été convenablement pratiquée et n'ait été compliquée d'aucun accident. La lenteur de la cicatrisation peut faire prévoir cette terminaison fâcheuse, qu'il faut tâcher de prévenir en soumettant le malade à un régime propre à lui rendre de l'embonpoint et en plaçant de bonne heure une sonde à demeure dans la vessie. On peut en même temps aviver dans toute leur longueur les parois du trajet fistuleux avec un stylet dont on aura trempé l'olive dans du nitrate d'argent fondu, ou avec un porte-caustique à cuvette très fin. Si la fistule n'est point fermée au bout de trois ou quatre mois, elle est presque toujours incurable. Cependant l'un de nous a reçu dans son service, en 1849, un homme qui, opéré de la pierre quatre mois auparavant par Breschet, avait conservé une fistule qui permettait d'introduire un stylet jusque dans la vessie. Deux mois de soins restèrent sans résultat. Ce malade sortit de l'hôpital se résignant à son infirmité; mais un an après il était complètement guéri, sans avoir suivi d'autre traitement. Il n'a pu préciser l'époque de sa guérison; elle avait eu lieu trois mois environ après sa sortie de l'hôpital.

On a dit que l'*incontinence d'urine* pouvait être produite par l'opération de la taille. La raison probable de cet accident est dans une incision du col de la vessie, trop petite, et dans l'extraction laborieuse d'un calcul volumineux, parce qu'il y a nécessairement contusion et même déchirure des tissus. Cependant, quand la rétention est incomplète et quand l'urine ne s'écoule involontairement que si la vessie contient une certaine quantité de liquide, on peut guérir ou corriger en partie cette infirmité au moyen d'un traitement général et surtout de cautérisations pratiquées sur le col vésical et la région prostatique. Mais, lorsque l'urine coule continuellement, et si l'incontinence date de plusieurs mois, il n'y a pas de guérison à espérer. Cet accident, qu'on a plusieurs fois observé à la suite de la taille par le grand appareil, dans laquelle on se contentait de dilater le col de la vessie au lieu de l'inciser, doit être fort rare aujourd'hui. Nous ne l'avons jamais rencontré.

L'*impuissance*, d'après Boyer, proviendrait, comme l'incontinence d'urine, de la déchirure ou d'une contusion des conduits éjaculateurs, qui peut être portée jusqu'à la gangrène par l'extraction d'un gros calcul. Il faut bien admettre cette cause, puisque l'impuissance a été observée à la suite de la taille latéralisée, où l'incision ne porte que sur un des lobes de la prostate. Cependant la section des conduits spermatiques peut aussi amener ce résultat, peu important chez les vieillards, mais très fâcheux chez les adultes. Cet accident est plus particulier à la taille bilatérale qu'aux autres tailles. Nous n'en avons observé qu'un seul cas.

V. — Taille hypogastrique.

La taille hypogastrique, appelée *haut appareil*, est due à Franco. « Je réciterai, dit-il, ce qu'une fois m'est advenu voulant tirer une pierre à un enfant de deux ans, ou environ, auquel ayant trouvé la pierre de la grosseur d'un œuf de poule, ou peu près, je fis tout ce que je pus pour *la mener bas*, et voyant que je ne pouvais rien avancer par tous mes efforts, avec ce que le patient étoit merveilleusement tourmenté et aussi les parents désirant qu'il mourût plutôt que de vivre en tel travail ; joint aussi que je ne voulais pas qu'il me fût reproché de ne l'avoir su tirer (qui était à moi grande folie), je délibérai avec l'importunité du père, mère et amis de copper ledit enfant par dessus l'os pubis, d'autant que la pierre ne voulut descendre bas et fut coppé sur le pénil, un peu à côté, et sur la pierre; car je tenais icelle avec mes doigts qui étaient au fondement, et d'autre côté en la tenant subjette avec les mains d'un serviteur qui comprimait le petit ventre au-dessus de la pierre, dont elle fut tirée hors par ce moyen, et puis après le patient fut guéri (non obstant qu'il en fut bien malade) et la plaie consolidée : combien que je ne conseille à homme d'ainsi faire : ains plutôt user du moyen par nous inventé duquel nous venons de parler, qui est convenant, plutôt que de laisser les patients en désespoir, comme cette maladie porte. » (Franco, *Traité très ample des hernies*, 1561, p. 139.)

Ce passage remarquable a été l'objet de commentaires singuliers de la part de beaucoup de chirurgiens. Les uns ont pensé que Franco avait pratiqué d'emblée la taille hypogastrique, à cause du volume de la pierre et aussi parce qu'il ne pouvait la mener bas; les autres ont prétendu qu'il n'eut recours à cette opération qu'après avoir essayé inutilement d'extraire la pierre par le périnée. Il n'y a, dans le texte que nous avons rapporté plus haut avec intention, rien qui autorise suffisamment l'une ou l'autre de ces opinions. On doit donc rester dans le doute. Mais (ce qui est plus étrange) on a voulu diminuer le mérite de Franco en disant qu'il avait lui-même déconseillé de suivre son exemple. Cependant, rien n'est plus simple. Ce grand chirurgien, sous le coup de circonstances exceptionnelles, avait été conduit à pratiquer une opération nouvelle; après avoir vu combien elle était dangereuse, il ne la déconseille pas d'une façon absolue et se borne à dire qu'il lui préfère le procédé dont il a parlé dans le chapitre précédent, c'est-à-dire la taille latéralisée et la fragmentation du calcul avec la tenaille incisive qui en fait partie. Or, après trois cents ans, l'expérience ne lui donne-t-elle pas raison? A moins de circonstances spéciales, on emploie peu la taille hypogastrique.

En réalité, Franco a imaginé une nouvelle opération à laquelle on n'avait jamais songé; il l'a appliquée sur le vivant avec un plein succès. Que peut-on demander de plus? Sans doute, son œuvre eût été plus complète s'il en avait donné avec détails le manuel opératoire; mais cette raison n'est pas suffisante pour lui enlever le mérite de sa découverte.

Vingt ans après le *Traité très ample des hernies*, Rousset, qui du reste connaissait le succès de Franco, se fondant sur des détails anatomiques assez précis et sur quelques faits de blessures de la vessie suivis de guérison, fut séduit par l'idée de substituer la taille hypogastrique aux tailles périnéales, dont il n'avait pas compris la valeur. Sans avoir jamais pratiqué cette opération sur le vivant, il en formula le manuel avec une précision vraiment remarquable.

Après avoir fait coucher le malade sur le dos, de manière que les intestins, l'urine et même la pierre s'éloignent de l'endroit où l'incision doit être faite, il recommande d'injecter dans la vessie une décoction d'orge, de vulnéraire ou de l'eau tiède, pour distendre cet organe, le faire remonter au-dessus du pubis et le rendre accessible aux instruments, et ensuite de lier la verge ou de la faire tenir par un aide, afin d'empêcher le liquide de sortir. Il dit aussi qu'on peut lier la verge et attendre que la vessie soit suffisamment remplie d'urine. Avec un rasoir, il coupe la peau et les aponévroses sur la ligne médiane ; puis il enfonce obliquement en bas et en arrière jusque dans la vessie la pointe d'un bistouri légèrement concave dont le dos est tourné du côté du pubis. L'ouverture ainsi faite doit être petite, pour que le liquide contenu dans cet organe ne s'échappe pas, mais suffisante pour permettre d'y introduire un bistouri à pointe mousse, avec lequel il divise les tissus de bas en haut dans l'étendue de deux à trois travers de doigt. Il retire ensuite la pierre avec deux doigts d'une main, tandis qu'avec l'index de l'autre main introduit dans le rectum il la pousse en avant. Il se servait aussi de tenettes et de curettes. Si la plaie est trop étroite par rapport au volume du calcul, il faut l'agrandir. Enfin, pour faciliter la sortie de l'urine après l'opération, il convient de mettre une sonde dans la verge et de l'y laisser quelque temps.

Nous avons dit que l'exposition du manuel opératoire, donnée par Rousset, était toute théorique, et on s'en aperçoit surtout quand il ajoute qu'on peut se servir d'une sonde creuse et cannelée, qu'on pourra retourner après qu'on aura fait l'injection, de manière à ce que sa courbure regarde en avant et serve de guide pour inciser la vessie. Evidemment, s'il avait voulu pratiquer cette manœuvre sur le vivant, il se serait bien vite aperçu qu'elle était impossible.

Malgré le succès obtenu par Franco et par quelques autres chirurgiens, en France et en Angleterre, malgré le travail remarquable de Rousset, les appréciations si justes de Dionis (qui, loin de trouver la taille hypogastrique très dangereuse, la préférait au grand et au petit appareil), cette opération avait rallié si peu de partisans et était employée si rarement qu'on put la regarder comme nouvelle, quand elle fut présentée par Jean Douglas, à qui revient le mérite de lui avoir fait prendre place parmi les autres tailles. En effet, on trouve dans les ouvrages de ce chirurgien et de Cheselden que, de l'année 1719 à 1723, sur quinze malades opérés par cette méthode, il n'y eut que deux morts. Middleton et Thornhill en opérèrent douze et en guérirent dix.

Si on examine avec soin les procédés opératoires des chirurgiens anglais, on verra qu'ils diffèrent à peine de celui de Rousset. Nous ferons la même remarque au sujet des chirurgiens français. Cepen dant il faut rendre justice à Morand, qui, le premier en France (1727), depuis les travaux de Jean Douglas, avait pratiqué la taille hypogastrique. Il simplifia cette opération et en exposa le manuel avec une précision qui laisse peu de chose à désirer. Après avoir placé le malade sur un lit élevé et présentant un plan incliné des pieds à la tête, de façon à ce que les intestins s'éloignent et se portent en haut par leur propre poids, il injecte dans la vessie une quantité de liquide suffisante pour la distendre et lui faire dépasser le pubis, mais pas assez grande pour déterminer des douleurs. Puis, retirant la sonde, il charge un aide de comprimer la verge, pour empêcher le liquide de s'échapper, et de la porter vers l'anus, afin de tendre la peau de la région hypogastrique. Dans cette position, l'aide ne peut gêner en rien les mouvements de l'opérateur.

Le chirurgien, placé à la droite du malade, fait, avec un bistouri droit, une incision longue de quatre travers de doigt, portant sur la ligne médiane du ventre et descendant jusque sur le pubis. Il divise successivement les tissus graisseux et aponévrotiques jusqu'à la vessie, qui est découverte près du pubis dans l'étendue de deux travers de doigt seulement. L'indicateur de la main gauche, tournée en pronation, est placé dans l'angle supérieur de la plaie, et l'ongle, dont la face dorsale regarde en bas, sert de guide pour enfoncer dans la vessie un bistouri courbe à manche fixe, qui est tenu comme une plume à écrire. L'urine s'échapperait aussitôt, si l'opérateur n'enfonçait son index dans l'ouverture qu'il vient de faire, et, le recourbant en forme de crochet, ne tenait la paroi supérieure de la vessie suspendue, pendant qu'il achève de l'inciser jusqu'au pubis. Quittant alors son bistouri, il plonge dans la vessie le pouce et l'index de la main droite pour retirer la pierre. Au besoin, il se sert d'une tenette, et d'une curette, si le calcul s'est brisé.

Bien qu'à cette époque les esprits fussent presque exclusivement occupés des tailles périnéales, on n'avait pas entièrement oublié la taille hypogastrique. Le Dran proposa d'inciser la vessie en travers, afin d'éviter plus sûrement le péritoine. Thibaut et Lapeyronie voulaient qu'on enfonçât un bistouri dans la vessie et qu'on coupât toute l'épaisseur des tissus en le retirant. Ces divers procédés, qu'il est inutile de discuter, tombèrent rapidement en discrédit.

Les succès obtenus par Douglas, Cheselden, Middleton et autres furent peu à peu oubliés, et, pendant plus de cinquante ans, la taille hypogastrique était abandonnée, quand Frère Côme publia, en 1779, sa *Nouvelle méthode d'extraire la pierre de la vessie, au-dessus du pubis, sans le secours d'aucun fluide retenu ni forcé dans la vessie.* Cette méthode fut trouvée si supérieure aux autres qu'elle fut accueillie avec une grande faveur, et Deschamps (1796) dit qu'à son époque elle était *universellement adoptée.*

Frère Côme avait parfaitement compris que la taille hypogastrique perdrait beaucoup de sa gravité si on pouvait empêcher les urines de s'échapper par-dessus le pubis. Il connaissait les cas de succès de cette opération, quand on l'avait pratiquée par nécessité après une taille périnéale où il n'avait pas été possible d'extraire le calcul. Peut-être n'ignorait-il pas que Sermès, chirurgien hollandais, avait, sur le conseil de Heister, ouvert une voie aux urines par le périnée; que Pallucci, dans la même pensée, perforait la vessie près de son col et de dedans en dehors avec un trois-quarts, pour y fixer une sonde. Mais il arriva à généraliser ce principe et il regardait comme un préliminaire indispensable de la taille hypogastrique de pratiquer au périnée une ouverture qui servait d'abord à passer dans la vessie la sonde à dard dont nous allons parler, et à placer plus tard une sonde à demeure pour détourner les urines par cette voie.

Les instruments employés par frère Côme sont nombreux : 1° cathéter ordinaire; 2° sonde cannelée; 3° sonde à flèche ou à dard; 4° bistouri trois-quarts; 5° bistouri lenticulé; 6° bistouri courbe à manche fixe; 7° bistouri courbe caché; 8° crochet suspenseur; 9° curette très courbe; 10° curette placée à angle droit sur son manche du côté de la convexité de la cuiller; 11° canule destinée à détourner les urines par le périnée.

Le lecteur peut se faire facilement une idée de ces instruments; il nous suffira donc de décrire le bistouri-trois-quarts. Il est formé d'une tige d'acier ou d'argent, fendue à jour dans toute sa longueur et terminée par une pointe triangulaire à trois facettes tranchantes; cette tige, de 6 centimètres de longueur sur 4 à 5 millimètres de grosseur, est montée sur un petit manche à facettes. La fenêtre de cette tige est destinée à loger une lame tranchante qui a 5 à 6 centimètres de longueur sur 3 millimètres de largeur. Cette lame est percée à son extrémité et elle est unie à la tige, près de sa pointe, au moyen d'une vis. Le manche d'acier de cette lame, qui doit être perdue dans sa facette, a environ 5 à 6 centimètres de longueur; il est aplati transversalement par rapport au tranchant de la lame à laquelle il est continu, et est déjeté en dehors du même côté que le tranchant, de façon qu'ils forment entre eux un angle obtus. La pointe de cette lame, fixée près de la pointe du trois-quarts, s'écarte à volonté de l'extrémité opposée, c'est-à-dire près du manche, au contraire du bistouri ordinaire.

Tout l'appareil instrumental et ses accessoires ayant été disposés en ordre sur une table, le chirurgien commence par ouvrir le périnée, en pratiquant l'opération connue sous le nom de *boutonnière*. Cela fait, il change la position du malade, qui doit être couché sur le dos, le bassin un peu élevé, et commence la taille.

« Le sujet étant situé convenablement et fixé, l'opérateur se place à sa droite, devant l'hypogastre ; un aide intelligent se tient à sa gauche, en face de l'opérateur, pour lui présenter les instruments, les reprendre, etc. ; alors l'opérateur applique sa main gauche à plat sur l'hypogastre, pour fixer et étendre la peau, en écartant le pouce et l'index l'un de l'autre; puis, de la main droite et avec un bistouri droit, il incise de haut en bas entre les doigts, au milieu de l'hypogastre, commençant, suivant l'embonpoint du malade, à trois travers de doigt ou environ du pubis, à peu près au milieu de l'intervalle qui le sépare de l'ombilic, d'autant plus qu'on a toujours la faculté de l'étendre davantage, en cas de besoin, en la profondant à diverses reprises, à travers la peau et la graisse et suivant l'intervalle des muscles droits et des pyramidaux (s'il y en a) jusqu'aux aponévroses qui constituent la ligne blanche, qu'il découvre sans l'ouvrir, en descendant son incision jusque sur le rebord du pubis.

» La ligne blanche découverte, l'opérateur reconnaît, avec l'extrémité de l'indicateur de la main gauche introduit à la partie inférieure de l'incision, le bord supérieur du pubis ; et si la trop grande tension de l'aponévrose s'y oppose, il fait fléchir la tête du malade, le menton sur le sternum, par l'aide qui le soutient, pour relâcher les muscles sterno-mastoïdiens antagonistes du bas-ventre qui tendent cette aponévrose, et, profitant du relâche momentané, il reconnaît le bord du pubis et plonge de sa main droite le trois-quarts bistouri immédiatement contre la symphise, en l'enfonçant obliquement vers la face interne de cet os, de la moitié ou des deux tiers de la longueur, plus ou moins, suivant la grandeur du sujet malade. Alors, l'opérateur, dirigeant le tranchant du bistouri-trois-quarts du centre de la ligne blanche vers l'ombilic, fend cette aponévrose autant que l'écartement à la lame de sa gaine peut le permettre en l'ouvrant ; tandis que la main gauche éloigne cette lame du talon de sa tige, la main droite tient le manche de ce trois-quarts fixé contre le pubis, afin d'étendre, autant qu'il est possible, cette incision de la ligne blanche.

» Après cette ouverture de la ligne blanche, qui n'est que préparatoire, dans la vue de frayer un passage aux instruments et se faire successivement jour jusqu'à la pierre, sans risque d'ouvrir le péritoine, l'opérateur retire et quitte le trois-quarts-bistouri pour prendre, de la même main, le bistouri lenticulé, et dirigé par le doigt observateur au fond de la plaie, il l'introduit et engage par cette ouverture l'extrémité lenticulaire de ce bistouri, sous la ligne blanche entre cette aponévrose et le péritoine, le tranchant tourné vers l'ombilic, alors prenant avec la main gauche le manche de cet instrument, pendant qu'avec le pouce et l'indicateur de la main droite il saisit fortement sa lame, par derrière son dos, en l'appuyant et la poussant avec le doigt du milieu. On est même obligé d'employer un peu de force pour fendre à diverses reprises, sans glisser, cette aponévrose jusque vers l'angle supérieur de la plaie des téguments et même plus, si on le juge nécessaire, sans risquer de donner atteinte au péritoine.

» La ligne blanche suffisamment ouverte, l'opérateur retire et quitte le bistouri lenticulé. Prenant alors, de la même main, le talon de la sonde à lance, il introduit tout simplement le bec de cette sonde dans la vessie par l'urèthre, si c'est une femme, l'ayant déjà introduit dans le masculin, avant cette ouverture, par le périnée. Il la contourne dans cet organe en même temps contre la face interne du pubis avec son bec, moyennant le doigt observateur introduit par la plaie de l'hypogastre, le long de la face interne de cet os. Il amène doucement et peu à peu le bec de la sonde, de concert avec la main droite, qui tient le talon de la sonde, et le doigt observateur de la gauche, qui repousse la cloison, à l'entrée de cette plaie, recouvert de la vessie, qu'il fait saillir en forme de mamelon et dont on distingue même ordinairement la texture.

» L'extrémité de la sonde à lance présentée avec la vessie, à l'entrée de la plaie de l'hypogastre, l'opérateur éloigne, avec le doigt observateur, le péritoine en arrière, en prenant beaucoup de précautions afin qu'il ne devance point par aucun repli le bec de la sonde, qui ne doit présenter uniquement que la paroi antérieure de la vessie, le plus près possible de l'angle supérieur de la plaie où ce bec ne peut être mené que peu à peu dans ce moment, afin de l'éloigner d'abord de la crête de l'os pubis, et de donner le temps au doigt observateur de repousser la cloison du péritoine. Alors, l'opérateur, fixant entre l'extrémité de l'indicateur et du pouce de la main gauche le bec de la sonde avec la portion de la vessie qui le recouvre, et tenant en même temps, avec la main droite au périnée, le manche de cette sonde bien ferme, fait pousser doucement, par la main d'un aide, le bouton de la flèche et, dans le moment, la lame perce la vessie en se faisant jour entre les doigts de l'opérateur qui tiennent le bec de la sonde assujetti avec la portion de la vessie qui le recouvre, et la flèche sort de 2 pouces, ou environ, de longueur.

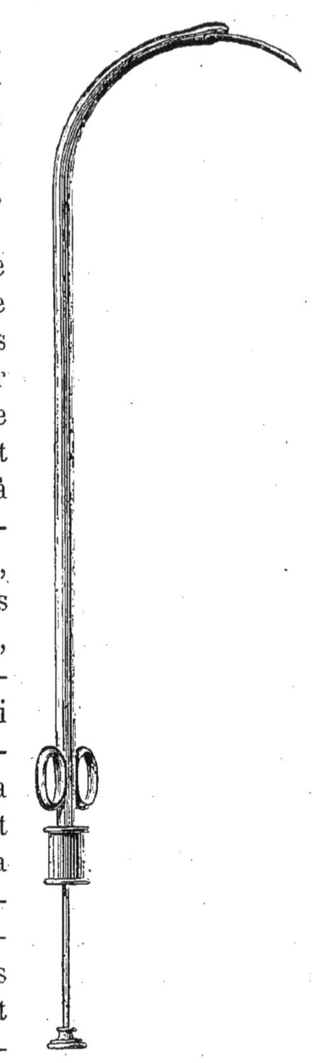
Fig. 109. — Sonde à dard de frère Côme.

» La vessie percée et la flèche hors de l'hypogastre, l'opérateur quitte le bec de la sonde pour prendre, avec les mêmes doigts, l'extrémité de cette flèche et, par ce moyen, il suspend le bec de la sonde avec la vessie qui le recouvre, et il remet en même temps le manche de la sonde à l'aide destiné à la tenir. Puis il dévisse aussitôt la lame de l'extrémité de la flèche, crainte d'en être blessé; blessure néanmoins qu'il peut éviter, en usant de précaution, sans ôter cette lame. Les choses ainsi disposées, l'opérateur prend un bistouri courbe et fixe dans son manche, et il introduit la pointe dans la rainure de la flèche, le tranchant tourné vers le pubis, et dirigé par cette rainure, il franchit la portion de la vessie, qui n'est qu'une ouverture préliminaire, pour guider avec sûreté dans la capacité; enfin il l'incise dans sa paroi antérieure aussi avant qu'il le peut sous le pubis, vers son orifice, suivant la cannelure du bec de cette sonde où la courbure de la flèche la conduit. L'incision de la vessie étant faite, l'opérateur quitte le bistouri et introduit incontinent l'indicateur de la main gauche dans sa capacité. Il ordonne en même temps à l'aide qui tient la sonde de la retirer hors la vessie, après y avoir fait rentrer la flèche. Alors, l'opérateur reconnaît, autant qu'il le peut, avec le doigt observateur, l'état intérieur de la vessie, ainsi que le volume, la figure, la pluralité des pierres, etc. Et si cette première incision ne lui paraît pas suffisante et qu'il la juge nécessaire d'une plus grande étendue intérieurement, alors recourbant son doigt vers l'ouraque, il soulève et retire la vessie en arrière pendant qu'avec la main droite il prend le bistouri caché et le courbe, qu'il porte par l'ouverture de l'hypogastre dans la vessie, en l'enfonçant sous le pubis aussi près de l'orifice qu'il le peut. Ensuite, en le retirant, le tranchant ouvert et appuyé contre la paroi antérieure, il augmente la première incision autant que le lieu peut le permettre. Enfin si la circonstance indique d'étendre encore l'ouverture de la vessie par en haut vers l'ouraque, on s'y prendra, comme dans l'ouverture de la ligne blanche, avec le bistouri lenticulé ; le procédé est exactement le même. On n'incise point alors ; on fend sans glisser, et le péritoine, qui n'oppose qu'une résistance flottante, ne court aucun risque d'être entamé. » (*Traité de la lithotomie*, p. 41 et suiv.).

Si Franco a imaginé la taille hypogastrique et l'a pratiquée le premier, si Douglas, Cheselden, Morand et autres ont contribué à la faire connaître, c'est à frère Côme que revient l'honneur d'en avoir fait une opération réglée et de lui avoir donné place dans la pratique. Aussi avons-nous rapporté textuellement son procédé, qu'il n'est permis à aucun chirurgien d'ignorer.

On a renoncé, avec raison, à l'ouverture préliminaire du périnée, parce qu'elle était un danger ajouté aux dangers déjà assez grands de la taille hypogastrique. Le bistouri-trois-quarts a été abandonné, parce qu'il était difficile à manier et assez peu utile. Mais la sonde à dard est restée comme le seul moyen de remplacer les injections vésicales dont tous les chirurgiens avaient reconnu les inconvénients. Elle est destinée, non seulement à servir de conducteur au bistouri pour inciser la vessie, mais encore à soutenir la paroi antérieure de ce viscère pendant qu'on l'incise. Or, quoique frère Côme recommande de saisir avec force le bec de la sonde sur les côtés avec le pouce et l'indicateur de la main gauche, manœuvre très délicate dans certains cas, on a vu plus d'une fois la sonde passer par l'ouverture faite par le dard ou par le bistouri. Alors la vessie se vidait très rapidement, et, s'affaissant au-dessous et derrière le pubis, empêchait de continuer l'incision convenablement. Scarpa, pour éviter cet inconvénient, proposa « .....de commencer l'incision de la paroi antérieure de la vessie, non pas exactement le long de la tige de la flèche, mais à 2 ou 3 millimètres du point où elle a traversé la vessie ; de cette manière, l'extrémité arrondie de la sonde, sur laquelle appuie ainsi une bride formée par la paroi antérieure de la vessie, maintient son fond relevé, sans qu'il y ait à craindre que cette poche membraneuse glisse et abandonne l'instrument, pendant que l'opérateur incise de haut en bas la paroi antérieure dans l'étendue proportionnée du volume de la pierre à extraire. » (Scarpa, *Traité de l'opération de la taille,* 1826, p. 60). C'est la conduite qu'il faudrait tenir dans le cas où, à défaut de sonde à flèche, on serait obligé d'employer un simple cathéter cannelé sur sa concavité.

L'instrument dont on se sert aujourd'hui n'expose plus à l'accident que Scarpa voulait prévenir. Il se compose d'une sonde ordinaire, ouverte sur sa concavité dans le tiers de sa longueur jusqu'à 3 millimètres de son bec. Dans toute sa longueur cette sonde est traversée par une tige d'acier de 2 millimètres de diamètre, cannelée, et se terminant par une pointe très aiguë. Quand on pousse le bouton de cette tige, on la fait saillir à l'extrémité de la sonde, mais en avant du bec. Il résulte de cette disposition que le bout de la sonde, qui est assez gros, restant en arrière de la flèche, continue à tenir élevée la paroi de la vessie et ne peut s'engager dans l'ouverture qu'on pratique avec le bistouri.

Nous montrerons plus loin, en appréciant les diverses espèces de taille, que la méthode hypogastrique n'a un véritable avantage sur les autres que dans les cas où il s'agit d'une pierre volumineuse. Peut-être aussi l'hypertrophie prostatique très prononcée doit-elle être considérée comme une indication spéciale. C'est dans cette donnée que nous allons en exposer le manuel opératoire.

Quelques heures avant de tailler le malade, on lui fera prendre un ou deux lavements abondants, car il est bon que l'intestin soit vidé pour le cas où un aide serait obligé d'introduire les doigts dans le rectum, afin de soulever la pierre au-dessus du pubis et d'en faciliter l'extraction ; il faut aussi lui raser le pubis, afin que les poils ne gênent point la marche du bistouri.

Un lit élevé ou une table étroite ayant été préparé, on y couche le malade sur le dos. Il n'est pas nécessaire que son corps repose sur un plan incliné des pieds à la tête, comme le voulaient Rousset, Morand et autres ; il suffit que son bassin soit un peu haut.

Jusqu'à frère Côme, on avait l'habitude de pratiquer une injection de liquide dans la vessie pour la faire bomber au-dessus du pubis, et la rendre plus facilement accessible aux instruments ; ou bien, dans le même but, on recommandait au malade de retenir ses urines. M. Baudon a proposé de remplacer les injections d'eau par une injection d'acide carbonique ou d'air purifié par son passage sur une couche d'ouate. On éviterait ainsi les inconvénients de l'issue d'un liquide par la plaie vésicale. (*De la taille hypogastrique*, Lille, 1875). Ces moyens si simples en apparence présentent d'assez grandes difficultés : les sujets qui ont une grosse pierre urinent à chaque instant, et l'injection d'une très petite quantité de liquide suffit pour déterminer des douleurs atroces. On pourrait croire qu'il en est autrement quand le malade a été chloroformisé ; il n'en est rien. Sans doute il n'éprouve pas les douleurs dont nous venons de parler, mais tandis que tout son corps est en pleine résolution, sa vessie conserve sa contractilité ; elle se révolte avec une telle énergie que, si on continuait l'injection en pressant la verge pour empêcher le liquide de sortir, on s'exposerait, non pas à paralyser ses fibres, comme le disaient Douglas et Cheselden, mais à déterminer une rupture. Dans tous les cas, il faut donc s'abstenir d'injection.

Le malade doit être anesthésié. Le chirurgien, debout à sa droite, introduit dans la vessie la sonde à dard, et la donne à tenir à un aide placé au pied du lit. Il pose la main gauche à plat au-dessous de l'ombilic pour tendre la peau, et avec la main droite armée d'un bistouri droit ou convexe, il pratique de haut en bas, sur la ligne médiane de la région hypogastrique, une incision de 9 à 10 centimètres qui dépasse la symphise. Il divise ainsi la peau et le tissu cellulo-adipeux sous-jacent.

Arrivé sur la ligne blanche, il peut la couper en long de la même façon, mais comme, à la moindre échappée, on risquerait d'intéresser le péritoine, Velpeau recommande d'inciser l'aponévrose avec lenteur, et couche par couche, en ayant soin de faire pénétrer le bistouri d'autant plus profondément qu'on approche du pubis. S'il existait vers l'angle supérieur de la plaie des adhérences qui empêcheraient de refouler en haut le cul-de-sac péritonéal, on pourrait faire pénétrer l'extrémité d'un bistouri boutonné dans le triangle pubio-vésical immédiatement au-dessus du pubis. Appuyant alors le dos de l'instrument sur l'arcade osseuse, et tenant la lame par ses deux faces entre l'indicateur et le pouce de la main gauche, l'opérateur la ferait glisser de bas en haut entre la vessie ou le cul-de-sac du péritoine et la ligne blanche, qu'on couperait ainsi en toute sécurité. (Velpeau, *Nouveaux éléments de médecine opératoire*, t. IV, p. 582.) La première de ces manœuvres est dangereuse, la seconde compliquée et incertaine.

Il vaut mieux que l'aide placé à la gauche du malade écarte modérément les deux lèvres de la plaie, de manière à bien découvrir la ligne blanche. Alors le chirurgien incise à petits coups l'aponévrose immédiatement au-dessus de la symphise, dans la hauteur de 3 ou 4 millimètres. Dès qu'il voit saillir par cette étroite ouverture un flocon de tissu adipeux, il peut être assuré qu'il a pénétré dans le triangle pubio-vésical, plus bas que le péritoine. Avec la main gauche, il introduit dans ce point une sonde cannelée qu'il dirige de bas en haut, en ayant soin de raser la face profonde de l'aponévrose. Lorsque le bec de cet instrument est arrivé au niveau de l'angle supérieur de la plaie, on glisse, à l'aide de la main droite, dans sa cannelure un bistouri droit, avec lequel on divise la ligne blanche dans une étendue égale à l'incision de la peau. Chez les sujets pourvus d'un grand embonpoint, le volume du ventre peut gêner le passage de la sonde cannelée. Celle-ci doit être courbée légèrement dans le sens de la cannelure, de façon que son bec introduit sous l'aponévrose appuie nécessairement contre sa face postérieure.

C'est en vue de ce temps de l'opération que Belmas avait inventé

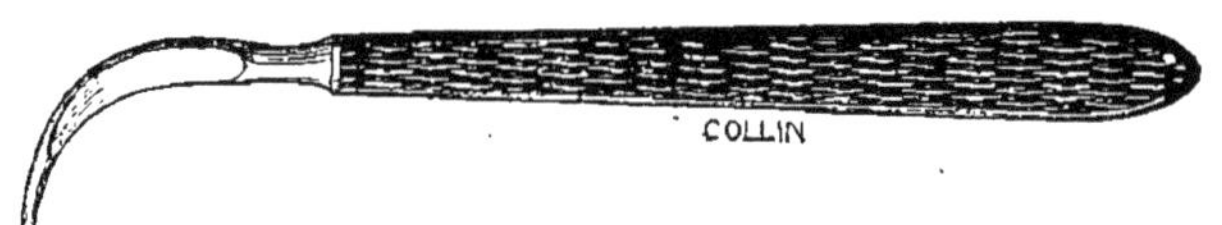

FIG. 110. — Bistouri aponévrotome de Belmas.

un bistouri dit aponévrotome figuré ci-contre. Si on prend les précautions que nous venons d'indiquer, cet instrument devient inutile. (Belmas, *Traité de la cystotomie sus-pubienne*, Paris, 1827).

Lecat, dans le but de donner plus de largeur à la plaie, coupait les muscles droits en travers, et il a trouvé plusieurs imitateurs. On a voulu justifier cette singulière pratique en disant qu'elle était quelquefois nécessitée par le spasme de ces muscles. Cette raison n'était pas de grande valeur ; elle n'en a plus, aujourd'hui que les muscles, par l'emploi du chloroforme, sont en résolution. De plus, il est avéré que cette section transversale expose aux hernies consécutives.

Reste à ouvrir la vessie; ce temps de l'opération serait très dangereux si on l'exécutait sans guide, sans un conducteur assuré. Le chirurgien prend avec la main droite le pavillon de la sonde, qui jusqu'à ce moment avait été confiée à un aide. Il la pousse en avant, de façon à ce que le bec longe la face postérieure du pubis, et vienne faire saillie juste au-dessus de la symphise. Avec le pouce et l'indicateur de la main gauche, il saisit ce bec solidement sur les côtés. Alors il ordonne à l'aide de pousser en avant la tige armée, dont le dard traverse la paroi antérieure de la vessie, et doit la dépasser de 3 à 4 centimètres. Cela fait, il rend à l'aide le pavillon de la sonde. Avec sa main droite devenue libre, il prend un bistouri droit ou courbe, dont le tranchant doit regarder en bas, et le tenant comme une plume à écrire, il le fait glisser dans la cannelure de la flèche assez loin pour inciser la vessie antérieurement jusque vers son col.

Cette incision terminée, l'aide chargé du conducteur ramène d'abord le dard dans la sonde, et ensuite retire la sonde elle-même. Le chirurgien en suit le bec, pendant son mouvement de retrait, avec l'indicateur de la main gauche dont la face palmaire est tournée vers l'ombilic, et fléchit les deux dernières phalanges en forme de crochet pour soutenir la paroi antérieure de la vessie. Puis, introduisant l'indicateur de la main droite dans ce viscère, il cherche à se rendre compte de la position de la pierre, de son volume et de sa forme. Si elle est petite, on peut la retirer avec les doigts, comme cela s'est fait très souvent ; mais, ainsi que nous l'avons déjà dit, la taille hypogastrique devant être surtout employée dans les cas où le calcul est volumineux, les tenettes sont ordinairement nécessaires pour l'extraction (1).

Quand l'ouverture de la vessie n'est pas suffisante, il faut l'agrandir d'abord par en bas, derrière le pubis, et ensuite par en haut, si cela est nécessaire. De ce dernier côté l'incision doit être faite avec le plus grand soin. On a dit avec raison que le bistouri devait agir en pressant plutôt qu'en sciant. Mais cette précaution ne nous paraît pas suffisante. Nous conseillons d'introduire l'indicateur et le doigt médius dans l'angle supérieur de la plaie au-devant de la vessie, pour refouler en haut le péritoine avec les autres tissus, tandis qu'avec un bistouri courbe porté entre ces deux doigts, on divise la vessie.

On ne peut pas toujours opérer conformément aux règles que nous venons de tracer. Quand la pierre est volumineuse et coiffée par

(1) Frère Côme, en parlant de ce moyen d'enlever la pierre, dit dans une note : « Ils la tirent la plupart avec les doigts, ce qui donne lieu de douter qu'ils en aient beaucoup tiré (*loc. cit.*, p. 49). »

une vessie qui ne contient pas d'urine, il est très difficile de faire avancer la sonde à dard jusqu'à la plaie de l'hypogastre. Il faut avec l'indicateur de la main droite introduit dans l'anus, refouler le calcul en arrière et en haut, pendant qu'avec celui de la main gauche on cherche à reconnaître le bec de la sonde. Lorsqu'on l'a découvert, on dit à l'aide de pousser en avant la flèche dont on dirige le dard jusqu'au niveau de la plaie, et aussi haut qu'on le peut. On glisse un bistouri dans la cannelure de la flèche, et on fait du côté du pubis une ouverture suffisante pour y enfoncer l'index gauche. Ce doigt introduit entre la vessie et la pierre sert de conducteur pour inciser ce viscère jusqu'à son col. L'incision du côté de l'ombilic se pratique comme nous l'avons dit plus haut.

Si la pierre est très grosse, en même temps que les parois de la vessie sont très épaisses, ce qui est assez fréquent, il n'est guère possible d'introduire la sonde assez haut pour la toucher avec le doigt. Dans ces cas, cet instrument est inutile, et il faut se résoudre à inciser la vessie sur la pierre même. Pour cela, on enfonce l'indicateur gauche dans l'angle inférieur de la plaie, afin de protéger autant que possible le péritoine, et on fait glisser sur son ongle un bistouri droit que l'on pointe derrière le pubis. Dès qu'on est parvenu à ouvrir la vessie, on enfonce le doigt dans ce viscère, et on termine l'opération comme dans le cas précédent.

Les difficultés qu'on éprouve sont bien plus grandes encore, quand il s'agit d'un calcul volumineux, hérissé de tubercules saillants de 3 à 4 millimètres, et présentant entre eux des intervalles occupés par des expansions de la muqueuse vésicale; car le calcul est alors comme adhérent. Il n'y a pas à tenter l'emploi de la sonde à dard. Boyer conseille d'agir comme nous venons de le dire, de se servir d'un bistouri tranchant sur la concavité, et dont la pointe sera très aiguë et en même temps très forte, de le pointer sur la pierre le plus près possible du col de la vessie, et de faire une incision d'un centimètre environ du côté de l'ombilic, d'introduire le doigt par cette ouverture, et enfin de prolonger l'incision par en bas avec un bistouri courbe.

Lorsque le chirurgien juge que l'ouverture de la vessie est suffisante, il remplace son doigt indicateur gauche, qui occupait l'angle supérieur de la plaie, par un crochet suspenseur qu'il confie à un aide. Cet instrument est moins gros que le doigt; sa tige portée en haut résiste bien à l'effort que font les viscères abdominaux contre le cul-de-sac inférieur du péritoine, et permet à l'opérateur de procéder sans gêne à l'extraction de la pierre. Le gorgeret suspenseur de Belmas est supérieur au simple crochet pour cette manœuvre ; mais il n'est pas indispensable.

Quand le calcul est volumineux, on le rencontre de suite avec la tenette, mais il est souvent très difficile d'écarter assez les cuil-

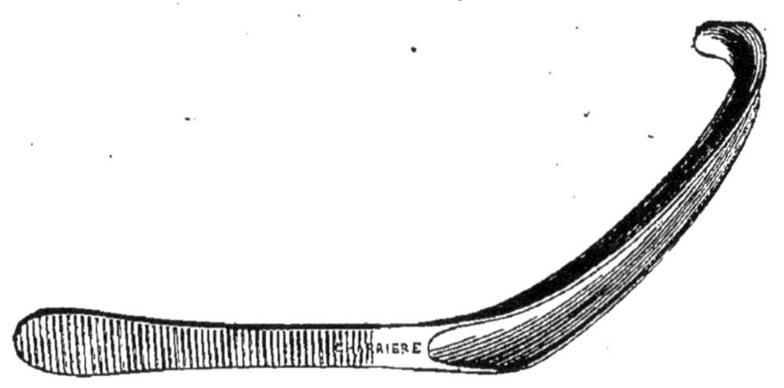

Fig. 111. — Gorgeret suspenseur de Belmas.

lers pour le saisir. Aussi frère Côme avait-il imaginé des tenettes dont les branches pouvaient être introduites séparément de chaque côté du calcul et ensuite articulées à la manière des branches d'un forceps. Cet instrument peut rendre de très grands services. Comme on a constaté avec le doigt la forme du calcul, il faut essayer de le saisir par une de ses extrémités, de manière que son plus petit diamètre corresponde aux deux angles de la plaie. Si, malgré l'emploi de tous ces moyens, on ne parvenait pas à l'extraire entier, on n'aurait plus d'autre ressource que de le briser et de le retirer par morceaux.

Cette manœuvre est dangereuse, beaucoup moins toutefois qu'après une taille périnéale, à cause de la largeur et de la direction droite de la plaie qui permettent de saisir les fragments avec facilité. Il existe dans les recueils scientifiques plus d'un cas de ce genre suivi de succès. Un des plus remarquables appartient à Souberbielle : Chez un homme de soixante-quatre ans, il brisa la pierre, malgré lui, en serrant les tenettes ; mais il parvint à extraire tous les fragments qui, rassemblés, formaient une masse égale à celle d'un œuf de dinde. Après trois semaines la guérison fut complète. Cependant il ne faut pas se hâter de briser le calcul. L'expérience montre que les tissus, convenablement divisés, fournissent une ouverture assez grande et assez dilatable pour donner passage à des pierres de plus de 10 centimètres de diamètre.

Aussitôt que l'extraction du calcul est terminée, il faut s'assurer avec le doigt qu'il n'en reste aucun fragment dans la vessie. Quand la pierre est volumineuse, elle est ordinairement unique; mais il n'est pas rare qu'une partie de son écorce reste adhérente aux parois de la vessie, et, au toucher, la muqueuse semble incrustée de matière calcaire, surtout vers le bas-fond. On a conseillé de détacher ces débris en râclant la muqueuse avec une curette. Mais nous ne pensons pas qu'on ait la prétention de les enlever tous, et l'on s'exposerait à irriter, même à déchirer la muqueuse. On doit se contenter de faire des injections abondantes de liquides émollients et antiseptiques dans la vessie. Déjà nécessaires pour débarrasser ce viscère des caillots de sang, des flocons de mucus et de l'urine altérée qui s'y trouvent, elles suffisent pour détacher de ses parois les dépôts calcaires qu'on ira ramasser ensuite avec beaucoup de soin au moyen d'une curette. Ces injections répétées pendant quelques jours finissent par nettoyer complètement la vessie, ce dont il est facile de s'assurer soit avec un bouton, soit avec le doigt.

L'indication la plus importante à remplir, après la sortie de la pierre, est d'empêcher l'urine de passer au-dessus du pubis; car c'est à la présence de ce liquide dans la plaie que sont dus les plus graves accidents de la taille hypogastrique.

Il était naturel de songer à fermer la plaie par une suture. Douglas et quelques autres chirurgiens ont proposé de réunir seulement les téguments; mais on voit de suite que, la plaie de la vessie restant ouverte, c'était le meilleur moyen de favoriser les infiltrations urineuses. Rossi voulait qu'on réunît les lèvres de la plaie vésicale. Cette idée est plus logique au premier abord. Mais en réfléchissant que l'incision de la vessie s'étend jusqu'à son col, comment peut-on songer à porter des points de suture derrière le pubis, au fond d'une plaie étroite, sans autre guide que les doigts? Quand même on parviendrait à obtenir un rapprochement parfait des bords de la plaie, croit-on que leur soudure s'opérerait malgré le contact de l'urine? Tous ceux qui ont essayé ce moyen, ont vu survenir des accidents tels, qu'ils ont été forcés de ne pas en attendre le résultat et d'enlever les points de suture.

Cependant la suture vésicale a retrouvé un certain crédit dans ces dernières années, depuis l'invention de la méthode de Lister et du catgut. Il s'en faut que ces essais aient toujours été heureux. Nous pourrions citer des cas d'infiltration d'urine venus à notre connaissance, malgré la fermeture de la plaie vésicale. M. Albert (*Zwei*

Cystotomien mit Naht. Wien. med. Presse, 1879, p. 283) a vu les sutures lâcher rapidement. M. Ultzmann a réuni 22 cas de tailles hypogastriques exécutées en Autriche, dans lesquels on avait eu recours à la suture au catgut et au drainage. Sur ce nombre, il y a eu seulement 12 guérisons (Ultzman, *Hoher Blasenschnitt unter aseptischem Kautelen.* Wiener med. Presse, 1879, p. 9.)

Dans un travail récent, M. Van Goudœver, d'Utrecht, se déclare partisan de la suture superficielle, dans la partie supérieure de la plaie, mais associée au drainage, et il ajoute : « Il est vrai que nous n'avons que bien rarement obtenu la guérison immédiate, mais pourtant nous croyions de cette manière mieux protéger le péritoine ». (*Comptes-rendus du congrès médical d'Amsterdam*, 1878, p. 356).

Relativement à la suture vésicale, le même auteur s'exprime ainsi : « Sera-t-il toujours possible d'appliquer des sutures, pour réunir la plaie de la vessie? Nous n'oserions l'affirmer, mais nous croyons pourtant que l'application des sutures pourra être faite dans la grande majorité des cas. » (*loc. cit.*, p. 358). Cependant la statistique de M. Goudœver ne démontre guère la nécessité des sutures, car elle comprend 15 cas où elle n'a pas toujours été faite sur lesquels il y a eu 14 guérisons. Les sujets, il est vrai, étaient presque tous des enfants. Le plus âgé n'avait que dix-sept ans.

L'utilité de la réunion de la plaie vésicale est donc très contestable, et jusqu'à nouvel ordre, nous persistons à penser qu'elle peut compromettre le résultat. Pour prévenir l'infiltration d'urine, nous aurions certes plus de confiance dans l'emploi du thermo-cautère préconisé par M. Th. Anger.

C'est dans le même but que Trendelenberg a eu recours au décubitus abdominal pendant cinq jours, en même temps qu'il laissait un drain dans la plaie. Il y a bien des sujets chez lesquels cette méthode serait inapplicable (Leschik de Namslau, *Zur Nachbehandlung des hohen Steinschnittes.* Berlin. klin. Wochens, 1878, p. 119.)

Convaincus qu'il était impossible ou trop dangereux de fermer la plaie hypogastrique, beaucoup de chirurgiens ont porté leurs efforts d'un autre côté : ils ont cherché à détourner le cours des urines en leur ménageant une voie d'écoulement plus facile. C'est ainsi que frère Côme fut amené à pratiquer sur le périnée une ouverture par laquelle il introduisait une canule dans la vessie. Mais, outre que ce procédé ajoutait un danger de plus à la taille hypogastrique, il ne valait pas beaucoup mieux que celui qui consiste à placer une sonde à demeure dans l'urèthre, puisque la canule occupe l'orifice vésical comme la sonde; si une certaine quantité de liquide s'écoule par ces tubes, il en sort encore plus par la plaie. Il faut reconnaître que ces instruments sont maintenus difficilement en place, et que leurs yeux sont très sujets à se boucher; cependant on est toujours étonné de la tendance singulière de l'urine à sortir par la plaie, en dépit de la pesanteur. Velpeau a cru expliquer ce fait en disant que, dans la taille hypogastrique, l'incision de la vessie descend jusque auprès de la prostate, au moins jusqu'au milieu de la hauteur de la symphise pubienne. Alors il est aisé de se convaincre qu'en se dégageant de dessous l'arcade, l'urèthre s'élève pour le moins à une aussi grande hauteur, même quand le sujet se tient dans une position presque verticale, et que, dans la position horizontale, les urines ont certainement plus de chemin à faire pour atteindre l'angle pubio-pénien que pour gagner l'angle inférieur de la plaie. (Velpeau, *loc. cit.*, vol. IV, p. 590).

Cette explication n'est pas juste. Il suffit, pour s'en convaincre, de remplir d'eau la vessie d'un cadavre couché sur le dos. Aussitôt qu'on pratique une ouverture, comme dans la taille sus-pubienne, une partie du liquide s'écoule par cette voie; mais il en reste une certaine quantité qui s'écoulera par l'urèthre si on y introduit une sonde. C'est que le niveau de l'orifice uréthral est moins élevé que celui de la paroi antérieure de la vessie augmenté de l'épaisseur de la paroi abdominale. On oublie que sur le vivant on a affaire à un organe contractile, que les contractions de la vessie, dont la paroi antérieure est largement ouverte, ont pour résultat de projeter les urines d'arrière en avant.

Dans la pratique il n'était pas indispensable de rechercher la cause de ce fait; on l'accepta comme incontestable. Dès lors, au lieu de s'opposer à la sortie des urines par-dessus le pubis, on chercha à la favoriser, afin de préserver autant que possible les bords de la plaie de leur contact.

On a essayé de placer dans la vessie des canules de différentes sortes, des sondes traversées dans le sens de leur longueur par une mèche de coton; Souberbielle imagina un syphon aspirateur et Heurteloup un tube uréthro-cystique. Ces instruments fonctionnaient mal. Ils risquaient encore d'irriter la plaie vésicale et d'entraver par leur présence la cicatrisation de ses lèvres. Tous ont été abandonnés. Frère Côme se contentait d'introduire dans la vessie une mèche de charpie, et de recouvrir la plaie des téguments d'un large plumasseau. Nous conseillerons de placer dans l'urèthre une sonde de caoutchouc du volume de 5 millimètres, munie de larges yeux, et de la laisser à demeure. Cet instrument ne détournera pas entièrement le cours de l'urine, mais il en laissera passer une quantité plus ou moins grande. On introduira dans la vessie, par l'hypogastre, une bande de linge fin qui agira à la manière d'un syphon; ce procédé, qui paraîtra peut-être un peu arriéré, est celui sur lequel on pourra le plus compter. On placera entre les lèvres de la plaie une bande d'éponge très fine, épaisse de 4 millimètres, pour absorber les liquides. Toutes les heures environ cette éponge sera changée et lavée dans de l'eau phéniquée au 1/100e; la mèche ne devra être retirée que le troisième ou quatrième jour, quand l'inflammation aura assez modifié les surfaces de la plaie pour que le contact de l'urine ne soit plus à craindre. Il faut surveiller la sonde et la changer dès qu'elle ne fonctionne plus convenablement; mais on peut attendre quelques heures avant d'opérer ce changement, pour voir si les urines ne sortiraient pas spontanément.

Le terme de la guérison serait difficile à fixer. Dans les cas heureux, la cicatrisation est complète au bout d'un mois environ, mais elle peut se faire attendre beaucoup plus longtemps.

M. Van Goudœver semble la considérer comme pouvant être beaucoup plus rapide; il cite même un cas où tout était terminé en neuf jours. Une solution aussi heureuse ne nous paraît possible que chez les enfants, et encore peut-on affirmer qu'elle représente une exception.

Accidents. — Quelques accidents graves peuvent suivre la taille hypogastrique. Nous citerons en première ligne la *péritonite*, causée tantôt par une lésion du péritoine, tantôt par l'inflammation du tissu cellulaire environnant.

Quand on employait cette opération pour retirer des pierres de tout volume, et avant l'invention de la sonde à dard, la blessure du péritoine devait être beaucoup plus fréquente qu'aujourd'hui. Cependant il ne faudrait pas croire que cet instrument en met complètement à l'abri. Si l'opérateur, au lieu de conduire le bec de la sonde contre la face postérieure du pubis, l'enfonce un peu trop dans la vessie, le dard, en perçant la paroi antérieure de ce viscère, traversera en même temps les deux feuillets séreux qui forment le cul-de-sac du péritoine, et le chirurgien divisera nécessairement cette membrane quand il fera glisser son bistouri dans la cannelure de la flèche. Le même accident peut encore se produire dans un autre temps de l'opération : c'est quand, l'ouverture de la vessie étant jugée trop étroite, on prolonge l'incision du côté de l'ombilic.

On a beaucoup exagéré la gravité de cet accident. Nous avons la conviction qu'il a dû arriver à plus d'un chirurgien d'intéresser le péritoine sans s'en être aperçu, quand la lésion était très petite.

Dans ces cas, les intestins, portés par leur propre poids contre l'ouverture, la ferment au lieu de passer au travers, et, en très peu de temps, contractent des adhérences avec ses bords. On a dit à tort que l'urine pouvait passer par la blessure et s'épancher dans le ventre. Il n'est pas facile de comprendre comment cet épanchement aurait lieu. L'urine, ayant une large issue par la plaie, ne pénétrerait pas aisément par une ouverture contre laquelle se presse la masse intestinale. Tout au plus pourrait-on craindre qu'en arrivant au contact avec les bords de la plaie péritonéale, elle ne les enflammât. Aussi faudrait-il empêcher l'urine de se porter en haut, en élevant un peu le tronc.

Lorsque le péritoine a été intéressé assez largement pour qu'une anse intestinale puisse s'échapper au dehors, la péritonite est presque inévitable. Thornhill, opérant un enfant de treize ans, vit les intestins sortir par la plaie, avant que la pierre ne fût extraite. Le malade succomba le troisième jour. Pourtant la mort n'est pas la conséquence nécessaire de cet accident. Chez un autre de ses opérés, une anse intestinale s'était également échappée au dehors, et la guérison eut lieu. Cette terminaison heureuse a encore été observée par Crozal, de Tours. Macgill recommandait, dans le cas de plaie péritonéale, de faire la suture; Douglas pensait qu'il serait suffisant de réunir la partie supérieure de l'incision superficielle. La conduite de ce dernier chirurgien n'est certes pas à imiter, tandis que la suture du péritoine avec du catgut ou de la soie phéniquée et l'application aussi rigoureuse que possible de la méthode de Lister serait, selon nous, la conduite la plus rationnelle.

La péritonite due à l'extension d'une inflammation violente développée dans la plaie se rencontre rarement. Elle est ordinairement limitée, et son importance disparaît devant l'extrême gravité d'un phlegmon et surtout d'une infiltration urineuse dans le tissu cellulaire du bassin.

Le *phlegmon simple* est peu commun. Il se montre, le plus souvent, derrière le pubis. On l'attribue généralement à un décollement de la paroi antérieure de la vessie, dans les recherches que l'on fait avec le doigt pour s'assurer de l'état des parties qu'on a incisées ou pour saisir le calcul. Mais cette explication n'est rien moins que fondée. La conduite à tenir est indiquée d'avance : il faut ouvrir la collection purulente et introduire un drain dans le foyer.

L'*infiltration urineuse* est beaucoup plus grave. Elle est à craindre surtout chez les individus gros et quand l'opération a été laborieuse. La profondeur de la plaie et la déchirure des tissus sont deux circonstances qui s'opposent à la sortie facile de l'urine et favorisent sa pénétration dans les tissus.

Quand il y a menace de phlegmon, il faut s'empresser de recourir aux antiphlogistiques; une fois formé, le foyer qui est ordinairement circonscrit, sera largement ouvert. Mais dans le cas d'infiltration urineuse, aucun moyen ne préviendra la mortification des tissus ; on essayera tout au plus de la limiter au moyen d'incisions nombreuses, et ces incisions, utiles pour dégorger le tissu cellulaire sous-cutané, comment les porter jusque dans les parties profondes? Dans ces cas, la mort est la terminaison la plus ordinaire.

L'*hémorrhagie*, assez fréquente dans la plupart des tailles périnéales, complique rarement la taille hypogastrique. Elle est peu considérable et n'a d'autre inconvénient que la formation de caillots plus ou moins abondants qu'il est indispensable d'extraire. On cite pourtant quelques cas où elle a causé la mort. On a dit qu'elle pouvait provenir de l'exhalation du sang à la surface de la muqueuse, d'une blessure de vaisseaux artériels ou veineux superficiels, ou des branches vasculaires qui, partant de la vessie, s'entrecroisent autour du col; mais aucune autopsie n'est venue justifier ces suppositions. Il faut donc se borner à constater le fait sans l'expliquer.

Si on était assez heureux pour découvrir la source de l'hémorrhagie dans l'épaisseur des parois de la plaie, on devrait pratiquer la ligature, la torsion ou la cautérisation du vaisseau ouvert. Si on supposait qu'elle a lieu par exhalation, on se bornerait à faire dans la vessie des injections froides ou légèrement styptiques, et au besoin on y enfoncerait des tampons imbibés d'un liquide hémostatique peu énergique, dans la crainte d'enflammer la muqueuse.

Velpeau dit qu'on pourrait aussi porter dans cet organe un bourdonnet volumineux, fixé par un long fil double propre à recevoir, entre ses deux chefs, un second tampon, sur lequel on les fixerait au-devant de la plaie, de manière à comprimer suffisamment les tissus de derrière en devant (Velpeau, *loc. cit.*, t. IV, p. 592). Nous ne pouvons approuver cette pratique. Elle pourrait être efficace tout au plus contre une hémorrhagie provenant de l'épaisseur des parois de la plaie; mais, en examinant ces parois, on verrait d'où vient le sang, et il vaudrait mieux attaquer l'hémorrhagie dans sa source. Et quand on aurait fermé la plaie avec deux tampons, que deviendrait l'urine? On peut employer ce procédé dans l'épistaxis, où la présence de deux tampons, l'un au dedans, l'autre au dehors, favorise la formation d'un caillot dans les fosses nasales. Ici l'urine pénétrerait rapidement le bourdonnet placé dans la vessie, passerait au travers ou sur ses côtés, et il se produirait une infiltration urineuse. Dans le tamponnement des fosses nasales, on introduit par la gorge un tampon assez volumineux pour qu'il ne puisse passer dans le nez. Mais le tampon qu'on aura pu introduire dans la vessie en sortira comme il y sera entré, dès qu'on tirera dessus. Nous croyons que cette manœuvre ne serait pas seulement inutile, mais qu'elle serait dangereuse.

Nous signalerons un dernier accident, c'est la *cicatrisation tardive* de la plaie. Dans les deux premiers jours qui suivent l'opération, l'urine s'écoule en assez grande quantité par la sonde introduite dans l'urèthre, quand celle-ci est pourvue d'yeux assez grands et ne dépasse pas trop le col. Mais une partie passe aussi par l'ouverture hypogastrique et en mouille les bords. Aussi la plaie se couvre-t-elle assez vite d'une membrane jaunâtre, assez ferme, qui ne se détache que vers le sixième ou septième jour, à mesure que la suppuration s'établit. L'ouverture hypogastrique devient de plus en plus étroite et ressemble bientôt à un véritable trajet fistuleux. Cheselden a dit que la plaie de la vessie se réunit avec celle des téguments. Belmas a constaté qu'il s'établit, entre la vessie et la plaie de l'hypogastre un véritable canal, dont les parois sont d'autant plus épaisses que l'urine l'a traversé plus longtemps; qu'à mesure que la guérison fait des progrès, ce canal se rétrécit beaucoup plus dans son milieu que vers ses extrémités, de manière à représenter deux cavités conoïdes adossées par leur sommet et correspondant par leur base, l'une à la plaie de la vessie, l'autre à celle des téguments (Belmas, *Traité de la cystotomie sus-pubienne*, p. 260). Ce qui est plus vrai, c'est que la cicatrisation commence dans les angles de l'incision, comme on le voit dans presque toutes les plaies; c'est qu'elle

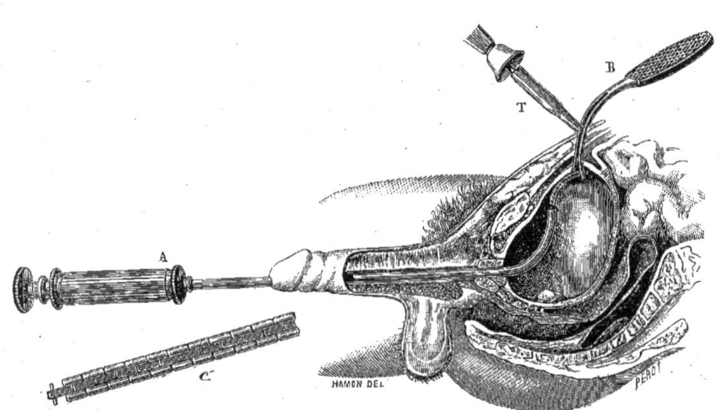

Fig. 112. — Taille hypogastrique avec le thermo-cautère.

A. Instrument destiné à soutenir la paroi antérieure de la vessie.
B. Crochet suspenseur fourchu et cannelé semblable à celui qu'a inventé pour la taille périnéale un chirurgien espagnol dont nous n'avons

C'. Chaîne articulée vue par sa face cannelée.
T. Thermo-cautère.

marche de la circonférence au centre, en même temps qu'il y a résorption du tissu cellulaire interposé entre les diverses couches de tissus, et après la guérison complète la vessie se trouve très rapprochée de la peau. Cette circonstance explique comment, dans certains cas rares, il se produit une rupture spontanée de la cicatrice.

Pour empêcher que la guérison ne se fasse attendre trop longtemps et qu'il ne s'établisse une fistule hypogastrique (1), il faut avoir soin, avant tout, que la sonde, placée à demeure dans le canal de l'urèthre, ne s'obstrue pas. On doit surveiller avec soin la plaie; sa surface, même quand la suppuration est franchement établie, présente assez souvent un aspect pâle et comme vernissé. Il faut activer le développement des bourgeons charnus, soit par des lotions avec des liquides excitants, soit par des cautérisations avec l'azotate d'argent.

Vers le douzième ou quinzième jour, on retirera de temps en temps la sonde et on fera lever le malade, si l'état de ses forces le permet. On voit souvent les urines s'échapper spontanément par l'urèthre plus tôt qu'on ne l'espérait, et la guérison a lieu dans un délai plus court que d'habitude.

M. Théophile Anger a pensé qu'on pouvait se servir du thermo-cautère pour la taille hypogastrique comme pour les tailles périnéales, et il a imaginé, dans le but de faciliter l'opération, un instrument destiné à soutenir la paroi vésicale pendant qu'on l'incise. Cet instrument a dans son ensemble la forme d'une sonde. Son extrémité vésicale renferme une sorte de chaîne articulée qu'on peut faire saillir au dehors au moyen d'un large bouton placé à l'autre extrémité. A mesure qu'elle se dégage du bec de la sonde, cette chaîne s'incurve de telle sorte que celle de ses faces qui regarde la paroi antérieure de la vessie devient convexe, et oppose au thermo-cautère la large cannelure dont elle est creusée. Cet instrument, que nous avons vu fonctionner, facilite certainement l'incision de la vessie.

Nous nous bornons pour le moment à l'exposé du manuel opératoire de la taille hypogastrique; nous aurons à la comparer plus tard aux tailles périnéales et à en déterminer les indications spéciales.

(1) Chez un opéré de Souberbielle, quoique la plaie parût presque entièrement cicatrisée, l'urine sortait toujours par une petite fissure, et la guérison n'eut lieu qu'à la fin du septième mois.

VI. — Lithotritie périnéale.

En 1863, Dolbeau décrivit pour la première fois dans son *Traité de la pierre dans la vessie*, une opération qu'il considérait comme nouvelle, bien qu'il lui appliquât une dénomination ayant déjà cours dans la science. Les points saillants de cette opération étaient les suivants :

1° Incision médiane de 2 centimètres des téguments du périnée, se terminant en arrière à la réunion de la peau et de la muqueuse anale. Section rapide des parties molles en avant du rectum jusqu'à la portion membraneuse de l'urèthre, et ponction du canal sur la cannelure du cathéter introduit préalablement.

2° Introduction d'un instrument nouveau destiné à dilater en un ou plusieurs temps le trajet intermédiaire à l'urèthre et à la peau, ainsi que toute la portion prostatique, y compris le col de la vessie.

3° Broiement du calcul au moyen des tenettes ou d'un casse-pierre spécial.

4° Évacuation des fragments au moyen des tenettes introduites autant de fois qu'il le fallait.

Comme avantages de cette opération, Dolbeau insistait sur la petitesse de l'incision des téguments et sur la suppression des hémorrhagies, grâce à la dilatation méthodique et à la conversion du trajet vésico-tégumentaire en un canal cylindrique offrant le calibre d'un doigt, suffisant pour l'introduction des instruments et pour la sortie des fragments.

Comme résultat de cette façon de procéder, il faisait valoir le peu de dégâts dus à l'opération, et la grande rapidité de la guérison.

Neuf ans plus tard, les mêmes principes opératoires, appuyés de vingt-deux observations, étaient exposés dans un ouvrage intitulé : *De la lithotritie périnéale ou nouvelle manière d'opérer les calculeux*, Paris, 1872. Ce titre en dit plus long que tous les commentaires. Il s'agissait pour l'auteur d'une méthode nouvelle et susceptible de généralisation.

La première publication de Dolbeau avait déjà suscité une vive polémique. Ce fut seulement en 1869 que la Société de chirurgie eut l'occasion d'en discuter la valeur. La discussion qui eut lieu alors et qui fut reprise en 1870 offrit un grand intérêt. Elle eut l'avantage de mettre en relief toutes les objections dont cette méthode était passible, tant au point de vue de ses inconvénients supposés que relativement au caractère de nouveauté que Dolbeau cherchait à lui faire reconnaître. Ces objections peuvent être ainsi résumées :

1° L'incision est tout simplement celle de la taille médiane ou de la boutonnière.

2° L'idée de la dilatation était déjà réalisée dans la taille de Marianus.

3° La combinaison de l'incision médiane et de la dilatation se retrouve dans la taille d'Allarton.

4° Le broiement de la pierre par le périnée remontait à Ammonius (d'Alexandrie), à qui on est convenu généralement de l'attribuer.

5° Enfin, la combinaison de la taille et du broiement constituait une méthode fort ancienne que M. Bouisson venait de rajeunir tout récemment, en formulant des principes très semblables à ceux sur lesquels Dolbeau étayait ses droits d'inventeur.

Avant de discuter ces objections, il est indispensable que nous revenions sur le détail des différents temps de l'opération de Dolbeau, et que nous en exposions les résultats.

Premier temps : Ouverture de la vessie. — Ce premier temps est complexe. Il comprend : l'incision périnéale, la division des parties molles jusqu'à l'urèthre par petites sections successives, la dilatation du trajet périnéal, de la prostate, du col.

L'incision est médiane et antéro-postérieure. Elle doit avoir seulement 2 centimètres d'étendue et s'arrêter en arrière à la limite de la muqueuse anale et de la peau. Elle est donc très postérieure. On incise graduellement les parties molles dans la même direction et à peine dans la même étendue, en suivant exactement la paroi antérieure du rectum, et en refoulant au fur et à mesure les tissus avec la troisième phalange de l'index de la main gauche. Grâce à ces précautions, la blessure du bulbe serait impossible et l'on arriverait aisément jusqu'à la cannelure du cathéter. Alors on ponctionne la portion membraneuse de l'urèthre, mais il ne faut pas prolonger l'incision en arrière jusqu'à la pointe de la prostate.

Ici commencent les manœuvres de dilatation. La première partie de ces manœuvres a pour but la formation du trajet périnéal. On les pratique au moyen d'un dilatateur spécial. Il se compose « de six branches uniformes et disposées parallèlement, se réunissant vers leur extrémité libre, de manière à constituer un cône très allongé. Au centre de ces diverses branches se trouve une tige munie de deux renflements ; au moyen d'un pas de vis, on fait avancer la tige centrale, et les boules qu'elle supporte font diverger les branches du dilatateur. » (Dolbeau, *De la lithotritie périnéale*, p. 43). Le cathéter étant maintenu dans la même position, on introduit le dilatateur fermé jusqu'à sa cannelure. On l'ouvre alors, de manière à refouler les tissus dans cette première partie du trajet. On réitère cette manœuvre *plusieurs fois*, en enfonçant peu à peu l'instrument jusqu'à la pointe de la prostate, mais non au-

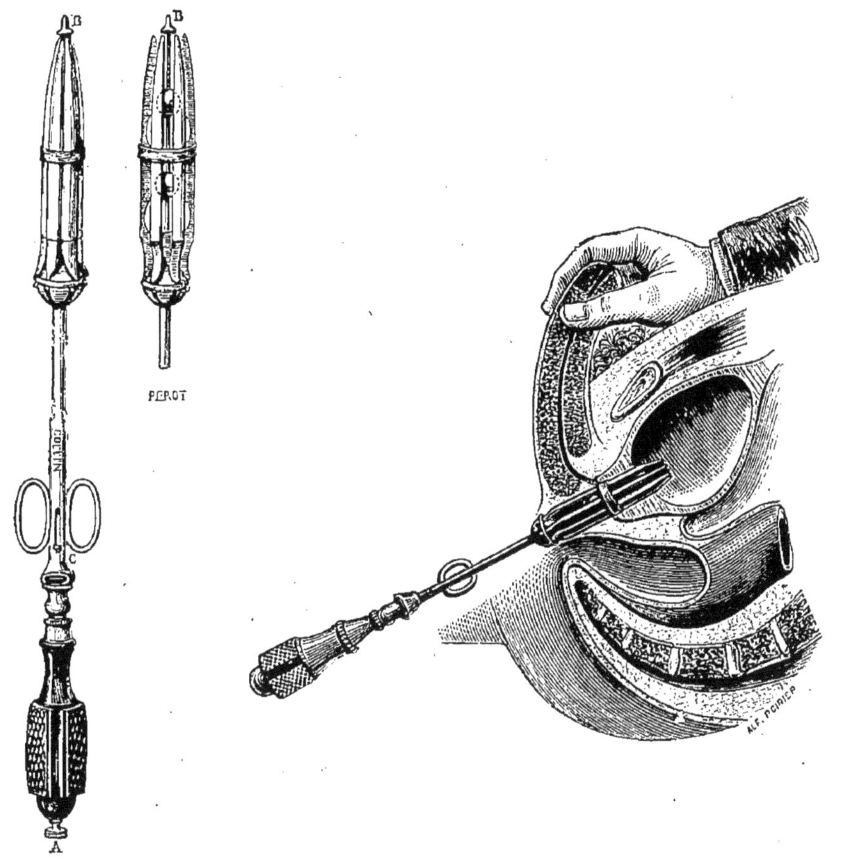

FIG. 113. — Dilatateur de Dolbeau modifié par Collin.

FIG. 114. — Dilatation de la prostate et du col.

delà. La portion membraneuse de l'urèthre se déchire longitudinalement jusqu'au bulbe et jusqu'à la glande.

Seulement lorsque le trajet périnéal est formé, on abaisse le pavillon du cathéter et on pousse doucement le dilatateur jusqu'au col. On retire le cathéter et on dilate la portion prostatique du canal, en ouvrant l'instrument à plusieurs reprises.

Enfin on pousse tout à fait le dilatateur dans la vessie, et on l'ouvre de manière que sa partie la plus volumineuse corresponde au col. L'écartement des six lames donne à l'instrument un diamètre de 2 centimètres. Le premier temps de l'opération est alors terminé.

Le *deuxième temps* consiste dans la lithoclastie. Au lieu d'être

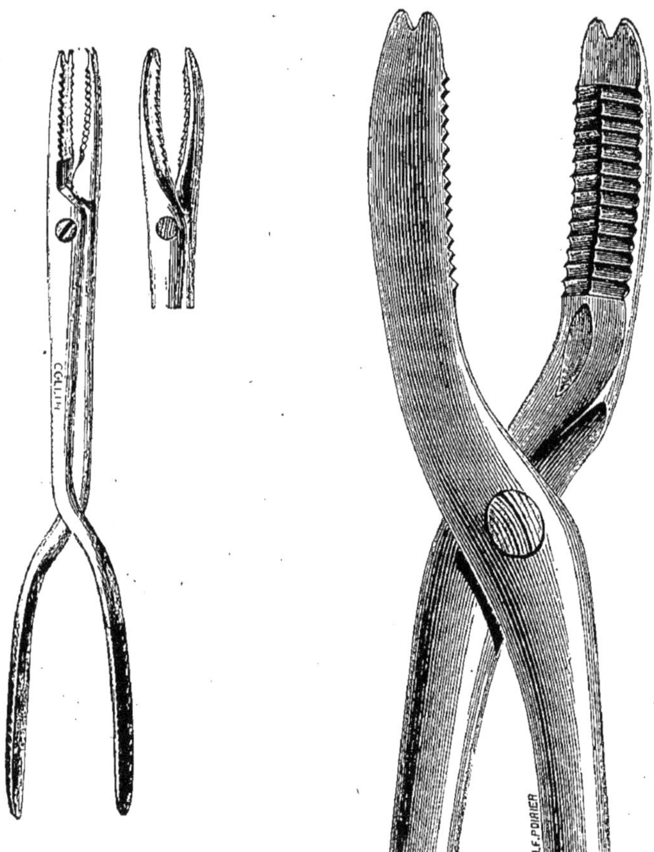

FIG. 115. — Casse-pierre ordinaire. FIG 116. — Casse-pierre puissant.

une manœuvre de nécessité, commandée par le volume de la pierre, elle devient la base de l'opération de Dolbeau. Au lieu d'être en quelque sorte accidentelle, elle est systématique. Les instruments de la lithoclastie associée à la taille proprement dite ne peuvent lui convenir ; il faut employer, ou bien des tenettes de petit volume, si la pierre est très friable, ou un des deux modèles de casse-pierre construits sur les indications de Dolbeau, par Lüer d'abord, puis par Robert et Collin (fig. 115). Le dernier modèle auquel Dolbeau semble donner la préférence est dû à Robert (fig. 116). La fragmentation serait toujours possible avec de pareils instruments. Lorsque la pierre est très grosse, on doit procéder par *grugement* d'avant en arrière, en la mordant au moyen des becs dentelés dont on voit ci-contre la représentation.

Le *troisième temps* est l'extraction des fragments. Une pierre petite n'a pas besoin d'être broyée, si elle peut passer avec les tenettes dans le trajet dilaté. S'il y a eu fragmentation, il faut avec les tenettes droites ou courbes rapporter au dehors les fragments les uns après les autres, et, pour cela, introduire l'instrument autant de fois que la chose est nécessaire. On ne doit jamais négliger de faire une dernière exploration, au moyen d'une sonde métallique poussée dans la vessie par l'urèthre, et l'on reconnaît quelquefois de cette façon la présence de graviers qui avaient échappé aux tenettes. L'opération doit, en effet, être terminée en une séance. Aucun pansement n'est nécessaire sur la plaie. La sonde à demeure ne l'est pas non plus. Le malade est replacé dans son lit dans la position ordinaire, les jambes rapprochées et à demi fléchies sur des coussins.

L'écoulement de l'urine n'a lieu que d'une façon intermittente, et se fait quelquefois dès le premier jour en partie par l'urèthre. La guérison complète ne demande pas plus de quinze à vingt jours; mais la réunion immédiate a été observée, et les sujets guéris en cinq ou six jours ne sont pas absolument rares.

D'ailleurs point ou peu d'accidents à craindre. L'hémorrhagie fait défaut. Il peut y avoir pourtant des frissons, de la douleur, de la fièvre, de la rétention d'urine, du ténesme vésical, de l'inflammation limitée au trajet périnéal; Dolbeau a vu un de ses malades succomber à l'infection purulente.

Résultats. — Ces divers accidents seraient, au dire de Dolbeau, plus rares qu'à la suite des tailles ordinaires. Ce qu'il faut d'ailleurs envisager avant tout, c'est le résultat définitif de l'opération. Or depuis 1863 jusqu'en 1872, Dolbeau a exécuté trente fois la lithoritie périnéale; sur ces trente malades, 25 ont guéri, et 5 sont morts. Sans doute la terminaison fatale peut être mise dans plusieurs de ces cas sur le compte d'un état morbide des reins qui ne s'était pas révélé jusque-là, mais comme, en pratiquant n'importe quelle taille, les chirurgiens sont exposés à rencontrer des conditions aussi défavorables, et que c'est même une des principales causes de mort à la suite de cette opération, ces cas fâcheux doivent être portés au passif de la lithotritie périnéale, comme ils le seraient à celui d'une méthode quelconque, et figurer dans une statistique dont les éléments ne peuvent être présentés autrement qu'en bloc.

Donc Dolbeau a observé 5 morts sur 30 opérations, soit 1/6 des cas. Une statistique plus étendue annexée à la thèse de M. Bermond (Thèse de Paris, 1874), renferme 46 cas, dont 36 ont été suivis de guérison. Plusieurs sont dus à deux chirurgiens américains, MM. Krachowizer et Gouley. M. Le Fort, ayant réuni 56 cas, parmi lesquels il y a 10 morts, ce qui donne une mort sur 5, 6 opérés, a le droit de se montrer sévère à l'égard de l'opération de Dolbeau (*loc. cit.*; p. 650).

Nous aurons à discuter plus loin, à propos du parallèle des tailles, la valeur relative de cette opération. Un seul point doit nous arrêter pour l'instant : L'opération de Dolbeau est-elle tout à fait nouvelle ?

Nous rappelons les principales objections qui ont été faites à ce qualificatif :

L'incision est celle de la taille médiane, mais plus petite et reportée un peu plus en arrière. La ponction de l'urèthre se fait suivant le procédé habituel ; donc jusqu'ici rien de nouveau.

La dilatation du col appartient à la taille de Marianus ; elle fait partie de la taille par le grand appareil. L'idée est donc ancienne.

Enfin le broiement de la pierre, attribué à Ammonius (d'Alexandrie), préconisé par Franco, A. Paré et beaucoup de chirurgiens plus modernes, est aussi ancienne que la dilatation. Donc l'opération de Dolbeau n'a rien ajouté à ce que l'on avait fait avant lui.

Il y a certainement du vrai dans ces objections, mais présentées d'une manière aussi absolue, elles cessent d'être justes. Il ressort de l'examen minutieux de l'opération telle que Dolbeau l'a conçue, exposée et défendue devant la Société de chirurgie, que son idée dominante était de procéder autant que possible uniquement par dilatation, aussi bien dans la portion périnéale du trajet que dans la portion prostatique du canal. S'il fait une incision au périnée, c'est qu'il ne peut pas faire autrement, mais cette incision n'a pas d'autre but que de tracer la voie au dilatateur. Il est certain néanmoins qu'en procédant ainsi, Dolbeau pratique l'opération de la boutonnière, sauf une nuance de peu d'importance, consistant en ce que l'incision est très courte, très postérieure et va jusqu'à l'anus.

L'appareil instrumental peut être considéré de son côté comme un perfectionnement de celui de la dilatation et de la lithoclastie, telles qu'on les pratiquait jusque-là ; mais là non plus il n'y a pas les éléments d'une opération réellement neuve. Il n'en faut pas moins reconnaître que la lithotritie périnéale de Dolbeau est bien réglée dans son ensemble et que son exécution ne présente pas de difficultés réelles, sauf, bien entendu, dans le cas de pierres très volumineuses.

L'objection la plus sérieuse qu'il nous reste à examiner, est celle qui consiste à dire que l'idée même de l'opération appartient, non pas à Dolbeau, mais à Bresciani di Borsa, à Allarton, à Bouisson (de Montpellier). Revendiquer la priorité en faveur de ce dernier chirurgien, c'est admettre que l'idée est nouvelle, ce que contestent tous ceux qui assimilent l'opération à une taille médiane avec dilatation. Donc, de deux choses l'une : ou l'opération n'a rien de neuf, et alors la revendication en faveur de M. Bouisson n'a pas plus de raison d'être qu'en faveur de Dolbeau, ou elle diffère de celles qu'on a pratiquées antérieurement, et alors il importe de savoir si elle existe réellement tout entière ou seulement en germe dans les écrits de M. Bouisson.

Dans un premier mémoire intitulé : *De la lithotritie par les voies accidentelles* (*Tribut à la chirurgie*, t. I, 1858, p. 31), l'éminent chirurgien de Montpellier cherche à démontrer par des exemples qu'il est quelquefois possible, chez les individus porteurs de calculs et atteints de fistules périnéales, de dilater les trajets fistuleux, d'introduire dans la vessie un brise-pierre ordinaire et de débarrasser le malade par une ou plusieurs séances de broiement sans taille préalable.

Encouragé par d'heureux essais de cette méthode, l'auteur agrandit son cadre. Le quatrième paragraphe de son mémoire a pour titre : *L'opération de la boutonnière peut-elle convenir dans certains cas pour ouvrir une voie aux instruments lithotriteurs ?*

Voilà posé le principe de la petite incision, et plus loin on lit : « Je proposerais d'en faire usage pour simplifier les conditions pathologiques des calculeux *atteints de rétrécissements considérables de l'urèthre*, et je n'hésiterais pas à exécuter la lithotritie par cette ouverture nouvelle. »

Pour M. Bouisson cette opération ne serait applicable qu'à un cas très spécial. Comme la lithotritie exige plusieurs séances, il faut maintenir la plaie ouverte au moyen d'une sonde à demeure, afin d'empêcher l'agglutination de ses lèvres. C'est donc par cette plaie récente à peine convertie en fistule qu'il faudra introduire plusieurs fois le brise-pierre. N'y a-t-il pas de graves inconvénients dans cette manière de procéder? Nous sommes convaincus que, si l'opération proposée par M. Bouisson n'était pas restée à l'état théorique, l'auteur y aurait vite renoncé. Dolbeau, au contraire, a rendu pratique la lithotritie périnéale, en l'exécutant tout entière en une seule séance, et en la modifiant à tel point dans les détails de son exécution qu'elle n'est plus reconnaissable. Pour nous donc, entre l'opération proposée par M. Bouisson et celle de Dolbeau, il n'y a qu'un point de contact : le broiement par la voie périnéale. Tous deux le font précéder de l'opération de la boutonnière, mais Dolbeau se hâte de transformer la voie créée par le bistouri en un canal cylindrique résultant du refoulement des tissus par un dilatateur spécial.

La lithotritie périnéale n'est pas non plus une simple taille combinée avec la lithoclastie ; elle s'éloigne de cette opération mixte par la dilatation vraie du col et de la prostate, sans débridement superficiel de cette dernière et sans déchirure de son tissu. En revanche, il est plus difficile de démontrer qu'elle n'est pas la reproduction, avec un appareil instrumental nouveau, de l'opération imaginée par Allarton.

Déjà, en 1840, le chirurgien anglais avait extrait un calcul, en combinant la dilatation de la prostate avec la taille médiane. En 1843, Joseph Bresciani di Borsa décrivit, sous le nom de taille uréthrale ou membraneuse, une opération qui consistait à ponctionner la portion membraneuse du canal avec le bistouri, et à dilater la prostate avec le doigt. (*Chirurgie pratique et théorique*. Vérone, 1843). Elle s'éloignait du grand appareil en ce que Marianus et ses imitateurs faisaient une petite incision sur la pointe de la prostate ; mais on doit dire que de Borsa avait été réellement précédé dans la voie de la dilatation vraie par Allarton. Ce fut en 1854 que le chirurgien anglais, ajoutant à la taille membraneuse du chirurgien italien, et à la dilatation de la prostate et du col le broiement de la pierre, créa une méthode complexe où l'on trouve les principaux éléments de la lithotritie périnéale de Dolbeau. On va en juger par le court exposé que nous allons en faire.

Un cathéter cannelé ayant été placé dans l'urèthre, le chirurgien introduit l'index de la main gauche dans le rectum, et de la main droite armée d'un bistouri dont la pointe est tranchante sur les deux bords, il fait à 2 centimètres en avant de l'anus, sur la ligne médiane, une ponction qui doit conduire d'emblée l'instrument jusque dans la cannelure du cathéter, au niveau de la portion membraneuse de l'urèthre. Pendant cette ponction, le dos du bistouri doit regarder en arrière. Une fois la pointe engagée dans le cathéter, on la fait glisser de quelques millimètres dans la cannelure, de manière à inciser le canal, mais sans atteindre la prostate. Alors on retire le bistouri, et en sortant on sectionne la peau et les couches superficielles du périnée dans l'étendue de 2 ou 3 centimètres en avant du point de pénétration de la lame.

On conduit un long stylet par la plaie et par la cannelure du cathéter jusque dans la vessie, et on retire le cathéter. Le doigt est ensuite introduit jusque dans la vessie, et si le calcul a quelque volume, il faut dilater mécaniquement avec le dilatateur de Weiss ou le dilatateur à eau d'Arnott. Puis on procède, s'il y a lieu, au broiement de la pierre avec des tenettes ou un casse-pierre spécial. (Allarton, *Lithotomy simplified or a new method of operating for stone in the bladder*. London, 1854).

Petite incision médiane, dilatation mécanique de la prostate et du col, broiement de la pierre, rien ne manque à l'opération d'Allarton, pour qu'on y reconnaisse à peu près complètement la lithotritie périnéale.

Néanmoins, s'il est vrai qu'aucun des éléments de l'opération de Dolbeau n'est absolument nouveau, on ne peut nier que leur combinaison ne donne naissance à un procédé dont l'idée dominante est la formation *par la dilatation* d'un canal vésico-tégumentaire qui met la vessie en communication facile avec l'extérieur, et permet de réitérer l'introduction des tenettes, sans que les parties soient exposées à beaucoup de froissements.

Il y a une dernière objection dont nous n'avons encore rien dit: N'y a-t-il pas de sérieux inconvénients à faire pénétrer les instruments un très grand nombre de fois de suite dans la prostate et dans la vessie? La litholapaxie se chargerait de fournir la réponse, si la statistique que nous avons rapportée plus haut pouvait en être considérée comme le dernier mot. En tout cas, on se sent ébranlé par les résultats de la nouvelle méthode, et moins disposé à redouter ce qui fait l'objet de la précédente objection.

M. Duplay, qui s'est déclaré partisan de la lithotritie périnéale, a proposé à la Société de chirurgie l'adoption de quelques modifications dans l'appareil instrumental, ayant, selon lui, l'avantage de faciliter les deux temps principaux : la dilatation et l'extraction des fragments. Il s'est servi d'un dilatateur que M. Guyon avait fait construire par M. Collin, mais dont il ne paraissait pas avoir été très satisfait dans ses essais sur le cadavre. (*Bull. et mém. de la Société de chirurgie*, nouvelle série, t. I, 1875, p. 783). « Ce dilatateur se compose : 1° d'un conducteur formé de quatre lames métalliques soudées à une de leurs extrémités, et constituant en ce point une sorte de bouton mousse. A l'autre extrémité ces lames sont fixées à un cercle métallique brisé qui permet de maintenir

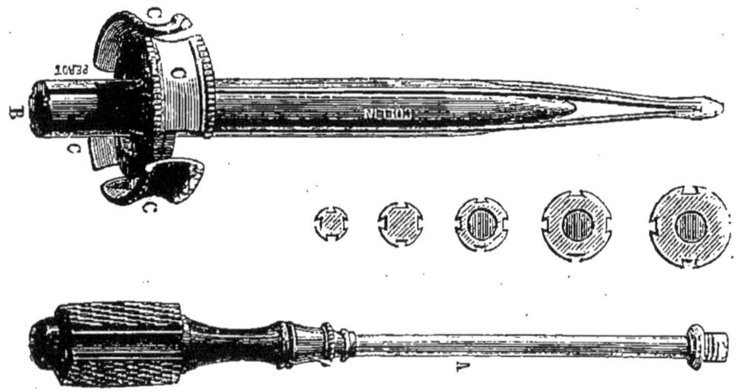

FIG. 117. — Dilatateur de Guyon.

l'instrument, tout en laissant les lames s'écarter ; 2° d'une série de mandrins gradués de forme cylindrique, terminés en cône à une extrémité, et creusés sur toute leur longueur de quatre rainures dans lesquelles glissent les quatre lames du conducteur. Les mandrins au nombre de cinq, présentent 7, 10, 13, 16 et 20 millimètres de diamètre. » Cet instrument est construit, on le voit, sur le modèle de notre divulseur uréthral.

M. Duplay propose en outre d'éloigner le point d'articulation des branches du casse-pierre de ses mors, pour faciliter la préhension de la pierre. Enfin il se sert d'une grosse canule à double courant, un peu courbe, pour l'évacuation des fragments.

Nous ne ferons que mentionner un dilatateur à quatre valves fabriqué par Mathieu sur les indications de Demarquay. Cet instrument est manifestement inférieur aux précédents, parce qu'il n'exerc pas une pression uniforme sur toute la circonférence du trajet.

Telle est la lithotritie périnéale de Dolbeau avec les modifications qu'elle a subies récemment. Nous aurons à en établir plus loin la valeur relative, par comparaison avec les autres méthodes de traitement chirurgical des calculs vésicaux.

VI. — Extraction des calculs chez la femme.

On pratique la taille sur les femmes beaucoup moins souvent que sur les hommes. C'est que ceux-ci ont un urèthre long, flexueux, étroit, peu dilatable et pourvu d'une glande dont l'hypertrophie transforme le bas-fond de la vessie en une sorte de cul-de-sac où les plus petits calculs peuvent s'arrêter et se développer, tandis que les femmes, outre qu'elles sont peu sujettes aux affections calculeuses, ont l'urèthre dépourvu de prostate, court, presque droit, très dilatable et très favorablement disposé pour la sortie spontanée des pierres de médiocre volume ou pour leur extraction sans opération sanglante.

La taille peut être faite chez les femmes au-dessous et au-dessus du pubis. Dans ce dernier cas le manuel opératoire diffère si peu de celui de la taille hypogastrique chez l'homme, que nous croyons superflu de le décrire.

Par la taille sous-pubienne, on pénètre dans la vessie en incisant les parties voisines de l'urèthre ou l'urèthre lui-même, ou encore la paroi vésico-vaginale. Ces diverses manières d'opérer constituent autant de procédés.

Taille extra-uréthrale. Procédé de Celse. — « Quand la pierre est volumineuse, dit Celse, il y a nécessité d'en venir à l'opération. Si on la pratique sur une vierge, il faut, comme chez les garçons, introduire les doigts dans l'anus et les placer, au contraire, dans le vagin s'il s'agit d'une femme. On doit pratiquer l'ouverture en bas de la grande lèvre chez la jeune fille, et chez la femme entre le conduit urinaire et l'os pubis. Dans les deux cas l'incision sera transversale. Il n'y a pas lieu de s'alarmer si on remarque chez la femme un écoulement de sang plus considérable. » Albucasis est plus précis que Celse. Il prescrit aussi d'introduire deux doigts dans le vagin ou dans le fondement, de chercher la pierre, de l'attirer doucement vers le périnée aussi bas que possible jusqu'au côté gauche de l'anus, c'est-à-dire près de la tubérosité de l'ischion. Quand on l'a fixée dans ce point, on la découvre au moyen d'une incision oblique, et on la retire soit avec les doigts, soit de la même façon que chez l'homme. Cette manière d'opérer était celle des anciens et des chirurgiens du moyen âge. Marianus Sanctus, qui avait sur ses prédécesseurs l'avantage de connaître le cathéter, opère un peu différemment : au lieu d'introduire l'index et le médius de la main gauche dans le rectum ou dans le vagin pour saisir le calcul et l'amener près du col vésical, il introduit dans la vessie un cathéter dont il fait saillir la courbure du côté où il doit opérer. Un aide écarte la grande lèvre du même côté pour découvrir les parties, et le chirurgien incise les tissus sur la cannelure du cathéter, à la distance d'un travers de doigt de l'os de la cuisse.

Frère Jacques opérait de la même façon. Peut-être faisait-il l'incision un peu plus bas que Celse et que Marianus; car Méry et Maréchal constatèrent qu'il intéressait presque toujours le vagin et souvent le rectum lui-même.

Ces procédés ne pouvaient donner qu'une ouverture assez étroite; aussi Marianus dit-il qu'après avoir divisé les tissus, il est nécessaire d'agrandir la plaie avec un dilatatoire, comme chez l'homme. Franco, qui était peu partisan de la dilatation, conseille, lorsque la pierre est un peu grosse, de la briser avec des tenailles incisives.

Taille vestibulaire. — Lisfranc imagina de faire une incision transversale ou plutôt curviligne à concavité postérieure, entre le méat urinaire et le clitoris, semblable à celle que Celse pratiquait chez les enfants entre l'anus et les bourses. Voici l'opération qu'il conseille : On commence par introduire dans la vessie un cathéter courbe dont la rainure ou la convexité doit regarder en avant. Deux aides écartent les lèvres de la vulve de chaque côté, et un troisième maintient solidement le manche du cathéter abaissé entre les cuisses de la malade. Le chirurgien, avec la main droite armée d'un bistouri, fait une incision courbe au-dessus du méat urinaire, de façon à éviter les racines du clitoris, et divise les tissus couche par couche jusqu'à la vessie qu'il ouvre en travers, près de son col, dans l'étendue de 3 à 4 centimètres. Ou bien, enfonçant la pointe de son bistouri dans la cannelure du cathéter, il ouvre la vessie et la partie postérieure de l'urèthre par une double incision, l'une dirigée en haut et l'autre en bas.

Velpeau prétendit que cette opération n'était autre chose que celle de Celse, mais il avait mal interprété le texte de l'auteur latin. Celui-ci par ces mots : « *mulieri vero inter urinæ iter et os pubis incidendum est* », voulait dire seulement que chez les femmes il ne fallait pas faire l'incision, comme chez les vierges, au-dessous de la grande lèvre, mais un peu plus haut entre le méat urinaire et la branche du pubis, sans doute pour éviter plus sûrement le vagin.

Le procédé de Lisfranc n'a pas été adopté par les praticiens. Il a l'inconvénient d'ouvrir dans le point le plus étroit de l'arcade pubienne, une voie nécessairement insuffisante pour laisser passer un calcul d'un certain volume. De plus, il expose les malades aux accidents redoutables d'une infiltration d'urine dans le tissu cellulaire lâche du bassin.

Taille intra-uréthrale. — Il est bien probable que dans les temps anciens on a été conduit plus d'une fois à débrider l'urèthre pour faciliter l'extraction d'une pierre. Toutefois, Laurent Colot semble être le premier qui ait conseillé cette pratique. Encore l'ignorerait-on sans A. Paré. « Il ne met nullement les doigts dedans le siège ni dedans le col de la matrice, mais se contente de mettre les conducteurs dans le conduit de l'urine, puis après, fait une petite incision tout au-dessous et en ligne de l'orifice du col de la vessie, et non à côté, comme on fait aux hommes, afin que l'incision se fasse mieux (A. Paré, *loc. cit.* p. 412). »

Dionis, après avoir introduit dans l'urèthre un petit dilatateur construit exprès pour les femmes, afin de tendre les parties, faisait une incision à droite et à gauche. Mais ces petites incisions ne portaient que sur l'orifice externe qui lui semblait opposer plus de résistance que le reste du canal, qui est, dit-il, *dilatable au delà de ce que l'on peut croire.* Il allait ensuite saisir la pierre avec de petites tenettes, et la retirait en lui imprimant de petits mouvements sans grande violence. Cependant il avait observé que plus des trois quarts des femmes conservaient une incontinence d'urine. (Dionis, *Cours d'opérations de chirurgie*, p. 238.)

Dionis eut le tort de ne pas tirer du fait qu'il signalait cette conséquence toute naturelle, que l'incontinence devait tenir à une distension exagérée du col de la vessie. Sans doute une grande dilatation de l'urèthre n'a pas chez la femme les mêmes dangers que chez l'homme où la déchirure de la prostate doit toujours être redoutée, mais elle détermine une élongation des fibres du col vésical assez considérable pour amener une incontinence permanente. On verra plus loin jusqu'à quel point on doit craindre ce résultat fâcheux.

Ce fait n'avait pas échappé à Louis qui, à l'exemple de Dionis, non seulement coupait l'urèthre sur ses deux côtés, mais le divisait dans toute sa longueur ainsi que le col de la vessie. Il avait imaginé, pour pratiquer cette opération, un lithotome caché à deux tranchants, avec lequel il incisait les tissus d'avant en arrière. Il n'est pas nécessaire d'insister sur les inconvénients de cette manœuvre. Flurant, chirurgien de Lyon, proposa une sorte de syringotome assez simple ; mais les instruments de ces deux chirurgiens sont tombés dans l'oubli. Dans le cas où on jugerait convenable de débrider l'urèthre des deux côtés, le lithotome caché de frère Côme ou le lithotome double de Dupuytren, dont nous avons parlé à propos de la taille chez l'homme, seraient bien préférables. Selon nous, la taille unilatérale ou bilatérale transversale ou oblique postérieure doit être adoptée à l'exclusion de la taille antérieure ou postérieure ; de ces deux dernières l'une ouvre une voie insuffisante, l'autre expose à la blessure du vagin.

Taille vésico-vaginale. — Le célèbre Rousset semble être le premier qui ait eu l'idée de diviser la paroi vésico-vaginale pour pénétrer dans la vessie. Chez une femme affectée d'un prolapsus de cet organe, il retira au moyen de cette opération onze calculs dont plusieurs avaient le volume de grosses châtaignes. «... Undecim calculi inde exempti sunt, trigulares omnes, quarum nonnulli parvas pilas palmarias, quidam castaneas magnas et mediocres æquabant... » Mais Rousset n'a rapporté ce fait que pour combattre l'opinion des anciens, qui considéraient comme mortelles les blessures du corps de la vessie, et comme un argument en faveur de sa taille hypogastrique.

Fabrice de Hilden, ayant à traiter une femme qui souffrait cruellement d'un calcul de la vessie depuis deux ans, porta le doigt dans le vagin et sentit à nu ce calcul, qui avait perforé la cloison vésico-vaginale. Il agrandit cette perforation avec le doigt et la pointe d'un bistouri, et au moyen d'un crochet il retira de la vessie une pierre du volume d'un œuf de poule. La malade guérit. (Centurie I, obs. 68.) Chez une autre femme qui, après être accouchée d'un enfant mort, éprouvait de grandes douleurs au fond de la vessie et au col de la matrice, il constata que les urines et l'eau qu'on injectait dans la vessie s'échappaient par le vagin, et que de petites pierres étaient sorties par cette voie. Il en tira lui-même plusieurs, ainsi que le mari de la malade. Celle-ci guérit et finit par uriner parfaitement. (Cent. III, obs. 69.) Ces faits curieux ne furent point perdus pour le chirurgien allemand. Il en induisit qu'on pourrait imiter la nature en pénétrant dans la vessie par le vagin, et qu'une plaie pratiquée régulièrement devrait guérir aussi bien qu'une perforation produite par un corps étranger. Il conseille d'introduire par l'urèthre dans la vessie une petite curette légèrement courbe à son extrémité, et d'en porter la cuiller derrière le calcul. Un aide saisit le manche de l'instrument et le relève vers le pubis, de manière à pousser la pierre au-dessous du col de la vessie, et à la faire saillir dans le vagin. Le chirurgien, après s'être assuré de sa présence, la met à découvert en incisant les parties qui la recouvrent, et l'extrait.

Méry ne veut pas qu'on fasse l'incision sur la pierre, et naturellement ne se sert pas de curette. Il place dans la vessie un cathéter, le manche relevé vers le pubis. Par suite de ce mouvement, il déprime en même temps le bas-fond avec la partie courbe de l'instrument, dont la cannelure sert de guide pour inciser la cloison vésico-vaginale dans l'étendue d'un centimètre environ. Méry recommande de n'intéresser ni l'urèthre, ni le col, pour ne pas exposer la malade à une incontinence d'urine.

Cette opération semble très simple au premier abord. Cependant Boyer la regarde comme étant d'une exécution très difficile chez les femmes et impossible chez les vierges (*Traité des maladies chirurgicales*, t. IX, p. 499).

Le manuel opératoire actuel diffère peu de celui qu'a proposé Méry. La malade doit être placée sur un lit élevé, dans la position ordinaire pour toute taille périnéale. Velpeau dit qu'il lui paraît évident que si elle était sur le ventre, les cuisses et les jambes fléchies, il serait plus facile encore de pratiquer les incisions convenables (*Médecine opératoire*, t. IV, p. 602.) Est-il besoin de discuter cette opinion ? Cette position très fatigante pour les malades a en outre l'inconvénient de rendre impossible l'emploi du chloroforme. Le ventre et la poitrine étant pressés sur le lit par le poids du corps, la malade ne peut respirer qu'avec la plus grande difficulté.

La femme étant placée comme nous recommandons de le faire, les deux aides chargés de tenir les cuisses fortement fléchies sur le bassin, écartent les grandes lèvres. Le chirurgien, debout ou plutôt agenouillé en face de la malade, place dans la vessie un cathéter dont il relève le pavillon vers le pubis. Il le confie, dans cette position, à un troisième aide qui doit le tenir solidement, en même temps qu'il déprime le bas-fond de la vessie avec la partie courbe de l'instrument. L'opérateur introduit alors dans le vagin son indicateur gauche, la pulpe tournée en avant, pour chercher le cathéter. Quand il l'a trouvé, il déprime les tissus dans la gouttière avec l'ongle tourné en pronation. Il a de cette façon un guide assuré, sur lequel il glisse un bistouri tenu de la main droite comme une plume à écrire. Il en porte la pointe derrière le col de la vessie, à plus de 3 centimètres du méat, l'enfonce dans la cannelure du cathéter, et le poussant d'avant en arrière divise la cloison vésico-vaginale dans l'étendue qu'il juge nécessaire. Velpeau dit qu'on peut également tenir le bistouri en seconde position, c'est-à-dire le manche dans le creux de la main et le tranchant tourné du côté de la vessie, de manière à en porter la pointe aussi profondément qu'on le désire, et diviser la cloison d'arrière en avant sur la cannelure du cathéter (*Médecine opératoire*, t. IV, p. 603). Nous ne pouvons approuver cette manœuvre. La cannelure du cathéter est bien plus difficile à trouver au fond du vagin qu'à son entrée, et sur l'extrémité de l'instrument que sur sa courbure. Enfin on divise moins franchement les tissus, en ramenant le bistouri à soi, qu'en le poussant d'avant en arrière.

La plupart des chirurgiens se servent d'un gorgeret coudé avec lequel un aide déprime la paroi postérieure du vagin. On peut se dispenser de cet instrument qui gêne la main gauche de l'opérateur. Il n'aurait d'autre avantage que de protéger la cloison recto-vaginale, mais on ne court aucun risque de la blesser sérieusement, en se servant d'un bistouri dont la lame ne sera pas trop large.

Ajoutons, avant de faire connaître les modifications que nous avons apportées tout récemment à ce manuel opératoire, que certains chirurgiens, au lieu de pratiquer comme Méry, Velpeau, Emmet, l'incision antéro-postérieure de la cloison recto-vaginale, ont préconisé l'incision transversale en arrière du col. Tel est le procédé de Vallet, d'Orléans. (*Mémoire sur un nouveau procédé de taille vaginale; Mém. de la Société d'agriculture, des sciences*, etc., d'Orléans, t. II. Paris, 1856, qu'a adopté Paget, *Mémoire lu à l'Association des médecins britanniques*, 1859). Le chirurgien français avait même imaginé une sorte de cathéter cannelé, capable de se couder transversalement derrière le col, et de servir de guide au bistouri. L'opération de Vallet a contre elle les hémorrhagies qu'elle peut provoquer, ainsi que la blessure des uretères qui est à craindre, si l'incision porte sur le bas-fond.

Elle ne vaut donc pas l'incision antéro-postérieure, malgré les plus grandes facilités qu'elle peut donner pour l'extraction de la pierre ; en revanche le chirurgien français a eu le mérite de bien poser l'indication de la suture immédiate, à laquelle il faut obéir toutes les fois que les circonstances le permettent.

La difficulté d'inciser nettement et du premier coup la cloison recto-vaginale a déterminé certains chirurgiens à renoncer au bistouri. C'est ainsi que M. Pilate (d'Orléans) a commencé par ponctionner la vessie en arrière du col ; il a introduit ensuite par la petite solution de continuité résultant de la ponction un lithotome caché, puis l'ayant ouvert à 3 centimètres, il a sectionné la cloison. (*Bulletins de la Société de chirurgie*, 1879, p. 33).

Emmet introduit d'abord dans l'urèthre une sonde qu'on doit faire saillir du côté du vagin, en arrière du col. Soulevant la cloison dans ce point avec un ténaculum, il l'incise avec des ciseaux. On pousse alors la sonde dans le vagin par la boutonnière, et on complète l'incision en arrière avec le même instrument.

De ce qui précède, il résulte que le manuel opératoire de la taille vésico-vaginale est peu réglé. Nous pensons en avoir écarté les difficultés, au moyen de l'instrument suivant que nous avons imaginé tout récemment, afin de pouvoir opérer avec sûreté et promptitude une malade à qui il était impossible de donner du chloroforme. (*Bulletins et mémoires de la Société de chirurgie*, 23 février 1881).

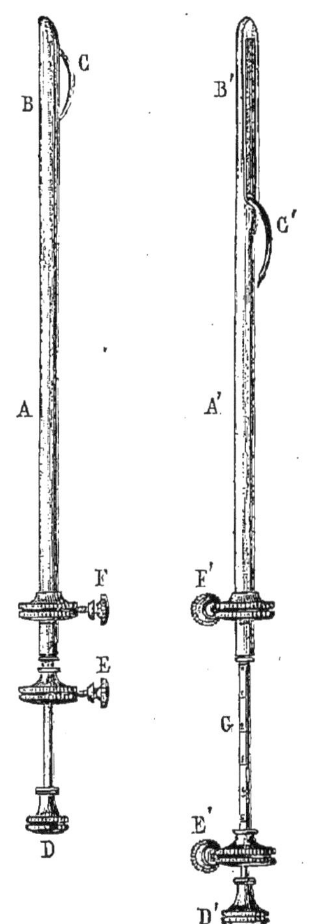

Fig. 118. — Instrument avant son introduction.

A. Gaîne cylindrique.
B. Cathéter fenêtré qui la termine.
C. Dard articulé saillant au dehors par sa partie convexe.
D. Bouton terminal de la tige qui porte le dard articulé.
E. Vis permettant de fixer cette tige.
F. Vis pour fixer le cathéter.

Fig. 119. — Instrument en place.

A' B' Cathéter dépassant le dard de 5 centimètres.
C'. Dard tourné vers le vagin après la ponction.
D'. Bouton terminal de la tige centrale.
E'. Vis qui fixe cette dernière.
F'. Vis fixant le cathéter.
G. Tige graduée par centimètres.

Fig. 118 et 119. — Cathéter à dard de Le Dentu pour la taille vésico-vaginale.

Cet instrument fabriqué par M. Collin se compose de deux parties fondamentales : 1° d'un cathéter fenêtré BB', de 5 centimètres de long, se continuant en arrière avec une gaîne cylindrique AA';

2° d'une aiguille ou dard C, saillant sur la face convexe du cathéter et articulé avec une tige G, qui glisse dans la gaîne cylindrique A. Le bouton D représente le talon de cette tige (fig. 118 et 119).

La saillie de l'aiguille C sur la face dorsale du cathéter ne gêne nullement l'introduction de l'instrument dans l'urèthre. L'opérée étant couchée sur le côté ou sur le dos, on écarte la paroi postérieure du vagin avec un spéculum de Sims que l'on confie à un aide. On introduit alors le cathéter dans l'urèthre, la face convexe tournée vers le pubis, jusqu'à 35 millimètres de profondeur; on pousse le bouton D en soutenant la gaîne A, de manière à faire saillir le dard vers la face creuse du cathéter, et à perforer la cloison vésico-vaginale juste en arrière du col. Il est bon, pour faciliter cette ponction, de soutenir la cloison en ouvrant transversalement dans le vagin des pinces à larges mors.

La ponction faite, l'aiguille se recourbe d'arrière en avant dans le vagin, et ne peut gêner l'opérateur; elle doit même lui servir de conducteur (fig. 119 C'). On serre alors la vis E', et l'instrument est fixé dans sa position.

On desserre alors la vis F, et l'on pousse vers la vessie la gaîne A et le cathéter B. Grâce à une tige graduée G, que ce glissement dégage de la gaîne, on peut faire avancer le cathéter de 3, 4 ou 5 centimètres à volonté. On le fixe dans sa nouvelle position au moyen de la vis F.

Alors l'opérateur, tenant de la main gauche le manche du cathéter, fait saillir ce dernier dans le vagin par un mouvement de bascule qui en abaisse le bec. Il ne reste plus qu'à plonger un bistouri droit à long manche immédiatement en arrière du dard. La lame, guidée par les bords du cathéter, s'engage sans peine dans sa large fenêtre, et coupe d'un coup la cloison dans toute son épaisseur.

Une fois l'incision pratiquée, on fait glisser le cathéter en arrière tout en laissant le dard en place, et l'on complète l'incision avec des ciseaux, si l'on juge qu'elle n'a pas une longueur suffisante.

Nous avons constaté, par des expériences cadavériques et par une opération sur le vivant, que toutes ces manœuvres s'exécutent avec une grande rapidité et une rigoureuse précision.

L'extraction n'offre de difficultés que si le calcul est très volumineux; comme il est en travers dans le bas-fond de la vessie, il faut le déplacer au moyen d'un bouton employé comme levier, et l'engager ainsi peu à peu dans la plaie.

On termine l'opération par les sutures. Il ne nous paraît pas indispensable de faire un large avivement oblique, comme s'il s'agissait d'une fistule vésico-vaginale; le rapprochement exact des deux lèvres de l'incision doit suffire, à condition que les sutures soient peu écartées les unes des autres, et qu'elles ne comprennent pas la muqueuse vésicale.

Tels sont les divers procédés de taille employés sur les femmes. Nous aurons à les comparer entre eux, après avoir exposé un autre moyen d'extraire les calculs de la vessie, sans opération sanglante.

Nous avons déjà dit que l'urèthre de la femme, presque droit, court, très dilatable, était heureusement disposé pour laisser passer des pierres d'un petit volume. On trouve, en effet, dans nos recueils scientifiques un assez grand nombre d'observations où l'on voit que des femmes ont expulsé, par les seuls efforts de la toux, de la miction ou de la défécation, des calculs du volume d'une noix, d'un œuf de poule. Colot dit avoir vu une femme malade, affectée d'une rétention d'urine, et qui, sur le point de se faire opérer, rendit une pierre grosse comme un œuf d'oie. (Colot, *Traité de l'opération de la taille*, p. 289.). Ces faits, malgré l'exagération dont ils semblent entachés, sont incontestables. Quelques chirurgiens y trouvèrent une indication précieuse et songèrent à utiliser la dilatabilité de l'urèthre pour l'extraction des calculs. Mais ils ne procédèrent pas tous de la même façon. Les uns voulaient qu'on ouvrît rapidement le canal avec des instruments métalliques, comme dans la taille par le grand appareil chez l'homme; les autres, repoussant ces moyens violents, pensaient qu'il était préférable de procéder avec ménagement et de dilater l'urèthre en introduisant dans sa cavité des corps ayant la propriété d'augmenter lentement de volume. De là deux procédés : la dilatation rapide et la dilatation lente.

Dilatation rapide. — Velpeau attribue ce procédé à Tolet, mais il se trompe. Voici ce qu'on trouve dans le livre de Tolet : « Feu M. Jonnat ne se servait que d'une sonde creuse ou d'un gros stylet, pour conduire la tenette, et *c'est de lui que j'ai appris* que l'incision à l'urèthre était inutile pour extraire la pierre au sexe féminin (*loc. cit.*, p. 151). Sa pratique différait de celle de Jonnat en cela qu'il se servait d'un dilatateur à deux branches, sur lequel il glissait les tenettes dans la vessie. Il ajoute : « D'autres se servent fort heureusement d'un gorgeret étroit qui sert de conducteur à la tenette. » Cette dilatation de l'urèthre n'était pas portée très loin, car il fait remarquer que les fibres trop dilatées et presque lacérées ne pourraient plus se resserrer pour empêcher l'écoulement involontaire des urines (*loc. cit.*, p. 150). A vrai dire, on ne dilatait que juste assez pour introduire la tenette, et la véritable dilatation était opérée par l'extraction de la pierre.

L'emploi du chloroforme a permis de pratiquer cette douloureuse opération avec une lenteur relative. Le procédé le plus simple consiste à introduire dans l'urèthre des pinces à pansement, ou un dilatateur utérin à deux ou trois branches, puis le petit doigt, l'index, le médius. On arrive ainsi à une dilatation suffisante dans quelques cas, la circonférence d'un doigt indicateur variant de 6 à 7 centimètres en moyenne; mais avec certains instruments spéciaux, on peut agir avec plus de sécurité, d'autant plus que les expériences de Paul Hybord, de Spiegelberg, de Simon (de Heidelberg) et de Simonin (de Nancy), ont montré quel degré de dilatation pouvait subir l'urèthre de la femme, sans se déchirer. Le premier de ces expérimentateurs a noté 10 à 14 millimètres de diamètre, chiffre évidemment inférieur à la réalité. Les trois autres pensent qu'on peut sans danger, pendant l'anesthésie, aller jusqu'à 75 et même 90 millimètres de circonférence. Ce dernier chiffre nous paraît exagéré, et nous croyons qu'on ne doit pas dépasser 7 à 8 centimètres de circonférence, ce qui donne en diamètre environ 25 millimètres. Cette dilatation permet d'extraire des pierres d'un volume déjà assez sérieux, et de pratiquer la fragmentation, si des dimensions plus considérables empêchent la sortie du corps étranger.

Il importe de savoir que le méat résiste, et qu'il est indispensable de commencer par le débrider en deux ou trois points par de petites sections d'un tiers de centimètre. Pour la dilatation, on peut se servir du dilatateur de Dolbeau, comme l'a fait M. Reliquet, de celui de M. Guyon, dont il sera parlé plus tard, ou encore des mandrins en caoutchouc durci de Simon (de Heidelberg). Ces derniers, au nombre de six, sont gradués depuis 9 millimètres jusqu'à 2 centimètres. Ils sont creux et munis d'un obturateur. Leur seul avantage est d'obliger l'opérateur à ne pas procéder trop brutalement. Il faut, en effet, consacrer quelques minutes à cette dilatation, sous peine d'occasionner des déchirures. On peut facilement s'astreindre à cette précaution, quel que soit le moyen de dilatation employé, que ce soient les spéculums du chirurgien allemand, ou simplement le doigt. (Maurice (d'Onville), *Dilatation rapide du canal de l'urèthre chez la femme*. Thèse inaugurale, Nancy, 1877). Nous pensons avec

M. Simonin, que cette dilatation peut être utilisée pour le diagnostic des états morbides de la vessie (Simonin, *Faits récents de dilatation rapide de l'urèthre. Bull. Soc. Chir.*, 1880). On se rappelle que nous avons recouru à ce moyen chez une femme atteinte de pilimiction.

Dilatation lente. — Le procédé précédent ayant parfois donné lieu à de l'incontinence d'urine, Douglas tenta le premier de remédier à cet inconvénient, en introduisant dans l'urèthre un petit cylindre d'éponge préparée ou de racine de gentiane desséchée. Ces corps, en s'imbibant de l'urine contenue dans la vessie, se gonflent lentement et peuvent acquérir un volume assez considérable. L'éponge est préférable à la gentiane, parce qu'il est très facile de placer dans son centre une petite sonde qui assure la sortie des urines. Cet avantage n'est pas à dédaigner, parce qu'il permet de ne pas retirer le corps dilatant pour les besoins de la miction.

Il ne faudrait pas croire que ce procédé est exempt de tout reproche ; on a souvent constaté qu'il éveille des douleurs très vives que les femmes ne peuvent supporter. Pour nous, il a un inconvénient plus sérieux. La présence prolongée dans l'urèthre d'un corps étranger qui exerce une pression douloureuse sur ses parois, ne tarde pas à l'enflammer. Les tissus deviennent très friables, et sont plus exposés à se déchirer quand on retire la pierre. La dilatation rapide est donc préférable de tous points.

Il est incontestable, en effet, que grâce au chloroforme, dont la propriété est de relâcher les fibres musculaires ou de diminuer beaucoup leur résistance, l'incontinence d'urine est moins à craindre. Nous avons dit plus haut que, dans le cas où le canal ne serait pas encore assez élargi pour laisser passer la pierre, la dilatation ne pouvait qu'en faciliter l'écrasement. Ce dernier moyen n'est pas nouveau. Antoine Beniveni en cite un exemple curieux. (*De abditis morborum causis*, chap. 80). Chez deux femmes, l'une âgée de trente-quatre et l'autre de quarante-cinq ans, voici comment nous avons procédé : La malade étant mise dans la position ordinaire et soumise à l'action du chloroforme, l'index préalablement enduit d'un corps gras fut introduit dans l'urèthre ; puis le doigt fut remplacé par un petit spéculum à trois branches qui fut développé avec lenteur. Il en résulta sans peine une dilatation de 3 centimètres environ de diamètre. Chez la première femme quelques tractions modérées suffirent pour extraire un calcul gros de 25 millimètres sur 34. Sur l'autre malade la tentative fut moins heureuse. Le calcul devait être à peu près du même volume, mais hérissé de tubercules raboteux qui auraient certainement déchiré l'urèthre. Il nous sembla préférable de le rompre avec un lithotriteur à pignon que nous avions sous la main. Ensuite, une simple tenette suffit pour retirer des fragments très gros, qui certainement auraient difficilement passé par le canal, sans la dilatation préalable qu'il avait subie.

Chez la première femme, il y eut une incontinence d'urine. Au bout d'un mois, comme cette infirmité s'était peu amendée, une cautérisation fut faite circulairement sur le col de la vessie et sur la moitié postérieure de l'urèthre avec du nitrate d'argent. Le mieux qui en résulta nous engagea à employer encore deux fois ce moyen à quinze jours d'intervalle, et la guérison fut complète au bout de trois mois.

De ce qui précède, il résulte qu'en dehors de l'extraction par la dilation qui vient d'être exposée, il ne doit rester dans la pratique que trois procédés de taille : l'uréthrotomie avec incision double et oblique pour les pierres de moyenne grosseur, la taille vésico-vaginale pour les pierres moyennes ou grosses, et la taille hypogastrique pour celles qui sont très volumineuses. Plus tard nous reviendrons sur les avantages relatifs de ces divers procédés.

VIII. — Choix de la méthode de traitement la plus favorable aux calculeux.

Indications et contre-indications générales. — Maintenant que le lecteur est au courant de tout ce qui concerne la lithotritie, la taille et les méthodes dérivées de l'une ou de l'autre, nous lui devons l'exposé de nos idées relativement à la conduite à tenir suivant les circonstances. Il a fallu bien du temps pour arriver à l'accord qui existe aujourd'hui, sur les points les plus importants, entre les chirurgiens de tous les pays. Des dissidences encore trop nombreuses les partagent en deux camps. Les uns, montrant une prédilection marquée pour la lithotomie, la pratiquent de préférence, là où les autres inclineraient plutôt vers la lithotritie ; mais on n'en voit plus guère, comme à l'époque où la méthode du broiement commençait seulement à faire ses preuves, considérer cette dernière comme une innovation fâcheuse, pleine de promesses, mais aussi féconde en déceptions. On peut dire, sans crainte d'être démenti, que la lithotritie a définitivement gagné la grande bataille qu'elle a eu à livrer à son aînée respectable, la taille, pour partager avec elle la place qu'elle occupait dans la thérapeutique des pierres vésicales.

Dans la très grande majorité des cas, on peut être certain que tous les chirurgiens exprimeraient la même opinion sur l'opportunité de la taille ou de la lithotritie; c'est à propos des cas intermédiaires, où les indications et contre-indications sont moins précises, que le désaccord s'établirait. Il serait bien extraordinaire qu'il en fût autrement, tant est complexe cette question de thérapeutique sur laquelle s'entassent les arguments et les objections tirés des conditions générales, de l'âge, du sexe des sujets, des conditions matérielles des calculs et du système génito-urinaire tout entier. En vain les statistiques individuelles étalent-elles à l'envi leurs séries plus ou moins heureuses. Les éléments de ces statistiques variant beaucoup, il est de toute nécessité de faire, dans leur interprétation, la part de toutes les circonstances susceptibles de modifier les résultats, tâche souvent bien difficile, toujours très délicate, si l'on cherche avant tout la vérité sans parti pris.

Certes les documents ne manquent pas; ils sont même trop nombreux, pour qu'il puisse y avoir avantage à les commenter tous. Nous devons nous borner à formuler les conclusions que leur analyse et notre propre expérience nous auront fait adopter.

S'il est des circonstances qui imposent le choix de la lithotritie ou de la taille, il en est aussi qui représentent, à l'égard des deux méthodes, des contre-indications formelles. Nous citerons : la sénilité précoce ou en rapport avec l'âge, compliquée ou non de troubles intellectuels et de lésions des principaux systèmes organiques; le diabète accentué, les états inflammatoires très prononcés de la vessie, peu modifiés par la thérapeutique; les dégénérescences diverses des reins accompagnées de septicémie chronique ou d'albuminurie; les accès fébriles se rattachant ou non à des phlegmasies chroniques de l'appareil urinaire, et n'offrant que peu de rémissions; les phénomènes inflammatoires siégeant en dehors et dans le voisinage de l'appareil urinaire (péricystite, péritonite chronique); la dégénérescence graisseuse supposée des principaux organes de l'économie (cœur, foie, reins); enfin les tumeurs de la vessie (fongus, cancer) ayant donné naissance à un commencement de cachexie. Il est à peine besoin d'ajouter à cette énumération les maladies ou affections quelconques des autres systèmes ayant profondément porté atteinte à l'organisme.

Telles sont les contre-indications communes de la lithotritie et de la taille, en un mot, de l'intervention chirurgicale active.

Dans le parallèle qui va suivre, tout ce qui constituera une indication pour l'une des méthodes, créera nécessairement une contre-indication pour l'autre. Auparavant il nous faut établir par des chiffres la supériorité aujourd'hui incontestable de la lithotritie, sans perdre de vue que les résultats modernes de la taille ne peuvent être confondus avec ceux de la même opération avant l'invention du broiement des pierres. A l'époque où on opérait tous les cas par la lithotomie, les cas particulièrement favorables devaient singulièrement améliorer les statistiques; ces mêmes cas favorables ne figurant plus dans les relevés modernes de tailles, le chiffre de la léthalité devait y être plus élevé.

Bien qu'il n'en soit pas toujours ainsi, il faut, pour porter un jugement équitable sur les deux méthodes, opposer à celle du broiement les résultats de la lithotomie appliquée indistinctement à tous les cas.

Une des statistiques les plus anciennes que l'on possède est celle des tailles pratiquées à la Charité de 1724 à 1757. Sur 508 opérations, il y eut 225 morts, soit 44 pour 100, résultat auquel n'ont rien à envier les chirurgiens modernes. De 1820 à 1830, Scarpa, ayant opéré à Pavie 79 calculeux sur 108 qui avaient été admis dans l'hôpital de cette ville, en perdit 24, soit 31 pour 100, chiffre d'autant plus considérable que parmi ces sujets il y avait un grand nombre d'enfants.

En revanche, Cheselden ne perdit, à l'hôpital Saint-Thomas de Londres, que 20 malades sur 213 opérés, soit 1 sur 10,65. Les résultats de Martineau (de Norwich), très différents suivant les séries publiées par ce chirurgien, donnent en résumé une moyenne de 1 mort sur 8,6. On pourrait citer encore ceux de Rigby (1 sur 7), de Roux (20 pour 100), de Souberbielle (4,5 pour 100), mais il faut ajouter que ces chiffres, pris en gros, n'ont qu'une valeur très relative, parce que certains chirurgiens ont eu à traiter surtout des enfants, tels autres des vieillards; d'autres ont vu passer sous leurs yeux des cas particulièrement faciles, tandis que leurs collègues de la même ville ou du même hôpital se trouvaient souvent aux prises avec de graves difficultés.

Cependant, malgré la peine qu'on peut éprouver à tirer de tous ces chiffres une conclusion précise, on peut dire qu'avant la lithotritie, ou entre les mains des chirurgiens qui ne pratiquaient guère la nouvelle méthode, la taille donnait une mortalité au moins égale à celle des statistiques plus modernes. La plus importante de ces dernières, due à Gross, porte sur 9299 tailles diverses, chiffre énorme qui se décompose de la manière suivante :

	Opérés.	Morts.	Proportions.
Taille latérale..........	8509	1065	1 sur 8.
Taille bilatérale........	228	33	1 sur 6,9.
Taille médiane.........	299	29	1 sur 10,3.
Taille recto-vésicale.....	83	16	1 sur 5,1.
Taille sus-pubienne.....	180	39	1 sur 4,6.

Pour l'ensemble, ce tableau donne 1 mort sur 7,8 ; mais il ne faut pas oublier qu'il renferme des cas très dissemblables, et que les résultats suivant les âges n'y sont l'objet d'aucune distinction. La mortalité étant infiniment moindre chez les enfants que chez les adultes, et surtout chez les vieillards, cette moyenne de 1 sur 7,8 représente mal les résultats obtenus à partir de quinze ou vingt ans. On en trouve la preuve dans la statistique fournie par Saucerotte pour l'hôpital de Lunéville ; elle porte sur 1564 cas, où figurent 1195 enfants au-dessous de quinze ans. Le nombre des morts n'est que de 147, ce qui donne 1 sur 10. Quelques statistiques individuelles, résumant un nombre restreint d'opérations, peuvent seules être comparées à celle-là ; aussi doit-on les considérer comme exceptionnellement heureuses. (Malgaigne et Le Fort, *Manuel de médecine opératoire*, 8e éd., p. 621).

Veut-on maintenant connaître les résultats de la taille, lorsque les applications de cette opération sont réduites aux cas les plus défavorables? Qu'on se reporte à la statistique de M. Thompson, dont l'habileté opératoire ne fait doute pour personne. Ce chirurgien a donné les résultats de 500 cas de pierre vésicale traités par lui à l'aide de l'une ou de l'autre méthode. Sur ce chiffre, il y a eu 422 lithotrities dont 32 ont été suivies de mort, et 78 tailles dont 29 ont eu une terminaison fatale. Pour la lithotritie, la moyenne est de 1 sur 13, soit 7,6 pour 100 ; pour la taille, elle est de 1 sur 2,68, soit 37,2 pour 100. (*Med. chir. transactions*, 1878, vol. XLIII, p. 159-178).

Laissons de côté ce dernier chiffre pour n'envisager que le premier, et comparons celui-ci à la moyenne de la statistique de Gross. Nous opposons ainsi la fraction 1/13 à la fraction 1/7,8, et nous pouvons dire que la taille est un peu plus de deux fois plus grave que la lithotritie. Nous sommes loin, comme on le voit, des chiffres d'après lesquels Malgaigne pensait pouvoir juger cette opération. En relevant un certain nombre de cas appartenant à Velpeau, à Civiale et aux chirurgiens de Paris en général, il arrivait à établir péniblement en faveur de la lithotritie une faible différence de mortalité en moins. La vérité est que ces anciens chiffres ont perdu de leur valeur ; aujourd'hui on ne pourrait en tirer qu'une seule conclusion : c'est que la pratique de la lithotritie s'est perfectionnée au point que la taille ne peut plus un instant soutenir la comparaison avec elle dans ses résultats généraux.

Ce que nous venons de dire s'appliquant uniquement aux résultats immédiats des deux opérations, on pourrait se demander si les résultats éloignés ne ramènent pas l'avantage du côté de la taille. C'est sur la question de la récidive que l'on doit baser son jugement. Velpeau, qui a défendu la taille avec passion contre les prétentions alors exagérées de la lithotritie, a constaté que sur 4146 tailles il y aurait eu 42 récidives ou 1 pour 100, tandis qu'il y en aurait eu 34 pour 600 lithotrities, soit un peu plus de 5 pour 100.

En revanche, Civiale établit, ou cherche à établir, que la proportion doit être presque renversée ; il trouve 10 pour 100 de récidives pour la taille, et seulement 4 pour 100 pour la lithotritie. Lequel des deux croire ? Il faudrait d'abord distinguer les cas où la récidive est due à la formation de toutes pièces d'un nouveau calcul, et ceux où elle doit être attribuée à une opération incomplète. Ni la taille, ni la lithotritie ne peuvent être rendues responsables des premiers, puisqu'il s'agit avant tout d'une prédisposition individuelle qui prolonge ses effets au delà d'une première opération. Quant aux seconds, quels moyens a-t-on de les distinguer des autres, et, par conséquent, comment faire la part de ce qui revient à l'insuffisance du procédé opératoire ?

Cette difficulté n'a pas rebuté M. C. Williams, et ne l'a pas détourné d'un nouvel essai de statistique sur ce point spécial. Sur 1015 cystotomies, il relève 28 récidives, ce qui donne une proportion de 1,36. S'appuyant, d'autre part, sur les résultats de Civiale (55 récidives sur 548 lithotrities, ce qui donne une proportion de 1,10), il conclut que la lithotritie y expose davantage. A vrai dire, et quelque contestables que soient les bases de sa statistique, sa conclusion ne nous surprend guère.

Il est bien probable qu'un débris de calcul doit échapper plus facilement aux mors d'un brise-pierre qu'une petite pierre au doigt ou à la tenette du chirurgien qui a fait la taille; mais peut-on raisonnablement tirer de cette infériorité relative de la lithotritie un avantage décisif pour la taille? Personne n'y penserait sérieusement aujourd'hui, et nous irons jusqu'à dire : Mieux vaut subir une seconde fois la première de ces opérations, dans des conditions essentiellement favorables, qu'une seule fois la seconde.

D'ailleurs M. A. Wiegmann, à qui l'on doit un important travail sur ce sujet, ne tranche pas la question. Il se contente d'établir la proportion des récidives, sans tenir compte de l'opération subie. Rappelant les recherches minutieuses de Piersig, et s'appuyant sur les chiffres fournis par près de vingt médecins ou chirurgiens, il arrive à la moyenne de 6 pour 100 environ, par rapport au nombre des opérés. D'après cet auteur, la migration des pierres rénales, la persistance d'un catarrhe vésical, la stagnation de l'urine, occupent une large place dans l'étiologie; la constitution chimique des pierres secondaires, qui sont ordinairement phosphatiques dans leur totalité, prouve bien que souvent il ne s'agit pas d'incrustation d'un fragment oublié dans la vessie. (Wiegmann, *Arch. für klin. Chirurgie*, vol. XVIII, 1875, p. 516).

La supériorité de la lithotritie étant établie suffisamment par les considérations précédentes, il nous reste à analyser les diverses circonstances qui en rendent l'application difficile ou impossible. Nous répétons ici que de chacune des contre-indications de la lithotritie se tire une indication de la taille. Réservant pour la fin ce qui concerne l'âge et le sexe des sujets, nous nous attacherons tout d'abord aux conditions inhérentes au calcul lui-même, à l'état de l'appareil urinaire, à l'état général du malade.

Il est généralement admis aujourd'hui qu'une pierre ayant plus de 4 centimètres de diamètre, rend la taille nécessaire. Ce chiffre, à la vérité, n'a rien d'absolu. Certaines pierres d'un volume inférieur, mais d'une grande dureté, résistent aux brise-pierre les plus puissants, tandis que des calculs de 5 centimètres et plus se laissent broyer avec la plus grande facilité. Il est permis de s'attaquer à des pierres assez grosses et en même temps assez fermes, lorsque l'état des reins et de la vessie est satisfaisant. Des séances multiples, qui seront mal supportées par certains sujets, le seront bien par certains autres. Les 4 ou 5 centimètres de diamètre, représentant la moyenne de volume au delà de laquelle la lithotritie est difficilement applicable, ne fournissent donc qu'une donnée approximative.

L'état général du sujet, les lésions des organes urinaires ont une importance supérieure.

La multiplicité des calculs ne contre-indique la lithotritie que si, dans leur ensemble, ils atteignent un volume plus considérable qu'une pierre unique de 4 à 5 centimètres.

La taille s'impose lorsqu'on soupçonne l'incrustation des parois vésicales. En ce cas, l'application d'un courant continu, suivie de fortes injections, mobilisera les plaques calcaires en provoquant les contractions de la tunique musculaire. (Reliquet, *Gazette des hôpitaux*, janvier 1873.)

L'enchatonnement, l'enkystement des calculs est encore une contre-indication à la lithotritie, que les poches soient situées en avant ou en arrière, par rapport à l'axe vertical de la vessie. Nous en dirons autant des pierres adhérentes, même lorsqu'elles ne sont pas enchatonnées.

Voilà pour ce qui est du calcul. Bon nombre de contre-indications résultent de l'état des organes urinaires, de l'urèthre, de la prostate, de la vessie, des reins. Les rétrécissements de l'urèthre ne font obstacle à la lithotritie que si on n'arrive pas à les dilater convenablement. Nous avons vu que l'irritabilité et le spasme du canal pouvaient être combattus par des moyens efficaces, mais quelquefois on échoue. Alors la chloroformisation devient une ressource précieuse, en même temps qu'elle permet de prolonger les séances.

Des fragments de pierre enchâssés dans l'urèthre obligent parfois à pratiquer la lithotomie pour terminer le traitement.

La tuméfaction hypertrophique de la prostate rend quelquefois impossible la préhension de la pierre et le broiement des débris, malgré tous les artifices et toutes les manœuvres ayant pour but de déplacer la pierre vers la partie postérieure du bas-fond vésical. La récidive étant plus à craindre en pareil cas, si l'on est parvenu à grand'peine à briser la pierre, c'est une raison de plus pour renoncer d'emblée à la lithotritie.

L'atonie vésicale n'est qu'une contre-indication relative; car on peut, par l'aspiration, remplacer les contractions de la tunique musculeuse.

Du côté de la vessie, l'extrême irritabilité crée des difficultés dont la chloroformisation ne permet pas toujours de venir facilement à bout. Le racornissement rend impossibles ou très malaisées les manœuvres du brise-pierre; mais la cystite chronique, sans racornissement, ne s'oppose pas, dans ses formes moyennes, à la lithotritie. On peut même assez souvent ramener peu à peu la vessie à un état meilleur par le repos, les bains, les injections de diverses sortes usitées en pareil cas. A partir du moment où le catarrhe semble ne plus pouvoir rétrograder, c'est au chirurgien à juger si l'organe est trop irritable pour supporter le contact des fragments produits par la première séance. La décision à prendre est souvent délicate ; c'est sur ces cas placés à la limite du terrain de la lithotritie que se produisent des dissidences. Dans le doute, nous pensons qu'il est préférable de faire la taille pour les calculs de plus de 2 ou 3 centimètres.

Nous parlons à peine des dégénérescences organiques de la vessie, (fongus considérables, cancer). En pareil cas, comme les calculs sont ordinairement friables, la lithotritie serait peut-être encore préférable à la taille, si l'affection n'était pas trop avancée ; mais, l'état cachectique des sujets devrait s'opposer à toute intervention. Cependant, quand les productions sont peu vasculaires, que les reins ne sont pas manifestement dégénérés, que l'urine ne renferme pas une trop grande quantité de pus, on est autorisé à tenter le broiement, parce qu'il y a des chances pour qu'une ou deux petites séances suffisent. Nous avons à peine besoin d'insister sur la nécessité de l'abstention, en présence des cas évidemment mauvais.

Les complications rénales ne sont pas toujours une contre-indication à l'intervention ou à la lithotritie. C'est une question de degré, bien qu'on puisse considérer tout sujet, dont les reins ne sont pas dans un état tout à fait normal, comme beaucoup plus exposé que les autres. Si l'on soupçonne la suppuration des reins, il faut se garder d'intervenir. L'albuminurie, même passagère, est une circonstance de très mauvais augure. La polyurie, la faible densité des urines, les troubles gastro-intestinaux doivent bien souvent empêcher toute intervention ; c'est seulement lorsque ces symptômes se sont amendés sous l'influence d'un traitement méthodique, qu'on est en droit de passer outre ; mais il ne faut pas se dissimuler que les malades ont pour eux bien peu de chances favorables.

Certains chirurgiens se décident peut-être trop facilement pour l'intervention dans ces circonstances difficiles. M. Thompson déclare n'avoir renoncé à toute opération que cinq fois dans le cours de sa carrière. C'est sans doute pour cette raison que le résultat de ses tailles a été si désastreux (37 pour 100 de mortalité). Ce chiffre fait monter à 12 pour 100 l'ensemble de la léthalité pour ses 500 cas de lithotomie et de lithotritie; autrement dit, il a perdu un malade sur 8 opérés. Or une statistique de 736 tailles faites sur des adultes, publiée par le même chirurgien, donne une mortalité de 149 : soit 20,3 pour 100, ou 1 sur 4,8 opérés. La moyenne de Gross est beaucoup meilleure (1 sur 7,8).

Cela prouve, en résumé, que le chirurgien anglais a de la peine à se décider pour l'abstention, et comme, dans le cas de complications rénales diagnostiquées ou supposées, il préfère encore la lithotritie, les sujets qu'il taille doivent être dans de bien mauvaises conditions pour supporter un traumatisme quelconque.

Les chirurgiens français professent généralement une opinion contraire. S'ils se croient autorisés à agir, ils penchent vers la taille, et ils ont raison, à notre avis. Cependant l'exclusion systématique de la lithotritie ne serait pas toujours la conclusion la plus favorable aux malades. On en jugera par le fait suivant, remarquable par la facilité avec laquelle le broiement a pu se faire, malgré des accidents antérieurs qui semblaient devoir rendre impossible toute espèce d'intervention.

Au mois d'août 1880, l'un de nous fut appelé à examiner un homme d'une soixantaine d'années qui venait d'arriver de province dans un état déplorable. Coliques néphrétiques d'une extrême violence, péritonite, tumeurs inflammatoires disséminées dans l'abdomen et formées peut-être par des fausses membranes, spasmes permanents de la vessie, fièvre intense, affaissement général, teinte ictérique assez prononcée, tel est le tableau des accidents dont il souffrait alors. Ce malade présentait les signes rationnels de la pierre, mais il ne fallait pas songer à s'en assurer avant longtemps. Cette opinion fut partagée par M. Guyon qui examina le malade avec nous.

On sentait profondément dans l'abdomen des masses dures, globuleuses, situées au-dessus de la vessie, sur le trajet des uretères.

Cependant la situation s'améliora beaucoup, si bien qu'au mois de septembre l'exploration de la vessie fut considérée comme praticable sans trop de péril. Elle ne provoqua aucun accident, et nous fit reconnaître la présence d'une pierre.

La taille semblait indiquée ; c'est à la lithotritie que nous eûmes recours. Une première séance très courte nous apprit que le calcul avait plus de 4 centimètres et qu'il était dur. La fragmentation nécessita, dans la seconde séance, l'emploi de la percussion. Quatre autres séances furent aussi bien supportées que les deux premières, et deux d'entre elles avaient duré au moins cinq minutes. Le malade n'eut pas un seul accès de fièvre dans tout le cours du traitement.

Aurait-il aussi bien supporté la taille? Nous pouvons en douter. Il ne faut donc pas, toutes les fois qu'il y a eu des accidents graves du côté de la vessie, du péritoine, du tissu conjonctif périvésical et des reins, se rejeter violemment vers la lithotomie. Le broiement peut être mieux supporté, et on peut jusqu'à un certain point le prévoir, lorsque les cathétérismes dilatateurs de l'urèthre et explorateurs de la vessie n'ont provoqué absolument aucun accident. C'est ce qui avait eu lieu chez notre malade.

Dans un cas où le sujet était atteint d'albuminurie, de bronchite chronique, de rétrécissement de l'urèthre et d'atonie vésicale, M. Teevan fit d'abord la lithotritie par l'urèthre, puis pratiqua la taille médiane, afin d'extraire immédiatement les fragments (*The Lancet*, vol. I, 1878, p. 900). La priorité de cette opération mixte fut réclamée peu de temps après par M. Macnamara (*The Lancet*, vol. I, 1878, p. 949). Nous nous demandons pourquoi ces chirurgiens n'ont pas fait d'emblée la taille médiane ou la lithotritie périnéale.

Les considérations précédentes s'appliquent rigoureusement à la fièvre dite urineuse, si souvent symptomatique d'états organiques et de complications phlegmasiques méconnus.

On rencontre quelquefois des sujets d'une impressionnabilité telle que l'urèthre ni la vessie ne peuvent supporter le contact d'un instrument explorateur, et que l'approche seule du chirurgien éveille en eux une appréhension effroyable et des troubles nerveux dignes d'une hystérique. Ici il n'y a qu'une ressource à employer: la chloroformisation pour le premier examen et la lithotritie rapide en une ou deux séances, si le volume du calcul et les conditions organiques du sujet ne s'y opposent pas.

Indications et contre-indications tirées de l'âge. — Indépendamment des résultats constatés, dont nous parlerons plus loin, certaines circonstances rendent à la lithotritie le plus grand nombre de ses avantages, chez les enfants mâles, jusqu'à l'âge de quinze ans. Ce sont : l'indocilité des petits malades, la nécessité d'employer des instruments petits qui rendent la préhension difficile, l'extrême irritabilité de la vessie, qui donne lieu à des spasmes violents et à l'engagement de fragments volumineux dans le canal, l'élévation de la vessie tout entière et de son col au-dessus du périnée, condition anatomique qui augmente la courbure du canal et rend plus difficile que chez l'adulte la recherche du calcul, parce qu'il occupe d'une façon moins constante la région du bas-fond.

Si l'anesthésie chloroformique annule l'indocilité et en partie les spasmes dus au contact des instruments, elle ne peut rien contre les spasmes secondaires et contre l'engagement des fragments ; en revanche, elle permet de faire les recherches sans se hâter et de prolonger les séances.

Étant donné ces conditions favorables et défavorables, doit-on pratiquer la lithotritie plutôt que la taille, ou inversement? Nous n'hésitons pas à le dire dès l'abord : d'une façon générale la lithotomie donne de meilleurs résultats, et doit être préférée dans un très grand nombre de cas. La statistique suivante, due à M. Thompson, est plus propre à porter la conviction dans les esprits que tous les raisonnements :

	Cas.	Morts.	Proportions.
De 1 à 5 ans (inclusivement).	473	33	1 : 14 1/3.
De 6 à 11 ans —	377	16	1 : 23 1/2.
De 12 à 16 ans —	178	19	1 : 9 1/2.
De 17 à 20 ans —	76	11	1 : 7.

Ainsi, dans la période de 17 à 20 ans, la proportion est celle que donnent les statistiques les plus favorables pour l'adulte, et la comparaison est plutôt à l'avantage de la lithotritie; mais pour les autres périodes, la proportion des morts est relativement si faible, qu'on comprend les chirurgiens qui taillent tous les sujets indistinctement. Sans aller peut-être aussi loin, M. Holmes, en Angleterre, se déclare partisan très chaud de la lithotomie.

Les documents français relatifs à cette question ne sont pas très nombreux. On peut citer la statistique de Ségalas, qui n'aurait perdu qu'un petit malade sur 29 opérés par la lithotritie, celle de Guersant (*Mal. des enfants*, p. 40) : 7 morts, dont 4 de maladies intercurrentes, sur 40 opérés, ce qui donne 3 morts sur 36 lithotrities. Giraldès s'est montré à plusieurs reprises partisan de cette opération, et l'a montré en la pratiquant 148 fois avec des résultats assez favorables. Dolbeau la réservait pour les adolescents et pour les jeunes gens. M. Guyon la croit inférieure à la taille, pour les très jeunes sujets et lorsque le volume de la pierre exige plusieurs séances.

M. Fournier nous apprend que M. de Saint-Germain est partisan de la lithotritie chez les enfants, et semble la préférer à la taille. (*Du calcul vésical et de la lithotritie chez les enfants*. Thèse de Paris, 1874, n° 459). Mais nous tenons de M. de Saint-Germain lui-même, que depuis cette époque ses idées ont subi un revirement complet.

Les témoignages favorables prouvent simplement que le broiement peut réussir dans le jeune âge comme chez l'adulte; mais s'ensuit-il qu'il soit toujours préférable à la taille ? Tel n'est pas notre avis. Selon nous, la taille doit toujours avoir le pas sur la lithotritie, lorsque les sujets ont moins de deux ans, et que le calcul a plus de 1 centimètre 1/2. Dans tous les autres cas, elle ne doit être pratiquée que s'il y a des chances sérieuses de débarrasser les petits malades en une ou deux séances, dût-on même les prolonger un peu.

Enfin dans la période de 6 à 11 ans, où la mortalité par la taille est de 1/23, celle-ci doit toujours être préférée; car la lithotritie n'a jamais donné d'aussi beaux résultats, sauf dans la statistique de Ségalas, la seule aussi favorable que nous connaissions. Dans les autres périodes, la lithotritie garde peut-être un certain avantage, sauf les réserves que nous avons faites plus haut relativement au nombre des séances.

Indications et contre-indications tirées du sexe. — Nous n'avons pas à revenir sur les indications et contre-indications générales déjà exposées plus haut. Il s'agit de savoir actuellement si la lithotritie a de très grands avantages chez la femme, par rapport à la taille. Nous pouvons répondre négativement, sans avoir pour cela l'intention de la repousser. Mais d'abord, offre-t-elle dans le sexe féminin des difficultés spéciales, capables d'en rendre l'application impossible ? On a dit que la vessie de la femme retenait difficilement le liquide des injections, qu'elle était très disposée, comme celle des enfants, aux spasmes violents, dont la conséquence est de pousser les fragments contre les lèvres du col et de déterminer leur engagement dans l'urèthre. On a dit encore que la pression de l'utérus sur la face postérieure de la vessie avait pour résultat une déformation du réservoir urinaire, différente suivant que l'utérus conserve sa position normale ou se déjette latéralement. Dans le premier cas, il y a deux dépressions latérales où les pierres se logent, dans le second il n'en existe qu'une, tantôt à droite, tantôt à gauche.

Il y a du vrai dans ces assertions ; mais il s'en faut que toutes les vessies féminines soient très disposées aux spasmes, ou assez déformées pour que la recherche d'un calcul y soit difficile. Ce ne sont pas les véritables raisons qu'on peut invoquer contre le broiement. La principale est la très grande facilité de l'extraction par la dilatation. Cependant, comme cette dernière expose un peu à l'incontinence d'urine, malgré la détente que procure la chloroformisation, il y a des cas où il est bien permis de lui préférer la lithotritie. En revanche, celle-ci provoque quelquefois la péritonite.

Nous dirons donc que, si le broiement est absolument contre-indiqué par des spasmes violents qui s'opposent aux injections, par des déformations notables dues à la pression de la matrice ou à une cystocèle, par des dimensions de la pierre supérieures à 2 ou 3 centimètres de diamètre au maximum, par le très jeune âge des sujets, circonstance peu favorable, suivant Walsham, à cause de la capacité peu considérable et de la très grande irritabilité de la vessie et de l'urèthre (*Saint Bartholomew's hospital Reports*, vol. XI, 1875, p. 127-144), les conditions inverses, à savoir : la tolérance du réservoir urinaire, la conservation de sa forme normale, et surtout les faibles dimensions de la pierre, permettent de pratiquer la lithotritie avec toutes chances de succès. Nous ne voyons pas pourquoi on ne la tenterait pas, mais nous pensons qu'il faut la terminer, comme chez l'enfant mâle, autant que possible en une séance, soit en recourant, comme le fait M. Thompson, à l'évacuation artificielle de la poussière et des débris au moyen d'un aspirateur, soit en saisissant avec des pinces tous les fragments de quelque volume, après avoir faiblement dilaté le canal pour faciliter le passage de l'instrument et des morceaux plus ou moins irréguliers du calcul.

Notre opinion sur la lithotritie dans le sexe féminin se résume donc en ceci : elle n'a qu'un avantage peu considérable sur la dilatation de l'urèthre, et dans tous les cas où cette dernière ne pourrait être pratiquée, elle doit céder le pas aux tailles proprement dites.

IX. — Choix du procédé d'extraction de la pierre, chez l'homme, chez la femme et chez l'enfant des deux sexes.

Le terrain est maintenant déblayé de tous les cas ressortissant à la lithotritie. Étant donné que l'extraction extemporanée de la pierre doit être pratiquée, nous allons indiquer à quel procédé il faut avoir recours.

Chez l'homme et l'enfant mâle, il faut choisir entre les tailles médiane, latéralisée, bilatérale, hypogastrique, et la lithotritie périnéale. Établissons tout d'abord une distinction entre les cas où l'on a le choix et ceux où on ne l'a pas. De toutes les circonstances capables d'influer sur le choix, la plus importante, sans contredit, est le volume du calcul. Or il n'est douteux pour personne que les pierres très grosses imposent la taille hypogastrique ou la taille bilatérale avec ou sans lithoclastie. A en croire les statistiques, c'est à cette dernière qu'il faudrait donner la préférence. M. Chauvel a réuni 783 cas de taille sus-pubienne, dont 208 ont été suivis de mort, ce qui donne une proportion de 26 pour 100 ou 1 sur 3,7, tandis que 365 tailles bilatérales n'auraient occasionné la mort que 58 fois, et la proportion des cas funestes ne serait que de 15,8 pour 100 ou de 1 sur 6,3 opérés. Cette grande différence tient-elle à ce qu'on n'a souvent pratiqué la cystotomie sus-pubienne que dans de très mauvaises conditions? Cela est bien possible, mais il faut tenir aussi grand compte de l'âge des sujets. Ainsi, jusqu'à soixante ans environ, elle paraît manifestement inférieure aux autres tailles périnéales; mais il résulte des statistiques de M. Dulles et de M. Le Fort que ces dernières offrent chez les vieillards une gravité égale, ou peu s'en faut, à celle de la taille hypogastrique. Nous avons vu que M. Goudhœver la considère comme beaucoup moins nuisible qu'on ne l'a dit, même chez les jeunes sujets; il est vrai que les chiffres sur lesquels s'appuie son jugement ne sont pas assez considérables. Cependant la lithotomie sus-pubienne semble rentrer en grâce auprès des chirurgiens, et il se fait en sa faveur une réaction nettement accusée, dont on trouve la preuve dans le grand nombre de publications récentes où ses avantages sont proclamés. Nous citerons entre autres un travail que nous n'avons pu malheureusement nous procurer à temps (Guilhermi d'Oliveira Martins, *Operaçao da talha. Estudo comparativo dos methodos perineaes e hypogastrico.* Thèse inaugurale, Lisbonne, 1879 ou 1880).

Les chiffres n'ont, après tout, qu'une valeur relative, et quoi qu'ils ne soient guère favorables jusqu'ici à la taille hypogastrique, nous n'avons pas le droit de la condamner. Elle présente, en tout cas, des avantages réels dans certaines circonstances déterminées; l'absence d'hémorrhagies graves, l'intégrité assurée du col et de la prostate, la facilité d'exploration de la vessie, la possibilité d'extraire sans lithoclastie des pierres énormes, sont bien dignes de considération. Ajoutons que la lithotomie sus-pubienne permet de tourner la difficulté résultant du développement exagéré de la prostate. Arrivée à un certain degré de tuméfaction et de dureté, cette glande ne cède pas aux incisions; les lèvres de ces dernières restent accolées, et les efforts d'extraction n'ont d'autre résultat que de les contondre ou d'occasionner des déchirures. Le haut appareil pare à ce grave inconvénient, d'où une indication spéciale que nous avons trouvée nettement formulée par M. Ultzmann (voy. p. 648), à laquelle notre ami M. Th. Anger attache une grande importance, et dont nous reconnaissons le caractère impérieux.

En résumé, c'est peut-être à tort que l'on réserve à peu près exclusivement la taille hypogastrique pour les cas de pierre très volumineuse. Elle vaudrait peut-être les autres tailles, dans les cas ordinaires (c'est du moins l'avis de ses partisans les plus chauds); mais en somme d'après les statistiques, rien n'autorise encore à la substituer aux tailles médiane et latéralisée pour l'extraction des pierres moyennes, et c'est à peine si elle peut soutenir la comparaison avec la taille bilatérale, dans les circonstances où cette dernière n'est pas manifestement contre-indiquée.

Nous arrivons maintenant à la question que voici : la lithotritie périnéale d'Allarton ou de Dolbeau doit-elle être préférée aux tailles périnéales?

La généralisation que Dolbeau a voulu faire de l'opération qu'il croyait avoir imaginée de toutes pièces, n'est pas acceptable. Il suffit de s'être trouvé dans le cas de faire la lithoclastie dans le cours d'une taille bilatérale, pour se rendre compte des difficultés que l'on rencontrerait si, au lieu d'une large voie par laquelle l'introduction des instruments est facile, on n'avait devant soi que la portion prostatique du canal dilatée jusqu'à 2 centimètres de diamètre. Le volume considérable de la pierre contre-indique donc à nos yeux la lithotritie périnéale.

Si, au contraire, la pierre était petite et qu'on fût amené par son extrême dureté, par l'étroitesse du canal, à en faire l'extraction, nous pensons qu'il y aurait avantage à recourir, non plus à la lithotritie périnéale, puisque dans ces cas le broiement serait inutile, mais à une taille uréthrale suivie de la dilatation de la prostate, c'est-à-dire à l'opération de Dolbeau réduite à ses deux premiers temps. Il ne peut être indifférent, en effet, de respecter l'intégrité de la prostate, et dans les cas où l'introduction réitérée des tenettes n'est pas nécessaire, la dilatation ne peut pas être jugée inférieure à la section du tissu glandulaire.

A l'égard des pierres moyennes, de 3 à 5 ou 6 centimètres de diamètre, tiendrons-nous le même langage? Ici nous laisserons de nouveau parler les chiffres. Nous avons vu plus haut que, si les premiers résultats de Dolbeau avaient été très bons, l'ensemble de sa statistique au moment de la publication de son livre était déjà moins satisfaisant. Celle que donne M. Le Fort est encore moins favorable, puisque sur 56 opérations il relève 10 décès, soit une proportion de 17,8 pour 100. A vrai dire, ce chiffre nous paraît énorme, et nous nous faisons de la lithotritie périnéale une opinion plus avantageuse. Néanmoins, en admettant que les derniers cas publiés aient été particulièrement malheureux, et que les résultats de la méthode puissent être meilleurs sur un grand nombre de faits, elle aurait encore de la peine à lutter contre les autres procédés de taille. Dans leur ensemble, ainsi que nous l'avons dit plus haut, elles donnent une mortalité de 1 sur 7,8 opérés, ce qui fait 12,83 pour 100. De ce chiffre à 17,8 pour 100 il y a de la marge.

Si maintenant on envisage les diverses tailles périnéales isolément, la comparaison est encore plus défavorable à la lithotritie périnéale. Il suffira de jeter les yeux sur les tableaux suivants pour s'en convaincre :

Le relevé de 1827 cas de taille latérale ou latéralisée fait par M. Thompson, donne les proportions que voici :

AGE.	CAS.	MORTS.	PROPORTIONS.
De 1 à 16 ans (inclusivement).	1028	68	1 : 15,5
De 17 à 81 ans —	799	161	1 : 5
Ensemble	1827	229	1 : 7,97

Voici maintenant d'autres relevés dont on trouvera le détail dans l'article déjà cité de M. Chauvel (*loc. cit.*, p. 243) :

TAILLES.	OPÉRATIONS.	DÉCÈS.	PROPORTIONS.
Médiane...........	502	54	10,7 0/0 ou 1 : 9,29
Latéralisée	11,147	1399	12,5 0/0 ou 1 : 7,96
Bilatérale..........	365	58	15,8 0/0 ou 1 : 6,29

Toutes ces proportions sont meilleures que celles que donne la lithotritie périnéale. Cependant nous avons peine à croire qu'elle soit plus grave que la taille bilatérale; c'est surtout avec la taille médiane et la taille latéralisée qu'elle supporte difficilement la comparaison.

Les chiffres rapportés à l'instant fournissent des éléments d'appréciation d'une réelle valeur dans le choix à faire entre les divers procédés de taille périnéale. Ils mettent en relief une supériorité marquée du côté de la cystotomie médiane et de la cystotomie latéralisée, mais il faut tenir compte de ce que ces deux opérations sont très souvent faites sur des enfants, ce qui contribue certainement à affaiblir la proportion de la léthalité. On remarquera en outre le nombre énorme des tailles latéralisées (11 147), qui prouve que c'est ce procédé qui jouit de la plus grande faveur.

L'âge des sujets a une si grande importance sur les résultats, qu'on nous saura gré de reproduire le tableau dressé avec soin par M. Thompson. Il s'agit toujours des 1827 tailles latéralisées que nous avons déjà mentionnées :

AGE.		CAS.	MORTS.	PROPORTIONS.
De 1 à 16 ans (inclusivement).		1028	68	1 : 15,5
De 17 à 20 ans	—	76	11	1 : 7
De 21 à 39 ans	—	86	11	1 : 8
De 30 à 38 ans	—	75	7	1 : 10,5
De 39 à 48 ans	—	100	17	1 : 6
De 49 à 58 ans	—	191	40	1 : 4,75
De 59 à 70 ans	—	233	63	1 : 3,75
De 70 à 81 ans	—	38	12	1 : 3,16

A partir de cinquante ans, la gravité de l'opération augmente notablement, et de soixante à quatre-vingts ans, les résultats de toutes les tailles sont à peu près les mêmes.

Il résulte de ce qui précède que la lithotritie périnéale et la taille médiane trouvent leur application dans le cas de petite pierre, que chez les enfants mâles, les tailles médiane et latéralisée suffisent le plus ordinairement, et que, chez l'adulte et le vieillard, le choix dépendra avant tout du volume de la pierre. Dans le cas de doute à cet égard, on a la ressource de convertir une taille latéralisée en taille bilatérale ; mais si le calcul dépasse 4 à 5 centimètres chez l'adulte, il faut recourir d'emblée à la seconde de ces opérations et la pratiquer largement, afin d'éviter les déchirures de la prostate.

Choix du procédé d'extraction dans le sexe féminin. — Les chirurgiens sont peu d'accord sur la valeur relative des procédés d'extraction dans le sexe féminin. On a reproché à la taille hypogastrique d'être beaucoup plus délicate que chez l'homme, par suite de la difficulté qu'a la vessie de la femme à garder les liquides qu'on y injecte; mais depuis que l'injection préalable est abandonnée, l'objection perd toute sa portée.

La taille uréthrale supérieure n'ouvre pas une voie assez large aux calculs, l'inférieure expose à la blessure du rectum. Ces deux reproches sont fondés; quant à la cystotomie latéralisée ou bilatérale, elle paraît donner lieu plus souvent que la dilatation à l'incontinence d'urine permanente. Telle est l'opinion de Paul Hybord. Ce qu'on peut dire surtout contre ce procédé, c'est qu'il ne permet pas d'extraire des calculs plus volumineux que la dilatation, et qu'il a les inconvénients d'une opération sanglante que ne présente pas l'autre mode d'extraction. La dilatation nous semble donc préférable de tous points, excepté chez les petites filles où elle passe avec raison pour beaucoup moins simple que chez les femmes adultes. Ici la lithotomie uréthrale retrouve un certain avantage.

La taille vaginale ouvre une voie beaucoup plus large que les méthodes précédentes. Elle devient nécessaire, lorsque chez l'adulte les dimensions du calcul dépassent 3 centimètres et qu'on a jugé la lithotritie impraticable. Pour des raisons déjà exposées, nous donnons la préférence à l'incision antéro-postérieure, suivie autant que possible de la suture avec des fils métalliques. M. Panas, qui a perdu une malade de pyohémie, croit que cette taille expose beaucoup à cette grave complication. A cela nous répondrons que les faits de ce genre sont excessivement rares. C'est le seul que nous connaissions pour la France, et aux États-Unis, où l'incision vésico-vaginale est pratiquée très fréquemment dans le cas de cystite chronique, cet accident n'entre pour ainsi dire pas en ligne de compte parmi les contre-indications possibles. Nous avons vu, il est vrai, succomber une malade à qui nous avions extrait un volumineux calcul, à la suite de frissons répétés et de douleurs articulaires; mais ces douleurs s'étaient montrées dès le deuxième jour après l'opération, les frissons n'avaient eu lieu qu'après le début des manifestations articulaires et la mort est survenue au huitième jour, délai bien court pour une pyohémie. De plus, cette malade avait eu antérieurement des accidents sérieux à cause desquels nous avions dû surseoir à l'intervention. Il n'est donc pas certain qu'elle ait succombé à des accidents septiques provoqués par la taille vésico-vaginale.

Cette opération ne peut être considérée comme très grave; on a pu avoir contre elle des préventions, alors surtout que la fistule consécutive était regardée comme fréquente, mais la facilité de la suture dans le plus grand nombre des cas en rend les suites beaucoup plus simples. Il faut croire du reste que la plaie a bien de la tendance à se refermer, puisque les chirurgiens américains partisans de la taille vaginale, comme mode de traitement des cystites douloureuses, se préoccupent beaucoup d'empêcher la cicatrisation de se faire trop vite. La suture ne serait même pas indispensable, à les en croire. En tout cas, la crainte de la fistule ne peut être une raison suffisante pour faire rejeter cette opération, attendu que cette infirmité ne saurait dans aucun cas, sauf peut-être chez les femmes âgées, devoir être considérée comme définitive.

Chez les petites filles, la taille vaginale est repoussée par quelques chirurgiens, à cause de la nécessité de porter atteinte à l'hymen. M. Holmes préfère la lithotomie uréthrale supérieure suivie de suture métallique. (*Thérapeutique des maladies chirurgicales des enfants*, traduction française, p. 874); mais il nous semble que l'application des fils doit présenter en pareil cas de grandes difficultés.

Walsham préconise la taille vaginale précédée de la dilatation du vagin et du débridement de la fourchette. Au besoin, on fait le broiement par la plaie vaginale. (*Saint Bartholomew's hospital Reports*, 1875). Il est clair que cette opération serait indispensable si le calcul était très volumineux; mais pour les petites pierres la taille uréthrale et surtout la lithotritie devront être préférées.

Si la conclusion est douteuse relativement aux petites filles, elle ne peut l'être pour la femme adulte. La taille vésico-vaginale, acceptée en principe et pratiquée par MM. Richet, Guyon, Verneuil, est celle qui convient toutes les fois que les dimensions du calcul dépassent 2 centimètres 1/2 à 3 centimètres au maximum.

L'étude des procédés d'extraction de la pierre chez la femme est encore si peu avancée, que nous aimons mieux ne pas reproduire les essais de statistique qu'on trouve dans la thèse déjà plusieurs fois citée de M. Hybord, ainsi que dans celle de M. Rogie. (*Calculs chez la femme*. Thèse inaugurale, Paris, 1877). Ces documents insuffisants ne peuvent avoir qu'une valeur restreinte dans l'état actuel de la question; ils en acquerront à mesure que les faits se multiplieront et que les bases de la statistique se seront élargies.

IX. — VICES DE CONFORMATION DE LA PROSTATE ET DE LA VESSIE.

Les vices de conformation de la prostate sont tellement rares, que nous n'avons pas cru devoir en parler dans la première partie de ce volume. Les plus ordinaires sont ceux qu'on observe en même temps que les malformations congénitales du réservoir urinaire. C'était encore une raison pour les rapprocher de ces dernières dans une étude commune.

Nous les rangerons en trois catégories, à l'exemple de M. Campenon (*Nouv. Dict. de méd. et de chir. pratiques*, article PROSTATE, t. XXIX, p. 599) : l'absence de la prostate, le défaut de réunion des deux lobes primitifs, les rapports anormaux de la glande avec l'urèthre ou les canaux éjaculateurs.

L'absence apparente ou réelle de la prostate ne s'observe guère que dans le cas d'exstrophie vésicale. Gandon et Deville ont présenté jadis à la Société anatomique une pièce qui paraît démontrer la possibilité de ce vice de conformation ; cependant on peut se demander s'il n'existait pas autour du col quelques vestiges de la glande qu'une dissection plus attentive aurait révélés. Il est dit de plus que la vessie était démesurément distendue, mais la cause de cette distension n'est pas indiquée (*Bull. de la Soc. anat.*, 1846, p. 103). Le défaut de réunion des deux lobes coïncide avec l'exstrophie ; nous y reviendrons plus loin. Enfin les faits de la troisième catégorie sont peu nombreux. Outre que le tissu glandulaire peut se trouver reporté presque entièrement en avant de l'urèthre, anomalie dont M. Richet a démontré l'existence, on a vu les canaux éjaculateurs s'ouvrir dans le canal en avant de la prostate (Picard) ; on les a vus se réunir en un seul canal dans l'épaisseur de la glande (Quatrefages) ou se jeter dans l'utricule prostatique (Dolbeau).

Telles sont les seules malformations prostatiques que nous ayons à signaler.

Celles de la vessie, outre l'exstrophie et les fistules congénitales de l'ombilic qui feront l'objet des deux chapitres suivants, se réduisent à quelques faits d'une authenticité peut-être un peu douteuse. C'est ainsi que M. Fleury (*Med. Times*, 1874, t. II, p. 536) et M. Vost (*The Lancet*, 1875, t. II, p. 265) signalaient deux cas d'absence de la vessie. M. Demandre rencontrait un peu plus tard une vessie surnuméraire vraie (*Recueil de méd. et de chir. militaires*, 1879).

Bien que les cas de vessie bifide, à deux ou trois compartiments, semblent être ordinairement des exemples de poches vésicales ayant acquis ou dépassé les dimensions de la vraie vessie, certains auteurs parlent de cloisonnements plus ou moins complets qui pourraient bien être dus à des anomalies congénitales. On lit dans Deschamps (*loc. cit.* T. I, p. 47) : « En 1785, j'observai sur le cadavre du maître d'hôtel du cardinal de Larochefoucauld une cloison charnue triangulaire dont le sommet était à l'orifice supérieur de la vessie et la base s'étendait sur le trigone vésical. Cette cloison large d'un pouce à peu près à la base présentait son bord inférieur à l'orifice de la vessie et offrit une grande résistance à l'introduction de la tenette pour l'opération de la taille. » Si cette description manque de clarté, elle éveille du moins l'idée d'une disposition différente de celles que présentent les vessies à cellules et à vastes poches. On rencontre çà et là dans les auteurs des faits du même genre, mais les ouvrages d'anatomie pathologique ne renferment pas de renseignements précis sur ce point.

Les malformations congénitales de la vessie réellement dignes d'intérêt sont l'exstrophie et les fistules de l'ombilic.

CHAPITRE XXV

EXSTROPHIE DE LA VESSIE

Définition. Historique. — L'exstrophie ou extroversion de la vessie est un vice de conformation congénital de cet organe, caractérisé par ce fait que, la paroi antérieure venant à manquer, la paroi postérieure est à nu et se montre à l'hypogastre, faisant une saillie plus ou moins prononcée.

C'est Chaussier qui, le premier, a dénommé ainsi cette lésion ; mais elle avait été observée bien avant lui, et les auteurs du dix-septième et du dix-huitième siècle avaient déjà reconnu la vessie dans cette tumeur fongueuse que portent quelques enfants en naissant.

Schenk et Ruffin, vers 1640, d'après Percy (*Bulletin de la Faculté de médecine de Paris*, 1811, p. 171) paraissent avoir donné de bonnes descriptions et des dessins assez exacts de ce genre d'altération.

Stalpart van der Wiel fait le premier l'autopsie d'un enfant atteint d'exstrophie, et reconnaît positivement dans la tumeur le réservoir urinaire. Un certain nombre d'observations sont ensuite publiées par divers auteurs, Thomas Bartholin, Jan Van Horne, Gérard Blasius, Saviard, Goupil, Louis Lemery. Tenon, qui avait eu l'occasion de voir plusieurs cas d'exstrophie de la vessie, fit sur ce sujet un important mémoire qu'il communiqua à l'Académie des sciences de Paris en 1761 ; mais, comme Stalpart van der Wiel, il croyait la tumeur formée par la vessie tout entière, dont les parois se seraient accolées l'une à l'autre et soudées.

Ce fut Devilleneuve (*Journal de médecine, chir. et pharm. de Montpellier*, t. XXVII) qui le premier, en 1767, démontra la véritable nature de la tumeur, en prouvant qu'elle était constituée par la paroi postérieure seule, l'antérieure ayant été détruite. Puis viennent les travaux de Chaussier, l'article de Breschet dans le *Dictionnaire des sciences médicales.*

Ces divers observateurs s'étaient contentés de donner la description de la lésion ; Chaussier, et après lui Breschet, tentent d'en établir la pathogénie. Jusque-là pas de traitement effectif : Jurine (de Genève) et Bonn (d'Amsterdam) avaient cherché à pallier les inconvénients de ce vice de conformation, en faisant porter aux sujets, qui en étaient atteints un urinal destiné à recueillir les urines et à les conduire dans un réservoir clos attaché à la cuisse.

En résumé, dans une période qu'on pourrait appeler spéculative, les auteurs se contentent ou à peu près d'observer et de décrire l'affection. Avec Chaussier et Breschet, nous entrons dans une nouvelle phase où l'on cherche à s'éclairer sur la nature vraie de ce vice de conformation ; à cette phase, qu'on pourrait appeler scientifique, se rattachent encore les travaux de Quatrefages (Thèse inaug., Strasbourg, 1832) et d'Isidore Geoffroy Saint-Hilaire. Enfin, nous arrivons à la troisième période ou période chirurgicale, qui commence avec Roux et s'étend jusqu'à nos jours. On cherche à suppléer à l'insuffisance, à l'incommodité des appareils par des opérations destinées à reconstituer le réservoir de l'urine au moyen de l'autoplastie. A cette période appartiennent les noms de Gerdy, de Roux, de Richard, de M. Léon Le Fort en France, de Holmes, de Wood en Angleterre, de Pancoast, de Ayres, de Ashurst en Amérique, de Billroth et de Thiersch en Allemagne.

ANATOMIE PATHOLOGIQUE ET SYMPTÔMES. — La vessie exstrophiée fait le plus souvent à l'extérieur une saillie plus ou moins prononcée : quelquefois cependant elle est au niveau de la paroi abdominale antérieure, et même parfois au-dessous (Obs. Rigaud, thèse de Hergott, Nancy 1874) ; dans ces circonstances rares, toute la lésion se borne à une simple fente par où suinte l'urine (Gosselin, *Gazette des hôpitaux*, 1851).

Cette saillie est plus ou moins considérable ; tandis que dans cer-

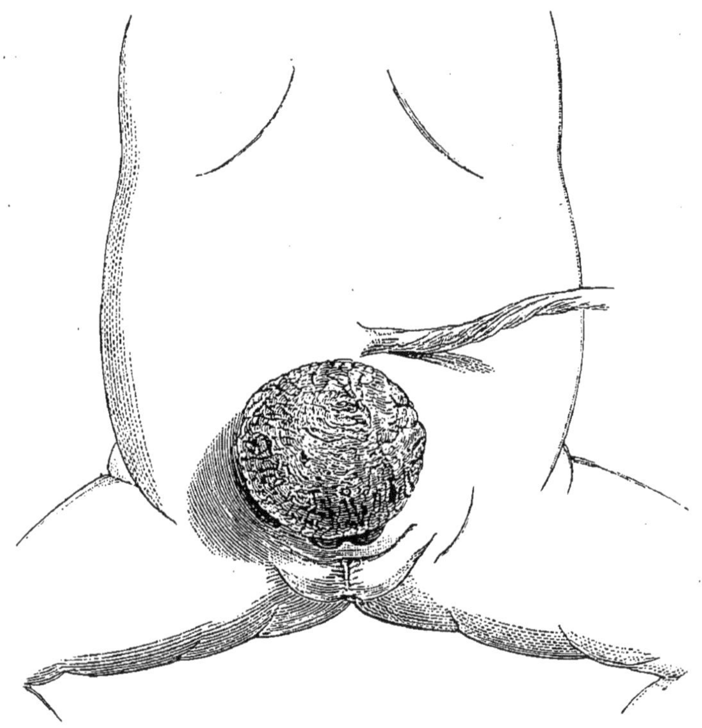

FIG. 120. — Cas d'exstrophie chez une petite fille (Musée Dupuytren).

tains cas elle dépasse à peine le plan de l'abdomen, dans d'autres, au contraire, elle s'élève de 5 à 6 centimètres, et même davantage au-dessus de lui.

L'étendue de la tumeur est encore très variable suivant les sujets et suivant l'âge auquel on les examine. La vessie peut avoir de 3 à 8 et 10 centimètres de diamètre ; son volume peut par conséquent être compris entre ces limites extrêmes : celui d'une noix ou d'une très grosse pomme ; ordinairement la tumeur est aplatie, moins haute que large.

D'une manière générale, elle est assez régulièrement arrondie; quelquefois elle est séparée en deux lobes latéraux par une dépression verticale; celle-ci serait la trace, d'après quelques auteurs, de l'union des deux parties, droite et gauche, de l'allantoïde, qui, en se réunissant, constituent la cavité de cette vésicule.

Quand elle est volumineuse, elle est comme pédiculée à sa base; celle-ci, au contraire, est la portion la plus large des petites tumeurs.

La vessie exstrophiée subit l'influence du mouvement respiratoire, de la toux, de l'effort; on la voit alors augmenter de volume et prendre un aspect lisse. Elle se laisse réduire quelquefois très facilement, lorsque les parois en sont peu épaisses et qu'on l'observe chez un jeune sujet; elle devient moins facilement réductible chez les sujets âgés et quand la poche est épaissie. Cette réduction donne lieu parfois au gargouillement, comme celle des entérocèles; aussi la tumeur est-elle sonore : c'est que derrière la paroi inversée et dans la cavité qu'elle forme est contenue une anse intestinale dont elle représente en quelque sorte le sac.

La surface de cette tumeur a l'aspect d'une muqueuse, mais avec des caractères excessivement variables : tantôt elle a une couleur rosée dans presque toute son étendue, tantôt, au contraire, elle est rouge, tomenteuse, tuméfiée, fongueuse, et comme enflammée; elle saigne au moindre contact, et offre alors des replis très prononcés. Enfin, quand on la préserve de tout frottement et de toute cause d'irritation, elle peut prendre l'aspect de la peau recouverte d'un épiderme très fin. Dans tous les cas, l'aspect est différent au-dessous de l'embouchure des uretères, où le contact continuel de l'urine lui donne cet aspect enflammé dont nous parlions plus haut. L'orifice de chaque uretère est très nettement marqué par une fente située vers la partie inférieure de la tumeur, de chaque côté de la ligne médiane, placée au sommet d'un petit tubercule, et laissant suinter l'urine goutte à goutte, sauf dans les efforts et la toux, actes pendant lesquels elle s'échappe en jet ordinairement continu. L'écoulement de ce liquide est quelquefois intermittent, sans doute par suite de la dilatation des uretères qui leur permet d'en retenir quelque temps une certaine quantité. On a profité de cette disposition des uretères pour étudier le mode de l'excrétion urinaire et l'action des diurétiques. Tenon faisait déjà ces expériences en 1761, et en rapportait les résultats à l'Académie des sciences. Nous n'insisterons pas sur ces faits; nous ferons cependant remarquer une particularité que M. Le Fort a observée chez le malade qui a fait l'objet de sa communication à la Société de chirurgie en 1876, à savoir que la titillation légère de la muqueuse au voisinage des orifices suffit à amener un afflux d'urine plus considérable. Cette titillation semblerait provoquer la contraction des uretères. La muqueuse paraît douloureuse, dès qu'elle est même légèrement enflammée; elle l'est beaucoup moins à l'état sain.

Cette muqueuse se continue sur tout son pourtour avec la peau de la paroi abdominale, qui présente souvent comme un aspect cicatriciel. Suivant la remarque de Thiersch, on croit voir là des cicatrices irrégulières paraissant provenir d'opérations anaplastiques mal réussies: c'est un des arguments qu'il invoque pour démontrer que l'exstrophie est due à la rupture de l'allantoïde distendue par l'urine. Cet aspect cicatriciel n'est pas toujours très prononcé, et n'a rien du reste de plus spécial que celui qu'on trouve sur les bords d'un bec-de-lièvre ou d'un spina-bifida sans tumeur.

Steiner décrit même (*Arch. für klin. Chir.*, vol. XV, fasc. 2) au-dessus de la tumeur un tissu de cicatrice qui, pour lui, serait la trace de l'adhérence congénitale de l'hypogastre avec le placenta depuis l'ombilic jusqu'à la symphise. Il est fort possible que Steiner ait pris pour une cicatrice cette espèce de cutisation que subit la muqueuse dans certaines conditions.

Immédiatement au-dessus de la vessie exstrophiée se voit souvent une espèce de cicatrice triangulaire plus ou moins apparente, qui marque la place de l'insertion du cordon ombilical chez le fœtus. L'absence de la dépression ombilicale à ce niveau avait fait croire aux premiers médecins qui observèrent cette affection, que les enfants naissaient sans cordon ombilical; et Desgranges, en publiant une observation de ce genre (*Journal de méd. chir. et pharm.*, t. XCI, 1792), disait que le fœtus, renfermé dans le sein de la mère, tirait sa nourriture de la liqueur de l'amnios dans laquelle il nageait. D'autres observaient les fœtus au moment de la naissance et faisaient remarquer que les vaisseaux ombilicaux se rendaient à une masse charnue qui tenait lieu d'ombilic. Cette disposition de la cicatrice ombilicale fait qu'elle est placée beaucoup plus bas que de coutume, plus rapprochée de la symphise pubienne qu'elle ne l'est normalement: il y a là, en réalité, un arrêt de développement qui persiste définitivement.

Dans des cas assez rares, l'ombilic est situé à quelques centimètres au-dessus de la tumeur, mais même alors il est plus bas qu'à l'état normal : il en résulte un allongement de la veine ombilicale et un raccourcissement de l'ouraque et des artères ombilicales.

Au-dessous de la vessie exstrophiée, sont les organes génitaux, qui toujours sont déformés, comme le fait remarquer Cruveilhier à propos de l'épispadias : « L'épispadias est rare en l'absence de l'exstrophie de la vessie, qu'il accompagne constamment (Cruveilhier, *Anatomie pathologique générale*, t. II, page 591).

On trouve cependant dans quelques observations des passages comme celui-ci : l'ouverture vulvaire est normale, etc..., mais le défaut de détails ne permet de les accepter qu'avec la plus grande réserve. Il faut retenir ceci : la malformation des organes génitaux externes coïncide toujours avec la malformation de la vessie. L'aspect de la région varie évidemment suivant le sexe, mais une chose constante, c'est l'absence de paroi supérieure au canal de l'urèthre. On aura une idée grossière de la déformation que nous étudions, en fendant l'urèthre comme le faisait déjà remarquer Bonn au siècle dernier, sur sa face supérieure, en séparant les deux pubis et en ouvrant la vessie sur la ligne médiane.

Chez l'homme, le pénis est à l'état rudimentaire, souvent couvert et caché par la vessie prolabée : on ne peut le voir qu'en relevant celle-ci. Quelquefois il a des dimensions plus considérables. Il est aplati dans le sens vertical, constitué de chaque côté par les corps caverneux rudimentaires, mais susceptibles d'érection, comme l'a remarqué déjà Breschet, indépendants l'un de l'autre et réunis seulement par une membrane assez mince qui représente le tissu spongieux de l'urèthre. (Voy. tome I, p. 590, chap. de l'*Épispadias*.)

La partie antérieure est terminée par une ou deux éminences aplaties qui constituent le gland. Au-dessous du gland pend le prépuce, qui a quelquefois des dimensions considérables, mais qui en tout cas paraît beaucoup plus développé qu'à l'état normal : c'est une particularité importante à noter. Le bulbe de l'urèthre est souvent absent. Le scrotum, qui se trouve situé au-dessous, ne présente rien de bien particulier, si ce n'est que quelquefois il ne renferme pas les testicules, lesquels sont, soit arrêtés à l'anneau, soit renfermés dans l'abdomen. (Le Dentu, *Anomalies du testicules*, Th. d'agrég. Paris 1869.)

Chez la femme, les déformations sont semblables.

Les grandes lèvres sont écartées à leur partie supérieure, de même que les deux racines du clitoris et les petites lèvres. Quelquefois la vulve est presque entièrement déformée, et l'ouverture du vagin se montre sous la forme d'une fente transversale ou antéro-postérieure. C'est dans ce cas qu'on peut commettre des erreurs sur le véritable sexe de l'enfant, si on ne fait pas un examen un peu attentif. L'ouverture vulvaire paraît souvent située plus en avant qu'à l'état normal. L'utérus et le vagin sont fréquemment frappés d'une anomalie qui consiste dans la bifidité.

Dans les deux sexes, l'anus, quand il existe, paraît situé le plus souvent sur un plan plus antérieur que chez les sujets sains. Les muscles du périnée sont rudimentaires ou absents; quant au sphincter vésical, il manque constamment.

Les désirs vénériens sont abolis ou très peu vifs, surtout chez les hommes : il n'en est pas de même, et Thiébault, dans le sexe féminin, cite avec une certaine pointe d'ironie le cas d'une femme chez laquelle les appétits vénériens étaient loin d'être éteints. Du reste, on connaît un certain nombre d'exemples d'accouchements ayant eu lieu dans de pareilles conditions. Boyer en rapporte quelques-uns. Thiébault, (*Journal général de médecine*, t. XXXIV, p. 178), Ayres, de New-York, Litzmann en citent de plus récents.

Telles sont les lésions que l'on constate de prime abord. Ce ne sont pas les seules. En effet, si on recherche à quel niveau se trouve la tumeur vésicale, on s'aperçoit qu'elle est à la place qu'occupe normalement la symphise pubienne : celle-ci est en effet ordinairement absente. On constate entre les pubis de chaque côté un écartement très variable suivant les individus et suivant l'âge du sujet. Cet écartement varie de 3 à 6 centimètres selon Litzmann, de 9 à 12 selon Jamain (Thèse de Paris, 1845). Il peut aussi être très facilement constaté par le toucher rectal qui révèle, dans un très grand nombre de cas, l'absence ou l'atrophie considérable de la prostate.

Les pubis, quoique mal conformés, existent néanmoins ; le corps est rétréci, l'épine persiste ; les branches sont moins épaisses et plus verticales, plus parallèles entre elles; le trou ovale est aussi rétréci, mais on le retrouve toujours.

Le sacrum éprouve souvent un mouvement de bascule tel, qu'il s'enfonce davantage entre les os iliaques, en même temps que sa base se porte en avant, d'où il résulte une diminution dans le diamètre antéro-postérieur du détroit supérieur.

On cite quelques cas cependant où la symphise pubienne était soudée (Obs. Rigaud. *Thèse de* Hergott, 1874, Nancy).

Les deux pubis sont réunis par des tractus ligamenteux plus ou moins épais, qui ne remplacent jamais le mode d'union plus complet constitué par la symphise. Cette absence de soudure du bassin en avant, (ce que Litzmann appelle bassin fendu), a, comme nous le verrons, une certaine importance au point de vue de l'accouchement; elle donne quelquefois aux malades une démarche particulière, semblable à celle des canards.

Le bassin serait élargi; en revanche, son diamètre antéro-postérieur serait diminué (Vrolik, assertion contredite par Litzmann). Du côté des parties profondes, on constate d'autres altérations. Chez l'homme, indépendamment de l'absence et de la petitesse de la prostate, on voit souvent une absence ou une atrophie des vésicules séminales; quand elles existent, elles se présentent quelquefois sous la forme de petits tubercules auxquels viennent se rendre les canaux déférents, mais sans communication avec l'extérieur.

Les canaux éjaculateurs, quand ils ne manquent pas, s'ouvrent par deux orifices distincts à la base de la gouttière qui constitue le canal de l'urèthre et au niveau du petit tubercule qui représente le veru montanum.

Les muscles du périnée sont rudimentaires ou absents.

Les uretères offrent généralement une disposition particulière: au lieu de se rendre directement du rein à la vessie, ils plongent plus ou moins dans le petit bassin, d'où ils remontent pour se terminer à la paroi vésicale. Il n'est pas rare de les trouver dilatés, soit l'un d'eux, soit tous les deux; cette dilatation peut atteindre des proportions considérables et les faire ressembler à des anses intestinales. Dans un cas cité par Breschet, elle était si prononcée qu'il existait sur le trajet de l'uretère gauche une espèce de tumeur urineuse qui avait fait saillie jusque dans la fesse de ce côté. Cette dilatation des uretères est très souvent unilatérale, et s'accompagne d'une hypertrophie de leurs parois, ce qui semble être la conséquence d'une inflammation ancienne: elle peut s'observer chez les enfants, mais elle se rencontre aussi et surtout chez les adultes, où elle paraît être la conséquence de l'irritation constante de la muqueuse vésicale propagée jusqu'à ces conduits et de l'obstacle à l'écoulement de l'urine déterminé par la pression des appareils ou des vêtements sur leurs orifices.

La paroi postérieure de la vessie exstrophiée est tapissée par le péritoine souvent épaissi à son niveau et recouvert par l'aponévrose qui rejoint les muscles droits de l'abdomen: ceux-ci sont écartés et bordent, en la bridant, les parties latérales de la tumeur. Cet écartement n'existe pas seulement au niveau de la vessie, mais aussi au-dessus, et il a comme conséquence un affaiblissement de la paroi abdominale au niveau de la ligne blanche. Aussi n'est-il pas rare de voir, au moment de la naissance, soit plus tard à la suite des cris et des efforts, apparaître une exomphale.

Avec l'anomalie que nous décrivons, peuvent coïncider d'autres lésions, que l'on peut considérer comme accidentelles ou comme des arrêts de développement. Parmi les premières, nous citerons les hernies inguinales, la chute du rectum, et celle de l'utérus; parmi les secondes, la communication de la vessie avec le rectum, comme dans l'observation de Goupil, médecin d'Argentan, citée par Breschet.

Cette communication recto-vésicale peut coïncider avec une imperforation de l'anus, qui peut aussi exister seule; il peut même y avoir absence de rectum (Rose, *Obst. transact.*, vol. XV, p. 125).

Nous avons déjà parlé de la bifidité du vagin et de l'utérus, mais on peut aussi trouver des malformations à distance, telles que des spina bifida, des fissures du sacrum, des pieds-bots, des becs-de-lièvre, et même l'anencéphalie.

Les conséquences de l'exstrophie de la vessie sont faciles à déduire de ce qui précède : incontinence complète et continuelle de l'urine, qui s'écoule sur les parties voisines, les souille, les irrite. Aussi sont-elles souvent le siège d'excoriations qui peuvent être le point de départ d'accidents sérieux. Les malades exhalent une odeur urineuse repoussante : beaucoup sont obligés de porter des habits de femme, s'ils n'ont pas d'appareil.

Cette infirmité, se compliquant souvent d'autres malformations, empêche les sujets qui en sont atteints de vivre longtemps. Cependant, ceux chez lesquels elle est simple, peuvent atteindre un âge assez avancé. Desgranges (Breschet, *Dict. des sciences méd.* article Exstrophie) a observé un homme arrivé à l'âge de trente-sept ans. On en a vu atteindre quarante et cinquante ans, et même soixante-dix ans. (Vigneau, *Ann. clin. de Montpellier*, 1856).

Si les hommes, qui sont porteurs d'une exstrophie de la vessie, sont peu aptes ou tout à fait inaptes à la fécondation, quoique leur sperme soit quelquefois fécond, ainsi que l'a démontré Wiblin, il n'en est pas de même chez les femmes : on peut trouver dans la thèse de M. Hergott (*Exstrophie de la vessie dans le sexe féminin.* Nancy, 1874) des faits d'accouchements chez des femmes atteintes de cette infirmité. Déjà Huxham (*Philosophical transact.*, 1723) cite le cas d'une femme qui a pu concevoir. Dans ces conditions les accouchements ne se sont pas toujours faits sans encombre. Ainsi, la malade de Thiébault, qui me paraît n'être autre que celle qu'a citée par Roger, a mis au monde un en fant à travers une déchirure du périnée. Dans le cas de Ayres, il resta une fistule recto-vaginale qui ne put être guérie. L'extraction du fœtus chez la malade de Litzmann (*Arch. für gynécologie*, 1872) ne put être faite qu'à l'aide du forceps.

Dans tous les cas, on a constaté la présence d'un prolapsus utérin à la suite de l'accouchement, ce qui peut s'expliquer par le défaut de soutien de l'organe dû à l'absence de symphise pubienne.

Étiologie. Pathogénie. — Ce vice de conformation serait relativement rare. D'après Puech (*Gazette de Joulin*, 1873), on l'a observé 7 fois sur 700 000 naissances. Ce chiffre n'étant que très approximatif, nous n'insistons pas. Mais tous les auteurs sont d'accord pour dire qu'il est plus fréquent chez les garçons que chez les filles, dans la proportion de 6 ou 7 contre 1.

Quel est son mode de développement?

Nous n'en sommes plus, depuis bien longtemps, à discuter l'influence des émotions morales plus ou moins vives sur la production des anomalies congénitales. Si elles ont une action, très contestable du reste, cela ne peut être qu'en modifiant les conditions de la nutrition du fœtus. Écrire une pareille proposition, c'est avouer son ignorance.

Des théories nombreuses se sont produites.

Déjà Rose, en 1794, invoquait le traumatisme utérin. Chaussier et Breschet eurent aussi leur théorie. Pour Breschet, qui admettait entièrement les idées de Chaussier, la déformation serait due à une rupture de la paroi antérieure de la vessie préalablement herniée à travers l'interstice que laissent entre eux les muscles droits; la vessie serait ensuite renversée, poussée au dehors, de là l'oblitération de l'orifice vésical de l'urèthre. Ces auteurs se bornent à signaler l'aplatissement, du pénis et ne reconnaissent pas l'épispadias dans la configuration spéciale de la verge; et cependant Breschet cite le passage de Bonn où cet auteur compare l'ensemble de la lésion à celle qu'on produirait sur le cadavre en ouvrant l'urèthre et la vessie par la partie antérieure. Au demeurant, l'affection serait le résultat d'une altération dans la nutrition, dans les propriétés vitales, souvent produites par quelque maladie, et d'autres fois par quelque cause accidentelle inconnue. Ils voient du reste, dans l'exstrophie de la vessie, la limite extrême des altérations auxquelles peut aboutir le déplacement de cet organe, dont le premier stade serait l'écartement des muscles droits de l'abdomen (sterno-pubiens de Chaussier), entre lesquels viendrait saillir la vessie qui formerait ainsi une tumeur sous-cutanée.

Bonn et après lui Duncan (Édimbourg, *Med. and chir. journal*, 1805) admirent que la malformation reconnaissait pour cause une rupture de la vessie par l'urine accumulée, consécutivement à une imperforation de l'urèthre. Cette opinion a été défendue de nouveau par Rose (*Ueber Harnverhaltung bei Neugeborenen. Vortrag in Gesellschaft der Geburtshülfe*, Berlin, 1865).

Müller et Rokitansky adoptèrent cette manière de voir ; cependant Müller semble penser qu'il peut exister un arrêt de développement, puisqu'il dit que l'exstrophie peut être due à l'absence de soudure des lames ventrales.

Frédéric Meckel (*Journal de médecine anatomique*, t. I), Vrolik (*Mémoire sur quelques sujets d'anatomie et de physiologie*, 1822), et Isidore Geoffroy Saint-Hilaire (*Traité de tératologie*, 1852) avaient admis un arrêt de développement. Velpeau, en 1833, à l'Académie de médecine, faisait remarquer la faiblesse très grande de la paroi abdominale chez le nouveau-né, et en concluait que l'exstrophie de la vessie était due à une altération pathologique du bas-ventre.

Dès 1832, M. de Quatrefages, dans sa thèse (Strasbourg), faisait remarquer les cicatrices qu'on observe parfois sur la tumeur et sur les parties latérales, à sa jonction avec la paroi abdominale, et en tirait cette conclusion que l'exstrophie était due aux adhérences établies entre le placenta ou le chorion et la paroi antérieure du fœtus, au niveau des points où doivent se développer la vessie et les parties génitales. Cette opinion a été défendue par Steiner (*Arch. für klinische Chirurgie*, vol. XV, fasc. 2), qui s'appuie sur les mêmes arguments.

Bischoff, Reichert et plus récemment Thiersch (*Mémoire lu au quatrième congrès de la Société allemande de chirurgie*, 8 avril 1875, Berlin, *Klin. Vochensch.*, 9 août et 11 octobre 1875) ont cherché la cause dans un arrêt de développement, mais cet arrêt de développement aurait pour résultat la distension de la vessie, et nous serions ainsi ramenés à la théorie de Bonn, Duncan, Rokitansky, Meckel. Seulement la distension de la vessie aurait lieu d'une autre façon : au lieu d'être due à une imperforation de l'urèthre, elle serait liée au processus qui fait perdre aux voies urinaires leur accès dans le cloaque. Si à cette époque l'écoulement n'a pas lieu dans le sinus uro-génital, l'urine stagnera dans la vessie, n'ayant plus d'issue du côté du rectum, et rendra incomplète la fermeture du bassin; la portion saillante de la vessie viendra se loger dans les enveloppes du cordon ombilical et se rompra. La rupture a lieu à une époque variable, mais toujours ancienne.

Pour prouver sa manière de voir, Thiersch s'appuie sur l'aspect cicatriciel de la membrane irrégulièrement plissée qui forme les bords de la paroi vésicale à leur union avec la paroi abdominale : il semble, ajoute-t-il, être le résultat d'opérations anaplastiques mal réussies.

Jamain (Thèse deParis, 1845), adoptant les idées de Serres sur le développement symétrique de toutes les parties de l'embryon, et admettant par conséquent que la vessie se développe, ainsi que les organes génitaux externes, par deux parties latérales, pense qu'un arrêt de développement empêche la soudure des deux portions de la face antérieure de la vessie.

Förster (*Die Missbild. der Menschen*, Iéna, 1865) se demande si une hydropisie de l'allantoïde n'aurait pas pu empêcher la soudure des parois de l'abdomen, la vessie n'étant plus soutenue en avant, la résorption de l'allantoïde déterminerait la disparition de la face antérieure de cet organe.

C'est l'opinion à laquelle paraît se rallier M. Lancereaux (*Traité d'anatomie pathologique*, t, I, p. 150). M. Hergott (*loc. cit.*) reproduisant les idés émises par Lecouteux à l'Académie de médecine, et s'appuyant sur cette observation d'ectopie vésicale signalée par Breschet, croit que la lésion est due à l'écartement primitif des pubis, à la faiblesse de la paroi abdominale qui en serait le résultat, et qui rendrait possible une rupture complète.

Discussion des théories. — Si nous résumons cet exposé historique, nous verrons que nous nous trouvons en présence de deux grandes théories: la théorie de l'arrêt de développement et la théorie de la rétention d'urine fœtale.

Autour de la première viennent se grouper les hypothèses de M. de Quatrefages, de Steiner, (adhérences du fœtus à ses membranes), de Serres et de Jamain, de Lecouteux et de Hergott.

A la seconde se rattachent les théories de l'imperforation de l'urèthre, — que cette imperforation siège à l'extrémité ou dans la profondeur, — et celle de l'hydropisie de l'allantoïde.

La théorie de l'imperforation a contre elle un très grand nombre d'arguments, bien qu'au premier abord elle paraisse séduisante. M. Depaul, dans un article sur la rétention d'urine fœtale (*Gazette hebdomadaire*, 1860), a montré que cette rétention donnait lieu, non à la rupture de la vessie, mais à une distension énorme de ce réservoir avec hypertrophie de ses parois. Ainsi, au lieu d'un amincissement pouvant produire la rupture, nous trouvons une augmentation d'épaisseur, et par conséquent de force, du réservoir urinaire. Et cependant, dans quelques cas, cette distension a été telle qu'elle a pu être un obstacle à l'accouchement.

D'autre part, M. Gillette, dans une revue critique de l'imperforation de l'urèthre (*Union médicale*, 17 février 1875), examinant 4 cas appartenant à la pratique de Grubb, d'Edis, d'Evans et de Tylecote, montre que ce vice de conformation local est compatible avec une conformation parfaite du sujet, puisque dans ces 4 cas, il n'y avait même pas de tumeur hypogastrique, et que le seul signe qui ait attiré l'attention est l'absence de miction jointe à l'agitation du petit malade, et à d'autres phénomènes anormaux.

Ces faits montrent qu'il ne suffit pas qu'il y ait rétention pour que la rupture se produise, puisqu'on peut même ne pas observer de distension de la vessie.

D'autre part, si l'on admet avec Thiersch que la rétention d'urine, et par suite l'exstrophie de la vessie, sont dues à l'absence de communication entre cet organe et le sinus uro-génital, alors que la communication avec le rectum est fermée, comment expliquer ces faits d'exstrophie avec ouverture de l'intestin au niveau de la muqueuse vésicale ? (Cooper Rose, *Obstet. transact.*, t. XV ; Puech, *Gazette des hôpitaux*, 1857 ; Depaul, *Société de biologie*, 1853).

Les auteurs partisans de cette manière de voir ajoutent que la dilatation des uretères qu'on observe, même à la naissance, est une preuve de la stagnation. Outre qu'elle n'est pas constante, souvent dans les cas où elle a été signalée, on ne l'a observée que d'un côté.

Enfin, un grand point domine toute cette discussion ; c'est la coexistence d'un vice de conformation des organes génitaux. Ainsi que le fait remarquer Cruveilhier, comme toutes les observations en font foi, l'épispadias ne manque jamais, soit chez l'homme, soit chez la femme. Si on trouve dans quelques observations, comme celle de Rigaud (*Thèse* de Hergott), que les pubis sont réunis et que la vulve n'offre rien d'anormal, les détails donnés par l'auteur sont trop succincts pour qu'on puisse accepter cette assertion sans contestation : car il n'est pas parlé du canal de l'urèthre ; le toucher rectal et le toucher vaginal n'ont pas été faits.

L'épispadias n'aurait aucune raison d'exister, ni avec une imperforation du méat ou de la portion antérieure du canal, ni avec une imperforation siégeant à la jonction de la vessie avec le sinus uro-génital. Il faut donc admettre qu'il y a là un vice de conformation qui atteint tout l'appareil urinaire.

La théorie de Förster et de M. Lancereaux est passible de la même objection; car elle n'explique guère que les cas problématiques, du reste, où l'on observe l'exstrophie seule sans modifications du côté des organes génitaux. D'autre part, on trouve dans les *Bulletins de la Société anatomique* (1874), une observation de Seurre avec présentation de pièces, intitulée : *Diaphragme au niveau de la portion membraneuse de l'urèthre observé chez un nouveau-né. Permanence et dilatation considérable de l'ouraque. Distension des uretères et kystes des reins. Kyste sur le trajet du cordon ombilical. Pied bot varus à droite* L'ouraque formait une vessie supplémentaire se continuant par un canal de 4 centimètres de diamètre avec la vessie. A la partie supérieure du diaphragme uréthral existait un petit orifice dû probablement à une déchirure par laquelle l'urine avait pu filtrer pendant la vie.

M. Bailly (*Bull. Soc. anat.*, 1867, p. 147) a publié une observation semblable.

Il résulte de ces deux faits, qui ne doivent pas être sans analogue, que l'hydropisie de l'ouraque, si tant est qu'elle existe, ne saurait expliquer à elle seule l'exstrophie de la vessie.

Ces deux cas réalisent à merveille la condition qu'exigent Thiersch, Reichert, etc., pour qu'une exstrophie se produise, puisque la communication entre l'ouraque et la cavité intestinale a cessé, alors que le réservoir de l'urine ne communiquait pas avec le sinus uro-génital. Et cependant rien de semblable n'a eu lieu. La rétention d'urine est possible, mais jamais elle n'a donné lieu à une perforation de la vessie ; souvent même cette rétention n'a pu se produire, malgré une imperforation du méat, comme dans les observations rapportées par M. Gillette, ce qui semblait indiquer que la sécrétion urinaire n'est pas indispensable au fœtus.

Il est enfin une remarque facile à faire pour tous. L'ouraque ne s'oblitère guère avant la fin du quatrième mois ; souvent même au cinquième mois il est perméable. S'il survenait une rétention d'urine, au lieu de détruire la paroi antérieure, qui oppose une certaine résistance, ce liquide s'échapperait plutôt par la cavité de l'ouraque qui communique librement avec la vessie.

Enfin, en supposant même que l'urine ne prît pas cette voie et qu'elle arrivât à rompre la vessie, n'observerait-on pas tout d'abord les désordres de l'infiltration, et croit-on que celle-ci permettrait au fœtus de vivre? Cela est très problématique.

Quant à la théorie de Lecouteux, adoptée par M. Hergott, qui fait dépendre la difformité d'une absence de soudure des pubis, elle ne satisfait pas davantage. Il resterait toujours à savoir quelle cause préside à cette absence de soudure, et on ne s'expliquerait pas encore très-bien l'absence de la paroi antérieure de la vessie, pas plus que la déformation des organes génitaux. L'élargissement du bassin n'est pas une raison suffisante à invoquer. N'observe-t-on pas dans le bec-de-lièvre l'agrandissement de l'ouverture buccale et l'élargissement du nez, qui dans le plus grand nombre des cas est épaté ?

Pour nous, cette difformité consiste dans un arrêt de développement dont nous nous bornons à constater les effets, sans en connaître la cause. Celle-ci réside peut-être dans le système nerveux, comme le montrent quelques autopsies où l'on a constaté d'autres vices de conformation, et en particulier ceux qui portent sur la moelle et le cerveau : cependant il serait téméraire de rien affirmer à ce sujet.

Un point est admis par tous les auteurs, c'est que la vessie se forme aux dépens de l'allantoïde ; un second point admis également, c'est que l'allantoïde est un organe destiné à disparaître, dont, bien longtemps avant la naissance, on ne trouve plus qu'un vestige : l'ouraque partant du sommet de la vessie et aboutissant à l'ombilic.

Supposons que, pour une cause quelconque, il se produise un arrêt de développement dans les lames ventrales ; au lieu de se rejoindre sur la ligne médiane, ces lames laisseraient entre elles un certain écartement, dans lequel viendrait se montrer l'allantoïde qui doit devenir plus tard la vessie ; sa paroi antérieure n'étant plus soutenue sera à nu ; elle se présentera sous la forme d'une mince et fragile lame que le moindre choc, le moindre effort, soit de dedans en dehors, soit de dehors en dedans, pourra très facilement déchirer. Cette déchirure, facile dans ces conditions, s'explique bien, mais dans les cas où la paroi est doublée par les lames ventrales, nous avons vu qu'elle était impossible, les faits d'oblitération congénitale des voies d'excrétion de l'urine nous prouvant au contraire que la vessie, loin de se rompre, s'hypertrophie.

Du reste, la rupture de cette membrane peut ne pas avoir lieu, comme nous en trouvons un exemple rapporté par E. Küster à la Société médicale de Berlin (*Berlin. klin. Wochenschrift*, n° 76, p. 666, 1876), sous le titre de : *Guérison intra-utérine d'un épispadias avec exstrophie de la vessie*. Enfant de vingt et un mois présentant un épispadias complètement développé, avec gouttière uréthrale, à la surface d'un pénis complètement atrophié. Division de la symphise avec large hiatus dans les muscles abdominaux, et absence de nombril. L'urèthre a une paroi inférieure, grâce à une masse cicatricielle très mince. La symphise offre une union ligamenteuse, et la paroi antérieure de la vessie est formée par une cicatrice. L'incontinence d'urine est absolue. A la racine du pénis il y a un rétrécissement qui ne peut être franchi que par les instruments les plus fins. La cavité vésicale existe ; le sphincter est absent ou divisé.

Nous devons voir dans ce fait quelque chose d'analogue à ce qu'on observe quelquefois dans le spina-bifida, où la peau, s'arrêtant brusquement au bord de l'ouverture du rachis, est remplacée au niveau de la perte de substance par une membrane très mince et vasculaire, qui peut même se rompre pendant la vie intra-utérine et donner lieu à une cicatrice. Chez les sujets atteints d'exstrophie, cette rupture nous paraît avoir lieu dans le plus grand nombre des cas, et à cause de l'écoulement continu d'un liquide à la surface, la cicatrisation ne peut se faire. Il y a là en somme un processus analogue à celui qui préside dans certains cas au développement de l'anencéphalie (Virchow, *Pathologie des tumeurs*, *Hydrocèle de la tête et du cou*, t. I, p. 187).

L'absence constante de la paroi antérieure de la vessie s'explique très bien de cette façon. Une rupture mécanique nous paraîtrait, dans le cas où elle pourrait se produire, devoir exister au moins autant sur la face postérieure, qui est moins protégée, que sur l'antérieure. En somme, en arrière la rupture ne porterait que sur la paroi vésicale, et en avant elle intéresserait en plus la paroi abdominale.

Une autre particularité plaide en faveur de la théorie de l'arrêt de développement ; c'est l'existence constante ou presque constante de l'épispadias ; la conformation de la verge n'a rien à faire avec la rétention d'urine telle que la comprennent ceux qui attribuen l'exstrophie à une lésion mécanique, et cependant elle est toujours déformée.

En résumé, on ne doit voir dans l'exstrophie vésicale qu'un degré plus avancé de la malformation qui a causé l'épispadias ; et elle-même ne représente pas la limite extrême des lésions possibles, car on a pu voir des exomphales congénitales, de vraies éventrations surmonter la lésion de la vessie, des arrêts de développement, en un mot, portant sur presque toute la paroi abdominale antérieure.

Doit-on expliquer cette anomalie par des adhérences de l'embryon aux membranes de l'œuf, ou par toute autre lésion vasculaire ou nerveuse portant sur le fœtus lui-même ? La réponse est difficile. Il serait bon peut-être de n'être pas trop exclusif.

Qu'on adopte ou non les idées de Serres sur le développement par deux moitiés symétriques de l'allantoïde, comme l'ont fait Jamain et tout dernièrement encore sir H. Champneys (*St. Bartholomew's hosp. Reports*, 1877, vol. XVII), peu importe. Nous ferons observer cependant que le dernier stade reconnu par ce dernier auteur aux malformations de la vessie, c'est-à-dire la division en deux moitiés latérales, n'a jamais été observé.

Traitement. — De l'étude anatomo-pathologique que nous avons faite de l'exstrophie de la vessie résulte ce fait que, si, théoriquement, on peut restituer à cet organe une cavité dans laquelle l'urine puisse s'accumuler, on ne reproduira jamais que grossièrement un réservoir vésical où l'urine puisse séjourner, et d'où elle s'écoulera au gré du patient ; et cela en raison de l'absence constante du sphincter de la vessie, et du sphincter de l'urèthre. Donc, tous les traitements qu'on pourra instituer en vue de la guérison n'auront qu'un seul but, celui de permettre de recueillir les urines pour les diriger dans un réservoir approprié, de les empêcher de souiller et d'irriter les parties voisines, et de soustraire le malade aux inconvénients fâcheux qui résultent de l'odeur urineuse qu'il répand autour de lui.

Le traitement ne peut donc être que palliatif ; il n'est en aucune façon curatif de la difformité.

Ce traitement a été divisé en prothétique et en chirurgical : ce dernier est ainsi appelé, parce qu'il comporte une opération, parce qu'il a pour but de refaire un réservoir aux urines, un simulacre de vessie. Le traitement prothétique est le plus ancien, quoiqu'il ne date pas de longtemps.

Bonn (d'Amsterdam) et Jurine (de Genève), au siècle dernier, paraissent avoir été les premiers qui aient eu l'idée d'appliquer un appareil, une machine, comme ils disaient, permettant de recueillir les urines : elle consistait en une cuvette en argent, dont les bords s'adaptaient très exactement au pourtour de la tumeur, et à une certaine distance et descendaient jusque vers l'anus ; elle était munie d'une tubulure à robinet permettant de faire écouler les urines dans un second réservoir appliqué contre la cuisse. De cette façon les sujets mâles, qui étaient obligés de porter des habits de femme, pouvaient revêtir des habits de leur sexe. C'est la remarque que faisaient tous les anciens chirurgiens.

Ce réservoir est classique et encore employé maintenant. On ne lui a fait subir de modifications que dans la nature de la substance employée, qui est aujourd'hui le caoutchouc durci ou la gutta-percha.

Breschet, dans son article, parle d'un jeune homme auquel un chirurgien avait l'intention de mettre dans les uretères deux tuyaux en argent qui pussent porter directement l'urine dans un réservoir : le malade s'y refusa.

Pipelet avait déjà fait, en 1792, une tentative de ce genre, mais il fut obligé de l'abandonner à cause des accès de fièvre que présenta le malade.

Bouisson, tenant compte de la disposition des uretères, qui le plus souvent plongent dans le bassin pour se relever ensuite et s'ouvrir à la surface de la vessie, proposa de comprimer leurs orifices, pour amener la dilatation de leur calibre, et former ainsi des espèces de poches dans lesquelles l'urine pût s'accumuler un certain temps. Pour les vider, le malade n'aurait eu qu'à s'incliner fortement en avant, en pressant sur l'abdomen en même temps. La tentative échoua, le malade n'ayant pu supporter la compression; fort heureusement, car c'était faire tout ce qu'il fallait pour hâter la dilatation des calices et du bassinet ordinairement suivie de pyélite, ce qui n'arrive que trop fréquemment d'une façon spontanée.

Telles sont les tentatives faites pour remédier sans opération aux fâcheux effets de l'exstrophie vésicale. Un seul de ces moyens est resté, c'est l'instrument de Jurine et de Bonn, qui rend encore de vrais services, qui seul souvent répond aux indications et réalise la plus grande somme d'amélioration. Nous discuterons plus loin ses avantages et ses inconvénients.

Traitement chirurgical. — Toute idée de prothèse abandonnée, faire un réservoir naturel à l'urine est la première pensée qui s'impose au chirurgien voulant tenter de pallier cette affreuse infirmité. Comment y arriver ? La question a été résolue de deux façons : (nous ne reparlerons pas de l'idée de Bouisson qui nous paraît inacceptable ;) ou faire arriver les urines dans le rectum, cavité naturelle et fermée, ou au contraire compléter la vessie, la transformer en une véritable cavité présentant seulement un orifice à son extrémité inférieure.

C'est cette dernière idée qui a tenté tout d'abord les chirurgiens, et qui a été mise à exécution par Gerdy. Sur un malade soumis à son observation, ce chirurgien voulut essayer d'aviver les bords de la perte de substance, et, après avoir refoulé la tumeur, de les réunir. Mais, comme l'embouchure des uretères faisait une saillie assez notable empêchant la réunion, Gerdy en excisa un ; immédiatement se déclarèrent des accidents de pyélo-néphrite aiguë qui emportèrent le malade. Cette tentative n'a pas été renouvelée et a été remplacée par la méthode autoplastique, méthode plus rationnelle, car on se trouve en présence d'une véritable perte de substance qu'on ne peut diminuer par simple rapprochement, dans la plupart des cas, étant donné l'écartement des symphises des pubis et la saillie constante que tend à faire la vessie repoussée par l'intestin. Avant de parler de cette dernière méthode, disons quelques mots de la première, qui consiste à faire écouler les urines dans le rectum. C'est du reste la première en date.

Simon (*The Lancet*, t. II, page 568, 1852) a le premier mis cette idée à exécution ; il essaya de faire déboucher les uretères dans le rectum. Pour cela, au moyen d'une espèce de sonde à dard portant un fil et introduite dans l'uretère, il perfora celui-ci et le rectum, le fil passant à travers la perforation ; un second fil fut introduit plus bas et réuni au premier. On avait ainsi une anse destinée à maintenir le rectum solidement appliqué sur l'uretère. L'opération fut répétée de l'autre côté. Au bout de six jours, l'urine commençait à s'écouler du côté du rectum, mais il en venait encore directement des uretères. Après maintes péripéties causées par des poussées inflammatoires du côté de l'abdomen, par des tentatives infructueuses d'occlusion de l'embouchure des uretères, le malade finit par mourir : presque toute l'urine passait par le rectum. La mort survint au bout de neuf mois, lentement, graduellement, sans grande souffrance, après un amaigrissement et un affaiblissement très marqués ; les uretères contenaient des calculs. Les détails de l'autopsie manquent : l'auteur dit que le malade mourut de péritonite chronique. Il est à peine douteux qu'il mourut d'une pyélonéphrite chronique.

Comme on le voit, les opérations pratiquées sur les uretères ont peu de chance de succès. Dans le cas de Gerdy, l'intervention a été l'occasion d'une poussée aiguë qui a emporté le malade en peu de temps. Dans celui de Simon, elle a donné lieu à de la pyélonéphrite chronique.

Quelque temps après, Lloyd eut l'idée d'établir une communication directe entre la vessie et le rectum. Pour cela, il fit passer un trocart à travers le rectum et le fit sortir par la surface vésicale ; il le remplaça par une mèche qu'il laissa en place. Une péritonite aiguë enleva le malade le septième jour. Le péritoine était perforé ; le cul-de-sac recto-vésical descendait jusqu'au voisinage de l'anus. (*The Lancet*, 1851, t. II, 370.) Pareil accident est arrivé à Alhiol Johnson.

M. Holmes (*Thérapeutique des mal. chir. des enfants*) essaya d'abord de placer des conduits métalliques, qui, partant de la surface vessie au voisinage des uretères, passaient sous la peau du périnée et arrivaient au rectum, aussi loin que possible de l'anus. Mais des trajets fistuleux se formèrent dès que les conduits eurent été enlevés. Il essaya alors de mortifier toutes les parties comprises entre le rectum et la vessie, au moyen d'une pince semblable à l'entérotome de Dupuytren. Il fit ensuite une cavité vésicale par autoplastie ; mais l'accumulation de concrétions uratiques et des douleurs très vives, quand la vessie était distendue, l'obligèrent à refaire un orifice pubien. M. Holmes croit que, dans ce cas, on devait comprendre les uretères dans la portion mortifiée.

La seule méthode qui soit restée debout est la méthode autoplastique. (*Voy.* Malgaigne et Le Fort. *Méd. opérat.*, huitième édition, t. II, p. 521.)

C'est à J. Roux (de Toulon) que revient l'honneur de l'avoir appliquée le premier, mais malheureusement sans succès.

Elle a pour but, non de constituer une cavité où l'urine puisse s'accumuler et séjourner, mais plutôt de limiter un espace qui forcera l'urine à s'écouler toujours vers un seul point, où il soit facile d'appliquer un appareil qui la recueillera constamment. De cette manière, elle ne souillera plus le malade et ne l'exposera plus à tous les accidents pouvant résulter de l'irritation continuelle des téguments. De plus l'odeur urineuse disparaîtra.

Roux prit un lambeau scroto-périnéal allant d'une aine à l'autre, et descendant à un centimètre en avant de l'anus. Cela fait, il le disséqua rapidement de bas en haut, et le renversa. Les bords furent suturés avec la lèvre supérieure d'une incision abdominale qui contournait la tumeur vésicale à 2 centimètres au-dessus d'elle, et dont les extrémités étaient assez rapprochées des incisions scrotales. L'urine s'écoulait par l'intervalle laissé entre les téguments et les bords du lambeau au niveau de l'aine. La gangrène s'empara de ce dernier; il devint insuffisant et se recroquevilla.

Dans une seconde opération, Roux fit une boutonnière transversale au niveau de la verge qu'il fit passer au travers; et, avec le prépuce convenablement disséqué et perforé, il convertit en canal la gouttière pénienne. Le résultat de l'opération fut la formation d'une espèce de coquille terminée en bas par un canal au travers duquel on put faire passer un urinal, qui venait s'appliquer ensuite sur la partie supérieure de la vessie. Les inconvénients de l'exstrophie disparurent.

Roux conseille, chez les enfants du sexe féminin, de se servir de la peau des grandes lèvres, pour faire une bande transversale de téguments au-devant de la partie inférieure de la vessie. Vingt ans plus tard, Maury, de Philadelphie employait avec succès le même procédé.

Quelque temps après Roux, Richard (*Gazette hebdomadaire*, t. suivit la voie tracée par cet habile chirurgien; mais au lieu d'un seul lambeau, il en fit deux, l'un abdominal, l'autre scrotal. Le lambeau abdominal fut pris au-dessus de la vessie, et taillé assez largement pour recouvrir tout l'organe exstrophié. Dans un deuxième temps, il disséqua sur le scrotum une bande cutanée dont les bords atteignaient le niveau des angles supérieurs de la tumeur vésicale. Elle mesurait toute la largeur du scrotum, c'est-à-dire 2 centimètres environ au niveau de la partie moyenne, et 4 1/2 au niveau du pédicule. Le lambeau abdominal fut alors rabattu et ses angles inférieurs furent suturés aux extrémités des incisions scrotales. Le lambeau scrotal fut remonté sur l'abdominal, la face cutanée regardant en avant, la face cruentée appliquée sur la face correspondante du lambeau abdominal. Il recouvrait tout le pénis. Trois petites sutures fixèrent son bord supérieur à la base du lambeau abdominal. Au niveau du pénis, il fut suturé aux bords péniens avivés et à la partie attenante de la plaie scrotale. On eut ainsi une espèce de canal uréthral. L'urine s'écoula par ce canal et aussi par les deux angles supérieurs de la nouvelle vessie.

Le malade allait très bien, quand il fut emporté au sixième jour par un érysipèle, avec quelques signes de péritonite.

M. Sédillot a proposé, sans l'appliquer, un procédé qui ne diffère de celui-là que par un détail, c'est la suppression de toute opération ultérieure, par l'occlusion immédiate des angles supérieurs de la nouvelle cavité.

Procédé de Pancoast. — Dissection de dessus en dedans, de chaque côté de la vessie, de deux lambeaux cutanés suffisants pour recouvrir, une fois renversés, toute la perte de substance. Le bord libre de ces lambeaux est coupé en biseau, et les surfaces de suture sont ainsi élargies. On les réunit sur la ligne médiane.

Procédé de Ayres. — Dissection d'un grand lambeau triangulaire pris au dessus de la vessie, que l'on rabat par dessus celle-ci et dont on suture les bords de chaque côté de la perte de substance. La pointe est repliée sur elle-même du côté de la face cruentée. Quelques jours plus tard, on sépare cette pointe de la face du lambeau à laquelle elle adhère, et on s'en sert pour former la paroi supérieure de l'urèthre.

Procédé de Holmes. — 1° Grand lambeau latéral dont la base répond à la vessie, et qu'on renverse sur elle ; 2° du côté opposé, lambeau oblique scrotal, qu'on contourne de façon à mettre les deux surfaces cruentées en contact. Les lambeaux doivent se correspondre dans toute leur étendue ; ils sont suturés avec des fils d'argent.

Plus tard, on soude le bord supérieur à la paroi abdominale.

Procédé de Wood. — Après quelques tâtonnements, Wood s'arrêta au procédé suivant :

Premier temps. — Dissection d'un lambeau sus-vésical s'arrêtant à la partie moyenne à 1 centimètre 1/2 de la muqueuse, et descendant plus bas sur les parties latérales. Il est capable de recouvrir toute la vessie ; la base correspond à celle-ci : il est renversé sur elle, la face cruentée regardant en avant.

Deuxième temps. — Deux lambeaux latéraux de même largeur, dont la base correspond aux aines, et qui sont contournés de façon que leurs bords supérieurs deviennent médians et s'accolent ensemble pour être suturés ; leur face cruentée s'adapte à la face cruentée du lambeau abdominal. Les deux lambeaux latéraux sont unis entre eux par des points de suture, et aussi au lambeau abdominal.

On peut rétrécir par quelques points de suture placés aux extrémités les plaies produites par la dissection des lambeaux.

Le docteur John Ashurst a employé le même procédé. Dans une de ses dernières opérations (*The american Journal of the medical sciences*, 1874, p. 420), comme, par suite de la rétraction des lambeaux vers la partie supérieure, la vessie semblait devoir faire hernie par l'orifice inférieur, qui a du reste dans ce procédé une très grande tendance à s'agrandir, M. Ashurst a eu l'idée, afin de remédier à cet inconvénient, d'employer le procédé de Nélaton pour la cure de l'épispadias, c'est-à-dire de prendre un lambeau scrotal qu'on transporte sur le pénis rudimentaire et de le suturer aux lambeaux abdominaux. Nous verrons du reste plus tard cette idée développée et érigée en principe par M. Le Fort.

Procédé de Hirschberg. — M. Hirschberg (*Arch. de Langenbeck*, vol. XVIII, 4e fasc., page 727, 1875), ayant eu à traiter une exstrophie vésicale, procéda de la manière suivante :

Premier temps. — Dissection d'un large lambeau pris au-dessus et à gauche de la vessie, capable de la recouvrir, transporté sur elle, et suturé à son extrémité opposée et à son pourtour, sauf à la partie inférieure. La suture réussit.

Deuxième temps. — Affrontement et suture des bords de la plaie résultant de la dissection du lambeau.

Il reste un prolapsus de la vessie au-dessous du lambeau : comme il semblait exister un rudiment de sphincter vésical, le chirurgien aviva les deux bords de la muqueuse à ce niveau et les réunit, mais il échoua.

Troisième temps. — Enfin, il perce le prépuce, passe le gland au travers et fixe ce prépuce à la partie inférieure du lambeau prévésical.

Les urines étaient gardées pendant le décubitus, le repos, le sommeil, mais étaient rejetées au moment des cris. Le dépôt rapide de concrétions phosphatiques et une grande sensibilité de la vessie ne permirent pas d'appliquer la pelote de Thiersch.

Procédé de Thiersch. — M. Thiersch (*Mémoire lu au quatrième congrès de la Société allemande de chirurgie*, 8 avril 1875. *Berlin. Klin. Wochens.*, 1875) se sert de deux lambeaux qui sont presque toujours, dit-il, à peine suffisants : on est ordinairement obligé de compléter l'opération par des opérations autoplastiques ultérieures. Il se sert du prépuce ou même d'un lambeau scrotal, si le prépuce est insuffisant. Chacun des deux lambeaux doit être assez grand pour recouvrir, quand il vient d'être disséqué, la surface vésicale. Les deux lambeaux sont latéraux ; ils doivent protéger, en offrant à la vessie leur face profonde non épidermique, l'un la moitié inférieure, l'autre la moitié supérieure de l'organe. On peut le plus souvent utiliser le prépuce en le perforant et en faisant passer le gland au travers de la boutonnière. Quand cette opération est faite, on attend quelque temps avant de s'occuper de la vessie.

Premier temps. — Un premier lambeau latéral est disséqué de la manière suivante : on fait une incision interne, en commençant par en haut, qui longe le bord interne du muscle droit et suit exactement le bord correspondant de la surface vésicale jusqu'à la racine du pénis. On fait une incision externe qui descend parallèlement à la première, à une distance variable suivant les dimensions de l'exstrophie de la vessie, jusqu'à l'arcade fémorale, qu'elle dépasse même quelquefois. On détache le lambeau des parties sous-jacentes, en rasant les gaînes musculaires et l'aponévrose abdominale antérieure. On passe au-dessous une lame d'ivoire, d'étain ou de verre, pour laisser bourgeonner la face profonde. Le lambeau reste ainsi en communication avec le reste des téguments par ses bords supérieur et inférieur.

Deuxième temps. — Après trois ou quatre semaines, on sectionne le bord supérieur en biseau, de bas en haut et de la face profonde vers la face superficielle, pour avoir une surface saignante aussi étendue que possible. On incline alors le lambeau pour l'appliquer sur la partie inférieure de la vessie, en refoulant autant que possible le pénis. On avive dans une étendue convenable le pourtour de la surface vésicale jusqu'au niveau de la gouttière pénienne, et on le suture avec l'extrémité avivée du lambeau.

Troisième temps. — Après quinze jours environ, on peut suturer le prépuce avec le bord inférieur de ce lambeau préalablement avivé.

Quatrième temps. — Quand la soudure est complète on taille le lambeau destiné à recouvrir la partie supérieure de la vessie. On procède de la même façon, mais les incisions verticales ne doivent descendre que jusqu'au niveau de la partie supérieure du lambeau inférieur. En même temps, sur une largeur de 2 centimètres on avive le bord restant de la surface vésicale qu'on laisse bourgeonner.

Cinquième temps. — Au bout de trois ou quatre semaines, on coupe le bord supérieur du lambeau de la même manière que précédemment, et on l'applique sur la surface vésicale à recouvrir, en le suturant à tout le pourtour de la vessie et aussi au bord supérieur du premier lambeau, après l'avoir un peu avivé, si c'est nécessaire. On met une sonde d'argent dans l'orifice qui tient lieu de méat.

Le traitement entier dure en général un an. Après que tout est solidement réuni, Thiersch place sur l'orifice vésical un compresseur destiné à maintenir les urines dans la vessie, qu'on enlève de temps en temps pour la laisser s'écouler.

Procédé de Le Fort. — M. Le Fort a fait à la Société de chirurgie (séance du 20 décembre 1876) une communication sur un cas de guérison d'exstrophie de la vessie chez un jeune homme de seize ans, et a insisté sur la nécessité qu'il y a à se servir du prépuce ou d'un lambeau scrotal, afin de fermer autant que possible la partie inférieure de la nouvelle vessie.

Voici, du reste, les différents temps de l'opération qui se rapproche beaucoup, sauf les modifications à l'égard du prépuce, de celle de Wood.

Premier temps. — En mars 1872, M. Le Fort détache de la face inférieure de la verge le prépuce et la peau voisine dans une étendue de 2 centimètres. Boutonnière longitudinale partant de la racine de ce lambeau. A travers cette boutonnière on passe le gland.

Deuxième temps. — Six semaines après, avivement de la face vésicale du lambeau préputial, en n'enlevant que la couche la plus superficielle du derme. Dissection d'un lambeau abdominal sus-vésical semi-circulaire par une incision en croissant qui descend latéralement jusqu'au milieu de la vessie. Le lambeau a l'étendue de la surface vésicale ; il est rabattu sur elle de façon à lui présenter sa face épidermique, et suturé par sa partie moyenne au prépuce. Il reste à oblitérer les parties latérales et une partie du bord inférieur.

La suture échoua, sauf un point. Quinze jours plus tard, M. Le Fort sutura le prépuce à un des débris du lambeau abdominal, et la surface vésicale se trouva en partie recouverte.

Troisième temps. — Neuf mois après, on recommença l'opération. Dissection d'un nouveau lambeau abdominal semblable au premier, mais dont les limites sont en dehors de celui-ci. Ce second lambeau est rabattu au devant de la surface à recouvrir ; la face épidermique de son bord libre est avivée, et il est suturé au prépuce de la façon suivante : le prépuce est divisé en deux feuillets au moyen d'une incision parallèle à ses faces ; entre ces deux feuillets doit être placé et suturé le bord libre du lambeau abdominal. Pour cela, un bout de sonde percé de trous dans lesquels sont engagés des fils d'argent, est placé dans la nouvelle vessie, parallèlement aux bords destinés à être rejoints; les fils d'argent portés par une aiguille percent d'abord le feuillet profond du prépuce, puis le lambeau abdominal, et traversent ensuite le feuillet superficiel du même prépuce; ils sont passés à travers des trous également distants d'une sonde extérieure et serrés au moyen de tubes de Galli.

Il reste de chaque côté une fente à combler. Séance tenante la fente gauche est bouchée. Pour cela, en dedans du passage du cordon spermatique, on fait deux incisions transversales correspondant aux extrémités de la face à combler. Ces deux incisions sont rejointes du côté interne par une troisième qui longe le bord correspondant de la surface muqueuse vésicale. Au niveau de ce bord, le lambeau est détaché sur toute la longueur dans une étendue de 1 centimètre. Grâce à ce procédé, on peut le faire glisser et le suturer au bord correspondant du lambeau abdomino-préputial déjà avivé. Pour cela, une sonde percée de trous et armée de fils est introduite dans la nouvelle cavité. Les fils traversent le lambeau abdominal, puis le lambeau latéral, et sont maintenus au moyen de tubes de Galli sur un autre bout de sonde trouée de la même manière.

Au troisième jour on desserra les fils, pour faciliter l'afflux du sang dans les lambeaux tuméfiés. Le sixième jour, les fils furent coupés, les sondes retirées de la vessie; la réunion était parfaite.

Quatre mois après, la fente latérale droite était comblée de la même façon; le sixième jour la réunion était effectuée. Le malade sort, portant un appareil qui s'adapte bien et conduit les urines dans un réservoir placé le long de la cuisse.

Tous ces procédés diffèrent, comme on le voit, par quelques points essentiels, quelques auteurs n'employant qu'un lambeau, d'autres, au contraire, se servant de plusieurs lambeaux. On peut cependant formuler une règle générale pour leur dissection : Les lambeaux doivent être aussi épais que possible, afin d'être bien nourris, et l'on doit faire aller la dissection jusque sur les gaînes musculaires ou les plans aponévrotiques. En second lieu, ce qui ressort de cette étude, c'est que la vessie, par suite de la rétraction de la cicatrice abdominale, a une tendance constante à faire hernie au-dessous du bord inférieur des lambeaux. L'ouverture qui doit donner passage à l'urine tend constamment à s'agrandir. Il faut donc parer à cet inconvénient, en se servant du prépuce ou même du scrotum chez l'homme, comme l'ont conseillé MM. Le Fort et Thiersch, des grandes lèvres chez la femme quand elles existent, et au besoin d'un lambeau périnéal.

De plus, les lambeaux doivent être aussi larges que possible, et pouvoir recouvrir toute la surface vésicale. Thiersch, dans son mémoire, fait observer que la capacité de la vessie augmente, pourvu que sa paroi antérieure soit suffisamment étendue (1).

Comparaison du traitement prothétique et du traitement chirurgical. — Le traitement chirurgical a un très grand avantage sur le traitement prothétique, quand il peut être appliqué. Il facilite l'adaptation d'un appareil, il supprime pour le malade l'irritation qui provient du froissement de la muqueuse vésicale par les vêtements et même par l'appareil, il éloigne par conséquent les causes de la cystite dont le retentissement sur les uretères et les reins est si facile; il soustrait les parties avoisinantes au contact de l'urine et à tous les accidents qui peuvent découler d'une irritation constante. En supposant qu'un appareil puisse être appliqué dans les deux cas, la contention ne sera jamais aussi parfaite, si l'on n'a pas fait d'opération antérieure ; les conséquences de l'incontinence réapparaîtront. Dans tous les cas, après l'opération, l'appareil sera moins volumineux, moins lourd et plus facile à cacher, mince avantage il est vrai à côté des autres, surtout chez la femme.

Comparaison des différentes méthodes de traitement chirurgical. — Par la comparaison des méthodes on arrive facilement à conclure à la supériorité de la méthode autoplastique. Les opérations sur les uretères doivent être condamnées; elles exposent trop à la néphrite. L'abouchement des uretères dans le rectum, outre ce grave inconvénient, qu'on retrouve dans l'opération de Simon, peut causer une péritonite.

La communication établie entre la vessie et le rectum, d'après la méthode de Lloyd, est absolument impraticable. La méthode de Holmes est aussi très dangereuse, mais, en supposant le résultat obtenu, on n'aura pas supprimé, autant qu'on croyait pouvoir y compter, l'incontinence d'urine. Le sphincter anal n'est pas suffisant pour retenir les urines : on n'a qu'à consulter pour s'en convaincre les malades atteints de fistules uréthro-rectales. Le contact de l'urine avec la muqueuse intestinale expose à une diarrhée constante, et l'on peut voir passer les matières fécales dans la cavité vésicale ; enfin la méthode de Holmes ne soustrait pas la vessie aux

(1) M. Th. Anger a employé avec succès un procédé qui est une combinaison de ceux d'Ad. Richard et de M. Le Fort, sauf une modification importante dans la dissection du lambeau abdominal. (*Bull. et mém. de la Soc. de chir.*, 1880, p. 175).

causes d'irritation, et l'on est ultérieurement obligé de recourir à la méthode autoplastique. Celle-ci paraît donc devoir seule résister à l'examen; mais il est difficile de juger entre les différents procédés.

D'une manière générale, en présence des difficultés considérables qui entourent la réussite, on peut dire que les procédés à un lambeau paraissent inférieurs aux procédés à deux ou plusieurs lambeaux.

Le lambeau scrotal, malgré les deux succès de Maury, nous inspirerait moins de confiance que le lambeau abdominal, parce qu'il est moins bien nourri, plus sujet à la gangrène, quoiqu'il empêche la hernie future de la vessie à travers l'orifice inférieur agrandi.

Nous restons donc en présence des opérations autoplastiques à deux ou plusieurs lambeaux, avec cette restriction, qu'on devra autant que possible prendre sur le prépuce, le scrotum ou les grandes lèvres un lambeau suffisant pour réduire, autant que possible, l'orifice inférieur de la nouvelle vessie, et prévenir son agrandissement ultérieur par suite de la rétraction de la cicatrice abdominale. A cet égard les procédés de MM. Le Fort et Thiersch paraissent donner entière satisfaction. La superposition des lambeaux vaut mieux que leur juxtaposition, car la suture a plus de chances de réussir.

Du reste, il ne paraît pas qu'on doive se préoccuper beaucoup du sort de la surface qu'on tourne du côté de la vessie; qu'elle soit épidermique ou bourgeonnante, il n'y a pas à en tenir grand compte dans le pronostic, car celui-ci dépend surtout de la forme des lambeaux, de leur étendue et de leur direction. Les poils qui recouvrent la face épidermique peuvent être l'occasion d'un inconvénient : ils provoquent le dépôt de cristaux phosphatiques, d'où des douleurs, de la gêne dans l'émission des urines; l'épilation préalable serait donc une bonne précaution.

Du reste, on ne peut poser aucune règle générale; le choix du procédé dépend d'une foule de circonstances : de l'étendue de la perte de substance, de la facilité plus ou moins grande qu'on éprouve à la recouvrir, de l'état des parois abdominales, de l'existence de hernies dans le voisinage ou d'un prolapsus utérin.

Ici se pose une question qui est aussi agitée pour le bec-de-lièvre : A quel âge doit-on opérer les exstrophies de la vessie? La question est, croyons-nous, plus facile à résoudre que pour ce dernier vice de conformation; car la longueur de l'opération, l'hémorrhagie qu'elle détermine, le peu d'inconvénients de la malformation chez les jeunes sujets, qui ont une incontinence en quelque sorte physiologique de l'urine, doivent faire proscrire l'opération dans le jeune âge. D'autre part, la patience dont l'opéré a besoin, l'absence de tout effort, de tout mouvement, que nécessite l'autoplastie, font que l'opération ne peut être tentée qu'à un âge où le sujet soit raisonnable, et où l'on puisse avoir de l'autorité sur lui. Mais la tendance qu'a la hernie vésicale à augmenter de plus en plus, la vitalité moindre des tissus au fur et à mesure qu'on avance en âge, exigent qu'on ne la retarde pas trop. C'est donc à l'âge de huit à dix ans environ, que cette opération pourra être tentée avec le plus de chances de succès.

L'état de la santé, celui des urines, l'existence d'une toux un peu intense feront quelquefois reculer l'opération qui ne devra être faite que quand tous les accidents se seront modifiés. En attendant, on emploiera un traitement palliatif très simple : des compresses imbibées d'eau phéniquée ou alcoolisée et des soins de propreté rigoureux.

CHAPITRE XXVI

FISTULES URINAIRES OMBILICALES CONGÉNITALES

Nous savons, et cette question a été suffisamment traitée à propos de l'exstrophie de la vessie, nous savons que la vessie prend naissance aux dépens de l'allantoïde, canal creux qui s'étend du bassin à l'ombilic et se développe en dehors du fœtus. Un renflement dans le petit bassin formera la vessie, une portion rétrécie unissant ce renflement à l'ombilic constituera l'ouraque. L'ouraque, d'abord cylindre creux, se rétrécit peu à peu et se transforme bientôt en un cordon plein, pour n'être plus représenté enfin que par quelques tractus filamenteux allant de l'ombilic à la vessie.

Ce passage de l'état creux à l'état plein se fait environ vers le cinquième mois de la vie intra-utérine. Il en résulte qu'à un moment donné le réservoir urinaire possède un véritable orifice du côté de l'ombilic. Que par une cause quelconque, le cylindre creux ne se transforme pas en un cylindre plein, et l'on verra au moment de la chute du cordon la vessie communiquer avec l'extérieur ; ainsi sera réalisée la fistule urinaire congénitale ombilicale.

Dans ce cas, l'ouraque est resté perméable sur toute son étendue, c'est-à-dire de la vessie jusqu'à l'ombilic inclusivement, mais il peut arriver que sa perméabilité s'arrête à quelque distance de ce point : or si, dans ces conditions, il survient un obstacle au cours des urines par les voies naturelles, l'ouraque distendu pourra remonter jusqu'à la cicatrice ombilicale, la refouler, et déterminer en cet endroit une perforation qui livrera passage à l'urine. Nous avons bien ici une prédisposition congénitale, mais cette prédisposition exige, pour donner lieu à la lésion, une cause occasionnelle, efficiente, qui seule pourra la produire. Rangerons-nous ces cas dans la classe des fistules congénitales ombilicales auxquelles ils touchent de très près, ou mieux les décrirons-nous ensemble? Peut-être serait-il préférable de leur donner pour cadre un chapitre spécial sur la persistance de la perméabilité de l'ouraque et sur les accidents auxquels elle expose; mais un fait capital subsiste, l'état congénital de la malformation, l'existence d'un canal absolument identique dans les deux cas et des conditions anatomiques semblables ; à ce titre, nous devons les décrire ensemble. Somme toute, au point de vue du pronostic et du traitement, ces cas tiennent le milieu entre les fistules congénitales proprement dites et les fistules accidentelles ou acquises; nous les appellerons fistules congénitales secondaires, par opposition aux autres que nous nommerons fistules congénitales primitives.

Les fistules congénitales ainsi délimitées, nous pouvons dire qu'on les observe dans deux conditions bien différentes : avec ou sans perméabilité des voies naturelles de l'excrétion de l'urine. Cette distinction, importante par rapport au pronostic et au traitement, ne l'est pas moins par rapport à la pathogénie. Elle montre que la perméabilité de l'ouraque n'est pas causée par l'accumulation de l'urine dans le réservoir urinaire, mais plutôt par un arrêt du développement primitif de ce conduit; nous le savions du reste déjà par les faits de rétention d'urine fœtale dus à des imperforations que nous avons signalées à propos de l'exstrophie de la vessie.

La condition première de l'existence de ces fistules est donc l'arrêt du développement de l'ouraque. Assurément l'imperforation de l'urèthre est favorable à leur production, mais elle n'est point indispensable.

Ce vice de conformation est assez rare, si l'on en juge par deux travaux d'une certaine importance, parus à trente ans de distance : les thèses de Simon (1843) et de Gruget (1872) ; il est plus fréquent cependant que ne le croient ces auteurs, qui n'ont pas tenu compte de toutes les observations publiées. Le docteur Levié (de Rotterdam) en a réuni vingt et un cas, auxquels nous en ajouterons cinq autres, deux appartenant au docteur Alric (*Bulletin de thérap.*, t. I, 97), un de Rose (*The med. Record*, 1878), un quatrième de Jacoby (*Berlin. klin. Wochensc.*, 1877), et un cinquième du docteur Lugeol (*Journal de méd. de Bordeaux*, n° 1, 1879).

Cependant ces observations ne sont pas suffisamment nombreuses, ni souvent assez complètes pour permettre d'élucider tous les points obscurs qui se rattachent à cette question, celui-ci entre autres : l'orifice ombilical appartient-il à l'ouraque ou à la vessie? On sait, en effet, que chez les enfants cet organe n'a pas la forme globuleuse qu'il possède chez l'adulte, mais qu'il se termine par une pointe plus ou moins allongée du côté de l'ouraque, montrant par là ses connexions antérieures avec cette dépendance. Or, il serait peut-être important pour le pronostic et pour le traitement de bien établir cette distinction : car, quoique l'oblitération soit également facile dans les deux cas, les accidents auxquels elle expose pourront être différents. Si l'on a affaire à un cas de perméabilité de l'ouraque, il restera après l'oblitération de la fistule extérieure un long canal entre l'ombilic et la vessie, qui pourra être le point de départ d'accidents inflammatoires ou d'autre nature, capables de mettre en danger la vie des malades. Cette complication ne sera pas à craindre, si la vessie arrive jusqu'à l'ombilic, ne faisant qu'un avec l'ouraque. Il nous semble que cette particularité doit être rare et ne peut guère être admise que dans les cas où l'ombilic est placé plus bas que de coutume. Nous admettrons donc que la fistule urinaire est ordinairement produite par la persistance de l'ouraque, dont le canal est plus ou moins rétréci et communique avec la cavité vésicale. Nous sommes d'autant mieux autorisés à émettre cette opinion que les rares autopsies que l'on a eu l'occasion de pratiquer ont trait à des cas de perméabilité de l'ouraque; dans aucune, il n'est fait mention d'une variété rare d'exstrophie vésicale (exstrophie du sommet de la vessie).

Anatomie pathologique. Symptômes. — Ce qui précède montre la pénurie des documents à l'aide desquels on peut reconstituer l'histoire anatomique de ce vice de conformation; son histoire clinique est, au contraire, fort simple et peut se résumer en quelques mots :

Les malades urinent par l'ombilic seul ou tout à la fois par l'ombilic et l'urèthre. Le premier cas est le plus rare et aussi de beaucoup le plus sérieux; mais des développements plus étendus à son sujet trouveront mieux leur place dans le chapitre du pronostic et du traitement.

L'urine s'écoule par l'ombilic, suintant continuellement et donnant lieu ainsi à une espèce particulière d'incontinence d'urine sur les conséquences de laquelle nous ne nous appesantirons pas. Au moment des mictions volontaires ou sous l'influence des cris, des efforts, l'urine peut sortir à l'état de jet plus ou moins prononcé, surtout si l'orifice est large; quelquefois, lorsque l'orifice est petit, l'écoulement ne fait que s'accentuer et devenir plus visible.

Le liquide a tous les caractères du liquide urinaire avec les modifications que lui imprime l'état de santé ou de maladie de la vessie et de l'ouraque.

L'orifice par lequel s'écoule l'urine peut être assez petit pour ne pas admettre un stylet de trousse, ou bien, au contraire, acquérir les dimensions d'une plume d'oie : il siège tantôt sur une tumeur, tantôt au fond de l'entonnoir ombilical où il est à peine visible, au milieu des sillons radiés qu'on observe à ce niveau; de là la distinction établie entre les fistules avec tumeur et les fistules sans tumeur. Ces dernières semblent appartenir aux fistules congénitales secondaires plutôt qu'aux fistules congénitales primitives.

Les tumeurs présentent un aspect et un volume variables. Deux observateurs, Cabrol, dont l'observation si pittoresque est bien connue, et Alric, les ont comparées dans deux cas à la crête d'un coq d'Inde. Elles peuvent mesurer 3 à 4 centimètres de longueur, mais elles sont alors très grêles et dépassent rarement le volume d'une grosse plume d'oie. D'autres fois, la tumeur est plus globuleuse, arrondie; elle atteint souvent le volume d'une noix et est assez fréquemment pédiculée. Ajoutons que l'orifice peut être situé au centre de la tumeur, ou bien à sa base, de telle manière qu'elle le recouvre et qu'il faille la soulever pour l'apercevoir. Au reste, son aspect rappelle celui d'une surface muqueuse; cette tumeur est rouge ou rosée, fongueuse ou lisse, selon qu'elle a été soumise à des causes d'irritation ou protégée contre elles.

Le canal qui donne passage à l'urine a des dimensions variables comme la fistule. Il est souvent assez large pour admettre aisément un stylet ou un cathéter, tandis que d'autres fois les bougies les plus fines ne peuvent pénétrer dans son intérieur; il n'est pas rare de voir ses dimensions surpasser celles de l'orifice qui le termine. Son calibre est presque toujours uniforme, mais il peut aller en augmentant jusqu'à la vessie où il s'abouche directement; quelquefois aussi on remarque à ce niveau un bourrelet muqueux qui en rétrécit l'entrée.

Sa paroi intérieure semble constituée par une membrane muqueuse; les autopsies manquent de détails à cet égard, mais en tout cas elle reproduit exactement les caractères de la muqueuse vésicale, elle en subit même les modifications. Ainsi, par exemple, lorsque la vessie est atteinte de cystite aiguë ou chronique, qu'elle présente la teinte verdâtre caractéristique de cette affection, que la muqueuse et le tissu sous-muqueux sont épaissis, ces altérations se reproduisent dans la cavité de l'ouraque; elles peuvent être limitées à la région qui avoisine la vessie ou envahir toute l'étendue de son canal. L'analogie avec la vessie se complète encore, si l'on songe qu'on peut trouver dans les parois de l'ouraque et autour d'elles cette induration, cet épaississement, cette transformation fibreuse qui se rencontrent si fréquemment dans les parois et autour du réservoir urinaire. Quelquefois même on observe sur le vivant des traces manifestes d'inflammation, qui souvent précèdent la formation de la fistule.

Avec ces altérations coïncident d'autres lésions qui consistent, soit dans une imperforation des voies génitales, soit dans un obstacle d'autre nature au cours de l'urine, tel qu'un fongus, une hypertrophie prostatique, un calcul de l'urèthre ou du col de la vessie.

L'époque et le mode d'apparition de la fistule varient suivant les cas. Quelques fistules existent dès la naissance ou se montrent presque immédiatement après, ce sont celles que nous avons appelées congénitales primitives. D'autres, les congénitales secondaires, surviennent à un âge plus ou moins avancé et reconnaissent pour cause accidentelle, le plus souvent, sinon dans tous les cas, un obstacle au cours de l'urine; nous ajouterons que l'inflammation n'est pas toujours étrangère à leur production. C'est le plus souvent à la suite de rétention d'urine avec cystite que la fistule apparaît, et si cette rétention d'urine est causée par une hypertrophie prostatique, on comprendra que la fistule puisse ne survenir qu'à un âge avancé. Si, au contraire, elle a pour cause une de ces lésions qu'on observe dans le jeune âge, la fistule se montrera quelques années seulement après la naissance; mais on pourra toujours retrouver dans l'histoire du malade la mention ou le souvenir d'une rétention d'urine et d'une cystite. La cystite semble du reste s'établir facilement chez ces sujets, que leur fistule soit primitive, qu'elle soit consécutive. Dans ce dernier cas, il semble que la présence du diverticulum vésical constitué par l'ouraque, où sous l'influence des efforts l'urine peut s'accumuler, soit une cause et un point de départ d'inflammation. Une ou deux observations notent, en effet, l'existence du côté de ce canal de poussées inflammatoires se traduisant par une corde douloureuse et un empâtement étendus de la vessie au nombril.

Il est très difficile d'indiquer au juste de quelle manière s'établit la fistule. Est-ce par rupture simple de l'extrémité supérieure du canal? Est-ce par rupture du foyer d'un abcès urineux? Ces deux mécanismes doivent coïncider. L'inflammation prépare la voie en diminuant la résistance des parties, et la rétention détermine la rupture et, comme conséquence, la fistule.

Pour nous résumer, nous dirons que dans un cas la fistule ombilicale est le fait primitif, et que, dans l'autre, la fistule est consécutive à d'autres accidents, parmi lesquels la rétention d'urine et l'inflammation jouent le principal rôle.

Le *diagnostic* de ces fistules est très facile : le seul fait de l'écoulement de l'urine par l'ombilic et l'odeur urineuse qui en résulte suffisent amplement pour caractériser cette affection. Au début, chez des enfants, lorsque les renseignements ne sont pas complets, lorsque le pertuis est très petit et que le suintement est inappréciable, on pourrait se demander si l'on n'est pas en présence de ces fongus de l'ombilic que l'on observe quelquefois à la suite de la chute du cordon; mais l'incertitude ne sera pas de longue durée.

Bien autrement difficile est le diagnostic de ces fistules entre elles; et nous n'entendons pas parler ici des fistules congénitales primitives, mais bien des secondaires. Il est permis de se demander, en effet, si la fistule n'a pas été consécutive à un abcès urineux, à une infiltration d'urine, d'autant mieux que nous avons vu cette variété apparaître presque toujours à la suite de la rétention d'urine qui est aussi la condition pathogénique de l'abcès urineux; la rareté de ces abcès urineux n'est pas un élément de diagnostic à invoquer, car la fistule par persistance de l'ouraque est rare aussi. Toutefois, dans les fistules non congénitales, les phénomènes réactionnels locaux et généraux sont plus intenses, l'ouverture anormale est plus étendue, les désordres sont plus considérables, le pus s'écoule en plus grande abondance; un stylet introduit dans le trajet fistuleux, lorsque la lésion est récente, sera facilement déplacé dans tous les sens, comme s'il pénétrait presque dans une cavité et non dans un canal étroit. Néanmoins, si l'on n'a pas pu bien examiner le malade, le diagnostic, dans la plupart des cas, sera d'une grande difficulté; peut-être, d'ailleurs, a-t-il peu d'importance au point de vue du traitement.

PRONOSTIC. — Ces fistules ont un pronostic différent suivant les cas que l'on envisage, et il convient de distinguer sous ce rapport les congénitales primitives des secondaires.

Parmi les premières, l'imperforation de l'urèthre crée une condition fâcheuse et empêche la guérison, tant qu'on ne peut remédier à l'autre vice de conformation. Le rétablissement des voies naturelles de l'excrétion de l'urine est au contraire une circonstance favorable à la guérison qui s'obtient alors très facilement.

Les fistules congénitales secondaires ont un pronostic bien autrement sérieux, non pas qu'elles menacent directement la vie du malade, mais parce qu'elles sont difficilement curables, les causes de la rétention d'urine pouvant persister et être au-dessus des ressources de l'art.

TRAITEMENT. — Le traitement est très simple. S'il y a un obstacle au cours des urines, il faut le supprimer, lorsqu'il y a possibilité de le faire, par une opération ou par tout autre moyen. L'impossibilité d'en triompher exclut l'idée d'une guérison.

Dans les cas où il n'existe pas d'obstacle du côté des voies urinaires, il ne faut pas trop compter sur la guérison par l'emploi de la compression, qui cependant a réussi contre certaines fistules uréthro-périnéales ou scrotales; car elle échoue le plus souvent, surtout chez les enfants déjà âgés. Néanmoins, M. Lugeol a eu l'occasion d'observer un fait de guérison par la compression seule, mais ici elle avait été pratiquée immédiatement après la naissance. Il est d'ailleurs facile de se rendre compte des insuccès, si l'on songe que l'on a affaire à un conduit organisé dont les faces n'ont aucune tendance à s'accoler, ce qui est le contraire des fistules accidentelles.

On a proposé de transformer ce conduit organisé en un conduit fistuleux ordinaire, mais l'opération n'a pas été tentée, que nous sachions, et avec raison. On pourrait peut-être atteindre le but par deux moyens : une incision longitudinale de la peau et du tissu sous-jacent permettant d'arriver jusqu'au conduit fistuleux, dont on enlèverait toute la muqueuse; ou bien la cautérisation par l'anse galvano-caustique, qu'on introduirait dans son intérieur. Aucun de ces deux procédés opératoires n'a été mis en pratique ; mais, quelque rationnels qu'ils paraissent, puisqu'ils aboutiraient à une guérison radicale, on ne saurait raisonnablement en tenter l'application, à cause du voisinage du péritoine qu'on s'exposerait à blesser, dans le premier cas, et, dans le second cas, parce que, outre les dangers que présente la cautérisation galvanique, elle doit inspirer peu de confiance, si l'on réfléchit qu'elle a échoué dans les fistules branchiales qui peuvent se comparer à celles que nous étudions. Il convient donc de se borner à une opération plus simple, qui ne met pas le malade à l'abri d'accidents ultérieurs, il est vrai, mais le délivre néanmoins d'un inconvénient considérable : l'incontinence d'urine.

Cette opération consiste à oblitérer simplement l'orifice ombilical. Nous avons déjà parlé de la compression, comme d'un traitement insuffisant; aussi conseillerons-nous d'avoir recours au traitement suivant, beaucoup plus digne de confiance.

Quand il y a une tumeur, on doit l'enlever et oblitérer en même temps l'orifice : il suffit, pour cela, d'étreindre le pédicule avec un fil qui l'enserrera circulairement, ou avec deux fils passés au travers et étreignant chacun une moitié; la tumeur tombe gangrénée, ou bien on l'excise, et la fistule est fermée. On pourra se servir avec avantage de fils élastiques.

Si l'on est en présence d'un orifice sans tumeur, on peut le cautériser, de façon à faire granuler ses bords qui pourront ainsi se souder spontanément, ou, ce qui vaut mieux, les aviver et les suturer ensemble.

Le résultat de ce traitement est satisfaisant. Qu'advient-il du canal situé en arrière? Les malades opérés par ce procédé n'ont pas été observés assez longtemps pour qu'on puisse rien affirmer sur ce point. S'oblitère-t-il? Et s'il ne s'oblitère pas, peut-il donner lieu à des accidents de même nature que ceux qui amènent les fistules congénitales secondaires? La question est jusqu'ici restée sans réponse.

III

COMPLICATIONS ET ACCIDENTS COMMUNS AUX AFFECTIONS DES VOIES URINAIRES

Nous avons exposé dans notre préface les raisons pour lesquelles nous avons pensé devoir exclure du cadre de cet ouvrage, dont le caractère principal est d'être descriptif, certaines questions de pathologie générale et de séméiotique dont les éléments sont disséminés dans nos différents chapitres; mais cette exclusion ne doit pas atteindre certains accidents et certaines complications d'une très grande fréquence avec lesquels le praticien est aux prises dans mainte occasion. Leur étude offre un tel intérêt clinique, que nous avons consacré quatre chapitres, formant un groupe spécial, l'*hématurie*, aux *complications rénales*, aux *paraplégies urinaires* et aux divers accidents correspondant à ceux que le plus grand nombre des auteurs a décrits sous la dénomination de fièvre urineuse. Cette désignation nous paraissant inexacte, parce qu'elle est trop exclusive, nous avons intitulé notre dernier chapitre : *Accidents fébriles ; septicémie urinaire ; urémie.*

CHAPITRE PREMIER

HÉMATURIE DANS LE COURS DES AFFECTIONS DES VOIES URINAIRES

Cet accident, sur lequel nous allons arrêter actuellement l'attention du lecteur, est d'une fréquence telle, que bien peu des malades chez lesquels les troubles morbides ont une certaine durée y échappent complètement. C'est justement à cause de cette fréquence que le praticien doit bien en connaître les causes, les caractères cliniques, la valeur séméiotique et le traitement.

L'hématurie a des sources multiples. Le sang provient du rein, de l'uretère, de la vessie. Lorsqu'il est fourni par le canal de l'urèthre, l'hémorrhagie prend le nom d'uréthrorrhagie et présente des caractères spéciaux sur lesquels nous aurons à insister.

Lorsqu'elle a sa source dans les reins, elle n'est pas toujours l'expression d'une affection de ces organes. Sa vraie cause réside parfois dans une altération du sang. Ce groupe d'hématuries se rattache entièrement à la pathologie médicale ; ce serait sortir des limites de cet ouvrage que d'en aborder ici l'étude. Nous renverrons le lecteur aux traités de pathologie générale et aux articles de séméiologie, qui réunissent tous les éléments de cette question complexe. Ici nous devons nous occuper uniquement de l'hématurie chirurgicale.

Elle provient tantôt des reins, tantôt des uretères, tantôt de la vessie. Dans chacun de ces organes, elle reconnaît pour causes ordinaires les traumatismes, les phlegmasies, les dégénérescences organiques, les corps étrangers. Dans des cas exceptionnels, elle est due à une congestion active ou passive déterminée par une circonstance spéciale; par exemple, l'évacuation trop rapide de l'urine accumulée en grande quantité dans la vessie.

Les contusions, les déchirures du rein par violence extérieure, les inflammations, les calculs de cet organe, les dégénérescences organiques de nature quelconque, déterminent l'hématurie par le fait d'une simple hyperhémie, d'une dilacération très limitée ou étendue, ou d'une destruction ulcérative.

Le mécanisme des hémorrhagies de l'uretère est le même, mais ici les dégénérescences organiques n'exercent qu'une influence bien restreinte, vu leur extrême rareté.

Du côté de la vessie, nous retrouvons les mêmes causes, mais agissant avec une fréquence encore plus grande que dans le rein et l'uretère. Il y a de plus une place spéciale à donner aux lésions du col, parce qu'elles impriment aux caractères cliniques de l'hématurie des modifications dont l'importance n'a échappé à personne.

On a vu, dans les chapitres qui précèdent, quelles circonstances favorisent la production des hématuries d'origine vésicale. Le soin avec lequel nous les avons analysées nous dispensera de revenir sur les détails dans lesquels nous sommes entrés.

La présence du sang dans l'urine se reconnaît aux caractères suivants :

Nous supposerons d'abord le cas où ce liquide n'est pas altéré par des dépôts muco-purulents ou par des substances organiques provenant de néoplasmes de la vessie. Le sang qu'il renferme lui donne une teinte rosée, rouge vif, rouge brun, brun noirâtre ou presque noire. Suivant la coloration que l'on observe, on a l'habitude de dire que l'urine ressemble à du sirop de groseille mêlé d'eau, à de la teinture de cochenille, à du café plus ou moins foncé, comparaisons qui n'ont d'ailleurs qu'une valeur très relative. Signalons tout de suite une cause d'erreur. On sait que l'absorption de l'acide phénique par les plaies étendues peut avoir pour conséquence, outre les phénomènes toxiques dont nous n'avons pas à parler, l'apparition dans l'urine d'une teinte noirâtre plus ou moins foncée. Cette coloration rappelle beaucoup celle de certaines hématuries. L'examen microscopique est seul capable de trancher entièrement la question ; il suffira souvent de songer à la possibilité de l'absorption de l'acide phénique pour établir d'emblée la véritable valeur de ce signe. Il faut néanmoins savoir qu'il se montre souvent indépendamment des phénomènes toxiques qui l'accompagnent parfois.

L'hémoglobinurie, autrement dit le passage de la matière colorante du sang dans l'urine, pourrait également donner le change. Cette maladie, signalée depuis moins de deux ans et dont on ne connaît encore que quelques cas dus à MM. Mackensie, Murri, de Bologne, Lépine (Lépine et Ramlow, *Rev. mens. de méd. et de chir.*, Paris, sept. 1880), et Mesnet (*Bull. de l'Acad. de méd.*, 15 mars 1881), est caractérisée cliniquement par sa marche paroxystique et par l'absence de globules rouges dans l'urine. L'hémoglobine seule passe au travers des parois vasculaires sous l'influence du froid.

Quand l'hématurie vraie a été légère, l'urine ne renferme pas de caillots; mais dans les cas graves, il s'en dépose au fond du vase où le liquide a été recueilli. Ils sont quelquefois denses et se présentent sous des formes diverses. Les uns sont cylindriques et semblables à des vers, les autres, après avoir été éliminés sous cette forme, peuvent s'étaler comme des membranes, et un examen attentif montre qu'ils sont constitués par des couches distinctes. Beaucoup ne possèdent pas de formes spéciales; leur aspect, leurs dimensions varient considérablement.

A défaut de caillots véritables, on remarque souvent dans l'urine, qui est restée quelque temps au repos, une couche inférieure d'une coloration intense, reliée aux couches supérieures par des teintes graduées du rouge vif ou rose pâle. En ce cas, le moindre ébranlement du liquide suffit pour répandre uniformément dans toute la masse les globules sanguins condensés dans le fond du vase. La diffusion de la teinte rouge se fait alors très rapidement. Il suffit, du reste, d'une petite quantité de sang pour donner à l'urine une coloration très accentuée.

Dans le cas où des dépôts muqueux et purulents se forment au fond du vase, les choses se présentent différemment. Il se mêle souvent à ces dépôts des caillots mous, des masses fibrineuses ressemblant à des débris organiques, des fragments de fongus ou de tissu cancéreux, des lambeaux de muqueuse vésicale gangrénée ou simplement décollée, des graviers phosphatiques libres ou enveloppés de sang; en même temps, toute la partie supérieure du liquide offre une teinte rouge ou brune en rapport avec la quantité de sang qu'il renferme. Mais il n'en est pas toujours ainsi. On voit assez souvent l'urine partagée en deux couches d'une coloration différente : l'une, la plus épaisse, offrant l'aspect ordinaire des urines catarrhales, louche, sale, simplement jaunâtre; l'autre, au contraire, celle qui occupe le fond, violacée ou rougeâtre. Celle-ci, constituée dans sa plus grande partie par du mucus ou par du pus, renferme une petite quantité de sang; mais ce sang n'est pas intimement mélangé avec ses autres éléments constituants. En y regardant de près, on remarque qu'il est disposé en stries et en filaments plus ou moins longs, englobés dans de petits bouchons de mucus ou dans des amas de globules purulents. Ces particularités ont été analysées avec soin par M. Guyon dans son ouvrage encore tout récent : *Leçons cliniques sur les maladies des voies urinaires*, Paris, 1881, p. 285.

Dans un troisième groupe de cas, l'urine n'a qu'une place insignifiante dans le liquide évacué ; il est formé presque exclusivement par du sang fluide ou par des caillots. L'hématurie se présente alors sous sa forme la plus grave.

Ordinairement ces caractères objectifs sont suffisants pour établir la présence du sang dans l'urine, mais lorsque la coloration rose est très peu accentuée, l'examen au microscope est indispensable. La présence de globules sauguins intacts ou déformés donne au diagnostic une certitude absolue et permet d'affirmer, s'il s'agit d'une teinte rougeâtre ou rosée, qu'elle n'est pas due à des urates en grande abondance ou à l'acide rosacique, et s'il s'agit d'une coloration brunâtre ou noirâtre, que l'absorption de l'acide phénique n'en est pas la véritable cause.

De plus, la précipitation d'une certaine quantité d'albumine par l'acide nitrique ou par la chaleur prendra de l'importance dans un cas douteux, à condition que le précipité soit très peu abondant et qu'un dosage précis fasse reconnaître qu'il est en proportion avec la présence d'une faible quantité de sang.

Dans ses rapports avec la miction, l'hématurie possède des caractères variables. Les cas suivants peuvent se présenter : 1° la coloration de l'urine est la même du commencement à la fin de la miction ; 2° l'urine a sa couleur normale au début, mais, vers la fin de la miction, la coloration rouge apparaît, et un écoulement de sang pur succède à celui de l'urine ; 3° enfin, cas beaucoup plus rare et discutable relativement à la provenance du sang, celui-ci se montre dès le commencement du passage de l'urine, puis ce liquide s'écoule pur de tout mélange. Quelquefois la teinte rouge apparaît de nouveau au moment des dernières contractions vésicales.

Établissons d'abord que tout écoulement de sang se faisant dans l'intervalle des mictions, goutte à goutte ou en abondance, provient de l'urèthre. Indépendamment des traumatismes du canal, on en observe dans le cours de certaines uréthrites, ainsi que chez des sujets atteints de tubercules de la prostate ; nous avons observé l'année dernière à l'hôpital Saint-Louis un malade qui a offert cette particularité à un haut degré. Une hémorrhagie continue, dont la durée a été de plusieurs heures, a fait perdre à ce sujet une quantité considérable de sang. Rien ne pouvait en donner l'explication, si ce n'est une dégénérescence tuberculeuse de la prostate et l'ulcération du canal dans un point assez éloigné du col pour qu'il n'y eût même pas reflux du sang vers la vessie. Nous ajouterons, comme détail intéressant, que l'injection sous-cutanée d'une seringue de Pravaz d'une solution d'ergotine au trentième a suffi pour arrêter net cette hémorrhagie, alors que la glace appliquée au périnée et sur l'hypogastre n'avait eu qu'une efficacité insignifiante. Ce qui prouve que c'est bien ce moyen qui a réussi dans ce cas, c'est que, l'hémorrhagie ayant recommencé le surlendemain, une nouvelle injection la fit de nouveau cesser. Prolongée plusieurs jours, cette médication eut un plein succès.

Ainsi donc, l'uréthrorrhagie se distingue de l'hématurie en ce que l'écoulement du sang a lieu dans l'intervalle des mictions, goutte à goutte ou en abondance. Si l'urine a une teinte rouge à sa sortie, c'est simplement parce qu'elle s'est colorée au passage dans le parcours du canal.

Dans les autres cas prévus plus haut, l'hémorrhagie provient des reins, des uretères ou de la vessie. Certaines particularités permettent de présumer seulement, mais non toujours d'affirmer, son point de départ précis.

Revenons maintenant sur les catégories de cas établies plus haut, et voyons quelles notions peuvent fournir, pour le diagnostic du point de départ, les différences qui les séparent.

Premier cas : *La coloration de l'urine est la même pendant toute la durée de la miction.* — Sa teinte est noirâtre ou rouge. Attribuant trop d'importance à ces différences d'aspect, certains chirurgiens ont cru pouvoir avancer que les urines brunes annonçaient généralement une hématurie rénale, parce que le sang retenu un certain temps dans la vessie devait s'altérer avant d'être évacué au dehors.

Il suffit d'avoir observé quelques malades pour comprendre à quel point cette assertion est loin de la vérité. Il est tout à fait certain que des hémorrhagies d'origine vésicale peuvent colorer l'urine en brun, et ce fait est la conséquence de la décomposition rapide de ce liquide dans les vessies atteintes de catarrhe ou de tumeurs; il ne s'observe néanmoins que lorsque l'hémorrhagie a été peu considérable et que la miction n'a pas eu lieu tout de suite après. Si donc on n'avait que ce signe pour diagnostiquer la provenance rénale du sang, on se trouverait ordinairement dans un grand embarras.

Inversement, la couleur rouge ou rosée de l'urine, depuis le commencement jusqu'à la fin de la miction, ne prouve pas que le sang provienne de la vessie. Elle implique simplement des probabilités dans ce sens. Les hémorrhagies graves des reins donnent à l'urine une teinte d'un rouge intense, sans compter les cas où des caillots nombreux et abondants descendent des calices avec du sang pur, et s'accumulent dans le réservoir urinaire en gardant leur couleur primitive.

Si donc quelques-unes de ces hématuries n'étaient pas précédées ou accompagnées de phénomènes rénaux ou vésicaux, on serait fort souvent dans l'impossibilité d'en indiquer la source; c'est ce qui arrive pour bon nombre d'entre elles. On sait fort bien que beaucoup d'hémorrhagies rénales, même celles que détermine la présence de graviers ou de calculs, ne sont ni précédées, ni accompagnées de douleurs. Alors l'absence de symptômes précis du côté de la vessie fournira des présomptions en faveur d'une affection rénale, mais seulement des présomptions ; car la vessie fournit, elle aussi, des hémorrhagies sans cause évidente. Dans ces cas difficiles, toutes les ressources du diagnostic devront être utilisées, jusques et y compris le cathétérisme explorateur, à la condition expresse de surseoir à l'examen par la sonde jusqu'au moment où l'hémorrhagie aura à peu près cessé. L'hématurie est donc, d'une manière générale, une *contre-indication au cathétérisme;* ce dernier ne devra être employé en pareille circonstance qu'à titre de moyen thérapeutique, et alors seulement que des nécessités de premier ordre l'imposeront au médecin et au malade. En présence des petites hématuries répétées, il est permis de se départir d'une aussi grande réserve, surtout lorsque la médication interne employée pendant quelques jours aura échoué. Voici comment il faut procéder :

On introduit dans la vessie une sonde cylindrique en gomme numéro 15, et on vide entièrement sa cavité. Puis l'on y injecte 100 à 150 grammes d'eau à peine tiède. Celle-ci entraîne tout ce qui reste de sang à la surface de la muqueuse vésicale. Une deuxième injection, une troisième au besoin, sont pratiquées de la même manière. Si le liquide évacué chaque fois est toujours coloré en rouge ou en rose, c'est que l'hémorrhagie est d'origine vésicale ; si, au contraire, sa limpidité n'est pas troublée, après le premier lavage de la vessie, il faut laisser la sonde en place quelques instants. L'urine qui descend du rein s'écoule goutte à goutte, et suivant qu'elle est colorée en rouge ou qu'elle possède sa teinte normale, on en conclut que le sang vient ou ne vient pas des reins. Cet examen a surtout de la valeur, lorsque le liquide qui s'échappe de la sonde, immédiatement après son introduction, a une teinte rouge ou rose; lorsqu'il est brun, on peut toujours avoir l'arrière-pensée que l'hémorrhagie, quoique d'origine rénale, est suspendue au moment de l'exploration et n'a lieu que par intervalles.

Deuxième cas : *La coloration rouge n'apparaît que vers le milieu ou à la fin de la miction.* — En ce cas, on peut être certain qu'il s'agit d'une lésion du col, soit que la muqueuse vascularisée à l'excès soit violemment froncée par le sphincter, soit que de petites éraillures se produisent dans des points envahis par des tubercules, soit qu'un calcul soulevé par la contraction du bas-fond vienne appliquer les irrégularités de sa surface contre les lèvres du méat uréthro-vésical.

Il n'y a pas lieu d'hésiter beaucoup sur la provenance de l'hémorrhagie. Quant au diagnostic précis de l'affection, il doit être remis au moment où il n'y aura pas d'inconvénients à introduire une sonde dans la vessie.

Troisième cas : *L'hémorrhagie a lieu au commencement et à la fin de la miction.* — En admettant la possibilité de ce fait, il ne peut se comprendre que si une certaine quantité de sang s'est accumulée dans la prostate, sans franchir le sphincter uréthral. L'urine en passant se colore, nettoie le canal, recouvre elle-même sa coloration normale; puis les dernières contractions du sphincter vésical agissent sur le point malade et en expriment, en quelque sorte, une nouvelle quantité de sang. Cette théorie ne trouverait son application que dans le cas où la lésion siégerait plus encore du côté de l'urèthre que du côté de la vessie, tout en restant comprise dans les limites fort étroites du col proprement dit, c'est-à-dire de l'orifice postérieur de l'urèthre. Autrement il serait bien difficile, peut-être même impossible de s'en rendre compte.

En résumé, la valeur séméiotique de l'hématurie tirée des diverses particularités qu'elle présente (coloration de l'urine, quantité de sang issue des vaisseaux, moment d'apparition de la teinte sanguinolente), est très restreinte. Les éléments les plus sérieux du diagnostic sont fournis par les circonstances antérieures ou concomitantes et par l'exploration directe au moyen du cathétérisme; mais comme ce dernier est dangereux, il vaut mieux rester momentanément dans le doute que de s'exposer à aggraver la situation du malade.

Selon la cause qui la produit, l'hématurie est bénigne ou grave; mais indépendamment des éléments de pronostic tirés de l'affection primitive, il y en a qui sont fournis par l'hémorrhagie elle-même, par sa fréquence, par son abondance et par les troubles de la miction qui en sont parfois la conséquence.

De petites hématuries répétées peuvent à la longue épuiser le malade et le jeter dans un état de cachexie qui le mène lentement jusqu'à la mort. Des hématuries abondantes déterminent quelquefois une terminaison fatale, sans que la lésion primitive ait par elle-même une réelle gravité. Nous rappellerons le cas de varices vésicales dont il a été question plus haut.

Enfin, l'accumulation dans la vessie de sang coagulé engendre des accidents spéciaux auxquels il est malheureusement bien difficile de porter remède. L'expulsion des caillots, leur engagement dans le col, provoque des spasmes violents de l'organe tout entier ou seulement du sphincter; de là des souffrances quelquefois épouvantables qui épuisent les forces du malade. Ces spasmes sont souvent tels que l'orifice uréthral reste contracturé. Il y a alors rétention complète d'urine. La vessie se distend, remonte au voisinage de l'ombilic; des douleurs d'une intensité extrême, accompagnées d'une angoisse inexprimable, partent de l'hypogastre et gagnent les régions lombaires, les aines, les cuisses, la région sacrée. L'anurie réflexe peut être la conséquence de cet état de choses; un commencement d'urémie complique la situation déjà bien sérieuse. Autant l'abstention doit être la règle, lorsque l'hématurie est légère et ne porte pas atteinte aux fonctions de la vessie, autant l'intervention est urgente dans ces cas particulièrement graves.

Traitement. — Nous rappelons qu'il ne peut être question ici que de l'hématurie chirurgicale. Du reste, sauf réserve relativement à certaines indications ou contre-indications que la nature même de la maladie ou des circonstances spéciales pourraient faire surgir, le plus grand nombre des moyens thérapeutiques que nous allons recommander s'applique aussi bien à l'hématurie médicale.

Nous aurons à envisager le degré de l'hématurie plus encore que ses causes, si nous nous plaçons au point de vue de l'accident inquiétant à combattre, tandis que le traitement, dont le but sera de prévenir le retour de cet accident, visera bien plutôt l'affection dont l'hémorrhagie est le symptôme. De là deux indications fondamentales : d'abord arrêter l'hématurie, empêcher ou faire cesser les conséquences graves qui en découlent quelquefois; en second lieu, combattre l'état morbide qui lui donne naissance.

Nous reproduirons ici la classification des moyens thérapeutiques que nous avons établie à propos du catarrhe de la vessie. Les uns constituent une médication indirecte interne, les autres une médication indirecte externe; la médication directe représente une troisième catégorie.

Médication indirecte interne. — Ici se placent tous les hémostatiques susceptibles d'être ingérés dans l'estomac, la ratanhia, l'alun, le tannin, le cachou, le perchlorure de fer, les eaux térébenthinées de Tisserand, de Pagliari, de Léchelle, de Brocchieri, etc. Tous les répertoires de thérapeutique indiquent le mode d'emploi de ces diverses substances. Nous dirons seulement que le perchlorure de fer, qu'on a pris l'habitude de considérer comme l'hémostatique par excellence, est souvent inférieur aux autres astringents et à la térébenthine. La digitale, le sulfate de quinine, l'ergotine ont été également préconisés, mais leur action est bien inconstante. Cette dernière substance doit être employée surtout en injections sous-cutanées, et dans ces conditions elle rend de très grands services que nous avons eu plus d'une fois l'occasion de constater.

Il y a cependant des restrictions à faire à cet égard. On a vu à différentes reprises que nous nous servons d'une solution au trentième ainsi formulée :

Eau distillée	25	grammes.
Glycérine	5	—
Ergotine	1	—

Nous commençons par des injections de vingt à vingt-cinq gouttes, et nous arrivons rapidement à la seringue de Pravaz entière, si elles sont bien supportées, c'est-à-dire si les douleurs ne sont pas trop vives, si le malade n'éprouve ni nausées ni vomissements, si enfin il ne se produit pas de *ténesme vésical*. C'est, en effet, une des conséquences fréquentes de ces injections, qu'on y ait recours contre des hématuries ou contre une hémorrhagie quelconque. Si ce ténesme était très prononcé, on comprendrait que ces injections n'eussent pas l'efficacité qu'on pourrait en attendre. C'est ce qu'a constaté M. Reliquet, qui leur reproche même d'entretenir certaines hématuries, en provoquant des spasmes de la vessie. Cette remarque concorde, en effet, avec nos propres observations. Aussi n'est-ce pas dans les cas graves, lorsque la vessie est pleine de caillots, que ce moyen rend des services, mais bien dans les hématuries légères persistantes, même lorsqu'elles sont entretenues par une cause mécanique, telle que la présence d'un calcul dans le réservoir urinaire ou dans les reins. Nous avons traité récemment de cette façon plusieurs malades atteints de catarrhe de la vessie et de pierre vésicale, et nous avons pu constater que ces injections exerçaient du jour au lendemain une action manifeste sur les hémorrhagies. Malheureusement il n'en est pas toujours ainsi, et ce serait se faire grandement illusion que de compter toujours sur le succès.

Nous concluons donc, en ce qui concerne l'emploi de l'ergotine en injections sous-cutanées, qu'il faut réserver ce moyen pour les cas légers ou d'une gravité moyenne, et ne pas y recourir lorsque l'indication dominante est de débarrasser la vessie des caillots qu'elle contient.

La médication calmante répond à une indication précise, lorsque le malade est en proie à un éréthisme nerveux accompagné de spasme du corps et du col de la vessie. Les injections sous-cutanées de morphine, les lavements laudanisés, la belladone par la bouche et en suppositoires amènent une rapide détente et favorisent l'action des moyens directs que nous étudierons plus loin.

Sur ce point nous sommes tout à fait d'accord avec M. Reliquet.

Médication indirecte externe. — Dans ce groupe, nous plaçons les révulsifs, la glace, les bains à haute température.

Les ventouses sèches trouvent quelquefois leur emploi, principalement lorsque l'hémorrhagie a sa source dans les reins; on peut en dire autant des pointes de feu; la glace est un adjuvant utile, appliquée sur la région où l'on suppose que se trouve le point de départ de l'hématurie (région lombaire, hypogastre, périnée).

Tout récemment, à propos d'un cas heureux, M. Mousson préconisait les bains chauds à 40 degrés contre les hémorrhagies vésicales, empruntant à MM. Gueneau de Mussy, Emmet et Courty leur méthode de traitement des pertes utérines. Cet exemple serait peut-être bon à suivre en pareille circonstance (*Journal de thérapeutique de Gubler*, 1880).

Médication directe. — Sous cette rubrique, nous désignons toutes les manœuvres exercées sur la vessie elle-même et ayant pour but tantôt de modifier la muqueuse, tantôt de la débarrasser des caillots qui l'obstruent.

Lorsqu'on a épuisé contre une hématurie répétée toutes les ressources indiquées plus haut, si l'on a des raisons de penser que la source de l'hémorrhagie est dans la vessie, il faut pratiquer un cathétérisme explorateur. Si l'on constate la présence d'une pierre, il vaut mieux, d'une manière générale, attendre pour faire la taille que l'hématurie ait cessé; mais si elle continue, il faut essayer d'agir sur la muqueuse de la vessie par des injections térébenthinées ou astringentes empruntées à la nombreuse nomenclature de moyens dont nous avons déjà recommandé l'emploi (voy. p. 293).

Ces injections offrent encore plus de chances de succès, lorsque le malade est atteint de catarrhe vésical; mais si c'est un fongus ou un cancer de la vessie qui est la source de l'hémorrhagie, elles sont inutiles ou nuisibles, et mieux vaut s'en abstenir. Du reste dans ces cas, le cathétérisme présente bien plus d'inconvénients que d'avantages; l'état de souffrance du malade peut le rendre absolument impraticable.

Quand l'hématurie est grave et que des caillots abondants s'accumulent dans la vessie, il arrive ordinairement que la miction est rendue impossible par l'engagement de ces caillots dans le col et par le spasme du sphincter uréthral. Il faut alors à tout prix chercher à vider la vessie. Ce n'est plus avec une sonde de moyen calibre qu'il faut faire le cathétérisme, mais avec un instrument du n° 22 ou 23. Ordinairement les yeux se bouchent tout de suite et l'urine ne s'écoule pas. Trois espèces de moyens peuvent en ce cas être efficaces : les injections, l'aspiration, le broiement des caillots.

On fait les injections avec de l'eau tiède ordinaire, avec de l'eau fortement alcalinisée, avec des solutions astringentes. L'eau tiède ne peut avoir qu'une action mécanique. On en pousse une petite quantité avec énergie, pour déboucher les yeux de la sonde, et on laisse couler le mélange d'urine et de sang qui emplit la vessie. Sitôt qu'une nouvelle obstruction se produit, on fait une autre injection, et ainsi de suite, jusqu'à ce qu'on ait donné issue à une quantité aussi considérable que possible du contenu de la vessie. Cependant il vaut mieux ne pas la vider entièrement du premier coup, si l'écoulement devient facile.

Avantageuses, lorsque le liquide qui s'écoule est plus abondant que celui qu'on injecte, les injections n'ont plus que des inconvénients et des dangers, lorsque c'est le contraire qui se produit. Elles n'ont alors d'autre résultat que d'augmenter la distension du viscère et d'aggraver les angoisses de la rétention d'urine. Il faut en pareil cas y renoncer entièrement, ou remplacer l'eau simple par des solutions alcalines ou astringentes.

Les premières ne sont peut-être pas sans valeur, mais leur action dissolvante sur la fibrine du sang doit inspirer moins de sécurité que l'action des secondes sur la paroi vésicale et sur les caillots eux-mêmes. Elles peuvent du même coup tarir l'hémorrhagie et désagréger les caillots. La plus recommandable de toutes est une solution concentrée de tannin. Nous partageons cette conviction avec MM. Guyon et Reliquet. Elle doit être fixée à un gramme ou un gramme cinquante pour cent grammes d'eau (Guyon). On en pousse une certaine quantité dans la vessie, on laisse la sonde à demeure et l'on attend quelque temps avant de retirer le fosset. Le tannin désagrège alors les caillots, les dessèche, les rend friables et cassants.

On débouche alors la sonde, et on laisse couler la solution mêlée de sang, si les yeux de l'instrument livrent passage à ce mélange. Sinon, on injecte avec quelque force une certaine quantité d'eau tiède qui dissocie les caillots déjà en partie désagrégés, et le flot de liquide qui s'échappe en retour en entraîne les débris. La même manœuvre doit être recommencée plusieurs fois de suite, à moins qu'elle ne renouvelle l'hémorrhagie. Dans ce cas, il convient de faire une nouvelle injection de tannin et de laisser la sonde à demeure un temps plus long.

Si ces moyens sont inefficaces, il faut faire l'aspiration des caillots. Nous avons réussi une fois avec l'aspirateur de M. Potain adapté à une sonde, parce que les caillots étaient petits; mais il est possible qu'une seringue à large canule ait une action plus efficace et soit supérieure à l'autre instrument pour l'évacuation des caillots volumineux.

En cas d'insuccès, reste la ressource du broiement. On se sert d'une sonde métallique à courbure ordinaire et on lui imprime des mouvements de rotation alternatifs de droite à gauche et de gauche à droite. Puis on emploie les injections et les aspirations.

Que faire, si toutes les tentatives restent vaines? La situation est fort embarrassante. Si le malade est relativement calme, si ses souffrances ne sont pas trop vives, si la vessie n'est pas distendue d'une manière exagérée, il faut attendre, recourir aux calmants et compter sur la dissociation spontanée des caillots.

La ponction aspiratrice dans la région hypogastrique, répétée même plusieurs fois, permet d'attendre ce dénouement sans faire courir au malade des risques sérieux; mais si elle échoue, si la miction ne se rétablit pas, si les souffrances deviennent très intenses, si la distension de la vessie est poussée jusqu'aux dernières limites, on est autorisé à recourir à une mesure extrême seule capable de sauver la vie du malade; cette mesure, c'est la cystotomie périnéale ou hypogastrique, qu'ont pratiquée déjà quelques chirurgiens à qui l'impuissance de tous les moyens employés avait forcé la main. Cette opération permet de débarrasser la vessie de tous les caillots qui l'obstruent, d'y faire de grands lavages avec de l'eau ordinaire, tiède ou froide, ou avec des solutions astringentes; elle assure en même temps le cours de l'urine.

Il est bien entendu qu'elle ne sera pratiquée que si la maladie n'est pas incurable et si l'on juge que le malade est en état de la supporter.

Nous résumerons ainsi qu'il suit la thérapeutique de chacun des cas que nous avons passés en revue :

Hématurie légère. — Repos dans la position horizontale, alimentation légère, boissons fraîches et acidulées, lavements frais, hémostatiques divers à l'intérieur.

Hématurie plus sérieuse. — Si elle provient des reins, mêmes moyens, et en plus, ventouses sèches dans la région lombaire, ergotine en injections sous-cutanées faites suivant les indications fournies plus haut et une ou plusieurs fois dans les vingt-quatre heures; pointes de feu dans la région lombaire.

Si elle provient de la vessie, injections sous-cutanées d'ergotine, glace sur l'hypogastre et au périnée.

Hématurie d'origine vésicale, légère ou d'une médiocre gravité. — Les mêmes moyens, et en plus, cathétérisme explorateur, traitement direct des lésions vésicales, à moins qu'on ne reconnaisse tout de suite leur incurabilité, cas dans lequel le cathétérisme serait nuisible.

Hématurie grave sans rétention d'urine complète. — Pas d'injections d'ergotine, glace à l'hypogastre et au périnée, grands bains à 40 degrés, injections sous-cutanées de morphine, lavements laudanisés, belladone en suppositoires ou par la bouche.

Hématurie grave avec rétention complète d'urine. — Glace à l'extérieur, hémostatiques par la voie interne, lavements froids, cathétérisme évacuateur, injections simples ou astringentes et particulièrement de tannin à dose élevée, ponction hypogastrique avec aspiration, broiement des caillots.

Insuccès de tous les moyens précédents. — Si l'état du malade n'est pas très grave, expectation, calmants à dose assez forte.

Si la distension vésicale est excessive, si les douleurs sont intenses, si d'autre part la nature de l'affection ne contre-indique pas l'intervention, la cystotomie est quelquefois préférable à l'expectation.

Nous nous en rapportons à la sagacité du lecteur pour appliquer ces préceptes à chaque cas particulier.

CHAPITRE II

DES COMPLICATIONS RÉNALES — DIAGNOSTIC ET VALEUR PRONOSTIQUE

Bien que la notion des dégénérescences rénales consécutives aux affections des voies d'excrétion de l'urine soit loin d'être récente, on peut dire que la connaissance de ces dégénérescences appartient presque entièrement à notre siècle. On avait signalé antérieurement la dilatation des uretères et des bassinets, la destruction des reins par suppuration ; mais on n'avait pas la moindre idée des altérations du tissu propre de ces organes, ni même des phlegmasies du tissu connectif formant leur stroma. On avait observé les néphrites suppurées, mais on ne connaissait ni les néphrites parenchymateuses, ni la néphrite interstitielle non suppurée, ni la sclérose qui en est une des terminaisons, ni la stéatose ou dégénérescence graisseuse, qui souvent, mais non toujours, se rattache au processus phlegmasique. Les travaux de Bright ont été le point de départ de recherches innombrables, dont la chirurgie a fait son profit, aussi bien que la médecine.

Nous n'avons pas l'intention de traiter dans son ensemble cette vaste question. Quoiqu'elle confine à la chirurgie, elle appartient encore plus à la médecine ; nous nous bornerons à en mettre en relief certains points, dont la connaissance est indispensable. Les dégénérescences rénales pèsent d'un si grand poids dans le pronostic des affections des voies urinaires, que nous devons au moins rappeler dans un résumé succinct les signes qui permettent d'en faire le diagnostic. Tel a été aussi le but de M. Bazy, dans un travail intéressant où les préoccupations du clinicien occupent la première place (*Du diagnostic des lésions des reins dans les affections des voies urinaires*. Thèse inaugurale, Paris, 1880).

M. Bazy s'est attaché surtout à l'étude de la néphrite interstitielle chronique et de la néphrite aiguë suppurée ou non suppurée. Peut-être le cadre de la question doit-il être un peu agrandi. Ainsi, la néphrite parenchymateuse superficielle ou légère peut être la suite d'une inflammation du bassinet (Lecorché, *Maladies des reins*, p. 140), et cette dernière est elle-même bien souvent consécutive à une phlegmasie vésicale propagée par l'intermédiaire de l'uretère.

La néphrite parenchymateuse grave, celle qui s'attaque, non plus aux canalicules droits du rein, comme la précédente, mais aux canalicules tortueux, et que les Allemands appellent diffuse, reconnaît à peu près les mêmes causes que la forme légère, et nous retrouvons dans son étiologie les affections des calices, des bassinets et des canalicules droits (néphrite superficielle), comme pouvant lui donner naissance (Lecorché, *loc. cit.*, p. 168). On sait aussi qu'elle se rattache souvent à la néphrite interstitielle, et comme celle-ci est, de toutes les formes de l'inflammation des reins, celle qui procède le plus directement et le plus fréquemment d'une affection vésicale, on peut dire que la néphrite parenchymateuse représente ordinairement une complication de l'autre forme, et que ses corrélations avec les affections des voies d'excrétion sont plus souvent indirectes que directes.

La néphrite interstitielle secondaire offre deux types bien distincts. Dans l'un, le tissu connectif devient le siège d'une phlegmasie chronique diffuse, qui marche vers la sclérose ou vers la stéatose; dans l'autre, cette même phlegmasie évolue lentement ou rapidement vers la suppuration. A ce dernier type se rattachent les néphrites parasitaires, variété intéressante, dont l'existence s'appuie sur des travaux déjà assez nombreux, mais dont l'interprétation n'est peut-être pas tout à fait simple.

Pour compléter cette analyse rapide des complications rénales, nous aurons à dire quelques mots de la stéatose dite primitive et de la dégénérescence amyloïde.

Néphrite parenchymateuse superficielle et profonde. — Hyperhémie assez prononcée pour causer une augmentation de volume des reins, occupant surtout la substance médullaire, ecchymoses le long des tubes droits, desquamation et dégénérescence granulo-graisseuse de l'épithelium des canalicules, qui peut se retrouver dans l'urine sous forme de cellules isolées ou de cylindres : telles sont les principales altérations anatomiques de la néphrite parenchymateuse légère.

Celles de la néphrite parenchymateuse grave sont bien plus complexes. Elles varient suivant le moment où l'on examine l'organe malade; d'où la division de la maladie en quatre périodes, au point de vue de l'anatomie pathologique :

1° La période hyperhémique;

2° La période d'hyperplasie;

3° La période régressive ou graisseuse;

4° La période de collapsus ou atrophique.

Dans la période d'hyperhémie, il y a une notable augmentation de volume, et le tissu est souvent parsemé de petites ecchymoses. Il est friable et facile à déchirer. On constate déjà la desquamation de l'épithélium, mais les cellules sont intactes ou à peine granuleuses.

Dans la période d'hyperplasie, il y a en plus des altérations portant sur les canalicules et sur les glomérules. On voit dans les premiers des cellules épithéliales gonflées et granuleuses, ou des cylindres formés par des cellules adhérentes les unes aux autres. Les cellules desquamées sont remplacées par de petites cellules de nouvelle formation. A côté des cellules et des cylindres épithéliaux plus ou moins granuleux qui encombrent les canalicules, on trouve des cylindres fibrineux. Le rein a dans son ensemble une couleur blanchâtre.

A la période régressive ou graisseuse correspond le rein granuleux de Bright. Des taches jaunâtres tranchent sur la teinte blanche de la substance corticale. Les canalicules sont remplis de graisse, ainsi que les glomérules. Elle se montre à l'état de granulations ou de gouttelettes; elle se résorbe sur place ou elle est entraînée par l'urine, à la surface de laquelle elle forme quelquefois une couche distincte.

Enfin, dans la période atrophique, la rétraction se fait par places d'abord, puis elle se généralise. L'atrophie arrive rarement à être complète, totale; elle a lieu surtout aux dépens de la couche corticale. C'est à cette période qu'appartient la formation des kystes dus à l'obstruction des canalicules et à leur distension en amont.

Telles sont, en gros, les lésions des deux formes de la néphrite parenchymateuse. La description de leurs symptômes nous entraînerait trop loin. S'il est indispensable que le chirurgien en ait une connaissance parfaite, c'est surtout sur les modifications survenues du côté des fonctions urinaires qu'il doit porter son attention. Voici ce qu'apprend la clinique à cet égard :

C'est ordinairement la forme chronique des néphrites parenchymateuses qui s'observe dans le cours des affections des voies urinaires. La *néphrite superficielle*, qui est bien plus souvent aiguë, se révèle par l'albuminurie et par la présence dans l'urine de cylindres tantôt hyalins, tantôt légèrement granuleux. C'est à peine si elle détermine un léger mouvement fébrile.

L'œdème, quand il existe, est limité à la face et aux extrémités; l'anasarque ne s'observe pas. La quantité de l'urine, qui reste acide, est un peu diminuée.

L'appareil symptomatique de la *néphrite profonde* est autrement compliqué. L'œdème occupant certaines régions, la douleur sourde dans la région lombaire, spontanée ou provoquée, avec ou sans irradiations, la fréquence des besoins d'uriner, probablement d'origine réflexe, puisque la quantité de l'urine est plutôt diminuée, la présence d'une quantité variable d'albumine et de sang dans ce liquide, ainsi que de cylindres épithéliaux et fibrineux englobant des cristaux d'urate de soude, d'acide urique et d'oxalate de chaux (Johnson), parfois l'augmentation de densité de l'urine, son opalescence, la diminution de quantité de l'urée, de l'acide urique et même du chlorure de sodium au début, la fièvre d'une intensité moyenne (38 à 39 degrés) accompagnée d'une dureté plus grande du pouls, tels sont les signes ordinaires de la forme aiguë.

La forme chronique, tantôt consécutive à celle-là, tantôt primitive chez les sujets épuisés (et ces conditions ne sont pas rares dans le cours des affections des voies urinaires) a un début plus insidieux. La pâleur et la sécheresse de la peau, une douleur lombaire plus sourde que dans la forme aiguë, l'hydropisie plus ou moins généralisée en sont souvent les premiers indices. Plus rarement l'attention est attirée tout d'abord par une légère amblyopie ou par un œdème de la glotte (Fauvel, Gibb).

Les altérations de l'urine surviennent plus ou moins vite. Elles sont multiples. Elle est pâle, même un peu verdâtre, son odeur est fade. La densité tombe à 1012 ou 1004, en même temps que la quantité augmente très souvent. Il y a une polyurie plus ou moins prononcée. L'acidité persiste, mais la limpidité normale fait place à une opalescence due à la présence des éléments qui constitueront le sédiment, et d'une certaine quantité de graisse (Rayer).

Ce sédiment, lent à se former, renferme des cellules épithéliales de la vessie, des cylindres fibrineux, épithéliaux et colloïdes. L'épithélium des cylindres est ordinairement granuleux. Les globules sanguins y sont rares, les leucocytes exceptionnels.

Notons en plus la présence de l'albumine dans les proportions de $2^{gr},5$ à 15 grammes par litre, la diminution de l'urée, d'un tiers ou de la moitié de la quantité normale, de l'acide urique, des matières extractives et des sels. L'albuminurie, quoique pouvant se suspendre parfois, doit cependant être considérée comme constante.

Avec la polyurie, qui est ordinaire, *sans être aussi prononcée que dans la néphrite interstitielle* elle caractérise la néphrite parenchymateuse chronique.

Nous ne ferons que rappeler ses diverses complications : l'œdème plus ou moins généralisé, les hydropisies cavitaires, les accidents pulmonaires (bronchite, pneumonie), les inflammations de la peau et des séreuses, les phénomènes oculaires, enfin l'urémie sous ses formes multiples (urémie cérébrale, gastro-intestinale, dyspnéique ou respiratoire), (Alfred Fournier. *De l'urémie*, Thèse d'agrégation, Paris, 1863.) Nous aurons à dire dans un autre chapitre quelle part importante il faut lui faire dans les accidents attribués d'une manière trop exclusive à l'empoisonnement urineux par absorption de l'urine, et qui dépendent bien souvent d'une véritable urémie chronique.

Néphrite interstitielle. — Elle offre à considérer deux types distincts : la néphrite hyperplasique ou sclérose, la néphrite suppurée. Ces deux formes ont pour siège primitif le tissu connectif du rein. La deuxième était connue d'Hippocrate, la première a été signalée pour la première fois par Prout.

La *néphrite hyperplasique* peut exister à l'état primitif (Lecorché, *loc. cit.*, p. 360), quoiqu'elle soit souvent associée à la néphrite parenchymateuse profonde. Elle est caractérisée anatomiquement, comme cette dernière, par quatre périodes :

1° Période d'hyperhémie ;

2° Période de prolifération ;

3° Période d'organisation ;

4° Période de rétraction et d'atrophie.

La première est remarquable par l'augmentation de volume du rein, et par une injection vasculaire très prononcée, surtout dans la substance corticale. Elle est plus nette que dans la néphrite parenchymateuse (Johnson).

Dans la période de prolifération, le rein, pouvant peser jusqu'à 200 et 300 grammes, a la consistance du caoutchouc (Klebs). La surface est tachetée de surfaces polygonales blanchâtres. Au microscope, le tissu connectif, d'abord dans la substance corticale, puis dans la substance médullaire, se montre infiltré de cellules lymphoïdes nombreuses, qui se résorberont en cas de guérison, après être devenues graisseuses, ou s'organiseront en tissu connectif nouveau, en cas d'aggravation de la maladie.

Dans la période d'organisation, il ne reste plus trace de cellules lymphoïdes, mais l'atrophie n'a pas encore commencé.

C'est dans la période de rétraction qu'elle se prononce au point de faire disparaître presque entièrement le tissu propre et de réduire parfois le poids de l'organe à 50, 30 et même 15 grammes (Garrod). Il devient alors globuleux et parfois lobulé. Les canalicules se déforment, s'obstruent, se convertissent en kystes renfermant une sérosité jaunâtre, des globules sanguins altérés, du pigment urinaire, de l'épithélium dégénéré, des cylindres colloïdes.

A ce degré, la néphrite parenchymateuse est toujours associée à la néphrite interstitielle.

Notons en passant les altérations vasculaires des artères du rein et de beaucoup d'autres points du système vasculaire, et les complications cardiaques (hypertrophie du ventricule gauche avec ou sans lésions valvulaires), qui semblent moins fréquentes lorsque la néphrite insterstitielle a pris naissance dans des lésions locales de l'appareil urinaire.

La symptomatologie de la *néphrite interstitielle* est malheureusement très obscure. Le plus souvent la sclérose passe inaperçue, ou bien continue à être confondue avec la néphrite parenchymateuse qui souvent la complique, (Lecorché, *loc. cit.* p. 385). Il ne faut pourtant pas renoncer à faire ce diagnostic délicat.

Des douleurs de faible intensité, réduites quelquefois à une sensation de gêne ou de poids, que la marche, le cahotement d'une voiture et la pression exagèrent, des troubles de la miction consistant surtout dans une grande fréquence des envies d'uriner, même lorsqu'il n'y a pas d'obstacle réel au cours de l'urine, tels sont les signes du début de la néphrite interstitielle.

Les modifications de l'urine acquièrent ici une grande importance. La décoloration de ce liquide, son acidité peu prononcée, son abondance excessive pouvant aller jusqu'à 3 et 4 litres en vingt-quatre heures, sont des caractères qu'on peut considérer comme presque constants. Il est vrai que la réaction de l'urine est quelquefois alcaline et qu'elle peut aussi être tout à fait neutre, que la polyurie se suspend par intervalles ou définitivement, lorsque la maladie est de vieille date, qu'elle peut être simplement réflexe et en corrélation avec une irritation siégeant au col de la vessie; qu'elle est masquée partiellement par la difficulté de l'écoulement de l'urine, occasionnée par quelque obstacle matériel. Malgré cette inconstance, les caractères énoncés à l'instant gardent une très grande valeur.

Ajoutons que la densité de l'urine tombe ordinairement à 1010 ou 1005 et qu'elle n'atteint que rarement 1015, excepté dans les moments où la polyurie diminue ou cesse.

Des modifications quantitatives dans les éléments solides de ce liquide apparaissent graduellement, au fur et à mesure que la maladie s'accentue. Tant que la polyurie persiste, l'urée est éliminée dans des proportions normales; mais, lorsque ce symptôme s'atténue, on voit cette élimination se réduire à 12 ou 15 grammes par jour, en moyenne. On a vu tomber la quantité exceptionnellement à $8^{gr},50$ (Dickinson), à 3 grammes et même à 1 gramme (Rosenstein).

La quantité d'acide urique, de phosphates et de certains autres principes salins baisse proportionnellement.

La présence de l'albumine n'est pas un caractère de la néphrite interstitielle; elle indique que le processus s'étend au parenchyme, et l'intermittence de ce symptôme montre que cette propagation se fait par poussées successives. Cette intermittence constituerait, d'après M. Lécorché, un très bon signe de la néphrite interstitielle, parce que, dans la néphrite parenchymateuse, l'albuminurie est constante, ou peu s'en faut. De plus, pendant ces apparitions souvent de courte durée, l'albuminurie est peu prononcée, et les quantités d'albumine éliminées ne peuvent se comparer à celles qu'on trouve dans l'urine de la néphrite parenchymateuse.

Ainsi, urine peu acide, décolorée, limpide, très abondante, ne contenant de l'albumine et des cylindres que par intermittences et en petite quantité, tels sont les caractères qu'on peut opposer à l'urine également peu acide, décolorée, mais opalescente et sédimenteuse, d'une abondance moins grande, mais presque constamment albumineuse, de la néphrite parenchymateuse.

D'autres signes s'ajoutent à ceux que nous venons d'énoncer. La face pâlit, le teint devient terreux, la peau est sèche et flasque, le ventricule gauche s'hypertrophie (Traube), le bruit de galop apparaît (Potain), des hémorrhagies occasionnées par une endartérite plus ou moins généralisée se produisent à la surface des muqueuses et dans l'épaisseur des parenchymes, y compris celui des reins eux-mêmes. L'œdème, qui manque parfois entièrement jusqu'à la dernière phase de la maladie, se montre indépendamment de la néphrite parenchymateuse ou comme conséquence de son développement. Dans le premier cas, il est ordinairement peu considérable, et reste limité à la face et aux extrémités.

Enfin l'urémie, et particulièrement la forme comateuse, est un des modes de terminaison de la maladie; mais elle affecte souvent un type chronique et se révèle par des vomissements, de la céphalalgie, des vertiges, de l'insomnie, etc. Ces particularités, qui pourraient bien ne pas suffisamment attirer l'attention du médecin vers les reins, lorsque le malade n'est pas atteint d'une affection des voies urinaires, auront une tout autre valeur dans le cas contraire. Alors les symptômes du début, souvent si obscurs, pourront être interprétés dans leur véritable sens et fournir des éléments précieux au diagnostic.

Il n'en est malheureusement pas toujours ainsi. Il y a des néphrites interstitielles tout à fait latentes, qui évoluent traîtreusement et ne se révèlent que le jour où un traumatisme opératoire met fin brusquement à cette sorte de tolérance de l'organisme à l'égard d'une altération grave de l'un de ses principaux viscères. De là ces mécomptes de la pratique, ces surprises inévitables, ces morts presque foudroyantes dont on n'a pas toujours une explication précise à donner. C'est que l'urée et les autres principes de l'urine, éliminés d'une façon incomplète, se sont accumulés peu à peu dans le sang et dans les tissus; l'économie entière, saturée de ces produits destinés à l'excrétion rénale, s'est habituée à supporter sans réagir cette imprégnation profonde, comme elle s'accoutume à l'imprégnation par l'alcool. Mais vienne un traumatisme, si léger qu'il soit, et cet équilibre instable est violemment rompu, de même qu'une blessure, une simple contusion engendre l'accès d'alcoolisme aigu. Dans les deux cas, la tolérance de l'organisme n'a qu'un temps, et la mort peut survenir très brusquement.

Nous verrons plus loin si nous pouvons tirer de ce rapprochement des éléments de jugement pour la question de la fièvre dans les affections des voies urinaires. Qu'on le considère simplement comme un jalon posé sur une route qui nous mènera jusqu'à l'examen des diverses doctrines relatives à ce sujet.

Le tableau que nous venons de faire de la néphrite interstitielle répond surtout à sa forme médicale. Lorsqu'elle est consécutive à une affection de la vessie, de la prostate ou de l'urèthre, sa marche s'écarte considérablement de celle que nous avons tracée, à cause de certaines conditions locales dont nous allons préciser l'influence. Elle se complique d'un nouvel élément, qui en modifie singulièrement la physionomie; c'est la dilatation parfois énorme des uretères, des bassinets et des calices, dilatation accompagnée d'inflammation chronique de ces conduits et de ces réservoirs. Voilà pourquoi l'urine, au lieu de rester limpide, est trouble au moment de l'émission et reste telle, tout en se partageant en deux couches dont l'inférieure est presque uniquement constituée par du pus. Voilà pourquoi les malades sont en proie à une fièvre assez régulièrement rémittente, à type quotidien et d'intensité médiocre, sauf les poussées aiguës survenant de temps à autre, fièvre hectique dans le fond, en rapport avec la suppuration lente de l'uretère, des calices et du rein lui-même, que l'on trouve ordinairement parsemé de foyers multiples et en grande partie désorganisé, fièvre comparable à toutes celles qu'engendrent les phlegmasies chroniques suppuratives, mais peut-être un peu modifiée dans ses allures et dans son intensité par l'élimination incomplète de l'urée.

C'est peut-être à cette complexité qu'il faut attribuer l'habitus spécial du malade, son teint terreux, la décoloration générale de sa peau, qui ne ressemble ni à celle d'un phthisique ni à celle d'un cancéreux.

Si à ces deux influences délétères (suppuration chronique et rétention des produits d'excrétion) s'ajoute la résorption d'une urine profondément altérée, l'état du malade sera encore plus complexe. Son organisme aura à lutter en plus contre une septicémie spéciale, née de la décomposition des éléments de l'urine, et, dans cette lutte, il sera inévitablement vaincu.

Cette néphrite interstitielle suppurée, consécutive à la pyélite et à l'uretérite, est caractérisée anatomiquement par les lésions suivantes :

Les parois de l'uretère, du bassinet et des calices sont épaissies; leur face interne est rouge, irrégulière, couverte de pseudo-membranes adhérentes, tout à fait comparables à celles que nous avons décrites à propos de la cystite chronique. Ces conduits et ces réservoirs ont subi une dilatation considérable. L'uretère peut avoir des dimensions égales à celles de l'intestin grêle ; les calices s'enfoncent dans la substance rénale et la refoulent excentriquement. Par ces lésions, le mécanisme spécial de la complication se révèle nettement. Il s'agit d'une distension lente, ayant son point de départ dans un obstacle matériel à l'écoulement de l'urine, distension compliquée de stagnation de ce liquide depuis le réservoir vésical jusqu'aux canalicules droits et tortueux.

Du côté des reins, les lésions peuvent se borner à la sclérose simple; mais souvent la phlegmasie interstitielle a abouti à une suppuration diffuse, infiltrée ou limitée. De là la production d'un nombre plus ou moins considérable de petits foyers lenticulaires disséminés dans les deux substances, ou de foyers plus spacieux atteignant les dimensions d'une noisette, d'une noix, ou occupant, dans une plus ou moins grande étendue, la place du tissu rénal entièrement détruit. Ce qui reste de l'organe est atrophié.

On trouve ordinairement des lésions d'autant plus avancées dans l'un des deux reins que l'autre se rapproche davantage de l'état normal.

Chez ces malades, la polyurie persiste ordinairement. En proie aux accidents que nous étudierons dans le dernier chapitre de cet ouvrage à propos de l'empoisonnement urineux, ils se cachectisent graduellement et succombent plus ou moins vite, suivant que la lésion initiale est une tuméfaction de la prostate, un rétrécissement de l'urèthre ou un calcul. Évidemment l'âge exerce sur la rapidité des accidents une certaine influence.

Néphrite aiguë suppurative. — Il n'est pas rare que l'inflammation ait une marche aiguë. Alors son mode de production n'est plus le même. La distension vésicale, la stagnation de l'urine ne jouent plus qu'un rôle préparatoire. La propagation de la phlegmasie par continuité de tissus doit être seule invoquée. La cystite aiguë, les opérations pratiquées sur l'urèthre, la prostate et la vessie, sont les causes déterminantes de la complication.

La néphrite aiguë s'annonce par un violent frisson suivi bientôt d'une fièvre intense de 39 à 40 degrés 1/2. Les frissons faibles et l'élévation moins rapide de la température indiquent, selon nous une néphrite subaiguë entée sur une néphrite chronique. On assiste alors à une poussée inflammatoire plutôt qu'à un début de phlegmasie franche. L'apparition de ces phénomènes est ordinairement accompagnée de vomissements. M. Guyon a vu chez certains malades l'élévation de la température précédée par des troubles dans le rhythme cardiaque (Bazy, *loc. cit.*, p. 43).

Lorsque la néphrite est franchement aiguë, la fièvre est continue rémittente, à exacerbations vespérines. Lorsqu'elle affecte des allures de phlegmasie subaiguë, la courbe thermométrique offre de grandes irrégularités; c'est alors qu'on observe ces périodes d'apyrexie complète qui ont beaucoup frappé M. Bazy, mais qui ne sont peut-être pas tout à fait spéciales à la néphrite. Chez les malades qui les ont présentées, les accidents ont duré plus de quelques jours; ils sont restés en observation pendant des semaines et des mois. Ils s'éloignent donc beaucoup de ceux que nous prenons pour types dans notre description de la néphrite aiguë.

Après la fièvre et les vomissements vient, par rang d'importance, la douleur rénale. Elle est spontanée chez la minorité des malades;

chez le plus grand nombre, on la provoque par la pression. Elle est unilatérale ou bilatérale, suivant que la phlegmasie a respecté l'un des reins ou atteint les deux.

L'urine est peu modifiée. Cependant la quantité nous a paru dans certains cas manifestement diminuée, non pas à la fin de la maladie, mais dès le début. Il nous en est resté cette impression que l'anurie relative doit s'observer assez fréquemment. Nous avons vu également l'urine teintée en rouge, sans doute par suite d'une exhalation sanguine intra-canaliculaire.

Lorsque l'inflammation ne s'arrête pas rapidement, et surtout lorsque les sujets sont âgés, on voit la langue devenir sèche, luisante, puis dure comme du bois, en même temps qu'elle se recouvre d'un enduit fuligineux. Les parois de la bouche, le pharynx participent à cette sécheresse ; la déglutition est de plus en plus difficile. Certains malades ont de la constipation, d'autres de la diarrhée.

Un délire continu se développe rapidement chez les vieillards et persiste souvent chez eux au delà de la période franchement aiguë, lorsqu'ils ont résisté aux premiers accidents.

Un certain nombre de malades, les plus jeunes, les moins cachectiques, ceux chez qui la néphrite aiguë n'a pas été précédée par des altérations chroniques, résistent à ces graves accidents et se rétablissent plus ou moins complètement, à mesure que le traitement curatif de la cause fait des progrès. Les plus âgés, ceux chez qui un certain degré de cachexie existait antérieurement, succombent fatalement dans l'espace de quelques jours.

A l'autopsie les lésions se montrent tout à fait semblables à celles que nous avons déjà indiquées. Quand la mort a été rapide, on trouve de petits abcès miliaires, développés sans doute aux dépens des glomérules. Lorsque les accidents ont eu une plus longue durée, les collections sont plus spacieuses et semblent constituées par la fusion d'un certain nombre de petits foyers. Le pus y est retenu dans de petites loges séparées par des tractus celluleux multiples. (Bazy).

La guérison n'a pas toujours lieu par résolution. Elle est due quelquefois, soit à l'évacuation des foyers dans des cavités voisines, soit à leur transformation en kystes. On admet encore qu'ils peuvent subir une dégénérescence caséo-crétacée, et même disparaître entièrement, en laissant à leur place une sorte de cicatrice rétractée.

Néphrite parasitaire. — Nous n'avons rien dit jusqu'ici d'une variété de néphrite suppurative que Klebs a décrite jadis comme étant de nature parasitaire. (Klebs, *Handbuch der patholog. Anat.*, 1870). Le processus inflammatoire serait dû à l'ascension vers le rein, par l'intermédiaire de l'uretère, de certains bâtonnets organiques qu'on rencontrerait également dans la vessie. On se rappelle que, dans le chapitre consacré à l'étiologie de la cystite, nous avons discuté la question de savoir si l'arrivée dans la cavité de cet organe d'organismes microscopiques portés par les sondes, pouvait réellement donner naissance à des phénomènes inflammatoires. Nous nous sommes montrés peu partisans de cette théorie, dont la démonstration est encore à faire, selon nous, malgré les recherches nombreuses dont elle a été l'objet et les résultats en apparence très précis auxquels sont arrivés certains expérimentateurs.

C'est sur le terrain de la transformation ammoniacale de l'urine que le débat se poursuit depuis tantôt cinquante ans. Lorsqu'en 1833, M. Jacquemart avança que le ferment de l'urée était tout simplement le mucus vésical (Armand Gautier, *Des fermentations*, thèse d'agrégation. Paris, 1869, p. 92), il ne trouva pas de contradicteurs. En 1859, naissait la théorie du ferment organique de M. Pasteur, fondée sur la découverte dans l'urine ammoniacale de torulacées disposées en chapelet. (Pasteur, *Comptes rendus de l'Académie des sciences*, 1860, t. L, p. 849.) Elle trouva un solide appui dans les recherches ultérieures de MM. van Tieghem et Traube.

Les travaux de M. Béchamp aboutirent, en 1870, à des conclusions peu favorables à cette théorie. Cet observateur se montrait peu disposé à admettre que la transformation ammoniacale de l'urine *dans la vessie* fût toujours la conséquence de l'introduction d'organismes microscopiques dans cet organe. Tout au plus pouvait-on penser que les granulations moléculaires qu'on trouve dans le mucus, et qui ne viennent pas du dehors, étaient les agents de la fermentation de ce liquide. D'après cette opinion, ces microzymas passeraient à l'état de bactéries et même de leptothrix (Béchamp, *Montpellier médical*, 1870, t. XXV, p. 310). A la même époque, Klebs se faisait le défenseur de la théorie du ferment organique et imaginait la néphrite parasitaire après la cystite parasitaire.

En revanche, M. Bouchard (*Gazette hebdomadaire*, 1873) et M. Robin (*Leçons sur les humeurs normales et morbides du corps de l'homme*, 2e éd., 1874 et suiv.) croient au développement de l'alcalescence de l'urine sous l'influence des états morbides de la vessie.

L'éminent professeur considère comme secondaire le rôle des microzymas, mais il l'admet dans une certaine mesure. « Lorsqu'au pur dédoublement chimique de l'urée en présence des corps rendant l'urine alcaline vient s'ajouter l'action des leptothrix, leur action en tant que ferment hâte la production ammoniacale et la décomposition d'autres produits urinaires azotés (Robin, *loc. cit.*). »

Et plus loin le même auteur ajoute : « Dans les cas d'injections expérimentales ou de résorptions urineuses, à l'action toxique proprement dite du carbonate d'ammoniaque s'ajoute inévitablement cette action des bactéries, en tant que ferment, amenant la continuation dans l'économie du dédoublement ammoniacal de l'urée injectée, la décomposition de celle du sang et des autres principes analogues. »

Nous n'entrerons pas plus avant dans le détail de la question qui est exposée tout au long dans le récent ouvrage de M. Guyon (*Leçons cliniques sur les maladies des voies urinaires*. Paris, 1880, 392). Nous nous contenterons de rappeler que M. Pasteur, pour expliquer les faits de transformation ammoniacale de l'urine sans cathétérisme préalable, est allé jusqu'à affirmer la migration des germes le long du canal de l'urèthre (assertion qui a rencontré plus d'un contradicteur) ; que M. Gubler a fait de la conciliation en adoptant pour quelques cas l'interprétation de M. Pasteur ; que M. Musculus (de Strasbourg) est arrivé dans ses recherches à attribuer l'action fermentescible au mucus vésical, indépendamment de tout germe organisé ; enfin que, prenant la question sous une autre face, MM. du Cazal (*Gazette hebdomadaire*, 1876, p. 740) et Curtis (de Boston) (*Boston med. and surg. journal*, décembre 1877) ont démontré que l'urine pouvait contenir des organismes semblables à ceux qui ont été considérés comme des ferments, sans avoir pour cela subi la fermentation ammoniacale.

On nous permettra à notre tour de faire une simple remarque que nous n'avons rencontrée nulle part. Il est admis depuis longtemps que les abcès voisins des cavités largement ouvertes à l'air ou à certains gaz (bouche, poumons, tube digestif) sont remarquables par leur extrême fétidité ; souvent même ils renferment avec le pus, des gaz infects en grande quantité. Pourquoi donc la vessie ne subirait-elle pas l'influence du voisinage de l'intestin, aussi bien que les abcès de la paroi abdominale ? Lorsque l'écoulement de l'urine se fait librement et surtout lorsque ce liquide n'est pas altéré, cette influence est nulle ; mais, dans les conditions inverses, lorsqu'il y a stagnation et altération par la présence du pus, elle peut, ce nous semble, s'exercer au travers des parois de la vessie, exactement comme au travers des parois d'un foyer purulent circonscrit.

Quelle que soit la théorie de la fermentation ammoniacale de l'urine qui se rapproche le plus de la vérité ou qui la représente pleinement, nous devons dire quelques mots de la variété de néphrite mentionnée plus haut, de la néphrite parasitaire. Certains observateurs avaient remarqué que de petits foyers pouvaient se développer dans les reins, sans qu'on pût constater, entre la vessie et ces organes, des lésions inflammatoires de la muqueuse de l'uretère. Leur imagination se donna carrière sur ces cas spéciaux; les uns invoquèrent la sympathie, les autres l'infection purulente. Un troisième groupe pensa à la migration des organismes microscopiques. De là est née la néphrite parasitaire. Berckmann, Traube, Klebs consacrèrent à ce point d'étiologie des recherches multipliées.

Anatomiquement, cette néphrite spéciale est caractérisée de la manière suivante: Les reins sont augmentés de volume, la teinte rouge uniforme de leur surface est parsemée çà et là de taches blanches. A ces dernières correspond, sur la coupe de la substance corticale, la partie évasée de taches également blanches, ayant la forme d'une pyramide dont le sommet est tourné vers la substance médullaire. La coupe de l'organe montre en outre un grand nombre de traînées blanchâtres rayonnant des calices vers la périphérie et parfois limitées à la substance médullaire. Les cloisons de tissu connectif sont infiltrées de leucocytes. La lumière des tubes, dont l'épithélium est souvent granuleux, est obstruée par de petites masses solubles dans l'éther et dans l'alcool.

Celles-ci sont constituées par des spores et des filaments qui envahissent d'abord la portion droite des canalicules urinifères, puis la portion tortueuse. La première phase de leur migration provoque une néphrite parenchymateuse, la seconde une néphrite interstitielle qui pourrait, d'après Klebs, ne pas aller jusqu'à la suppuration. De nouvelles recherches nous semblent nécessaires pour établir l'existence indépendante et l'évolution clinique de ces néphrites parasitaires.

Dégénérescence amyloïde. Stéatose. — Nous ne consacrerons que quelques lignes à ces deux modes de dégénérescence, quoiqu'on puisse les observer souvent (au moins la seconde) dans le cours des affections des voies urinaires de longue durée.

Ordinairement secondaire, la *transformation amyloïde* est déterminée par les néphrites parenchymateuses; elle peut aussi être la conséquence de la cachexie urinaire, comme de toutes les autres. Elle se révèle par une polyurie parfois aussi abondante que celle de la néphrite interstitielle, par des urines pâles, limpides, faiblement acides, d'une densité de 1005 à 1015, contenant un peu moins d'urée, d'acide urique, de chlorures, de bases alcalines et terreuses que les urines normales. Lorsque l'albuminurie apparaît, c'est que la dégénérescence se complique de néphrite parenchymateuse. Elle peut s'étendre au foie, à la rate, au tube digestif.

En résumé, le diagnostic est malaisé et la confusion facile avec la néphrite interstitielle, plus encore qu'avec la néphrite parenchymateuse.

La *stéatose* du rein succède à la néphrite parenchymateuse et à la néphrite interstitielle. Dans le premier cas elle occupe l'épithélium des tubuli, dans le second le tissu connectif intercanaliculaire. A côté de ces deux formes secondaires existe la stéatose primitive, qui, comme celle de la néphrite parenchymateuse, a pour siège les cellules épithéliales; mais l'épithélium des glomérules est généralement respecté (Ranvier, Fritz et Verliac). La sénilité, les états cachectiques sont, en ce qui concerne la stéatose simple, les influences étiologiques les plus ordinaires.

La symptomatologie en est à peu près nulle. Elle ne détermine ni polyurie, ni albuminurie, ni altérations manifestes des qualités chimiques de l'urine. L'urémie ne semble presque jamais causée par elle. Et cependant il est difficile d'admettre qu'elle ne joue aucun rôle dans les accidents graves survenant dans le cours des affections des voies urinaires. Ce qu'il y a de certain, c'est qu'on trouve souvent les reins gras, comme le foie et le cœur, dans beaucoup d'autopsies. Peut-être alors cette stéatose n'est-elle que l'expression de l'état cachectique et non la cause réelle des accidents. C'est sans doute la déchéance organique générale qu'il faut accuser, plutôt que l'altération rénale. Nous sommes malheureusement si peu fixés sur les relations du traumatisme opératoire avec les états cachectiques, sur le mécanisme de la mort dans ces conditions dont l'observation clinique a surabondamment démontré le côté périlleux, que nous devons nous borner aux réflexions précédentes et attendre les résultats des recherches qui se poursuivent dans ce sens.

Il nous reste à résoudre cette question : Toute altération rénale avérée ou soupçonnée est-elle une contre-indication à l'intervention opératoire?

Nous répondrons : oui, si les accidents ne cèdent pas au traitement, s'ils sont continus, s'ils ne s'amendent pas par intervalles, si ces répits n'ont pas dans leur ensemble une durée plus grande que les mauvaises périodes, si, malgré des améliorations momentanées, le malade ne sort pas de son état cachectique, si les fonctions digestives restent languissantes, s'il y a presque en permanence des troubles gastriques ou intestinaux.

Nous répondrons : non, si les conditions inverses se réalisent et si, par un traitement et une hygiène convenables, on obtient une amélioration de quelque durée. Néanmoins le pronostic de l'intervention sera toujours grave chez tout malade dont les reins auront été atteints à un moment donné. L'albuminurie passagère sera toujours dans ses antécédents une circonstance fâcheuse, plus fâcheuse, selon nous, qu'une poussée de néphrite interstitielle aiguë arrêtée avant la période de suppuration.

CHAPITRE III

DES PARAPLÉGIES URINAIRES

Il n'y a pas très longtemps que l'attention des cliniciens s'est portée sur les phénomènes paralytiques survenant chez les malades atteints d'affections des voies urinaires. Avant la publication de l'ouvrage remarquable de Leroy d'Etiolles fils (*Des paralysies des membres inférieurs ou paraplégies*, Paris, 1856), c'est à peine si les accidents de cette nature avaient été signalés. Quelques observations éparses, peu connues ou très contestées, étaient les seuls documents afférents à cette question intéressante, si bien que Rayer avait pu écrire avec raison : « Le développement des paralysies à la suite des maladies des voies urinaires est encore aujourd'hui un fait ignoré d'un grand nombre de médecins. » (Rayer, *Maladie des reins*, t. III, p. 168).

Il s'en faut que tous les cas réunis par Raoul Leroy d'Étiolles soient propres à porter la conviction dans les esprits ; mais, si l'on fait abstraction de ceux qu'on peut considérer comme douteux, les preuves fournies par les autres paraissent suffisamment démonstratives. Des observations plus récentes sont venues corroborer les anciennes. Notre conviction a puisé une nouvelle force dans un fait que nous avons observé au cours de l'année 1879; il nous est donc permis à double titre d'affirmer que les paraplégies urinaires existent réellement.

A la suite de patientes recherches, Raoul Leroy d'Étiolles a cru pouvoir considérer comme le premier du genre un cas observé jadis par Lœlius, à Fonte, et rapporté par Lieutaud (liv. I, obs. 63). La relation quelque peu obscure des symptômes et des lésions enlève à ce fait une bonne partie de la valeur que Leroy d'Étiolles lui reconnaît. Il y est dit que le malade, atteint d'une fièvre lente continue, avec des paroxysmes le soir, fut privé, à la suite d'une application de sangsues à l'anus, *du mouvement et de la sensibilité dans les cuisses*, en même temps que la miction se supprimait; mais ce qu'il y a de curieux, c'est la théorie que formula Lœlius en présence de ces phénomènes insolites : « Le sang refoulé brusquement de cette partie vers laquelle on l'attirait a produit une inflammation de mauvaise nature dans les reins, laquelle se communiquant à la moelle épinière, a pu intercepter l'influx des esprits animaux, gagner la vessie par les rameaux de la sixième paire (pneumo-gastrique) et les nerfs de la moelle épinière. » Malheureusement les renseignements fournis par l'autopsie sont tout à fait insuffisants ; il est dit simplement que le rein gauche était noir et que la moelle était affectée du même côté.

L'impression résultant de la lecture de cette observation est que la théorie des paraplégies urinaires a précédé le premier fait capable de lui donner un caractère d'évidence. Il était réservé à E. Stanley de fournir la preuve matérielle de l'hypothèse de Lœlius (Edward Stanley, *London medical Transactions*, t. XXII, p. 260). La plus démonstrative de ses sept observations est celle où il est dit qu'un homme de trente ans, admis à l'hôpital de Saint-Barthélemy, pour une gonorrhée avec phimosis, fut atteint trois semaines après de « paraplégie sans cause appréciable; la perte du mouvement était complète ; il avait encore un peu de sentiment. » Le malade succomba seize heures après l'apparition de la paralysie. A l'autopsie, on trouva « les reins gorgés de sang, la membrane muqueuse des calices, des bassinets, des uretères et de la vessie était injectée et livide ». Il y avait en même temps « une turgescence vasculaire de la moelle et de ses enveloppes au niveau de la région lombaire».

Nous reconnaissons que ce dernier détail est de nature à jeter quelque doute dans l'esprit, mais dans les autres observations où la lésion primitive paraît avoir été une néphrite suppurée, il est dit expressément qu'on ne rencontra rien d'apparent du côté de la moelle et de ses enveloppes.

Ne pouvant entrer dans le détail de tous les faits rapportés par Leroy d'Étiolles, nous sommes obligés de faire seulement allusion à ceux de Henry Hunt, de Rayer, de Gerdy, de Lallemand, de Robert, de Nélaton. La complexité de quelques-uns d'entre eux, l'insuffisance des renseignements, la multiplicité des troubles morbides font qu'ils donnent prise à la critique. En raison même des doutes qui persistent encore dans certains esprits, nous croyons devoir entrer dans l'analyse de quelques cas d'une netteté incontestable.

L'observation du professeur Sanson, que Rayer et J. Cruveilhier rapprochèrent de celles de Stanley, n'est cependant pas une des moins attaquables. La paraplégie avait été précédée pendant quatre ans par une rétention d'urine chronique qui obligeait l'illustre chirurgien à faire un usage constant de la sonde. Un calcul s'étant développé dans ces conditions, Leroy d'Étiolles père en fit le broiement en quatre séances et en évacua les fragments au moyen d'un brise-pierre à cuillers. En juin 1840, il se déclara une *paraplégie presque complète avec rigidité*. Elle devint complète par la suite, la contracture persista, une eschare se produisit au sacrum.

Malgré la grande autorité de Chomel, de Cruveilhier, de Rayer et de Leroy d'Étiolles père, cette simple mention : « La moelle n'était nullement lésée dans son tissu », ne peut suffire pour lever tous les doutes, relativement à l'existence d'une myélite dont les effets se seraient fait sentir d'abord sur la vessie. On connaissait si mal à cette époque l'anatomie pathologique des lésions médullaires, que beaucoup de faits, même appuyés sur des autopsies, peuvent être légitimement récusés, et nous sommes plus disposés, pour notre part, à reconnaître la valeur des observations terminées par une franche guérison.

MM. Charcot et Vulpian ont publié, en 1854, un cas intéressant par la guérison de la paraplégie, bien que la maladie primitive ait occasionée la mort; malheureusement l'examen du canal rachidien n'a pas été fait. Ce cas est intitulé : « Pyélo-néphrite double avec paraplégie passagère. Mort; autopsie; distension énorme du rein droit; de ce côté, l'orifice de l'uretère est oblitéré par deux calculs; lésion analogue du rein gauche, mais moins avancée. » (*Gaz. méd.*,

25 févr. 1854). Chez cette femme, la paraplégie avait été peu accusée et s'était montrée dans la première période de la maladie.

Dans l'observation que voici, il s'agit d'un malade entré dans le service de Robert à l'hôpital Beaujon pour un rétrécissement uréthral. Un jour, à la suite du séjour d'une sonde dans le canal, on vit se déclarer tous les signes d'une néphrite aiguë franche, et peu de temps après survenait un affaiblissement tel des membres inférieurs que le mouvement y fut bientôt presque entièrement anéanti; la sensibilité était relativement moins pervertie. Tous ces phénomènes disparurent graduellement et le malade sortit guéri de l'hôpital (Leroy d'Etiolles, *loc. cit.*, p. 52). Jusqu'ici, c'est toujours la néphrite qui semble avoir été le point de départ des accidents; mais plus d'une observation prouve que les affections de la vessie, de la prostate et même de l'urèthre peuvent avoir une action semblable. (Obs. 23, 24, 25 et suiv.)

Le lecteur pourra se convaincre, en se reportant à l'ouvrage auquel nous avons fait de nombreux emprunts, que nous n'acceptons pas aveuglément les conclusions de l'auteur. Nous terminerons notre exposé de preuves par l'analyse de deux faits nouveaux dont le premier, encore inédit, a été observé par l'un de nous, et dont l'autre a fait l'objet d'un rapport à la Société de chirurgie à la fin de l'année 1880.

Notre malade est un garçon de magasin, âgé de trente-huit ans au moment de son entrée à l'hôpital Saint-Louis (salle Saint-Augustin, n° 23), le 19 avril 1879. Depuis six mois, il urine difficilement; depuis un mois, il perd son urine involontairement; la nuit il mouille ses draps.

Sa pusillanimité est telle, qu'il pousse des cris au moment où la bougie exploratrice commence à pénétrer dans son canal. Le spasme de l'urèthre nous oblige à surseoir à l'examen. Nous avons affaire à un névropathe, quelque peu hypochondriaque, d'une sensibilité exagérée.

Nous trouvons le lendemain, au collet du bulbe, un rétrécissement admettant seulement un numéro 4. Nous constatons du côté des membres inférieurs des phénomènes curieux : sur les deux jambes, mais surtout sur la gauche, sont disséminées des plaques d'analgésie incomplète, dont il n'est pas toujours facile de reconnaître les limites précises. Sur chacune d'elles, la sensibilité au froid est à peu près abolie, mais le tact est conservé. Dans les régions intermédiaires, les diverses sortes de sensibilité sont faciles à constater. Les réflexes restent normaux. Le malade se plaint de fourmillements et de sensation de froid dans les deux pieds.

La faiblesse des membres inférieurs est telle, qu'il marche avec beaucoup de peine; sa démarche est indécise, titubante par instants, cependant il n'offre aucun symptôme d'ataxie proprement dite. Il se tient difficilement sur la jambe droite seule, la gauche étant relevée, mais l'attitude inverse est absolument impossible. La jambe gauche fléchit immédiatement sous le poids du corps.

Si donc la paraplégie est incomplète, elle n'est pas douteuse, et rien ne saurait l'expliquer, si ce n'est l'influence quelque peu mystérieuse du rétrécissement. Les facultés intellectuelles, quoique peu développées, sont évidemment intactes. Il n'existe aucun signe de myélite primitive, pas de douleurs rachidiennes, pas de sensation de constriction abdominale; le malade n'a jamais eu de syphilis. L'incontinence d'urine elle-même pourrait être le fait de l'inertie vésicale passagère qu'on voit souvent succéder aux affections de l'urèthre et du col de la vessie; rien ne prouve qu'elle soit sous la dépendance du trouble des fonctions médullaires.

Dans ces conditions nous diagnostiquons une paraplégie urinaire incomplète; mais en poussant plus loin l'examen de notre malade, nous constatons une différence de volume sensible entre les deux membres inférieurs. Voici les résultats de nos mensurations :

Cuisse droite: partie supérieure, 49 centimètres; partie moyenne, 43 centimètres, partie inférieure, 34,5 centimètres.

Cuisse gauche: partie supérieure, 47 centimètres; partie moyenne, 42 centimètres; partie inférieure, 33,5 centimètres.

Entre les deux mollets, il n'y a pas de différence notable.

Le traitement du rétrécissement par les bougies à demeure au commencement, puis par la dilation temporaire, se poursuit sans difficulté et nous assistons à la disparition graduelle du plus grand nombre des phénomènes indiqués plus haut.

Chose remarquable, l'atrophie elle-même cède à l'influence du repos et du traitement. Au moment de la sortie du malade, vers le 15 juin, il n'y a plus de différence entre les deux cuisses qu'au-dessus de la rotule; l'écart d'un centimètre persiste. Le malade se tient à cloche-pied et saute aussi bien sur la jambe gauche que sur la droite. Les forces sont entièrement revenues; l'insensibilité seule persiste dans certains points. Cependant les plaques d'analgésie sont bien moins nombreuses et moins étendues, il y en a une très nette au niveau de la malléole interne gauche, mais non à droite dans le point symétrique.

La vessie fonctionne bien; l'incontinence a entièrement cessé depuis longtemps, le jet est fort et plein. En un mot, la guérison serait complète, sans la persistance d'un peu d'atrophie à la cuisse gauche et d'un peu d'analgésie à la jambe du même côté.

Ce cas nous a paru démonstratif, au point de vue de l'existence réelle des paraplégies urinaires, de l'influence pathogénique des lésions de l'urèthre et de la possibilité de la guérison des accidents paraplégiques par le seul fait de la guérison de la lésion initiale.

L'observation de M. Dieu a quelques rapports plutôt apparents que réels avec la précédente. Le sujet a vingt-trois ans. Il présente à son entrée à l'hôpital de Sétif des symptômes de rétrécissement. M. Dieu fait une tentative d'uréthrotomie, qui est suivie d'un accès de fièvre probablement symptomatique d'une poussée de néphrite. A la suite de cette fièvre se déclare une paraplégie presque complète en ce qui concerne la motilité, mais avec conservation intégrale des réflexes et de la sensibilité.

Quelques jours plus tard, M. Dieu franchit le rétrécissement, puis, dans une autre séance, il extrait par le périnée un calcul de l'urèthre. Le malade, qui déjà avant cette opération était très amélioré, guérit entièrement en peu de temps.

Nous renvoyons le lecteur au texte même de l'observation de M. Dieu et au rapport de M. Sée, qui, après avoir fait des réserves motivées relativement à certaines interprétations de l'auteur, admet l'existences des paraplégies urinaires. (*Bull. et mém. de la Soc. de chirurgie*, t. VII, 1881, p. 5.) Pour nous, ainsi que nous l'avons déjà dit, notre opinion est faite, et nous sommes heureux d'être arrivés par l'analyse des observations aux mêmes conclusions que MM. Brown Séquard, Vulpian, Charcot, dont nous allons avoir à discuter les idées sur le mode de production de ces phénomènes singuliers.

Les paraplégies urinaires étant démontrées, en tant que fait clinique, il nous reste à en donner une interprétation physiologique, et ce n'est pas le côté le plus simple de notre tâche. Nous nous trouvons en présence de trois hypothèses :

1° Celle de la paralysie réflexe;

2° Celle de l'épuisement nerveux;

3° Celle de la névite ascendante.

A. — La théorie de la paralysie réflexe, ébauchée par Willis, développée par Whytt et Proschaska, qui se servaient du terme « paralysie sympathique » tirée de l'oubli par Graves, en 1863, est plutôt un commentaire des phénomènes observés qu'une déduction physiologique des faits. Elle invoque une irritation sur les extrémités périphériques, la transmission de cette irritation jusqu'à la moelle et la réaction de celle-ci sur les nerfs des membres inférieurs. En réalité, elle constate plutôt qu'elle n'explique, et le vague dont elle reste enveloppée la condamne à l'indifférence. C'est la théorie des timorés ou des prudents, et, de fait, on verra que ce n'est peut-être pas la plus mauvaise.

M. Brown-Séquard va plus loin. Pour lui, la paralysie est encore de nature réflexe, mais elle s'explique par une modification appréciable du côté de la moelle, par une ischémie partielle ; mais, outre que l'ischémie médullaire devrait occasionner des convulsions plutôt que de la paralysie, l'expérimentation dresse contre cette théorie des objections sérieuses. Gull ayant mis à nu la moelle lombaire sur des chiens et ayant irrité les nerfs des reins, n'a pas vu la moindre ischémie se produire dans la région correspondante du centre nerveux.

L'ischémie médullaire reste donc une vue de l'esprit ; elle n'a pas pour elle la constatation matérielle de l'expérimentation physiologique.

B. — La théorie de l'épuisement nerveux s'appuie sur des phénomènes siégeant dans les vaso-moteurs, dans les nerfs des membres, dans la moelle. On sait très bien par de nombreuses expériences que le passage d'un courant provoque, dans les premiers, la contraction des petits vaisseaux, et que cette contraction est suivie bientôt d'une dilatation, si le courant continue à agir. On sait aussi que si l'on fait passer un courant continu intense dans un segment de nerf ou de moelle, toute excitation portée sur ce segment de nerf ou de moelle reste sans effet sur les muscles situés au-dessous. L'excitabilité propre de l'un ou de l'autre est momentanément suspendue ou épuisée. N'y a-t-il pas beaucoup de rapports entre le résultat de cette expérience et ce qui a lieu dans une paralysie fonctionnelle quelconque, utérine, intestinale ou urinaire ? L'irritation partie de l'utérus, de l'intestin ou de l'appareil urinaire n'est-elle pas capable d'exercer sur la moelle la même action que le courant électrique ? En ce cas, il ne s'agit plus d'un phénomène réflexe ou sympathique, mais simplement d'une action à distance des extrémités nerveuses irritées sur un segment de moelle. Il en résulte un épuisement partiel de son excitabilité propre, qui met obstacle aux manifestations de la volonté, et il n'est pas besoin, pour expliquer la paralysie, de faire intervenir en plus une réaction de la moelle sur les nerfs périphériques. Si les paralysies fonctionnelles existent réellement, c'est la théorie de l'épuisement qui, aux yeux de M. Jaccoud, offrirait la plus grande vraisemblance. (Jaccoud, *Paraplégies et ataxie du mouvement*. Paris, 1864, p. 353.) Ainsi s'expliquerait pourquoi la paralysie présente des oscillations en rapport avec la marche de l'affection primitive, pourquoi elle s'améliore ou s'aggrave, suivant que celle-ci tend vers la guérison ou vers une terminaison funeste.

C. — Reste la théorie de la névrite ascendante, plus séduisante, parce qu'elle offre à l'esprit quelque chose de plus matériel, mais inapplicable à certains cas où les phénomènes, au lieu de rester limités aux membres inférieurs, présentent une diffusion tout à fait inaccoutumée et ne peuvent vraiment plus être rapportés à un processus inflammatoire transmis par les nerfs irrités à une zone précise de la moelle. C'est, en effet, dans cette transmission de l'inflammation que réside toute la théorie. Elle invoque en sa faveur des faits cliniques autres que les paraplégies urinaires, mais qui s'en rapprochent par leur marche; elle s'appuie encore sur l'expérimentation.

Nous ne pouvons entrer ici dans tous les détails de cette question importante. Nous nous contenterons d'en résumer pour le lecteur les points les plus dignes d'attention, et nous le renverrons à un article fort intéressant de notre distingué collègue, M. Labadie-Lagrave (*Nouveau Dictionnaire de médecine et de chirurgie pratiques*, art. NERFS, t. XXIII, p. 711).

De même qu'il peut y avoir des névrites descendantes, dont le point de départ est dans le centre médullaire, de même aussi on doit admettre la marche en sens inverse du processus inflammatoire. Cette notion résulte clairement des observations de Le Pelletier et de Graves. Gull, portant de suite la question sur le terrain des paraplégies urinaires, n'eut pas d'hésitation à affirmer qu'elles trouvaient une explication suffisante dans la théorie du médecin de Dublin; Remak donne aux mêmes faits une interprétation un peu différente, mais dans le fond sa pensée est la même.

Cependant des faits contradictoires surgissent. En 1863, Kussmaul constate, à l'autopsie d'un sujet atteint de paraplégie supposée urinaire, des lésions complexes : dégénérescence athéromateuse des artères du bassin et altération des deux nerfs sciatiques à leur origine. Il conclut à la propagation de l'inflammation de la vessie aux plexus nerveux voisins. Puis Leyden, dans trois autopsies, trouve les lésions de la myélite, sans la moindre altération dans les nerfs intermédiaires à la vessie et à la moelle.

De tout cela il résulte que la théorie de la névrite ascendante ne repose peut-être pas sur des preuves plus solides que les autres. Aucune autopsie ne la démontre et elle a contre elle des faits négatifs.

L'expérimentation sur les animaux, loin de juger la question, y introduit un élément nouveau, c'est l'inflammation développée à distance, au delà des troncs nerveux restés tout à fait sains entre le point irrité et le siège de la phlegmasie secondaire.

Déjà, dans les expériences de Feinberg et de Klemm, si l'on voit que le processus inflammatoire s'est propagé par la moelle jusque dans la cavité crânienne, on voit aussi que les nerfs ne sont altérés que par places; la névrite est diffuse ou disséminée. D'autres expériences de Klemm montrent que le processus peut en quelque sorte sauter par-dessus la moelle et atteindre les nerfs symétriques du côté opposé ; de là une névrite *sympathique*, au moins aussi difficile à expliquer que la paraplégie urinaire. Riesler, ayant déterminé une névrite suppurée du sciatique, sur des lapins et des chiens, dans un point limité, rencontre à l'autopsie un abcès à l'origine du même nerf dans le canal médullaire, et il n'y a aucune altération entre ces deux foyers. Nous voilà loin de la névrite ascendante proprement dite. Les expériences de M. Hayem nous y ramènent. Elles nous montrent des altérations inflammatoires plus ou moins étendues apparaissant dans la moelle consécutivement à des traumatismes variés du nerf sciatique (section, pincement, dilacération, arrachement). Ces altérations siégeraient surtout dans la substance grise, elles auraient de la tendance à gagner les parties voisines du point primitivement lésé, par conséquent à monter, à descendre et à marcher transversalement vers le côté opposé de la moelle. Elles consisteraient, tantôt en une simple atrophie des cellules, tantôt en une transformation beaucoup plus profonde des éléments nerveux, et seraient dues en réalité à la propagation de l'irritation jusqu'à la moelle, par l'intermédiaire des tubes nerveux et de leur tissu conjonctif.

M. Charcot accepte, comme étant la plus simple, quoiqu'elle soit insuffisamment démontrée, la théorie de la myélite, suite de névrite ascendante (*Maladies du système nerveux*, t. II, 2e éd. p. 302), et il en fait remonter l'idée première jusqu'à Troja, qui l'aurait émise en 1780; mais, nous le répétons, jamais on n'a pu retrouver sur les nerfs les traces « de la propagation présumée du travail inflammatoire ».

Il y a encore une raison pour laquelle cette théorie ne peut satisfaire pleinement. Nous prenons pour base de notre objection un malade à qui nous avons extirpé récemment un calcul du rein. (Le Dentu, *Bulletin de l'Académie de médecine*, février 1881.) Le lendemain de l'opération, il s'est déclaré un commencement d'hémianesthésie qui a gagné de proche en proche par en haut et par en bas, qui est descendue jusqu'au pied et est remontée *jusqu'à la face* en très peu de jours. Doit-on admettre une altération matérielle de la substance grise semblable à celle que MM. Feinberg et Hayem ont provoquée dans leurs expériences? Nous le voulons bien, mais sur l'homme la preuve de cette propagation à grande distance n'est pas faite, et cette altération doit être si légère (autrement on ne saurait comprendre sa très rapide extension) qu'on peut se demander si le microscope la découvrirait nettement.

La question en est là : un bagage de documents intéressants qui commencent à être assez nombreux, mais des lacunes regrettables rendant boiteuses toutes les théories analysées plus haut.

Au point de vue des formes cliniques, M. Charcot admet trois classes de paraplégies urinaires :

1° Les cas de la première sont rangés sous ce titre significatif: « *Myélite consécutive aux maladies des voies urinaires.* » Ici tous les symptômes sont ceux de la myélite transverse; l'extension du processus dans le sens vertical est possible, si bien que les membres supérieurs peuvent être pris après les inférieurs. Une des observations de Stanley en fait foi.

La maladie a ordinairement une marche subaiguë ; le pronostic en est inquiétant, elle tend à s'aggraver, quelquefois même assez rapidement.

2° La deuxième catégorie de faits rassemble le plus grand nombre des observations sur lesquelles il ne peut guère s'élever de doutes. Celle que nous avons rapportée y rentre naturellement. Ici les caractères de la paraplégie vraie sont bien moins accentués. La paralysie n'est pas complète, elle n'est accompagnée ni de spasmes, ni de contracture; elle se réduit quelquefois à un affaiblissement très marqué des membres inférieurs, mais souvent aussi elle confine à l'abolition absolue des mouvements. La sensibilité tactile est conservée, la sensibilité à la douleur peut être supprimée, du moins par places, comme dans notre observation. La vessie, le rectum restent ordinairement en dehors de l'atteinte de la paralysie. On ne note ni douleurs dorsales, ni constriction abdominale. (Charcot, *loc. cit.*, p. 307.) Dans aucun des cas publiés jusqu'ici on n'a constaté l'extension de la parésie aux membres supérieurs.

Enfin, circonstance des plus dignes de remarque, les phénomènes suivent une marche en rapport avec les accidents du côté des voies urinaires. Toute aggravation, toute amélioration a un retentissement immédiat sur la paraplégie ; le traitement a sur elle une influence très favorable et à bref délai. Nous pouvons même ajouter que la guérison peut se maintenir, alors même qu'il y a récidive de l'affection primitive. Ainsi notre malade est revenu tout récemment nous trouver à l'hôpital Saint-Louis à cause de la récidive de son rétrécissement, et les phénomènes paralytiques n'avaient pas réapparu chez lui. L'atrophie relative de la cuisse gauche révélée par 1 centimètre de différence par rapport à l'autre, au-dessus de la rotule, a seule persisté depuis la première atteinte, ainsi qu'un certain degré d'analgésie dans certains points beaucoup moins nombreux que jadis.

3° M. Charcot a réuni dans une troisième classe les cas qu'il appelle avec raison fausses paraplégies urinaires. Par exemple une névrite des sciatiques par propagation de l'inflammation vésicale n'a aucun rapport avec les faits de la deuxième catégorie (Kussmaul). Ces névrites sont très rares, en réalité, et nous croyons qu'il faut les séparer complètement des véritables paralysies urinaires. On peut en dire autant de tous les cas où l'autopsie a révélé quelque lésion extra-médullaire, telles qu'une tumeur du canal rachidien, une phlébite des veines intra-spinales consécutive à un abcès du petit bassin (Gull).

Pour nous le type de la paraplégie urinaire est celle qu'on peut rapprocher des paraplégies utérines et intestinales. Mêmes symptômes, même évolution, et sans doute aussi même pathogénie, telles sont les bases de ce rapprochement imposé par bon nombre de faits cliniques sévèrement analysés.

CHAPITRE IV

ACCIDENTS FÉBRILES — SEPTICÉMIE URINAIRE — URÉMIE

Depuis l'époque où Velpeau et Civiale attirèrent l'attention des chirurgiens sur les accidents fébriles qu'on peut voir se développer, spontanément ou consécutivement à des opérations, chez les malades atteints d'affections des voies urinaires, de nombreuses recherches ont eu pour but d'établir la nature de ces accidents et leurs rapports avec les complications les plus ordinaires de ces affections. Nous voudrions pouvoir dire que ces recherches ont abouti à des résultats précis, que la lumière s'est faite sur les points les plus controversés, qu'à chacune des formes cliniques de ces accidents correspond une cause bien déterminée. Malheureusement, la question est bien loin d'être parvenue à cet idéal de simplicité. Les théories, autour desquelles se groupent les noms les plus illustres, restent presque toutes debout et leur histoire se résume jusqu'à nos jours en une série d'oscillations d'une opinion à l'autre. Sur ce terrain, comme partout où il y a de grandes difficultés à résoudre, on rencontre sur son chemin des exclusifs et des éclectiques, sans compter les indécis dont la classe ne laisse pas d'être nombreuse. En présence, à notre tour, des problèmes épineux sur lesquels ont été dépensés tant d'efforts, nous ne pouvons nous dissimuler combien est délicate la tâche que nous allons entreprendre.

Reprenons la question à son point de départ. En 1833, Velpeau signale le premier les phénomènes articulaires. (*Dict. en* 30 *vol.*, article ARTICULATIONS.) Plus tard, Civiale fait connaître divers autres accidents développés dans les mêmes circonstances. (*Affections des voies urinaires*, 1re édition, 1837-1841.) De nouvelles observations permettent à Velpeau de beaucoup étendre le champ de la question et d'émettre une théorie, celle de l'intoxication urineuse, sous une forme, il est vrai, bien dubitative. (*Leçons orales de clinique chirurgicale*, IIIe vol., p. 324 et suiv.)

Il est impossible de ne pas être frappé au premier abord de la variété des accidents réunis dans la description du professeur de la Charité. Accès aigus de courte durée, accès intermittents plus ou moins francs, fièvre rémittente à exacerbations et à paroxysmes, suppurations des articulations, du tissu cellulaire et des viscères, toutes ces complications occupent le même cadre, comme s'il n'était pas douteux qu'une causalité commune établisse entre elles un lien réel ou tout au moins un enchaînement incontestable. Cette variété singulière éclate d'une façon encore plus nette dans la description la plus récente de Civiale, que l'on peut considérer comme l'expression définitive de ses idées. (*Traité des maladies des voies urinaires*, 3e édition, t. II, 1850.) On pourra en juger par le résumé que voici :

A. *Cas simples.* — La fièvre, dans cette première catégorie de faits, rappelle entièrement, dans ses trois stades classiques, l'accès de fièvre intermittente. Un frisson violent, d'une durée variant d'un quart d'heure (ce qui est l'exception) à une demi-heure ou trois quarts d'heure (ce qui est la règle), dépassant quelquefois ces limites, ouvre la scène ; il est suivi d'un stade de chaleur, qui se prolonge deux ou trois heures et au delà, et pendant lequel l'élévation de la température atteint son maximum. Au bout de ce temps, la peau devient moite et une transpiration abondante couvre bientôt le corps entier. Une apyrexie franche succède à l'accès. Notons, pour compléter le tableau, que certains malades se plaignent de douleurs lombaires et que chez le plus grand nombre la sécrétion urinaire est suspendue. Lorsqu'elle se rétablit, l'urine est épaisse et bourbeuse ; mais disons de suite que nous ne voyons dans l'anurie momentanée et dans les caractères du liquide excrété que ce qui s'observe dans le cours de tous les accès de fièvre, sans distinction de cause.

La thermométrie moderne, avec sa précision rigoureuse, a fourni le moyen de contrôler les résultats des premiers observateurs. Les tracés graphiques en disent plus long, avec leurs courbes si faciles à interpréter, que les descriptions les plus minutieuses. On trouvera dans l'un de ceux de l'ouvrage instructif de M. Guyon la figuration la plus expressive qu'on puisse désirer de l'accès franc, tel que Velpeau et Civiale en avaient bien indiqué les traits caractéristiques, tel qu'il s'offre fréquemment à l'observation. (F. Guyon, *Leçons cliniques sur les maladies des voies urinaires*, Paris, 1881, p. 451.)

Il se peut que cet accès franc se développe spontanément chez un sujet présentant depuis quelque temps une affection des voies urinaires ; mais, dans ces conditions, nous le soupçonnons fort d'être franchement symptomatique d'une complication inflammatoire et nous avons peine à croire qu'alors la défervescence soit aussi franche que dans l'exemple cité plus haut. L'accès aigu de courte durée est ordinairement provoqué par une manœuvre opératoire ou par un simple cathétérisme. La lithotritie, les explorations vésicales, les tentatives d'introduction d'une bougie dans un rétrécissement, le passage répété des mandrins de Béniqué, l'ablation des sondes à demeure après l'uréthrotomie, la dilatation permanente avec des bougies introduites à frottement, enfin le cathétérisme le plus simple et le plus rapide sont autant de circonstances capables de provoquer cet accès aigu franc, et cela, disons-le de suite, en attirant avec instance l'attention du lecteur sur cette assertion, dans les conditions les plus diverses et les plus opposées.

Le frisson éclate, tantôt tout de suite après l'introduction des instruments, tantôt plusieurs heures ou plusieurs jours plus tard; tantôt sans que le malade ait uriné, tantôt après le passage de l'urine dans le canal excorié ou incisé; tantôt chez des sujets à urine acide et limpide, tantôt chez des sujets à urine alcaline, ammoniacale et chargée de sels; tantôt, lorsque aucun obstacle ne s'oppose à la miction, tantôt lorsqu'il y a rétention d'urine incomplète ou complète; tantôt, enfin, alors qu'il est impossible de soupçonner les organes urinaires profonds (vessie, reins), d'avoir subi une altération préalable, tantôt, au contraire, lorsque des soupçons de cette nature sont imposés par quelque particularité relevée dans les antécédents du sujet.

Qu'on s'arrête un instant sur les oppositions que nous avons groupées à dessein dans ce dernier alinéa et qu'on se demande avec nous quelle cause doit être invoquée pour expliquer cette succession de phénomènes toujours les mêmes, malgré la diversité des circonstances au milieu desquelles ils se développent. Cette diversité est telle qu'on serait tenté d'y voir la preuve que des influences pathogéniques multiples peuvent seules en fournir la clef; mais, d'autre part, on est ramené vers la notion de la cause unique par la constance de type de l'accès aigu à défervescence franche. Nous exposerons plus tard nos idées relativement à la nature de cette cause unique; bornons-nous pour le moment à dire que l'interprétation de ce premier type est pour nous le nœud de la question. C'est en elle que gît la principale difficulté du sujet; il y aura tout avantage à l'aborder un peu plus loin.

B. *Cas graves.* — Ce qui caractérise les cas graves, c'est l'irrégularité des stades et particulièrement l'absence du stade de transpiration. Même début par un frisson; la température s'élève, mais la période de chaleur se prolonge. La fièvre devient continue. Elle prend des allures d'accès pernicieux; le délire, l'agitation, l'affaissement, le coma complètent la ressemblance. La mort est quelquefois la conséquence de ces graves désordres. La guérison, qui est encore dans ces cas la terminaison la plus commune, ne survient qu'au bout de deux, trois ou quatre jours, et l'apyrexie ne succède pas toujours franchement à cet accès prolongé.

Souvent, chez ces sujets, de nouveaux accidents se déclarent tout à fait spontanément quelques jours après les premiers, et la courbe thermométrique offre une série de sommets séparés par des intervalles d'amélioration plus ou moins accentuée. (Guyon, *loc. cit.*, p. 456.)

Y a-t-il beaucoup de rapports entre ce type et le précédent? Le second n'éveille-t-il pas l'idée d'une complication inflammatoire à poussées successives, cystite, uretérite ou pyélo-néphrite?

C. *Cas exceptionnels.* — Dans cette catégorie, les accidents ont une physionomie bien autrement complexe. Ils sont surtout caractérisés par des phénomènes nerveux, par des frissons, par des convulsions tétaniformes, par l'algidité, par de la diarrhée cholériforme, par de la dyspnée; et Civiale ajoute que les malades n'ont pas de fièvre. Accusera-t-on notre interprétation d'invraisemblance, si nous rapprochons quelques-uns de ces phénomènes de certaines formes de l'urémie? Les convulsions, la dyspnée ne sont-elles pas des conséquences fréquentes de cette altération du sang.

L'absence de fièvre, qui a frappé Civiale, ne répond-elle pas à l'hypothermie ordinaire en pareille circonstance? Le refroidissement des extrémités, l'algidité ne sont-ils pas liés à l'hypothermie? La diarrhée cholériforme n'a-t-elle pas son équivalent dans l'urémie intestinale? Quant aux frissons, ils n'ont rien de spécial à la suite des opérations ou des manœuvres pratiquées sur l'urèthre ou la vessie. Tous les chirurgiens en ont vu se produire tout de suite après ces opérations ou ces manœuvres, sans être suivis d'un stade de chaleur, ce qui démontre leur nature nerveuse. Tous les chirurgiens ont assisté au même phénomène, à la suite d'opérations étrangères à l'appareil urinaire.

D. *Cas compliqués.* — Ici, c'est l'irrégularité des symptômes qui frappe avant tout. Il n'y a pas de frissons, ou ils sont de courte durée. Ce qui domine, c'est l'élévation de la température suivie de sueurs locales. Le type de la fièvre n'est plus le même; il est continu, rémittent. Des signes d'adynamie profonde l'accompagnent; l'affaissement fait des progrès plus ou moins rapides, la langue, les joues, le pharynx se dessèchent. La première, d'abord rouge et luisante, devient noire et sèche comme du bois; elle présente les caractères qui lui ont fait appliquer par M. Guyon la dénomination de langue urinaire. (Guyon, *loc. cit.*, p. 441.)

Cet appareil symptomatique ne doit-il pas évoquer l'idée d'une phlegmasie subaiguë à marche assez régulière, aboutissant ordinairement à la mort? Nous pouvons dire dès maintenant que telle est notre opinion, mais nous nous réservons de chercher si l'intoxication urineuse et l'urémie compliquent de leur influence les effets d'une inflammation très souvent suppurative.

Mentionnons dans une dernière catégorie les faits de suppuration des parties molles ou des articulations, ou de simples douleurs articulaires qui s'observent réellement chez les urinaires. Nous aurons à discuter la question de savoir si leur pathogénie est absolument distincte de celle des accidents du même genre, qu'on a vus survenir spontanément ou à la suite d'opérations diverses, chez des individus dont l'appareil urinaire ne pouvait pas être soupçonné d'en être le point de départ.

Comme on a pu le remarquer, nous sommes peu disposés à faire de tous ces accidents l'expression d'une cause unique. Par des rapprochements, que nous justifierons davantage plus loin, nous avons voulu faire pressentir l'importance considérable que nous attribuons aux lésions inflammatoires aiguës ou chroniques des organes urinaires et à l'urémie, cette ennemie redoutable dont les médecins nous ont appris à connaître les manifestations multiples et l'excessive gravité.

La question étant ainsi posée, nous pouvons maintenant aborder l'examen des diverses théories nées des travaux modernes, depuis les premières publications de Velpeau jusqu'à ce jour.

M. Guyon les groupe de la manière suivante :

1° Théorie de la phlébite et de l'infection purulente;

2° Théorie de l'épuisement nerveux et de l'action réflexe;

3° Théorie de l'absorption urineuse;

4° Théorie rénale.

On pourrait y ajouter la théorie urémique, qui figure au premier rang dans certaines publications, et la théorie parasitaire.

Théorie de la phlébite. — La théorie de la phlébite et de l'infection purulente, soutenue jadis par Chassaignac, n'est applicable qu'à un très petit nombre de cas. Lorsque, à la suite d'une opération sur les organes urinaires, on voit survenir des arthrites purulentes et des suppurations du tissu cellulaire, on est bien en droit de songer à une altération profonde du sang par des matériaux septiques. C'est du moins ce que l'on dirait aujourd'hui, pour exprimer la même idée que Chassaignac; on substituerait à la théorie de la phlébite celle de l'infection par des germes organisés, et l'on attribuerait à la septicémie ou à la septico-pyohémie les accidents rapportés jadis à l'inflammation des veines.

Nous avons à nous demander d'abord si ces accidents, développés dans le cours des affections des voies urinaires, qu'il y ait eu ou non opération, ne se produisent pas dans d'autres circonstances. La réponse nous est fournie par l'histoire classique de l'infection purulente. Les suppurations des cavités séreuses et du tissu cellulaire sont admises comme fréquentes par le Compendium de chirurgie (t. I, p. 378). Nous pourrions nous demander encore si ces suppurations ne dépendent pas plus d'une septicémie aiguë franche que d'une pyohémie vraie, et si la théorie embolique, qui paraît jouer un rôle important dans cette dernière, est aussi applicable à la première; mais ce n'est pas le lieu d'entamer la discussion de ce point de doctrine. Qu'il nous suffise de reconnaître que ces suppurations sont d'origine infectieuse, et de rappeler que le pronostic des collections développées dans le tissu conjonctif, les synoviales et les grandes séreuses, est moins grave que celui des abcès viscéraux. Les premières guérissent assez souvent, tandis que les seconds tuent à peu près infailliblement.

Il n'est pas un chirurgien qui n'ait observé des accidents de ces deux catégories, à la suite d'opérations quelconques portant sur diverses régions du corps; ils sont donc loin de se rattacher exclusivement aux traumatismes ou aux affections des voies urinaires.

A côté des arthrites suppurées de la septicémie, il y a une forme d'arthrite non suppurée, naissant dans les mêmes conditions, que certains auteurs considèrent comme une expression de ce qu'ils appellent le rhumatisme génital. Un certain nombre des cas étudiés par Moffair (Thèse de Paris, 1810), par Velpeau (*loc. cit.*), par Bonnet (*Maladies des articulations*, t. I), appartiennent à cette classe particulière, mais nous avouons que l'interprétation qu'on en donne nous paraît sujette à contestation. Nous venons d'observer cette forme d'arthrite chez une dame de soixante-quinze ans à qui nous avions pratiqué la taille vésico-vaginale, et qui est morte au bout de huit jours, après avoir eu plusieurs frissons et présenté tous les signes de l'adynamie d'origine urinaire. Ses deux genoux et le poignet droit étaient douloureux. Bien qu'à aucun moment nous n'ayons constaté dans ses articulations la présence du pus, nous avons peine à croire que les arthrites n'aient pas été chez elle l'expression d'une septicémie précoce, ayant débuté deux jours après l'opération.

En tout cas on ne doit pas attribuer à ces arthrites la bénignité du rhumatisme blennorrhagique, et l'on peut affirmer qu'elles apparaissent dans des cas autres que ceux où il peut y avoir eu contact de l'urine avec la plaie opératoire.

Quoi qu'il en soit, la question ne nous paraît pas jugée d'une façon définitive, et sans nier le rhumatisme génital, nous croyons qu'il ne faut encore l'admettre, pour ces cas tout spéciaux, qu'avec beaucoup de réserve.

Nous conclurons en disant que la septicémie n'explique que certaines formes des accidents dits urineux (arthrites, suppuration des synoviales, des grandes séreuses et du tissu cellulaire) ; mais nous dirons qu'elle les explique suffisamment à elle seule, sans qu'il faille invoquer en plus une intoxication spéciale due à l'absorption de l'urine, attendu que des accidents exactement semblables se montrent indépendamment de toute affection et de tout traumatisme des voies urinaires.

Théorie de l'épuisement nerveux et de l'action réflexe. — Cette théorie a été soutenue par Reybard (*Traité pratique des rétrécissements du canal de l'urèthre*, 1853, p. 401), par Bonnet (de Lyon) (*Gaz. méd. de Lyon*, 1868, p. 437), par Perrève (*Traité des rétrécissements organiques de l'urèthre*, 1847, p. 72 et 189). Elle a contre elle le vague des explications physiologiques sur lesquelles elle s'appuie. La dépression considérable des forces, la défaillance nerveuse avec impuissance générale, l'irradiation de l'irritation vers le grand sympathique et la réaction de ce dernier sur les viscères, en font tous les frais. Tout cela parle peu à l'esprit, et cependant il est incontestable que l'affaissement, que l'algidité accompagnée de marbrures des téguments, donnent à certains malades l'aspect de véritables cholériques. Dans ces cas il est difficile de ne pas invoquer un trouble de fonction des nerfs calorifiques et vaso-moteurs, sans doute d'origine réflexe, mais on ne retrouve pas dans ces différents traits la physionomie ordinaire des accès fébriles francs.

Or, une théorie qui ne s'applique à la rigueur qu'à des cas exceptionnels, ne peut être acceptée dans sa forme générale. L'algidité n'étant que l'exagération du stade de froid, il ne peut y avoir deux théories différentes pour l'ensemble de l'accès et pour la sensation de froid et le frisson qui en représentent la première période.

Théorie de l'absorption urineuse. — C'est cette théorie qui rallie peut-être aujourd'hui le plus de partisans. Nous allons voir si c'est à tort ou à raison. Notre argumentation ne lui sera pas toujours très favorable, mais par cela même qu'on pourrait en conclure que nous ne croyons pas à l'absorption de l'urine par les muqueuses des voies urinaires, nous tenons à établir dès l'abord que nous ne nions nullement cette absorption. Notre argumentation portera surtout sur la question de savoir si l'urine absorbée agit en tant que poison spécial ou en tant que liquide septique, et surtout si cette absorption peut rationnellement être admise dans toutes les formes des accidents que nous étudions.

Niée formellement par Bérard (*Cours de physiologie*, t. II, p. 630), affirmée au contraire par Ségalas père (*Journal de Magendie*, t. IV, p. 185), puis plus tard par Ségalas fils (*Des difficultés et des accidents de la lithotritie.* Thèse de Paris, 1862, p. 43), l'absorption par la muqueuse vésicale ne peut être admise que dans certaines conditions bien déterminées par l'expérimentation. Demarquay avait remarqué que, chez certains sujets atteints de rétrécissement de l'urèthre, l'iodure de potassium injecté dans la vessie passait dans le torrent circulatoire, tandis que chez d'autres ce passage n'avait pas lieu. (*Union médicale*, t. XXVII, n° 2.) Les expériences de Kuss et de son élève M. Susini devaient fournir la clef de ces différences. Le professeur de Strasbourg avait remarqué que la muqueuse vésicale est réfractaire à l'absorption pendant quelques heures après la mort, mais qu'elle est susceptible d'absorber lorsque son épithélium a été froissé ou déchiré, ou que la putréfaction a commencé à l'altérer. Les expériences de M. Susini ont plus de portée, parce qu'elles ont été faites sur des animaux vivants.

On injecte dans la vessie d'un lapin anesthésié une solution de ferro-cyanure de potassium, et, après l'ouverture du ventre, on étend sur la face externe de la vessie une solution concentrée de perchlorure de fer. La teinte bleue résultant de l'action réciproque des deux sels n'apparaît pas ; mais si l'on pince fortement la paroi vésicale entre deux doigts, ou si avec une sonde on gratte un peu la paroi interne, immédiatement on voit se produire des taches ou des traînées bleues. (Susini, *De l'imperméabilité de l'épithélium vésical*, Thèse de Strasbourg, 1867.) On peut conclure avec l'auteur qu'une blessure superficielle de l'épithélium suffit pour rendre l'absorption possible.

Un peu plus tard, Alling démontrait que la muqueuse des vessies enflammées absorbait les substances médicamenteuses, et il avançait que la muqueuse de l'urèthre est susceptible d'absorber, même quand elle est normale. (Alling, *De l'emploi thérapeutique des injections de chlorhydrate de morphine. Bull. de thérapeutique*, décembre 1868, et *De l'absorption par la muqueuse urethro-vésicale*, Thèse inaugurale. Paris, 1871.)

La démonstration d'un fait physiologique aussi important semblait donner entièrement gain de cause aux partisans de la théorie de l'intoxication urineuse. Il restait cependant à démontrer que l'urine normale ou pathologique est un poison pour l'organisme. Il ne suffisait pas d'avoir énoncé cette opinion plus ou moins vaguement, comme Velpeau, ni d'avoir cherché, comme son élève Perdrigeon, à l'appuyer sur des preuves cliniques. (*Des accidents febriles à forme intermittente qui surviennent à la suite du cathétérisme de l'urèthre.* Thèse de Paris, 1853, p. 37.) Les mêmes affirmations reproduites plus tard avec quelques variantes par M. Maisonneuve, par M. de Saint-Germain (*De la fièvre urèthrale.* Thèse de Paris, 1861), par M. Sédillot (*Note sur les accidents graves observés à la suite du cathétérisme et des autres opérations sur l'urèthre*, in *Compte rendu de l'Académie des sciences*, 1861), et par M. Reliquet (*De l'urethrotomie interne.* Thèse de Paris, 1865), étaient basées encore plus sur des observations plus ou moins contestables que sur l'expérimentation.

Déjà en 1847, lors des premières expériences de Claude Bernard et de Bareswill, la question s'était présentée sous une autre face. Ces deux expérimentateurs avaient reconnu qu'après l'extirpation des reins, l'urée s'élimine par le tube digestif, en donnant lieu à de l'inappétence, à des vomissements et à de la diarrhée. (Cl. Bernard, *Leçons sur les liquides de l'organisme*. Paris, 1859, p. 31 et suiv.). Ils avaient établi en plus que la présence dans le sang de quantités notables d'urée ou de carbonate d'ammoniaque ne causait pas d'accidents graves, tandis que l'arrachement des nerfs du rein donnait lieu à une sorte de fonte putride de l'organe qui déterminait la mort. Ils en concluaient qu'on pouvait comparer à cette fonte putride les altérations rénales observées chez beaucoup d'urinaires. L'analogie nous semble, à vrai dire, un peu forcée, d'autant plus que les malades atteints de lésions suppuratives graves ne sont pas les seuls à éprouver les accidents dits urémiques, et qu'au contraire les altérations non suppurées des reins y exposent bien davantage.

Quelle qu'en soit la véritable cause, qu'on persiste à les attribuer à l'accumulation de l'urée dans le sang, malgré les expériences négatives de Rees, de Christison et de Babington ; qu'on en rende responsable le carbonate d'ammoniaque formé dans le sang (Frerichs) ou résorbé dans l'intestin (Treitz); qu'on les assimile aux accidents de l'ammoniémie (Jaksch); qu'on incrimine la créatine et les matières extractives (créatinémie de Scherer, Schottin, Oppler et Perls): le désaccord des opinions ne saurait porter atteinte à l'existence réelle de symptômes graves, souvent mortels, que l'unanimité des observateurs a rattachés à toutes les altérations du rein capables d'entraver la sécrétion urinaire.

L'urémie (le mot étant consacré, nous continuerons à nous en servir) qu'on a appelée chirurgicale, parce qu'elle survient à la suite de lésions de l'urèthre, de la prostate, de la vessie et des reins qui font partie du domaine de la chirurgie, ne peut donc pas être niée plus que l'urémie médicale. Aussi comprend-on que certains auteurs lui aient fait une large place dans la pathogénie de la fièvre dite urineuse. M. Girard est un de ceux qui ont le plus élargi le cadre de son action (*Résorption urineuse et urémie dans les maladies des voies urinaires*, Thèse de Paris, 1873), et M. Gosselin, bien que partisan de l'intoxication urineuse vraie par absorption de l'urine, admet pour certains cas cette urémie chirurgicale dont on aurait grand tort, à notre sens, de méconnaître la très réelle importance ; mais nous croyons qu'on doit éviter soigneusement de la confondre, par l'application d'une dénomination commune (intoxication urineuse), avec les accidents dus à l'absorption ou à la résorption urineuse, attendu que son mode pathogénique fondamental est la rétention dans le sang, par défaut d'action rénale, des éléments qu'entraîne la sécrétion normale. Entre ces deux ordres de phénomènes (résorption et rétention), il y a assez d'écart pour motiver une différence de dénomination.

Il résulte de ces considérations que l'urémie, aiguë ou chronique, joue certainement un rôle dans quelques-uns des accidents présentés par les urinaires, à la condition expresse, bien entendu, que les reins soient atteints des lésions reconnues capables d'entraver leur sécrétion normale, et comme il s'en faut que ces lésions se rencontrent toujours dans les autopsies les plus minutieuses, la conclusion logique est que tous ces accidents ne dépendent pas de l'urémie. Nous reviendrons plus tard sur ce point. Examinons maintenant l'autre face de la question.

Après avoir affirmé théoriquement ou cliniquement l'influence pernicieuse de l'urine absorbée par des éraillures ou des ulcérations de la vessie et de l'urèthre, il fallait au moins fournir de ce fait des preuves expérimentales. Les recherches de MM. Sédillot, Simon et Menzel, Muron, Gosselin et Albert Robin ont été dirigées vers ce but.

Les injections d'urine dans le sang, faites par M. Sédillot, lui montrèrent que les animaux mouraient, si ce liquide était altéré ou poussé dans les veines en grande quantité. (*Contributions à la chirurgie*, t. II, p. 319.) On peut évidemment reprocher à ces expériences de ne pas avoir été menées avec une délicatesse suffisante, et on ne peut vraiment les assimiler à ce qui se passe à la surface d'une légère éraillure de la muqueuse vésicale ou uréthrale.

Celles de Simon et Menzel et de Muron ont une plus grande valeur. Les deux premiers expérimentateurs, étudiant l'action de l'urine en cas d'infiltration, arrivent à des conclusions qui étonnent un peu, mais que nous devons cependant enregistrer. L'urine acide normale ne déterminerait jamais, par son contact avec les tissus, ni suppuration, ni gangrène. (*Gazette médicale italienne*, mars et avril 1870.) A son tour Muron tire de ses expériences les déductions suivantes :

Les injections d'eau pure dans le tissu cellulaire seraient inoffensives ; il en serait de même des injections d'urine acide, à condition qu'elle ne soit pas chargée d'une grande quantité de sels (urates, phosphates, oxalate de chaux). Au contraire, l'urine alcaline par fermentation déterminerait toujours de la suppuration et de la gangrène; l'acide sulfhydrique et le carbonate d'ammoniaque seraient les agents de ses propriétés nuisibles. (*Gazette médicale de Paris*, 1873, p. 330.)

Ces expériences établissent l'influence locale de l'urine en cas d'infiltration, mais comme il n'y est pas question d'accidents généraux causés par les injections, elles fournissent en outre une arme contre la théorie de l'intoxication urineuse. Notons-le en passant.

Par contre, MM. Gosselin et Albert Robin arrivent à des conclusions inverses, favorables à cette théorie. Dans un mémoire très intéressant à tous les points de vue, ces expérimentateurs étudient successivement l'influence des injections d'urine normale et d'urine ammoniacale dans le tissu cellulaire sous-cutané des cobayes, et ils arrivent à démontrer l'action fâcheuse du carbonate d'ammoniaque, en solution dans l'urine ou dans l'eau, sur l'économie entière. (Gosselin et A. Robin, *L'urine ammoniacale et la fièvre urineuse*, in *Arch. de médecine*, 6e série, 1874, t. XXIII, p. 530 et 682.) Seulement, frappés de la différence de nocuité qu'ils observent selon qu'ils emploient le carbonate d'ammoniaque seul, dilué dans de l'eau, ou de l'urine ammoniacale, ils concluent que dans ce dernier liquide l'action du carbonate d'ammoniaque est renforcée par celle de certaines autres substances mal connues, et ils se demandent finalement si les innombrables organismes inférieurs contenus dans l'urine altérée ne contribueraient pas à l'intoxication.

Il nous paraît important de mettre en relief les quantités considérables de carbonate d'ammoniaque qui ont été nécessaires pour donner la mort aux animaux en expérience : 1gr,75 pour un cobaye, 1gr,37 et 2gr,55 pour un lapin. En tenant compte du rapport de poids de ces animaux à l'homme, on arriverait à des chiffres énormes. Sans doute l'urine spontanément ammoniacale a une activité toxique bien plus grande, puisqu'il a suffi de 0gr,159 pour tuer un cobaye, et de 0gr,286 pour tuer un lapin ; mais, par contre, la puissance d'absorption du tissu cellulaire sous-cutané, déjà bien supérieure à celle de la muqueuse digestive, doit l'être encore davantage à celle de la muqueuse vésicale dépouillée plus ou moins complètement de son épithélium.

MM. Ch. Richet et R. Moutard-Martin ont pu introduire sous la peau « des doses relativement considérables de chlorhydrate d'ammoniaque sans déterminer la mort (1 gramme à un lapin, 8 grammes à un chien). Ce fait semblerait prouver que les sels ammoniacaux neutres, s'ils ne sont pas introduits directement dans le sang par injection veineuse, ne sont pas extrêmement toxiques, et qu'on ne peut, dans l'urémie, attribuer la mort à une non élimination de sels ammoniacaux de l'urine. » (*Bull. de l'Académie des sciences*, 28 février 1881).

MM. Gosselin et A. Robin résument ainsi leur opinion :

« L'urine spontanément ammoniacale détermine rapidement la fièvre, et, en variant les modes d'injection, il est possible de reproduire expérimentalement les différentes formes thermiques de la fièvre urineuse. »

Nous est-il permis, après cet exposé minutieux, d'adapter la théorie de la résorption urineuse à tous les accidents énumérés au commencement de ce chapitre ? Malheureusement non ; car des objections fort sérieuses peuvent lui être opposées.

Il y a des cas où l'intoxication est matériellement impossible. Immédiatement après un cathétérisme, et avant que le malade ait uriné, un frisson éclate, frisson qui, loin d'être toujours nerveux, est suivi au bout de quelque temps du stade de chaleur. Il n'y a même pas à invoquer dans beaucoup de ces cas une lésion de la vessie par l'instrument ; car c'est très fréquemment après des tentatives délicates d'introduction d'une bougie dans un rétrécissement que l'accès se déclare.

Si ce dernier était toujours la conséquence d'une intoxication, il est probable que l'incubation ne dépasserait jamais quelques heures ; or nous avons vu une fois l'intervalle entre le cathétérisme et le frisson atteindre trois jours pleins, puis le calme se rétablir pour toujours après un seul accès à trois stades réguliers. Le sujet était un jeune homme de vingt ans qui n'avait eu, comme accidents antérieurs, qu'une blennorrhagie banale, et qui n'était pas atteint de rétrécissement.

Si l'urine n'est nuisible que lorsqu'elle est ammoniacale, elle n'aurait en quelque sorte pas le droit de causer des accidents, lorsqu'elle est acide. Or, nous avons vu des abcès multiples du tissu cellulaire se développer à la suite d'une uréthrotomie, chez un jeune homme dont l'urine n'avait jamais cessé d'être acide, et cela plusieurs jours après l'ablation de la sonde à demeure. Par contre, nous avons vu une urine ammoniacale fétide traverser un urèthre qui avait tout récemment subi la même opération, sans donner lieu au moindre accident.

Nous avons vu encore l'uréthrotomie ne provoquer aucun accident sur un homme encore jeune, chez qui tout récemment des tentatives de cathétérisme pour un rétrécissement serré avaient provoqué de violents accès de fièvre. Est-ce à la suppression de la stagnation de l'urine dans la vessie ou à la suppression de la distension rénale que nous devons attribuer ici l'absence d'accidents ? Il nous semble qu'il n'y a pas à hésiter, puisque chez ce même malade rien n'autorisait à penser que la muqueuse vésicale fût altérée.

Si le passage de l'urine sur la plaie de l'uréthrotomie interne semble causer des accidents, comment se fait-il que le débridement du méat, que l'on fait bien fréquemment chez des malades à urine ammoniacale, n'en provoque presque jamais, peut-être même jamais ?

S'il est vrai, ainsi que l'a remarqué M. Gosselin, que les malades à qui on ne met pas une sonde à demeure après l'uréthrotomie interne sont plus exposés que les autres à des accès fébriles (fait incontestable d'ailleurs), cela ne peut-il pas être dû à ce que l'urine exerce sur une plaie vive une irritation plus intense que sur une plaie de deux jours?

Enfin, si les accès spontanés tenaient à l'absorption de l'urine par la muqueuse vésicale excoriée, pourquoi cette absorption se ferait-elle d'une manière intermittente sur une muqueuse constamment dépouillée de son revêtement épithélial?

Nous avons visé particulièrement dans notre argumentation la théorie de l'intoxication par l'urine ammoniacale. Il nous reste à examiner si l'urine même normale peut être considérée comme un poison. Telle est l'opinion de M. Guyon. Peu importe que la réaction en soit alcaline, que la fermentation ammoniacale en ait modifié la constitution chimique, que les sels y soient en plus ou moins grande abondance. Absorbée par l'urèthre ou par la vessie, l'urine normale serait un agent d'infection pour l'organisme; mais il ne suffit pas qu'il y ait simple contact de ce liquide avec une plaie ou une éraillure, il faut encore qu'un certain degré de pression détermine sa pénétration dans les tissus, et les fibres musculaires de la vessie seraient, en imprimant une impulsion plus ou moins forte à la colonne de liquide qui parcourt le canal, les agents indirects de l'empoisonnement.

M. Guyon est allé de cette façon au devant d'une objection qui devait forcément être opposée à sa théorie, c'est qu'il est avéré depuis longtemps que le contact de l'urine avec une plaie n'offre aucun danger. Le pansement à l'urine, encore populaire dans les campagnes, en fournit une excellente preuve.

On peut se demander, en outre, si la réponse de M. Guyon à cette objection est tout à fait conforme aux données de la physiologie. Le simple contact d'un virus, d'un venin ou d'une substance toxique quelconque avec une plaie ne suffit-il pas pour que l'absorption de ce virus, de ce venin, de cette substance toxique ait lieu? La pression favorise l'absorption; cela est vrai surtout pour l'intestin, mais cette condition n'est nullement indispensable, ni pour les muqueuses intactes douées du pouvoir d'absorption, ni à plus forte raison pour les plaies récentes ou suppurantes.

Plusieurs des objections opposées à la théorie de l'intoxication par l'urine ammoniacale s'appliquant aussi bien à l'intoxication par l'urine normale, nous n'y reviendrons pas.

Théorie rénale. — Cette théorie, née d'une autopsie où M. Verneuil avait trouvé des lésions des reins sur un sujet qu'on croyait mort d'une fièvre urineuse (*Moniteur des hôpitaux*, 1876, 1re série, t. IV, n° 119), a été défendue avec talent par M. Bron (de Lyon) (*Gaz. méd. de Lyon*, 1860). Elle rapporte au rein seul toutes les variétés d'accidents, depuis l'accès fébrile unique jusqu'aux phénomènes les plus graves et les plus rapidement mortels. Elle l'incrimine dans ses dispositions à réagir violemment contre les irritations ayant l'urèthre et la vessie pour siège, dans ses phlegmasies à marche aiguë ou chronique résultant de la propagation des phlegmasies vésicales, dans les désordres de ses fonctions comme filtre et comme agent d'épuration du sang. A l'accès fébrile brusque, régulier dans ses stades et fugitif, correspondrait une hyperémie active d'origine réflexe assez souvent accompagnée de douleurs lombaires ; à la fièvre vive, mais presque continue, il faudrait reconnaître pour cause la phlegmasie aiguë du rein, la forme chronique de cette phlegmasie donnerait lieu au type continu rémittent à poussées successives ; enfin, l'insuffisance de la sécrétion de l'urine engendrerait le plus grand nombre de ces accidents formidables qu'on voit se terminer ordinairement par la mort et qui se rattachent d'une façon plus ou moins nette à l'urémie.

Telles sont les idées qu'on trouve exprimées, développées et défendues avec conviction dans les publications de M. Marx (*Des accidents fébriles à forme intermittente et des phlegmasies à siège spécial qui suivent les opérations pratiquées sur le canal de l'urèthre*, thèse de Paris, 1861), de M. Dolbeau (*Traité de la pierre dans la vessie*, 1864, p. 166), de M. Malherbe (*La fièvre dans les maladies des voies urinaires*, thèse de Paris, 1872), ainsi que dans la thèse de M. Mauvais et dans l'ouvrage de M. Philips sur les maladies des voies urinaires.

La seule objection sérieuse qu'on puisse élever contre cette théorie est que les autopsies sont souvent négatives, qu'elles ne révèlent pas toujours des lésions matérielles suffisantes pour être considérées comme la cause de la mort, et que, d'autre part, dans les cas bénins, où la guérison est la règle, l'absence d'autopsie réduit la théorie à une simple hypothèse non susceptible de démonstration. Loin de méconnaître la portée du dernier terme de l'objection, nous admettons qu'elle a une grande force dans la bouche des adversaires de la théorie rénale, et nous nous bornerons à chercher si cette hypothèse de l'hyperémie active réflexe est contraire aux lois de la physiologie, ou si elle peut trouver un appui dans la physiologie expérimentale.

En ce qui touche le résultat des autopsies, nous nous sentons plus forts. Il ne suffit pas, pour nier les lésions rénales, d'avoir constaté si les reins étaient désorganisés ou non par la suppuration. Cette grossière anatomie pathologique ne saurait être de mise dans une question aussi controversée; il faut procéder avec plus de rigueur et ne pas perdre de vue que les néphrites parenchymateuse et interstitielle ont droit à une place considérable dans nos préoccupations, parce qu'elles expliquent mieux que toute autre altération certains accidents très graves et brusques, suivis de mort en un laps de temps très court. Il faut en quelque sorte faire l'autopsie médicale du rein et recourir toujours à l'examen microscopique, seul capable quelquefois de révéler certaines lésions que l'œil distingue mal.

Enfin, disons-le de suite, afin de ne pas trop reléguer au dernier plan une influence dont l'importance grandira peut-être graduellement dans l'esprit des observateurs, l'état cachectique et les dégénérescences organiques qui en sont l'expression matérielle, doivent avoir leur place dans les considérations relatives aux causes de la mort chez les urinaires.

L'acte réflexe qui sert de base à la théorie de l'hyperémie active est-il plus difficile à comprendre que d'autres actes réflexes admis sans contestation dans l'ordre physiologique ou pathologique? Pour ne pas sortir du cadre de l'appareil urinaire, l'influence du rein malade sur la vessie et sur l'urèthre profond ne se révèle-t-elle pas dans les spasmes du col liés aux coliques néphrétiques et à la lithiase rénale sans coliques très franches? L'influence inverse ne peut-elle donc pas exister également? Ce qui est difficile à expliquer, nous l'avouons, c'est la forme sous laquelle se présente cette influence, c'est l'allure d'accès fébrile intermittent qu'affecte la réaction, c'est l'élévation thermique elle-même avec sa brusquerie et son peu de durée dans les cas simples. Tout cela est étrange et reste enveloppé à nos yeux d'un certain mystère, et si nous nous rapprochons, dans l'interprétation de ces accidents à marche singulière, des partisans convaincus de la théorie rénale, c'est moins parce que celle-ci nous satisfait pleinement que parce que la théorie de l'absorption urineuse soulève de très graves objections. En attendant mieux, nous admettons ce qui nous paraît le moins invraisemblable.

Nous n'avons visé dans ces considérations que les accès francs, correspondant au premier type de M. Guyon, à terminaison favorable, malgré la violence toujours inquiétante des symptômes. On comprend, du reste, cette bénignité, si l'on accepte l'idée de l'hyperémie rénale double, pyrétique comme peuvent l'être toutes les congestions actives. On comprendrait même que la persistance de cette hyperémie pût causer la mort, comme celle de certaines congestions pulmonaires, si la physiologie avait suffisamment démontré que le rôle des reins, comme organes d'épuration du sang, était aussi important que celui des poumons comme organes respiratoires; en tout cas, de même qu'on voit des congestions pulmonaires amener très rapidement la mort à la suite d'une asphyxie lente qui ne ressemble pas toujours à l'asphyxie banale, on peut bien se demander si l'hyperémie rénale suffisamment prolongée ne peut pas, à elle seule, causer une terminaison funeste. Au fond, nous n'en savons absolument rien, et on ne sera en droit de répondre négativement à notre question que lorsqu'on connaîtra un peu mieux la véritable nature des accidents dits urémiques.

Arrivons maintenant aux accès intermittents à répétition et au type continu rémittent de la fièvre. Les premiers se présentent sous deux aspects : tantôt les accès sont séparés par des intervalles d'apyrexie complète, tantôt pendant ces intervalles la température se maintient un peu au-dessus de la normale. Dans les deux cas, il est permis de les attribuer à des poussées inflammatoires entées sur une phlegmasie chronique; car les phlegmasies chroniques peuvent évoluer sans fièvre ou avec une fièvre médiocre à exacerbations vespérines, et il n'est pas besoin de restreindre ses observations à l'appareil urinaire pour voir survenir des phénomènes tout à fait comparables à ceux dont nous étudions la pathogénie. M. Charcot n'a-t-il pas démontré que les sujets atteints de cholécystite et d'angiocholite présentent des accidents fébriles tout à fait semblables à ceux qu'on voit chez les urinaires? (*Leçons sur les mal. du foie et des reins*, p. 97 et 178.) Non seulement la forme chronique s'observe chez les premiers, mais aussi la forme aiguë, l'accès franc à trois stades, absolument identiques à ceux de la fièvre intermittente (1). Sans doute, M. Charcot admet pour ces cas la résorption de la bile altérée, comme il admet celle de l'urine à la surface d'une muqueuse dépouillée d'épithélium; il n'en est pas moins vrai que, d'après cette théorie, un liquide absolument différent de l'urine provoquerait exactement les mêmes accidents. N'est-ce pas une raison de penser que, si l'urine doit réellement être incriminée, c'est en tant que liquide septique, comme la bile dans l'angiocholite. Il s'agirait donc d'une espèce particulière de septicémie secondaire au lieu d'une *urinémie* véritable.

(1) L'intermittence s'observe encore dans d'autres circonstances. Deux malades de mon service, atteints d'arthrite coxo-fémorale suppurée et de carie du grand trochanter, ont présenté ces jours derniers une élévation thermique à des intervalles réguliers de cinq jours.

Il serait, en effet, bien peu rationnel de penser que l'urine ammoniacale pourrait rester en contact avec la muqueuse vésicale éraillée, ulcérée, sans être absorbée. Ce serait aller à l'encontre des démonstrations expérimentales rappelées plus haut et nier l'évidence; mais ces démonstrations ne doivent pas faire négliger certains faits cliniques d'une grande portée, relativement aux véritables conséquences de cette absorption. Combien de malades portent pendant des mois et des années un catarrhe de la vessie, sans avoir jamais des accès de fièvre comparables aux accès francs attribués à l'absorption urineuse! Combien d'autres ont des ulcérations multiples et étendues de la muqueuse et n'offrent presque jamais d'élévation de la température! On pourrait objecter que les tissus formant la surface de ces ulcérations sont réfractaires à l'absorption; mais que dire contre le fait suivant? Tel malade est sujet à de petites hématuries qui impliquent des ruptures vasculaires; or, voit-on ces malades pris de fièvre après chaque hématurie? Non, et cependant la rupture vasculaire ouvre une porte aux matériaux toxiques et leur action devrait être d'autant plus à craindre que leur pénétration se ferait directement dans un vaisseau et non par le mécanisme de l'endosmose.

Nous ne pouvons donc nous refuser à admettre une sorte d'intoxication chronique due à l'absorption de l'urine altérée, parce que la pathologie générale nous apprend que l'absorption d'un liquide septique exerce toujours des effets fâcheux sur l'économie. Il n'est pas possible non plus que celle-ci reste indifférente à l'existence dans son sein de foyers de suppuration, comme ceux que renferment souvent les reins; il n'est pas possible que la boue purulente de certains catarrhes ne soit pas résorbée partiellement par les parois du réservoir urinaire, et nous appliquerons au cas actuel cette sorte de loi fondamentale dont l'observation démontre chaque jour la justesse : la fermentation putride d'un foyer purulent quelconque a toujours une influence fâcheuse sur l'économie entière. Cette influence se révèle de deux façons : tantôt par une cachexie presque apyrétique, caractérisée par la décoloration, la sécheresse des téguments, l'amaigrissement, l'inappétence, la diarrhée, les vomissements; tantôt par les mêmes symptômes, auxquels s'ajoute un type de fièvre décrit depuis bien longtemps sous le nom de fièvre hectique, fièvre continue à redoublements survenant le soir ou la nuit, commençant par des frissons généralement faibles, ayant leur stade de chaleur assez accentué, et se terminant par d'abondantes transpirations.

Que l'écoulement du pus altéré par la fermentation putride se fasse un jour avec un peu plus de difficulté, qu'il y ait stagnation partielle, immédiatement la température monte plus haut que d'habitude et un accès aigu change momentanément la physionomie des accidents. N'est-ce pas ce qui a lieu également du côté de la vessie, et ne retrouvons-nous pas dans le type chronique de la fièvre urineuse les mêmes incidents que dans le cours de la fièvre hectique? On peut donc conclure qu'il y a une grande analogie dans la marche de ces deux sortes de fièvre, mais cela n'autorise pas à dire que l'absorption des matériaux septiques soit la seule cause en jeu dans les deux cas. Il faut, selon nous, faire une large part à l'état inflammatoire des organes. Quand un malade est atteint de cystite et de néphro-pyélite suppurée, il est probable, pour ne pas dire certain, que les élévations rapides de température, caractérisant des accès aigus greffés sur un état fébrile presque continu, se rattachent à des poussées inflammatoires, et quand, à l'autopsie d'un sujet ayant présenté de son vivant le type chronique de la fièvre urineuse, nous trouvons des reins désorganisés et parsemés d'abcès, des bassinets et des uretères dilatés, nous disons que ce sujet a succombé à la néphro-pyélite ou à la cystite suppurée, encore plus qu'à la cachexie urinaire.

Néanmoins, l'élément inflammatoire et l'élément septique sont si étroitement liés dans leur action funeste qu'il est tout à fait impossible de délimiter d'une manière précise l'influence spéciale de chacun d'eux, dans la production des accidents chroniques compliqués de temps en temps d'accès aigus.

Reste une dernière question à résoudre. Le rein, troublé dans ses fonctions par une des lésions que nous avons exposées, ne débarrasse plus le sang, comme dans l'état normal, des principes constitutifs de l'urine. La non-élimination de ces principes engendre des accidents, connus en médecine sous le nom générique d'urémie, mais très variables dans leurs formes. Quel rapport ces accidents ont-ils avec la fièvre dite urineuse et avec les autres accidents attribués à l'intoxication urineuse?

Nous sommes convaincus qu'il y a eu souvent confusion à cet égard, mais ici il faut distinguer. Du moment que l'urine cesse d'être normale dans sa composition qualitative, il y a rétention dans le sang de principes dangereux pour l'économie. Cette rétention donne lieu à un état d'urémie plus ou moins accentuée, qui peut même rester longtemps latente, en ce sens que les accidents connus de cette dyscrasie n'éclatent pas; mais survienne une circonstance quelconque capable de rompre cet équilibre instable, et l'on peut voir les complications les plus inattendues se produire.

Nous admettons donc la tolérance momentanée de l'économie à l'égard de l'urémie à forme chronique, qui s'établit très lentement et ne dépasse pas certaines limites. La tolérance de l'économie s'explique d'autant mieux que très souvent, chez ces sujets, l'appareil digestif devient le siège d'une fonction supplémentaire de celle des reins, exactement comme dans les expériences déjà citées de Cl. Bernard. Les troubles gastriques et gastro-intestinaux, analysés avec le plus grand soin par M. Guyon, l'inappétence, les vomissements, la diarrhée représentent les efforts faits par l'économie pour se débarrasser du poison urémique. Ils peuvent être interprétés de cette façon, aussi bien que comme le résultat de la septicémie urinaire. Tant que cette élimination détournée se fait dans des proportions suffisantes, les accidents violents, rapidement mortels, font défaut; mais, soit par la marche naturelle des choses, soit à la suite d'un traumatisme, ils éclatent quelquefois à la grande stupéfaction du chirurgien, et se terminent rapidement par la mort.

Etablissons tout d'abord que ces catastrophes inattendues, devant lesquelles on reste confondu, ne s'observent pas exclusivement chez des sujets atteints d'affections des voies urinaires, ce qui nous permettra d'affirmer que, si l'intoxication *urémique* peut alors être soupçonnée, l'intoxication *urineuse* n'y est pour rien.

Par exemple, nous faisions un jour à l'Hôtel-Dieu, dans le service de M. Richet, la dilatation forcée de l'anus à un malade atteint d'hémorrhoïdes. Dans la journée, cet homme vomit une ou deux fois; le lendemain, nous accusons le chloroforme de ce petit accident, mais dans la journée il se produit de la dyspnée accompagnée de nausées, puis un affaissement voisin du coma, et la mort a lieu trente-six heures environ après l'opération. A l'autopsie, nous ne trouvons pas du côté du rectum d'autre lésion qu'une infiltration sanguine de peu d'importance; aucun organe n'était, en apparence, altéré d'une manière sérieuse. Nous regrettons que l'examen histologique des reins n'ait pas été pratiqué. Il ne nous est pas permis d'affirmer, dans ce cas, une urémie dyspnéique et cérébrale, mais nous pouvons toujours certifier que cette mort étrange, conforme à celle qu'on voit survenir quelquefois chez les urinaires, ne pouvait en aucune façon tenir à la résorption de l'urine.

Nous rapprocherons à dessein de ce fait le suivant : le 30 décembre 1880, nous pratiquons l'uréthrotomie interne à un malade encore jeune, atteint d'un rétrécissement fibreux de l'urèthre et de fistules urinaires anciennes. Dans la journée, une hémorrhagie assez abondante se produit. Un frisson assez violent est suivi d'un stade de chaleur pendant lequel la température monte à 39°,2. Ceci se passait un mercredi; le jeudi, à la visite, nous trouvons le malade assez bien, mais une heure après un nouveau frisson se déclare, un ou deux vomissements ont lieu. La température descend au-dessous de 38 degrés, et la mort survient dans la soirée sans être précédée ni de coma, ni de convulsions.

Cet homme avait présenté, trois semaines environ avant l'opération, un peu d'albuminurie passagère. A l'autopsie, nous constatons du côté des reins une stéatose assez accusée avec un peu de néphrite interstitielle, du côté du foie également de la stéatose sans augmentation de volume de l'organe. Pourrait-on nier formellement que l'état anatomique des viscères ait été la vraie cause des accidents?

Mais ce cas soulève une autre question. Si les reins étaient atteints de dégénérescence graisseuse, il en était de même du foie. La lésion rénale doit-elle être seule incriminée? Celle du foie n'a-t-elle été pour rien dans la terminaison fatale? La question de l'influence des dégénérescences organiques sur la marche des traumatismes n'est pas encore assez avancée pour que nous puissions répondre à cette question complexe. La réponse est d'autant plus difficile que, dans ces cas à terminaison rapide, il n'y a pas toujours élévation de la température après le traumatisme, et quand il s'en produit, on peut en faire une objection à la théorie de l'intoxication urémique, car l'urémie est souvent apyrétique et même caractérisée par un abaissement notable de la température. D'un autre côté, il ne faut pas oublier que l'accès d'urémie provoqué par un traumatisme peut se compliquer d'un accès de fièvre traumatique simple; alors on se trouverait en présence d'un état complexe où le traumatisme et l'état du sang auraient tous deux leur part.

Conclusions. — Le vague de ces interprétations nous oblige à arrêter ici ces considérations déjà bien longues; mais comment traiter brièvement un sujet aussi vaste et aussi embrouillé? Nous terminerons en résumant nos idées dans les propositions suivantes :

1° L'observation clinique s'oppose à ce qu'on attribue à une cause unique tous les accidents rangés par certains auteurs sous la dénomination commune d'intoxication urineuse.

2° Les accès fébriles aigus à trois stades sont dus très probablement à une hyperémie active des reins d'origine réflexe. Cette hyperémie va peut-être assez loin dans certains cas pour déterminer des accidents très graves et même la mort, par suite de la non-élimination des principes dont la sécrétion urinaire doit débarrasser l'économie d'une manière incessante.

3° Les accès fébriles aigus à terminaison moins franche que les précédents sont souvent dus à une inflammation provoquée par le cathétérisme (cystite du col caractérisée par les besoins fréquents d'uriner et par la douleur hypogastrique, peut-être aussi lymphangite circonscrite du canal de l'urèthre). L'accès peut durer deux ou trois jours.

4° Les états chroniques à poussées aiguës irrégulières s'expliquent très bien dans bon nombre de cas par un état inflammatoire chronique à exacerbations fréquentes de la vessie, des uretères, des bassinets, des calices et des reins eux-mêmes. En cas de suppuration de ces organes, le malade peut être en proie à une véritable fièvre hectique.

5° L'intoxication urineuse ne peut être niée dans les cas précédents, parce que les conditions matérielles de l'absorption de l'urine sont réalisées; mais on doit la considérer plutôt comme une complication des lésions inflammatoires, on doit se demander, en la comparant à la résorption de la bile dans l'angiocholite, si elle est aussi spéciale qu'on l'a dit, et si elle n'est pas simplement une forme de septicémie peu différente des formes les plus vulgaires.

6° Il est impossible de ne pas reconnaître l'importance de la rétention dans le sang des éléments de la sécrétion urinaire, au point de vue de la pathogénie de certains accidents chroniques ou rapides. Les premiers sont représentés principalement par les troubles gastro-intestinaux; les seconds ne sont pas toujours accompagnés de fièvre. La mort n'est souvent précédée que de quelques vomissements, d'un peu de dyspnée et d'un état comateux extrêmement passager.

7° Ces accidents, si insignifiants en apparence, si graves en réalité, sont dus à l'action violente du traumatisme sur un organisme miné par l'urémie chronique. Quant à la part de certaines dégénérescences rénales (dégénérescence amyloïde, stéatose simple) et des diverses altérations anatomiques des autres organes, dans la pathogénie des accidents graves chez les urinaires, elle est encore trop incomplètement déterminée pour que nous donnions place à ces dégénérescences, même parmi les causes probables de ces accidents.

Parlerons-nous maintenant d'un traitement capable de les arrêter? A des indications multiples conviennent des moyens multiples. Ici comme ailleurs la thérapeutique découle du diagnostic, et là où le diagnostic est difficile, la thérapeutique s'en ressent. Un seul moyen a eu le privilège de rallier à lui le plus grand nombre des praticiens, c'est le sulfate de quinine, et cependant si l'on demandait à tous ceux qui l'ont employé quel profit ils en ont tiré, ils seraient peut-être bien embarrassés de fournir des conclusions, nous ne dirons pas seulement favorables, mais précises. La tradition et la routine aidant, sa vogue s'est continuée jusqu'à nos jours et n'est peut-être pas près de prendre fin.

Quoique notre expérience ne nous ait pas amenés jusqu'ici à croire à son efficacité, nous pensons, comme M. Guyon, qu'il n'y a aucun inconvénient à traiter les accès fébriles des urinaires comme ceux de la fièvre palustre, mais nous n'irons pas plus loin.

Quant aux autres moyens (boissons chaudes en cas de frissons, stimulants en cas d'algidité, bains répétés lorsque la fièvre tend à se renouveler fréquemment, etc.), ils représentent autant d'agents de la médecine des symptômes, qui trouvent leur application dans les formes variables des accidents que nous venons d'étudier. Ils répondent à des indications précises et peuvent à ce titre, comme toute médication rationnelle, rendre de véritables services.

ADDITION AU CHAPITRE III (1re PARTIE)

(*Tumeurs bénignes de la prostate*)

Pour compléter les détails dans lesquels nous sommes entrés relativement au traitement de la tuméfaction prostatique, nous devons mentionner trois procédés imaginés dans ces dernières années : l'électricité sous forme de courants continus, les injections interstitielles de teinture d'iode et la galvanocaustie.

C'est à MM. Tripier, Moreau-Wolff et Chéron que l'on doit les premières tentatives d'application des *courants continus*. Le pôle négatif étant placé dans le rectum derrière la prostate et le pôle positif au périnée, on fait passer pendant une dizaine de minutes, tous les deux jours, un courant de 8 à 20 éléments de Remack.

MM. Moreau-Wolff et Chéron, partant de cette idée que l'hypertrophie prostatique est toujours d'origine inflammatoire, ce qui est inexact, selon nous, arrivent à admettre que l'électricité, à titre d'agent résolutif, peut agir sur tous les engorgements de cette glande. Nous ne saurions nous rallier à cette conclusion.

Les *injections interstitielles* de teinture d'iode faites dans la prostate par le rectum ont été expérimentées par M. C. Heine (*Ueber radical Behandlung der Pr. Hypertrophia*, Ann. für klin. Chirurgie, Band XVI, 12e fasc. p. 79, 1874). Les essais de ce chirurgien sont loin d'avoir été heureux, car il provoqua chez plusieurs de ses opérés une inflammation suppurative de la glande, et l'un d'eux mourut à la suite de complications multiples (pneumonie, pyélo-néphrite suppurée, abcès entre la vessie et le rectum). Plusieurs autres eurent une récidive rapide.

La *galvanocaustie* de la prostate a été pratiquée pour la première fois par M. Enrico Bottini (de Novare). Ce chirurgien a imaginé deux instruments spéciaux pour détruire ou simplement pour sectionner la glande (*La clinica operativa di Pavia*, Torino, 1880 p. 58). Ils ont tous deux la forme d'une sonde de Mercier. Le premier est muni immédiatement en arrière du bec, et du côté de sa concavité, d'une petite lame en U qui repose sur un petit cylindre en porcelaine destiné à concentrer la chaleur. Cette portion de l'instrument correspond à la prostate, lorsque le bec est juste en arrière du col. La lame, portée au rouge vif par le passage du courant, et maintenue en place pendant quelques minutes, cautérise fortement le tissu glandulaire sur une épaisseur de plusieurs millimètres et même sur toute son épaisseur.

Les suites de cette cautérisation ne seraient pas à redouter. Il n'y aurait qu'un peu d'ischurie de courte durée et pas de réaction inflammatoire intense. (Jullien, *Nouv. Dict. de méd. et de chir. pratiques*, art. PROSTATE, t. XXIX, p. 764.)

Le second instrument, construit pour la section du col, renferme une lame mobile agissant comme l'instrument de M. Mercier.

Nous ne pouvons porter aucun jugement sur une méthode aussi récente que nous n'avons encore expérimentée qu'une fois sur le cadavre, avec l'assistance de M. Jullien. Le résultat de cette expérience a été la cautérisation et le racornissement de la prostate dans toute son épaisseur.

ADDITION AUX CHAPITRES CONSACRÉS A LA TAILLE PAR LE PÉRINÉE ET PAR L'HYPOGASTRE.

Dans un travail intitulé : *Méthode opératoire par ballonnement*, M. Milliot, de Lyon, vante les avantages résultant de l'introduction dans les organes creux (estomac, vessie, rectum) de vessies en caoutchouc qui, une fois insufflées, les distendent au gré de l'opérateur et refoulent les organes voisins. (*Gaz. méd. de Paris*, 1875, p. 422.) Ces derniers deviennent ainsi plus accessibles, soit qu'on doive se contenter de les explorer médiatement à travers une couche épaisse de tissus (foie refoulé par l'estomac), soit qu'on se propose de pratiquer sur eux une opération. C'est ainsi que M. Milliot conseille le *ballonnement* du rectum comme moyen de faciliter la taille hypogastrique. Pour les tailles recto-vésicale et vésico-vaginale, il recommande le *ballonnement* de la vessie elle-même.

La méthode de Milliot a été mise en pratique par plusieurs chirurgiens. Elle mérite peut-être une certaine faveur. Avant lui, M. Schaeffer avait imaginé deux procédés de taille vésico-rectale avec insufflation de la vessie et dilatation artificielle du rectum. (*Zwei neue Methoden des Steinschnittes vom Mastdarm aus*. Vierteljahrschrift für die praktische Heilkunde, t. III, p. 49, 1872.) L'idée est la même, mais le procédé diffère absolument de celui de M. Milliot.

FIN

TABLE DES MATIÈRES

I

MALADIES DE LA PROSTATE

CHAPITRE PREMIER

CHAPITRE II

CHAPITRE III

CHAPITRE IV

CHAPITRE V

CHAPITRE VI

CHAPITRE VII

CHAPITRE VIII

CHAPITRE IX

APPENDICE

II

MALADIES DE LA VESSIE

I — Lésions traumatiques.

CHAPITRE PREMIER

CHAPITRE II

II. — Affections inflammatoires aiguës et chroniques. Abcès de la vessie. — Péricystite.

CHAPITRE III

CHAPITRE IV

CHAPITRE XV

CHAPITRE XVI

CHAPITRE XVII

VI. — Altérations organiques diverses. — Tumeurs bénignes.

CHAPITRE XVIII

CHAPITRE XIX

CHAPITRE XX

VII. — Productions malignes.

CHAPITRE XXI

CHAPITRE XXII

VIII. — Corps étrangers de la vessie.

CHAPITRE XXIII

CHAPITRE XXIV

IX. — Vices de conformation de la prostate et de la vessie.

CHAPITRE XXV

CHAPITRE XXVI

III

COMPLICATIONS ET ACCIDENTS COMMUNS AUX AFFECTIONS DES VOIES URINAIRES

CHAPITRE PREMIER

CHAPITRE II

CHAPITRE III

CHAPITRE IV

FIN DE LA TABLE DES MATIÈRES

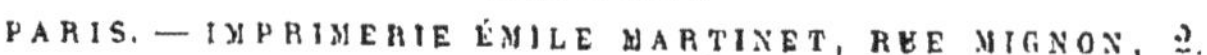

PARIS. — IMPRIMERIE ÉMILE MARTINET, RUE MIGNON, 2.

www.ingramcontent.com/pod-product-compliance
Ingram Content Group UK Ltd.
Pitfield, Milton Keynes, MK11 3LW, UK
UKHW011958240726
13965UKWH00001B/25

9 782012 478206